国家卫生健康委员会住院医师规范化培训规划教材

眼　科　学
Ophthalmology

第 2 版

主　编　王宁利　沈　晔

副主编　许　迅　颜　华　孙兴怀　卓业鸿　刘　平

人民卫生出版社

·北　京·

图书在版编目（CIP）数据

眼科学 / 王宁利, 沈晔主编. —2 版. —北京：
人民卫生出版社, 2023.8
国家卫生健康委员会住院医师规范化培训规划教材
ISBN 978-7-117-33916-2

Ⅰ. ①眼⋯ Ⅱ. ①王⋯ ②沈⋯ Ⅲ. ①眼科学－职业
培训－教材 Ⅳ. ①R77

中国版本图书馆 CIP 数据核字（2022）第 199571 号

人卫智网	www.ipmph.com	医学教育、学术、考试、健康，购书智慧智能综合服务平台
人卫官网	www.pmph.com	人卫官方资讯发布平台

眼　科　学
Yankexue
第 2 版

主　　编：王宁利　沈　晔
出版发行：人民卫生出版社（中继线 010-59780011）
地　　址：北京市朝阳区潘家园南里 19 号
邮　　编：100021
E - mail：pmph @ pmph.com
购书热线：010-59787592　010-59787584　010-65264830
印　　刷：北京华联印刷有限公司
经　　销：新华书店
开　　本：889 × 1194　1/16　　印张：37
字　　数：1253 千字
版　　次：2016 年 1 月第 1 版　　2023 年 8 月第 2 版
印　　次：2023 年 8 月第 1 次印刷
标准书号：ISBN 978-7-117-33916-2
定　　价：145.00 元

打击盗版举报电话：010-59787491　E-mail：WQ @ pmph.com
质量问题联系电话：010-59787234　E-mail：zhiliang @ pmph.com
数字融合服务电话：4001118166　E-mail：zengzhi @ pmph.com

编 者 名 单

编　委（按姓氏笔画排序）

马建民	首都医科大学附属北京同仁医院	张丰菊	首都医科大学附属北京同仁医院
王宁利	首都医科大学附属北京同仁医院	范先群	上海第九人民医院
王雨生	空军军医大学西京医院	卓业鸿	中山大学中山眼科中心
邓应平	四川大学华西医院	郑丹莹	中山大学中山眼科中心
叶　剑	陆军军医大学大坪医院	赵桂秋	青岛大学附属医院
史伟云	山东第一医科大学附属眼科医院	赵培泉	上海交通大学医学院附属新华医院
刘　平	哈尔滨医科大学附属第一医院	钟　勇	中国医学科学院 北京协和医院
许　迅	上海市第一人民医院	唐　炘	首都医科大学附属北京同仁医院
孙兴怀	复旦大学附属眼耳鼻喉科医院	韩　琪	天津医科大学总医院
杨　柳	北京大学第一医院	童剑萍	浙江大学医学院附属第一医院
吴欣怡	山东大学齐鲁医院	鲍永珍	北京大学人民医院
余晓波	复旦大学附属眼耳鼻喉科医院	颜　华	天津医科大学
沈　晔	浙江大学医学院附属第一医院	瞿　佳	温州医科大学附属眼视光医院

学术秘书　马建民

出 版 说 明

为配合 2013 年 12 月 31 日国家卫生计生委等 7 部门颁布的《关于建立住院医师规范化培训制度的指导意见》，人民卫生出版社推出了住院医师规范化培训规划教材第 1 版，在建立院校教育、毕业后教育、继续教育三阶段有机衔接的具有中国特色的标准化、规范化临床医学人才培养体系中起到了重要作用。在全国各住院医师规范化培训基地四年多的使用期间，人民卫生出版社对教材使用情况开展了深入调研，全面征求基地带教老师和学员的意见与建议，有针对性地进行了研究与论证，并在此基础上全面启动第二轮修订。

第二轮教材依然秉承以下编写原则。①坚持"三个对接"：与 5 年制的院校教育对接，与执业医师考试和住培考核对接，与专科医师培养与准入对接；②强调"三个转化"：在院校教育强调"三基"的基础上，本阶段强调把基本理论转化为临床实践、基本知识转化为临床思维、基本技能转化为临床能力；③培养"三种素质"：职业素质、人文素质、综合素质；④实现"三医目标"：即医病、医身、医心；不仅要诊治单个疾病，而且要关注患者整体，更要关爱患者心理。最终全面提升我国住院医师"六大核心能力"，即职业素养、知识技能、患者照护、沟通合作、教学科研和终身学习的能力。

本轮教材的修订和编写特点如下：

1. 本轮教材共 46 种，包含临床学科的 26 个专业，并且经评审委员会审核，新增公共课程、交叉学科以及紧缺专业教材 6 种：模拟医学、老年医学、临床思维、睡眠医学、叙事医学及智能医学。各专业教材围绕国家卫生健康委员会颁布的《住院医师规范化培训内容与标准（试行）》及住院医师规范化培训结业考核大纲，充分考虑各学科内亚专科的培训特点，能够符合不同地区、不同层次的培训需求。

2. 强调"规范化"和"普适性"，实现培训过程与内容的统一标准和规范化。其中临床流程、思维与诊治均按照各学科临床诊疗指南、临床路径、专家共识及编写专家组一致认可的诊疗规范进行编写。在编写过程中反复征集带教老师和学员意见并不断完善，实现"从临床中来，到临床中去"。

3. 本轮教材不同于本科院校教材的传统模式，注重体现基于问题的学习（PBL）和基于案例的学习（CBL）的教学方法，符合毕业后教育特点，并为下一阶段专科医师培养打下坚实的基础。

4. 充分发挥富媒体的优势，配以数字内容，包括手术操作视频、住培实践考核模拟、病例拓展、习题等。通过随文或章节二维码形式与纸质内容紧密结合，打造优质适用的融合教材。

本轮教材是在全面实施以"5+3"为主体的临床医学人才培养体系，深化医学教育改革，培养和建设一支适应人民群众健康保障需要的临床医师队伍的背景下组织编写的，希望全国各住院医师规范化培训基地和广大师生在使用过程中提供宝贵意见。

融合教材使用说明

　　本套教材以融合教材形式出版,即融合纸书内容与数字服务的教材,读者阅读纸书的同时可以通过扫描书中二维码阅读线上数字内容。

如何获取本书配套数字服务?

第一步:安装 APP 并登录	第二步:扫描封底二维码	第三步:输入激活码,获取服务
扫描下方二维码,下载安装"人卫图书增值"APP,注册或使用已有人卫账号登录	使用 APP 中"扫码"功能,扫描教材封底圆标二维码	刮开书后圆标二维码下方灰色涂层,获得激活码,输入即可获取服务

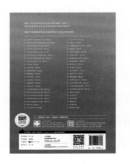

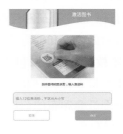

配 套 资 源

➤ **配套精选习题集:《眼科分册》** 主编:唐 炘　张 风

➤ **电子书:《眼科学》(第 2 版)** 下载"人卫"APP,搜索本书,购买后即可在 APP 中畅享阅读。

➤ **住院医师规范化培训题库** 中国医学教育题库——住院医师规范化培训题库以本套教材为蓝本,以住院医师规范化培训结业理论考核大纲为依据,知识点覆盖全面、试题优质。平台功能强大、使用便捷,服务于住培教学及测评,可有效提高基地考核管理效率。题库网址:tk.ipmph.com。

主 编 简 介

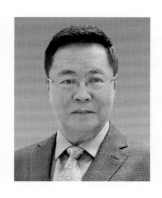

王宁利

教授，主任医师，中国医学科学院学部委员，北京同仁眼科中心主任，全国防盲技术指导组组长，首都医科大学眼科学院院长，国家眼科诊断与治疗工程技术研究中心主任，中国医师协会眼科医师分会会长，亚太眼科学会主席，国际眼科科学院院士。第十三届、第十四届全国政协委员。

从事眼科临床与科研工作近 40 年，完成手术约 2 万例。主要工作领域为青光眼发病机制与临床诊治研究和国家重大致盲致残眼病防治工作。眼科学教育部重点学科、国家卫生健康委员会临床重点专科的学科带头人。连续 8 次入选 Elsevier 高被引学者榜，连续 4 次被英国《眼科医师》杂志评为全球最具影响力百名眼科医师。作为第一完成人获国家科学技术进步奖二等奖 2 项，省部级一等奖 5 项。荣获国际防盲协会卓越视觉奖，世界青光眼学会高级临床科学家奖，世界青光眼学会卓越创始人奖，亚太眼科学会 Auther Lim 奖，全国创新争先奖，何梁何利基金科学与技术进步奖，中国工程院光华工程科技奖，谈家桢临床医学奖，中国医师奖，周光召基金会临床医师奖，吴阶平 - 保罗·杨森医学药学奖等荣誉。入选"北京学者"计划、国家"万人计划"，被评为全国先进工作者、国家卫生健康有突出贡献中青年专家。

主 编 简 介

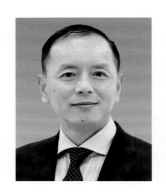

沈晔

医学博士，教授，主任医师，博士生导师。白内障屈光手术专家、医学教育家、医学教学管理工作者。浙江大学医学院附属第一医院原教学副院长、第一临床医学院副院长，现任浙江大学司法鉴定中心主任、浙江大学医学院附属第一医院眼科学科带头人、眼科教研室主任。兼任教育部高等学校临床医学类专业教学指导委员会眼视光学专业教学分指导委员会委员，中国医师协会毕业后教育委员会委员、眼科专业委员会副主任委员，中国研究型医院学会罕见病分会副会长、眼科学和视觉科学专业委员会副主任委员，浙江省医学会激光医学分会主任委员。

担任国家卫生健康委员会规划教材《皮肤与感官系统疾病》主编，全国高等学校八年制及"5+3"一体化临床医学专业国家卫生健康委员会规划教材《眼科学》第四版副主编。荣获2019年"全国住培优秀管理工作者"称号。

副主编简介

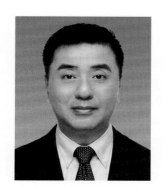

许迅

上海市第一人民医院眼科教授，主任医师，上海交通大学博士生导师，享受国务院政府特殊津贴。现任国家眼部疾病临床医学研究中心（上海）主任，上海市视觉健康中心（近视防治技术中心）主任，中华医学会眼科学分会副主任委员、眼底病学组组长，国家儿童青少年视力健康管理专家咨询委员会副主任委员，教育部综合防控儿童青少年近视专家宣讲团副团长等。

主持科技部等十余项国家级课题，获国家科学技术进步奖二等奖等奖项。人事部"百千万人才工程"国家级人选，荣获"上海市领军人才"称号，上海市科技精英，国家卫生健康有突出贡献中青年专家，全国五一劳动奖章，上海市劳动模范等荣誉。

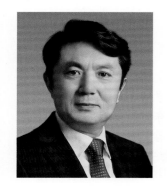

颜华

教授，主任医师，医学博士，博士研究生导师，享受国务院政府特殊津贴。现任天津医科大学党委书记、眼科学科带头人。教育部2018—2022年教学指导委员会临床医学类眼视光医学专业副主任委员，国务院学位委员会临床医学学科评议组成员，亚太地区眼外伤学会副主席，中华医学会眼科学分会常务委员、专家会员和眼外伤学组组长，中国医师协会眼科医师分会委员、眼外伤专业委员会主任委员，中国残疾人协会视力残疾专业委员会主任委员，天津眼科学会主任委员，天津市眼外伤研究与转化重点实验室主任，天津市中小学生眼健康管理中心指导委员会顾问，国家卫生健康有突出贡献中青年专家，天津市杰出人才。

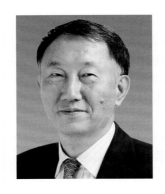

孙兴怀

医学博士，主任医师，眼科学教授，博士生导师。现任复旦大学上海医学院眼科学与视觉科学系主任、复旦大学附属眼耳鼻喉科医院青光眼与视神经疾病学科主任，国家卫生健康委员会近视眼重点实验室主任，中华医学会眼科学分会候任主任委员，中国研究型医院学会眼科学与视觉科学专业委员会主任委员，亚太眼科教授学院院士（Fellow, Academy of Asia-Pacific Professors of Ophthalmology）；亚太眼科学院院士（Governor, World Glaucoma Association Board）。

长期从事青光眼临床诊治、发病机制及神经损害防护研究，科技部重点研发计划首席科学家，上海市领军人才，国家卫生健康有突出贡献中青年专家。承担国家自然科学基金重大项目课题、重点项目等，发表专业论文 300 余篇。荣获上海市科技精英，上海市科技进步奖一等奖，亚太眼科协会（APAO）杰出贡献奖，国家科学技术进步奖二等奖等荣誉。

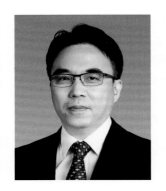

卓业鸿

主任医师，教授，博士研究生导师，美国耶鲁大学博士后。中山大学中山眼科中心副主任、副院长，"珠江学者"特聘教授，广东省特支计划百千万领军人才。任中国中西医结合学会眼科分会副主任委员，全国儿童青少年近视防控专家宣讲团副团长，广东省近视防控专家指导委员会主任委员，广东省视光学学会副理事长。致力于神经致盲性眼病防治以及青少年儿童近视防控研究，主持国家重点研发项目 1 项、国家自然科学基金 7 项、省自然重点和重大培育各 1 项、市重点研发 1 项。在 *PNAS*、*CDD*、*Mol Ther*、*JMCB*、*JCI*、*IOVS* 等发表高水平论文，系列研究成果（*JBC*、*IOVS*）被中华医学会眼科学分会评为"中国青光眼近五年十大研究进展"。2010 年获国家科学技术进步奖二等奖，2018 年获广东省科学技术奖一等奖。

副主编简介

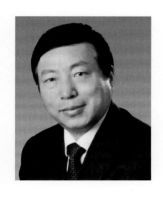

刘平

主任医师，二级教授，博士、硕士生导师，享受国务院政府特殊津贴，黑龙江省劳动模范。现任黑龙江省中俄医学研究中心主任，中俄医科大学联盟眼科研究所所长，眼科国家地方联合工程研究中心主任，黑龙江省中俄眼科工程技术研究中心主任、黑龙江省医学科学院眼科学与视觉科学研究所所长，中华医学会眼科学分会第十二届委员会常务委员，国家医学教育发展中心专业委员会副主任委员，中华医学会眼科学分会第十二届委员会防盲及流行病学组副组长，中国医师协会眼科医师分会第五届委员会防治视觉损伤专业委员会副主任委员。

从事医疗工作 40 余年，擅长复杂白内障、复杂青光眼、角膜移植等疾病的诊断与治疗。承担国家自然科学基金 4 项，科技部重大国际合作项目 1 项，以第一完成人获得省部级科学技术进步奖 8 项，获国家发明专利 8 项，主编、副主编教材 6 部，发表 SCI 论文 80 余篇。获全国助残先进个人，全国百名优秀志愿者，全国民族团结进步模范，黑龙江省"龙江名医"等荣誉。

前　言

住院医师规范化培训是医学生毕业后教育的重要组成部分，对于提高医师临床水平、提升医疗质量极为重要。经过这些年的具体实践，其重要性和作用也逐渐凸显。

眼科医师正式从事眼科临床工作是从住院医师开始的，住院医师阶段的规范化培训效果，直接影响眼科医师今后的诊疗水平，也在很大程度上决定了眼科医师的未来发展。

依据 2014 年国家卫生和计划生育委员会等 7 部门发布的《关于建立住院医师规范化培训制度的指导意见》，为了满足全国各地住院医师规范化培训的要求，我们组织了一批国内具有丰富带教经验的一线眼科临床专家，根据我国眼科住院医师培训的实际情况，在第一版教材基础上，经过反复讨论，制订了第二版教材的编写目标、方案和计划，共同编写了此版教材，使其更加经典和实用。期望眼科住院医师在阅读本教材的基础上，通过规范化培训，能够具备良好的职业道德、扎实的理论知识、临床技能和临床思维，能独立、规范地承担眼科专业常见病及多发病的诊疗任务。

本教材的编写有很多创新之处。在编写理念上，我们非常注重对住院医师临床实践、临床思维和临床能力的培训，同时也注重对住院医师职业素养、人文素养和综合素养的培养。在内容上，力求紧密结合临床实际，且内容编排之间环环相扣、步步深入，形成完整的知识体系。本书共分为三篇，第一篇总论主要涉及眼科住院医师规范化培训的特点、眼科检查法及眼科伦理、职业精神等内容；第二篇各论主要对眼科疾病进行了言简意赅的讲解；第三篇技能篇主要对眼科一些常用操作和手术等内容进行了讲解，同时也对严重危害视觉功能甚至危及患者生命的眼肿瘤的诊断流程进行了叙述。

在教材的编写模式上，改变了院校教材的传统模式，注重体现基于问题导向性学习（PBL）、基于案例学习（CBL）的教学方法，因而更有利于住院医师结合临床实际，提高住院医师处置疾病的实际临床能力。

本书尽管经过所有编者认真编写、交叉互审和定稿会等多种形式对所编写内容进行完善和审核，希望能够做到尽善尽美，但是由于编写时间较为紧迫，仍然存在一些不足之处，希望全国各眼科住院医师培训基地在教材使用中提出宝贵意见，以便我们及时修订。

本书的顺利出版是大家共同努力的结果。在此对所有参与本书编写工作的编者表示衷心感谢！同时也对本书的秘书团队表示衷心感谢！

衷心希望此教材能成为住培学员的良师益友，为我国住培工作的提升做出贡献。

王宁利

2023 年 4 月

目　录

住培考典

模拟自测

第一篇
总　论

第一章　眼科住院医师规范化培训

纵观世界各国的医学教育，住院医师培训制度都是培养合格的临床医师的根本保障，也是医学教育的最重要环节。自从百年前现代医学进入我国，住院医师培训就已开始，但一直没有形成全国统一的培训模式和方法，直至 1987 年卫生部在全国部分省份进行了住院医师规范化培训试点工作，并于 1993 年首次颁发了《关于实施临床住院医师规范化培训试行办法的通知》，1995 年颁发了十个学科的《临床住院医师规范化培训大纲》，此后在全国范围内逐步扩展规模和专业，不断积累住院医师规范化培训经验。2013 年，国家卫生计生委员会等七部门联合出台了《关于建立住院医师规范化培训制度的指导意见》，要求到 2015 年，各省（自治区、直辖市）须全面启动住院医师规范化培训工作，到 2020 年基本建立住院医师规范化培训制度。

住院医师规范化培训的根本目的是掌握临床工作的核心能力。关于临床医师的核心能力，美国毕业后教育认证委员会作出定义，国际眼科理事会对核心能力做了解释。核心能力包括：①医疗服务（medical care）；②医学知识（medical knowledge）；③基于实践的不断学习和完善（practice based learning and improvement）；④沟通技能（communication skills）；⑤基于系统的实践（systems-based practice）；⑥职业化（professionalism）风格。

目前，眼科住院医师规范化培训包括理论学习和临床能力训练，其中临床能力培训由两部分组成：临床思维能力和临床技能培训。在临床实践中，临床思维能力和临床技能水平相互依存相互促进，在住院医师阶段通过规范化培训形成良好的临床思维、掌握基本的专业技能是成为合格医师的基本要求，对每一位住院医师今后的职业发展至关重要。

第一节　眼科临床思维能力的培养

临床思维作为一种专业性很强的思维过程和思维活动很难给出确切的定义。广义上，临床思维是指临床工作中运用所掌握的各类知识（包括医学知识、自然科学、社会科学），结合人文关怀和社会伦理等因素，通过医患的充分沟通，在采集个体的病史、体格检查和辅助检查的基础上，对所有资料和相关信息进行综合分析，最终形成对患者个体的诊断、治疗、康复和预防的个性化方案并予以实施，是在实施过程中需要根据病情变化随时修正的思维过程和思维活动。由此可知，培养眼科临床思维能力的基础是掌握眼科学及其相关专业知识，所以，在住院医师规范化培训期间，学习和掌握扎实的眼科学及其相关学科的理论知识，理解眼科临床思维的特点以及学习方法才能不断提高眼科临床思维能力。简而言之，临床思维是一个逻辑推理过程。所谓逻辑，是指人们在认识过程中借助于概念、判断、推理等思维形式能动地反映客观现实的理性认识过程。临床思维也是如何认识和研究各种疾病的现象和内在规律的一种工具。只有掌握了这一工具，在临床上才能避免或少走弯路，才能牢固地掌握临床工作的主动权。

（一）眼科临床思维的特点

临床医学面对的是具有自然属性和社会属性的患病个体，而每个人的自然属性和社会属性各有不同，甚至差异很大，无论在生理还是心理层面上疾病的临床表现必然存在差异，这就决定了临床思维的复杂性和特殊性。

由于不同临床专业的疾病谱及患者群体的特点，无论是专科医师还是患者的思维活动都存在一定的差异。眼科临床思维是一个基于眼科学的理论，运用各类相关知识对临床上客观所见的各种眼病进行判断、推理的逻辑过程。具体体现在以下几方面。

1. 眼科学的专业特点　眼科学是研究人类视觉器官疾病的发生、发展及其防治的专门学科。在现代生活中，人获得外界信息 70% 依靠视觉，一旦出现视觉损害必将导致患者生活工作上的极大障碍；同时，眼睛在人脸外观上起着举足轻重的作用，眼病患者普遍存在较大的心理压力。涉及眼科疾病相关的基础知识包括眼的生理、生化、药理、病理、免疫、遗传以及眼的各种特殊检查和眼显微手术技术。眼球是人的视觉器官，维持正常的视功能取决于眼的成像系统和视觉神经系统：外界物体在眼内的成像质量好，是形成良好的视觉质量的基础，光感受器接收信号并正确传导到视中枢才能实现良好的视觉，这就要求眼科住院医师在充分掌握眼科学知识的同时，要学习和掌握数学、物理（尤其是光学知识）、神经科学（脑科学）等学科知识。只有全面学习掌握这些理论知识，才能在日常的眼科临床实践中进行综合分析和判断，并且在诊疗过程中注重人文关怀，逐步提高眼科临床思维能力。

2. 眼部与全身疾病的关系　现代医学发展至今，临床医学专业分科越来越细，但是人体是一个统一的有机整体，各种疾病的病理变化与机体各种复杂的功能之间存在着千丝万缕的联系。随着医学的不断发展，对各学科间的相互交叉、相互联系的认识越来越深入，很多全身性疾病都存在眼部表现，如代谢性疾病、血管性疾病、免疫性疾病等，这也是临床上其他专业需要眼科会诊的常见原因。同时，由于患者对视觉障碍的敏感性往往高于其他症状，临床上部分全身性疾病患者以眼科为首诊的情况并不少见。正是基于眼科与一些全身性疾病的密切关系，我国的眼科住院医师规范化培训中加入了轮转内分泌科、神经内科、急诊科的内容。总之，在培养眼科临床思维的过程中，要高度重视局部与全身的关系。

3. 注重医患双方的交互作用　一般认为，医师和患者的关系是单纯的主客体关系。医师作为主体，在临床思维中起主导作用，决定着患者的诊疗活动。事实上，由于患者是具有主观能动性的人，在许多情况下，眼病患者在诊疗过程的各个环节都会有意无意地参与到临床思维中来。比如：作为客体，他对眼病的感受和叙述，他对病因病程的猜测等都可以为医师的思维提供素材、引导方向，对医师诊断的形成有一定的作用。在治疗中患者的主体性也很突出，他不仅是一个被医师治疗的对象，他也参与治疗自己。更重要的是，视觉具有非常强的主观性，患者的主观感觉对眼科医师的诊疗决策有很重要的影响，同时绝大多数眼病患者思维和语言交流正常，眼科医师提出的治疗方案，需要有患者的合作才能付诸实施。因此，在眼科临床实践中，必须重视眼病患者兼具的客体性和主体性，在研究疾病的自然规律的同时，还应调动患者主观能动性并进行正确引导。

4. 临床思维需要不断完善。临床诊疗行为实际上是一个不断循证的过程，这一方面体现在任何疾病的临床表现都是不断发展变化着的，在发展变化中逐步显露其临床特征的自然过程；另一方面，临床工作又具有很强的时效性，特别是对危重患者（如闭角型青光眼急性发作、视网膜中央动脉阻塞），必须在很短的时间内做出决断并进行治疗以减轻患者的痛苦与病变对视功能的进一步损伤，不能等待疾病自然进程的充分展开，这就决定了在很多情况下，临床医师的诊疗决策只能建立在很不完善或不太完善的资料基础之上。随着病程的发展，也许原来的诊断不正确或不全面需要进行修正，同样，治疗方案也需要根据治疗效果进行恰当的调整。此外，临床医学又是实践性很强的经验科学，临床思维的推理过程中必然存在不确定成分，而且在完成一个阶段的判断与诊治之后，进一步的临床思维仍可能存在不确定性。所以，临床思维不是一次性完成的，而是一个反复观察、反复思考、反复修正的动态过程。认识临床思维的理性推理和不确定性特征，有利于临床医师在具体实践中避免或纠正在诊疗中的武断、偏执等弊病，自觉培养谦虚谨慎、尊重客观实际的作风，从而使临床工作建立在更科学、更可靠、更有效的基础上。

（二）眼科临床思维的学习方法

任何技能的学习都需要与之相适应的学习方法，临床思维能力的学习亦如此。然而，临床思维过程如此错综复杂，没有特定的有效学习方法，需要在临床工作中利用各种学习资源积极实践、归纳总结、逐步提高。在学习过程中需要重视以下几点。

1. 眼科基础理论学习是根本　提高眼科临床思维能力，首先要具有坚实的眼科学理论基础，包括生理学、解剖学、病理学、生物化学、药理学等医学基础理论以及与眼病相关的其他临床学科纵向和横向联系的知识。同时，在眼科学的学习中还应深刻认识到视觉是人类获取外界信息的最主要途径，视觉障碍对患者的工作、生活造成很大的负面影响的同时，其对失明、失业、社交障碍等的恐惧必然产生心理、精神负担。因此，在谈到眼科学基础理论时，并不单纯指眼病的诊断、治疗等理论知识，还应加强基础医学，如病理学、遗传学等课程的学习，并对眼科临床医学学习过程中涉及的相关理科，如数学、物理学、化学进行学习，当然还包括心理学、社会学、人文学科等的学习。在目前信息大爆炸、网络高度发达的大环境下，获得基础理论学习机会的途径很多，课堂学习、教材学习、网络学习等教学形式丰富多彩。同时，现代医学处于快速发展阶段,其他学科的知识和技术与医学的结合越来越频繁,新设备、新技术、新药物等源源不断进入临床,原有的对某些疾病的认识和诊疗方案可能被颠覆,因此,要不断更新知识,并在临床工作中积极实践、丰富自己的经验。此外,英语作为国际医学界的通用语言,学好公共英语、掌握眼科专业英语也是眼科基础理论学习的基本要求。总之,要成为一位优秀的眼科医师,建立宽广的知识体系非常必要。

2. 理论学习与临床实践密切结合　临床医学的实践性极强,没有临床实践就没有临床思维的产生。在住院医师规范化培训期间,要养成良好的学习习惯,在大量、重复的眼科临床实践中反复检验自己从理论学习获得的对眼病的认识是否同临床所见一致,仔细观察和分析同一种疾病的特征以及在不同患者的临床表现的异同点,并深入思考和探寻疾病的本质。虽然某种眼病的临床症状是其本质的反映,然而症状并不等同于本质,它所反映的可能只是事物的一个侧面。因此,在认识疾病的过程中,不能局限于对疾病表象的认识上,而应当通过现象深入到本质,这样才能增强思维的正确性、敏感性,不断提高自己的临床思维能力。对具体的疾病和患者的问题思考得越深入,体会就越多,认识就越正确,临床思维能力提高得就越快。

3. 掌握全面的临床资料　临床思维是在医师综合病史、症状体征及辅助检查等临床资料的感性认识基础上的逻辑推理过程。收集的临床资料越丰富、越全面,就越有思考问题的广度,才能形成合理的临床思维并做出正确的、符合实际的临床诊疗思路和决策。虽然每一种疾病都有相应的临床表现,有些甚至有非常典型的临床特征,理论上很容易诊断,治疗方法也很明确。但是,在面对患者个体时,全面系统地掌握病史及症状体征变化过程中的真实资料是形成正确的临床思维的前提条件,同时还需在收集临床资料的每一个环节进行认真思考和分析。由于眼球及其附属器的位置及解剖特点,无论是常规的裂隙灯显微镜检查还是眼科影像学检查,大部分眼科疾病的临床表现具有很好的直观性,要充分利用这一优势,问病史要耐心、做检查要细致,只有全面了解各种检查和治疗设备的工作原理才能进行检查报告的正确判读,才能在日常重复性的临床实践中逐渐积累经验、有效提高临床思维能力。

4. 重视病例报告和病例讨论的学习形式　目前,临床思维能力的考核方式是以病例分析的形式展开的,可见病例分析是展现住院医师的临床思维能力的可信、公认的形式。病例报告体现了住院医师的病史采集是否详尽、对疾病临床表现的认识程度、辅助检查的针对性、鉴别诊断是否全面以及相关文献复习等临床思维的方方面面,是对住院医师临床工作的综合训练和考量,病例报告的质量反映了其临床思维能力;同样,积极参加由上级医师主导的临床病例讨论会,在讨论会上主动参与、提出问题,上级医师的现场结合病例的讲解和答疑也是很好的提升临床思维能力的方式。

总之,临床思维能力来自临床实践,实践需要有理论知识和科学的思维方法。在临床思维能力的学习和训练中,无论是理论知识和临床实践,住院医师的主动性至关重要,积极参与、主动思考应该贯穿在日常的临床工作中,在面对具体的疾病和患者时,依靠已学到的专业理论知识及相关知识,运用正确的临床思维方法进行科学的分析,不断提高自己的理性认识和实践经验,养成良好的学习习惯,从而有效地提升临床实践能力和自信力,为自己未来的眼科医师生涯奠定扎实的基础。

(鲍永珍)

推荐阅读文献

[1] 孟群. 中外住院医师/专科医师培训制度概况。北京:中国协和医科大学出版社,2010.

[2] AUGENHEILKD K M. Principles and Guidelines of a Curriculum for Education of the Ophthalmic Specialist. Int Council Ophthal, 2006, 223(Suppl 4): S3-S48.

[3] 中华医学会眼科学分会,中国医师协会眼科医师分会,眼科专科医师教育工作组. 2009 年眼科专科医师教育课程准则和指南. 2009.

第二节　眼科住院医师技能培训特点

眼科学是一门偏外科的临床学科,除了掌握眼科疾病的诊断和制定治疗方案等能力外,很多检查和治疗操作(包括手术)需要医师亲自动手。2006 年中国医师协会眼科医师分会制定并在之后多次修订的《住院医师规范化培训眼科专业基地认定细则》对于眼科住院医师规范化培训期间要求掌握的技能和操作要求有着具体规定（详见《住院医师规范化培训内容与标准》）。

国际眼科理事会对眼科临床操作制定了 OSCAR 评估系统（Ophthalmology Surgical Competency Assessment Rubric），包括白内障手术、全视网膜光凝、斜视手术等的操作和评估。住院医师可以以该系统为指导，按步骤学习临床技能，包括每一步的目的和要求；带教老师也可以利用此系统对住院医师的临床技能进行评分。

基本临床技能操作（如裂隙灯检查、结膜下注射等）和常规的眼科手术在本教材配套的视频里均有讲解，住院医师在练习前应反复观看，熟悉各项理论和操作过程，然后在眼科实训室的模型上进行练习，再进入临床实际操作。

在目前医疗大环境下，门诊检查等临床技能的实践机会较多，但临床带教手术的机会很少。住院医师不仅要提前掌握各临床技能的特点和原理，还要掌握正确的学习方法，才能从实训室和临床实践中完成规定的学习工作。下文着重介绍学习眼科显微手术的原则，提高学习的效率。

一、从眼科实训中心到临床手术实践的步骤

眼科显微手术的培训有着得天独厚的优势，即基本的眼科实训中心只需要一台手术显微镜、一套显微手术器械和一套桌椅、十平方米的空间就可以开展工作。与外科实训不同的是，眼科实训不需要大体老师这一稀缺资源，而是可以利用廉价的动物眼球进行训练，为此绝大部分的眼科住培基地在硬件上都能保障实训中心的建设。除此之外，就是需要住培基地的师资投入和住院医师自身的时间精力投入。如果住培基地配备足够的师资，住院医师入学早期就安排足够的实训时间，住院医师便能较快较好地掌握眼科手术技能。

住院医师应该在完成实训中心的眼科显微手术培训后，再进入临床学习手术。推荐从实训中心到临床的训练步骤如下：

1. 基本显微手术器械和设备使用（实训中心） 掌握眼科显微手术基本动作，如握持显微器械、使用显微镜等。

2. 基本显微手术操作（实训中心） 掌握眼科手术基本操作，如切开和缝合基本动作，规则角膜、巩膜伤口的显微缝合。

3. 常规显微手术操作（实训中心与临床） 掌握各种常见眼科手术操作。掌握某一步骤后可以尝试在临床上在带教老师指导下主刀完成此步骤。注意只有部分手术步骤可以在实训中心内学习，而且实训中心模拟的手术状况与临床实际情况有所不同，日后进入临床手术时需要注意调整（如猪眼球角膜厚度较人角膜厚，缝合时注意进针深度。

板层/全层穿透性角膜移植（配备环钻，掌握各个方向的、规则伤口的角膜缝合）。

各种不规则角膜、巩膜全层伤口缝合（掌握不规则伤口的缝合操作）。

青光眼小梁切除术中"剥制巩膜瓣""小梁切除""巩膜瓣缝合"三个步骤。

小切口白内障（Mini-nuc）手术中"安置前房成形器/前房灌注""口袋状角巩膜隧道长切口""撕囊或截囊""水分离"。

配备虚拟手术训练仪的实训中心，可以较好地模拟白内障超声乳化术的连续环形撕囊、超声乳化和劈核碎核，另外还可以练习玻璃体切除和视网膜前膜剥膜。

二、学习手术的时机"越早越好"，起初必须要有合格的带教老师

（一）尽早进入实训中心练习显微手术基础

越早进入临床，越有充裕的时间在带教老师指导下部分甚至完全独立完成规定的门急诊和常规眼科手术。因此，住院医师在进入住培基地时，就应该尽早安排进入手术实训中心利用动物眼球学习眼科显微手术，而不能临近毕业为了备考毕业操作考试才进入实训中心学习。早期开始手术实训者对比毕业前备考才实训显微手术的住院医师，虽然在实训中心花费了同样多的时间精力，但前者能在住培3年内充分利用基地的临床手术资源学习临床手术，后者只利用了实训中心资源，勉强通过了毕业考试，到正式工作后，仍然是连夜班急诊手术都无法独立完成的初学者，浪费了在住培基地学习的机会。

另一个需要强调的是，开始学习时就必须要有合格的带教老师指导住院医师进行实训。这是因为住院医师自己摸索的，或者是研究生期间做动物实验而得到的手术经验存在不少错误，很多基础性的错误在日

后发现问题时，必须花费很大代价才能纠正。例如：最常见的初学者错误是显微手术器械的握持方法错误（图 1-1-1），错误的握持方法只在器械的左右两侧进行相对方向的夹持，这样的持械方式在学习显微手术的早期不会明显影响手术，但到了学习复杂的手术时，错误的握持方法将造成持械不稳定不灵活。而正确的持械方式应该将中指垫在器械下方，大拇指和示指不仅在两侧夹持器械，还要有一个向下的力与中指向上的力一起从上下方夹持器械，这样从两个相对方向进行夹持显微器械，会更稳定。所以合格的带教老师正确的指导在住院医师开始学习显微手术时至关重要。

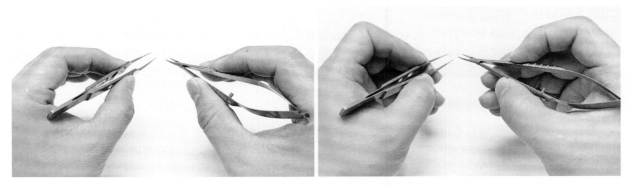

图 1-1-1 左图为错误的持械方式，仅从两侧由外向内握持器械，会出现持械不稳的缺陷；右图为正确的持械方式，不仅从两侧，还从上下方向握持器械，持械效果更加稳定

（二）完成实训中心训练后，尽早进入临床主刀手术

在住院医师在实训中心培训显微手术基本功合格、能保证患者安全的前提下，越早进入临床被指导主刀手术越好。因为仅作为手术的旁观者或助手，未曾自己上手主刀，是很难感受到术中的细节和困难的。住院医师只有经历一次主刀某一手术甚至仅负责某一手术步骤，才能切身感受到手术的具体操作细节。在初次主刀后，哪怕继续作为手术的旁观者或助手，也能真正看懂主刀老师的操作，学到更多的临床手术经验，而不是走马观花，不明所以。因此建议住院医师尽早在带教老师指导下尝试实践操作。

三、手术培训最好的方法是一对一地指导手术

目前手术教学很多是通过手术视频或讲课的方法进行的，此类一对多的方法节省教学成本，适合有一定手术基础的医师，但不适合没有基础的初级住院医师。

教学最关键的是什么？是老师需要明白学生不足之所在。这样教师可以针对学生不理解、不熟练的部分进行讲解、加强辅导，而学生已经掌握的部分只需要点到即可。这样可以提高教学的效率，学生学习的全过程会自然而然保持全神贯注的状态。反之，如若教学过程中老师不知道学生不懂之处，就只能从头到尾毫无重点地讲解，学生听到自己已知的知识点会不由自主出现注意力分散等问题，打破了全神贯注的状态，后续可能漏听未知的知识点。如此，教学效率和效果大打折扣。

而在一对一的手术带教中，不仅带教老师可以全程只关注一个学生，而且住院医师在手术中存在的问题也一览无余，带教老师能够及时发现问题并进行纠正，依据住院医师的具体情况给出个性化指导。

因此，我们强调一对一的带教手术训练。这点需要住培基地的师资支持，也需要住院医师在日常工作中积累人脉，增加学习机会。

四、充分利用手术录像

建议住院医师录下自己的手术录像请上级医师点评指正。

眼科临床大部分手术仅需要局麻就能完成，为避免引起患者不安，带教老师在指导手术中会尽量减少对住院医师的讲解。在这种现实情况下，录下自己的手术录像，在术后请带教老师一起复盘，让带教老师将术中发现的问题、不尽如人意的地方都一一指出，详细解说，是及时发现并解决自己术中问题的最好方法。

由于每位主刀屈光状态不一，加上手术显微镜录像系统安装时与主刀镜同步设定不同，经常会出现主刀视野清晰，但摄像系统的焦点不同步导致录像模糊不清的情况。故若要录制清晰的手术录像，需要先行

按照标准步骤调试。

术前先将钥匙之类有斜面的物体放在显微镜下作为参照物（使用斜面是因为当显微镜焦点上下微调时，斜面上清晰位点能出现很灵敏的对应移动变化）。

将显微镜放大倍数调整到本次手术预期最常用的倍数，不同手术的倍数可以据主刀习惯不同有不同。而改变显微镜倍数，会改变显微镜焦点位置（倍数放大，手术显微镜需要上移；倍数缩小，显微镜需要下移，才能恢复清晰视野）。因术中较难反复调整显微镜录像系统焦点，故术前调整焦点时应该选用最常用的倍数作为基准倍数。

调节显微镜上下移动，直至录像系统对焦准确，监控屏幕图像清晰（一般以斜面中点为清晰标准点）。

术者在主刀位调节显微镜目镜度数（不上下移动显微镜），直至清晰看到监控屏同一清晰位点，这样就完成了主刀视野和录像视野就同步，保证了手术录像的清晰。

请带教老师在助手位调整目镜焦点达到同步，便于术中及时发现问题提出指导意见。

记录下本人在此显微镜的倍数和目镜度数，日后用同一显微镜可以直接调节目镜和倍数成个人参数，不需重复调校。

五、带着问题学习手术

住院医师作为手术初学者常见的问题是，在助手镜看到上级医师顺顺利利地完成了整个手术，却不明白上级医师手术顺利的原因，不能发现手术中曾经出现过的问题及上级医师进行了怎样的操作来补救等。等自己上台完成同一手术，就发现头脑一片空白。这个问题的解决方法是建议住院医师观摩学习手术时要带着问题去观察。

如同前文第三点所述，带教老师只有知道住院医师不足之处在哪里，才能更好地针对性进行指导。同样，住院医师只有知道带教老师或手术教学录像里面每一个步骤、每一个动作的目的和意义，才能深刻理解各种操作的目的及需要达到的细节标准，知道如果手术中出现了什么现象是某些并发症的前兆以及该怎么操作就能解决。这样带着问题学习，就能更快更好地掌握手术。

一开始住院医师是作为旁观者观看手术直播进行学习，进一步作为手术助手上台协助手术，然后才作为主刀进行接受指导下的手术，每个阶段的问题是不同的。

（一）作为旁观者

1. 本次手术的设计原理是什么？（例如，小梁切除术可理解为让引流不畅的房水从后房通过不愈合的虹膜周切口到前房，从前房通过不愈合的小梁切口到巩膜瓣下，通过半愈合的巩膜瓣下引流到结膜瓣下积蓄成滤过泡而不突破愈合的结膜伤口，最后引流进入淋巴管，以降低眼压）。

2. 每一步骤是哪只手、用什么器械、如何操作、将眼球组织处理成如何的结构才能达到该步骤的手术目的。

3. 术前需要做的准备、术中出现过的问题和处理方法、术后需要的收尾工作都是什么。

（二）作为助手

1. 主刀这一步需要我做什么？（例如，是止血还是拉开组织以暴露手术视野）。

2. 主刀下一步会做什么？（需要提前准备好下一步使用的器械，暴露下一步的视野。一般主刀发现助手能预测到自己下一步的操作，就认可助手已经领会这一步骤的手术，以后有机会就可以安排住院医师在指导下尝试操作这一手术步骤）。

（三）作为主刀

1. 患者术前的指标是否会造成术中和术后的困难，该如何在术前或术中进行预防性操作？（完善的术前准备可以明显提高手术成功率，降低风险：如小梁切除术前患者眼压明显升高，可在小梁切除前添加前房穿刺操作，缓慢释放眼压，减少脉络膜上腔出血可能）。

2. 现在进行的操作会出现什么问题，其先兆表现是怎样的，该怎么补救？（如小梁切除术剥巩膜瓣时可能出现剥瓣过深造成提前穿孔进入前房，其先兆表现是瓣下巩膜床变薄后透露出更深的脉络膜黑色，补救措施是后续剥瓣时将切口向浅层移动，避免继续加深切口）。

3. 本次手术有什么不顺利的环节，为什么会出现，下次操作如何进行改良？（这点往往要结合手术录像向带教老师请教。带教老师术中如果手术中频繁指出主刀的细节问题会造成患者不安，也会增加主刀的心理负担，不利于现场后续手术的完成，所以建议术后复盘讨论。当然如果术中发现严重的问题，带教老师应该及时中止住院医师手术,亲自补救并完成后续手术)。

六、熟练掌握手术显微镜的使用

手术显微镜是眼科手术是现代眼科手术必不可少的助力。手术中如果能有一个清晰的手术视野,手术的成功率会大大提高(如白内障术中能调出清晰的瞳孔红光反射,撕囊时就基本不可能出现失误)。反之,手术视野不清时进行盲操,是非常危险的。所以住院医师在作为助手时需要给主刀暴露手术视野,作为主刀时要熟练使用显微镜给自己提供良好视野,而不是术中不调节显微镜一路手术到底。

在实际工作中,无论是实训中心还是手术室,前一位医师往往将手术显微镜调校到正确的状态,故不少住院医师未在意过手术显微镜的调节。手术显微镜的调节要点有:

1. 焦点　首先将手术显微镜上下移动,直至主刀视野对焦准确,图像清晰。

2. 目镜度数　这是经常会忽略的部分,特别是主刀如果有屈光参差时,需要将目镜度数调整成适合自己的度数。另外前文"四、"所述,进行手术录像时,也应调整目镜使得录像和主刀镜图像保持同步清晰。

3. 瞳距调整　双眼视野都清晰时,调整瞳距至自己的测量瞳距。然后进行微调,直至视野出现良好的立体视(现实中某些手术显微镜的瞳距刻度与实际值略有偏差,可能需要进行微调)。

4. 倍数调整　一般在做创伤性操作时(如撕囊、小梁切除、黄斑前膜剥膜等操作),应该将倍数放大,以更清晰地观察手术部位细节,做出准确的判断和操作;但放大倍数会造成显微镜下景深的缩短,即手术焦点上下的物体观察不清,需要时时调节显微镜焦点。如果是在进行打结等操作时,可以缩小倍数,增加景深,以方便操作。建议住院医师在实训中心进行缝合打结练习时,在进出针时放大倍数(同时上移焦点),保证进出针的位点准确;而紧接着的打结时缩小倍数(同时下移焦点)。保证缝合全过程中均有清晰视野。这样的反复操作有助于锻炼住院医师的显微镜使用技巧。

七、正确的手术坐姿

正确的坐姿可以减少医师的身体疲劳,有助于保障长时间手术的顺利完成。如果采用了错误的坐姿,经年累月的疲劳积累,会造成不必要的身体劳损,不利于医师的身体健康。

如何达到标准坐姿见图 1-1-2。

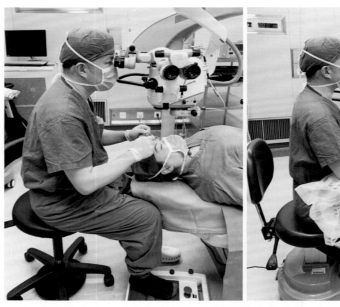
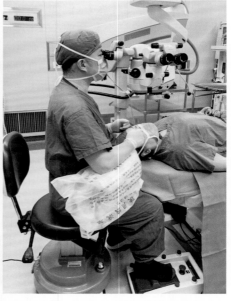

图 1-1-2　左图为错误坐姿:座椅过高导致膝盖受力,而背部被迫处于驼背状态以使主刀双眼保持正对显微镜目镜;右图为正确坐姿:首先将座椅高度调节至等于小腿长度,背部挺直后将显微镜目镜调整至与主刀双眼齐平高度,然后调节手术床高低直至显微镜对焦准确。建议有条件的手术室使用带扶手的手术椅以支撑前臂,减少肩部手臂的劳损,增加手术时的稳定性。

1. 首先调节座椅高度，直至小腿自然下垂刚刚触及地面或脚踏。这样能使椅面完整承担了平放其上的大腿重量，而足部承担整个小腿的重量，主刀的膝盖没有额外负担，保护了膝盖的健康。

2. 背部挺直后，上下移动显微镜，直至目镜与主刀双眼齐平。如果是主刀选择驼背迎合显微镜目镜高度，而不是调节显微镜来迎合主刀身高，则主刀的背部会受到不必要的劳损。

3. 确定好手术显微镜高度后，调整手术床以迎合显微镜视野焦点。这样主刀的膝盖、背部等就得到有力的保护，也完成了手术焦点的调整，得到清晰的手术视野。

4. 推荐使用带扶手的眼科手术椅，将主刀前臂自然平放于手术椅扶手上。如果手术椅没有扶手，主刀需要长时间悬空双臂，影响了肩部肌群健康。

（余晓波）

第二章 眼科检查法

第一节 病史询问及病历记载

一、概述

病史询问和病历记载应按主诉、现病史、既往史、个人史、婚育史、家族史等顺序系统地进行。

二、病史询问

1. 主诉 患者本次就诊的主要症状及持续时间,注意写明眼别。主诉在 20 个字以内,与第一诊断相符合。需重点询问的眼部常见症状主要有三方面:视功能障碍、眼部感觉异常和眼部外观异常。其中,视功能障碍包括视力、视野、色觉、对比敏感度、立体觉等;眼感觉异常主要包括眼痛、眼痒、视物疲劳、畏光、异物感等;眼外观异常主要包括眼红、眼分泌物增加、双眼外观不对称、眼睑结节、流泪、瞳孔变白等。

2. 现病史 自本次发病至前来就诊时病情的发生和发展过程。说明起病的诱因和发病具体时间、发病的缓急状态、主要伴随症状、诊断与治疗经过以及对治疗的反应。对于正在治疗中的系统性疾病如高血压、糖尿病等在现病史中另起一行进行记录。

3. 既往史 过去的全身及眼部患病情况、有无类似发作的病史、有无眼外伤及手术史有无、传染病史和药物过敏史、有无佩戴眼镜史,以往疾病的治疗过程、视功能的变化等情况。

4. 个人史 个人生活史、有无嗜酒吸烟史或其他特殊嗜好、有无高原地区居住史。

5. 婚育史 记录婚姻状况、结婚年龄、配偶健康状况、月经及生育情况。

6. 家族史 上溯直系亲属有无遗传病史及健康状况、家族中有无类似情况者、父母是否近亲结婚。

三、眼科病历记载

除了记录上述问诊内容外,专科检查情况记载内容如表 1-2-1 所示:

表 1-2-1 眼部检查记录表

眼部检查		
眼别	右眼	左眼
视力	远　　近　　矫正	远　　近　　矫正
眼压	mmHg	mmHg
眼睑	正常　水肿　气肿　皮下瘀血　充血　压痛　硬结　上睑下垂　眼睑缺损	正常　水肿　气肿　皮下瘀血　充血　压痛　硬结　上睑下垂　眼睑缺损
	倒睫　内翻　外翻　闭合不全　瘢痕	倒睫　内翻　外翻　闭合不全　瘢痕
泪器	泪点:开放　狭窄　闭塞　外翻　内翻　压迫泪囊区有　无　溢脓	泪点:开放　狭窄　闭塞　外翻　内翻　压迫泪囊区有　无　溢脓
	泪囊区皮肤压痛　充血　水肿　波动　瘘管破裂	泪囊区皮肤压痛　充血　水肿　波动　瘘管破裂
结膜	睑结膜:充血　水肿　乳头　滤泡　瘢痕　粘连　结石　肿物　异物	睑结膜:充血　水肿　乳头　滤泡　瘢痕　粘连　结石　肿物　异物
	球结膜:充血　水肿　肿物或结膜下增生组织　图示:	球结膜:充血　水肿　肿物或结膜下增生组织　图示:

续表

巩膜	正常　黄染　充血　结节　隆起　压痛	正常　黄染　充血　结节　隆起　压痛
角膜	直径　　mm　知觉 透明 角膜病灶及图示： 角膜病灶厚度： 荧光素染色 新生血管 KP	直径　　mm　知觉 透明 角膜病灶及图示： 角膜病灶厚度 荧光素染色 新生血管 KP
前房	中央深度　CT；周边深度　CT Tyndall's（　）；房水细胞（　） 积脓/积血　mm 异物 图示：	中央深度　CT；周边深度　CT Tyndall's（　）；房水细胞（　） 积脓/积血　mm 异物 图示：
虹膜	纹理清晰　混浊　萎缩　结节 根部离断　缺损　异物　震颤 前粘　后粘 新生血管	纹理清晰　混浊　萎缩　结节 根部离断　缺损　异物　震颤 前粘　后粘 新生血管
瞳孔	大小　×　mm 圆形　梨形　D形　不规则 居中　移位 闭锁　膜闭 瞳孔缘切迹　色素外翻　残膜 对光反应：正常　迟钝　消失	大小　×　mm 圆形　梨形　D形　不规则 居中　移位 闭锁　膜闭 瞳孔缘切迹　色素外翻　残膜 对光反应：正常　迟钝　消失
晶状体	透明 混浊部位及分级： 特殊混浊形态： 脱位	透明 混浊部位及分级： 特殊混浊形态： 脱位
玻璃体	透明 混浊性状及部位： 增殖 Weiss 环	透明 混浊性状及部位： 增殖 Weiss 环
视网膜	视盘色泽 视盘边界 C/D= 视杯凹陷（　） 视网膜平伏（　） A：V= 黄斑中心凹反光 视网膜病变性状及部位图示：	视盘色泽 视盘边界 C/D= 视杯凹陷（　） 视网膜平伏（　） A：V= 黄斑中心凹反光 视网膜病变性状及部位图示：
眼位	角膜映光法： 遮盖试验：	角膜映光法： 遮盖试验：
眼球运动	眼球向　°方向运动亢进　mm　不足　mm	眼球向　°方向运动亢进　mm　不足　mm

注：KP，角膜后沉着物。

（郭　慧）

第二节 视力检查法

一、概述

视力检查是最基本的视功能检查方法。视力主要反映黄斑区的功能,包括远视力和近视力。

二、远视力检查

1．受检者距视力表 5m,遮盖一眼。检查者由上而下指点视标,受检者指出视标的缺口方向,逐行检查,视力低于 1.0 时,加针孔镜片检查。

2．如受检者在 5m 处最大的视标不能识别,嘱其逐步向视力表走近,直到识别视标为止。记录公式:视力＝被检查者所在的距离(m)/5(m)×0.1。

3．如至视力表 1m 处,仍不能识别最大的视标,嘱受检者背光,检查者伸出不同数目的手指,距离从 1m 开始,逐渐移近到能辨认为止,记录该距离,如"指数 /30cm"。

4．如指数在 5cm 处仍不能识别,则检查者在受检者眼前轻轻摆动手,如患者能看到,记录该距离,如"手动 /20cm"。

5．如眼前手动不能识别,则先遮盖非测试眼至不透光,在暗室中用烛光或手电光在测试眼前方,时亮时灭,测试患者能否感觉光亮,记录"光感 / 距离"。然后检查光定位,嘱被检眼注视前方,光源在被检眼 1m 处,分别于上、中、下、颞侧上、中、下和鼻侧上、中、下九个方位检查。用"+""–"记录光定位的准确与否。如测试感觉不到光亮,则记录"无光感"。

三、视力检查

将近视力表放在被检查者眼前 30cm 处,同远视力检查,找出被检查者在 30cm 处能正确辨认的最小字号。正常近视力为 30cm 处能看到 1 号字或 1.0,记录为 J1 或 1.0。如果被检者在 30cm 处不能辨认 1 号字或 1.0,则嘱被检者手持视力表前后移动,找出能看到的最小字号,并记录下实际距离。例如被检者在 50cm 处能看到的最小字号为 2,则其近视力记录为 J2/50cm。

四、婴幼儿视力检查

在检查婴幼儿视力时,将手电光或色泽鲜亮的物体置于被检小儿的前方,观察在目标移动时,其眼球或头部是否跟随目标移动,以判断其视功能。观察交替遮盖反应,如遮盖一眼时,患儿表现如常,遮盖另一只眼时表示拒绝,则表明拒绝遮盖一侧视力较对侧好。客观检查婴幼儿视功能还可利用"视动性眼球震颤"和"优选注视法"检查。

(郭 慧)

第三节 眼内压检查法

眼内压(intraocular pressure,IOP)简称为"眼压",眼压测量方法包括指测法和眼压计测量法。

一、指测法

指测法是最简单的定性估计眼压的方法,需要一定的临床实践经验。测量时嘱咐患者两眼向下注视,检查者将两只手示指尖放在上眼睑皮肤面,两指交替轻压眼球感觉其张力,估计眼球硬度。初学者可触压自己的前额、鼻尖及嘴唇,粗略感受高、中、低 3 种眼压。记录时以 Tn 表示眼压正常,用 T+1～T+3 表示眼压增高的程度,用 T-1～T-3 表示眼压降低的程度。

二、眼压计测量法

1．压陷式眼压计测量法 其原理是利用一定重量的眼压测杆压陷角膜中央,根据角膜被压陷的深度间接反映眼压，其测量值受眼球壁硬度的影响。Schiotz 眼压计是常用的压陷眼压计。

（1）检查步骤：眼压计使用前应先矫正，在眼压计试板上测试指针指向"0"，指针灵活。然后用 75% 酒精棉球擦拭眼压计足板，再以消毒干棉球擦干。患者角膜表面麻醉后，仰卧于检查床上，双眼注视正前方，使角膜位于水平正中位。检查者左手轻轻撑开患者上、下睑（注意勿对眼球或眶内施压），右手持眼压计，将眼压计足板垂直置于角膜中央，迅速读出眼压计指针刻度，根据砝码重量，即可在转换表上查出对应的眼压值。一般先用 5.5g 砝码，指针所指刻度应为 3～7。若刻度小于或等于 3 时，应改用 7.5g 或 10g 砝码再测。每眼连续测 2 次，其读数差值不超过 0.5 刻度。测量结束后受检眼立即滴抗生素眼药水，用酒精棉球立即消毒眼压计足板，并嘱患者切勿揉擦角膜，以免擦伤角膜。记录方法：砝码重量 / 指针刻度 ＝ 经换算后眼压数值，单位为 mmHg。

（2）注意事项：检查者不要人为地向受检眼施压；眼球壁的硬度和角膜形状可影响眼球对外力的压陷反应，可用两个不同重量砝码测量，查表得出矫正眼压值。

2. 压平式眼压计测量法　以 Goldmann 压平眼压计为例，其原理是利用足够力量将角膜压平，根据所需的重量与被检测角膜面积改变之间的关系判定眼压。眼球壁硬度对测量结果影响甚小，是目前较准确、可靠的眼压计。

（1）检查步骤：眼压计使用前先用肥皂水清洗、无菌生理盐水冲洗，再用 75% 酒精棉擦拭测压头。受检眼表面麻醉，结膜囊加少许 0.5% 荧光素钠滴眼液或消毒荧光素钠染色纸条，患者坐于裂隙灯前，将头部置于裂隙灯额托上，双眼向前平视。将装有压平眼压计的裂隙灯调好位置，选择钴蓝光，裂隙开至最大，测压头置于显微镜前方，照明光方向与观察方向成 60° 角。先将压力旋钮放于 1g 刻度位置，然后将测压头平面正对角膜中央，慢慢推动裂隙灯，使测压头平面在角膜中部与角膜刚刚接触，用裂隙灯观察，可见两个黄绿色半圆环，调节裂隙灯操作杆，使两环形状对称均匀且位于中央。轻轻旋转压平眼压计的加压旋钮，使两个半圆环内界相切，此时读取旋钮旁的刻度，将读数乘以 10 即为眼压数值，单位 mmHg。重复三次测量，每次测量值相差不超过 0.5mmHg，取平均值。测量结束后受检眼立即滴抗生素眼药水，测压头清洗和消毒。

（2）注意事项：角膜表面染色的泪液过多，会造成荧光素半环过宽，应吸除过多的泪液；检查前嘱患者瞬目，防止角膜干燥；眼压高于 80mmHg 时，配合应用附带的重力平衡杆。角膜厚度影响测量的准确性。

3. 非接触式眼压计测量法　利用可控的空气脉冲，其压力具有线性增加的特性，使角膜压平到一定的面积，通过监测系统感受角膜表面反射的光线，并记录角膜压平到某种程度的时间，将其换算成眼压值。

（1）检查步骤：患者坐位，头固定于托架上，注视仪器中注视点。检查者调节调焦手柄，将眼压计测压头对准受检眼角膜，眼压计自动显示眼别，按下发射钮，或选择"auto"，仪器自动发出气体，显示屏上显示眼压数值。一般连续测量 3 次，取平均值。

（2）注意事项：测量值受中央角膜厚度的影响；测量值小于 8mmHg 或超过 40mmHg 时，准确度较低；角膜异常或注视困难者，测量结果不准确。测量时如出现眼球位置移动、泪液过多、数据相差过大等情况，应重新测量。

4. 回弹式眼压计测量法　以 icare 眼压计为例，以一个小且轻的一次性探头与角膜短暂接触，根据测量探头的减速和回弹时间计算眼压。

（1）检查步骤：患者直立姿势或平卧姿势，双眼睁开并直视正前方。开启眼压计，加载一次性探头。将探头尖端与角膜表面距离保持在 3～7mm，如果有必要，使用前额支撑部件调节距离。保持探头垂直于角膜的中心，按下按钮，探头尖端与角膜中央接触并返回。测量之后，眼压计会响起蜂鸣声并显示读数。一般连续测量六次，六次测量全部完成后设备显示最终的眼压读数，该读数为六次测量中去掉一个最高读数和一个最低读数后的四个读数的平均值。如果测量值之间偏差大，设备提示重新测量。

（2）注意事项：测量时无需使用麻醉剂；确保探头与角膜之间的距离；探头不可触碰到眼睑或睫毛；探头尽可能垂直于角膜以确保测量准确。

（唐　炘）

第四节　眼外部一般检查法

一、概述

眼外部检查一般采用望诊、触诊进行检查，望诊可在明亮自然光或裂隙灯显微镜下进行。眼外部检查包括眼睑、结膜、泪器、角膜、巩膜、前房、虹膜、瞳孔、晶状体、眼眶、眼肌等内容。本节只介绍眼睑、结膜、泪器、眼肌、眼眶检查,其余部分放在裂隙灯显微镜检查法等相关章节详述。

眼部检查要养成先右后左、从外到内的习惯,注重两侧对照,当患有传染病时,应先查健眼,再查患眼。

二、眼睑检查

1. 观察眼睑有无缺损,皮肤色泽,有无肥厚、皮疹、水疱、糜烂、溃疡、痂皮、瘢痕、包块,硬结和皮下瘀血,触诊有无压痛或捻发音。

2. 观察双侧睑裂高度、上睑缘位置,眼睑是否对称,是否能完全闭合,有无内眦赘皮。

3. 睑缘有无内、外翻,有无红肿、充血、肥厚、鳞屑、脓痂或溃疡;睑板腺开口有无堵塞;有无睫毛排列紊乱、倒睫、脱落或秃睫。

三、结膜检查

1. 睑结膜检查 用拇指轻拉下睑中央皮肤。嘱者向上看暴露下睑结膜;用拇指和示指捏转上睑皮肤暴露上睑结膜。观察是否光滑、血管纹理是否清晰、是否充血,有无结石、异物、滤泡、乳头增生、溃疡、假膜或膜、瘢痕或肉芽肿、新生肿块等。

2. 穹窿结膜检查 观察穹窿的深浅,有无睑球粘连、瘢痕、异物。

3. 球结膜检查 有无充血、水肿、结膜下出血、结节、溃疡、干燥及 Bitot 斑、新生肿块或色素斑。

四、泪器检查

1. 泪腺区皮肤有无红肿及"S"外观,皮下有无肿块、压痛。

2. 泪点位置是否正常,有无内外翻、狭小、闭塞及分泌物。

3. 泪囊区有无红肿、压痛、肿块或瘘管,挤压泪囊时有无泪液或分泌物自泪点溢出,其性质及量如何。

五、眼球位置及运动检查

观察双眼角膜是否位于睑裂中央且双眼对称,有无眼球突出或内陷、有无眼球震颤或斜视。嘱患者向左、右、上、下、左上、左下、右上、右下方向注视,观察眼球向各方向运动有无障碍或亢进、双眼运动是否对称。

六、眼眶检查

观察双眼眼眶是否对称,触诊了解眶缘有无压痛、缺损或肿物。

（郭 慧）

第五节 裂隙灯显微镜检查法

一、概述

裂隙灯显微镜(slit-lamp biomicroscope)是眼科常用的检查方法,由光源投照系统和放大系统组成,可调节焦点和光源宽窄,形成光学切面,观察外眼、眼表、眼前段和前段玻璃体情况。在房角镜、前置镜、三面镜辅助下可了解房角、玻璃体及视网膜情况。

二、检查步骤

1. 准备
(1)将室内光线调至略暗。
(2)消毒接触部位、更换下颌纸垫。
(3)调整座椅和检查台高度以舒适为度。

（4）患者佩戴眼镜者脱下眼镜，嘱下颌及前额抵住挡板。

（5）调整下颌架高度使参考线位于睑裂水平。

（6）对准患者鼻根部打开裂隙灯光源，调整目镜瞳距和屈光度。

2．操作方法

（1）双手操作，一只手操纵摇杆，可前后左右上下移动裂隙灯显微镜，一只手操纵裂隙宽窄和光镜臂角。

（2）先右后左、从前往后循序检查。

（3）采用弥散光照射法：大体初步检查眼睑、结膜、泪膜及角膜浅表病变。其要点是：①光阑全开；②斜向投射；③光臂与镜臂夹角（光镜臂角）30°；④低倍放大。

（4）采用直接照射法：最常用，详细检查病变特征及位置。其要点是：①光源焦点与显微镜焦点合一；②灵活调整裂隙高度和宽窄及光镜臂角（一般采用30°～40°）；③同侧投射以获得良好光学切面。

（5）其他照射方法：临床上较少使用，如巩膜角膜缘分光照射法、后部反光照射法、镜面反光带照射法、间接照射法等。

3．观察步骤

（1）眼睑结膜泪器检查

1）弥散光照射扫视眼睑全貌。

2）宽裂隙直接照射检查眼睑病变、上下泪点形态位置，并挤压泪囊区再次观察。

3）嘱患者转动眼球配合眼睑拉开和翻转检查结膜各部分。

（2）泪膜检查

1）嘱患者眨眼，弥散光照射观察泪膜涂布。

2）必要时弥散光照射配合荧光素和钴蓝滤光片行泪膜破裂时间（breakup time of tear film，BUT）检查。

3）光镜臂角45°，裂隙最窄，16倍放大，直接照射做角膜切面，最外面的灰色线为泪膜。

（3）角膜检查

1）宽裂隙直接照射扫视角膜全貌及有无KP。

2）光镜臂角45°，裂隙最窄，16倍放大，直接照射做角膜切面观察各层次或病变详情。

3）必要时弥散光照射配合荧光素和钴蓝滤光片观察病变。

（4）前房检查

1）中央前房深度：一般光镜臂角40°～45°，窄裂隙，尽量取角膜中央径线切面，投射瞳孔区，以所截角膜切面厚度为1CT，目测估计前房深度。

2）周边前房深度：光镜臂角45°，窄裂隙，颞侧投射，观察最周边部角膜内皮与虹膜表面之间的距离，所截角膜切面厚度为1CT。

3）房水闪辉：将裂隙宽带和高度调至最小，观察前房段光柱，10倍放大观察，阴性时转16倍观察。

4）房水细胞：裂隙高2.5mm，宽0.3mm，16倍放大，光投射角变动至光束的前房段恰好衬在瞳孔区。

（5）虹膜检查

1）宽裂隙直接照射扫视虹膜全貌及瞳孔缘，必要时左右眼对比虹膜色素情况。

2）迅速调节裂隙宽窄观察瞳孔直接对光反射及瞳孔有无粘连。

3）必要时窄裂隙观察局灶病灶。

（6）晶状体检查

1）小瞳下，光镜臂角20°～30°，裂隙最窄，焦点对准前囊膜，随后逐步焦点后移，逐一看清晶状体各层次。

2）必要时稍宽裂隙分别从鼻侧及颞侧扫视瞳孔后晶状体。

3）瞳孔较大时，宽裂隙分别从鼻侧及颞侧扫视晶状体，并可适当增大光镜臂角，窄裂隙行较厚的晶状体切面，必要时使用眼底反光后照法行白内障分级。

（7）前1/3玻璃体检查：视瞳孔大小调节光镜臂角15°～30°，窄裂隙，透过瞳孔区，在检查晶状体后囊下层面后，焦点继续后移，检查晶状体后的暗黑间隙。

三、注意事项

1．检查结膜、角膜、巩膜时，光源与显微镜的夹角一般为40°。检查前房、晶状体和前部玻璃体时，夹角应小于 30°。检查后部玻璃体和眼底时，除需加用前置或三面镜等辅助设备外，夹角应调为 10°或更小。

2．检查时，应综合使用裂隙灯显微镜的几种不同使用方法，以免遗漏病变的细微改变。

3．注意裂隙灯显微镜的维护和保养。

（郭　慧）

第六节　前房角镜检查法

一、概述

前房角镜检查（gonioscopy）可观察眼前节，尤其是前房角的结构，对青光眼、眼外伤以及其他眼前部疾病的诊断和治疗都有重要作用，尤其是青光眼病例的应用，更成为不可缺少的必要手段。目前常使用的方法有：①直接前房角镜检查法，利用直接前房角镜在手持裂隙灯显微镜或手术显微镜下完成检查，多用于婴幼儿和手术台上的前房角检查，检查所见的影像是镜面所在部位的前房角结构；②间接前房角镜检查法，利用间接前房角镜在裂隙灯显微镜下完成检查，反射镜所见前房角结构与实际房角呈镜面关系，即反射镜对侧部位的前房角结构。间接前房角镜在临床应用较为普遍。

二、间接前房角镜检查步骤

1．检查前结膜囊表面麻醉。

2．清洗前房角镜　使用前用肥皂水及自来水洗净接触镜，再用无菌生理盐水冲洗。

3．接触镜的安放　先在接触镜凹面滴入抗生素眼药水或透明凝胶，检查者以左手手指轻轻分开患者上、下眼睑，嘱患者稍向上注视，检查者用右手持接触镜轻轻置于患者角膜缘下方，再嘱患者稍向下注视，迅速将接触镜置于患者角膜上。检查过程中，一手扶住接触镜，以免接触镜跌落或进入气泡。如进入大气泡，须重新放置接触镜。安放房角镜时动作应轻柔，防止擦伤角膜。

4．前房角检查　用裂隙灯直接焦点照明法检查前房角，光带照射反射镜可看到对侧部位的房角结构。一般先将前房角镜的反射镜置于上方，观察下方房角结构，然后顺时针方向转动接触镜观察全周前房角。观察 6：00 或 12：00 方位的房角，裂隙灯光带取垂直位，3：00 或 9：00 方位可取水平位，仔细辨别睫状体带、巩膜突、小梁网后部色素带和 Schwalbe 线等定位标志。

（1）静态房角镜检查：静态是指受检者向正前方注视，前房角镜保持在角膜中央位置，不向角膜施加任何压力，裂隙灯光束窄而短且不通过瞳孔区。在估计前房角宽度时，不可压迫眼球或倾斜房角镜，也不可转动眼球，以免影响对房角闭合情况的判断。

（2）动态房角镜检查：如果静态下检查不能充分地看清前房角隐窝，应在动态下继续检查。动态是指转动前房角镜，改变反射镜面的角度；或者患者转动眼球，改变注视眼位；或采用宽而明亮的裂隙光带并可通过瞳孔区。患者眼向反射镜相反方向转动时，容易见到房角隐窝。为了确定前房角关闭是粘连性或附着性关闭、粘连的位置和范围、有无虹膜根部离断或睫状体分离裂隙，应进行压陷式前房角镜检查。如以 Goldmann 前房角镜进行检查，则可利用其边缘在一侧向眼球施加压力，使对侧前房角增宽或开放，以便更好地窥见前房角深处。如以 Zeiss 前房角镜检查，可将其底部压陷中央部角膜，压迫房水进入前房角，使周边部虹膜后移，加宽前房角。压陷检查技术会引起前房角扭曲变形，注意人为因素引起的误差。

5．检查完毕后结膜囊滴抗生素眼药水，并清洗前房角镜、放回原处。

三、注意事项

1．前房角镜的消毒　用手指沾少许软肥皂溶液擦洗，然后以自来水流水冲洗干净，再以 3% 过氧化氢棉球擦拭。

2．前房角镜检查禁忌证　急性结膜炎；眼球破裂伤；有眼部炎症、患者感到疼痛难忍时禁忌前房角镜检查。

3．对急性闭角型青光眼发作期间角膜上皮水肿，可先滴入一滴甘油，待角膜清亮后检查。

（唐　炘）

第七节　眼底检查法

一、概述

眼底(fundus)检查是诊断玻璃体、视网膜、脉络膜和视神经疾病的重要手段,并可发现和监测某些伴有眼底改变的全身性疾病。眼底检查法包括直接检眼镜、间接检眼镜、三面镜和前置镜检查。

二、直接检眼镜检查

直接检眼镜(direct ophthalmoscope)的使用简单易学,所见眼底图像为正像,放大倍率约为16倍。

1. 检查步骤

(1)患者坐位并去除眼镜,检查者站在患者右侧,右手持检眼镜用右眼检查患者右眼。检查患者左眼时,检查者在患者左侧,左手持检眼镜用左眼检查。睑裂太小时,可用另一手拇指向上牵引上眼睑以便检查。

(2)开始检查时,先将检眼镜轮盘置于+8～+10D镜片,患者双眼注视前方,距受检眼前10～20cm,将检眼镜灯光射入瞳孔,嘱患者上下左右各方向转动眼球,观察屈光间质有无混浊。如果玻璃体混浊,在红色背景上可见暗影飘动,而晶状体或者角膜混浊产生的暗影不随眼球运动而运动。

(3)再将检眼镜轮盘置于0处,嘱患者平视前方,检眼镜移近受检眼前2cm处,用示指转动屈光度轮盘(检眼镜内顺序排列−20～+20D凹、凸镜片,以矫正或补偿检查者或受检者的屈光差或调节力),直至观察到最清晰的眼底图像。一般先观察视盘,包括边界、颜色、视杯的大小及深度,有无隆起、水肿、出血或渗出,确定杯盘比(C/D)等。然后沿着从视盘出发的血管,分别从上方、下方、鼻侧到颞侧,逐个象限依次观察眼底中周部和周边部,主要观察视网膜血管情况,了解视网膜有无出血、渗出、色素改变、变性区、裂孔、脱离和增殖等。检查过程中,根据所检查的象限,引导患者转动眼球配合,如检查3点钟方位,令其向3点钟方向注视。最后嘱患者注视光源,或检眼镜稍偏向颞侧观看,即可观察到黄斑部,主要检查中心凹反光是否锐利,黄斑部颜色是否均匀,有无出血、渗出、裂孔、前膜等。

2. 注意事项

(1)一般先检查右眼再检查左眼,或者先检查患眼再检查对侧眼,即使单眼发病也要进行双眼眼底检查。

(2)眼底检查需要在暗室中进行,小瞳下可检查眼底后极部,如需详细检查周边眼底,应先散大瞳孔。对于闭角型青光眼或浅前房患者,散瞳应谨慎,检查完毕应及时缩小瞳孔。

(3)对于患有感染性眼表疾病的患者,如急性结膜炎、化脓性角膜炎,一般不行该项检查。

三、间接检眼镜检查

间接检眼镜(indirect ophthalmoscope)与直接检眼镜相比,观察眼底范围大,立体感较强,受屈光间质透明度影响小,眼底成像为全反倒像。可用于直视下的手术操作。

1. 检查步骤　患者需充分散大瞳孔,采取坐位或平卧位,与检查者相距0.5m。检查者戴好额带,调整检眼镜瞳距,调整投照光与目镜同轴。一般左手持透镜(根据需要选择+13D、+20D、+30D),凸面对向检查者,由远而近向眼球推进,当推到确定距离后即可清晰地看清眼底。在检查过程中始终保持检查者视线、目镜、透镜及患者瞳孔在一条直线上。如出现角膜反光,稍倾斜透镜即可消除。检查周边部眼底情况,让患者眼球向相应方向转动,如检查上方眼底时嘱受检者眼向上转动,或将物镜向下稍做移动并适当倾斜镜面。如需要检查远周边部眼底,常需要巩膜压迫器局部加压辅助。

2. 注意事项　间接检眼镜眼底成像为倒置的虚像,记录时先标示出视盘及黄斑位置,再将视网膜绘图记录纸倒置,以相应的颜色画出眼底各结构及病变。

四、三面镜检查

三面反射接触镜(three mirror contact lens)简称"三面镜",中央为平凹镜,主要观察眼底后极部,包括视盘、黄斑及后极部玻璃体。周边的三个斜面镜观察不同的范围:75°斜面镜检查后极部之外到赤道部之间的区域,67°斜面镜检查周边部眼底,59°斜面镜检查眼底极周边部及前房角。通过三面镜中央的平凹镜及周边三个反射镜可检查全部眼底和前房角,该方法具有定位好、图像清晰的特点,所见为正像。

1. 检查步骤

(1)受查者充分散瞳,结膜囊表面麻醉。

(2)安放接触镜方法类同前房角镜。

(3)三面镜检查的要领是投射光轴与视轴间的角度在30°以内,用中等窄裂隙光投射至反射镜,显微镜的焦点对准接触镜的前表面,并向深部推进,在反射镜中见到虹膜与瞳孔时,将显微镜的焦点通过反射镜中的瞳孔,向眼底方向推进,直至看清眼底。先用中央部分检查,再用三个反射镜分别顺时针旋转一周,检查不同部位的眼底。斜面镜所见眼底像与实际眼底像呈镜面关系,即镜面位于上方时,所见为下方眼底,左右关系不变;镜面位于鼻侧时,所见为颞侧眼底,上下关系不变。

(4)检查结束后常规予以抗生素眼液点眼。

2. 注意事项 同前房角镜检查法。

五、前置镜检查

目前常用的前置镜为+60~+90D非球面双凸透镜,前置镜检查具有照明亮、景深大、立体感强、不接触角膜等优点。眼底成像为倒置的虚像。

1. 检查步骤 检查前充分散大患者瞳孔,嘱其坐在裂隙灯前,头部放在颌托及额托上,先把裂隙灯光源与显微镜置于同一轴线,夹角为零,将裂隙光带与角膜中央聚焦。检查者拇指与示指持双凸透镜,置于被检眼前,镜面顶端与角膜相距约2cm,小指与无名指放在患者前额上,以确保镜面不与眼睛接触,起支撑作用。将裂隙灯后撤约3cm,然后缓缓前推,直到看清眼底为止。

2. 注意事项 同间接检眼镜检查法。

(唐 炘)

第八节 角膜内皮细胞检查

一、概述

角膜内皮细胞检查一般使用角膜内皮细胞镜(corneal specular microscopy),也称角膜内皮显微镜或角膜内皮镜,它拍摄的图片可以进行定性分析(如细胞大小一致性、细胞形态一致性、细胞内或细胞间有无异常结构等)和定量分析(如细胞密度、平均细胞面积、细胞面积变异系数、六角形细胞百分比等),对圆锥角膜、青光眼、眼内炎、眼外伤等引起角膜内皮损伤的程度有判断价值,并对各种角膜及内眼手术的术前术后角膜评估提供重要依据。目前,临床上有非接触型和接触型角膜内皮镜,下面以非接触型角膜内皮镜为例介绍。

二、检查步骤

1. 屏幕上显示主菜单后输入患者基本信息。

2. 设置正确的时间、选择左右眼。

3. 执行自动摄像,若进行区域摄像,用鼠标左击屏幕上所示的区域,然后该圆框将显亮。

4. 调整操作台及座椅高度,让受检者下颌放在下颌架上,前额靠于额托,调整下颌架高度,嘱受检者睁大眼睛使瞳孔中心居于屏幕中央位置。

5. 自动摄像 角膜内皮细胞图像显示在屏幕上,存储图像。

6. 细胞记数 点中角膜内皮细胞图像需要的细胞的中央,不要略去中间的细胞,至少要记数50个细胞,最多输入200个细胞。输入完成后,点击END框,出现检查资料。

三、注意事项

1. 避免仪器附近有光源(如钨灯),定期检查闪光灯或照明灯。

2. 调整下颌架高度,使患者瞳孔出现在屏幕中央并保持不动。

3．当眼睑遮挡瞳孔时，不能进行摄像。嘱患者在固视灯闪烁时睁大眼睛，必要时检查者可用手指或棉签将眼睑撑开。

4．自动对焦模式不能得到图像或所得到的图像范围太窄，此时可使用手动照相模式获得较宽的图像。

5．行内皮细胞分析的前提是必须保证输入的是细胞的中央。

6．在输入过程中，请注意不要略去中间的细胞。

7．角膜大面积擦伤、角膜基质层明显水肿、角膜混浊、角结膜感染、角膜穿孔的患者不宜行此项检查。

（张丽娜）

第九节　角膜曲率检查法

一、概述

角膜曲率检查主要是测量角膜前表面曲率半径，了解角膜是否规则及泪膜情况，为选择合适的角膜接触镜基弧提供依据，也用于植入人工晶状体屈光度的计算，还可通过角膜曲率的检查了解角膜散光度，为验光或屈光性角膜手术提供参考数据。角膜曲率测量可采用手动或自动角膜曲率计、角膜地形图（可测量角膜后表面）和光学相干生物测量仪。正常角膜曲率数值的表达使用曲率半径（mm）或屈光度（D）。以手动角膜曲率计为例介绍检查步骤。

二、检查步骤

1．调整裂隙灯及座椅至合适高度，指导被检查者将下颌放于颌托，前额靠于额托。

2．升高或降低颌托使被检查者的外眦角与支架上的高度标志对准。

3．从仪器的外面，通过升降，前后、左右移动曲率计的桶体，使被检查者的右眼与镜桶成一直线，并能看见视标反射在角膜上。

4．指导被检查者眼睛平视前方，并从仪器的桶体中找到自己眼睛的反射像。

5．从曲率计的目镜中观察，并通过调整仪器的位置，使三个环对应到被检查者的角膜。

6．调节手柄使三个环聚焦清晰，并使黑色"十"字，正好落在右下环当中。

7．调整水平和垂直度数轮，使光标像靠近。

8．旋转曲率计的桶体，直到光标像的水平支线相互延续，以确定两主子午线位置。

9．调整水平度数转轮直到水平环的光标像中的"十"字完全重合。调整垂直度数转轮直到垂直环的光标像中的"一"字完全重合。此时即得出水平和垂直径线的曲率半径和屈光度。

10．如果中央环出现偏斜，底部左右两环不在一个平面上，说明角膜散光，此时需调整轴向，再同（5）操作，读出屈光度值和散光轴度。

11．记录右眼结果。

12．重复步骤2～11检测左眼曲率并记录。

三、注意事项

1．被检查者摘掉眼镜或者角膜接触镜。

2．记录结果

（1）分别记录两只眼的结果。

（2）记录水平子午线的屈光度（曲率半径）和方向。在水平子午线所记录的结果后面画一斜线"/"，然后记录垂直子午线的屈光度（曲率半径）和方向。例如：42.00D@180/42.50D@90。

（3）用屈光度大小记录角膜散光量。如上例，角膜散光：0.50D

记录角膜散光的类型：

1）WR：顺规（垂直子午线的屈光度较大）。

2）AR：逆规（水平子午线的屈光度较大）。

3）OBL：斜轴（主子午线在45°和135°左右各15°之间）。

记录光标像的情况：圆环清晰而规则或者圆环变形并扭曲。

（张丽娜）

第十节 视野检查法

一、概述

视野（visual field）是指当眼球向正前方固视不动时所见的空间范围。视野又分为中心视野和周边视野。中心视野是指30°以内的视野范围，周边视野是指30°以外的视野范围。

正常人单眼白视标视野的范围是上方60°，下方70°～75°，鼻侧60°，颞侧90°～100°。生理盲点的中心在注视点颞侧15.5°，水平中线下1.5°，其垂直径为7.5°，横径为5.5°。蓝红绿视野范围依次递减10°。

视野检查为重要的视功能检查方法之一，也是神经眼科检查的重要方法。临床上主要有动态视野和静态视野检查。动态视野检查：用同一标准刺激强度的视标，从周边部不同方位向中心移动，不可见区与可见区的分界点为该视标的阈值，阈值的连线为该视标等视线。看不见该视标的区域为暗点区域。视野中除生理盲点以外的暗点均是病理性暗点，完全看不见视标的暗点为绝对性暗点，仅能看见较大的视标为相对性暗点。动态视野检查速度快，适用于周边视野检查，但对小的、旁中心相对暗点发现率低。静态视野检查：在视屏的各个设定点上，由弱至强逐渐增加视标亮度，刚能感受到的亮度即为该点的视网膜敏感度或光阈值。静态视野检查能较好地显示暗点的出现和暗点的缺损深度。

二、常见视野检查步骤

1. 对照视野检查法 以检查者的正常视野与患者的视野做比较，以确定患者的视野是否正常。医师与患者面对面而坐，相距1m。检查右眼时，患者遮左眼，右眼注视医师左眼，而医师遮右眼，左眼注视受检者右眼。检查过程中医师与患者眼球不能移动，医师将手指置于自己与患者的中间等距离处，分别从上、下、左、右各方位向中央移动，嘱患者发现手指出现时即告知医师，医师以自己的视野比较患者视野的大致情况。

2. Goldmann视野计检查法 为手工操作投射式半球形动态视野计。检查时让患者始终保持注视正前方的固视点，先检查视力较好的眼睛，若双眼视力相近则先检查右眼。检查开始时，先将视标由颞侧约20°处沿水平子午线渐渐向内移动，在13°～18°之间应该看不到视标，是生理盲点所在处，记录其范围。当受检者在检查中发现视标出现或消失时，立即按一下蜂鸣器。在每隔30°或45°的子午线上进行检查，一般查12个子午线。检查者将每条子午线上视标出现或消失的位置记录到记录图上，用相应点表示，待所有部位检查完毕后，将各点连接，成为等视线。开始检测后，需首先确定中心等视线阈值光标，测定生理盲点范围并测绘中心等视线，然后再确定周边等视线阈值光标并测绘周边等视线，最后进行超阈值静点检查。

3. 计算机自动视野计检查方法 利用电子计算机程序在视野的各个位点用不同亮度的光刺激测定光阈值或光敏感度的方法，静态阈值视野检查法最常用。将对侧眼遮盖，头部固定于额托上，受检眼注视视屏中央固视点，检查者监视被检查者的固视情况并随时调整。当患者察觉到视屏的任一位置出现闪光点时，即按动手中的应答按键一次。如看到闪光，光点自动降低亮度，直到看不见。如未看见闪光，则增加刺激光亮度，直到看到为止。刚刚能感受到的亮度即为该点的视网膜光敏感度阈值，计算机记录患者视野中不同位点光刺激阈值，得出视野敏感度的分布情况。

三、注意事项（以计算机视野计为例）

1. 视野检查要求在暗室和安静环境下进行，仪器开机自检。
2. 向患者说明检查目的、检查过程和注意事项，以取得患者合作。
3. 提前准确输入患者基本信息（姓名、性别、出生月年、屈光度等）和检查资料（测试程序、策略等），避免错误结果。
4. 让患者坐稳、放松，固定其头部位置并调整额托，将眼罩放在患者感到舒适的位置。
5. 对初次受检患者进行指导和训练（预适应5～10分钟），然后第二次进行正式检查。
6. 让患者按键几次确保其能正常工作。告诉患者在按下应答按键的同时眨眼，两次应答之间应保持睁眼和良好固视，不能随意转动眼球。告诉患者并不是所有的刺激都能看见，应该在觉得看见刺激光时按键。

7. 视野测试前进行屈光检查，并选择窄边框镜片矫正屈光不正，镜片尽可能贴近眼部且对准瞳孔正中央，否则会影响视野的范围。年龄大的患者应配戴近用镜后进行检查。

8. 检查期间确保眼睑充分睁大，上睑下垂眼可以通过使用胶带抬高眼睑来纠正，以避免假性缺损。

9. 视野检查前不要使用缩瞳剂和散瞳剂，以避免瞳孔改变影响视野检查结果。

10. 检查者应监测视野检测过程，及时发现错误信息并处理，并鼓励患者更好地配合。

11. 如果视野结果假阳性率、假阴性率或固视丢失率过高，需重复检测视野。

（唐　炘）

第十一节　视觉电生理检查

人眼的视网膜受光或图形刺激后，在视感受器内引起光化学和光电反应，产生电位改变，形成神经冲动，传给双极细胞、神经节细胞，经视神经、视交叉、视束、外侧膝状体、视放射终止于大脑皮质的距状裂视中枢。视觉电生理检查是通过记录视觉系统生物电活动以诊断疾病、鉴定疗效、判断预后的检查方法，是一种无创性客观视功能检查方法，主要包括视网膜电图、眼电图和视觉诱发电位。

一、视网膜电图

（一）概述

视网膜电图（electroretinogram，ERG）是视网膜受到全视野的闪光刺激后，从角膜电极上记录到的视网膜的神经元和非神经元细胞的电反应的总和。它代表了从光感受器到无长突细胞的视网膜各层细胞的电活动。ERG 记录在光刺激下（包括图像）视网膜的电位变化，主要是检查视网膜功能。

（二）检查步骤

1. 操作前准备　0.5% 复方托吡卡胺散瞳，瞳孔必须充分散大（≥8mm），对不能散瞳者或瞳孔散不大者，如果必须作 ERG 检查，则结果仅作参考，并注明瞳孔的大小和位置。

2. 暗适应 20 分钟后，滴角膜表面麻醉药。如果之前做过荧光造影或眼底照相，则需暗适应 1 小时。

3. ERG 程序　全视野 ERG 可以双眼同时记录。在暗红光下安置角膜接触镜电极（角膜接触镜内滴 0.1% 或 0.5% 甲基纤维素），参考电极用皮肤电极，安置于眼眶颞侧或前额，地电极亦用皮肤电极，置于前额或耳垂，但必须与参考电极分开，有一定距离。受检者体位要舒适，将头部固定于刺激器前，眼注视刺激球内的红点。再经数分钟暗适应后便开始按标准化五步骤法进行测量。结果储存和打印。

4. 测试完毕后取下接触电极，并滴抗生素滴眼液，皮肤电极取下，擦干净皮肤。叮嘱患者回家后不要揉眼睛，不要让脏水进到眼睛里。

（三）阅片

ERG 报告包括波形图像的直接描述以及对视网膜功能的评价。分析波形、振幅和峰时，结合疾病的临床表现和电生理综合判断。

（四）注意事项

1. 全视野 ERG 是总和反应，各项反应的振幅下降程度与视网膜损伤范围大小有关。对暗视反应，当损伤累及区域较小时，反应可轻度降低或正常；当损伤累及约一半区域时，反应可中度降低；更大区域损伤，反应可重度降低，甚至为平坦。对明视反应，视锥反应和 30Hz 反应改变与视力不一定完全相匹配，有时视力仍正常，但视锥反应和 30Hz 反应的振幅降低或延迟，有时视力已下降，但视锥反应和 30Hz 反应仍正常，这与视锥细胞分布及受损细胞数量有关。

2. 在全视野 ERG 记录过程中，有时因各种干扰、眨眼或注视偏离（如斜视眼）等会影响波形，需排除这些影响因素。

二、眼电图

（一）概述

眼电图（electrooculogram，EOG）是一种在明、暗适应条件或药物诱导下测定眼静息电位变化的检查方法。起源于视网膜色素上皮和光感受器的外节部分，反映视网膜色素上皮感受器复合体的功能。

（二）检查步骤

1. 检查前患者准备　保持舒适体位，肌肉松弛。

2. 检查者准备　核对患者的资料、临床诊断，记录患者视力。向受检者解释检查的注意事项。检查仪器正常的工作状态。

3. EOG 程序　用 75% 酒精清洁安置电极处皮肤，皮肤电极分别置于双眼内外眦部，地电极置于前额中部，暗室中固定患者头部，嘱咐患者双眼跟随刺激器内在信号运动，记录 15 分钟。在明适应下，令患者双眼跟随刺激器内在信号运动，记录 15 分钟。检查结束，拆除电极，并打印检查结果。

（三）阅片

在明适应和暗适应下记录电位变化，计算 Arden（光峰/暗谷）比。EOG 异常常见于视网膜色素上皮、光感受器细胞疾病、中毒性视网膜疾病等。

（四）注意事项

1. 按照国际标准照明和进行操作。

2. 注意若患者视力低于 0.1，视野小于 30° 或年龄在 5 岁以内的幼儿一般无法引出可靠的 EOG 反应。

3. 记录前 30 分钟应避免强光照射（如阳光、检眼镜或眼底血管造影等）。

三、视觉诱发电位

（一）概述

视觉诱发电位（visual evoked potential，VEP）是用光或图形刺激视网膜后，通过视路传递，在枕叶视皮质层诱发出的电活动。它反映了从视网膜神经节细胞到视皮质的功能状态，是对视路功能的客观检查方法。

（二）检查步骤

1. 检查前患者准备　无须散瞳，保持舒适体位，肌肉松弛，降低伪迹。

2. 检查者准备　核对患者的资料、临床诊断，记录患者视力。向受检者解释检查的注意事项。检查仪器正常的工作状态。

3. VEP 程序　患者瞳孔处于自然状态，需矫正视力（患者可自带眼镜或佩戴矫正镜架和镜片），坐在距离 TFT 图形刺激器 1m 处，清洁相应电极安装部位的皮肤，用导电膏及胶布将电极敷在头皮上，记录电极位置，电极位置固定后和放大器在相应端口连接，遮盖非测试眼，测试眼向前注视固视点。至少 2 次可重复记录后，保存并打印检查结果。

（三）阅片

VEP 报告包括波形图像的直接描述以及对视网膜视路、视觉中枢等功能的评价。分析波形、振幅和峰时，结合疾病的临床表现和电生理综合判断。

（四）注意事项

1. 平均次数每次检测最低 64 次，最少 2 次检测结果做对比，增加结果重复可靠性。

2. 正常值　每个临床检查室应根据自己的刺激和记录参数自行制定正常值。正常值需分不同年龄、性别及双眼的差值。VEP 正常值不是正态分布，应根据中位数和 95% 可信区间制定。

3. VEP 报告　每个 VEP 检查应有 2 次可重复结果。

4. VEP 释义　检查结果需和相应年龄段正常值对照，并做双明结果对照，或与以往检查结果对照。

（赵海霞）

第十二节　眼底血管造影检查

眼底血管检查在诊断和治疗眼底病中具有重要作用，眼底血管检查主要包括荧光素眼底血管造影和吲哚菁绿眼底血管造影两种。前者主要针对视网膜疾病检查，后者主要针对脉络膜疾病检查。

一、荧光素眼底血管造影

（一）概述

荧光素眼底血管造影（fundus fluorescence angiography，FFA）是将荧光素钠造影剂静脉注射经血液循环进入眼循环系统,在蓝紫色光激发下,产生黄绿色荧光,通过眼底造影仪记录下来。在正常眼底,荧光素钠不能透过视网膜毛细血管内皮细胞紧密连接构成的内屏障和视网膜色素上皮复合体紧密连接构成的外屏障,因此任何内外屏障的破坏都会产生异常的荧光像。FFA 可动态地观察眼底视网膜血流的变化、视网膜色素上皮的功能和脉络膜的情况,是眼底病诊断、鉴别诊断以及对治疗效果评估的重要手段之一。

(二)检查步骤

1. 造影前患者准备 询问病史(包括药物过敏史)排除检查禁忌证,测量血压,交代检查注意事项及潜在的副作用,签署造影同意书。于肘前静脉内缓慢注入稀释荧光素钠 5ml(10% 0.1ml 加 5ml 生理盐水),观察患者有无不良反应,必要时服用抗过敏药、止呕药。检查前患者需充分散大瞳孔。

2. 检查者准备 核对患者的资料、临床诊断,观察眼底照片,确定拍摄的主照眼、主照部位、拍摄程序、拍摄角度以及曝光的强度。检查室配备相应的急救设备。检查仪器正常的工作状态。

3. 造影程序 患者舒适地坐在仪器前,固定好头部。拍摄前采集眼底彩照、无赤光眼底照片、自发荧光片。转换至造影模式后,嘱护士快速注射造影剂并开始计时,5 秒内将 10%~20% 的荧光素钠造影剂 3~5ml 注射完毕,从 8~10 秒开始对主照眼早期连续拍摄至静脉完全充盈,然后分别在造影中期晚期拍摄。对于眼底肿瘤或血管瘤要以病灶部位为主拍摄。

4. 造影后嘱患者休息半小时,无不适反应才可离开。交代患者多喝水,皮肤尿液变黄属正常现象,当天勿驾车等注意事项。

(三)阅片

造影报告包括造影图像的描述、造影诊断以及诊疗建议。

分析荧光素充盈和循环时间,异常荧光像(如强荧光、弱荧光、遮蔽荧光等),异常荧光的来源是脉络膜、视网膜色素上皮还是视网膜血管层。结合疾病的病理生理综合判断。

(四)注意事项

1. 严重的屈光间质不清以及瞳孔散不大(<4.5mm)的患者会影响造影成像质量。

2. 不能配合检查以及眼球震颤的不宜做荧光造影检查。

3. 既往荧光素钠过敏患者为绝对禁忌证。

4. 相对禁忌证 重度的肝肾功能不全、控制不良的高血压、未控制的支气管哮喘、严重的过敏体质、孕妇、近期内心脑血管意外、癫痫等。

5. 造影过程中最常见的不良反应为恶心呕吐,可暂停检查,嘱患者深呼吸,症状大多很快消失。少见的有皮疹、黏膜水肿,或过敏性休克,可出现在造影过程中或造影后,注意观察患者的不良反应,及时给予处理。

二、吲哚菁绿眼底血管造影

(一)概述

吲哚菁绿眼底血管造影(indocyanine green angiography,ICGA)主要是观察脉络膜血管的造影。吲哚菁绿(ICG)造影剂静脉注射经血液循环进入眼循环系统,98% 与血浆蛋白结合,形成大分子物质,不容易从脉络膜毛细血管中渗漏,通过红外激发光产生红外荧光,有很好的组织穿透能力,可以穿透部分较薄的眼底出血且不受 RPE 的遮挡,明确勾勒出病变的性质及程度。ICGA 是观察脉络膜疾病的重要检查手段,如老年性黄斑变性,尤其是视网膜下有新生血管而 FFA 不清者。ICGA 尚可用于检查脉络膜肿瘤、中心性浆液性脉络膜视网膜病变、各种脉络膜炎症、变性病、血管样条纹和血管阻塞病等。

(二)检查步骤

1. 造影前患者准备 同荧光素眼底血管造影。

2. 检查者准备 同荧光素眼底血管造影。

3. 造影程序 同荧光造影节,吲哚菁绿造影分早中晚期,早期约 1 分钟,中期 5~15 分钟,晚期 20~30 分钟,拍摄时早期连续拍摄,然后分别在各期采集图像。

4. 造影后交代注意事项,如有不适反应于当地就诊,当天勿驾车。

(三)阅片

同荧光素眼底血管造影,但是 ICGA 了解的脉络膜血管分布相对杂乱,观察及分析造影片时对几个重要解剖结构要清楚:脉络膜三层血管的分布形态、脉络膜动脉的分水岭、睫状后长动脉的位置、涡静脉的位置。

ICG造影中可观察到视网膜大血管荧光像。

（四）注意事项

同荧光素眼底血管造影。

（赵海霞 马铭绅）

第十三节 眼科超声检查法

一、概述

目前用于眼部诊断的超声分为A型、B型及彩色多普勒超声。A型超声扫描是将所探测组织的界面回声以波峰形式显示,按回声返回探头的时间顺序依次排列在基线上,构成与探测方向一致的一维图像。A型超声探查可获得两个关键性的资料,其一是探头到回声源的距离,是生物测量的基础。其二是回声信号的波峰高度,部分由反射界面的性质决定的,构成定量检查的基础。B型超声通过扇形或线阵扫描,将组织的界面回声转为不同亮度的回声光点,由无数回声光点组成的二维声学切面图像。

二、检查步骤

1. A型超声

（1）使用前对探头进行校正,对患者进行表面麻醉。

（2）将探头置于角膜中央,嘱患者用另一眼注视助视灯进行测量。

（3）在角膜中央作小范围移动,以便寻找到最佳像图。

（4）如此重复3～5次,将每次测量的差值控制在0.1mm以内,一般情况下双眼差值不超过0.3mm。

2. B型超声

（1）患者仰卧位或坐位,眼睑闭合,尽量减少瞬目,按照医师要求转动眼球方向。

（2）将探头上涂耦合剂,置于眼睑上,首先做眼球垂直切面的轴位图,要求图像的中间有晶状体、视神经通过,此时所示图像根据探头上的标志可分辨出上、下,通常将探头的标记向上,所得图像的上方即为12点处的图像,相反下方为6点处的图像。

（3）以此点为轴转动探头分别对其他点位进行眼球全周探查。

（4）检查周边病变时,让患者向病变方位转动眼球,同时向那个方向倾斜探头以获得清晰图像。

（5）探查包括玻璃体透声性的改变,有无视网膜和脉络膜脱离及范围,眼底有无钙化,有无巩膜增厚,晶状体位置,测量眼轴长度,视神经有无增粗和水肿,眼眶内有无异常回声,眼外肌有无水肿增厚或变薄等。

三、注意事项

1. 眼部急性炎症,尤其急性结膜炎,如病情允许,可待炎症消退后进行检查。必须立即进行超声检查时,检查后应对仪器和探头进行消毒,以免造成院内感染。

2. 眼球穿孔伤伤口未缝合前,如必须进行超声检查,应注意一定避免探头对眼球局部的压力,避免因探头对眼球加压造成眼内容脱出。

3. 内眼手术后,眼球内存有气体或硅油等充填物时,一般不进行生物测量,避免由于伪像产生的测量误差。

4. 有些病变（如海绵窦瘘）体位不同可有不同的检查结果。

（赵海霞）

第十四节 活体超声生物显微镜检查法

一、概述

活体超声生物显微镜（ultrasound biomicroscopy,UBM）是一种眼科高频超声检查设备,可对机体组织进行二维扫描成像。临床主要应用于对眼前段结构的扫描成像，并可定量描述各组织的大小及其相对位置关系，包括角膜、前房、前房角、虹膜、后房、晶状体及悬韧带、睫状体，在转动眼球并配合调整探头扫描方向的情况下，也能探查到基底部玻璃体、锯齿缘和周边视网膜的结构。

二、适应证

1. 青光眼
(1) 观察原发性闭角型青光眼眼前段解剖结构的特点。
(2) 探讨原发性闭角型青光眼的发病机制。
(3) 在抗青光眼术后对滤过泡、滤过通道、虹膜情况进行观察。
2. 眼外伤
(1) 观察虹膜根部离断的位置及范围。
(2) 诊断房角后退、睫状体脱离及睫状体离断。
(3) 判断眼前节异物的大小、位置。
3. 角巩膜疾病　判断角膜混浊的厚度、诊断巩膜葡萄膜肿、巩膜炎等。
4. 晶状体疾病　判断晶状体的厚度、位置、悬韧带有无离断等。
5. 葡萄膜疾病　了解虹膜有无结节、萎缩、粘连及房角情况，前葡萄膜炎时了解前部玻璃体混浊程度。
6. 眼前节肿瘤　虹膜囊肿、虹膜肿瘤等。

三、禁忌证

1. 眼球有开放伤口的患者
2. 睑裂较小、睑球粘连的患者
3. 传染性角、结膜疾病患者
4. 内眼手术患者当天应尽量避免 UBM 检查

四、检查步骤

UBM 检查时需要将超声探头浸泡在水中，以消除空气 - 组织界面，称为水浴技术。UBM 检查步骤（以眼杯水浴为例）如下：
1. 仪器的准备　每天彻底清洗眼杯并供应室消毒，按时更换耦合剂。根据患者睑裂大小选择合适眼杯。
2. 患者仰卧于检查床上，输入患者姓名、年龄等基本信息，向患者交代检查的基本过程。
3. 结膜囊表面麻醉 1～2 次，嘱患者伸出被检查眼同侧的示指于眼前 40cm 处或在天花板上粘贴几何图案作为注视目标，以固定眼位。
4. 放置水浴眼杯　先用棉签拉开上睑，将眼杯底座的边缘先放入上方穹窿结膜囊，再拉开下睑放入下方结膜囊内，杯内倒入生理盐水或平衡盐溶液 3～5ml。
5. 根据检查的目的确定扫描的方式和顺序。一般先做第一眼位时水平方向前房全景扫描，再行各钟点或象限房角结构的扫描。
6. 检查过程中通过移动患者示指，嘱患者转动眼球注视示指方向，以更好地充分暴露眼球前段各个部位和钟点的结构。

五、注意事项

1. 水浴装置应尽量避免过度压迫眼球。
2. 检查室内的亮度、患者注视方式、患者检查前的用药均可影响瞳孔大小和眼前段结构，必要时应在报告中予以注明，通常应避免在散瞳状态下检查房角。
3. 无自主意识、不能自主控制眼球转动者扫描的范围会受到限制。
4. 儿童和精神情绪异常者，为避免检查时不合作而损伤角膜应予镇静或静脉麻醉后进行检查。
5. 操作探头手柄时，应由远及近缓慢接近眼球，同时注视屏幕来控制探头手柄的位置避免探头擦伤角膜。图像越接近屏幕上方表示探头离角膜越近。

6. UBM 的超声换能器为精密的镀膜复合材料，固定在探头手柄上，不能进行灭菌消毒。

7. 观察患者眼表情况，通常检查后短期可能出现结膜充血，嘱患者按时点消炎及保护角膜眼液。

（窦国睿）

第十五节　相干光断层扫描仪检查

一、概述

相干光断层成像（optical coherence tomography，OCT）是自 20 世纪 90 年代初期发展起来的集半导体激光技术、光学技术和计算机图像处理技术为一体的生物组织成像技术。其通过对人体进行非接触、非侵入性、高分辨率的活体形态学检测，获得生物组织内部微结构的横断面图像。OCT 主要用于对视网膜和视神经的成像与检测，但也可应用于角膜、前房角、晶状体等眼前结构的生物测量和疾病研究，并可进行术中动态观察和实时显像。随着 OCT 技术的飞速发展，具有高分辨率的 SD-OCT 已在眼科临床上广泛使用，对于各类视网膜疾病的正确诊断、病情评估、病情发展及手术预后评估等具有深远影响。下面以眼后段 OCT 检查为例进行叙述。

二、适用范围

1. 黄斑疾病　包括黄斑裂孔、老年性黄斑变性、中心性浆液性视网膜脉络膜病变、黄斑水肿、黄斑部脉络膜新生血管、玻璃体黄斑牵拉综合征，黄斑前膜、脉络膜血管瘤 / 骨瘤、黄斑缺损、黄斑劈裂、高度近视黄斑病变等。

2. 青光眼　可进行视网膜神经纤维层、视盘定量分析等。

3. 视盘疾病　可探查视盘水肿、视盘玻璃膜疣、视盘小凹等。

三、检查步骤

1. 患者准备　输入患者信息（姓名、年龄、性别、眼别），向患者交代检查的基本过程。

2. 选择扫描方式　可根据临床不同疾病选用不同的扫描方式。

3. 选择注视性质　若被检查眼视力 0.1 以上，嘱患者注视 OCT 镜头内指示灯，以固定眼位。若被检查眼视力 0.1 以下，对侧眼视力 0.1 以上，放置 OCT 外指示灯，嘱患者对侧眼注视外指示灯。或双眼视力均在 0.1 以下，以视力较佳眼为注视眼；若双眼视力差，均无法看到检查指示灯，嘱患者平视前方，按照 OCT 扫描情况改变患者注视方位。

4. 患者受检姿势　让患者坐在高度合适的固定座位，患者前额需紧靠前额带，下颌位于下颌托内保持平稳。

5. 根据检查目的确定扫描的方式和顺序。

6. 储存及分析图像。

四、阅片

按一定顺序进行定性、定量分析，结合患者的主诉、病史、眼底彩照、FFA、视野检查等其他检查进行综合评估。定量信息的应用有助于 OCT 对生物组织结构的细微变化和疾病的发生或转归等方面进行追踪观察。眼后段 OCT 阅片步骤：①认清两个标志性的组织成像的光学界面，分别为玻璃体后皮质与视网膜内界膜交界面、视网膜神经上皮层和 RPE 之间的交界面；②对视网膜神经上皮层的各亚层进行定位；③辨识各层视网膜病变的 OCT 特征（形态改变、连续性及完整性的改变、厚度改变、反射性）；④两眼对称性综合分析。

五、注意事项

1. 眼后段 OCT 可以在正常瞳孔大小的情况下获取图像，但一般不能小于 3mm。充分散瞳可利于入射光进入，减少人为因素干扰产生的误差，避免入射光的瞳孔阻滞现象而造成的虚影。因此，除非患者有散瞳的绝对或相对禁忌证，否则应尽量在散瞳状态下完成检查。

2. 扫描质量对 OCT 测量值有一定的影响。影响扫描质量的原因包括患者的姿势（头位、眼位、患者的不自主震颤等）、眼睑因素（疲累乏力、上睑下垂或眼睑痉挛等）、角膜（水肿、干眼、瘢痕或角膜表面不规则）、晶状体（混浊、脱位等）、前房与玻璃体（炎症、出血、眼内填充物等）、视网膜（高度隆起、水肿等）、高度屈光不正、固视不良。

六、应用进展

OCT 在 20 多年来的发展极为迅速：在扫描速度上已从时域 OCT（time domain OCT，TD-OCT）到频域 OCT（spectroal domain OCT，SD-OCT），再到最新的扫频 OCT（swept source OCT，SS-OCT）；在扫描角度上从横断面扫描 B-scan 已扩展至额状面扫描 C-scan，即 En face-OCT；在扫描内容上从结构 OCT 到功能 OCT，其中 OCT 血流成像（OCT angiography，OCTA）是近几年发展起来的革命性技术，可无创地重建视网膜、脉络膜血管的三维结构。OCT 技术的不断革新将为眼底病影像学诊断带来无限可能。

（刘奕志　窦国睿）

第十六节　眼眶 CT 和 MRI 检查

一、CT 检查

电子计算机断层扫描（computer tomography，CT）　是指将电子计算机与 X 线技术相结合，来获取被检测组织器官多个断面的影像学检查技术。采用不同的扫描方式，可以获得水平切面、冠状切面、矢状切面等扫描图像，并且可以对图像进行三维重建。眼部 CT 扫描的层厚一般为 3mm，检查视神经的层厚为 1.5mm。怀疑眼部病变与血管异常改变有关时，可以应用造影剂进行强化扫描。CT 的优点在于图像清晰、解剖关系明确、病变显示好，病变的检出率高。可用于检测眼眶、眶周围组织及某些眼球的病变，尤其适合于检查眶壁骨质改变及眼部钙化相关性病变，如眶壁骨折、视网膜母细胞瘤、脉络膜骨瘤等。但对于眼部软组织发生的病变，其诊断价值低于 MRI。

二、MRI 检查

磁共振成像（magnetic resonance image，MRI）是一种利用射频原理进行的无创性显示人体内结构的影像学技术。MRI 成像参数多，除了人体的质子密度、组织弛豫时间（T_1 和 T_2 加权相），还能够通过采用不同的脉冲序列使不同的组织间形成对比，且能够利用造影剂来增强被检测组织自身的对比度。MRI 可用于眼球、眼眶及眶周组织改变情况的检查，尤其适合于眼部软组织病变的检测。拍摄时一般需要进行水平切面、冠状切面、矢状切面三个角度的扫描，这样可以获得病变的一个立体样改变。MRI 在发现眼部病变、确定病变性质、判断病变位置、病变侵及范围及其与周围组织关系上，其灵敏度和特异度优于 CT 扫描。如海绵状血管瘤是眼眶较常见的一种良性病变，该病 MRI 扫描可显示 T_1WI 呈等或稍低信号，T_2WI 呈高信号；MRI 强化扫描海绵状血管瘤一般呈斑驳样或花蕊样渐进性强化，根据这样的特征性的 MRI 检测结果，结合慢性病史，基本可以明确诊断。MRI 检测的不足之处主要包括两方面：①由于骨质缺水，质子密度低，故对眶骨壁病变和软组织钙化性病变的检测效果欠佳；②不能够检测磁性异物。

（马建民）

第三章 眼科伦理和职业精神

随着社会的发展和社会群体认知的进步，公众对医学的要求已不单单停留在疾病得到救治和健康得到维护的层面上，事实上，对于优质医疗照顾和医学人文关怀，公众已从"觉醒"过渡到了"需求"和"渴望"的阶段。与此同时，医学科学的发展在带来更多治愈疾病的机遇的同时，也带来了更多的伦理难题，如何在人的身上开展医学试验，又如何使这些试验不违反人类的基本道德准则？如何进行有效的医患沟通？这些都是对当代职业医师提出的问题与挑战。如果不能解决这些问题，不能赢下这些挑战，那么我们将无法跟上时代的步伐。于是，在医学实践的过程中，我们意识到除了专业医学知识外，医学伦理、职业道德和职业精神、医患沟通技巧同样是医师职业素养中不可缺少的部分。

本章的内容将围绕眼科伦理、职业精神、医患沟通所展开，通过对涉及人体的临床试验中的知情同意书、眼科医师的职业道德和职业精神、眼科医师与病患的沟通技巧等三个问题进行分析，使读者对这部分内容有一个基本的了解。

第一节 临床试验中的知情同意书

知情同意是涉及人体的临床试验开展过程中的必要环节，但是在实践中，研究人员常常会忽视受试者的知情同意权。有时候，可能是因为研究者缺乏知情同意的理念，而更多的时候，是研究者未能真正理解知情同意的概念和知情同意书相关知识。

一名青年医师申请一项以糖尿病视网膜病变为研究方向的科研基金，这项研究需要收集患者的血液样本进行分析，并通过一些干预性的手段评估治疗效果。基金要求这项研究申请提供两份附件，一是知情同意书，二是医院伦理委员会的审查意见。这名医师向科研管理部门咨询，被告知去医院的伦理委员会办公室解决知情同意书和伦理审查批件的相关问题。该医师来到伦理委员会办公室进行咨询。

【问题1】 开展临床研究时，为什么要获得受试者的知情同意？

在讨论为什么开展临床研究时要获得受试者的知情同意时，我们首先需要了解一个著名的历史事件：Tuskegee 梅毒试验。1932 年，美国公共卫生部开展了一项研究，在亚拉巴马州 Tuskegee 大学的协助下招募了大约 400 名感染梅毒的男性非洲裔黑色人种，研究梅毒的自然病程。1947 年，青霉素已成为梅毒的标准治疗用药，治疗梅毒有了根本性的突破，但是研究者却阻止这些受试者获得治疗。1972 年，一名研究人员认为这项试验在伦理和道德上存在重大问题，于是向媒体进行了披露，使得这项试验出现在公众面前并引起广泛谴责。迫于压力，美国公共卫生部不得不终止试验，而当试验终止时，在 400 名受试者中，已有 28 人直接死于梅毒，100 人死于梅毒并发症，此外还有 40 人的妻子和 19 人的子女被传染梅毒。

为了规范涉及人类受试者的科学研究，美国国会在 1974 年批准了美国国家研究法，同时建立了一个委员会负责研究并编写相关法规。委员会最终于 1979 年出台了《贝尔蒙报告》。《贝尔蒙报告》对涉及人体的科学研究的伦理原则进行了如下阐述：在被我们文化传统广泛接受的原则中，有三个基本原则与涉及人体的科学研究密切相关：尊重、有益、公正。

涉及人体的临床试验中，"尊重"包含了两个伦理要素：一是个人享有自主权，二是保护丧失自主能力的人。个人享有自主权就是要尊重有自主能力的个人的意见和选择，只要他没对别人造成危害，就不能妨碍他的行动；反之，如果随意否定个人成熟的观点，剥夺他根据这些想法去做出行动的自由，或者阻碍他获得对行动有用的信息，即是不尊重的表现。当然，不是每个人都有自主能力的，有些人由于躯体、精神疾病，或者自由受到限制而部分或全部丧失了这一能力，这时候就应该为这部分人提供保护。

"尊重"要求根据受试者的能力，向他们提供选择的机会，以决定是否参加某项试验。而这个选择机会体现在提供知情同意的过程中。由此可见，获取受试者的知情同意体现了伦理道德中最基本的一个原则：对人的尊重。

【问题2】　什么是知情同意？

知情同意是一个在研究者和受试者之间发生的信息交换的过程，知情同意的过程包括三个要素：信息、理解和自愿。

信息指的是研究者和受试者之间交流与传播的内容。在临床试验中，有些信息是必须向受试者传播的，这些信息包括研究目的、研究过程、受试者如何被挑选、受试者的风险和获益、受试者的权利（提问并得到回答、可以拒绝参加试验、可以中途退出试验），以及除参加该试验以外的其他治疗选择。然而，在某些情况下，有些信息如果向受试者公开可能会减弱试验的有效性，这时候，在保证对受试者没有潜在危险的前提下，可以暂时将这些信息保密，但是在适当时候这些信息还是应该向受试者揭露。

理解决定了研究者和受试者交流过程中，信息应该被有效传播。有效传播首先要求研究者根据受试者的能力决定传达信息的方式，比如受试者是正常成年人，还是婴儿或儿童，或是精神疾病患者。其次要求研究者采取有效的措施保证让受试者理解所传达的信息，这些措施包括研究者清晰的表达、受试者充分的思考和充足的提问机会，以及在必要时测试受试者的理解程度，对于那些理解能力受限的受试者还需要有特殊的规定，比如法定监护人的签字。

自愿意味着信息向受试者传播并被理解后，得到受试者的有效同意。这就要求研究者不仅不能强迫受试者做出决定，同时也不能过度影响受试者的决定。有时候，当研究者是领导或老师的身份，而受试者是下属或学生时，后者往往会受到前者的无形压力，这时候需要研究者进行适当的声明以消除这些压力；另一些时候，试验可能会对弱势群体产生一些诱惑，比如为贫困者提供高额经济补偿，这时候需要研究者将这些诱惑排除，使受试者能够依照自己的意愿作出合理的选择。

需要特别指出的是，知情同意的过程从受试者接触招募信息时已经开始，并可能一直延续到试验结束后研究结果的公布，因此，知情同意可以发生在研究开始之前、研究过程之中，甚至是研究结束之后。

【问题3】　什么是知情同意书？

我们已经知道，知情同意是一个信息交换的长期的过程，在临床试验的前、中、后，知情同意具体涉及以下几个过程：①受试者的招募，包括临床试验的招募广告；②受试者阅读及研究者解释知情同意书；③受试者的提问和研究者的回答；④受试者和研究者共同签署知情同意书；⑤试验过程中的沟通；⑥研究结束后，研究者公布对受试者有用的信息。

从知情同意的过程中可以发现，知情同意书是体现知情同意的重要载体。一份合格的知情同意书不仅以文字的形式承载了临床试验中受试者所应该获得的大量信息，同时也以签字的形式确定了研究者和受试者双方的权利与义务。可以说，知情同意书是保障受试者知情同意的法律性的文件，也因此，知情同意书的审查成为研究项目医学伦理审查的核心环节之一。

在知晓了知情同意和知情同意书的相关知识后，该医师从项目申请书和手术告知单上复制了部分内容，并从网上下载了一些知情同意文件，拼凑成一份知情同意书，并送到伦理委员会办公室。伦理委员会对项目研究方案和知情同意书进行审查后，认为知情同意书内容不全，语言难懂，要求进行修改。

【问题4】　一份完整的知情同意书必须包含哪些内容？

知情同意书承载了临床试验中受试者所应该获得的信息。那么，在知情同意书中究竟哪些信息需要得到具体体现呢？目前普遍认为，一份完整的知情同意书应该包括三部分要素：一般要素、科学要素和伦理要素。

一般要素应该包括以下内容：①阐明"研究"的性质，即受试者参与的是一项研究或试验，而非仅仅是临床诊疗；②研究资料的保密，包括哪些人可以接触资料，哪些信息可能会被公开，个人身份信息的保护，以及资料存放和销毁的措施；③受试者在试验中需要承担的责任；④研究人员的姓名和联系方式。

科学要素包括：①研究的背景和目的；②研究的时间和期限；③研究中需要招募的受试者数量；④研究的方法，这其中包含了需要让受试者了解的两项重要内容，即受试者入组方式和研究过程，通俗地说，就是让受试者知道"我是被如何分组的"，以及"入组后我应该做些什么"。

伦理要素包括：①研究可能出现的风险；②研究预期的获益；③受试者在研究中受到损害后的救治措施和补偿；④受试者自愿参加研究的权利，其中应该包含受试者有拒绝参加研究的权利，有中途退出研究的权利，以及获得与其决定或不决定参加研究有关的研究信息的权利；⑤受试者可能在研究中需要自行支付的费用；⑥受试者参加研究将会获得的费用。

【问题5】　一份合格的知情同意书应该使用什么样的语言？

当一份知情同意书包含了以上全部要素时，是否就合格了呢？答案是不一定。因为除了要素的完整，语言的表述也是判断一份知情同意书合格与否的重要因素。

临床试验所面对的受试者绝大部分没有医学专业背景，这就决定了要让受试者理解研究信息，必须在知情同意书中使用非技术性语言。有些情况下，在描述研究背景、目的、方法时可能需要用到一些医学用语，这时应该尽可能使用使受试者更容易理解的描述方式，必要时还可以加入一些注解。此外，一项研究可能会在不同的地区甚至不同的国家同时开展，这时候，知情同意书应该使用本地化的语言，以更符合本社区或本地区受试者的习惯。

　　这名医师根据伦理委员会的意见完善了知情同意书的内容，并对一些语言进行了修改。伦理委员会审查后认为知情同意书已经符合要求，批准了这项研究。但是由于这名医师是第一次以研究者的身份与受试者进行知情同意书的交流，为保证能够正确获取知情同意书，并得到受试者的有效同意，伦理委员会要求其在项目正式开展之前接受伦理培训。

【问题6】　应该如何获取一份知情同意书？

获取知情同意书的过程，应该注意"3W1H"——Who、When、Where、How，即合适的人、合适的时间、合适的地点和合适的方法。

首先，应该由合适的人去获取知情同意书。合适的人除了有必要的身份，比如主要研究者、研究者助手、翻译或律师之外，还应有必要的专业能力和沟通能力。其次，应该有合适的时间和地点去进行知情同意书的获取。应该留给受试者以充分的时间去考虑或者咨询他人的建议，当一些研究的风险比较大时，还可以鼓励受试者与家人一起讨论并作出决定。而在对知情同意书进行沟通以及签字的时候，应该提供一个独立、不易被打扰的场地，特别在一些涉及敏感问题的研究中，场地的私密性尤其重要。最后，应该用正确的知情同意的过程去获取知情同意书，包括前面已经提到的对知情同意书的阅读、解释、提问、回答和签字，当涉及一些弱势群体，比如儿童或认知障碍者时，还应该注意受试者法定监护人的作用。

【问题7】　如何判断知情同意书是否真正体现了受试者的意愿？

只有当知情同意书的签署真正体现了受试者意愿的时候，才能保证受试者在临床试验中得到了应有的尊重。因此，判断受试者同意参加研究的决定是否有效不仅是伦理委员会的审查内容，同时也是研究者对受试者的责任与义务。

信息准确、理解无误和自愿参加是有效同意的三个判断标准。作为研究者，可能很难从伦理的专业角度去判断受试者同意的有效性，但是在开展临床试验时，以下几点还是值得研究者关注：知情同意书语言通俗易懂、与受试者沟通媒介多样化、考虑受试者的理解能力、给受试者充分的提问机会、不向受试者提供过高的研究报酬、不让受试者受到来自"医师"的压力。

通过伦理培训，这名医师对伦理产生了兴趣，并想了解伦理委员会审查知情同意书的方法。

【问题8】　伦理委员会是如何审查知情同意书的？

其实通过对以上几个问题的了解，已经可以很清楚地知道伦理委员会审查知情同意书的几个基本步骤：①审查知情同意书的要素；②审查知情同意书的语言；③审查知情同意书的获取过程；④评估同意意见是否体现受试者的真实意愿。

审查知情同意书要素时，伦理委员将借助评审表对三类要素进行逐一审查，尽管不同伦理委员会可能使用不同的评审表，但是这些基本的要素都会包括在评审表之中。对于语言的审查主要依靠伦理委员的审查经验,知情同意书一般都是由非医学专业的委员进行审查,因此过于技术性的或者非本地化的用语通常能得到纠正。对于知情同意书的获取过程,伦理委员会主要通过对研究团队的以往研究经历进行了解,必要时,比如首次与受试者沟通知情同意,伦理委员会还会进行实地访查,以评估这一过程的正确与否。最后,通过以上几个方面的综合评价,伦理委员会将对同意意见的有效性进行评估,此外,伦理委员会还可以通过与受试者的直接交流进行更为深入的调查。

（许　迅）

第二节　眼科医师的职业道德和职业精神

近年来,医师的职业道德和职业精神已经成为社会讨论的热门话题。一名合格的医务人员应该具有哪些道德品质?这些道德品质应该如何理解与体会?

一名眼科医师在为第二天两名需要行角膜移植手术的患者做准备时,发现储存在冰箱里的角膜因为长时间放置已经坏死。如果不能及时找到新的角膜进行移植,两名患者将会因为眼球损伤失去复明的机会。这名医师来到医院太平间,拉开冰柜,用剪刀和镊子从一具新鲜的女尸身上取出两只眼球,并给尸体换上了义眼。第二天的手术如期进行,从尸体上采集的两片角膜被分别植入了两名患者的眼睛,使这两名患者重新获得了视力。但是,死者的家属发现了尸体上的异样并向公安机关报案。这名医师被公安局取保候审。

这一事件当时引起了医学、法律、道德、伦理等多方面的议论。最终,根据盗窃尸体罪和侮辱尸体罪法律构成特征,检察院认为这名医师的行为不构成犯罪,不予刑事起诉。

这件事在法律上已尘埃落定,但是从医师的职业道德层面,我们又能得到什么样启示呢?

【问题1】　什么是职业道德,什么是医学职业道德?

职业道德是指从事一定职业的人在特定的工作场合和工作环境中的行为规范。有时候职业道德也被称为行业道德。

医学道德便是职业道德中的一种,这种职业道德通常被称为医德,是指医务人员在医疗卫生服务的职业活动中所应具备的品德。医德是在长期的医疗卫生服务活动中产生、积累和发展起来的,有很强的实践性,由于医疗卫生活动直接涉及人的健康与生命,因此医德在社会道德体系中占有很重要的地位。一些著名的医学家对医德的本质都有很好地理解,比如希波克拉底认为"凡授我艺者,敬之如父母,作为终身同业伴侣""我愿尽我所能与判断力所及,遵守为病家谋利益之信条""凡我所见所闻,无论有无业务关系,我认为应守秘密者,我愿意保守秘密"。

【问题2】　医德有哪些不同于其他职业道德的特点?

医疗行业具有鲜明的专业性和特殊性,因此医德包括的基本理念、规范内容和实现机制等都具有不同于其他职业道德的专业性特点。比如急诊时先抢救后收费的原则、传染病预防中强制隔离的原则、计划生育中优生优育的原则等,这些都体现出医德所独有的专业性。

医疗技术具有很明显的传承性,这是由医学专业代代传习的职业特点所决定的。医疗行业的职业道德是伴随着医疗技术传承的,这种道德的延续可能不如技术的延续那么明显,但却具有更为深远的影响。一些医者之所以成为大家,除了技术的高明,其医德的高尚,对后辈的影响更为重要,这就是医德传承性的突出体现。

健康利益与生命权利是人类共同的基本诉求。作为医德所维护的对象,人的健康与生命超越地域、文化、国家或民族的限制,具有显著的普世性。从跨越地区的医疗支援,到跨越国家的医疗救援,无不体现出医德敬畏生命、恪守人道、为全人类服务的特点。

【问题3】　医德有哪些基本原则?

通过前面章节的学习我们已经知道,涉及人体的科学研究有三个最基本的伦理原则:尊重、有益和公正。医德是医学伦理的核心内容之一,其原则从根本上来说,与其他伦理领域的原则是共通的。目前普遍被我国医学伦理教育所使用的医德原则是由美国生命伦理学家 Tom Beauchamp 和 James Childress 在《生物医学伦理学原则》一书中提到的四原则：自主、不伤害、有利和公正。

自主原则就是尊重个人的自治权、自由权、隐私权和自我意志，其核心就是对人的尊重。自主原则在医疗行业表现为尊重患者的生命、人格、自主、隐私和个人选择，要求医师能够提高患者的生命质量，维护患者的生命价值，保护自然生命及其死后遗体的尊严，保护患者的隐私，尊重患者的知情同意，并在维护社会公众利益的前提下正确处理患者自主和医师干涉的关系。

不伤害原则是指医师的行为不应该对患者造成生理和心理上不必要的伤害。不伤害并不是意味着要消除任何医疗上的伤害，而是在于要求医师有高度的责任心，给患者提供最佳的诊疗照顾，在行医过程中尽可能减小难以避免的创伤，同时避免不应该出现的损害。

有利原则是指行使一切利于他人的行为，它要求医师为患者提供有利行为，包括主动考虑患者的利益，正确评估医学决策的伤害与获益，努力使患者在诊疗活动中获得最大收益。医师对患者的这种行为应该是义务性的，而不是出于对医师本身利益得失衡量后的结果。

公正原则是医德体系最基本的构成，指的是各种医学的收益和风险、权利和责任应该得到公平、公正的分配。这种分配应该在人人享有的基础上，以个人需要、个人权利、个人成果和个人贡献为依据，即基本医疗服务的绝对公平和特殊医疗服务的相对公正。公正原则要求医师正确应用手中的权力，维护有限医疗资源的优化配置和合理利用。

【问题4】 在实践中如何考量医德的基本原则？

在了解了医德的概念、特点和基本原则之后，我们尝试对本节的案例进行分析。从该医师的动机上来看，并非为了自己的经济或者学术利益，而是出于维护两名待手术患者的健康权，使他们摆脱因备用角膜坏死而出现的失明的威胁，通过新鲜角膜的移植在治疗中获得最大利益，这是一种从医师职业道德出发的利他行为，遵守了医德中的有利原则。而且，将死者角膜用于急需移植的患者，在一定程度上把稀缺的医疗资源用在了最合理的地方，似乎也考虑到了公正原则。但是从尸体上取角膜的行为直接导致死者尸体的完整性被毁，对死者而言，使其死后的遗体受到损害，尽管不是发生在活人身上，但从某种意义上而言还是违反了不伤害原则。我们知道自然生命及其死后遗体的尊严都应该受到保护，未经死者本人生前同意而擅自取其眼球，明显违反了尊重原则。

经过分析，我们会发现这一事件充满了矛盾，一方面是有利于公正，另一方面是伤害与不尊重，似乎很难从医德角度进行是非的评判。这就是伦理中时常出现的"两难"困境，即维护了医德的一端，势必导致另一端的受损。当一名医师遇到这种困境要做出选择时，必然面临两端孰轻孰重、孰先孰后的问题。其实，这些问题通常很难分出是非曲直，在医德的这些原则中，到底是不伤害重要还是有利重要，到底是先考虑尊重还是先考虑公正？每个人看待问题的角度不同，必然导致其立场的差异，这也是此类问题时常引起争论的原因。

在这里，我们只是对医德基本原则的考量进行一些建议：当不伤害和有利冲突时，尝试去评判伤害的程度和获益的程度，当伤害和获益都很大时，可以与患者及其家属共同探讨，在充分表达自己的意见后，尊重他们的选择；有时候，可能为了多数的公正而使少数感到没有被尊重，这时候，尽可能维护这部分感到被忽视的人的知情权，并向他们提供更多的选择的信息。

【问题5】 什么是值得提倡的医师职业精神？

医师的职业精神是医师在医疗活动中科学精神和人文精神的统一，要求医师具有求真、务实、创新、追求卓越，以及向善、利他、尽责等精神。医师的职业精神是对医师的职业行为和职业责任的精神要求，具体包括了职业理想、职业态度、职业技能、职业责任、职业良心、职业作风和职业信誉等构成要素。一名医师职业精神的培养是一个从确立理想、端正态度，到掌握技能、明确责任，再到养成作风、形成信誉的过程。

由美国内科学基金、ACP 基金和欧洲内科医学联盟共同发起和倡议的《医师宣言》中，将医师的职业精神归纳为以下十项践行内容：提高业务能力，对患者诚实，为患者保密，和患者保持适当关系，提高医疗质量，促进医疗享有，对有限的资源进行公平分配，通过解决利益冲突维护信任，对科学知识负责，对职责负责。可见，医师的职业精神以医德为基础，要求医师将"知"和"行"进行有效的统一。

【问题6】 眼科医师的职业道德和职业精神又有哪些？

眼科作为医学中的一个学科，对其专科医师职业道德和职业精神的要求与上面谈到的医学职业道德和职业精神是共通的。

国际眼科理事会对眼科医师提出了六项执业伦理准则：①眼科医师应当保证患者得到有尊严的、诚信的、正直的治疗，并始终维护患者的最大利益；②眼科医师应当确保提供可能的最高质量的眼科医疗照顾；③眼科医师应当在行业内成为一名负责任的成员，维护行业标准，避免那些给行业及其成员带来负面影响的行为；④眼科医师应该意识并关注到医学研究的伦理、法律和科学标准；⑤眼科医师应当确保与公众进行的沟通能够反映他们的社会责任，以及最高水平的廉洁和正直；⑥眼科医师应当确保眼科服务所获得的费用不涉及侵犯患者的利益，经济和非经济上的利益冲突不能影响提供最高质量的医疗照顾，发布的医疗广告应该真实体现医疗信息而非利用商业竞争手段。

（许　迅）

第三节　眼科医师与病患沟通技巧

随着我国经济的快速发展，老百姓生活水平的不断提高，人们服务理念的升华和法治观念、民主意识的增强，人们对医疗服务质量提出了更高的要求，医患关系及医患沟通已成为全社会广泛关注的焦点问题。目前，医学模式正从单纯的生物医学模式逐步转变为生物 - 心理 - 社会医学模式，医务人员首先面对的是患者，是"人"，然后才是一个个具体的病症。一名优秀的眼科医师，其综合素质不仅体现在精湛的手术技巧、高尚的医德，更为重要的是体现在与患者良好的沟通能力上。

【问题1】　什么是医患沟通？

狭义的医患沟通，是指医疗机构的医务人员在日常诊疗过程中，与患者及家属就伤病、诊疗、健康及相关因素，主要以诊疗服务的方式进行的沟通交流，它构成了单纯医技与医疗综合服务实践中十分重要的基础环节，也是医患沟通的主要构成。由于它发生在各医疗机构中的医患个体之间，虽然面广量大，但绝大部分的医患沟通一般范围小、难度小、影响小，不易引起人们的关注。

广义的医患沟通，是指各类医务工作者、卫生管理人员及医疗卫生机构，还包括医学教育工作者，主要围绕医疗卫生和健康服务的法律法规、政策制度、道德与规范、医疗技术与服务标准、医学人才培养等方面，以非诊疗服务的各种方式与社会各界进行的沟通交流，如制定新的医疗卫生政策、修订医疗技术与服务标准、公开处理个案、健康教育等。它是在狭义医患沟通的基础上衍生出来的医患沟通，其产生的社会效益和长久的现实意义是巨大的，它不仅有利于医患双方个体的信任合作及关系融洽，更重要的是它能维护人类健康、推动医学发展和社会进步。

【问题2】　为什么要加强医患沟通？

医患关系影响和谐社会的构建，成为社会关注的热点和焦点。医患关系紧张，医疗纠纷增加，严重干扰了医院的正常医疗秩序。出现医患关系紧张的原因是多方面的，其中一个重要的原因是医患之间缺乏正确的理解和有效的沟通。分析我国近年来医疗纠纷，因医患沟通不到位引起的占49%。在医疗市场竞争日趋激烈的社会背景下，加强与患者的沟通，充分尊重患者的知情权、选择权，能使患者积极支持、配合医疗工作，减少不必要的医患纠纷。加强医患沟通，是深化"以患者为中心，以质量为核心"的服务理念，构建和谐医患关系的重要举措。

1. 医疗诊断的需要　疾病诊断的前提是对患者疾病起因、发展过程的了解，病史采集和体格检查就是与患者沟通和交流的过程，这一过程的质量，决定了病史采集的可靠程度和体格检查的可信度，在一定意义上也就决定了疾病诊断正确与否。医患沟通是临床治疗的需要，医疗活动必须由医患双方共同参与完成。

2. 医学发展的需要　随着现代医学科技高速发展，临床医师对仪器的依赖性越来越大。生物 - 心理 - 社会医学模式的建立和发展，是医学人文精神的回归，医学的新模式使医患沟通比以往任何时候更显得重要。

3. 减少纠纷的需要　相当一部分医患纠纷是由于医患相互交流不足和沟通不够，致使患者对医疗服务内容和方式的理解与医护人员不一致，进而信任感下降所导致。

4. 双向性　要真正体现医学的整体意义和完整价值，实现医学事实与医学价值、医学知识和人性目的的和谐统一，医患沟通方式可以以交谈为主，也可通过电话、书信等方法。

【问题3】 眼科医师如何与病患沟通？

沟通是内涵，是素养，也是一门艺术，经过培训的沟通与未经培训的沟通有着不同的效果。沟通时医师的言语、举止、神态、衣着都会影响沟通的效果。医师应掌握两种武器，一个是手术刀，一个是沟通能力。在国外，医患沟通往往是从医学教育早期开始，贯穿始终，乃至毕业后的继续教育。在我国普遍缺乏此方面的教育，学生毕业后往往出现此项意识和能力的缺失。因此在临床工作中，在重视医疗技术提高的同时，更应该重视医师的沟通技巧、协作能力，与患者的亲和力等方面能力的培养。

作为一名眼科医师，我们该如何与病患进行有效沟通呢？可以从以下几个的技巧与方法着手：

（一）基本要求尊重、诚信、同情、耐心

1. 一个技巧 与患者或家属沟通时要尊重对方，耐心倾听——多听患者或家属说几句，充分了解对方的想法，体会对方的感受；介绍（解释）——多向患者或家属说几句，尽可能做出准确的解释。

2. 二个掌握 掌握病情、治疗情况和检查结果；掌握医疗费用的使用情况及患者、家属的深灰心理状况。

3. 三个留意 留意对方的情绪状态、教育程度及对沟通的感受；留意对方对病情的认知程度和对交流的期望值；留意自身的情绪反应，学会自我控制。

4. 四个避免 避免强求对方立即接受医师的意见和事实；避免使用易刺激对方情绪的语气、语调和语句；避免过多使用对方不易听懂的专业词汇；避免刻意改变和压抑对方情绪，适时舒缓。

5. 六种方式 就是预防为主的针对性沟通、互换对象沟通、集体沟通、书面沟通、协调统一沟通和实物对照形象比喻沟通。

（二）沟通方法

1. 预防为主的沟通 在医疗活动过程中，如发现可能出现问题或纠纷的患者，主要采取预防为主的方法，将其作为重点沟通对象，针对性地进行沟通。在每天交班时，作为重要内容进行交班，使下一班医护人员做到心中有数，有的放矢地与其做好沟通工作，消除病患的疑惑。

2. 交换沟通对象 在某医师与患者或家属沟通困难时，可另换其他医务人员或上级医师与其沟通。

3. 书面沟通 对需要进行某些特殊检查、治疗、重大手术的患者，不配合或不理解医疗行为的患者或家属，或一些特殊（如丧失语言能力）的患者，可用书面沟通。

4. 先请示后沟通 当下级医师对某种疾病的解释不肯定时，先请示上级医师再与患者进行沟通，或与上级医师共同与患者或家属沟通。

5. 协调统一沟通 诊断不明或疾病恶化时，在沟通前，医 - 医之间，医 - 护之间，护 - 护之间要进行集体讨论，统一认识之后，由上级医师对家属进行解释。特殊重大事件（特殊患者、突发成批伤员、意外事件等）及时向有关部门汇报，必要时经医师、护士、专家、院领导集体讨论后再进行沟通。以避免由于意见不统一导致患者或家属产生不信任和疑虑的心理。

只有在医患双方共同、友好的参与下才能达到和谐沟通的目的。

（许 迅）

推荐阅读文献

[1] 黄久冰. 医德——医师必须遵循的职业道德. 中国现代医药杂志，2006，8（4）：50.

[2] 梁超. 医学伦理学事业下医师职业道德现状问题浅析. 时代教育，2014（5）：211-212.

[3] 刘丹，曾圣雅，邓璠，等. 临床科研项目知情同意过程存在问题及解决途径. 中国医学伦理学，2018，31（6）：732-735.

[4] 刘芳，熊宁宁，汪秀琴，等. 临床试验知情同意书的设计规范及范例. 中国临床药理学与治疗学，2004，9（12）：1436-1440.

[5] 刘嘉. 有效医患沟通防范医疗纠纷分析. 临床检验杂志（电子版），2019，8（2）：40-41.

[6] 梅春英，王晓波. 患者知情同意权与和谐医患关系的构建. 中国卫生事业管理. 2018，35（3）：194-197.

[7] 瞿晓敏. 解读患者知情同意权. 中国卫生事业管理，2004（2）：93-94.

[8] 王全虹，张红宇，白家琪. 医疗知情同意书的规范书写与实施. 中国病案，2018，19（2）：14-16.

[9] 王艳玲, 罗丽华. 眼科临床教学医患沟通能力培训课程的探索. 临床和试验医学. 2012, 11 (22): 1836-1837.

[10] 吴起珍. 医院沟通的方法和技巧. 医学与社会, 2008, 21 (2): 48-49.

[11] 夏飞. 浅谈眼科规培生医患沟通技巧的培养. 教育教学论坛, 2018 (40): 46-47.

[12] 谢勇刚, 滕永直. 医学生职业道德教育的实施路径. 管理观察, 2018 (3): 114-115.

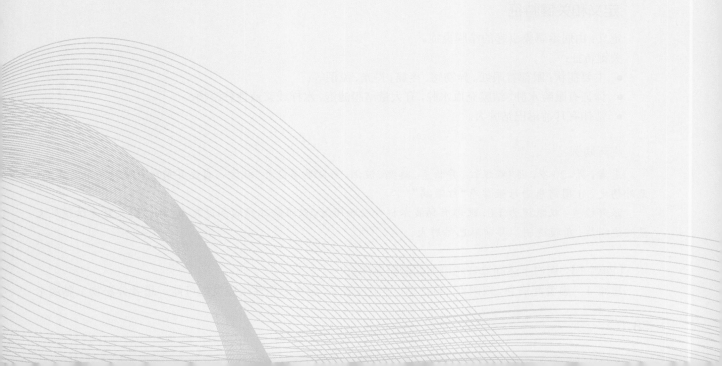

第二篇
各　论

第一章　角膜和眼表病

第一节　结膜炎症

眼表（ocular surface）的解剖学含义指起始于上、下眼睑缘灰线之间的眼球表面全部黏膜上皮（包括角膜上皮和结膜上皮）及所覆泪膜。眼表疾病（ocular surface disease，OSD）是泛指损害角结膜眼表正常结构与功能的疾病。

结膜（conjunctiva）是由眼睑缘间部末端开始，覆盖于眼睑后和眼球前的一层半透明黏膜组织，由睑结膜、穹窿部结膜和球结膜三部分构成。结膜炎（conjunctivitis）致病原因较繁杂，结膜与各种微生物和外界环境接触，眼表的防御机制使其具有一定的预防感染的能力，但当这些防御能力减弱或外界致病因素增强时，就会引起结膜组织的炎症。根据病因结膜炎通常可分为感染性和非感染性两大类。临床上各型各类结膜炎的共同特点是结膜充血和分泌物增多，充血在程度和分布上可有不同，分泌物的性质和量亦有差异。结膜炎的诊断通常依靠病史、发病急缓和临床表现进行判断，但要确定病原学诊断则需要通过病原学检查、分泌物涂片、结膜囊刮片、血清学检查来确定。

病毒性结膜炎

病毒性结膜炎（viral conjunctivitis）是一种常见的感染性眼病，是最常见的"红眼"原因之一。具有起病急、症状重、传染性强、多双眼发病的特点。病变程度因个体免疫状况、病毒毒力大小不同而存在差异。临床上按病程分为急性和慢性结膜炎两类，以前者多见，包括流行性角结膜炎、流行性出血性结膜炎、咽结膜热和单纯疱疹病毒性结膜炎等。后者包括传染性软疣性睑结膜炎、水痘 - 带状疱疹性睑结膜炎和麻疹性角结膜炎等。如患者有以下表现，可初步诊断为病毒性结膜炎：起病急、眼部有眼红、异物感、疼痛、畏光等症状；分泌物呈水样或浆液性，结膜充血、滤泡，伴有耳前淋巴结肿大。药物治疗以局部治疗为主，由于没有特效药物，多采用支持疗法和对症治疗。

定义和关键特征

定义：由病毒感染引起的结膜炎症。

关键特征：

- 主要症状：眼部有眼红、异物感、疼痛、畏光、流泪等；
- 体征有眼睑水肿，结膜充血水肿，有大量结膜滤泡，水样或浆液性分泌物；
- 常伴有耳前淋巴结肿大。

临床病例

患者，男，20 岁，因"双眼红、异物感、疼痛、流泪、分泌物多 2 天"就诊。自述耳前区有硬结并触之疼痛。无外伤史。1 周前患者母亲曾患"红眼病"。

眼部检查：双眼视力 1.0，眼部有黏液水样分泌物附着，双眼睑球结膜高度充血，睑结膜及穹窿结膜见大量滤泡增生，角膜透明。耳前淋巴结肿大。

【问题 1】　通过上述问诊考虑可能的诊断是什么？

思路 1　患者起病急，双眼红、异物感、分泌物增多，应考虑急性结膜炎的可能。患者分泌物呈黏液水样,耳前区有硬结并触之疼痛说明耳前淋巴结肿大,应高度怀疑病毒性结膜炎。

> 知识点
>
> 　　病毒性结膜炎是由病毒感染引起的结膜炎症。起病急,双眼发病,患者主要症状有眼红、异物感、疼痛、畏光、流泪等。查体可见眼睑水肿,结膜充血水肿,水样或浆液性分泌物,有大量结膜滤泡,耳前淋巴结肿大。

思路2　患者母亲曾患"红眼病",具有传染性。

> 知识点
>
> ### 常见的传染性病毒性结膜炎
>
> 　　流行性出血性结膜炎、流行性角膜结膜炎、咽结膜热。
>
> 　　传播途径:眼—手—眼,眼—污染物品—眼。确诊为传染性结膜炎患者须进行严格隔离、消毒,禁止进入公共浴池及游泳场;并告知患者及家属如何做好防护措施。其中,流行性出血性结膜炎作为国家法定的丙类传染病需及时上报。

【问题2】　如果患者出现视力下降,可能的原因是什么?

　　病毒性结膜炎可导致角膜损害,部分患者可出现病毒性角膜炎,最常见的是上皮细胞点状脱落,荧光素钠染色后裂隙灯下为细小点状黄绿色荧光,呈散在、群集或排列成线状和片状。重症病例可发生小片状上皮细胞下及基质浅层混浊,影响视力。

【问题3】　首次就诊时需要询问哪些病史?

　　1. 询问患者是否有接触传染源病史(包括家人、同事及朋友等是否有人有同样症状,发病前是否到人多密集的公共场所)。

　　2. 询问起病急缓及是否有视力下降。

　　3. 是否有分泌物及分泌物的性状。

　　4. 病程长短及有无耳前淋巴结肿大。

　　5. 眼部用药和全身用药(曾用药和现用药)。

【问题4】　为明确诊断应当做哪些检查?

　　思路　眼科基本检查应包括视力、眼压、裂隙灯检查和血常规检查。病原学检查包括结膜囊分泌物涂片,在流行区应做结膜囊分泌物病毒分离鉴定。

> 知识点
>
> ### 病毒性结膜炎的临床检查特征
>
> 　　眼睑充血水肿;球结膜重度充血;睑结膜滤泡形成;重者可有假膜形成;中、重度患者有角膜上皮及上皮下病变;个别严重病例可发生轻度前葡萄膜炎;耳前淋巴结、颌下淋巴结肿大、触痛。

【问题5】　经过检查还需要和哪些疾病鉴别?

　　1. 与急性细菌性结膜炎的鉴别诊断:急性细菌性结膜炎常见于春秋季,多数为散发性病例,两眼同时或相隔1~2天发病,起病急,一般发病3~4天炎症达到高峰,病程2~3周。致病菌:成人为表皮葡萄球菌、金黄色葡萄球菌、Koch-Weeks杆菌;儿童为嗜血流感杆菌、金黄色葡萄球菌及肺炎链球菌多见。

　　临床表现:结膜充血明显;结膜囊常有大量脓性分泌物,假膜形成或伴有全身症状如发热、不适等;耳前淋巴结肿大者较少见。

　　实验室诊断:取结膜囊分泌物进行涂片、细菌培养和药敏试验,取材时间应该在早晨未洗脸时进行。

　　急性细菌性结膜炎的治疗原则:细菌尚未明确时首选氨基糖苷类或氟喹诺酮类滴眼液,对已有细菌培养结果的，按药敏结果执行。分泌物较多时宜用生理盐水冲洗结膜囊，并发角膜炎时应按角膜炎治疗原则处理。

2. 与沙眼的鉴别诊断：是由沙眼衣原体引起的一种慢性传染性结膜角膜炎。初发多为儿童、青少年，常双眼受累。

主要症状体征 ①急性期：患者常主诉异物感、痒、流泪，伴有黏性分泌物，裂隙灯检查可见眼睑充血、水肿，睑结膜大量滤泡形成、乳头增生、绒布样外观，伴角膜上皮病变及耳前淋巴结肿大；②慢性期：表现为慢性结膜炎，结膜有不同程度充血、肥厚，血管纹理模糊不清，乳头增生和滤泡、结膜瘢痕形成，睑板腺肥厚变形内翻，倒睫，角膜血管翳。结膜刮片查见沙眼包涵体可明确诊断。

【问题6】 患者下一步应如何处理？

1. 局部抗病毒滴眼液治疗为主：急性期局部抗病毒滴眼液频繁点眼，如0.1%阿昔洛韦、0.5%利巴韦林等，每1～2小时1次，或0.15%更昔洛韦眼用凝胶每天4次。考虑抗病毒药物的细胞毒性作用，建议病情好转时减少点药次数，且局部用药时间不超过2周。

2. 对症治疗：局部冷敷每天3～4次，1～3周，可有效减轻局部不适症状；局部滴用人工泪液，可减轻症状并有利于稀释泪液中的炎症因子。

3. 伴有假膜形成时可轻柔剥除假膜，并给予局部抗菌药滴眼液/眼膏预防感染。

4. 并发角膜病变的患者可联合非甾体类药物，严重患者可在局部给予足量抗病毒药物治疗及密切观察下，局部使用低浓度皮质类固醇滴眼液（如0.02%、0.1%氟米龙等）。

【问题7】 根据上述知识点，如何和患者沟通？

确诊为传染性结膜炎的患者需进行严格隔离、消毒，禁止进入公共浴池及游泳场所；告知患者及家属如何做好防护措施，如加强个人卫生、不用手揉眼、不用公共面具及经常洗手等。

（赵桂秋）

第二节 免疫性结膜炎

当结膜接触到抗原性物质（过敏原）会发生免疫增强，从而引起一系列组织与功能改变的变态反应性疾病。除结膜受到损害外，有时候也会侵犯角膜，故也称为角结膜炎。

春季角结膜炎

春季角结膜炎（vernal keratoconjunctivitis）是一种双眼反复发作，以上睑结膜呈铺路石样排列的巨大乳头，角巩膜缘典型乳头样上皮病变为特征的眼病。本病的发作与季节有明显关系，常发生于6～20岁的儿童和青年人。3岁以下和25岁以上很少发病，病程可持续4～10年之久。

主要症状是眼部奇痒和畏光，病变特点是睑结膜上有巨大、形状不规则、扁而平的乳头增生（图2-1-1）。分泌物呈乳白色，量少而黏，内含大量嗜酸性粒细胞。引起春季角结膜炎的确切病因仍不十分清楚，但普遍认为是与自身免疫相关的疾病，角膜上皮层有大量的肥大细胞，嗜酸性粒细胞的存在也提示迟发型超敏反应的发生。本病主要是给患者带来痛苦，一般不会发生严重的视力障碍，有自愈性病程，成年后大多数人症状自行缓解，眼部体征也逐渐消退。

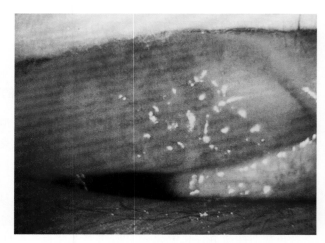

图2-1-1 春季角结膜炎，睑结膜乳头及滤泡增生

定义和关键特征

定义：由外源性过敏原引起的复发性、双侧性、增生性变态反应性角结膜炎。

关键特征：

- 发病具有明显季节性、反复发作；
- 眼部奇痒和畏光；
- 黏液性分泌物；
- 结膜充血，结膜乳头增生，似铺路的卵圆石样，角巩膜缘的增生结节和角膜上皮损害；
- 结膜刮片可见大量的嗜酸性粒细胞。

临床病例

　　患者，男，8岁，因"双眼反复红、奇痒2年"来院就诊。自述每年春夏季加重，秋冬季症状可缓解。

　　眼部检查：双眼视力1.0，双眼睑结膜大量铺路石样乳头增生，结膜充血，结膜囊内可见少量黏稠、白色分泌物，可拉成丝状，角膜虽然透明，但角膜上皮粗糙、增生和脱失，荧光素钠染色后点、片状着色。无耳前淋巴结肿大（图2-1-2）。

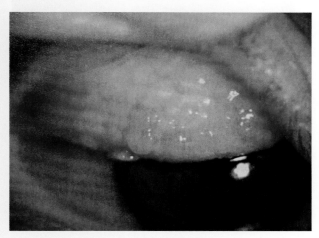

图2-1-2　春季角结膜炎，睑结膜铺路石样乳头增生

【问题1】　通过上述问诊考虑可能的诊断是什么？

　　思路　患者为少年，反复眼痒症状，有明显的季节性，眼部检查见睑结膜大量铺路石样乳头增生，白色丝状分泌物，应考虑春季角结膜炎的可能。

【问题2】　首次就诊时需要询问哪些病史？

1. 询问患者的主要症状是否为眼痒及眼痒的程度。
2. 是否有视力下降。
3. 是否有分泌物及分泌物的性状。
4. 病程是否反复，是否有季节性。
5. 是否在特定的环境下容易发作。
6. 每次发作眼痒持续的时间有多长。
7. 是否曾进行过治疗及治疗经过。

　　思路　春季角结膜炎的临床特点：眼痒为患者最主要的主诉，反复发作的眼红，发作与季节有明显的关系，结膜乳头呈铺路石样增生，黏性分泌物。

知识点

春季角结膜炎的临床分型

　　根据临床体征可分为以下三种类型：

　　（1）睑结膜型：主要以上穹隆及睑结膜乳头和滤泡增生为主。可见结膜充血，乳头密布在睑结膜面上，似铺路的卵圆石样，结膜刮片可见大量嗜酸性粒细胞，下睑结膜病变相对较轻（图2-1-3）。

　　（2）角膜缘型：其特征为高出角巩膜缘的红色胶样或黄褐色增生，急性期可在角膜缘见到白色Horne-Trantas结节，上方角巩膜缘多见，但可发生在任何象限，病变的中晚期，角巩膜缘出现永久性血管翳，从角巩膜缘向角膜中央伸长，有的造成前弹力层混浊，呈灰白色改变（图2-1-4）。

（3）混合型：既有睑结膜型，同时又有角膜缘型的临床表现。

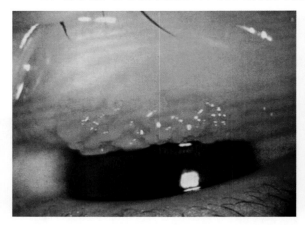 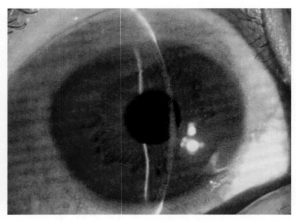

图 2-1-3 睑结膜型　　　　　　　　　　　　　　图 2-1-4 角膜缘型

1．询问患者的主要症状是否为眼痒。

2．是否有视力下降。

3．是否有分泌物及分泌物的性状。

4．病程是否反复，是否有季节性。

【问题 3】 为明确诊断应当做哪些检查？

思路 眼科基本检查应包括视力、眼压、裂隙灯检查、结膜刮片细胞学检查和血清学检查。

结膜刮片细胞学检查：可在分泌物涂片和结膜刮片中见到大量嗜酸性粒细胞。

血清学检查：部分患者 IgE 增高。

【问题 4】 经过检查还需要和哪些疾病鉴别？

1．季节性过敏性结膜炎：睑结膜急性充血，轻度水肿，水样分泌物，在脱离致敏源后，症状很快缓解或消失。

2．常年过敏性结膜炎：症状轻微，常年存在，可有季节性加重；查体可见结膜充血、乳头性结膜炎合并少量滤泡，部分患者可无明显阳性体征。

3．特应性角结膜炎：睑结膜慢性充血、水肿，上皮下纤维组织增生，穹窿部缩短。

4．巨乳头性结膜炎：见于长期佩戴软性、硬性角膜接触镜或长期佩戴义眼片者。睑结膜均匀的葡萄状乳头增生。

【问题 5】 患者下一步应如何处理？

本病被认为是一种自限性疾病，对症治疗可以减轻症状。

1．抗组胺药物联合肥大细胞稳定剂滴眼剂是有效的，建议选用双重作用的滴眼剂，对轻症患者有良好的疗效，适当联合应用人工泪液，可以保持长时间的用药而减少眼表的损害（图 2-1-5）。

2．糖皮质激素局部应用十分有效，可对症处理，但不能治愈本病。长期应用糖皮质激素治疗本病后，可引起青光眼，对本病不提倡首先应用该类药物，对顽固、反复发作的病例、上述药物疗效欠佳的患者适当应用。在应用糖皮质激素期间，应严格随访制度，注意眼压的变化。

3．对疗效欠佳反复发作的患者，可以加用 1% 环孢素滴眼液，疗效较好。该药可以减少 IL-2 释放，因此减少某些 T 细胞克隆的扩增。辅助应用人

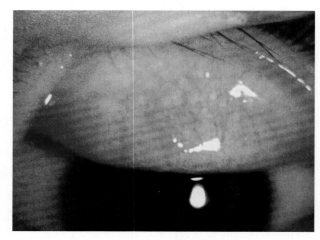

图 2-1-5 上述患者，局部联合应用抗组胺药物、肥大细胞稳定剂和低浓度糖皮质激素，治疗 2 周，症状明显好转，滤泡变扁平

工泪液可以降低长期应用药物的副作用。

4．患者常合并沙眼衣原体感染，初诊病例，应联合应用氟喹诺酮类抗菌药物滴眼，并口服阿奇霉素，每次 0.5g，每天 1 次，持续应用 1 周。

【问题6】 根据上述知识点，如何和患者沟通？

对患者进行疾病教育告知：如消除房间的破布及毛毯，经常晾晒床上用品，不接触杀虫剂、花粉和草地等。建议患者一定不要揉搓眼睛，以免导致肥大细胞活性增强及角膜上皮损害。使用糖皮质激素药物应定期观察眼压变化。告知患者本病季节性强，随着秋冬季节的到来，症状和病变会自行缓解，症状反复数年后逐渐减轻，预后良好。

（赵桂秋）

第三节 结膜变性与色素沉着

结膜组织由于长期受到物理、化学因素的刺激或由于代谢异常而致组织变性或出现色素沉着。临床上常见的结膜变性类疾病包括睑裂斑、翼状胬肉、结膜结石及结膜干燥症等，翼状胬肉由于需要手术切除，本章将重点介绍。

翼状胬肉（pterygium）是一种向角膜表面生长的与结膜相连的纤维血管样组织，常发生于鼻侧的睑裂，是眼科常见病和多发病，一般认为是受外界刺激而引起局部球结膜产生的一种慢性炎症性病变，呈三角形，可侵犯角膜，单眼或双眼受累（图 2-1-6）。本病的主要诱因是环境因素引发的角膜缘上皮屏障功能障碍，引起结膜增生和变性，药物治疗无效，手术治疗不当容易复发。

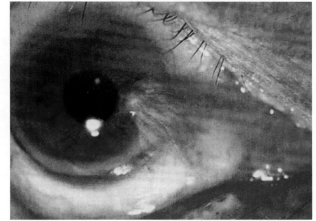

图 2-1-6 翼状胬肉

定义和关键特征

定义：自角结膜边缘侵入角膜表面的一种退行性、纤维血管性、增生性的病理性组织。

关键特征：

- 睑裂区自球结膜向角膜生长的三角形组织，外形酷似昆虫翅膀；
- 可位于鼻、颞侧，也可双侧生长，但以鼻侧多见；
- 可单眼或双眼受累；
- 生长至瞳孔区可明显影响视力。

临床病例

患者，男，67 岁，因"右眼肉样物长入 30 余年，视力下降 1 年余"来院就诊。

眼部检查：右眼视力 0.1，眼压 14mmHg，球结膜轻充血，鼻侧充血肥厚的球结膜及其下纤维血管组织呈三角形侵入角膜，部分遮盖角膜瞳孔区，角膜透明。左眼视力 0.6，眼压 13mmHg，角膜透明，晶状体轻度混浊（图 2-1-7）。

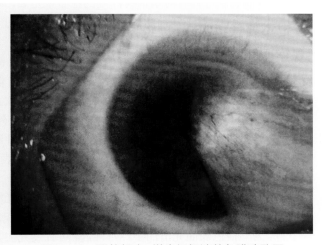

图 2-1-7 翼状胬肉，增生组织遮盖角膜瞳孔区

【问题1】 通过上述问诊考虑可能的诊断是什么？

思路 患者右眼鼻侧睑裂区充血肥厚的球结膜及其下纤维血管组织呈三角形侵入角膜，应考虑翼状胬肉。

知识点

翼状胬肉的临床特点

翼状胬肉是临床常见的结膜变性类疾病，胬肉始发于睑裂区球结膜，位于角膜浅层，逐渐向角膜中央缓慢生长，伴有新生血管，无明显的发展规律，部分患者可静止在瞳孔缘以外的角膜。患者早期大多无自觉症状，当胬肉进展进入角膜，会造成角膜散光，导致视力下降。

临床上常见的为鼻侧的翼状胬肉，偶见鼻、颞两侧同时生长的胬肉。常把胬肉分为头、颈及体三部分，尖端为头部，角膜缘处为颈部，球结膜处为体部，它们之间没有明显的分界线。胬肉头部为灰色混浊，胬肉肥厚、隆起，体部常为充血状的三角形血管膜样组织。按胬肉的生长情况，又把翼状胬肉分为进展期和静止期，进展期常头部肥厚，周围灰色浸润明显，胬肉体也明显肥厚、充血，有粗大血管在增生组织内。静止期的胬肉头部平坦、体部不充血、血管少，有的呈薄膜状。

【问题2】 首次就诊时需要询问哪些病史？

1．询问患者是否合并全身病，如干燥综合征（Sjögren syndrome）、Stevens-Johnson综合征、高血压、糖尿病等。

2．是否有眼部外伤史，如异物或眼部化学伤病史。

3．是否有眼部手术病史。

4．翼状胬肉进展速度、生长时间以及是否眼部有经常发红史等。

5．是否曾进行过治疗及治疗经过。

【问题3】 为明确诊断应当做哪些检查？

思路 眼科基本检查应包括视力、眼压、裂隙灯检查、泪液分泌试验、角膜曲率、验光、复发病例应做角膜OCT。

【问题4】 经过检查还需要和哪些疾病鉴别？

假性胬肉：翼状胬肉是属于结膜及结膜下组织的异常增生、变性并向角膜发展的结果。假性胬肉一般是角膜缘的外伤、炎症及变性等原因造成，其附近的球结膜与角膜变性处发生粘连，临床上可见一条索状或三角形结膜皱襞固定在角膜混浊部位，可发生于角膜缘的任何部位。假性胬肉都有原发病，无典型形态和部位。要特别注意询问有无外伤等病史。

翼状胬肉在临床上常见，临床特征明显，易于诊断。但术前须进行详细的检查，以减少术后并发症的出现。

1．术前裂隙灯检查对于前房深度的检查很重要，周边前房浅的患者，需进一步行前房深度、晶状体厚度及眼轴长度检查，对于浅前房、短眼轴、厚晶状体的患者围手术期发生青光眼的风险较大，建议先行激光虹膜周边切除术后再考虑行翼状胬肉切除手术。

2．对于翼状胬肉面积较大，且侵入角膜较多的患者，表面胬肉覆盖难以对角膜基质情况进行评估，需要行角膜OCT检查检查以确定胬肉下方正常角膜厚度，防止因下方角膜厚度过薄而造成角膜穿孔。一方面可鉴别真、假性翼状胬肉，另一方面有利于确定手术的安全性。

3．睑裂斑（pinguecula） 睑裂斑为睑裂部角膜缘外侧的三角形黄白色斑块，由于结膜长期暴露在阳光、烟尘、风沙的环境下，引起玻璃样渗出，黏膜下弹力纤维变性所致。通常先发生于鼻侧球结膜，而后才在颞侧出现，三角形斑块状似脂肪，底向角膜缘，稍隆起，表面有黄色小点，不充血。其与翼状胬肉的最大区别是睑裂斑不侵及角膜、部位固定和很少发展。

4．结膜肿瘤 结膜乳头状瘤为半透明、表面有光泽的红色圆丘状病灶，可位于鼻侧或颞侧靠近角膜缘处而与翼状胬肉混淆，但结膜乳头状瘤绝少侵犯角膜，组织病理学检查可区分二者；角巩膜皮样瘤常发生于颞下方，为一白色表面光滑的半球形隆起，可轻度充血，表面可见毛发，易与翼状胬肉鉴别；结膜鳞状细胞癌多见于老年人，可发生于角结膜任何部位。肿物凹凸不平或乳头状突起，迅速向周围组织浸润，新生血管素乱,易出血,且侵犯角膜的组织多为不规则形态。

【问题5】 患者下一步应如何处理?

1. 治疗原则 ①减少外来刺激,积极治疗眼部慢性炎症;②小而静止的翼状胬肉无须治疗;③进展期或已侵及近瞳孔区影响视力者建议手术切除。

2. 药物治疗 药物治疗很难奏效,但对胬肉进展期,充血明显、胬肉肥厚者,局部可适当应用糖皮质激素滴眼液,对减轻充血有帮助,但不能阻止胬肉的生长。对眼睛有干涩症状的患者,可以应用人工泪液缓解症状。

3. 手术治疗 包括单纯翼状胬肉切除术、翼状胬肉切除联合自体角巩膜缘组织及结膜移植术。复发胬肉部分结膜囊狭窄患者,应联合做培养的同种异体角膜缘上皮干细胞膜片移植术(图2-1-8)。

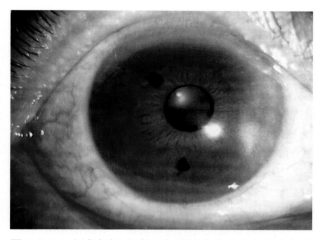

图2-1-8 上述患者,行胬肉切除联合自体角巩膜缘组织及结膜移植术,术后随访2年,可见角膜留有较淡斑翳,胬肉无复发

【问题6】 根据上述知识点,如何和患者沟通?

避免眼部受到光照、风沙、烟尘等刺激;注意休息,避免熬夜;当翼状胬肉进展到近瞳孔区,或翼状胬肉进展速度较快,应尽快采取手术治疗;术后存在一定复发率。

(赵桂秋)

第四节 感染性角膜病

角膜位于眼球前部中央,呈向前凸的透明组织,后面是不透明的巩膜,在角膜和巩膜之间有个互相镶嵌联结的移行区,称为角膜缘,是一个解剖和功能特殊的部位。角膜外观呈横椭圆形,水平直径11.5~12.0mm,垂直直径10.5~11.0mm,角膜中央厚度为0.50~0.59mm,指直径在6mm之内的光学区,周边厚度0.7~1.0mm。角膜组织学上从前向后分为上皮细胞层、前弹力层、基质层、后弹力层和内皮细胞层。

感染性角膜病是因病原微生物侵入角膜引发的炎症性病变,是各种感染性角膜炎症的总称,主要包括病毒性角膜炎、细菌性角膜炎、真菌性角膜炎、棘阿米巴角膜炎等,主要风险因素是角膜外伤。感染性角膜病是我国和其他发展中国家的主要致盲眼病之一,占角膜盲的首位。

1. 对感染性角膜病中各种类型炎症的诊断,既要依靠现代的检查技术,又要依靠医生的临床经验,因此,翔实地提供病史很重要。

(1)病史:详细询问病史如眼外伤史、感冒发热史、眼部或全身长期用药及全身相关疾病史等,可帮助寻找病因。

(2)症状和体征:根据典型的临床表现及体征,如疼痛、畏光、流泪、眼睑痉挛等刺激症状及睫状充血、角膜混浊浸润或溃疡的形态特征等。

(3)实验室检查:①角膜病灶刮片检查,这是一项极为重要的病原学检查方法,包括涂片染色镜检和病原微生物培养鉴定及药敏试验,该操作具有一定风险,医生应向患者详细说明,并签订知情同意书;②共聚焦显微镜检查,是一项无明显创伤风险的检查方法,能直接观察到角膜中存在的菌丝、孢子、阿米巴包囊等,对快速诊断真菌性角膜炎和棘阿米巴角膜炎及评价疗效有重要意义;③印迹细胞学检查,是一项免疫组织化学检测方法,应用抗单纯疱疹病毒Ⅰ型抗体制成的商品试剂盒,采用醋酸纤维素膜或生物乳胶膜获取角膜表层细胞,进行特殊染色,对病毒性角膜炎具有辅助诊断价值。

2. 基本治疗原则是控制感染,促进角膜组织修复和减少角膜瘢痕形成。

(1)病因治疗,首先根据临床经验做出初步病因诊断,选取抗病原微生物的常用药物进行局部滴眼治疗,必要时配合全身药物治疗。

(2)根据病原学检查结果及药敏试验,选取有效的治疗药物。

(3)当药物治疗效果欠佳时,应及时采取手术治疗措施,包括病灶清创术、羊膜或结膜瓣遮盖术、角膜移植术等。

（4）重视糖皮质激素的合理应用和全身支持药物的适度应用。

真菌性角膜炎（fungal keratitis，FK）是真菌直接感染角膜引起的一种严重的致盲性角膜病，是感染性角膜病致盲的首位原因（图2-1-9）。该病主要与农业外伤有关，是以农业为主的发展中国家主要的致盲眼病之一。近年来，由于抗生素和糖皮质激素的广泛应用，其患病率有明显增高的趋势。引起角膜感染的主要真菌菌属在不同地区差别较大。在发达国家及气候较寒冷地区最常见致病菌为念珠菌属；在我国主要以镰刀菌属（占70%～80%）为主，其次为曲霉菌属或链格孢霉菌属。早期抗真菌药物联合清创和板层角膜移植术治疗都会取得较好的疗效。穿透角膜移植术是真菌性角膜炎治疗的最后防线。

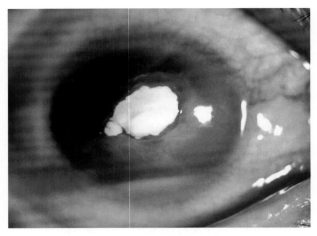

图2-1-9　真菌性角膜炎

定义和关键特征

定义：真菌性角膜炎是真菌直接感染角膜引起的严重致盲性角膜病。

关键特征：

- 农业外伤或眼部不合理应用抗生素、糖皮质激素药物病史；
- 角膜溃疡病灶特征：牙膏样外观、菌丝苔被、伪足、免疫环、内皮斑、卫星灶、前房积脓；
- 病原学检查可查见真菌菌丝和孢子。

临床病例

患者，男，47岁，农民，因"左眼被麦芒刺伤，眼睛红痛、视力下降10天"就诊。当地医院曾给予抗细菌、抗病毒药物治疗无效。

眼部检查：视力：右眼1.0，左眼HM/BE，笔试眼压：右眼15mmHg，左眼26mmHg。右眼裂隙灯显微镜检查未见异常，左眼混合充血，角膜中央约5mm×6mm灰白色溃疡灶，病灶区角膜组织水肿和灰白色块状苔白样物附着，前房黏稠的积脓约4mm（图2-1-10）。

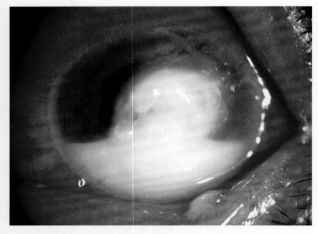

图2-1-10　真菌性角膜炎，角膜中央溃疡灶，前房积脓

【问题1】　通过上述患者的病史和裂隙灯显微镜检查，考虑可能的诊断是什么？

思路1　患者为中年男性，职业为农民，10天前被麦芒刺伤，主要症状为眼部红、磨痛，视力下降，从患者的症状首先考虑角膜炎的可能，从患者植物外伤的病史，结合症状和体征，考虑真菌性角膜炎的可能性大。

知识点

真菌性角膜炎有明显的致病危险因素，发病前多有植物性眼外伤史、戴角膜接触镜史或既往眼部手术史等病史。

思路2　当地医院给予抗细菌、抗病毒药物治疗，疗效欠佳，考虑细菌性角膜炎可能性不大，对诊断真菌性角膜炎有提示作用。

知识点

真菌性角膜炎典型的角膜病变体征有菌丝苔被、伪足、免疫环、内皮斑、卫星灶和前房积脓等。前房积脓：是判断角膜感染严重程度的一个重要指标，有前房积脓时说明感染已达角膜深基质层。

【问题2】　首次就诊时需要询问哪些病史?

1．现病史　仔细询问角膜是否有植物性、泥土等异物外伤史、眼部手术史或长期局部、全身应用糖皮质激素及抗生素史等。还应询问包括眼部红、痛、视力下降的诱因、发病过程及特点、伴随症状、治疗情况及治疗效果等。角膜的炎症可分为感染性和非感染性（免疫性角膜炎），都具有视力下降和眼睛红、痛的症状，需要进一步检查明确诊断和病因。

2．既往史　患者既往身体健康，否认高血压、糖尿病病史。

3．个人史　患者职业为农民，久居地为出生地，否认吸烟、饮酒史。

4．家族史　患者否认家族遗传病史。

【问题3】　为明确诊断,该患者应还做哪些检查?

思路　除眼科基本检查包括视力、眼压、裂隙灯显微镜和眼底检查外，感染性角膜炎的病原学检查主要包括实验室角膜病灶刮片镜检和培养以及临床共聚焦显微镜检查。

知识点

要明确感染性角膜炎的病原学诊断，首先要进行实验室检查。角膜病灶刮片检查，包括涂片镜检和微生物培养加药敏试验，是早期快速诊断真菌感染的有效方法。

1．角膜病灶刮片　患者行表面麻醉后，在手术显微镜下（经验丰富者可直接在裂隙灯下），去除分泌物，应用钝性刮除器（虹膜恢复器）刮去角膜表面松散坏死组织，放在清洁的载玻片上，滴 10% 氢氧化钾 1 滴于标本上，覆以盖玻片，在显微镜下观察，找到真菌菌丝或真菌孢子，即可诊断真菌性角膜炎，阳性率高达 95%，（图 2-1-11）；角膜病灶刮片进行革兰氏染色检查，可以明确细菌性角膜炎的诊断；常规角膜刮片取材，采集标本行生理盐水或 10% 氢氧化钾涂片，显微镜下可查见棘阿米巴包囊和 / 或滋养体，可以明确棘阿米巴角膜炎的诊断。

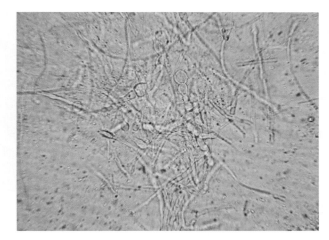

图 2-1-11　该患者行角膜病灶刮片,刮取组织 10% KOH 湿片法（×400），在显微镜镜下观察，可找到真菌菌丝，明确真菌性角膜炎的诊断。

2．角膜病灶刮片病原微生物培养是一个非常好的诊断方法，通过培养可以进行菌种鉴定及药物敏感性试验，了解感染的菌种及病原菌对药物的敏感性，从而缩短疗程，提高疾病的治愈率，对治疗特别是手术后调整用药有指导意义。因此，临床上应常规进行细菌和真菌培养及药物敏感性试验，但需要 3～7 天时间。

3．角膜组织病理学检查　角膜移植术中获取的病变角膜片或角膜溃疡清创术中剥下的病变角膜，行组织病理检查可用于该疾病的确诊。但因角膜组织来源不易，不作为常规检查方法。

知识点

临床共聚焦显微镜检查：是一种快速、有效、可重复进行的活体检查方法，能观察到活体角膜中存在的菌丝、孢子、阿米巴包囊等，对快速诊断真菌性角膜炎和棘阿米巴角膜炎及评价疗效有重要意义。

共焦显微镜下观察到的真菌菌丝和孢子与角膜刮片标本显微镜下所见相似。真菌菌丝主要表现为高折光性的丝状或线状物，有分支，呈竹节样或树枝样，长度 50～250μm，如周围坏死组织较多，背景多为高反光，但背景反光度一般低于菌丝的反光度，在病变组织中可见真菌孢子，孢子多呈卵圆形，直径 10～15μm，孢子的检出率低于真菌菌丝的检出率。共焦显微镜还可以用于动态观察治疗效果（图 2-1-12）。但是由于共焦显微镜进行的是活体检查，不能像病理切片一样进行染色，因此，目前临床共聚焦显微镜检查尚不能用于真菌菌属、菌种的鉴定。在共焦显微镜下，可以清晰地观察到棘阿米巴包囊，包囊多呈具有双层囊壁或空心的圆形、椭圆形小体。

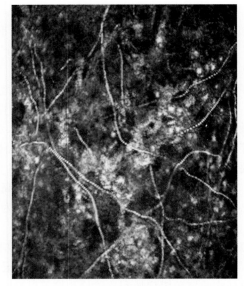

图 2-1-12　该患者行临床共聚焦显微镜检查，可见角膜组织中的真菌菌丝

【问题 4】　经过检查，还需要与哪些感染性角膜病进行鉴别诊断？

1. 与细菌性角膜炎的鉴别诊断　后者发病常在 24～48 小时内，视力下降，具有明显的眼红、畏光等严重的眼部刺激症状，同时角膜浸润水肿明显，通常伴有脓性分泌物附着，随着病情进展而加重。结合实验室检查，如角膜刮片进行革兰氏染色检查，同时进行细菌培养能够准确地作出诊断（图 2-1-13）。

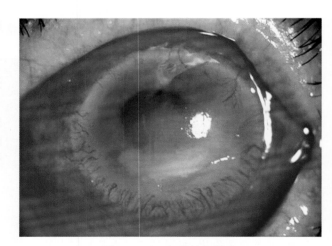

图 2-1-13　细菌性角膜炎

知识点

细菌性角膜炎的药物治疗原则：

（1）在细菌培养和药物敏感试验的结果未报告前，要根据详细的病史和裂隙灯检查，结合医师的临床经验，选择高效、广谱的抗生素。对起病急、病情进展较快者，首选氨基糖苷类或氟喹诺酮类滴眼液；如 0.3% 妥布霉素滴眼液滴眼或者 0.5% 左氧氟沙星滴眼液，30 分钟一次；对疑诊为葡萄球菌感染或者临床不能判断的，可选用氟喹诺酮类滴眼液，如左氧氟沙星、加替沙星或莫西沙星等；对疗效差的，可以加用 5% 头孢他啶滴眼液交替滴眼。如果初始治疗后 48 小时没有好转或仅仅稳定，需要调整初始治疗方案。

（2）对细菌培养结果确诊的，按药敏结果执行。

2. 与单纯疱疹病毒性角膜炎（herpes simplex keratitis，HSK）的鉴别诊断　后者诊断主要依靠反复发作的病史、典型的临床表现进行诊断，HSK 的临床刺激症状较真菌性角膜炎轻，常规病原学检查结果为阴性（图 2-1-14）。角膜知觉减退是诊断 HSK 的另一项有利依据。对临床表现不十分典型的患者，可借助一定的辅助检查，如印迹细胞学检查。印迹细胞学检查是利用细胞免疫组织化学的方法，对病毒抗原进行检测，对病变角膜没有任何损伤作用。该种方法对上皮型HSK诊断阳性率较高，但对于基质型和内皮型HSK的诊断阳性率较低。

阿昔洛韦和更昔洛韦是目前治疗单纯疱疹病毒性角膜炎最有效的药物。

3. 与棘阿米巴角膜炎的鉴别诊断　后者是由棘阿米巴原虫感染引起的慢性、进行性、疼痛性角膜溃疡。棘阿米巴角膜炎常有长期佩戴角膜接触镜史、与污水接触史、养家禽及宠物史，角膜异物及微小角膜擦伤的病史；由于棘阿米巴原虫有较强的神经亲和性，约有1/2的棘阿米巴角膜炎患者在感染的早期即可出现与体征不符的严重神经痛，一般的镇痛药物难以奏效，这是区别其他感染性角膜炎的

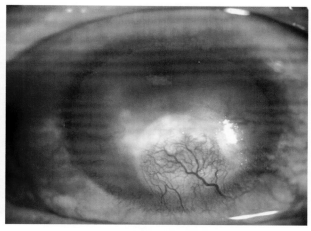

图 2-1-14　单纯疱疹病毒性角膜炎

一个重要症状。病原微生物检查找出棘阿米巴包囊及滋养体，是确诊的关键。

棘阿米巴角膜炎的治疗比较困难。早期清除病灶，应用氟康唑、甲硝唑以及氯己定等药物有一定的疗效，晚期则只能行穿透角膜移植术，但是复发率较高。

【问题5】　该患者下一步应如何处理?

思路1　真菌性角膜炎的药物治疗。

知识点

药物治疗原则

（1）在真菌菌种鉴定结果报告前，采取经验治疗，首选5%那他霉素（natamycin）滴眼液，或两性霉素B滴眼液频繁滴眼，可联合0.5%氟康唑滴眼液，好转后适当减少用药频率。

（2）获得药敏结果后，选择其敏感药物治疗，一般联合应用2种或2种以上药物，每1~2小时滴眼1次。

（3）在临床治愈后，应维持用药2~4周，以预防复发。

（4）对严重真菌感染（合并内皮斑、前房积脓、可疑眼内炎）者，可在局部用药同时，联合全身用药，注意复查肝肾功能。

（5）前房炎症反应重，合并虹膜后粘连者，可给予1%硫酸阿托品眼膏散瞳，联合应用非甾体类滴眼液。因糖皮质激素局部或全身应用可促使真菌感染扩散，一般急性感染期禁用。

该患者入院后给予口服伊曲康唑胶囊0.2g，每天1次，静脉滴注伏立康唑注射液，5%那他霉素滴眼液和0.5%氟康唑滴眼液每1小时1次，交替滴眼，3天后症状无明显好转。

思路2　真菌性角膜炎手术治疗。

知识点

真菌性角膜炎手术治疗原则和适应证

（1）角膜溃疡清创联合药物治疗：适用于角膜溃疡浸润深度<1/2角膜厚度、角膜溃疡偏中心位置或溃疡位于中央但溃疡面积较小者，药物治疗效果较好的患者。

（2）深板层角膜移植术：角膜溃疡浸润深度>1/2角膜厚度，但未累及角膜后弹力层时行深板层角膜移植手术治疗，手术成功的关键在于术中彻底清除病灶。

（3）穿透角膜移植术：穿透角膜移植术是治疗真菌性角膜炎的传统方法和最后防线（图2-1-15）。

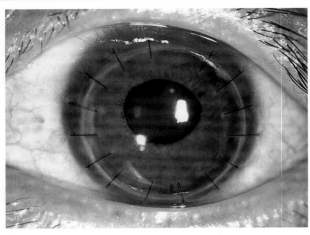

图 2-1-15　该患者因药物治疗无效，最终行穿透角膜移植术，术后随诊 7 个月，角膜植片透明，视力 0.3

知识点

患者术后用药原则

（1）手术后使用散瞳药活动瞳孔防止虹膜粘连。
（2）全身和局部应用广谱抗菌药物预防手术后感染。
（3）根据真菌培养结果，选择敏感抗真菌药物，局部继续使用抗真菌药物预防真菌复发。
（4）手术后 2～3 周真菌无复发，局部滴用糖皮质激素预防免疫排斥反应。

【问题 6】　根据上述知识点，如何和患者沟通？

1．告知患者定期复诊的重要性：接受角膜移植手术，术后可能出现排斥反应、植片感染、缝线松动、真菌复发等并发症，定期复诊能早发现真菌复发或避免严重术后并发症的发生。

2．术后复诊的时间：术后 1 个月内，应每周复诊 1 次；1 个月后如每 2 周复诊 1 次；3 个月后每月复诊 1 次；半年后可以 2～3 个月复诊 1 次；拆线后 3～6 个月复诊 1 次至病情完全稳定。

3．有如下列情况，应紧急复诊：①突然视物不清、视力下降；②突然出现眼红、畏光、流泪；③术眼受到外部创伤。

【问题 7】　患者复诊时间应进行哪些项目的检查？

1．视力：裸眼视力、矫正视力、小孔视力等。

2．眼压：非接触眼压计因角膜植片上皮不完整或植片散光而误读，故应用笔试眼压计（Tono-Pen 眼压计）判定。

3．裂隙灯检查：注意有无原发病复发、睫状充血、植片水肿、免疫排斥线、感染、缝线松动、新生血管等表现。

4．角膜曲率：观察角膜散光度变化。

5．角膜内皮细胞检查：如裂隙灯检查角膜植片透明，可以在术后 2 周做角膜植片内皮细胞检查，术后 3 个月后复诊时应每次检查。

（吴欣怡）

第五节　免疫性角膜病

正常的角膜没有血管及淋巴管，是免疫赦免器官，单纯由角膜自身导致的免疫性疾病较少见，但角膜处于一个特殊的免疫环境中，其前表面为泪液膜，后表面为房水，边缘为角巩膜缘，这些组织中均含有丰富的免疫活性细胞、免疫球蛋白及细胞因子等，若因各种原因导致自身免疫耐受被打破，均可造成免疫性角膜炎症的发生。

临床上常见的免疫性角膜炎的实质是变态反应（allergy），又称超敏反应（hypersensitivity）。当机体受到同一抗原的再次刺激后发生的一种表现为组织损伤或生理功能紊乱的特异性免疫反应。根据机体反应出现的速度、抗体的有无，分为速发型和迟发型两种。又据角膜病变的免疫病理学机制，将前者分为Ⅰ、Ⅱ、Ⅲ型，后者称为Ⅳ型变态反应。

Ⅰ型变态反应：为抗原与附着于肥大细胞或嗜碱性粒细胞表面的 IgE 结合后，细胞释放一系列中间介质，如组胺、缓慢反应物质等，引起机体急性过敏性反应。眼睑和结膜是Ⅰ型变态反应的好发部位，常累及角膜上皮。由于角膜自身缺乏肥大细胞，血液中的嗜碱性粒细胞又不易进入，故角膜自身很少发生Ⅰ型变态反应。春季卡他性结膜炎并发的角膜上皮糜烂和剥脱即属此型。

Ⅱ型变态反应：角膜是否会发生此型变态反应，迄今尚无定论。如角膜周边部溃疡可能属于此型。

Ⅲ型变态反应：又称免疫复合物变态反应（immune complex hypersensitivity），参与该型反应的抗体主要为 IgG，也有 IgM 和 IgA。表现为两种形式：①Arthus 反应，是一种急性Ⅲ型反应，多见于角膜炎和晶状体过敏性葡萄膜炎；②炎症呈反复发作的慢性经过，这种形式在临床上多见，如蚕蚀性角膜溃疡、巩膜炎和硬化性角膜炎、某些葡萄膜炎等。眼部的Ⅲ型变态反应疾病往往为角膜的自身免疫性疾病。

Ⅳ型变态反应：又称迟发型变态反应（delayed hypersensitivity），是由致敏 T 淋巴细胞与相应抗原结合引起，反应发生较迟缓，一般需要经过 24～72 小时。发生机制为 T 淋巴细胞直接破坏靶细胞或通过释放淋巴因子而导致的变态反应性炎症。如角膜移植的免疫排斥反应，抗原抗体反应作先导或参与一定的病理活动。

泡性角膜炎是一种特异性内源性变态反应病，病变可累及结膜、角膜及角膜缘，根据发病部位不同，临床上将其分为泡性结膜炎、泡性角膜炎及泡性角结膜炎（图 2-1-16）。该病变主要发生于儿童和青少年，主要的临床特点为角膜缘处反复出现单个或多个粉红色结节，亦可出现在结膜或角膜表面，破溃后形成溃疡，如果病灶出现在角膜缘，有时伴有扇形充血，病变呈粟粒状，溃疡中心凹陷，溃疡有自愈倾向，愈合后常留下角膜浅层瘢痕和基质新生血管。如果病损在角膜上呈束状，有一束状血管从角巩膜缘伸入角膜病灶中心，称为束状角膜炎。

本病确切病因尚不清楚，通常认为是结膜、角膜上皮组织局部对内源性微生物蛋白质抗原的一种迟发型超敏反应。

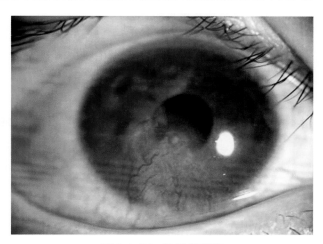

图 2-1-16　泡性角膜炎

定义和关键特征

定义：由特异性内源性抗原引起的反复发作的结角膜炎症。

关键特征：

- 儿童或青年人反复发作的角膜炎病史；
- 病变多见于结膜、角膜和角膜缘，可合并存在亦可单独出现；
- 典型的泡样或束状角膜损害，伴有新生血管长入；
- 对糖皮质激素治疗反应敏感；
- 反复发作，持续数月至数年之久。

临床病例

患者，男，12 岁，因"右眼反复红、痛、畏光流泪 3 年，视力下降近 1 年"就诊。

眼部检查：右眼视力 0.1，眼压正常，右眼睫状充血，角膜病灶呈束状损害，血管怒张，相应区域角膜基质浸润、混浊、水肿，新生血管长入。前房深度适中，瞳孔圆，对光反应灵敏，晶状体透明（图 2-1-17）。

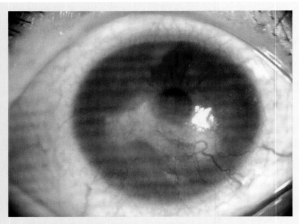

图 2-1-17 泡性角膜炎

【问题 1】 通过病史及体征考虑可能的诊断是什么?

知识点

好发于儿童及青少年且易反复发作的角膜炎,要想到的疾病有春季角结膜炎、单纯疱疹病毒性角膜炎、泡性角膜炎,但春季角结膜炎一般不会造成视力下降,且存在"眼部奇痒"的症状,病变较少累及角膜,故可初步排除该诊断。复发性单纯疱疹病毒性角膜炎,青少年较少见,病灶形态为偏中心基质浸润。故考虑泡性角膜炎的可能性较大。

思路 1 该患者为少年,反复发生红、痛、畏光流泪,并伴视力下降。

知识点

泡性角膜炎的临床特点

角膜缘反复出现隆起的粉红色结节,呈现典型的泡样或束状角膜损害,伴有新生血管长入。角膜溃疡有自愈倾向,愈合后常留下角膜浅层瘢痕和基质新生血管。

知识点

泡性角膜炎根据发病部位的不同,有多种表现形式,可分为泡性结膜炎、泡性角结膜炎、泡性角膜炎及束状角膜炎。

(1)泡性结膜炎:单纯泡性结膜炎自觉症状较轻。病变可发生在结膜各部,病变初起呈圆球形隆起的结节,周围局限性充血,结节破溃后形成溃疡,继而周围上皮长入,溃疡修复,不留瘢痕,病程 8～10 天,但可反复发作,病程迁延数月或全年。

(2)泡性角结膜炎:泡性病变位于角膜缘处,形态、病变过程与泡性结膜炎相似。泡性病变可单发或多发,破溃后形成溃疡,溃疡愈合后角膜部分留有瘢痕,累及角膜,故刺激症状明显,可有畏光、异物感。

(3)泡性角膜炎:临床特点类似于泡性角结膜炎,溃疡愈合后在角膜上留有瘢痕,并伴新生血管长入,可影响视力。束状角膜炎(fascicular keratitis)为泡性角膜炎的一种特殊表现,病损在角膜上呈束状,有一束状血管从角巩膜缘伸入角膜病灶中心。浸润多发生在角膜缘,不向深层进展而向角膜中央进行。

知识点

(1)结膜刮片细胞学检查:泡性角膜炎作为一种自身免疫性疾病,结膜表面存在大量免疫活性细胞,结膜刮片可以查见淋巴细胞和中性粒细胞,这是泡性角膜炎一个辅助诊断,并非特异性。

（2）角膜知觉检查:有些泡性角膜炎单纯从病史、体征难以与单纯疱疹病毒性角膜炎相鉴别,单纯疱疹病毒性角膜炎反复发作可导致角膜知觉减退,角膜知觉检查可与单纯疱疹病毒性角膜炎相鉴别。

（3）临床共聚焦显微镜检查:临床共聚焦显微镜可对角膜各层组织进行细致深入的观察,一方面有利于排除角膜真菌、阿米巴等病原微生物的感染,另一方面,泡性角膜炎是一种免疫性疾病,角膜缘或病灶区聚集的 Langhans 细胞可对疾病的诊断提供帮助。

（4）前节 OCT 检查:可以判断角膜病损的范围和深度。

思路 2　该患者体征为睫状充血,病变累及角膜及角膜缘,病损在角膜上呈束状,有一束状血管从角巩膜缘伸入角膜病灶中心,血管怒张,有反复发作病史。

【问题 2】　首次就诊时需要询问哪些病史?

1. 询问患者是首次发作还是反复发作,每次发作有无诱因。

2. 患者症状是否有痒感或畏光等刺激症状。

3. 每次发作是否有视力下降。

4. 病程是否反复发作,有无季节性,发作后能否自愈。

【问题 3】　为明确诊断应当做哪些检查?

思路　眼科基本检查应包括视力、眼压、裂隙灯检查、结膜刮片细胞学检查、角膜知觉检查,必要时进行角膜共聚焦显微镜检查和眼前节 OCT 检查。

【问题 4】　本病需与哪些疾病鉴别?

思路 1　根据发病年龄,应与哪些疾病相鉴别?

根据患者的发病年龄,需要与春季角结膜炎相鉴别。

春季角结膜炎:好发于儿童和青少年。眼痒为患者最主要的主诉,病史反复发作,与季节有明显的关系,典型的临床表现为:球结膜呈污秽样混合充血,睑结膜面大量乳头增生,呈铺路石样,结膜囊多量白色黏性分泌物,糖皮质激素类药物治疗效果显著,但可出现依赖性。

思路 2　根据病情反复发作的特点,应与哪些疾病相鉴别?

1. 与 HSK 相鉴别　由单纯疱疹病毒感染角膜所致的角膜炎症,可分为上皮型、基质型、内皮型,其中基质型 HSK 的炎症发生部位主要在角膜基质内,发病机制亦有免疫因素的参与,有时与泡性角膜炎难以鉴别。反复发作的角膜炎症是诊断 HSK 的重要线索,另外 HSK 基质型常为单一、靠近角膜中央的浸润,角膜感觉减退等体征。

2. 与角膜基质炎（interstitial keratitis）相鉴别　细菌、病毒及寄生虫感染均可致角膜基质炎,梅毒螺旋体、结核分枝杆菌、麻风杆菌及单纯疱疹病毒感染是常见的病因。主要表现为角膜基质内的炎症和血管化,消退后血管闭塞,角膜形成永久性瘢痕。不同病原菌感染又各自存在特异性体征,以此鉴别。

3. 与流行性结角膜炎（epidemic keratoconjunctivitis）相鉴别　流行性结角膜炎的后期呈钱币状角膜炎的表现,临床上极易误诊为泡性角膜炎,流行性结角膜炎有急性感染的病史,钱币状损害为多发,大小较均匀,角膜无新生血管、无复发的病史等,而泡性角膜炎都有新生血管伴随。

【问题 5】　患者下一步应如何处理?

1. 增加机体抵抗力,全身补充营养及维生素。

2. 局部应用糖皮质激素滴眼液滴眼,睡前加用糖皮质激素眼膏,可有效控制炎症。长期应用糖皮质激素滴眼液有眼压增高的风险,应当监测眼压变化（图 2-1-18）。

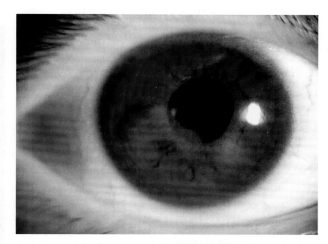

图 2-1-18　上述患者,局部应用糖皮质激素滴眼液和非甾体抗炎药治疗,炎症消退,眼压正常,角膜仅留有云翳

3．怀疑混合感染时，局部加用抗菌药物滴眼液。

4．儿童病程随年龄增加有自愈性趋势，但在视力发育未成熟年龄，弱视仍然是很大的威胁。

5．对明显影响视力的角膜中心斑翳，可以考虑行板层角膜移植术，有近视病史的患者，可以考虑行准分子激光 PTK 治疗，但对病情不稳定或仍有复发者禁用。

【问题6】 根据上述知识点，如何和患者沟通？

对患者进行疾病教育告知：加强营养，增强体质有利于疾病的恢复。该病可反复发作，但有自限性，出现症状需及时到医院就诊，在医生的指导下用药，该病可影响视力。

（吴欣怡）

第六节　角膜营养不良和变性

角膜营养不良是一组少见的遗传性、具有组织病理特征改变的疾病，常为双眼发病，可在幼年发病，但进展缓慢，有些至晚年才表现出临床症状，药物治疗无效。

角膜营养不良可根据其遗传模式、解剖部位、临床表现、组织病理和超微结构等进行分类。目前以解剖学分类方法最为常用，根据角膜受累的解剖学层次分为角膜上皮基底膜及前弹力层营养不良、角膜基质层营养不良和角膜内皮细胞营养不良。角膜营养不良的病灶大小、病变深度对视力的影响及预后均不同，所以掌握各种营养不良的病理过程及临床特征十分重要。

1．角膜上皮基底膜营养不良（epithelial basement membrane dystrophy，EBMD） 也称地图 - 点状 - 指纹状营养不良（map-dot-fingerprint dystrophy），包括一组各种各样的角膜上皮基底膜异常的病变，如地图 - 点状 - 指纹状营养不良、前弹力层营养不良，上皮网状营养不良，尽管临床表现各异，组织病理也不相同，但病变均在角膜上皮基底膜，故将这一类疾病均归于角膜上皮基底膜营养不良。

2．角膜基质营养不良 1980 年，Groenouw 首次描述一组结节性角膜营养不良的特征，Bucklers 把这类角膜营养不良分为两型，即 Groenouw Ⅰ 型和Ⅱ型。Ⅰ型为显性遗传型，包括目前临床常见的颗粒状角膜营养不良，Ⅱ型为隐性遗传型，临床上常见有斑块状角膜营养不良。随后，Biber 又报道了格子状角膜营养不良。以上这些分类，只是角膜病变的形态不同，但病变均发生在角膜基质层，最常见的角膜基质层营养不良（颗粒状、斑块状、格子状角膜营养不良）通常会引起进行性视力丧失。

3．角膜内皮营养不良 包括 Fuchs 角膜内皮细胞营养不良、后极部多形性角膜内皮细胞营养不良、先天性角膜内皮细胞营养不良及虹膜角膜内皮综合征。

上述角膜营养不良疾病中，以斑块状角膜营养不良及颗粒状角膜营养不良常见。下面以斑块状角膜营养不良为例进行讲述。

斑块状角膜营养不良是一种常染色体隐性遗传性疾病，是三种典型的角膜基质营养不良中最严重的一种，早期明显影响视力。患者在 10 岁以前就双眼对称发病，视力下降，约在 20 岁时病情明显，有畏光、流泪及视力下降的症状，随着角膜混浊的加重，角膜表面高低不平或有上皮的反复糜烂，视力进一步下降，通常在成年就丧失了有用的视力。角膜病变初期表现为角膜中央浅基质层的细小云雾状混浊，有的为半透明环状，以后这些细小混浊逐渐融合为多形、不规则的灰白色混浊，随病情进展向角膜周边和角膜深基质层发展，角膜混浊的区域向表面扩展形成凸出角膜表面的结节状，造成角膜不规则散光，当混浊向角膜后弹力层发展时，裂隙灯下可见角膜后有大量的内皮赘疣，角膜表面高低不平或有角膜上皮的反复糜烂，视力进一步下降，与其他的角膜营养不良不同，斑块状角膜营养不良在病程发展至晚期，均可出现角膜厚薄不均（图 2-1-19）。

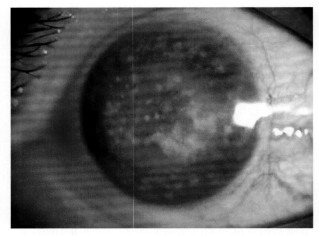

图 2-1-19　斑块状角膜营养不良

定义和关键特征

定义：斑块状角膜营养不良是一组少见的遗传性、具有组织病理特征改变的疾病，常为双眼发病，与原来的角膜组织炎症和全身疾病无关。

关键特征：

- 大多数有家族遗传史；
- 常双眼发病；
- 角膜出现特征性的角膜基质斑块状混浊，混浊区边界不清；
- 与角膜炎症及全身疾病无关。

合并特征：

- 进展缓慢；
- 药物治疗无效。

临床病例

患者，男，37岁，因"双眼视力明显下降5年"就诊。发病前无明显诱因。既往体健，否认全身病史，无外伤及手术史。

眼部检查：右眼视力0.04，眼压18mmHg，左眼视力0.1，眼压17mmHg，双眼结膜无充血，角膜弥漫性斑块状白色混浊，前房深度适中，瞳孔圆，隐见晶状体无明显混浊（图2-1-20，图2-1-21）。

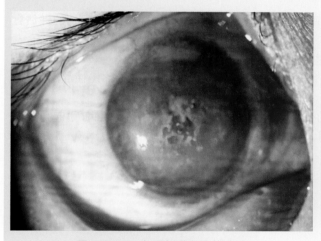

图2-1-20 右眼角膜斑块状混浊

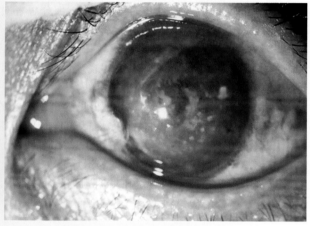

图2-1-21 左眼角膜斑块状混浊

【问题1】 通过上述患者的病史和裂隙灯显微镜检查，考虑可能的诊断是什么？

思路1 患者双眼发病，无明显诱因的渐进性视力下降，既往无外伤及手术史，眼部主要表现为双眼角膜斑块状混浊，首先考虑角膜营养不良的可能性。

知识点

角膜营养不良可在幼年发病，但进展缓慢，早期容易被忽视，有些至中年，甚至晚年才表现出临床症状。

思路2 根据患者的临床表现，考虑是哪种类型的角膜营养不良？

该患者根据其临床表现，考虑为斑块状角膜营养不良。

知识点

患者的角膜混浊位于角膜基质内，应考虑为角膜基质营养不良。角膜基质营养不良常见的类型为斑块状及颗粒状角膜营养不良,两者的混浊主要位于角膜基质内。斑块状角膜营养不良角膜混浊区呈斑块状,斑块混浊程度不一,边界不清,斑块之间的角膜基质表现为相对较轻的混浊;颗粒状角膜营养不良角膜混浊区主要表现为颗粒状,颗粒混浊程度较为接近,颗粒之间的角膜基质基本透明,无明显混浊。

【问题2】　首次就诊时需要询问哪些病史?

1．家族史　仔细询问患者家系中有无其他类似疾病患者。如果有,明确发病者与该患者的亲属关系。

2．现病史　询问患者出现视力下降的年龄,发病前有无诱因,病变进展的过程,有无在当地或其他医院进行诊治及其治疗过程。

3．既往史　发病前有无诱因?既往有无合并其他疾病?是否有外伤及手术史?

【问题3】　为明确诊断,该患者应做哪些检查?

眼科基本检查包括视力、眼压、裂隙灯显微镜和眼底检查,辅助检查包括眼部B超、角膜OCT检查。

1．眼压检查　由于角膜混浊的存在,大多数患者用气流眼压计不能测出眼压数值。应行压平眼压检查,配合指试眼压。患者一般眼压正常。

2．眼前节OCT　通过OCT检查明确角膜基质混浊的深度、范围及角膜混浊的程度,有助于选择手术方式。

3．B超　角膜病变混浊明显、难以行常规眼底检查者,应行B超检查以评估玻璃体腔及视网膜等部位的情况。

4．眼轴　由于发病时间的早晚不一,部分患者对眼球的发育会有一定影响。眼轴检查对病情的评估有所帮助。

【问题4】　经过检查还需要与哪些角膜混浊疾病进行鉴别诊断?

1．先天性角膜混浊　自出生即表现为黑睛发白,眼科检查见角膜混浊。角膜混浊为弥漫性混浊,无斑块状、颗粒状或格子状等特征性表现。

2．角膜变性　角膜变性是一组少见的进展缓慢的变性性疾病,多于20～30岁时双眼发病,引起角膜变性的原发病,通常为眼部炎症性疾病,少部分原因未明,但与遗传无关。

【问题5】　该患者下一步应如何处理?

思路1　斑块状角膜营养不良的治疗。

该患者仅表现为双眼视力下降,无眼部刺激症状,无须药物治疗。

思路2　斑块状角膜营养不良的手术治疗。

知识点

(1) 角膜营养不良药物治疗无效。

(2) 绝大多数患者在病程早期无不适症状,不需要治疗。

(3) 有眼部刺激症状者,可使用不含防腐剂的人工泪液缓解症状;局部适当应用抗菌药物预防继发感染。

(4) 刺激症状明显者,可选择戴角膜接触镜改善症状。

知识点

根据病情轻重及角膜混浊的程度,可选择板层角膜移植术、穿透角膜移植术、治疗性角膜光切削术(PTK),不论选择哪种手术方式,都存在术后复发的可能性。

(1) 早期如因反复角膜上皮糜烂造成的畏光,可佩戴角膜接触镜或试行羊膜覆盖术。

(2) 虽然斑块状角膜营养不良通常不适宜行PTK手术,斑块状角膜营养不良并不是PTK的适应证范围,但随着角膜混浊加重,角膜表面高低不平或有上皮的反复糜烂,为了缓解眼部不适症状,部分患者选择了PTK手术。术后症状均得到不同程度的缓解,但复发也是必然的。

（3）角膜已明显混浊影响视力者可行部分板层或部分深板层角膜移植术。

（4）病变累及角膜后弹力层或内皮者，应行部分穿透角膜移植术，手术后的近期临床效果良好。

　　该患者双眼视力下降明显，眼前节 OCT 检查显示混浊已累及角膜后弹力层及内皮层，应行穿透角膜移植术。右眼视力相对更差，病变区已明显累及瞳孔区，因此先选择右眼行 PKP 术（图 2-1-22）。

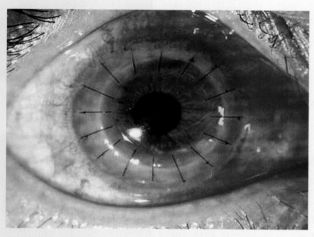

图 2-1-22　该患者右眼行穿透角膜移植术，术后角膜植片透明

知识点

角膜移植术后用药原则：

（1）术后全身静脉应用糖皮质激素，一般连用 3 天后改口服，逐渐减量至停用。

（2）术后局部应用糖皮质激素和抗菌药物滴眼液预防炎症和免疫排斥反应。

【问题 6】　根据上述知识点，如何和患者沟通？

1. 告知患者定期复诊的重要性　接受角膜移植手术，术后可能出现排斥反应、植片感染、缝线松动等并发症，定期复诊能减少或避免严重术后并发症的发生。

2. 术后复诊的时间　术后 1 个月内，应每周复诊 1 次；第 2 个月每 2 周复诊 1 次；3 个月后每月复诊 1 次；半年后可以 2～3 个月 1 次；拆线后 3～6 个月复诊 1 次至病情完全稳定。复诊时间可因人而异，可以根据植片情况决定下次复诊的时间。

3. 有如下列情况，应紧急复诊　①突然视物不清、视力下降；②突然出现眼红、畏光、流泪；③术眼受到外部创伤。

【问题 7】　患者复诊时间应进行哪些项目的检查？

视力、眼压、裂隙灯检查、角膜曲率、角膜内皮细胞检查。

（吴欣怡）

第七节　其他类型的角膜病变

主要包括大泡性角膜病变、神经麻痹性角膜炎、暴露性角膜炎与药物性角膜炎。其中，大泡性角膜病变最为常见。下面以大泡性角膜病变为例进行讲述。

大泡性角膜病变（bullous keratopathy）是角膜内皮细胞因机械、物理、化学、生物等各种原因引起的细胞数量下降或细胞的功能异常，使角膜内皮细胞功能失代偿，不能维持角膜正常的生理功能，出现角膜基质水肿、上皮下水疱、眼部刺痛及视力下降等（图2-1-23）。

定义和关键特征

定义：角膜内皮细胞数量下降或细胞的功能异常导致的角膜内皮功能失代偿。

关键特征：

- 常有眼内手术、炎症、外伤、长期高眼压等诱发因素；
- 角膜内皮数量明显下降；
- 症状：视力下降及眼部磨痛、流泪等刺激症状；
- 体征：角膜表现为水肿、上皮下水疱。

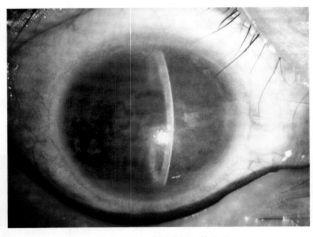

图 2-1-23 大泡性角膜病变

临床病例

患者，女，67岁，因"左眼磨痛、流泪2个月余"就诊。3年前曾于当地医院行白内障摘除联合人工晶状体植入术。

眼部检查：左眼视力0.01，眼压20mmHg，结膜充血明显，角膜中央白色混浊、伴角膜基质水肿，周边角膜尚透明，前房深，瞳孔圆，人工晶状体在位，玻璃体腔及视网膜视不清（图2-1-24）。

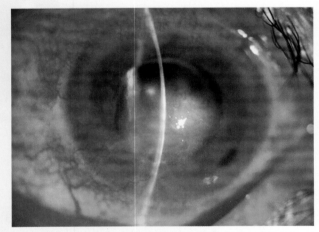

图 2-1-24 大泡性角膜病变，角膜中央混浊、水肿，人工晶状体在位

【问题1】 通过上述患者的病史和裂隙灯显微镜检查，考虑可能的诊断是什么？

患者发病前有白内障摘除联合人工晶状体植入术史，角膜出现水肿、混浊，首先考虑大泡性角膜病变的可能性。

知识点

大泡性角膜病变发病前多有内眼手术、眼内炎症、眼外伤等诱因，早期患者自诉晨间视物模糊，眼部有异物感，到下午视力明显提高，眼部症状消失。这是因为夜间睡眠时，眼睑闭合，角膜上皮面的水分蒸发能力减少，内皮细胞功能已处于失代偿的临界状态，内皮细胞没有储备能力把滞留在角膜基质内的液体泵出，致角膜基质水肿，随着睁眼时间延长，基质的液体因蒸发而减少，角膜水肿消失，故视力恢复正常。随着角膜内皮细胞数量的进一步减少，患者可出现持续性视力下降。晚期因角膜大泡，异物感加剧，疼痛，当大泡破裂，角膜上皮下神经丛裸露，患者瞬目时出现剧烈疼痛。如继发眼部感染，极易出现角膜溃疡。

【问题2】 首次就诊时需要询问哪些病史？

1. 家族史 该病绝大多数患者无家族遗传史。但是，如果是先天性或Fuchs角膜内皮营养不良导致的大泡性角膜病变，可有家族史。

2. 现病史 询问患者出现视力下降的年龄，发病前有无诱因（尤其是内眼手术史、既往眼内有无炎症发作史、是否有眼部外伤史等),病变进展的过程,有无在当地或其他医院进行诊治及其治疗过程。

3. 既往史　发病前有无诱因?既往有无合并其他全身疾病?是否有外伤及手术史?

【问题3】　为明确诊断,该患者应做哪些检查?

眼科基本检查包括视力、眼压、裂隙灯显微镜和眼底检查,辅助检查包括角膜内皮数量、眼部 B 超、眼前节 OCT 检查。

知识点

(1)眼压检查:由于角膜水肿、混浊的存在,大多数患者用气流眼压计不能测出眼压数值。应行压平眼压检查,配合指试眼压。部分患者眼压正常,部分患者可合并继发性青光眼,眼压高也是导致角膜内皮数量下降的又一重要因素。

(2)角膜内皮显微镜检查:病程早中期可发现角膜内皮数量下降。病情严重者角膜内皮显微镜检查成像常不清楚,可行临床共聚焦显微镜检查,内皮细胞密度明显降低或成像不清(图 2-1-25)。

(3)眼前节 OCT:通过 OCT 检查,明确角膜基质混浊及角膜水肿的程度,部分患者可显示上皮下水疱(图 2-1-26)。

(4)B 超:角膜水肿、混浊明显、难以行常规眼底检查者,应行 B 超检查以评估玻璃体腔及视网膜等部位的情况。

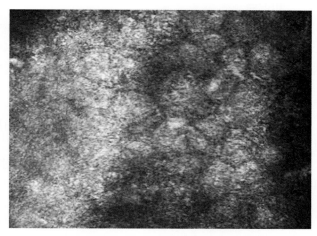

图 2-1-25　该患者行临床共焦显微镜检查,示角膜内皮数量明显下降,角膜内皮细胞体积变大、形态不规则,失去典型的六边形形态

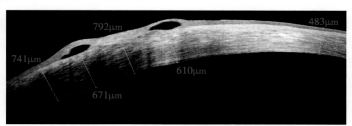

图 2-1-26　该患者行眼前节 OCT 检查,示角膜水肿、增厚,上皮下见水疱形成

【问题4】　经过检查还需要与哪些角膜疾病进行鉴别诊断?

1. 先天性角膜混浊　自出生即表现为黑睛发白,眼科检查见角膜混浊。角膜混浊为弥漫性混浊,一般不合并上皮下水疱。

2. 角膜变性　是一组进展缓慢的变性疾病,多于 20～30 岁时双眼发病,引起角膜变性的原发病,通常为眼部炎症性疾病,少部分原因未明。主要表现为局部的角膜混浊,混浊主要累及浅、中层角膜基质,一般不合并角膜弥漫性水肿及上皮下水疱。

3. 角膜营养不良　角膜表现为特征性的混浊,部分可合并上皮剥脱,但是一般无角膜水肿改变。

【问题5】　该患者下一步应如何处理?

思路1　大泡性角膜病变的治疗。

知识点

(1)目前没有药物对大泡性角膜病变能起到真正的治疗作用,只能是暂时缓解症状。

(2)早期可使用高渗葡萄糖、高渗盐水溶液或无水甘油滴眼,暂时减轻角膜水肿,延缓大泡破裂时间。

（3）有磨痛、畏光等刺激症状时，可使用不含防腐剂的人工泪液缓解症状；局部适当应用抗菌药物预防继发感染。

（4）合并上皮剥脱时，可佩戴软性角膜接触镜以减少角膜与眼睑的摩擦，缓解磨痛症状。

该患者主要表现为患眼磨痛，给予人工泪液和抗菌药物滴眼液局部治疗，症状有所减轻。磨痛、流泪症状明显时给予佩戴绷带式角膜接触镜，症状明显缓解。

知识点

绷带式角膜接触镜：角膜接触镜除了能够矫正屈光不正外，还能够作为绷带型角膜接触镜用于眼表疾病的治疗。大多数绷带镜片需要连续过夜佩戴以实现良好的治疗效果。由于需要连续过夜佩戴，绷带镜片需有高透氧的特性以避免透氧性能不足导致的角膜缺氧。

思路2 如病变继续进展，应行何种手术治疗？

1．根据病情轻重及角膜混浊的程度，可选择穿透角膜移植术或角膜内皮移植术。不仅可以消除症状，而且可以增视。

2．如患者拒绝角膜移植术，仅要求改善症状，不要求增视，可选择反板层角膜移植术、角膜层间生物膜植入术等。

【问题6】 根据上述知识点，如何和患者沟通？

1．告知患者绷带式角膜接触镜需定期更换，佩戴期间应注意眼部卫生，防止继发感染的发生。

2．佩戴绷带式角膜接触镜只是一种暂时性的治疗方式，目的是减轻眼部的磨痛、流泪等刺激症状，并不能对该疾病起到彻底治愈的作用。

3．如病变继续进展，眼部刺激症状会加重，有需行穿透性角膜移植术或角膜内皮移植术的可能性。

【问题7】 患者复诊时间应进行哪些项目的检查？

1．视力 裸眼视力、矫正视力、小孔视力等。

2．眼压 非接触眼压计因角膜水肿而不能读数，故应用压平眼压或笔式眼压计（Tono-Pen 眼压计）判定，结合指试眼压评估眼压情况。

3．裂隙灯检查 注意有无角膜混浊区域变大、角膜水肿加重等表现。

4．角膜内皮细胞检查 应定期检查角膜内皮细胞数量并观察其变化。如角膜局部透明或相对透明，可行角膜内皮显微镜检查；如角膜弥漫性水肿，应行临床共焦显微镜检查观察内皮数量及形态变化。

（吴欣怡）

第八节 角膜先天异常

角膜皮样瘤（corneal dermoid tumor）是一种类似于肿瘤的先天性异常，来自胚胎的皮肤，属典型的迷芽瘤。幼年即发生，是一圆形、扁平、黄色或粉红色，像小山丘状的肿瘤，肿瘤多发于颞下方角膜缘处，表面可见毛发，角巩膜缘常为肿瘤的中心（图 2-1-27）。肿瘤随年龄增长，角膜散光逐渐增大，可侵犯瞳孔区影响视力，还会由此造成弱视。角膜皮样瘤一般不会发生恶变。对生长在角膜中央又影响视力的皮样瘤，应尽早手术切除。如肿瘤侵犯较深，应行部分板层角膜移植手术。

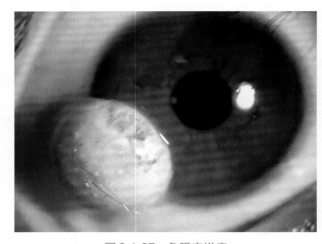

图 2-1-27 角膜皮样瘤

定义和关键特征

定义：角膜皮样瘤是一种类似于肿瘤的先天异常，多发于角巩膜缘，来自胚胎性皮肤，属典型的迷芽瘤。

关键特征：

- 患儿出生时即被发现角巩膜缘的异常生长物；
- 角膜皮样瘤多为圆形、扁平肿块、表面可见毛发，常发生在角巩膜缘；
- 组织病理学检查可见为角膜、角巩膜缘及巩膜上一种胚胎性皮肤样组织的错位生长。

临床病例

患者，女，10岁，因"自幼发现其黑睛边缘有肿块生长10年"就诊。

眼部检查：视力：右眼1.0，左眼1.0，气流眼压：右眼15mmHg，左眼17mmHg。右眼结膜无充血，中央角膜透明，颞下方角膜缘可见类圆形脂黄色肿物，大小为4mm×4mm，边缘清晰。肿物表面可见毛发生长及脂状物。左眼裂隙灯显微镜检查未见异常（图2-1-28）。

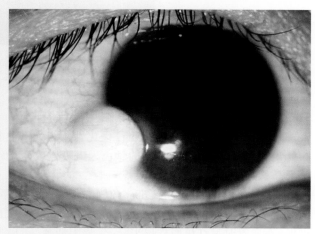

图2-1-28　角膜皮样瘤，可见下方角膜缘脂黄色肿物

【问题1】　通过上述患者的病史和裂隙灯显微镜检查，考虑可能的诊断是什么？

思路　患者因"自幼发现黑睛边缘有肿块生长10年"。眼部无其他不适症状。从患者的症状首先考虑先天性角膜病变的可能，因为肿物出生时即存在。从患者的体征，考虑为角膜皮样瘤的可能性大。

知识点

角膜皮样瘤有明显的先天发病病史，眼部具有典型的临床表现，角膜皮样瘤多为圆形、扁平、黄色或粉红像小山丘状的肿瘤，表面可见毛发，常发生在角巩膜缘。

【问题2】　首次就诊时需要询问哪些病史？

1. 现病史　仔细询问患者出生时是否发现肿物，其发病过程及特点、是否随年龄增长而长大以及有无伴随症状，还应询问包括有无眼部其他不适症状、视力下降、治疗情况等。

2. 既往史　出生后的健康状况和相应的病史。

3. 个人史　有无眼病和全身异常病史。

4. 家族史　患者否认家族遗传病史。

【问题3】　为明确诊断，该患者应做哪些检查？

思路　眼科基本检查包括视力、眼压、验光、眼位检查、裂隙灯显微镜和眼底检查，曲率、UBM检查。

知识点

（1）验光时应注意是否可能因为角膜皮样瘤的存在形成不规则散光而导致弱视发生。

（2）UBM的检查很重要，可以明确肿物累及角巩膜部位的深度，为确定手术方式做重要参考（图2-1-29）。

（3）角膜组织病理学检查是确诊的金标准，术中获取的病变角膜肿瘤片行组织病理检查可用于该疾病的确诊。

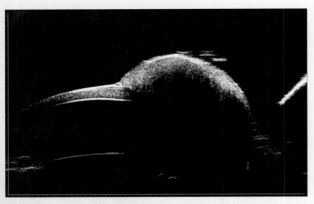

图 2-1-29 该患者行 UBM 检查,可见角膜缘处强回声光团,局部隆起,其下角膜组织结构不清,提示深部组织可能受累

【问题 4】 经过检查还需要和哪些疾病鉴别?

1. 与硬化性角膜的鉴别诊断,硬化性角膜为一种非进行性、非炎症的角膜巩膜化,表现为全部或部分角膜无角巩膜缘界限,病变角膜的颜色为巩膜样改变,有大量的新生血管深入角膜。同时可能伴有房角异常、球形晶状体等。

2. 与角膜原位癌鉴别诊断,角膜原位癌是指未穿破上皮基底膜的上皮样肿瘤,好发于老年人,也称为Bowen 病。病程进展缓慢,好发于角巩膜缘部,呈灰白色半透明隆起,常伴有伞缘状边缘浸润灶向角膜中央进展,有血管时呈红色胶样扁平隆起,界限清楚,可局限生长。

【问题 5】 该患者下一步应如何处理?

思路 角膜皮样瘤的手术治疗。

知识点

角膜皮样瘤的手术治疗原则是应尽早手术切除。手术方式,对婴幼儿多采用单纯肿物切除术,对较大儿童或累及角膜 3/4 以上深度的肿物,应同时行部分板层角膜移植术。术后积极纠正由于肿瘤造成的角膜散光以减少弱视发生。该病手术治疗效果较好,角膜留有轻度瘢痕,切除较彻底者,不会因为复发再次手术(图 2-1-30)。

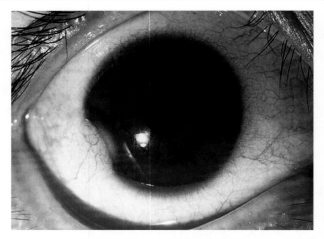

图 2-1-30 该患者行角膜皮样瘤切除联合部分板层角膜移植术,术中切除组织行组织病理检查,证实皮样瘤的诊断。该患者术后随诊 24 个月,视力 1.0,中央角膜透明,颞侧角膜缘未见瘤体复发

【问题 6】 根据上述知识点,如何和患者沟通?

1. 对于已影响视力发育或弱视的患者,手术的主要目的是增视,应尽早选择手术。对于不伴有弱视的皮样瘤患者,手术的主要目的是美容,可择期手术。

2. 告知患者定期复诊的重要性:接受板层角膜移植手术,尽管术后免疫排斥反应发生率低,但同样可能发生植片感染、缝线松动和植片自溶等并发症,定期复诊是必需的。

3. 术后复诊的时间:参考板层角膜移植手术篇。

【问题7】 患者复诊时间应进行哪些项目的检查？

术后每次复诊，应做下列检查：

1. 视力：裸眼视力、矫正视力、小孔视力等。

2. 眼压：压平眼压或 Tono-Pen 眼压计测量。

3. 裂隙灯检查：注意有无角膜植片透明情况、缝线松动、新生血管等。

4. 验光：确定眼部屈光状态，对于伴有屈光不正的患儿，应尽早戴镜矫正，如伴有弱视还应进行相应的弱视训练治疗。

5. 角膜曲率或角膜地形图：观察角膜散光度的变化。

（吴欣怡）

第九节　干眼和睑板腺功能障碍

干眼（dry eye）是由于泪液的量或质或流体动力学异常引起的泪膜不稳定和/或眼表损害，从而导致眼不适症状及视功能障碍的一类疾病。在我国临床上出现的各种名称（如干眼病、干眼症及干眼综合征等）均统一称为干眼。干眼发生的危险因素主要包括老年、女性、空气污染、翼状胬肉、眼药水滥用、使用视频终端、全身性疾病等。

睑板腺功能障碍（meibomian gland dysfunction，MGD）是一种慢性、弥漫性睑板腺功能异常，主要以睑板腺终末导管的阻塞和/或睑板腺分泌物异常为特征，临床表现为泪膜异常、眼部刺激症状、炎症反应等征象。高龄、全身皮肤病（如脂溢性皮炎）的患者、药物毒性结膜炎、环境因素刺激等均为高危因素。

由于睑缘和结膜、角膜等眼表组织的毗邻关系，所以睑缘出现病变时，必然会波及周围的眼表组织，出现泪膜脂质层的异常，同时还会出现结膜、角膜的炎症性反应。

眼表异常尤其是干眼通常是患者就诊的主要原因。而睑板腺功能障碍是蒸发过强型干眼的主要原因，同时可能伴发水液缺乏型干眼。

定义和关键特征

定义：由于泪液的量或质或流体动力学异常引起的泪膜不稳定和/或眼表损害，从而导致眼不适症状及视功能障碍的一类疾病。

关键特征：

- 有下列主观症状之一：干燥感、异物感、烧灼感、疲劳感、不适感、视力波动等，眼部可出现烧灼感、刺痛、畏光和视物模糊等症状。
- 辅助检查

泪膜破裂时间（break-up time，BUT）≤5 秒；

Schirmeri 试验（无表面麻醉）≤5mm/5min；

角结膜荧光素钠染色阳性。

临床病例

患者，女，57 岁，因"双眼干涩、异物感、视物疲劳 1 个月"就诊。

眼部检查：视力：右眼 1.0，左眼 1.0，眼压：右眼 15mmHg，左眼 17mmHg。裂隙灯显微镜检查：双眼睑板腺开口阻塞，有脂栓（图 2-1-31），结膜充血，角膜上皮粗糙。

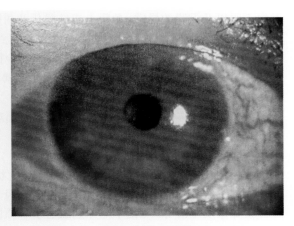

图 2-1-31　干眼
可见角膜上皮粗糙、睑板腺开口阻塞。

【问题1】 通过上述患者的病史和裂隙灯显微镜检查,考虑可能的诊断是什么?

思路　患者为中年女性,主要症状为双眼干涩、异物感、视物疲劳。体征为双眼视力正常,结膜充血,角膜上皮粗糙,睑板腺开口肿胀。从患者的症状和体征首先考虑"干眼"可能。

干眼由于泪液的量或质或流体动力学异常引起的泪膜不稳定和/或眼表损害,从而导致眼不适症状及视功能障碍的一类疾病。

干眼的诊断应包括以下内容:①是否干眼;②干眼病因和分类诊断;③干眼的严重程度。

【问题2】 首次就诊时需要询问哪些病史?

1. 病史询问　包括患者全身与眼部疾病史、手术史、全身及眼部药物治疗史、角膜接触镜佩戴情况和患者的生活工作环境、加重因素及诱因等。

2. 症状询问　干眼常见症状有眼部干涩感、烧灼感、异物感、针刺感、眼痒、畏光、眼红、视物模糊、视力波动等。需要询问患者有何种症状及症状的严重程度、症状出现的时间及持续时间、起病的过程、症状发生或加重诱因和缓解条件以及全身与局部伴随症状等。

【问题3】 为明确诊断,该患者应做哪些检查?

思路　根据患者的各项检查结果,可明确诊断为干眼、睑板腺功能障碍,并根据其严重程度进行分级。

1. 裂隙灯显微镜检查　包括眼睑、睑缘及睑板腺改变、泪河高度、结膜和角膜改变等。

2. 泪河高度　泪河高度是初步判断泪液分泌量的指标。该患者泪河几乎不存在。

3. BUT<5秒。

4. 荧光素钠染色　可见角膜上皮点状着染。

5. 泪液分泌试验(Schirmer's test)　Schirmer试验(无表面麻醉)≤5mm/5min。

知识点

干眼严重程度诊断标准

轻度:轻度主观症状,角结膜荧光素钠染色阴性。

中度:中、重度主观症状,角结膜荧光素钠染色阳性,但经过治疗后体征可消失。

重度:中、重度主观症状,角结膜荧光素钠染色明显,治疗后体征不能完全消失。

【问题4】 经过检查还需要与哪些眼病进行鉴别诊断?

1. 与Stevens-Johnson综合征鉴别诊断:Stevens-Johnson综合征发病与某些潜在的原因有关,如局部或全身使用某些药物(磺胺类及青霉素类)或某些细菌及病毒感染。多发生于儿童和青年患者。

临床表现为突然出现皮肤及黏膜的损害,皮肤散在发生红斑或丘疹、水疱;黏膜损害包括眼结膜、口腔、生殖器黏膜因水疱、假膜,最终导致瘢痕形成。眼部急性期常累及双眼,结膜有卡他性炎症、伴脓性分泌物、出血、假膜,最终导致结膜瘢痕形成。慢性期,由于结膜瘢痕导致睑球粘连、睑内翻、倒睫;泪液量分泌不足发生干眼以及泪膜的异常,角膜上皮结膜化及角膜新生血管。泪液异常是因为泪腺导管内皮瘢痕形成,致大量泪腺导管阻塞,同时为结膜大量杯状细胞遭到破坏所致。

2. 与Sjögren综合征鉴别诊断:Sjögren综合征属于自身免疫性疾病,多发生于绝经期妇女,是导致干眼的主要疾病之一,主要表现包括角结膜干燥、口鼻黏膜干燥、结缔组织病。通常认为眼干、口干、类风湿及其他结缔组织病中具备任意两者即可确诊。

主要症状及体征是眼部刺激感、发红或眼部难以描述的不适感。裂隙灯检查最早期的特征之一是泪河变窄或消失,结膜或角膜表面常有黏液分泌物。

【问题5】 该患者下一步应如何处理?

思路1　干眼的治疗目标为缓解眼部不适症状和保护患者的视功能。治疗的方法包括以下几个方面:

1. 去除病因,治疗原发病　引起干眼的病因十分复杂,如全身性疾病、药物、环境污染、眼局部炎症、眼睑位置异常及年龄等,可由单一原因或者多种原因引起。寻找原因,针对病因进行治疗是提高干眼治疗效果的关键。

2. 非药物治疗　包括使用湿房眼镜及硅胶眼罩、使用软性角膜接触镜、物理疗法等。

3．药物治疗　包括使用人工泪液、润滑剂、局部抗炎及免疫抑制剂等。

思路 2　睑板腺功能障碍的治疗原则。

以对症治疗为主,治疗原则为清洁睑缘、促进睑板腺的分泌、抗炎治疗、润滑眼表,缓解干眼的相关症状。

1．健康教育、改善环境。

2．物理治疗

(1)睑缘清洁和湿热敷：睑缘清洁和湿热敷是最常用的治疗方法。睑缘清洁能够去除睑缘碎屑以及睑板腺的分泌物,减轻睑板腺开口的阻塞,可每天用棉棒清洁睑缘。眼睑湿热敷有助于增加眼睑局部血流,溶解睑板腺脂质,有利于泪膜脂质层的稳定,可缓解患者的刺激症状,局部湿热敷可每天 2 次,每次 15～20 分钟。MGD 是慢性疾病,需要长期坚持治疗。

(2)睑板腺按摩：用示指指腹前端在睑缘做旋转的动作,或者是用示指指腹从内眦角向外眦角方向刮擦睑缘。通常在眼睑湿热敷后进行,通过升高温度和增加压力使睑板腺内稠厚的分泌物排出,消除睑板腺的阻塞,减轻患者的症状。

3．物理治疗不能完全有效时,局部应用糖皮质激素和抗生素眼膏。无菌棉球或棉签蘸取眼膏,每天睡前按摩上、下睑缘和睑板腺部位。

4．大环内酯类内抗生素的应用：阿奇霉素口服,0.5g,每天 1 次,连续用药一周,首次剂量加倍。研究证实,阿奇霉素可以通过改善睑板腺脂质构象,增加睑板腺的流动性,缓解腺导管堵塞,从而改善症状。

思路 3　干眼的手术治疗。

知识点

干眼手术治疗适应证和手术方式

对于泪液分泌明显减少,常规治疗方法效果不佳且有可能导致视力严重受损的严重干眼患者可以考虑手术治疗,但应由有经验的眼表专业医师施行。手术方式主要有：

(1)睑裂缝合术。

(2)颌下腺及唇腺移植术。

【问题 6】　根据上述知识点,如何和患者沟通?

1．告知干眼患者疾病治疗的长期性；同时严格控制电子设备的使用时间；避免心情焦虑和烦躁；保持充足睡眠。

2．复诊时间　每隔 1～3 个月复诊。

3．心理干预　对出现心理问题的干眼患者进行积极沟通疏导。

【问题 7】　患者复诊时间应进行哪些项目的检查?

1．视力。

2．眼压。

3．裂隙灯显微镜检查,包括眼睑、睑缘及睑板腺改变、泪河高度、结膜和角膜改变等。

4．泪膜破裂时间。

5．眼表面活体细胞染色。

6．泪液分泌试验。

(赵桂秋)

第二章 屈光不正

外界物体经眼球屈光系统成像在视网膜黄斑中心凹处，并经神经系统处理而被感知，就是人们常说的"视觉"。在这个过程中，眼球光学特性和屈光状态发挥重要作用，决定了外界物体至视网膜的成像特点以及清晰程度，并直接影响神经系统对成像的获取和处理。屈光不正实际上是由于眼球屈光系统和眼球长度不匹配所造成的。据世界卫生组织统计，屈光不正仍是全球范围内造成低视力和盲的最主要的原因之一。

第一节 近 视

一、定义

正视：眼球在调节静止的状态下，来自 5m 以外的平行光线经过眼的屈光后，焦点聚焦在视网膜上，从而形成了清晰的像，这种屈光状态的眼称为正视眼。

屈光不正：眼球在调节静止的状态下，来自 5m 以外的平行光线经过眼的屈光后，焦点未聚焦在视网膜上，不能在视网膜上形成清晰的像，这种屈光状态的眼称为屈光不正。

近视：眼球在调节静止的状态下，来自 5m 以外的平行光线经过眼的屈光后，其焦点聚焦在视网膜前，因而在视网膜上形成了模糊的像，称为近视。

二、关键特征

- 远距视力下降是其典型表现。
- 主客观验光发现眼的屈光度为负值。
- 可用负度数镜片进行矫正，以提高视力。
- 视远时可伴有眯眼、歪头等现象。

临床病例

患儿，男，8 岁。家长诉患儿看电视时眯眼半年，上课坐在后排看黑板字模糊，校医检查视力不达标。患儿平素身体健康，足月、顺产，按计划接种疫苗。遂来院就诊。

【问题1】 通过家长的主诉应考虑的诊断是什么？

思路 根据患儿年龄，患儿的视力低于同年龄段正常儿童视力水平。儿童双侧视力下降，伴视远时眯眼、歪头，首先考虑近视。

近视临床表现：双眼远视力下降；视物时不自觉地眯眼、歪头；一些近视未矫正的患者可以出现视疲劳症状。

【问题2】 为明确诊断应当做哪些检查？

思路 眼科基本检查：医学验光（包括小瞳验光与睫状肌麻痹验光）、视力、眼压、眼轴、眼位、裂隙灯显微镜和眼底检查。

小瞳验光与睫状肌麻痹验光

1. 小瞳验光 不使用睫状肌麻痹药物，在自然的瞳孔下进行的验光方式。

2. 睫状肌麻痹验光 使用一定的药物麻痹睫状肌，控制调节反应后，进行的验光方式。由于阿托品等散瞳药物同时伴有散大瞳孔的作用，又称"散瞳验光"。

14岁以下的儿童和婴幼儿，由于存在较大的张力性调节，为进一步排除调节对测量结果的影响，建议使用阿托品散瞳后，采用检影镜进行检影验光。而对于14岁以上的青少年和成人可使用综合验光仪进行主觉验光。

【问题3】 还需要与哪些疾病鉴别？

思路1 可引起屈光度变化的儿童眼部疾患，包括：①圆锥角膜等，可通过角膜地形图鉴别；②马方综合征：表现为晶状体脱位，可通过特征性三联征（眼、骨骼、心血管）和裂隙灯检查鉴别；③斜视和弱视：可通过遮盖试验和眼肌运动检查排除。

思路2 单纯近视、病理性近视、轴性近视的区别。可根据眼轴检查和眼底检查结果进行区分。

患儿查视力显示：VAsc OD：0.5，OS：0.7。遮盖试验：遮盖去遮盖，交替遮盖，均不动。EOM：SAFE（眼外肌运动：各方向正常）。裂隙灯显微镜检查示：双眼前节未见明显异常。眼底检查：未见明显异常。眼压：OD：10.1mmHg，OS：12.2mmHg。眼轴：OD：23.22mm，OS：23.02mm。患者经阿托品散瞳三天后复诊，检影验光显示：OD：−1.50DS=1.0，OS：−1.00DS=1.0。

【问题4】 患儿的诊断是什么？

思路 双眼屈光不正（近视）。

1. 单纯近视 是指眼底一般无显著变化的近视，大多数度数在 −6.00D 以下。

2. 病理性近视 是指伴发眼底特征性变化的特殊近视类型，以屈光度进行性加深、以眼轴不断增长、眼内容和视网膜脉络膜组织进行性损害引起视功能障碍为特征。大多数度数在 −6.00D 以上。常见眼底改变有豹纹状眼底、近视弧形斑、后巩膜葡萄肿、格子样变性、Fuchs斑、后极部萎缩斑及漆裂纹样损害等。

3. 轴性近视：是指由于眼轴过度增长所致的近视，大多数近视是轴性近视。

【问题5】 患者下一步应做何种处理？

思路 患者是儿童，近视度数尚未稳定，建议使用框架眼镜及其他光学矫正方法，如果屈光度及眼轴进行性进展则可考虑配戴角膜塑形镜，也可采用调节放松药物联合使用。

近视矫正和控制的方法

1. 光学矫正 这种方法是目前近视矫正较为成熟的方式，包括框架眼镜和角膜接触镜。接触镜分为硬镜（RGP）和软镜（SCL）两类，其中，RGP的材质透氧性更佳，适合儿童和青少年高度散光眼和圆锥角膜眼配戴。软镜中的一些特殊类型，如多焦软镜能在一定程度上延缓近视的进展。此外，有研究提示，在不影响学习生活的前提下，配戴框架眼镜时适当欠矫并未导致近视进展加快，这与双焦镜、多焦镜或渐进镜的设计原理有相通之处。

2. 角膜塑形镜 又称"OK镜"，是一种特殊设计的高透氧硬镜，通过机械压迫、镜片移动的按摩作用及泪液的液压作用达到压平角膜中央形状，暂时减低近视度数的作用。一般只能暂时矫正 −6.00D 以内的近视度数。一旦停止配戴镜片，由于角膜的可恢复性，原屈光不正度数将逐渐回复。研究表明与框架眼镜相比较，角膜塑形镜在一定程度上延缓近视的发展和眼轴长度的延长，亚洲儿童中的效果优于白种人儿童。

3. 手术治疗 主要分为三类。一类是角膜屈光手术，主要是飞秒激光/准分子激光切削角膜一般用于 −12.00D 以内近视、+6.00D 度以内远视的矫治。一类是眼内屈光手术，主要包括有晶状体眼人工晶状体植入术以及透明晶状体摘除联合人工晶状体植入术，此法一般用于 −20.00D 以内近视以及 +10.00D 以内远视的矫治。手术方法原则上适用于18周岁以上眼轴发育稳定，屈光度稳定的屈光不正眼。另一类是巩膜手术，主要包括后巩膜加固术以及临床前期的紫外光-核黄素巩膜胶原交联术，此类手术主要是用于进行性近视眼，分别从外部和内部增加巩膜生物力学强度，以延缓近视眼轴进一步延长。

4. 药物 包括M受体拮抗剂，如阿托品、托吡卡胺和哌仑西平等。

5. 用眼习惯 纠正不良用眼习惯，如持续长时间近距离用眼（>45分钟）、阅读距离近（<33cm）、写字时歪头、握笔时指尖距笔尖近（<2cm）等。

6. 户外活动 增加户外活动时间能够延缓儿童青少年的近视进展和眼轴长度增长，尤其对尚未近视的儿童效果更加明显。

7. 眼保健操 眼保健操可以迫使青少年学生暂时停止学习，是一种可让眼睛放松休息的方法。

【问题6】 患者选择角膜塑形镜进行矫正，需要进行何种检查？

思路 屈光状态和眼表形态检查。屈光状态：医学验光，远、近裸眼视力，远、近矫正视力。眼部检查：

裂隙灯显微镜检查,角膜地形图,角膜曲率,眼轴,眼压,眼位,泪膜破裂时间,角膜直径及瞳孔直径。必要时行特殊检查:角膜内皮,角膜厚度、对比敏感度及眩光等。

知识点

角膜塑形镜验配的适应证及禁忌证

(1)适应证

1)适应于动机明确,能够理解角膜塑形镜的作用机制,并有非常好的依从性,能依照医嘱按时复查并按时更换镜片的患者。

2)适合于近视度数进展较快的儿童及青少年。

3)适合于 8 岁以上,有家长监护并自理能力的未成年屈光不正者。8 岁以下儿童,如有特殊需要,应在医生监控指导下,酌情处方,定期随访,防控并发症的发生,增加安全性。

4)除屈光不正外双眼无其他异常或疾病者。

5)理想的屈光矫正范围在 −0.75〜−6.00D。−6.00D 以上近视者的验配,需要由有经验的医师酌情考虑处方。

6)角膜源性散光小于 1.50D,且理想的患者为顺规性散光。散光 1.50D 以上的患者验配,需要由有经验的医师酌情考虑处方。

7)角膜曲率在 42.00〜46.00D。角膜曲率过平或过陡,需要由有经验的医师酌情考虑处方。

8)角膜形态从中央到周边,逐渐平坦,"e"值(评价角膜形态的指标之一)较大。

9)瞳孔大小正常。

(2)禁忌证

1)角膜曲率及屈光不正度数超出上述范围者。

2)疾病和体质异常。

3)干眼患者。

4)眼压偏高者。

5)特殊职业行为,例如暴露于污染环境者。

【问题7】 患儿何时复诊?需要进行哪些检查?

思路 角膜塑形镜治疗的关键之一是复诊,及时复诊可以降低验配风险,提高患者适应度。

1. 夜戴型:戴镜前,取镜当日,过夜戴镜后次日,2〜3 天,1 周,2 周,1 个月,前 6 个月每月复查,之后每 1〜2 个月定期复诊。

2. 日戴型:戴镜前,取镜当日,戴镜 1 周,2 周,1 个月,2 个月,之后每 2〜3 个月定期复诊。

(张丰菊 李仕明)

第二节 远 视

定义和关键特征

定义:眼球在调节静止的状态下,来自 5m 以外的平行光线经过眼的屈光作用后,其焦点聚焦在视网膜后,不能准确地在视网膜上形成清晰的像,称为远视。

关键特征:

- 低度数远视,早期可以不伴有任何症状,部分视远清楚,视近不清楚,较高度数的远视可以表现为视远视近均不清;
- 远视者出现视近困难往往比近视者要早;
- 往往伴有视疲劳的症状;
- 高度远视可引起内斜或弱视。

临床病例

患者,男,30岁。主诉阅读报纸时视物不清3年,夜晚尤为严重。患者诉时有双眼疲劳、干涩感。既往无眼病及手术史。无高血压及糖尿病病史。

【问题1】 通过上诉的问诊,考虑可能的诊断是什么?

思路 根据患者视近不清、疲劳以及喜欢在亮光下阅读等特征,可考虑老视和远视。根据患者年龄,可排除老视诊断。

知识点

老视和远视的区别

虽然两者都可以表现为视近困难,但两者形成的机制完全不同。

(1)定义不同:老视是随着年龄的增长,人眼调节能力逐渐下降,从而引起患者出现视近困难等症状,称为"老视"。

(2)发生率不同:远视是屈光不正的一种,而老视是每个人步入中年后必然出现的视觉问题。

(3)出现年龄不同:老视出现在中年时期。远视多出现在婴幼儿期。

【问题2】 为明确诊断应当做哪些检查?

思路 医学验光检查:包括小瞳孔下和睫状肌麻痹后的医学验光,即远、近矫正视力。

眼科基本检查:眼压、眼轴、裂隙灯显微镜和眼底检查等。

视功能检查:调节幅度、调节滞后量及双眼视功能检查。

远视验光技巧:睫状肌麻痹后散瞳。对于有症状的远视初诊患者,通常建议阿托品散瞳3天后复诊。但成人使用阿托品散瞳需注意眼压高,激发青光眼的可能,需告知并慎用。

患者 VAsc OU=0.6。小瞳下检影验光结果:VAcc OU +4.00DS=1.0,但插片检查发现当双眼前放置+1.75DS 时,患者可以达到1.0,继续增加至双眼 +4.00DS 时,仍可以达到1.0。遮盖试验提示:内隐斜。睫状肌麻痹剂散瞳3天后,检影验光显示:OU +6.50DS=1.0,遮盖试验提示:内隐斜。

【问题3】 该患者的诊断是什么?

思路1 屈光不正(远视)。

思路2 内隐斜。

远视分类:

全远视:总远视量,睫状肌麻痹验光下所能接受的最大正镜度数。

显性远视:常规验光中可以表现出来的远视,即矫正至最佳视力时最大正镜度数。

隐性远视:指无睫状肌麻痹验光中不会发现的远视,即全远视减去显性远视。

绝对性远视:调节所无法代偿的远视,即矫正至最佳视力的最小正镜度数。

随意性远视:由于自身调节所掩盖的远视,即显性远视减去绝对性远视。

全远视由显性远视和隐性远视组成,其中,显性远视分为绝对性远视和随意性远视。

对于该患者的双眼,全远视是 +6.00D,显性远视:+4.00D,隐性远视是 +2.00D,绝对性远视:+1.750D,随意性远视:+2.25D。

【问题4】 还需要与哪些疾病鉴别?

思路 引起视力下降的疾病:

1.糖尿病患者,一过性血糖升高,引起房水折射率增加,影响近视力。患者无糖尿病史,可以排除。

2.调节麻痹,使用睫状肌麻痹药物或由于全身疾病导致的睫状肌麻痹引起。

3.调节不足等双眼视问题,通过检查调节幅度和调节灵活度鉴别。

4. 先天性小眼球,多伴有中、高度远视,通过 B 超检查可以排除。

【问题5】 患者下一步应做何种处理?

思路 不同程度远视处理原则也大不相同。建议该患者 3 周后复诊,根据复诊验光度数,验配近用眼镜。具体处理原则见知识点。

知识点(表 2-2-1、表 2-2-2)

表 2-2-1 不同程度远视的临床表现及处理

分类	出现症状的时间	视功能情况	伴随症状	处理原则
低度远视	中年	调节可以代偿远视	可伴内隐斜	无症状者可以不矫正
中度远视	青年、中年	随着年龄增加,绝对性远视增加	内隐斜或内斜视	看近时需要矫正。伴内斜视者,建议全矫
高度远视	儿童期	调节无法代偿远视	往往伴有内斜视	看远及看近均需要矫正。伴内斜视者,建议全矫

表 2-2-2 睫状肌麻痹验光处方原则

处方考虑因素	处理
睫状肌张力	一般情况下,将睫状肌麻痹验光结果减去 1.00DS
患者年龄	患者越年轻,睫状肌麻痹验光结果减去的量越大,反之越老者,减去的量越少
病史	初诊患者,睫状肌麻痹验光需根据结果做适当调整
残余调节量	一般应小于 1.00DS
非睫状肌麻痹验光	小瞳验光和睫状肌麻痹验光结果差异越小,选择的最终处方与小瞳结果越接近

(张丰菊 李仕明)

第三节 散 光

定义和关键特征

定义:散光(astigmatism)指的是平行光线通过眼球折射后所成像并非一个焦点,而是在空间不同位置的两条焦线和焦线间的最小弥散圆的一种屈光状态。散光的差异透镜为一个球柱联合透镜。

关键特征:

● 较低度数散光,可以不伴有任何症状,较高度数的散光可以表现为视远视近均不清,视物时可伴有眯眼、歪头等现象。

● 往往伴有视疲劳的症状,甚至出现头痛、眉骨痛、眼部烧灼感、刺激感和流泪。

● 可通过球柱镜或球形硬性接触镜矫正,以提高视力。

● 高度散光可引起弱视。

临床病例

李某,20 岁大学生,由于眼镜摔坏,欲重新配镜来眼科就诊检查。其主诉学习超过半小时就会头痛,视疲劳,视物不清,视物变形,平时看书斜着看才能看得更清楚,平时视物会固定性地眯眼。从 7 岁上小学开始间断性配戴眼镜,但他耐受不了第一副眼镜而拒绝配戴,当戴着那副眼镜时,看到电线杆是倾斜的,路面是弯曲的,并感到恶心、头晕,而且走动时这些症状都会加重。李某最近摔坏的眼镜也会有同样的感觉,这是他间歇配戴的原因。其本人和家庭无眼部及全身异常病史,未接受药物治疗,无明确过敏史。

【问题1】 通过上述问诊考虑可能的诊断是什么？

思路 患者有视疲劳、视物不清症状，平时伴随着视物变形，且需要斜着看书才会更加清晰，平时视物会固定性地眯眼，应该考虑散光的可能性大。

1. 散光的主要临床症状 视力降低和视物疲劳，有时还会出现视物变形、头痛等。未矫正的散光患者由于不能清晰地将外界事物成像于视网膜上，必然造成视力的下降。视力下降的程度随散光度数的高低而不同。散光患者尽管不能通过调节消除散光，但仍可以通过调节将最小弥散圆成像于视网膜上，从而改善视力，持续的调节最终产生视疲劳。散光还可表现出一些近视患者的症状，如固定性的眯眼等。

2. 散光的分类 按照散光的规则程度分类可以分为规则性散光和不规则性散光；按照眼球屈光成分分类可以分为角膜前表面散光、角膜后表面散光、晶状体散光和眼部其他成分散光；按照散光轴的方向可以分为顺规散光、逆规散光和斜轴散光；按照屈光状态分类可以分为单纯近视性散光、单纯远视性散光、复合近视性散光、复合远视性散光和混合散光。

【问题2】 为明确诊断，需要做的检查有哪些？

思路1 眼科基本检查包括视力、裂隙灯和眼底检查，眼底检查应首先在非散瞳状态下使用裂隙灯＋前置镜或直接检眼镜检查眼底后极部。主觉验光、眼外肌运动、集合近点、调节幅度、远、近隐斜、水平聚散融像范围等。

思路2 眼科常规检查流程，初步判断散光的原因。

眼压、裂隙灯显微镜和眼底检查。观察的内容包括角膜是否光滑、晶状体是否脱位、晶状体屈光介质是否改变、视网膜是否正常、是否存在后巩膜葡萄肿等。可借助角膜地形图检查分析生理性还是病理性散光及确定散光轴向，且排查圆锥角膜。

散光的病因：大致可以分为曲率原因、眼球各屈光成分偏斜、屈光指数的改变和眼轴长度变化。曲率原因包括生理性（如眼睑对角膜的压力）和病理性（如圆锥角膜、睑板腺囊肿、眼睑肿瘤）；眼球各屈光成分偏斜包括晶状体脱位、视网膜的倾斜、巩膜后葡萄肿和视网膜脱离后手术填压等。屈光指数的改变包括白内障或糖尿病患者的晶状体通常在不同部位发生不规则的屈光指数的变化，从而引起散光；由于手术、外伤等引起的眼轴长度变化等。

【问题3】 患者现在验光检查的结果：OD：−5.00DS/−2.50DC×160 OS：−5.00DS/−2.25DC×40。患者数月前在外院的验光结果：OD：−7.00DS/+2.00DC×160，OS：−7.00DS/+2.00DC×40，眼镜测量度数为球镜OD：−6.00DS，OS：−6.00DS。与这次的验光结果有何不同？外院为什么要这样处理？

1. 散光的标记 TABO 标记法（technischer ausschuss für brillen optik，德国光学学会建议使用），标记应该始终从右侧开始，或者说从3点钟方向开始，当面对光学十字目标时，起点位于右面。当面向患者，起点还是位于右面，位于患者的左面。患者右眼的起点位于患者鼻侧，左眼起始点位于患者颞侧。

起始处为0，然而一般不记为轴向"0"，因为会产生误解，认为没有轴向，如果轴向恰在水平方向，一般记为"×180"，记录的轴向是整条直径，所以轴向在001~180范围内，没有超过180°。轴向记录时一般不加角度单位"°"，防止"10°"被理解为"100"。另外，要分清轴向与子午线的区别，它们的结果相差90°。

2. 柱镜转换 矫正散光的柱镜或球柱镜处方中通常涉及一个球柱镜转换的问题，互相转换后的球柱镜形式不同但效果相同。球柱镜转换的方法可用"和球变号轴"五个字来表达，其具体转换步骤是：①将原式中的球镜度和柱镜度的代数和相加，结果作为新的球镜度；②将原式中的柱镜度变号转轴，即正号变负号或负号变正号，原轴向变为正交轴向，即原轴向小于或等于90，则加上90；原轴向大于90或等于180，则减去90。变号转轴后的柱镜作为新柱镜。

根据球柱镜转换方法，正确的处方应为：−7.00DS/+2.00DC×70，OS：−7.00DS/+2.00DC×130，临床中如果患者不耐受散光，可折合为等效球镜配镜矫正屈光不正。

3. 散光的成像原理、最小弥散圆及等效球镜 图2-2-1为一规则散光眼，垂直子午线曲率高于水平子午线曲率。平行光线经过该光学系统结成两条相互垂直的焦线，称为前后焦线。由垂直定律可知，经垂直子午线成一水平焦线，因曲率高为前焦线；经水平子午线成一垂直焦线，因曲率低为后焦线。两焦线之间的间隙，称为Sturm间隙（interval of Sturm）。整个光束的形态像一圆锥，称为Sturm光锥（Sturm's conoid）。进行散光矫正的目的就是要把两条焦线的距离变短，最终成为一个焦点。前后焦线之间为一系列大小不等的椭圆形光学切面，其中最小的光学切面为一圆形，称为最小弥散圆（circle of least confusion）。当最小弥散圆恰位于视网膜上时,未矫正的散光眼视力最佳。包含柱镜的球柱处方的等效球镜度实际就是整个透镜的一个平均屈光度。等效球镜度的大小决定了最小弥散圆的位置。

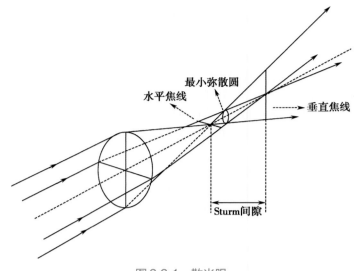

图 2-2-1　散光眼

【问题 4】　矫正散光的方法有哪些?

思路　框架眼镜、接触镜和屈光手术。

1. 患者年龄　在视力发育的关键年龄段,高度数的散光应该全矫以利于正常视力发育及阻止子午线性弱视的发生。婴儿期散光变化很大,直到 3～5 岁时开始稳定,此时可以给予镜片处方并嘱全天配戴。如果患者是年龄稍大的儿童(10 岁以上),此时仍需要全矫处方。对于成人,处理方式则不同。处方在全矫与部分矫正中选择和调整。

2. 散光和视觉感受　先天性和获得性散光感受各不相同,同样的散光度数下,顺规性较逆规性散光更易让患者接受。同样的情况下,斜向散光视物扭曲的现象会严重些。散光度数越高,患者越难接受矫正。在有高度远视及散光的儿童中,弱视的发生率取决于患者首次配戴眼镜的年龄。对于高度不规则散光的患者,不管引起散光的原因是什么,框架眼镜一般无法达到良好矫正,应该考虑配戴硬性角膜接触镜或进行角膜屈光手术。

3. 对于初次配戴眼镜的成人,建议使用试镜架试戴方式来调整处方。保持等效球镜的基础上,减少柱镜度数。在初始处方上逐渐减少柱镜度数。使用原有散光轴向,改变散光度数。

【问题 5】　患者做了准分子激光角膜屈光手术,早期感觉视力还好,几个月后视力下降,视物明显变形。眼科常规检查结果,验光结果、角膜地形图结果,被诊断为"圆锥角膜",患者拒绝手术治疗,但验光矫正视力无法提高,下一步的处理方案是什么?

思路　对于高度不规则散光的患者,不管引起散光的原因是什么,框架眼镜一般无法达到良好矫正,应该考虑配戴硬性角膜接触镜或进行角膜屈光手术。可以尝试硬性接触镜(RGP)矫正不规则散光,其产生的泪液镜可以弥补角膜表面的不规则形态,以重新获得光滑的屈光前表面。如果残留的角膜厚度超过 400μm 以上,可行核黄素紫外光角膜交联术加固扩张的角膜使其力学稳定接着配戴 RGP 提高视力,或者通过角膜地形图引导准分子激光修正角膜不规则使其规则以改善视功能。

【问题 6】　"圆锥角膜"患者一直配戴硬性接触镜治疗,之前对矫正视力较为满意。近段时间视力下降明显,接触镜矫正视力不理想。患者的角膜厚度薄,低于 400μm 则选择行"深板层角膜移植手术"治疗,术后验光:0.4,下一步怎么处理?

参见上述问题 5 思路解析。

【问题 7】　根据上述知识点,如何与患者沟通?

戴散光镜片可能会出现视物扭曲、变形,需要数天甚至数周时间去适应。

指导患者全天配戴眼镜,3 个月后复查包括视力检测和症状评估。有必要对年龄小的患儿父母提供细心的指导,使其了解全天配戴眼镜对于帮助适应很重要。如果患者确实无法耐受,可以调整散光度数,逐步适应。如果患者表现高度斜轴散光量或斜轴散光的量逐步增加,要注意圆锥角膜的可能性,告知患者定期随访。

【问题8】 患者复诊时应做哪些检查项目的观察?

复查患者的散光。如果之前大散光未行全矫,看是否能进一步矫正。观察散光量是否有变化,必要时行角膜地形图观察角膜形态变化尤其是角膜后表面变化排查圆锥角膜。小孩观察视功能是否正常,防止弱视发生,定期随访。

(张丰菊 李仕明)

第四节 屈 光 参 差

定义和关键特征

定义:如果双眼在一条或者两条主子午线上的屈光度存在差异,且差异≥1D时,称为屈光参差(anisometropia)。

关键特征:

- 较低度数屈光参差,可以不伴有任何症状。
- 较高度数的屈光参差双眼立体视可受影响。往往伴有视疲劳的症状。
- 可通过框架眼镜或角膜接触镜或角膜屈光手术矫正,以提高视力。
- 儿童高度屈光参差可引起弱视和斜视。

临床病例

黄某,8岁男孩,首诊。主诉"阅读时眼睛疲劳",其母亲注意到黄某阅读时经常将手放在右眼前,最近学校体检发现右眼视力未达到正常,无眼睛红痛等不适,平时未接受药物治疗,无明确过敏史。家族史无特殊。

【问题1】 通过上述问诊考虑可能的诊断是什么?

思路 患者体检左眼视力下降,但视近物时用手遮盖右眼,说明双眼的最佳矫正视力尚未明显下降,且双眼对近物不能进行很好的同时视,考虑左眼近视,双眼屈光参差的可能性大。

知识点

屈光参差的分类:按照屈光状态的差异分类可以分为散光性参差、同性屈光参差、混合性屈光参差、单纯散光性参差、单纯远视性参差、单纯近视性参差和垂直性参差等;按照参差量分类可以分为低中度(0~2D)、高度(2.25~6D)和重度(>6D);按照病因分类可以分为遗传性和获得性;按照眼球屈光成分分类可以分为由眼轴长度引起、晶状体引起和角膜引起等。

屈光参差的症状:①双眼矫正镜片不等带来的棱镜效应;②双眼所需的调节不等;③双眼的相对放大率不等。根据屈光参差的不同程度,有不同的症状表现:轻度的屈光参差尚可以融像,产生立体视,此时患者大多靠调节来维持,但由于双眼的调节作用是同时的且等量的,为了使一只眼睛的像变清楚,就会影响到另一只眼睛的清晰度,产生矛盾,从而造成视物疲劳;如果屈光参差发生于幼年且参差量较高,会产生一眼的抑制,进而发生失用性弱视,还可能继发外斜;有些患者的参差度数较高,融像已经相当困难,索性养成了两只眼分别视近和视远的习惯,我们称之为交替性注视。

【问题2】 为明确诊断,需要做的检查有哪些?

思路1 眼科基本检查包括视力、裂隙灯和眼底检查,眼底检查应首先在非散瞳状态下使用裂隙灯+前置镜或直接检眼镜检查眼底后极部。主觉验光、眼外肌运动、集合近点、调节幅度、远、近隐斜、水平聚散融像范围等。

思路2　眼科常规检查流程、初步判断散光的原因。

外伤、手术病史，是否存在斜视、上睑下垂、眼睑血管瘤、视网膜病变、核性白内障等，是否有手术史（如人工晶状体植入、角膜移植、屈光手术、玻璃体手术），判断是否是由于眼部疾病或手术原因引起屈光参差。

> ### 知识点
>
> #### 屈光参差的病因
>
> （1）发育因素：在眼的发育过程中，远视的度数在不断减轻，而近视的度数在不断发展，如果双眼的发展进度不同，就可能引起屈光参差。
>
> （2）双眼视功能的异常：部分屈光参差发生在斜视之后，主要是由于斜视影响或扰乱了眼球正视化的过程，导致双眼视功能发育出现差异。
>
> （3）外伤和其他疾病亦可引起屈光参差：上睑下垂患者屈光参差的发病率约为55%，其他还包括眼睑血管瘤，视网膜病变（玻璃体积血等），核性白内障等。
>
> （4）手术因素：一些手术可造成人为的屈光参差，如人工晶状体植入、角膜移植、放射状角膜切开术（RK）术等。

【问题3】　该患者的下一步处理方案是什么？

思路1　屈光参差的矫正分成儿童和成人。

儿童和成人屈光参差引起的症状和问题重点有所区别，儿童在视力发育的关键年龄段，屈光参差可能不利于儿童正常视力发育，由于涉及弱视等一些问题。成人屈光参差问题主要在于其带来的双眼视和视疲劳问题，因此在处理屈光参差时需按照患者的年龄来分别讨论和处理。

思路2　儿童屈光参差的处理原则。

儿童的屈光参差应予以全部矫正，以保证清晰像成于视网膜上，尽可能地刺激其双眼视功能，防止弱视或抑制的发生。屈光参差及其所致的任何程度的弱视矫正应做到尽快，因为随着年龄的发展，其双眼视及视力的矫正通常会变得越来越困难。该患者如果条件允许，应尽早植入人工晶状体，因其更符合生理特点，光学成像质量高，不影响视野。如果条件不允许，可以给予框架眼镜，但对于屈光参差大的患儿，框架眼镜存在厚重不方便、视网膜像放大率可达25%～30%、棱镜效应影响周边视野、"像跳"现象（Jack in the box）等问题。此时，为了形成双眼单视，应该给予接触镜配戴，可以解决上述问题。但接触镜的配戴需要一定的技术和良好的卫生习惯，儿童对接触镜的依从性较差。如果患儿实在无法适应配戴接触镜，只能给予框架镜配戴。

思路3　成人屈光参差的处理原则。

一般应鼓励矫正，告知矫正后视力及双眼视功能恢复或好转的可能性；若不能耐受全部矫正，则需要降低矫正量以利适应。在出现视疲劳或眼外肌不平衡出现斜视时，应鼓励全部矫正，屈光参差的矫正通常可以在几个星期内减轻视疲劳，斜视也会好转。经过半年对镜片仍不适应，可考虑给予棱镜矫正。若棱镜也不能适应，考虑手术治疗；老年患者如果配戴全矫的框架镜后出现头痛、眩晕，可用不等像视镜矫正，改变视网膜像的大小；若不能耐受视网膜像大小的差异，也可以配戴接触镜对于长期处于未矫正状态下的混合性屈光参差患者，可选择交替性注视的处方。

思路4　屈光矫正方式及其选择。

包括框架眼镜、接触镜和手术治疗。

屈光参差一般被分成屈光性或轴性。屈光性屈光参差，两眼间光学介质的表面屈光度不同。而轴性屈光参差，两眼的眼轴长度不同。根据Knapp法则，即当矫正眼镜位于眼睛前焦面时，由轴性屈光参差导致的双眼视网膜大小差异会被最小化，因此轴性屈光参差应给予框架眼镜处方；而屈光性屈光参差则给予角膜接触镜处方，可以将不等像最小化。但临床上发现，无论显著性屈光参差是屈光性还是轴性，接触镜都明显减少不等像。飞秒激光及准分子激光角膜屈光手术也是治疗屈光参差的一种有效手段，可达到较好的矫正效果，但对于手术的适应证应进行严格掌握。

思路5　关注双眼视功能，进行双眼视训练。

在出现双眼视问题时,应该鼓励全矫,如果框架眼镜双眼视网膜像大小相差太大,无法融像而产生复视,可采用接触镜矫正,可进行双眼视训练。

【问题4】 根据上述知识点,如何与患者沟通?

戴散光镜片可能会出现视物扭曲、变形,需要数天甚至数周时间去适应。全天配戴,告知其可能在初戴时有空间扭曲感,但持续配戴很重要,可以加快适应,定期复查包括视力检测和症状评估。如果成人确实无法耐受,可以调整镜片度数,逐步适应。有必要对患儿父母提供细心的指导和教育,如果儿童出现双眼屈光参差,尤其是远视或混合型屈光参差,一定要注意弱视及双眼视情况。

【问题5】 患者复诊时应做哪些检查项目的观察?

复查患者的屈光状况及视光学方面其他功能检查。如果为之前屈光参差未行全矫者,看是否能进行进一步矫正。观察儿童是否出现弱视,定期随访。训练观察患者双眼视功能。

(张丰菊　李仕明)

第五节　老　视

定义和关键特征

定义:随着年龄增长,眼调节能力(调节幅度)逐渐下降,从而引起患者出现视近困难等症状,以致在近距离工作中,必须在其屈光不正矫正的基础上附加凸透镜才能有清晰的近视力。

关键特征:
- 年龄40岁左右及以上。
- 出现以往没有的视近模糊或视近久后眼痛、视物模糊。
- 眼酸胀、流泪、眼皮沉重等视疲劳症状。
- 调节幅度测量值下降。

调节幅度(AMP):是指人眼能够清晰聚焦于近距视标的能力。

$$AMP = 远点屈光度 - 近点屈光度 = 1/远点距离(m) - 1/近点距离(m)$$

临床病例

患者,女,42岁,教师,因"双眼酸胀1个月"就诊。自觉近一个月来眼睛很容易"累",批改学生作业时会觉得眼睛很酸,发胀发热,甚至流眼泪,这时看作业上的字也感觉有点模糊,休息后略有好转。1周前在当地卫生院开了"泪然滴眼液"使用,眼药水用后略有好转,但症状仍然持续。

【问题1】 通过上述问诊,考虑可能的诊断是什么?

思路1 患者为中年女性,其主诉表现为视疲劳,对于这一年龄或更年长者的视疲劳主诉考虑主要与调节能力下降、屈光不正未矫正和干眼有关。由于患者使用人工泪液后无明显改善,又无视远模糊的主诉,故应考虑是否为"老视"的初期症状。

老视是一种生理现象,因此每个人都会发生。一般多见于40岁以上者,对于一些远视力非常好的低度远视者,可能出现老视症状的年龄会更早,例如三十八九岁,实际上这是由于远屈光度未完全矫正的缘故。

思路2 患者的职业特点是有较长时间的近距离工作,症状也与近距离工作密切相关,结合她的年龄,对老视的诊断具有提示作用。

老视的临床表现与调节需求密切相关,其表现的年龄差异也很大。视近时间长的工作者为满足调节需求,睫状肌持续紧张会使得相关的视疲劳症状更加明显。(调节需求:处于特定距离上的物体令人眼看清它所需的调节量,其单位为屈光度。)

【问题2】 除了老视诊断外,是否还有其他原因?

对于中老年人的视疲劳伴视物模糊,老视虽然是主因,但也可能是其他原因所致,如伴有睑板腺功能障碍、蒸发过强型干眼、中心性浆液性脉络膜视网膜病变、特发性黄斑裂孔(隐匿期)逆规散光未矫正、轻度白内障等,切忌只矫正老视而忽视了其他问题的诊断和处理。

知识点

首次就诊病史采集要点

(1) 远视力有无下降,有无视物变形。

(2) 视物模糊有无诱因,是渐进性还是突发性,持续时间等。

(3) 在不工作的状态下例如周末是否症状会有所缓解,白天症状是否比晚上轻。

(4) 年轻时远视力是否特别好。

(5) 有无双眼干涩、痒等伴随症状。

(6) 全身疾患史,如高血压、糖尿病等。

【问题 3】　为明确诊断应当做哪些检查?

思路 1　眼科基本检查包括远、近视力、眼压、裂隙灯和眼底检查,眼底检查应首先在非散瞳状态下使用裂隙灯+前置镜或直接检眼镜检查眼底后极部。最后通过主觉验光和老视验光来确定是否存在老视。

老视的临床检查特征:近视力较远视力差,主觉验光后远矫正视力正常,老视验光能够获得近附加值。左、右眼的老视近附加值是相同的,但往往最后的处方左、右眼是有区别的,因为是把近附加的量分别加上原有处方的左、右眼远用屈光度,得到近用处方。

思路 2　患者视疲劳的原因?

人们视近时所使用的调节力小于其调节幅度一半以下时才感觉舒适并能持久注视。由于调节力下降,不能达到调节幅度一半的需求,所以不能持久阅读,而且由于调节集合的联动关系,过度调节会引起过度集合,使得注视视标重影。眼部肌肉的高张力引起眼酸、胀、像的模糊和重影等视知觉异常引起头痛等。

【问题 4】　老视还应和哪些疾病相鉴别?

思路　对于符合老视发生年龄的人群,主要与干眼、中心性浆液性脉络膜视网膜病变相鉴别,当然常常也会有两者并存的情况。

鉴别诊断包括:

1. 干眼　干眼症患者也常常以视疲劳的主诉就诊,且视疲劳症状也与近距离用眼密切相关。但往往裂隙灯检查会发现结膜充血、角膜上皮点状脱落、睑板腺腺口阻塞、泪膜破裂时间短、Schirmer 试验数值偏低等支持干眼的体征或检测结果。

2. 中心性浆液性脉络膜视网膜病变　中浆高发年龄与老视初发年龄相仿,常由过度疲劳诱发,且一些患者可用镜片矫正至较好视力,甚至完全矫正,故容易与老视混淆。但患者常有视物模糊、变暗,甚至变形的主诉,眼底检查可发现黄斑区轻度隆起、中心凹反光消失等。通过 OCT 检查示神经上皮层脱离和 FFA 典型的渗漏点可确诊。

【问题 5】　患者下一步应如何处理?

老视一般选择光学矫正方式提供近附加,其选择有单光老花镜、双光镜、渐变镜和老视角膜接触镜。对于视觉需求较高的患者,渐变镜是最理想的选择。少数坚决要求治疗的患者,也可以考虑选择手术,如角膜屈光手术。

知识点

在规范主觉验光的基础上确定近附加(表 2-2-3)。

(1) 初始近附加的确定

1) 通过测量调节幅度,根据“保留一半原则”确定试验性近附加。

2) 根据年龄和屈光不正状况推测试验性近附加。

3) 融像性交叉柱镜(FCC)测量。

(2) 精确近附加的确定:负相对调节(NRA)和正相对调节(PRA)相加后除以 2,所得结果加入原试验性近附加。

表2-2-3　根据年龄和屈光不正状况确定初步近附加度数的参考值

年龄/岁	近视/正视	低度远视	高度远视
33～37	0	0	+0.75
38～43	0	+0.75	+1.25
44～49	+0.75	+1.25	+1.75
50～56	+1.25	+1.75	+2.25
57～62	+1.75	+2.25	+2.50
>63	+2.25	+2.50	+2.50

【问题6】 根据上述知识点,如何与患者沟通?

患者教育:

1. 老视是一种生理性退行性改变,其症状会随着年龄增大,调节幅度的下降而加重,一般到55～60岁趋于稳定。

2. 无须药物治疗,主要通过光学手段来进行矫正。

3. 目前最方便最稳定的矫正方式仍是框架眼镜,可根据自己的需求来选择合适的类型。

推荐阅读文献

[1] LI S M, KANG M T, PENG X X, et al.Efficacy of chinese eye exercises on reducing accommodative lag in school-aged children: a randomized controlled trial.PLoS One, 2015, 10(3): e0117552.

[2] LI S M, KANG M T, WU S S, et al.Efficacy, safety and acceptability of orthokeratology on slowing axial elongation in myopic children by meta-analysis.Curr Eye Res, 2016, 41(5): 600-608.

[3] LI S M, KANG M T, WU S S, et al.Studies using concentric ring bifocal and peripheral add multifocal contact lenses to slow myopia progression in school-aged children: a meta-analysis.Ophthalmic Physiol Opt, 2017, 37(1): 51-59.

[4] LI S M, LI H, LI S Y, et al.Time outdoors and myopia progression over 2 years in Chinese children: the Anyang childhood eye study.Invest Ophthal Vis Sci, 2015, 56(8): 4734-4740.

[5] LI S M, LI S Y, KANG M T, et al.Near work related parameters and myopia in Chinese children: the Anyang Childhood Eye Study.PLoS One, 2015, 10(8): e0134514.

[6] LI S Y, LI S M, ZHOU Y H, et al.Effect of undercorrection on myopia progression in 12-year-old children. Graefes Arch Clin Exp Ophthalmol, 2015, 253(8): 1363-1368.

[7] OU-YANG B W, SUN M S, WANG M M, et al.Early Changes of Ocular Biological Parameters in Rhesus Monkeys After Scleral Cross-linking With Riboflavin/Ultraviolet-A.J Ref Surg, 2019, 35(5): 333-339.

[8] SUN M, ZHANG F, OUYANG B, et al.Study of retina and choroid biological parameters of rhesus monkeys eyes on scleral collagen cross-linking by riboflavin and ultraviolet A.PloS one, 2018, 13(2): e0192718.

[9] SUN Y Y, LI S M, LI S Y, et al.Effect of uncorrection versus full correction on myopia progression in 12-year-old children.Graefes Arch Clin Exp Ophthalmol, 2017, 255(1): 189-195.

（张丰菊　李仕明）

第六节　调 节 不 足

定义和关键特征

定义:由于调节幅度低于相应年龄所具备的生理水平而导致与近距离工作有关的视物模糊、头痛、眼酸等非特异性症状。

关键特征：

- 常见于老视前成人或青少年。
- 以近距或远距视物模糊为主诉，伴不典型视疲劳症状。
- 少数可出现近距复视。
- 调节幅度、PRA 低于相应年龄所具备的生理水平。
- 反转拍负片不能或反应时间延迟。

临床病例

患者，男，小学二年级学生，2 个多月前开始出现近距视物模糊，偶有重影，远距视力也有所下降。看书久后引发头痛，视物模糊加重，注意力无法持久。晨起症状相对较轻，傍晚加重。曾在当地就诊，眼科医生诊断为"视疲劳"，予"施图伦滴眼液"，使用 10 天后觉症状无明显改善。

【问题 1】 通过上述问诊考虑可能的诊断是什么？

思路 1 患者为学生，近距离工作需求大，出现近距非突发性视物模糊，根据其视物模糊与视近相关，且随视近时间延长而加重，并且使用抗疲劳滴眼液无效等病史，首先考虑是否为调节不足。这是青少年中比较常见的视功能障碍类型。在上小学前很少表现出临床症状，上学后日益增加的近距离学习时间会使症状趋于明显。

思路 2 患者症状以视近模糊为主，有时对远视力也有一定的影响，这对调节不足的诊断具有提示作用。

一些患者由于调节幅度过低，无法看清近距目标，会很努力地调节想尽量看清，从而导致睫状肌痉挛，如果在看远时不能及时放松，会造成视远模糊，类似于"假性近视"的状态。因此其临床表现常为近距离视物模糊，或伴远视力轻度下降，头痛、眼酸、眼痛等症状。

知识点

调节幅度的常用检测方法

移近法/移远法及负镜片法。

如无特殊说明，调节幅度值一般为单眼测量结果。

非屈光参差者一般左、右眼调节幅度差异不超过 1D。

移近法是最常用的检测方法，其测量值明显高于负镜片法。

调节幅度参考值（移近法）：大于 Hofstetter 最小调节幅度公式计算结果（Amp=15−0.25×年龄）。

【问题 2】 调节不足的发病原因是什么？

大多数调节不足都是功能性的，即患者的生理调节能力与工作需求的不匹配，在这些患者身上查不到器质性的病因。一些病理因素，如第三脑神经、睫状肌和晶体本身的异常也可能引起调节不足。

知识点

首次就诊病史采集要点

（1）看远距目标时有无重影。

（2）闭一眼后症状有无改善。

（3）休息后视物模糊、视疲劳症状是否缓解。

（4）有无双眼干涩、痒等伴随症状。

（5）全身疾患史，如免疫性疾病等。

（6）眼部外伤、手术史。

【问题3】 为明确诊断应当做哪些检查?

思路1　眼科基本检查包括视力、裂隙灯和眼底检查,眼底检查应首先在非散瞳状态下使用裂隙灯 + 前置镜或直接检眼镜检查眼底后极部,主觉验光、集合近点、远、近隐斜、调节幅度、调节灵活度、调节滞后(FCC)、正、负相对调节。

调节不足的临床检查特征:调节幅度(移近法)低于相应年龄所具备的最小调节幅度(Hofstetter 最小调节幅度公式);调节滞后高;调节灵活度测量在负镜片面时速度减慢或无法看清;负相对调节(PRA)结果偏低;NPC 后退,但可通过正镜附加得到改善("假性集合不足")。

思路2　为什么有些调节不足患者是以近距重影而不是以近距模糊为主诉?

调节不足的根本原因是调节能力不够,在看近距目标时,调节和集合往往是联动的,单位调节所引起的双眼会聚量称为调节性集合。当患者自身融像性集合能力相对不足时,看近时需要调节性集合一起来维持单像,如果调节幅度过低,调节性集合量不足,容易引起复像。

【问题4】 调节不足应和哪些疾病相鉴别?

思路　最容易与调节不足相混淆的疾病是集合不足和虹膜睫状体挫伤。

鉴别诊断:

1．集合不足　患者也常常以视物复像、模糊等主诉就诊,且视疲劳症状也与近距离用眼密切相关。但该患者调节幅度正常,进一步视功能检查可鉴别。

2．虹膜睫状体挫伤　患者由于睫状肌或支配神经受损,常伴有调节麻痹,近视力出现障碍。但患者有外伤史,裂隙灯检查可发现瞳孔扩大、变形,对光反应迟钝及其他阳性体征。

【问题5】 患者下一步应如何处理?

调节不足的处理通常包含两方面。首先是消除疲劳症状,采用近距正镜附加来补偿不足的调节能力,正镜附加的量可参照精确近附加的测量方法采用正、负相对调节来获得,也可以参照 Sheard 法则的计算来确定。可选择阅读镜或双光镜的矫正方式。其次是改进调节能力,通过视觉训练来改善调节功能,提高调节幅度。

【问题6】 根据上述知识点,如何与患者沟通?

患者教育:

1．调节不足是一种比较常见的双眼视功能障碍,对症治疗方便,治愈率较高。

2．调节不足会严重影响青少年的近距离阅读,由于视物模糊无法保持注意力,影响学习,宜尽早处理。

3．长期近视者不戴眼镜容易诱发调节不足,建议近视患者常戴矫正眼镜。

4．无须药物治疗,要从根本上解决问题需通过视觉训练。

知识点(表 2-2-4)

表 2-2-4　调节测量的正常值

检测项目		正常值	标准差
调节幅度	移近法	>(18−1/3×年龄)	±2D
	负镜片法	>(移近法正常值−2D)	
单眼调节灵活度	儿童(±2.0D,读出字母或数字)		
	6 岁	5.5cpm	±2.5cpm
	7 岁	6.5cpm	±2.0cpm
	8~12 岁	7cpm	±2.5cpm
	成人(±2.0D,看清楚时报告)		
	13~30 岁	11cpm	±5.0cpm
双眼调节灵活度	儿童		
	6 岁	3.0cpm	±2.5cpm
	7 岁	3.5cpm	±2.5cpm
	8~12 岁	5cpm	±2.5cpm
	成人(根据 AMP 选择反转拍)	10.0cpm	±5.0cpm

续表

	检测项目	正常值	标准差
调节滞后	动态检影法	+0.50D	±0.25D
	FCC法	+0.50D	±0.50D
NRA		+2.00D	±0.50D
PRA		−2.37D	±1.00D

注：NRA，负相对调节；PRA，正相对调节。

（瞿　佳）

第七节　辐　辏　不　足

AC/A 比率：代表单位调节所引起的聚散改变量，可分为计算性 AC/A 和梯度性 AC/A 比率。由于近感知性集合的影响，前者得到的值往往大于后者。

计算性 AC/A=瞳距+测量距离×（近隐斜−远隐斜）

梯度性 AC/A=（近距隐斜−加 +1.00D 后的近距隐斜）/（+1.00D）

（内隐斜 +，外隐斜 −）

隐斜：在无融像需求时，两眼视线不对准视标的眼位为隐斜。常用测量方法有遮盖试验、Von Graefe 方法和 Maddox 杆法。

定义和关键特征

定义：由于双眼会聚能力不足而引起的与近距离工作有关的复像、视物模糊，甚至头疼等非特异性症状。

关键特征：

- 常见于青少年或 35 岁以下成人。
- 以近距视物重影为主诉。
- 集合近点后退。
- 远距隐斜正常，近距高度外隐斜。
- AC/A 比率低。
- 调节能力正常。
- 正融像性聚散（PFV）低。

临床病例

患者，男，28 岁，律师。近几年来看书约半小时后即出现双眼酸痛，疲劳，不能持久阅读，休息后缓解，故未予重视。近 1 年来觉症状加重，阅读五六分钟后即出现眼睛刺痛，重影，致无法阅读，休息后仍然出现类似症状。

【问题1】　通过上述问诊考虑可能的诊断是什么？

思路1　患者具有非常严重的视疲劳症状。尽管相当比例的视疲劳症状与"蒸发过强型干眼"有关，但其程度往往较轻，休息后往往能缓解。该年龄段的正常人应该能够非常轻松地进行 1～2 小时的阅读，但该患者却只能维持几分钟，因此应该为近距离的视功能异常。由于患者主诉重影，首先考虑"集合不足"。

集合不足是肌性眼疲劳的最常见原因。但集合不足者在十岁以前很少表现出临床症状，随着课业负担加重症状日益凸显。学生由于视疲劳导致的无法持久阅读常被家长误认为注意力不集中。临床上集合不足的人群中比例较高的是学生、医师、教师和律师等视近需求较高的职业。

思路2　患者的职业特点有较长时间的近距离工作，症状也以与近距离工作密切相关的复视为主，这对集合不足的诊断具有提示作用。

集合不足的临床表现：近距离工作时眼部不适、复像、视力模糊、头疼等。看远时无异常症状。

【问题2】 集合不足的患者均年龄较轻,发病的原因是什么?

集合不足可有多种原因。常常与调节相关,如调节性集合机制失调所引起的集合不足通常源于未矫正的近视或远视,因为近视者看近时不用调节就可以清晰地看到目标,由调节性集合控制的外隐斜可能变得更加明显。也有一些无屈光问题的患者没有明显诱因地发生集合不足。极少数情况下,集合不足可发生在器质性病变之后,例如继发于硬脑膜下血肿。

知识点

首次就诊病史采集要点

(1)看远距目标时有无重影等相关症状。
(2)休息后是否症状会有所缓解。
(3)看近重影的情况是否在一定距离才出现。
(4)遮住一眼后复像是否消失,视物模糊、视疲劳症状是否缓解。
(5)有无双眼干涩、痒等伴随症状。
(6)全身疾患史,如免疫性疾病等。
(7)眼部外伤史。

【问题3】 为明确诊断应当做哪些检查?

思路1 眼科基本检查包括视力、裂隙灯和眼底检查,眼底检查应首先在非散瞳状态下使用裂隙灯+前置镜或直接检眼镜检查眼底后极部。主觉验光、眼外肌运动、集合近点、调节幅度、远、近隐斜、水平聚散融像范围等。

集合不足的临床检查特征:单眼近视力近似于远视力,主觉验光后远矫正视力正常,集合近点后退,往往>10cm,重复检查时集合近点持续后退,有疲劳效应。调节幅度正常。远距隐斜正常,近距高度外隐斜,根据隐斜结果所得的AC/A比率偏低。正融像水平会聚能力偏低。

思路2 患者看到复像的原因?

集合不足主要是由于正融像性会聚能力不够,即双眼内直肌肌肉收缩力量不足造成。人眼从看远到看40cm的近距有约15$^\triangle$的聚散需求,如果正融像性会聚力量不足,双眼视线无法聚集在近距某一目标上,该视标对应于一眼的黄斑中心凹和另一眼的非中心凹区,就产生了复像。

聚散需求:两眼转动中心连线,即基线至外物距离(m)之倒数,单位为米角;或以棱镜度为单位,为瞳距(cm)/外物距离(m)。

【问题4】 集合不足应和哪些疾病相鉴别?

思路 最容易与集合不足相混淆的疾病是假性集合不足(实质为调节不足)和单纯性外隐斜。

鉴别诊断:

1. 假性集合不足 患者也常常以视物复像、模糊等主诉就诊,且视疲劳症状也与近距离用眼密切相关。隐斜测量结果与集合不足非常相似,但其根本原因是调节不足,调节幅度低,调节滞后高,会出现通过正镜附加可以使集合近点移近的悖理性现象。

2. 单纯性外隐斜 患者远距也表现为较大的外隐斜,AC/A比率正常。

【问题5】 患者下一步应如何处理?

集合不足的首选治疗是通过视觉训练改进正融像性聚散功能,视觉训练对缓解集合不足症状的成功率很高。少数情况下可选择在近距工作时使用棱镜处方,但由于"棱镜适应"现象的存在,一般只用于短期内缓解症状,尤其对于青少年,开棱镜处方须慎重。(棱镜适应:视野被眼前施加的棱镜水平或垂直方向移动后感觉运动系统的适应现象。)

【问题6】 根据上述知识点,如何与患者沟通?

患者教育:

1. 集合不足是一种最常见的双眼视功能障碍,其治愈率最高。

2. 集合不足会严重影响近距离阅读,使其由于复像、眼部不适等分散注意力,甚至无法学习和工作,宜早期处理。

3. 近视者不戴眼镜容易诱发集合不足,建议近视患者常戴矫正眼镜。

4. 无须药物治疗,主要通过视觉训练方法来进行矫正。

5. 针对一些急需缓解症状的患者,在视觉训练的基础上,可予棱镜处方。

知识点(表 2-2-5)

表 2-2-5　双眼视检查正常值

检测项目		正常值	标准差
遮盖试验	远距	1△外隐斜	±2△
	近距	3△外隐斜	±3△
AC/A 比率		4△/D	±2△
水平聚散范围		远距 BO	
	6 岁	5.5cpm	±2.5cpm
	7 岁	6.5cpm	±2.0cpm
	8～12 岁	7cpm	±2.5cpm
		远距 BO	
	模糊点	9△	±4△
	破裂点	19△	±8△
	恢复点	10△	±4△
		近距 BI	
	破裂点	7△	±3△
	恢复点	4△	±2△
		近距 BO	
	模糊点	17△	±5△
	破裂点	21△	±6△
	恢复点	11△	±7△
		近距 BI	
	模糊点	13△	±4△
	破裂点	21△	±4△
	恢复点	13△	±5△
集合近点		调节视标	
	破裂点	5cm	±2.5cm
	恢复点	7cm	±3.0cm
		笔灯/红色滤光片	
	破裂点	7cm	±4cm
	恢复点	10cm	±5cm

(瞿　佳)

第八节 低 视 力

定义：低视力是一个功能性的定义，可应用于任何患有疾病或功能紊乱影响视觉系统的患者，指"经过手术、各种药物等治疗及标准的屈光矫正后视力仍达不到患者需要的标准"。

【诊断标准】

见表 2-2-6、表 2-2-7。

表 2-2-6　WHO 的视力损伤分类标准

类别	日常生活远视力（presenting distance visual acuity）	
	视力低于	视力等于或优于
轻度或无视力损伤（mild or no impairment） 0		6/18 3/10（0.3） 20/70
中度视力损伤（morderate visual impairment） 1	6/18 3/10（0.3） 20/70	6/60 1/10（0.1） 20/200
重度视力损伤（severe visual impairment） 2	6/60 1/10（0.1） 20/200	3/60 1/20（0.05） 20/400
盲（moderate blindness） 3	3/60 1/20（0.05） 20/400	1/60 1/50（0.02） 5/300（20/1 200）
盲（severe blindness） 4	1/60 1/50（0.02） 5/300（20/1 200）	光感 （light perception）
盲（total blindness） 5	无光感 （no light perception） 未确定或未具体说明（undertermined or unspecified）	

表 2-2-7　我国制定的低视力及盲的标准（1987 年）

类别	级别	最佳矫正视力（双眼中好眼）
盲	一级盲	0.02～光感，或视野半径<5°
	二级盲	0.05～0.02，或视野半径<10°
低视力	一级低视力	0.10～0.05
	二级低视力	0.3～0.1

临床病例

赵某，女，49 岁。职业：教师。由于"双眼高度近视，双眼轻度白内障，双眼黄斑出血，高血糖"予药物治疗后视力差由眼底内科转诊至低视力专科。

【问题 1】 患者最为迫切的视力需求是什么？

思路　需进行详细问诊，包括既往史、现病史、职业、爱好等。

知识点

低视力患者病史、生活质量评估表（表2-2-8）

表2-2-8　低视力基本问诊病历

患者姓名_____　编号_____　检查日期_____

性别

年龄

电话_____　联系地址

眼病诊断

患者是何种方式来本科检查的　□自己来的　□医院内部会诊，转诊医师　□其他地方转诊　□其他

患者主诉

独立行走能力　□独立　□部分受限制

看远预期目标

看近预期目标

电脑验光

现有助视器处方　药物史/住院史/家族史

病史：□高血压、□糖尿病、□心脏病、□脑卒中、□甲状腺病、□帕金森病、□过敏、□听力、□语言、□精神病/情绪化的

记录方法：圈出 Y、N、N/A 如果没有适当的答案选择 N/A

日常生活技能、健康评估				行走能力评估			
你是否有任何困难？（包括任何生活质量和社会活动能力的下降）							
能否做家务（打扫卫生）	Y	N	N/A	能否单独外出	Y	N	N/A
能否准备食物（切、洗、烧菜）	Y	N	N/A	外出有任何困难	Y	N	N/A
能否看到灶具的开关	Y	N	N/A	能否独自在本地出行	Y	N	N/A
能否看到灶具的火光	Y	N	N/A	能否独自出远门	Y	N	N/A
能否看到盘子里的食物	Y	N	N/A	能否看到行驶的车辆	Y	N	N/A
能否辨认纸币或者硬币	Y	N	N/A	能否看到交通信号灯	Y	N	N/A
能否梳妆打扮自己	Y	N	N/A	能否看到路牌	Y	N	N/A
能否选择衣物	Y	N	N/A	能否穿越马路	Y	N	N/A
能否看到药品、标签	Y	N	N/A	能否绕开行人或者障碍物	Y	N	N/A
能否看时间	Y	N	N/A	能否看到台阶和扶手	Y	N	N/A
能否书写或签名	Y	N	N/A	行走是否会跌倒	Y	N	N/A
能否看到电话和使用电话	Y	N	N/A	使用拐杖/助行器/其他	Y	N	N/A
交流能力、生活娱乐评估				是否有以下问题？　眩光　照明　颜色			
能否阅读标题	Y	N	N/A	在阴天、雨天是否有视觉影响	Y	N	N/A
能否阅读大字题的刊物	Y	N	N/A	昏暗的灯光下是否有视觉影响	Y	N	N/A
能否阅读普通字体大小的书本	Y	N	N/A	能否适应眩光及亮光	Y	N	N/A
能否阅读小字体的印刷品	Y	N	N/A	是否有太阳镜	Y	N	N/A
能否阅读电子邮件或账单	Y	N	N/A	强光下是否能帮助阅读	Y	N	N/A
能否看到商品价格	Y	N	N/A	太阳镜是否有效？如果没有，是太亮还是太暗			
能否在远距离看电视	Y	N	N/A	是否能分辨颜色？			
能否看见图片	Y	N	N/A	其他信息评估			
能否认出人脸	Y	N	N/A	患者能否达到看远预期目标　1　2　3　4　5			
能否胜任目前工作	Y	N	N/A	远用助视器处方			
能否使用电脑	Y	N	N/A	患者能否达到看近预期目标　1　2　3　4　5			
工作是否能及时完成	Y	N	N/A	近用助视器处方			
备注				康复宣教时间　□小于1小时　　□1～2小时　　□2～3小时			
				患者总共需要配_____种助视器			
				首诊后随访时间			

【问题2】 患者表示走路等基本生活技能尚可应付，但在超市看不清标签，坐公交车看不清路牌等。为满足患者的视力需求，需要做哪些检查？

思路 需检查患者裸眼远近视力、原镜戴镜远近视力、主觉/检影验光、最佳矫正视力、眼位、眼球运动、眩光、对比敏感度、视野、裂隙灯和眼底检查。

门诊详细查体记录如下：

VA（CC）：OD 0.1，OS 0.16，OU 0.16@5m

OD 0.16，OS 0.2，OU 0.2 @40cm

VA（SC）：OD 0.01，OS 0.05，OU 0.05@D5m

OD 0.3，OS 0.4，OU 0.4 @15cm

HT: ortho, CT: 不动 @D&N, EOM: SAFE

hab RX: OD −7.00Ds,

OS −7.00 Ds, PD=60mm

Sub: VA: OD −6.75 Ds /−0.50 Dc*180=0.1 @5m

OS −7.00 Ds /−0.50 Dc*175=0.16 @5m

OU 0.16 @5m

PD=60mm Add=+1.75D

VA: OD −5.00Ds /−0.50 Dc*180=0.2 @35cm

OS −5.25 Ds /−0.50 Dc*175=0.3 @35cm

OU 0.3 @35cm

Mars 对比敏感度检查：OD: 1.12 OS: 1.48 OU: 1.52

（单眼对比敏感度中度下降，双眼正常）

视野检查：稍受限

双外眼（−），双眼晶状体后极部略混浊，余未见明显异常，TBUT OD 10″，OS 15″。IOP: OD 12mmHg, OS 13mmHg。小瞳下眼底可见：双眼视网膜呈豹纹状，视盘颞侧周边见棕褐色色素沉着，黄斑区可见散在出血斑块。

【问题3】 患者表示走路等基本生活技能尚可应付，但在超市看不清标签，坐公交车看不清路牌等。为满足患者的基本生活需求需达到基本的远近视力？患者有无个性化需求？

思路1 根据患者需求，若需提高远视力，各有哪些助视器可供选择？

低视力常用的远用光学助视器为眼镜式望远镜（伽利略望远镜）和单筒手持望远镜（开普勒望远镜）。其区别见表2-2-9。

表2-2-9 伽利略望远镜和开普勒望远镜的区别

种类	倍数	棱镜片	焦距	光学设计	重量	畸变	镜筒
伽利略望远镜	常用的放大倍数为2倍	不需要加棱镜片系统	可为调焦及非调焦式	光学设计比较简单	重量轻，可以装在眼镜内	周边畸变明显	镜筒较短
开普勒望远镜	放大倍数可达10倍	需要加棱镜片变倒像为正像	常为调焦式	光学设计较复杂	重量大一些，仅少数装在眼镜上	周边畸变轻，成像的质量及亮度佳	镜筒较长

思路2 根据患者需求，若需提高近视力，各有哪些助视器可供选择？

低视力常用的近用光学助视器为近用眼镜式助视器，手持式/立式放大镜，近用便携式电子助视器，近用（或中距）望远镜，可根据患者视力等情况选择。也可采用CCTV，来提高患者的远近视力。

【问题4】 还有无其他低视力康复方式，可提高患者的生活技能，提高生活质量？

思路 除了光学助视器，还有非光学助视器，以及视觉引导等康复训练。

可通过太阳帽（或称大檐帽）、眼镜遮光板、宽边滤光镜、光致变色镜片、偏振光眼镜、着色镜片、夹镜镜片等控制光线传送；有效控制照明、反光；增强对比度；利用大字印刷品、大字号的电话拨号盘的相对体积大小或线性放大作用；阅读架，书写定位器等提高患者生活工作技能。还可使用非视觉性辅助设备，如导盲犬、手杖、水杯报警器、自动穿线器等。

可进行视觉引导及基本生活技能（如晾晒、叠衣服，炒菜等）康复训练。

（瞿　佳）

第三章　晶　状　体　病

正常的晶状体为富有弹性，形如双凸透镜的透明体，位于虹膜与玻璃体之间，赤道部借悬韧带固定于睫状体，是眼屈光介质的重要部分，具有调节功能。晶状体的营养来源于房水和玻璃体，任何先天或者后天的因素，引起晶状体囊膜受损或房水代谢变化时，均可导致晶状体透明度降低或颜色的改变从而引起白内障，该病已成为世界范围内首位的致盲性眼病。临床上白内障常按病因分为先天性和后天获得性如年龄相关性、并发性、外伤性、药物及中毒性等。白内障的主要临床表现为视力下降、对比敏感度下降，可伴有屈光改变、单眼复视、眩光、色觉改变、视野缺损等。除白内障外，另一类的晶状体疾病因其位置发生变化引起，称为晶状体脱位或异位。晶状体疾病影响患者视功能时，手术是其有效的治疗方法。

第一节　年龄相关性白内障

年龄相关性白内障（age-related cataract）是最常见的白内障类型，是多种因素综合作用引起晶状体发生老化的一种退行性病变。一般从 50 岁开始，中老年人的患病率随着年龄的增加而明显升高，在我国，80 岁以上的老人白内障患病率高达 80% 以上。流行病学调查发现：年龄、职业、性别、紫外线、糖尿病、高血压及营养状况等均为年龄相关性白内障的危险因素。年龄相关性白内障常以晶状体混浊最早出现的部位进行分类，包括皮质性、核性和后囊下白内障。年龄相关性白内障目前暂无有效药物治疗方法，手术摘除联合人工晶状体植入是其治疗的主要方法。

定义和关键特征

定义：中老年人的晶状体由于透明度降低或颜色改变所导致的光学质量下降的退行性病变

关键特征：

● 视力逐渐减退；

● 对比敏感度下降；

● 晶状体皮质、核或后囊下混浊。

合并特征：

● 近视、单眼复视或多视；

● 眩光、色觉改变、视野改变。

临床病例

患者，女，65 岁，双眼逐渐视力下降近 8 年，无明显眼红、痛等不适。既往无其他眼病史。专科检查：右眼视力 0.3，矫正无提高，眼压 18mmHg；左眼视力 0.4，矫正无提高，眼压 17mmHg。双眼结膜无充血，角膜透明，前房轴深 3CT，房水清，小瞳下检查见双眼晶状体明显皮质性混浊（图 2-3-1），隐见眼底视网膜平伏。

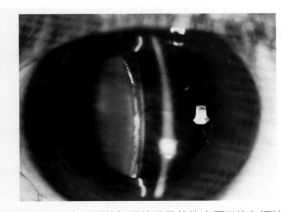

图 2-3-1　右眼裂隙灯照片示晶状体皮质不均匀混浊

【问题1】 通过上述问诊与初步检查考虑可能的诊断是什么?

该患者为老年人(65岁),双眼出现无痛性的视力逐渐下降。专科检查可见明显的晶状体混浊,符合年龄相关性白内障的混浊特点,考虑为年龄相关性白内障。

知识点

年龄相关性白内障的诊断要点

50岁以上患者,具有典型的临床表现,即双眼无痛性视力下降,裂隙灯下可见晶状体混浊。

【问题2】 对该患者还需询问什么病史?

通过询问患者的病史排除其他类型的白内障。

1. 与视功能下降有关的所有症状。
2. 戴镜史。了解屈光状态、老视出现的年龄与戴镜度数。
3. 药物,如激素的使用史。
4. 外伤史。
5. 全身疾病史,如高血压、糖尿病等。

知识点

年龄相关性白内障与其他白内障的鉴别

1. 并发性白内障 由其他眼病引起的晶状体混浊,具有以下特点:①白内障必须伴有其他眼病;②往往发病年龄更早;③晶状体混浊多始于晶状体后囊膜下,可表现为特征性的玫瑰花瓣状。

2. 外伤性白内障 有明确的眼外伤史,晶状体混浊的发展速度较快。

3. 药物及中毒性白内障 长期应用某些药物或接触某些化学药品引起的白内障。药物包括皮质类固醇、氯丙嗪、抗肿瘤药物、缩瞳剂和避孕药等。化学物质包括苯及其化合物、萘、金属等。初期往往表现为晶状体前后囊下的混浊。根据药物或化学药品接触史、混浊形态和年龄可以与年龄相关性白内障相鉴别。

4. 放射性白内障 微波、红外线、紫外线、X线等射线可被晶状体吸收,引起晶状体混浊。白内障的形态根据引起的射线不同,表现也不同。可以根据明确的放射线接触史进行鉴别。

5. 代谢性白内障 由于一些代谢性因素异常而引起的晶状体混浊。主要包括糖尿病性白内障、半乳糖性白内障、低血糖性白内障、低血钙性白内障和Wilson病。可以根据发病年龄、血液检测及其他全身异常表现来鉴别。

【问题3】 针对上述诊断,对该患者的检查包括哪些方法?

思路1 由于晶状体的混浊往往由周边部开始,检查前应充分散大瞳孔,检查时可用裂隙灯显微镜检查,亦可采用直接检眼镜检查或手电筒检查。

思路2 当视力减退与晶状体混浊情况不相符合时,需做进一步检查。避免漏诊其他眼病。

知识点

白内障检查方法包括:

1. 裂隙灯显微镜检查法 用直接焦点照明法、镜面反射照明法、后照反光法和弥散照明法等检查晶状体混浊的部位、形态、范围和颜色。

2. 手电筒检查法 用聚光光源由侧面照射瞳孔缘,当晶状体混浊只位于皮质深部或晶状体核时,可在混浊区与瞳孔缘之间形成一透明区域呈现新月形阴影,称为虹膜投影。如晶状体完全混浊则不见虹膜投影。

【问题4】 临床上如何对年龄相关性白内障进行分类,如何对其程度进行分级?
思路1 可根据晶状体混浊开始出现的部位进行分类。该患者为皮质性白内障。

> 知识点:
>
> 年龄相关性白内障的分类方法:
> 1. 皮质性白内障 为最常见的白内障,根据其病程发展又可分为4期:初发期、未成熟期、成熟期及过熟期。
> 2. 核性白内障 此型白内障发病较早,一般40岁左右开始,进展缓慢。核的混浊从胎儿核或成人核开始,核的颜色可逐渐加深,从黄色到黄褐色、棕色、棕黑色,甚至黑色。
> 3. 后囊下白内障 位于后囊膜下许多黄色小点、小空泡、结晶样颗粒构成的盘状混浊。混浊区多位于视轴上,早期可表现出明显的视力下降。

思路2 根据裂隙灯、检眼镜等检查可对皮质性白内障进行分期,该患者双眼应为未成熟期。

> 知识点
>
> **皮质性白内障分期方法**
>
> 1. 初发期 裂隙灯检查晶状体皮质可见空泡、水隙、楔形混浊,检眼镜检查可见轮辐状或片状固定阴影。
> 2. 未成熟期(膨胀期) 晶状体混浊明显但仍有透明区,出现虹膜投影现象。前房可变浅,生物测量可见晶状体厚度增加。部分有青光眼体质(如前房浅、眼轴短)的患者会诱发青光眼急性发作。
> 3. 成熟期 晶状体皮质完全混浊。
> 4. 过熟期 晶状体囊膜皱缩和出现钙化点,皮质乳白色液化,可见核下沉。患者会出现晶状体过敏性葡萄膜炎、晶状体溶解性青光眼、晶状体脱位等并发症。

思路3 临床上记录晶状体混浊程度的方法是:散大瞳孔后,用裂隙灯观察晶状体的混浊部位及情况,参考裂隙灯照片和后照法,通过与相应的分级标准比较,记录相应分级。根据目前临床常用的LOCSⅢ分级系统,本病例应记录为:C4NO2NC2P1。

> 知识点
>
> **晶状体混浊程度的分级**
>
> 目前,晶状体混浊分级常用的是晶状体混浊分级系统Ⅲ(lens opacities classification system Ⅲ,LOCSⅢ)。LOCS Ⅲ使用一组标准的彩色裂隙灯照片,将晶状体核混浊(NO)、晶状体核颜色(NC)、皮质混浊(C)和后囊膜下混浊(P)分成标准等级,将患者晶状体与标准图片比较,以确定患者白内障的程度。LOCSⅢ分级标准中,二级之间的间隔是10,即每增加0.1级晶状体混浊程度就有增加。混浊程度的判定必须是比下一级标准明显而轻于或等于上一级标准,对于皮质和后囊下白内障,分级范围从0.1~5.9,对于核性白内障,分级范围从0.1~6.9。核分级≥4定义为核性白内障;皮质分级≥2定义为皮质性白内障;后囊混浊分级≥2定义为后囊下白内障。图谱请见参考文献7。

思路4 临床上另一种常用的分级方法是Emery核硬度分级法,主要为选择手术方式提供依据,根据Emery核硬度分级法该患者应为双眼Ⅱ级核。

> 知识点
>
> **Emery核硬度分级**
>
> Ⅰ级:透明、无核、软性。

Ⅱ级：核呈黄白色或黄色，软核。

Ⅲ级：核呈深黄色，中等硬度核。

Ⅳ级：核呈棕色或琥珀色，硬核。

Ⅴ级：核呈棕褐色或黑色，极硬核。

【问题5】　判断该患者是否需行白内障摘除手术的标准是什么？

> 知识点
>
> 白内障患者手术时机应考虑以下因素：
>
> 1. 生活质量　视力下降影响患者生活质量，特别是年龄较轻的患者和特殊职业者，如司机、飞行员和从事精细工作的人员等，需根据患者的具体情况决定手术时机。
>
> 2. 视力　当患者的矫正视力≤0.5时，可考虑行超声乳化白内障摘除联合人工晶状体植入手术。特殊职业者、后囊下混浊白内障患者、有内眼手术史的患者以及有屈光不正伴白内障的患者可适当放宽手术适应证。
>
> 3. 对比敏感度和眩光　由于对比敏感度下降和眩光，部分患者即使Snellen视力表检查视力良好，仍主诉有明显的视物障碍，也可作为手术的适应证。

【问题6】　跟该患者进行沟通后，患者同意并要求行白内障手术，我们应该采取哪种手术方式摘除白内障？摘除白内障后怎样进行屈光矫正？

思路1　根据患者目前右眼视力仅为0.3，且已经影响患者生活质量，可考虑行超声乳化白内障吸除术；如果没有超声乳化设备，也可考虑行现代白内障囊外摘除术，手术方式的选择可参考第三篇第七章白内障手术。

思路2　如果给患者进行了白内障摘除术，可联合行人工晶状体植入术。

> 知识点
>
> 目前摘除白内障的主要手术方式包括：
>
> 1. 现代白内障囊外摘除术。
>
> 2. 晶状体超声乳化吸除术。

> 知识点
>
> 白内障摘除术后的屈光矫正：
>
> 1. 人工晶状体植入术，目前一般都采取该方式进行屈光矫正。
>
> 2. 角膜接触镜。
>
> 3. 框架眼镜，应用于双眼无晶状体状态。

【问题7】　如果拟植入人工晶状体，如何进行人工晶状体度数的计算？

思路1　人工晶状体计算的方法：详见第三篇第七章。

思路2　哪些因素会影响人工晶状体计算的准确性？

> 知识点
>
> 目前所有IOL公式均基于算术公式，需要的常用参数：角膜屈光度、眼轴长度、A常数，新型计算公式还考虑前房深度、晶状体厚度等。因此，严重的角膜散光、圆锥角膜、既往角膜屈光手术史、高度近视、高度远视等情况，可能影响人工晶状体公式的选择和计算结果的准确性。

【问题8】 手术前应如何与患者及其家属沟通?

1. 患者术眼情况。

2. 可采取的治疗方案及人工晶状体的选择。

3. 手术可能的风险。

4. 术后效果。

5. 围手术期用药和护理。

【问题9】 白内障术后复诊应注意什么问题?

知识点

白内障手术后复诊应观察的项目

1. 视功能,眼压。

2. 裂隙灯检查:观察伤口愈合情况、前房稳定性及是否有炎症反应、人工晶状体位置及是否发生后囊膜混浊或囊袋皱缩等。

3. 眼底检查:检查患眼眼底情况,评估视功能。

【问题10】 在给该患者行白内障超声乳化摘除联合人工晶状体植入术后1年,如果发现晶状体后囊膜出现混浊,应如何处理?

思路1 后囊膜混浊如未遮挡视轴区,对视功能影响不大可随诊观察。

思路2 当混浊遮挡视轴区或影响视功能时,建议行激光晶状体后囊膜切开术。详见第三篇第七章第三节Nd:YAG激光后囊膜切开术。

（郑丹莹）

第二节 先天性白内障

先天性白内障(congenital cataract)是指出生前即存在或出生后才逐渐形成的先天遗传性或发育障碍所引起的晶状体混浊。先天性白内障的患病率为0.01%~0.15%。先天性白内障是儿童失明和弱视的重要原因。我国22%~30%的盲童是由先天性白内障所致。先天性白内障可单眼发病,也可双眼发病;可伴发眼部或全身其他异常,也可为单纯晶状体混浊。先天性白内障的治疗以手术为主,同年龄相关性白内障不同,其术后常常伴发各种并发症,治疗中需权衡利弊,把握手术指征,恰当的手术时机和术式的选择对患儿视功能预后极为关键。术后积极随访、及时处理并发症、早期进行屈光矫正、防治弱视也是先天性白内障治疗的重要环节。

定义和关键特征

定义:出生前即存在或出生后才逐渐形成的先天遗传性或发育障碍所引起的晶状体混浊。

关键特征:

● 往往表现为"白瞳症";

● 出生前后出现的晶状体混浊;

● 多数为静止性,少数出生后继续发展;

● 常常伴有斜视和弱视;

● 晶状体混浊形态表现各异。

知识点

先天性白内障的分类

Chen WR等按照晶状体浑浊部位的不同将先天性白内障分为:全白内障,前部白内障、中部白内障和后部白内障,研究发现不同类型的白内障眼前节参数不同(图2-3-2)。

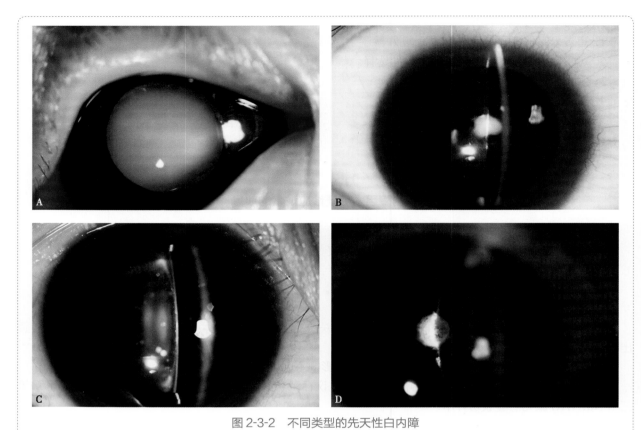

图 2-3-2 不同类型的先天性白内障
A. 全白内障；B. 前部白内障；C. 中部白内障；D. 后部白内障。

临床病例

患儿，男，1月龄，因"发现双眼黑眼珠中央发白1周"就诊。就诊的病史采集如下：

患儿母亲1周前偶然发现患儿双眼黑眼珠中央发白，患儿无明显眼红、眼肿。遂到当地医院就诊，诊为"白瞳症"，未予处理，建议转上级医院就诊。

【问题1】 根据患儿问诊的情况，考虑什么疾病？

思路1 对于发现小孩黑眼珠发白，首先考虑的就是白瞳症，而白瞳症中最常见的是先天性白内障。

知识点

小儿白瞳症的常见原因

先天性白内障、视网膜母细胞瘤、弓蛔虫病、Coats病、永存原始玻璃体增生症、早产儿视网膜病变等。

思路2 白瞳症的鉴别诊断，病史采集是非常关键的。经过详细地询问病史，患儿母亲有先天性白内障史、母亲妊娠期间无明显异常病史、患儿足月顺产、无吸氧史。因此考虑先天性白内障的可能性最大。通过病史已经可以排除早产儿视网膜病变。

知识点

小儿眼病病史采集

（1）家族遗传史：先天性白内障、视网膜母细胞瘤患儿很多都有家族遗传史。

（2）母亲妊娠期间病史，如病毒感染史、疾病史、放射线照射史、服用药物史等，这些病史都可能和先天性白内障的发病相关。

（3）生产史：主要为小儿出生时是否早产、是否低体重、是吸过氧，这些病史和早产儿视网膜病变以及先天性白内障可能相关。

（4）动物接触史：如接触过狗等，与弓蛔虫病的发生密切相关。

（5）小儿全身疾病史：如部分染色体病可能伴有白内障。

【问题2】 为了明确诊断，需要进行的检查有哪些？

思路1 一般可在全麻下对患儿进行裂隙灯显微镜和检眼镜检查。检查发现患儿结膜无充血，角膜透明、大小正常，前房中等深度、清，虹膜纹理清晰，散瞳后可见晶状体中央白色混浊约 6mm×6mm 大小（图 2-3-3），眼底窥不清。

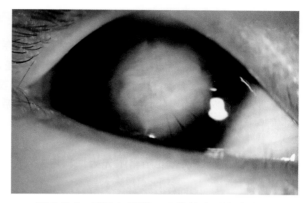

图 2-3-3 裂隙灯照片示晶状体皮质完全浑浊

知识点

先天白内障的常规检查

1. 发病的部位：到底是在晶状体上还是在眼底。
2. 若晶状体混浊，需要散瞳后观察混浊的形态、混浊的大小、混浊的程度。
3. 应散瞳详细检查眼底。

思路2 通过上述体检结果，我们基本可以得出双眼先天性白内障的诊断。但是需要注意的是视网膜母细胞瘤、弓蛔虫病、永存原始玻璃体增生症、早产儿视网膜病变等均可伴有晶状体的混浊，需要加以鉴别。

知识点

对于白瞳症的鉴别一般需做 B 超检查了解玻璃体及视网膜情况。先天性白内障的患儿 B 超检查结果提示双眼视网膜、脉络膜、玻璃体未见明显异常。

【问题3】 该患儿是否需要手术治疗？

思路 决定先天性白内障是否需要手术需要判断混浊的范围和致密程度。一般认为直径大于 3mm 的致密白内障需要手术干预。该患儿晶状体中央混浊约 6mm×6mm 大小，且不能窥见眼底。所以需要手术治疗。

知识点

先天性白内障的手术指征

1. 位于视轴中央的致密白内障，直径大于 3mm。
2. 影响医生检查眼底的混浊。
3. 合并斜视。
4. 合并眼球震颤。
5. 不能固视者。

【问题 4】 是否应该立即对该患儿进行双眼白内障手术?

思路 1 由于小儿,尤其是新生儿全身各个系统发育尚不成熟,全身麻醉的风险较大;而且新生儿眼球对手术创伤的耐受性也较小,越早手术术后的并发症也越多,所以我们应该尽量推迟手术。但是如果推迟手术,错过了视觉发育的敏感期,先天性白内障引起的视觉剥夺又会对患儿的视觉发育造成严重影响。此时应如何处理?

> **知识点**
>
> ### 双眼白内障手术时机
>
> 关于先天性白内障患者手术时机的选择尚存争议,Lamber 等的研究显示,对于双眼致密性白内障患儿,当手术推迟到出生 10 周后,预后普遍较差,故建议双眼致密性白内障最好在出生 10 周内手术。该患儿目前仅为 1 个月大,立即手术术后并发症较多,建议等其 10 周大时手术。近期 Lin HT 等的研究表明,对于双眼致密性白内障患儿,较之于出生后 3 个月行手术治疗,出生后 6 个月行手术治疗不仅可使手术安全性得以提高且使患儿获益更多。

思路 2 如果该患儿是单眼先天性白内障,其手术时机选择有所不同。

> **知识点**
>
> ### 单眼白内障手术时机
>
> 对于致密的单眼先天性白内障,Birch 等的研究显示患儿手术时间和最终视力密切相关,出生 6 周以内手术术后视力明显优于 6 周以后手术者,同时考虑到 4 周以内手术患儿并发症较多,一般建议 4~6 周手术。对于非致密的单眼白内障患儿,考虑到患儿血 - 房水屏障发育不完善,过早手术,术后炎症反应与增殖都非常严重,因此建议将手术时机适当推迟。

【问题 5】 对该患儿进行的白内障手术是否需要进行晶状体后囊膜切开和前段玻璃体切割术?

思路 由于小儿白内障术后几乎 100% 会发生后发性白内障,考虑到小儿术后难以配合行激光后囊膜切开术,应如何进行处理以预防其发生?

> **知识点**
>
> ### 预防后发性白内障的手术处理
>
> 建议一期手术时进行后囊膜切开。如果仅仅只切开后囊膜而保留玻璃体前界膜,增生的晶状体上皮细胞会蔓延到玻璃体前界膜,同样会引起视轴区的混浊。所以建议一期手术同时行前段玻璃体切割术。但在患儿中,行前段玻璃体切除后,术后炎症反应往往较重,随着分子生物学技术的进展,近年,Liu 和 Zhang 等利用晶状体上皮细胞实现了透明晶状体的原位再生,该术式在周边囊膜采用小切口手术,对晶状体正常的生理过程影响小且不需扰动玻璃体,不仅可以减轻术后炎症反应而且还可降低后发障的发生概率,有望成为一种具有前景的先天性白内障治疗手段。

【问题 6】 对于该患儿一期手术是否要植入人工晶状体(intraocular lens,IOL)?

思路 1 由于该患儿双眼致密性先天性白内障,尽管一期 IOL 植入手术能够最快实现矫正视力、防治弱视、恢复视功能的目的,但是考虑到患儿眼球尚未发育完全,植入 IOL 术后炎症反应较重、继发性青光眼发生率高,再次手术比率高,一般不建议在一期植入 IOL。

思路 2 如果该患儿是单眼致密性先天性白内障,那么情况会复杂些。患儿白内障摘除术后,如果不植入 IOL,患儿会因为屈光参差导致患眼弱视,如果给予框架眼镜,由于患儿对侧眼为正常眼,视功能正常,所以多不愿意佩戴框架眼镜。对于这类患儿,此时应如何处理?

> 知识点
>
> 　　目前主要有两种处理方式可供选择：其一是直接一期植入 IOL；其二是一期行单纯白内障摘除，术后佩戴角膜接触镜。婴儿无晶体眼治疗研究组（The Infant Aphakia Treatment Study Group）联合 12 个机构进行了一个大型的临床随机对照研究，患儿为 6 个月以内的单眼致密性白内障患儿，随机分为两组，一组一期手术时植入 IOL，另一组一期手术只行白内障摘除，术后佩戴角膜接触镜。目前短期的研究结果提示两者术后视力无差异，但是植入 IOL 组的术后并发症、花费、重新手术率更高。所以对于这类患儿，目前建议首选配戴角膜接触镜。

【问题 7】　该患儿手术后应该如何用药？

　　思路　由于小儿的血房水屏障尚不完善，术后炎症反应往往较成人重，一般需加强抗炎治疗。

> 知识点
>
> ### 患儿白内障术后用药
>
> 　　1. 使用激素滴眼液局部抗炎治疗，早期可 2 小时 1 次，一般需用 1 个月。
> 　　2. 为了加强抗炎效果，可以加用非甾体抗炎药水局部点眼。
> 　　3. 为了预防感染，早期也应该使用局部抗生素滴眼液。
> 　　4. 对于术后炎症反应较重的患儿，也可加用散瞳剂。
> 　　5. 对于不能够耐受局部用药的患儿，可以全身使用激素治疗。
> 　　患儿用药依从性是影响手术预后的重要方面，有助于提高患儿用药依从性的新型给药手段的研发已成为先天性白内障防治的迫切需求。

【问题 8】　先天性白内障一期手术后常见并发症有哪些？

> 知识点
>
> ### 先天性白内障术后的常见并发症
>
> 　　1. 继发性青光眼　包继发性开角型青光眼和继发性闭角型青光眼，其中继发性开角型青光眼常见的原因有粘弹剂残留、手术造成房角结构和小梁功能损害等，继发性闭角型青光眼常见的原因有晶状体残存皮质造成周边虹膜膨隆引起房角关闭、玻璃体疝、瞳孔后粘连和瞳孔膜闭引起的瞳孔阻滞等。
> 　　2. 后发性白内障。
> 　　3. 瞳孔区机化膜形成。
> 　　4. 葡萄膜炎。

【问题 9】　该患儿一期白内障摘除术后随访应该进行哪些检查？

　　1. 视力　对于小儿早期的视力检查可以使用 CSM 法、图形视力表等方法进行评估。

　　2. 眼压　由于术后炎症反应重，先天性白内障术后患儿发生青光眼的比率较高，所以每次复查均需检测眼压。

　　3. 裂隙灯显微镜　主要是观察是否有后发性白内障、虹膜粘连等眼前节异常的发生。

　　4. 眼底　主要观察是否合并眼底异常，也可以帮助判断后发性白内障的程度。

　　5. 验光　主要是为了矫正手术后无晶状体引起的屈光不正。若不及时矫正这种严重屈光不正，会导致患儿弱视的发生。

　　6. 眼位检查　眼位的检查往往会被忽视，如果出现明显的斜视，往往提示非主视眼有弱视的发生。

【问题 10】　该患儿进行一期白内障手术后应该怎样进行屈光矫正？

　　思路 1　先天性白内障患儿进行白内障摘除术后，患儿将处于高度远视的屈光状态，应该尽快矫正其屈光不正,重建视功能,防止弱视的发生。可以采取佩戴眼镜或佩戴角膜接触镜进行矫正。

思路 2 若该患儿为单眼先天性白内障,最好采用何种方式矫正屈光不正。由于框架眼镜具有较大的物象放大效应,单眼无晶状体眼中屈光参差约 15D,若佩戴眼镜将造成严重的物象不等,影响视觉发育。对于这类患儿一般采用配戴角膜接触镜的方式进行矫正。

【问题 11】 该患儿于多大时行白内障摘除手术,目前已 5 个月大,复诊时,患儿家长诉角膜接触镜难以护理,佩戴框架眼镜又太重,希望能够植入 IOL,何时植入 IOL 最佳?

思路 从先天性白内障术后的屈光不正矫正效果来看,IOL 肯定最为理想,它能够提供最佳的视觉效果,但是患儿越小,其伴随的并发症越多。

知识点

角膜接触镜和框架镜的优缺点对比见表 2-3-1。

表 2-3-1 角膜接触镜和框架眼镜的优缺点对比

项目	框架眼镜	角膜接触镜
成像放大率	25%～30%	5%～10%
有效视野	窄	宽
环状暗点	有	无
成像畸变	有	无
不规则散光	可矫正	不可矫正
使用	简便	繁杂
禁忌证	无	眼前节急慢性疾病
花费	低	高

知识点

先天性白内障 IOL 植入术后相关并发症:近视漂移、眼前段炎症反应、后发性白内障、继发性青光眼、IOL 偏位、IOL 炎症等。

【问题 12】 该患儿已三岁,复诊时,可以植入 IOL,IOL 的度数应该如何选择?

知识点

双眼二期 IOL 植入时机

3 岁以内患儿的眼球仍在快速发育中,目前一般建议双眼先天性白内障术后 3 岁时再植入 IOL,如果患儿不能耐受框架眼镜或角膜接触镜,可适当提早至 1 岁后植入 IOL。

患儿植入 IOL 的度数应考虑近视漂移的问题。近视漂移是指屈光度随年龄增加逐渐向近视方向发展的现象。目前认为年龄越小近视漂移程度越大,个体差异也越大。因此对于 3 岁以下的小儿一般倾向于 IOL 植入术后早期保留低度及中度的远视。随着患儿年龄的增长所保留的远视屈光度数将逐渐减少。

【问题 13】 根据上述知识点,如何和患者沟通?

1. 病程观察的长期性。
2. 常见并发症及处理。
3. 白内障的手术时机的选择。
4. 白内障手术后屈光不正的矫正。
5. 人工晶状体植入时机的选择。

(郑丹莹)

推荐阅读文献

[1]　葛坚.眼科学.北京：人民卫生出版社，2005.

[2]　何守志.21世纪白内障复明工作面临挑战.中华眼科杂志，2001，37（5）：321-324.

[3]　李凤鸣.中华眼科学.北京：人民卫生出版社，2005.

[4]　张振平.晶状体病学.广东：广东科技出版社，2005.

[5]　CARRIGAN A K，DUBOIS L G，BECKER E R，et al.Infant Aphakia Treatment Study Group.Cost of intraocular lens versus contact lens treatment after unilateral congenital cataract surgery：retrospective analysis at age 1 year. Ophthalmology，2013，120（1）：14-19.

[6]　LIN H T，LIN D R，LIU Z Z，et al.A Novel Congenital Cataract Category System Based on Lens Opacity Locations and Relevant Anterior Segment Characteristics.Invest Ophthalmol Vis Sci，2016，57（14）：6389-6395.

[7]　LIN H T，LONG E P，CHEN J J，et al.Timing and approaches in congenital cataract surgery：a four-year，two-layer randomized controlled trial.Int J Ophthalmol，2017，10（12）：1835-1843.

[8]　LIN H T，OUYANG H，ZHU J，et al.Lens regeneration using endogenous stem cells with gain of visual function.Nature，2016，531（7594）：323-328.

第三节　并发性白内障

并发性白内障（complicated cataract）是指由其他眼部疾病引起的晶状体混浊。通常是因为晶状体附近组织的炎性病灶产物侵袭或眼局部循环障碍，使晶状体营养或代谢发生障碍，产生混浊。角膜溃疡、青光眼、葡萄膜炎、视网膜脱离、视网膜色素变性、眼内肿瘤、高度近视等都可以引起并发性白内障。并发性白内障患者可伴有角膜混浊、虹膜粘连、瞳孔膜闭、小瞳孔、晶状体悬韧带松弛等异常，给白内障手术医生增加了手术难度和风险。并发性白内障手术时机和人工晶状体的选择、围手术期眼部炎症的控制对提高手术成功率、减少术后并发症极为重要。

定义和关键特征

定义：由于其他眼部疾病引起的晶状体混浊。

关键特征：

● 既往其他眼部疾病史；

● 晶状体混浊（图2-3-4）。

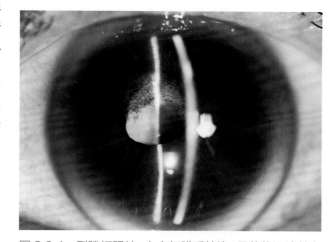

图2-3-4　裂隙灯照片：上方虹膜后粘连，晶状体混浊并上半部分表面有机化膜形成

临床病例

患者，女，45岁，因"双眼反复红、痛、视矇5年，视力明显下降半年"就诊。就诊的病史采集如下。

患者于5年前开始多次出现双眼红、痛、视物模糊，每次发作时都于当地医院诊为"虹膜睫状体炎"，给予"消炎"治疗（具体用药不详），用药后症状消失。近半年来右眼视力明显下降，于当地治疗后视力仍无提高。有风湿病史6年，否认外伤史。

【问题1】　根据患者问诊的情况，考虑患者视力下降的原因是什么？

思路　分析病例特点：中年女性，有风湿病史，反复"虹膜睫状体炎"发作，近半年来视力明显下降，考虑为虹膜睫状体炎所致并发性白内障可能性大。

> **知识点**
>
> ### 与并发性白内障相关的常见眼前段疾病
>
> （1）急性闭角型青光眼：主要表现为晶状体前囊下边界清楚的灰色斑点呈哑铃状或不规则圆形，状如撒落在地的石灰浆，称为"青光眼斑"。
>
> （2）绝对期青光眼：由于眼压高，眼内组织广泛变性而营养障碍，致使晶状体核发生混浊。
>
> （3）虹膜睫状体炎：重症虹膜睫状体炎可引起晶状体混浊，混浊始于前囊下。
>
> （4）Fuchs 虹膜异色综合征：70% 发生白内障，主要是由于炎症、交感神经性循环障碍或变性而造成，易出现晶状体后囊下混浊，可逐渐波及整个晶状体。
>
> （5）重症角膜溃疡：表现为瞳孔区晶状体前极的混浊，呈圆锥状。可出现于婴儿角膜溃疡穿孔和成人匍行性角膜溃疡。
>
> （6）眼前段肿瘤：如睫状体黑色素瘤，可直接压迫晶状体，使其受压局部发生混浊。

> **知识点**
>
> ### 与并发性白内障相关的常见眼后段疾病
>
> （1）后葡萄膜炎：早期主要表现为后囊下混浊，呈小颗粒状和囊泡状，密集成簇，可长期局限于后极部。混浊可以向皮质深部或赤道部发展，形成典型的玫瑰花形、圆盘状或星形混浊。
>
> （2）眼后段肿瘤：眼内肿瘤产生的毒性产物可导致晶状体迅速变混浊。
>
> （3）视网膜脱离：表现类似于后葡萄膜炎并发性白内障。
>
> （4）视网膜色素变性：早期表现为前、后囊下混浊，混浊呈小颗粒状和囊泡状。
>
> （5）高度近视：主要表现为核性混浊。

【问题2】 为了明确诊断，需要进行的检查有哪些？

思路1　初步检查包括视力、眼压、裂隙灯显微镜和检眼镜检查。检查情况：Vod 0.2，矫正视力无提高，Vos 0.3，矫正视力无提高；眼压：od 12.3mmHg，os 15mmHg；双眼结膜无充血；角膜透明、KP（+），色素性、数个；前房中等深度、房水闪辉（−）、房水细胞（−）；双眼虹膜局限后粘连，瞳孔欠圆，虹膜部分萎缩，晶状体前囊见大量色素沉着，晶状体灰白色混浊，眼底检查细节欠清。通过上述检查结果，可初步诊断："并发性白内障 OU，陈旧性葡萄膜炎 OU"。

思路2　对于该患者还需做进一步的检查以确定葡萄膜炎的分类（前、中间、后和全葡萄膜炎），同时应排除其他的眼病，如视网膜脱离、眼内肿瘤等。检查结果提示未见眼中、后段病变，因此最后诊断为陈旧性虹膜睫状体炎 OU。

> **知识点**
>
> ### 并发性白内障的眼部检查
>
> 1. 眼前段检查包括角膜是否混浊及混浊部位、大小，有无 KP 及其性质、大小、分布，前房深度、是否有活动性炎症及其程度，虹膜粘连情况及晶状体混浊程度。
>
> 2. 眼底检查视盘有无水肿，视网膜有无渗出、出血、水肿、脱离等，血管有无迂曲、扩张及新生血管形成，黄斑有无水肿。必要时可行 FFA 和 OCT 检查。
>
> 3. 如果晶状体混浊明显，应行 B 超检查，排除明显的眼底病变。
>
> 4. 对可疑伴有眼底病变的患者可行潜在视功能评估包括 VEP、ERG、激光视网膜视力等。

5. 眼前段疾病引起的并发性白内障可能伴有角膜内皮细胞异常,术前对其评估,对手术方式的选择起到重要作用。

6. 对疑患中间葡萄膜炎的患者可进行 UBM 检查。

思路 3 由于葡萄膜炎易合并全身自身免疫性疾病,可到相关专科进行进一步检查。

【问题 3】 该患者双眼的治疗方案如何?

思路 1 患者双眼晶状体混浊明显,严重影响视力及眼底检查;目前是否考虑行白内障手术?

知识点

葡萄膜炎并发性白内障的手术指征

1. 严重影响视力;或后囊下中央混浊伴明显眩光现象,可考虑提早手术。
2. 白内障影响眼底检查和治疗。
3. 伴有晶状体溶解性青光眼。
4. 伴有瞳孔阻滞性青光眼。
5. 手术一般需要在炎症控制 3 个月或以上才可进行。对于 Behcet 病、儿童型葡萄膜炎等患者需观察更长时间。

思路 2 患者起病以来一直未予正规诊治及随访,在不能确定双眼炎症是否已静止足够长时间时,不可贸然手术。此时行白内障手术可能发生术后炎症难以控制、术后并发症多,弊远大于利。目前双眼炎症无活动期表现,可暂时密切随访观察,待炎症完全控制 3 个月后再行白内障手术治疗。

【问题 4】 双眼若行手术治疗,围手术期用药应注意什么?

思路 1 葡萄膜炎患者术前长期的炎症反应和手术刺激可加重术后炎症反应,术后严重的炎症反应可能导致继发性青光眼、黄斑囊样水肿等严重并发症,影响手术效果。因此,手术前后炎症的有效控制成为影响手术效果的一个重要因素,是白内障术前准备的关键。

知识点

葡萄膜炎患者行白内障手术围手术期的用药原则

1. 术前用药
(1)术前 3 天应用抗生素滴眼液点眼。
(2)术前 5~7 天应用糖皮质激素或非甾体抗炎药滴眼液点眼。如合并全身疾病的特殊葡萄膜炎需在术前 1~2 周全身用药,如糖皮质激素、免疫抑制剂等。
(3)术前用复方托吡卡胺滴眼液充分散瞳;瞳孔后粘连严重者可用阿托品眼膏涂眼散瞳。
(4)术前 3 天使用非甾体抗炎药滴眼液点眼可减少术中瞳孔缩小。

2. 术中用药 手术结束后,根据病情及术中虹膜组织扰动损伤的程度,可以球结膜下注射妥布霉素 + 地塞米松注射剂加强抗炎。

3. 术后用药
(1)根据眼部炎症反应程度全身应用糖皮质激素治疗,眼部使用糖皮质激素或非甾体抗炎药滴眼液加强抗炎。
(2)眼部使用抗生素滴眼液和眼膏;亦可使用激素抗生素复合制剂的滴眼液和眼膏。
(3)如术后炎症反应重,可用复方托吡卡胺滴眼液点眼,预防虹膜后粘连、减轻虹膜睫状体炎症反应。
(4)如术后出现眼压高,需降眼压治疗。

思路 2 由于患者术前术后长期使用抗炎药物,应注意药物引起的副作用(详细见葡萄膜炎章)。

【问题5】 双眼若行手术治疗,手术时机应如何选择,采用何种手术方式?

思路1 葡萄膜炎并发白内障选择适当的手术时间可以在一定程度上改善治疗效果,目前认为术前眼内炎症至少需控制3个月,围手术期需要配合使用糖皮质激素,由于葡萄膜炎并发白内障可伴发系列的眼内组织变化,使手术难度增加,选择手术方式前应了解其手术难点。

> **知识点**
>
> ### 葡萄膜炎并发白内障的手术难点
>
> 1. 虹膜前、后粘连,甚至瞳孔膜闭;小瞳孔影响操作;瞳孔括约肌硬化导致虹膜易脱出切口。
> 2. 房角与虹膜新生血管易引起眼内出血。
> 3. 晶状体前囊增殖变厚增加撕囊难度,使娩核困难。
> 4. 长期的炎症反应使晶状体悬韧带脆弱,术中易引起悬韧带离断。
> 5. 角膜内皮细胞可因长期炎症而减少、术后容易失代偿。
> 6. 术后易出现炎症反应重,可导致继发青光眼。

> **知识点**
>
> ### 葡萄膜炎并发白内障的手术指征
>
> 1. 晶状体相关葡萄膜炎应尽早行白内障手术者治疗。
> 2. 术前眼内炎症已明显控制,晶状体混浊明显影响视力,评估术后视力可有明显提高。
> 3. 疑似有眼底病变(例如玻璃体积血、PCV、CNV 等),但晶状体混浊影响眼底检查。
> 4. 拟行眼后节手术,但晶状体混浊影响眼底观察。

思路2 根据患者具体情况选择合适手术方式:无特殊情况,首选超声乳化白内障吸除术;如果患者角膜内皮功能差或晶状体核太硬可考虑白内障囊外摘除术;如出现悬韧带问题,参照本章第五节处理。

【问题6】 双眼若行白内障手术,是否考虑Ⅰ期植入IOL?

思路1 Ⅰ期植入 IOL 可提高视觉质量、减少再次手术的弊端,但若患者眼底情况较差,植入 IOL 后视力可能得不到提高,且植入 IOL 有可能影响周边视网膜组织的观察和治疗,有可能刺激加重术后炎症反应。所以,是否Ⅰ期植入 IOL,要权衡其利与弊。

> **知识点**
>
> ### 葡萄膜炎并发白内障是否Ⅰ期植入 IOL 的考虑因素
>
> 1. 随着手术设备的改良、手术技术的提高,Ⅰ期植入人工晶状体已被越来越多的手术医生所接受。对于成人葡萄膜炎来说,白内障手术联合Ⅰ期植入人工晶状体的安全性已得到国内外大量研究的证实。而这些研究中有一个共同点,那就是强调围手术期炎症控制的重要性。
>
> 2. 是否Ⅰ期植入 IOL 还应考虑的问题包括术中是否发生晶状体后囊膜破裂甚至核落入玻璃体腔等并发症,以及术前患者葡萄膜炎的控制程度,这些情况与手术预后息息相关。
>
> ### 葡萄膜炎并发性白内障植入人工晶状体的选择
>
> **Papaliodis** 等对患有并发性白内障的葡萄膜炎患者进行了一个前瞻性的随机双盲试验,该试验将植入的人工晶状体按类型分成四组,分别为聚甲基丙烯酸甲酯(PMMA)、肝素化 PMMA、硅凝胶和丙烯酸酯。结果发现植入丙烯酸酯人工晶状体的患者术后炎症更轻、视力更好、后发性白内障和黄斑水肿的发生率低。所以对于这类患者而言,最好植入丙烯酸酯人工晶状体。

思路2 若该患者是小儿,是否应该Ⅰ期植入 IOL?

对于小儿葡萄膜炎患者,Ⅰ期植入 IOL 的弊端在于小儿的血房水屏障尚不完善,术后炎症反应往往较成人重。以往,小儿葡萄膜炎手术难度大、术后炎症反应重以及炎症难以控制等原因给白内障手术带来了很大的阻碍。但 I 期植入 IOL 也有其有利之处,患儿年纪小,术后对无晶状体眼的矫正依从性低,导致弱视、斜视的发生率较高。

知识点

小儿葡萄膜炎患者中,I 期植入 IOL 考虑因素

在小儿葡萄膜炎患者中,I 期植入 IOL 已被越来越多的手术医生所接受。Cassidy 等证明了在小儿葡萄膜炎并发性白内障进行白内障抽吸术联合 IOL 植入的安全性。Neme 也在最近的多中心、回顾性研究中得出了相似的结论。但是,围手术期炎症控制具有至关重要的意义。而且,一旦术中操作不当,术后发生虹膜后粘连、瞳孔膜闭、闭锁、IOL 夹持、移位等严重并发症的概率大大增加。因此,术者还应根据自己的手术操作水平综合考虑。

【问题 7】 术后随访应该进行哪些检查?

1. 视力检查。

2. 眼压检查　由于术后炎症反应重,易出现眼压高的情况。

3. 该类患者会有炎症反复发作的特点,需定期随诊观察炎症反应。

4. 眼底检查主要观察是否合并眼底异常,特别是后葡萄膜炎或全葡萄膜炎的患者,如黄斑囊样水肿、脉络膜脱离等。

【问题 8】 根据上述知识点,如何和患者沟通?

1. 疾病的反复、长期性。

2. 疾病随访治疗的重要性。

3. 疾病预后。

4. 常见并发症及处理。

5. 白内障的手术时机的选择。

6. 长期药物治疗可能引起的副作用及预防。

(叶　剑)

第四节　外伤性白内障

外伤性白内障(traumatic cataract)是指眼球钝挫伤、穿通伤、爆炸伤和电击伤等引起的晶状体混浊,其中以穿通伤所致最为常见。外伤性白内障是眼外伤的常见并发症,占 36%~52.9%,主要多见于儿童或青壮年,常单眼发生。由于眼外伤的性质和程度不同,晶状体的混浊程度也有所不同,轻者仅为局限性点状混浊,重者晶状体全部混浊、晶状体囊膜破裂,甚至合并晶状体悬韧带断裂、晶状体脱位。外伤性白内障应根据晶状体的混浊程度及视力损害程度而采取适当的治疗方法,轻者可随访观察,严重者需行白内障摘除手术,甚至联合其他眼外伤手术。

定义和关键特征

定义:各种外伤因素直接或间接导致晶状体的混浊。

关键特征:

- 晶状体混浊;
- 明确外伤史。

合并特征:

- 晶状体脱位;
- 晶状体囊膜破裂或机化;
- 晶状体皮质溢出;

● 眼部其他外伤改变（图 2-3-5）。

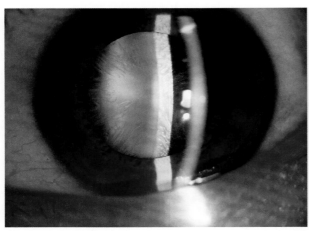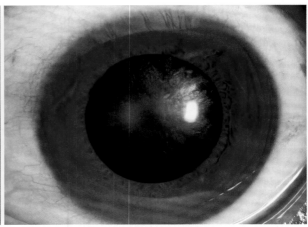

图 2-3-5　裂隙灯照片：患者角膜中周部 1 点钟方位基质层线状混浊，约 2～3mm，相应部位虹膜中周部可见一处细小穿孔，晶状体皮质呈花瓣样混浊

临床病例

患者，男，30 岁，因右眼视力逐渐下降 2 个月，无眼红，无眼痛，在当地医院就诊，诊断"右眼白内障"，患者为求进一步明确诊断而来院就诊。患者为建筑工人，否认全身病史，3 个月前做工时曾被"细铁丝"刺伤，当时右眼轻微红痛，数天后红痛自行好转，未就医。眼部检查：Vod 0.1 Vos 1.0，NCT od 13.4mmHg os 15.6mmHg，右眼结膜轻度充血，角膜透明，角膜中周部 1 点钟方位基质层线状混浊，长 2～3mm，前房轴深 3.5CT，房水清，虹膜中周部 1 点钟方位一处细小穿孔，晶状体皮质花瓣样混浊，眼底窥视欠清。左眼未见明显异常。

【问题 1】　通过上述病例信息考虑可能的诊断是什么？

思路　根据患者主诉，患者无痛性视力下降，并逐渐加重，首先考虑晶状体及视网膜疾病可能性大，眼部检查见晶状体混浊，白内障诊断明确。患者单眼发病，曾有眼部外伤史，眼部有陈旧性伤道特征，考虑外伤性白内障可能性大。

知识点

外伤性白内障诊断要点

多发生于儿童或青壮年，常单眼发病，询问病史大多有明确外伤史，眼部检查多可发现晶状体以外的其他结构损害或明确的伤道。

【问题 2】　患者年龄 30 岁，为青壮年，发生白内障的原因有哪些？

青壮年发生白内障的常见原因：外伤、先天遗传、代谢异常、辐射、中毒、局部营养障碍等。

【问题 3】　首次就诊时需要询问哪些病史？

1. 视力下降的时间，下降的严重程度。

2. 发生外伤的详细经过，致伤物为何物，致伤物打击眼部后的去向，发生外伤后的眼部表现，外伤后的治疗经过。

3. 询问发生外伤前的双眼情况。

4. 全身有无代谢性疾病，如糖尿病、高血压等疾病，有无长期眼部应用或全身服用药物，如糖皮质激素等的病史。

5．询问家族成员的健康情况，了解有无眼部及全身遗传病史。

【问题4】 除视力、眼压、裂隙灯等眼科基本检查外还需进一步行哪些检查？

思路1 外伤性白内障常合并眼部其他损伤，重点了解有无晶状体脱位、眼后段情况，开放性眼外伤所致的外伤性白内障还需排除眼内异物。

> **知识点**
>
> 眼外伤需要进一步的检查
>
> 1．眼部B超检查了解眼后段情况，有无玻璃体混浊、视网膜脱离及眼内异物等。
> 2．眼眶X线检查排除有无眼内异物存留。
> 3．UBM检查重点观察房角有无劈裂、晶状体悬韧带有无断裂及其范围。

思路2 外伤性白内障患者常合并角膜白斑、角膜严重散光，导致角膜曲率难以准确测定，从而引起人工晶状体度数测算困难，常需参考对侧眼情况。

为制订治疗方案及预后评估还需行以下检查：

1．散瞳检查，了解虹膜后粘连情况、瞳孔能否散大、瞳孔区有无玻璃体嵌顿、中周部晶状体情况、晶状体有无脱位以及散瞳后眼底检查。

2．角膜内皮细胞计数以评估能否耐受内眼手术。

3．眼球生物学参数测量包括眼轴、角膜曲率等，计算拟植入的人工晶状体度数。

4．双眼眼位检查以及眼球运动情况。

【问题5】 经过检查还需与哪些疾病鉴别？

思路1 白内障发生的原因不难鉴别，但有小部分外伤性白内障患者并无确定的外伤史，需要详细询问病史，仔细眼部检查（尤其对侧眼的情况）进行鉴别。

思路2 外伤性白内障还需要与眼内异物存留引起的铁质沉着症、铜质沉着症鉴别。

> **知识点**
>
> 铁质沉着症在小瞳状态下检查可能仅表现为晶状体混浊，若散瞳后检查可见晶状体中周部前囊下棕色沉着，呈花瓣样分布，为其特征性表现，还可见角膜基质铁锈色沉着、虹膜异色、瞳孔反应迟钝、视网膜色素沉积、视盘萎缩等。眼眶X线检查可发现眼内异物，ERG检查也可协助诊断（图2-3-6）。

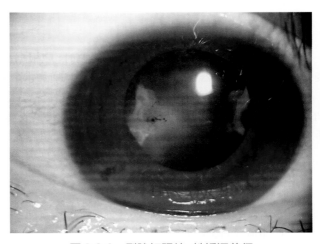

图2-3-6 裂隙灯照片：铁锈沉着征

【问题6】 患者要求改善视力，该如何进一步治疗？

思路1 外伤性白内障若仅局限性混浊，或晶状体前囊膜刺破已闭合，无明显视力下降者，可随访观察，若晶状体混浊无进行性改变，则不需手术治疗。但若引起明显的视力下降，应进行手术治疗。

思路2 影响外伤性白内障治疗的因素众多，应根据具体情况选择手术时机。因为眼外伤时，多同时出现角膜混浊水肿或明显创口、低眼压、瞳孔缩小、前房出血等情况，使得一期行白内障摘除手术难度增大，晶状体皮质不易清除完全，且容易发生并发症，甚至产生医源性的二次损伤。

> **知识点**
>
> 外伤性白内障的手术时机：应根据晶状体的混浊程度、囊膜破裂程度、晶状体皮质是否溢出、角膜透明度以及眼部其他损伤程度综合分析，重点判断白内障摘除的急迫程度以及手术安全性。
>
> 1. 若眼球穿通伤合并晶状体明显破裂及混浊，应尽可能在一期伤口修补时进行白内障摘除术，以免晶状体物质（蛋白）滞留前房而引起晶状体过敏性青光眼，以及晶状体皮质阻塞房角或者晶状体吸收水分后膨胀引起前房变浅、房角关闭导致眼压升高。
>
> 2. 外伤性白内障若无显著囊膜破裂、晶状体皮质溢出，而且角膜或巩膜创口较大，局部反应较重者，可适当观察待炎症消退、出血吸收后再进行白内障手术。

思路3　手术前需全面分析风险，提前做好应对措施。

> **知识点**
>
> ### 外伤性白内障手术操作难点
>
> 角膜透明性下降影响手术视野，虹膜粘连或瞳孔不能充分散大，晶状体前囊膜机化导致撕囊困难，晶状体悬韧带断裂导致晶状体稳定性差，晶状体脱位合并瞳孔区玻璃体嵌顿，晶状体后囊膜不完整，白内障吸除后囊膜残留不足导致人工晶状体植入困难等。

思路4　外伤性白内障摘除术后是否一期植入人工晶状体应根据眼部损伤时间与具体情况而定。

> **知识点**
>
> 外伤性白内障手术植入人工晶状体的时机：
>
> 1. 若在一期伤口修补时行白内障摘除术，由于人工晶状体屈光度测算困难、眼后段损伤程度尚未全面评估、植入后易发生虹膜粘连，甚至人工晶状体异位等因素，一般不同时植入人工晶状体，术后观察3个月以上，待炎症消退后，根据视力矫正进步程度再决定是否行二期人工晶状体植入术。
>
> 2. 若行择期手术，此时炎症已基本消退、角膜基本透明、无合并显著眼后段损伤，可在白内障摘除后一期植入人工晶状体。

思路5　外伤性白内障合并晶状体脱位时，应根据晶状体脱位范围，选取适当的手术方式。术中应用囊袋张力环、囊袋固定器、虹膜拉钩或囊袋拉钩，增加术中囊袋的稳定性，使人工晶状体囊袋内植入成为可能。

外伤性白内障合并晶状体脱位时，可根据脱位范围植入普通或改良囊袋张力环。当晶状体脱位范围>1/6象限时，应尽早植入囊袋张力环，也可使用虹膜或囊袋拉钩固定囊袋，以避免晶状体悬韧带进一步损伤断裂。囊袋张力环植入的时机可在连续撕囊后，超声乳化晶状体核后或抽吸皮质后。

思路6　外伤性白内障术中白内障吸除后发现囊袋不完整，应采用的人工晶状体固定方法见知识点。

> **知识点**
>
> 人工晶状体固定方式：应根据白内障吸除后残留囊膜的情况而定。
>
> 1. 若囊袋内植入不可行，但仍有足够的周边囊膜以及完整的悬韧带支撑，可采用睫状沟植入人工晶状体。
>
> 2. 当残留的囊膜不足以支撑人工晶状体时，可采取经巩膜缝线或无缝线巩膜固定术，也可采用虹膜缝合固定后房型人工晶状体的方法；若患者角膜内皮细胞及前房深度合适，可考虑虹膜夹形前房型人工晶状体植入。
>
> 3. 若患者虹膜和晶状体囊袋同时缺损，只能考虑经巩膜缝线或无缝线固定后房型人工晶状体。

思路7　如何认识飞秒激光在外伤性白内障手术治疗中的应用？

目前认为，飞秒激光辅助的超声乳化白内障吸除手术与单纯超声乳化白内障吸除手术相比较，具有撕囊精准、术中超声能量及时间减少、角膜内皮细胞损伤和角膜水肿轻等优势。飞秒激光辅助的超声乳化白内障吸除手术撕囊模式的可调控性对该类患者具有独特优势,对于全白的皮质性白内障一定程度可规避手动撕囊带来的风险,使患者获得比较满意的效果。

【问题7】 确定治疗方案后该如何与患者沟通?

外伤性白内障常合并眼部其他损害,手术操作难度大,术后预后相对较差,应在术前就手术必要性、手术风险和视力预后与患者进行充分的沟通。包括:

1. 手术必要性　应告知术前各项检查的评估情况,白内障为导致视力下降的主要原因,手术为白内障治疗的首要选择。

2. 手术风险　由于眼外伤常常导致眼球结构的多重损害,重点告知术中晶状体脱位入玻璃体腔,需联合玻璃体切割手术,不能植入人工晶状体等,以及术后视网膜脱离等各种并发症。

3. 术后视力预后　由于眼外伤常合并角膜白斑、角膜散光、视网膜损害、术前人工晶状体度数测算不准等因素,可能导致术后恢复不理想。

【问题8】 患者复诊应重点观察哪些项目?

术后早期应重点观察视力、眼压、手术创口闭合情况、眼内炎症反应程度、瞳孔形态、人工晶状体位置以及眼底情况;术后远期应重点观察患者的视力、屈光矫正情况、眼压、人工晶状体位置、囊膜混浊情况、眼底情况,有无黄斑水肿等。

(叶　剑)

第五节　晶状体异位与脱位

正常情况下,晶状体(lens)由晶状体悬韧带悬挂于睫状体上,位于瞳孔区的正后方,其前后轴与视轴方向几乎一致。先天、外伤或其他病变可引起悬韧带发育异常或断裂,从而导致悬韧带对晶状体悬挂力的减弱或消失,使晶状体离开正常的生理位置,称为晶状体异位(ectopia lentis)或脱位。晶状体悬韧带部分脱离称为晶状体不全脱位(subluxation);悬韧带全部脱离称为晶状体全脱位(dislocation)。晶状体脱位分为先天性、外伤性和自发性三种类型;眼外伤尤其眼球钝挫伤是引起晶状体脱位最常见的原因。与一般白内障手术相比,晶状体异位或脱位的手术存在较大的风险,治疗上取决于患眼与对侧眼的视功能、晶状体脱位的范围及混浊程度、患者的年龄、相关并发症以及手术条件等。

定义和关键特征

定义:先天、外伤或其他病变可引起悬韧带发育异常或断裂,从而导致悬韧带对晶状体悬挂力的减弱或消失,使晶状体离开正常的生理位置。

关键特征:

- 晶状体位置异常(图2-3-7～图2-3-9)。

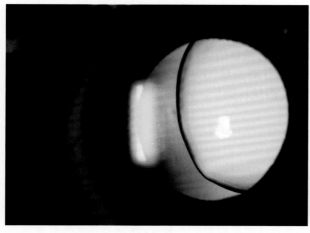

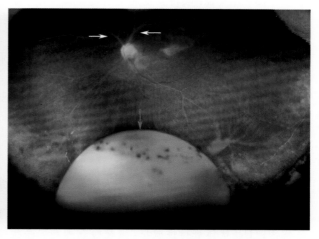

图2-3-7　裂隙灯照片:显示透明晶状体向鼻上方移位,颞侧可见拉长的晶状体悬韧带

图2-3-8　眼底广角照相:显示晶状体脱位至玻璃体腔(灰色箭头指示脱位晶状体,白色箭头指示视网膜静脉阻塞)

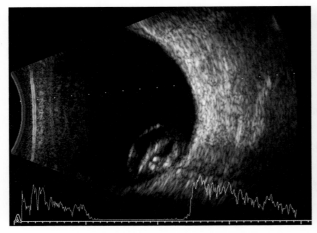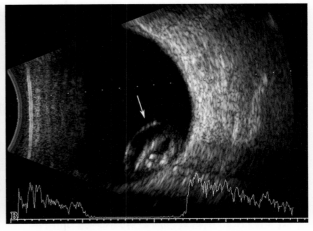

图 2-3-9 眼部 A/B 型超声检查：显示玻璃体腔可见类椭圆形的环形回声，回声不均匀

临床病例

患者，男，19岁，因"双眼视力下降6年，加重2年"就诊。就诊的病史采集如下：患者6年前无明显诱因出现双眼视力下降，无眼红、眼痛、头痛。于当地医院就诊，诊为"双眼屈光不正"。近2年来双眼视力下降加重，右眼尤甚，检查发现右眼散光度数较前明显增加（当地验光结果：右眼 −2.00DS−5.00DCX×145°，左眼 −1.50DS−2.00DCX×67°），且配镜矫正效果不理想。眼部检查情况：Vod 0.03，矫正视力无提高，Vos 0.3，矫正 0.8；双眼结膜无充血，角膜透明、未见局部变薄区域，前房中等深度、清，虹膜纹理清，瞳孔 3mm×3mm，晶状体透明但轻度震颤，右眼见晶状体颞下方赤道部。

【问题1】 根据患者就诊的情况，考虑什么疾病？

思路1 对于年轻患者发生的进展性高度散光，在排除了角膜疾病的因素后，应考虑晶状体因素，其中以晶状体不全脱位常见。

知识点

晶状体脱位的常见原因

（1）先天性：多为双眼发病，有遗传倾向。分为单纯性、伴其他眼部异常、全身性综合征。

（2）外伤性：外伤史，多为单眼发病，常合并外伤性白内障。

（3）自发性：眼内其他病变引起。如牛眼、葡萄肿、玻璃体条索牵拉或肿瘤推挤。眼内炎症或变性引起：如假性剥脱综合征、视网膜色素变性、过熟期白内障、高度近视等。

思路2 对于以上疾病的鉴别诊断，详细的病史采集和全身的体格检查不能忽视。患者既往无眼红、眼痛、眼外伤等病史，全身病史无特殊，未曾全身体检。进一步了解发现，其父亲有类似眼病情况，已于49岁时因心脏病突然去世。患者全身体查身高较高，体型瘦长，四肢较细长。因此考虑先天性晶状体脱位可能性大，且首要考虑马方综合征（Marfan syndrome）。

知识点

先天性晶状体脱位伴全身综合征的常见病因

（1）马方综合征：为常染色体显性遗传病。主要以眼、全身骨骼和心血管系统异常为特征，主要表现为：①晶状体进行性脱位，散瞳检查可发现晶状体赤道部及过度拉伸的悬韧带，晚期可发生悬韧带断裂，可伴有白内障、青光眼、视网膜脱离等并发症；②患者多表现为身材瘦长，四肢细长，指/趾细长，且指/趾间见指/趾蹼,脊柱侧弯,肌肉发育不良,皮下脂肪减少;③可出现心脏的房间隔缺损或心瓣膜异常、主动脉扩张、主动脉瘤等。

(2)马切山尼综合征:为常染色体隐性遗传病。主要表现为球性晶状体脱位,可伴有高度近视或青光眼,四肢粗短,身体矮小。

(3)同型胱氨酸尿症:为常染色体隐性遗传病。主要表现为晶状体脱位,易发生视网膜脱离,实验室检查可发现血、尿中含同型胱氨酸。

【问题2】 为了明确诊断,需要进行的检查有哪些?

思路1 对于晶状体脱位的患者需详细检查晶状体,本病例散瞳后发现:右眼晶状体透明、向鼻上方移位(图2-3-7),左眼晶状体透明,稍向上方移位。同时需观察有无相关并发症。

知识点

晶状体脱位常见的并发症

1. 继发性青光眼。
2. 葡萄膜炎。
3. 视网膜脱离。
4. 角膜混浊。

对于晶状体脱位患者眼部进一步检查:

1. 注意是否存在继发眼压升高。
2. 散瞳检查晶状体,了解其脱位程度及是否混浊。
3. 散瞳详细检查眼底了解视盘、视网膜情况,伴有严重白内障者可通过B超检查。
4. 散瞳验光了解屈光状态。
5. 可作UBM检查了解悬韧带、房角等情况。

思路2 对于全身性综合征的患者,需做其他相关系统的检查,如马方综合征,该病往往可累及心血管系统,严重者可危及生命。该患者多普勒超声心动图检查示主动脉瓣关闭不全征象,心外科会诊意见为暂时保守治疗,随访观察。

【问题3】 该患者是否需要双眼手术治疗?

思路 随着现代白内障手术及玻璃体视网膜手术的开展,晶状体脱位的手术适应证范围正逐渐拓宽。患者右眼矫正视力仅0.03,所以需要手术治疗;而左眼脱位范围不大,矫正视力为0.8,可保守观察。

知识点

晶状体脱位的手术指征

1. 严重影响视力,尤其是伴有白内障者。
2. 引起明显复视而戴镜不能矫正者。
3. 晶状体脱入前房。
4. 晶状体溶解性青光眼。
5. 晶状体过敏性青光眼。
6. 晶状体瞳孔嵌顿或玻璃体疝引起瞳孔阻滞性青光眼,保守治疗不能降低眼压者。
7. 晶状体混浊妨碍进行视网膜脱离检查和手术。
8. 脱位晶状体为过熟期或成熟期白内障。

【问题4】 右眼若行手术治疗,对晶状体的处理有哪些手术方式?

思路1 对于晶状体脱位患者,手术存在较大的风险性,应根据具体情况决定手术方式。

107

知识点

晶状体脱位手术方式的选择依据

（1）晶状体的活动度、核硬度。
（2）悬韧带的病变性质（拉长或断裂）、部位与范围。
（3）玻璃体疝嵌顿瞳孔以及视网膜情况。
（4）手术设备与器械的配备。
（5）术者对手术的熟练及把握程度。

思路 2 该患者右眼晶状体透明，悬韧带离断范围约 1/2 象限，可选择晶状体抽吸或经睫状体平坦部晶状体切除术。

知识点

晶状体脱位的手术方法

（1）晶状体抽吸术：适用于年轻无硬核的轻度不全脱位晶状体；对于中度不全脱位者，可辅以虹膜拉钩进行手术；对于无硬核的重度不全脱位或全脱位至前房的晶状体，可从颞下方伸入一针头固定晶状体，然后进行截囊及抽吸。

（2）超声乳化白内障吸除术：适用于轻 - 中度不全脱位的晶状体合并Ⅳ级以下核硬度者。可根据晶状体脱位的范围，植入 2～4 个虹膜拉钩或囊膜拉钩。植入虹膜拉钩的关键是大小合适和居中性较好的连续撕囊。

（3）经睫状体平坦部晶状体切除术：适用于年轻无硬核的重度不全脱位或全脱位至玻璃体腔的晶状体。

（4）经睫状体平坦部晶状体超声粉碎术：适用于伴有硬核的重度不全脱位或全脱位至玻璃体腔的晶状体。

（5）白内障囊外摘除或非超声乳化小切口手术：适用于伴有硬核的轻中度不全脱位晶状体，技术与设备限制不能行其他手术。

（6）白内障囊内摘除术：适用于伴有硬核重度不全脱位或全脱位至前房的晶状体，设备与技术限制不能行其他手术。

【问题 5】 对于不全脱位的晶状体囊袋如何固定？
思路 1 对于不全脱位的晶状体囊袋常常考虑植入囊袋张力环（capsular tension ring，CTR）。

对于悬韧带离断范围>1/6 象限但未超过 1/2 象限的患者，可考虑植入 CTR。若晶状体脱位悬韧带断离的部位位于上方，尽管断离的范围<1/6 象限，考虑到人工晶状体对囊膜及悬韧带的牵拉主要是集中于上方，仍然有必要植入 CTR。

思路 2 马方综合征的晶状体脱位特点为进行性发展，悬韧带的离断范围可随着时间推迟而进展。因此囊袋的固定还应考虑长远的稳定性问题。

对于进展型晶状体脱位患者，如马方综合征、剥脱综合征等，囊袋固定方法为：采用改良型囊袋张力环（modified capsular tension ring，MCTR），其中间增加了固定钩（单钩或双钩），可将环单侧或双侧缝线固定于睫状沟。如采用单纯 CTR 固定，术后可能会出现人工晶状体 +CTR 囊袋内脱位，需行 CTR 或人工晶状体缝线固定术。

【问题 6】 该患者右眼植入人工晶状体（intraocular lens，IOL）的类型及植入方式有哪些选择？
思路 1 马方综合征的晶状体脱位有其特殊性，若选择普通囊袋内 IOL 植入后期可能发生 IOL 严重脱位，导致视力下降，甚至引起其他严重并发症。

知识点

对于进展型的晶状体脱位者,IOL 的植入可考虑以下方式:

(1) MCTR 植入 + 可折叠型 IOL 囊袋内植入,适合于囊袋完整者。

(2) IOL 双襻缝线固定或巩膜层间无缝线固定,宜采用硬性或三片式折叠型 IOL。

(3) 虹膜夹型前房 IOL　角膜内皮及前房深度需合适,对于低龄儿童应用需慎重。

后两者对囊袋严重破裂或缺损者也适合,但对于合并虹膜严重损伤患者,巩膜固定是 IOL 植入的唯一选择。

思路 2　对于先天性脱位的低龄患者,植入人工晶状体度数应考虑其眼部发育特点,具体可参照本章第二节先天性白内障。

【问题 7】　术后随访应该进行哪些检查?

晶状体脱位患者术后随访是一个长期的过程,检查包括:

1. 注意视力的变化,特别是儿童。

2. 由于术后炎症反应重,先天性及外伤性脱位患者易伴有房角问题,所以每次复查均需检测眼压。

3. 裂隙灯显微镜检查主要观察炎症反应及人工晶状体的位置。

4. 眼底检查主要观察是否合并眼底异常,特别是视网膜变性、裂孔和脱离。

5. 可在术后 3 个月进行验光,特别是低龄儿童,应早期进行弱视治疗。

【问题 8】　根据上述知识点,如何和患者沟通?

晶状体脱位手术操作难度大,预后相对较差,应与患者进行充分的沟通,包括:

1. 手术必要性　应告知术前各项检查的评估情况,以及晶状体脱位保守治疗可能出现的相关并发症。

2. 手术风险　术中及术后各种并发症的发生率较高;根据术中情况决定一期或二期植入人工晶状体。

3. 手术预后　先天性晶状体脱位常伴有弱视及屈光不正。外伤性和自发性晶状体脱位易伴有眼部其他问题,这些因素会影响术后视力的恢复。

4. 对于进展型的晶状体脱位必须进行长期的随诊。

(叶　剑)

推荐阅读文献

[1]　葛坚. 眼科学. 北京:人民卫生出版社,2005:213-230.

[2]　何守志. 21 世纪白内障复明工作面临挑战. 中华眼科杂志,2001,37(5):321-324.

[3]　李凤鸣. 中华眼科学. 北京:人民卫生出版社,2005:1444-1471,3073-3075.

[4]　李绍珍. 眼科手术学. 北京:人民卫生出版社,1997:831-838.

[5]　施殿雄. 实用眼科诊断. 上海:上海科学技术出版社. 2005:488-489.

[6]　张士元. 我国白内障的流行病学调查资料分析. 中华眼科杂志,1999,35(5):336-339.

[7]　张振平. 晶状体病学. 广州:广东科技出版社,2005:49-52.

[8]　ASMAA M S, YASMINE E S, AHMED K, et al.Transscleral sutureless intraocular lens versus retropupillary iris-claw lens fixation for paediatric aphakia without capsular support: a randomized study.Acta Ophthalmologica,2019,97(6):850-859.

第四章　青　光　眼

　　青光眼是全球仅次于白内障的第二位致盲眼病，是第一位的不可逆性致盲眼病。它是一组以特征性凹陷性视神经萎缩及视野缺损为共同表现的眼病，眼压升高是本病的主要危险因素。无论青光眼的致病学说是什么，最终均导致视神经损害。这种损害目前不可逆转，其自然发展病程最终是视神经完全萎缩丧失视功能，因此危害性大。临床上通常将青光眼分为原发性、继发性和先天性三大类。原发性青光眼又按照房角开放与否，分为原发性闭角型青光眼和原发性开角型青光眼。

　　原发性闭角型青光眼（primary angle-closure glaucoma, PACG）是我国最常见的青光眼类型。此类青光眼的发病须具备二个因素：眼球解剖结构的异常以及促发机制的存在。解剖因素有眼轴短、角膜小、晶状体厚、前房浅等特征，周边虹膜易与小梁网接触。虽然患者房水流出系统功能正常，但在情绪波动、过度劳累、近距离用眼过度、暗室环境等诱因下，房角易关闭而引起眼压升高。根据眼压升高是急骤发生还是逐渐发展，又可分为急性闭角型青光眼和慢性闭角型青光眼。

第一节　急性闭角型青光眼

　　急性闭角型青光眼是一种以房角急性关闭，导致眼压急剧升高并伴有相应症状和眼前段病理改变为特征的眼部疾病，多见于 50 岁以上人群，女性更为多见，患者具有一定家族聚集性。患者通常为远视或正视眼，双眼一般先后发病。情绪激动、疲劳、疼痛以及散瞳、全身其他部位手术刺激等是本病的常见诱因。本病发病机制主要为虹膜膨隆（或称为瞳孔阻滞）因素，也有不少是综合了高褶虹膜、睫状体前旋等多因素。

　　按照临床表现，典型的急性闭角型青光眼可分为以下临床阶段：

- 临床前期：当一眼发作后，另一眼即便未发作也被称为临床前期。另外，患者在急性发作前，具有浅前房、窄房角等临床特征，暗室俯卧试验眼压明显升高者也可诊断为临床前期。
- 先兆期：表现为一过性或反复多次的小发作。常常傍晚时分突发患眼雾视、虹视，伴轻度眼痛、鼻根部酸胀等。上述症状休息后可缓解，一般不残留永久性组织损害。
- 急性发作期：一旦周边虹膜堵塞了房角，房水不能外引流，眼压就立即上升。由于房角突然大部分或全部关闭，眼压急剧上升，出现明显的眼痛、头痛，甚至恶心呕吐等症状；视力高度减退，可仅存光感。绝大多数为一眼，亦可双眼先后发作。检查可见球结膜水肿，睫状充血或混合充血，角膜水肿呈雾状混浊，瞳孔扩大，多呈竖椭圆形，对光反应消失，前房很浅，眼底则常因角膜水肿而难以窥见。眼球坚硬如石，测量眼压多在 50mmHg 以上，可超过 80mmHg。发病略久的青光眼，角膜后可有虹膜色素沉着（色素性 KP），尚可见虹膜色素脱落及 / 或扇形萎缩。晶状体前囊下可呈现灰白色斑点状、粥斑样的混浊，称为青光眼斑。这些征象即使眼压下降后也不会消失，作为急性大发作的标志而遗留下来。
- 间歇期：发作后症状消失，关闭的房角全部或大部分又重新开放，不用药或仅滴用少量缩瞳剂可维持眼压正常，病情得到暂时的缓解或进入相对稳定时期。此期的时间可长可短，长者可达 1～2 年或更长，短者 1～2 个月即可再次发作，个别甚至数日内再发作。
- 慢性期：房角关闭过久或因反复小发作产生的累积效应，导致周边部虹膜与小梁网组织形成的永久性粘连达到一定范围时（通常超过 180° 圆周的房角），眼压就会逐渐持续升高，病程乃转入慢性期而继续发展，这种状况称为慢性进展期。可由急性发作未能控制或反复的不典型小发作而来，眼压持续升高,后期出现视乳头凹陷性萎缩和视野受损、缩小。

- 绝对期:慢性进展期发展到最终视力完全丧失无光感,但眼压仍高,可有角膜大疱,部分患者眼痛难忍。

需要指出的是,目前国际眼科学术界[以美国眼科学会出版的眼科临床指南(Preferred Practice Patterns,PPP)为代表]对于原发性闭角型青光眼的诊疗理念与上述国内传统观念有较大差异。其主要表现为引入了原发房角关闭(primary angle closure,PAC)的概念。临床上对于青光眼的定义为:一类具有特征性视神经损伤、以视野缺损为特征的进展性视神经病变。对于原发性开角型青光眼,这一诊断标准符合度非常好。但对于传统意义上的原发性闭角型青光眼患者就存在一部分患者房角已经关闭,但还未发生青光眼性视神经病变的情况。为了解决上述诊断标准的差异,引入了 PAC 的概念。PPP 指南中将整个 PAC 的自然病程分为 3 个阶段:可疑原发房角关闭(primary angle closure suspect,PACS)、原发房角关闭(primary angle closure,PAC)和原发性闭角型青光眼(PACG)。对照我国诊断标准,两者间的对应关系如表 2-4-1 所示。针对我国诊断标准与西方学术界的差异,在 2014 年全国青光眼学组发布的“我国原发性青光眼诊断和治疗专家共识”中仍然采用了传统的“原发性急性闭角型青光眼”和“原发性慢性闭角型青光眼”的分类。但在国际上进行学术交流时建议采用 PPP 指南分类方法。

表 2-4-1 我国原发性闭角型青光眼临床诊断分期与 PPP 指南诊断分类的对应关系

PPP 指南临床分期	我国原发性闭角型青光眼临床分期
PACS	急性闭角型青光眼临床前期
PAC(Acute PAC)	急性闭角型青光眼先兆期、急性发作期、间歇期以及慢性闭角型青光眼早期
PACG	急性闭角型青光眼慢性期、绝对期以及慢性闭角型青光眼中期和晚期

注:PACS,可疑原发性房角关闭;PAC,原发性房角关闭;PACG,原发性闭角型青光眼。

定义和关键特征

定义:房角急性关闭,导致眼压急剧升高并伴有相应症状、眼前段病理改变,最终导致青光眼性视神经病变为特征的眼部疾病。

关键特征:

- 突发性单眼或双眼眼痛、视力下降,伴患侧头痛、恶心、呕吐等全身症状;
- 角膜雾状水肿;
- 房水闪辉或有渗出;
- 瞳孔中等度散大,对光反射消失;
- 虹膜隐窝消失,发病时间较长者可出现节段性虹膜脱色素/萎缩;
- 晶状体前囊下灰白色粥斑样混浊(青光眼斑);
- 患眼眼压显著升高;
- 患眼房角镜/超声生物显微镜检查示房角全周或大部分关闭;
- 对侧眼有浅前房、窄房角等解剖特征。

临床病例

患者,女,56 岁,因“右眼突发眼痛、视力下降,伴头痛、呕吐 2 天”就诊。询问病史,患者诉既往 2 年右眼有相似病史,但程度较轻,休息或睡眠后缓解,因此未就诊。此次发病前因家庭琐事与家人争吵。无明确全身病史、外伤史等。家族史:患者母亲患有闭角型青光眼。

眼部检查:右眼视力:0.05,左眼视力:1.0。右眼混合充血,角膜上皮水肿,左眼角膜透明,双眼前房周边浅,虹膜膨隆,右眼瞳孔 5mm,对光反应消失,左眼 3mm,光反应灵敏,右眼晶状体前囊下见斑片样混浊,右眼眼底不清,左眼 C/D:0.3,视网膜平。压平眼压,右眼:45mmHg,左眼:13mmHg。

【问题1】 通过上述问诊考虑可能的诊断是什么？

思路1 患者突发性眼痛，伴头痛、呕吐。既往有相似发作史，休息后缓解。发病前有情绪激动，应高度怀疑为急性闭角型青光眼发作期。

> 知识点
>
> 急性闭角型青光眼是一种以房角急性关闭，导致眼压急剧升高并伴有相应症状和眼前段病理改变为特征的眼部疾病，多见于50岁以上人群，女性更为多见。患者通常为远视或正视眼，双眼一般先后发病。情绪激动等是其常见诱因。

思路2 患者既往右眼有相似发作史，休息后可以缓解。考虑患者既往为急性闭角型青光眼先兆期。患者未予重视并诊治，导致右眼进展为发作期。

> 知识点
>
> 先兆期：表现为一过性或反复多次的小发作。常常傍晚时分突发患眼雾视、虹视，伴轻度眼痛、鼻根部酸胀等。上述症状休息后可缓解，一般不残留永久性组织损害。

思路3 患者左眼既往和目前无明显不适主诉，考虑到右眼为急性闭角型青光眼发作期，左眼也同时具有浅前房的解剖特征，因此左眼可诊断为急性闭角型青光眼临床前期。

> 知识点
>
> 临床前期：当一眼发作后，另一眼即便未发作也被称为临床前期。另外，患者在急性发作前，具有浅前房、窄房角等临床特征即可诊断。如进行暗室俯卧试验眼压明显升高，即可确诊。

【问题2】 通过患者眼部查体有哪些体征支持急性闭角型青光眼的诊断？

思路 右眼视力显著下降、充血明显且角膜水肿、前房浅、瞳孔固定散大、虹膜膨隆、晶状体前囊下见"青光眼斑"、眼压45mmHg等。

> 知识点
>
> 原发性急性闭角型青光眼发作期可见到以下临床征象：睫状或混合充血、角膜雾状水肿、房水闪辉或有渗出、瞳孔中等度散大（图2-4-1）、对光反射消失、虹膜隐窝消失，发病时间较长者可出现节段性虹膜脱色素/萎缩；晶状体前囊下灰白色粥斑样混浊（青光眼斑）（图2-4-2）；患眼眼压显著升高。

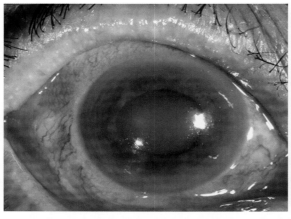 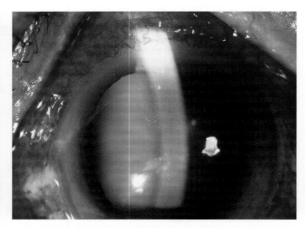

图2-4-1　原发性急性闭角型青光眼发作期眼前段照相，见：混合充血、角膜雾状水肿、瞳孔中等程度散大。　　图2-4-2　晶状体前囊下粥斑样混浊（青光眼斑）

【问题3】 需要通过哪些辅助检查来明确诊断，进行必要的鉴别诊断：

思路1 为了明确原发性急性闭角型青光眼的诊断，临床一般常用以下辅助检查：

1．眼压测量：急性闭角型青光眼发作时眼压显著升高，常在40mmHg以上。鉴别诊断中虹膜睫状体炎通常表现为眼压降低。

2．房角镜：急性闭角型青光眼发作眼常因为角膜水肿而影响房角观察，如果能看到房角，一般显示为全周房角关闭。发作对侧眼房角镜检查可见虹膜膨隆、房角入口狭窄甚至部分关闭等征象。

3．眼部B超：急性闭角型青光眼眼部B超检查一般没有特别阳性发现。但有助于排除由于脉络膜渗漏、睫状体脱离等引起的继发性闭角型青光眼。

4．超声生物显微镜：急性闭角型青光眼通常可见虹膜膨隆、睫状体旋前、虹膜肥厚、附着点靠前、房角关闭等征象。此外，对于晶状体悬韧带的观察还有助于排除晶状体半脱位所致继发性闭角型青光眼。

思路2 使用B超及超声生物显微镜检查有助于排除多种原因引起的脉络膜渗漏、睫状体脱离或脉络膜睫状体占位引起的继发性闭角型青光眼。

知识点

对于原发性急性闭角型青光眼的诊断，需要尤其应注意排除可能引起类似发作期表现的继发性闭角型青光眼。B超及超声生物显微镜检查可以帮助排除由于炎症（图2-4-3～图2-4-8）、药物或特发性脉络膜渗漏或睫状体脉络膜占位等引起的继发性闭角型青光眼。

患者，女，39岁，以"双眼先后突发红痛、伴恶心呕吐1天"为主诉，于外院诊断为"原发性急性闭角型青光眼（双眼发作期）"，给予药物治疗后症状缓解，为求进一步诊治来诊。

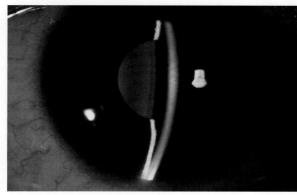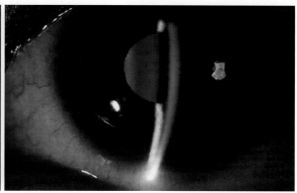

图2-4-3 裂隙灯显微镜检查见双眼前房浅

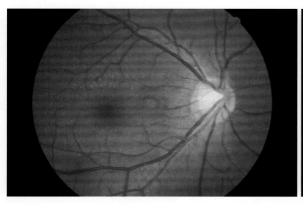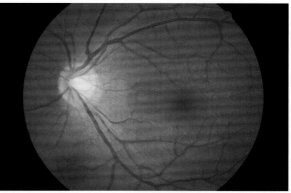

图2-4-4 双眼眼底检查见后极部视网膜皱褶

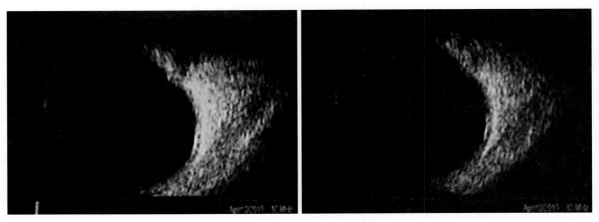

图 2-4-5　B 超检查显示双眼脉络膜浅脱离

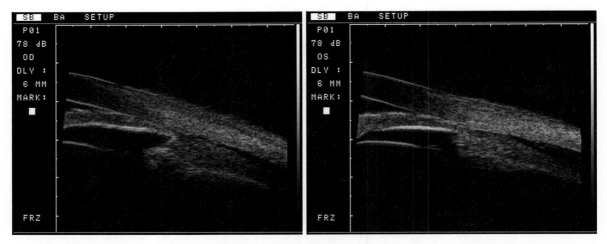

图 2-4-6　超声生物显微镜显示双眼全周睫状体脱离，虹膜膨隆，虹膜小梁网接触

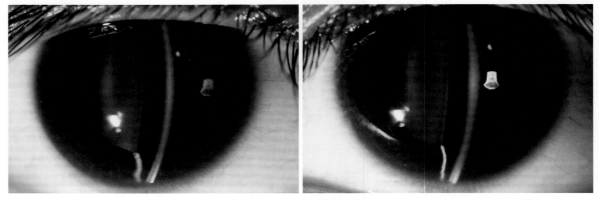

图 2-4-7　根据病史及检查患者诊断为双眼原田 - 小柳综合征、继发闭角型青光眼，给予全身糖皮质激素治疗。治疗后患者前房加深，眼压恢复正常。

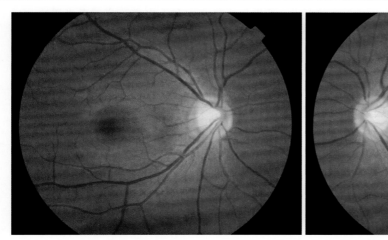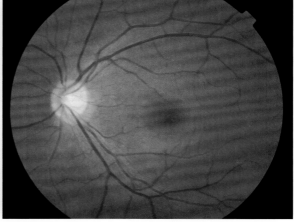

图2-4-8　治疗后原先的视网膜皱褶完全消失

【问题4】 根据患者目前的病情需要给予哪些治疗?

　　思路1　患者右眼目前处于急性发作期,治疗的首要目的是尽快降低患眼眼压,保护患者视功能和前房角功能。治疗措施包括药物治疗、激光治疗和手术治疗。在门/急诊应首先考虑全身和局部的药物治疗。同时给予抗氧化、改善微循环和神经营养治疗,以保护和治疗急性眼压升高造成的相关视网膜视神经损伤。

> **知识点**
>
> 　　降眼压药物分为全身和局部使用2大类。全身应用的降眼压药物包括高渗剂(甘露醇、甘油果糖等)和碳酸酐酶抑制剂(乙酰唑胺、醋甲唑胺等)。局部应用的抗青光眼药物目前国内主要有5大类:拟胆碱类药物(毛果芸香碱等)、β肾上腺素能受体阻滞剂(噻吗洛尔、卡替洛尔等)、α肾上腺素能受体激动剂(溴莫尼定等)、局部碳酸酐酶抑制剂(布林佐胺等)和前列腺素衍生物(拉坦前列素、曲伏前列素等)。一般全身应用降眼压药物的降低眼压作用较强,但存在较强全身不良反应的可能。局部应用的5类药物降眼压作用机理各不相同。拟胆碱类药物主要通过收缩瞳孔,拉开房角起到引流房水降眼压作用。对于原发性闭角型青光眼有针对性作用。但应注意,过度使用此类药物可能造成睫状肌痉挛,对于眼轴较短的患者可能增加房水迷流的风险。另外,对于晶状体半脱位所致继发性闭角型青光眼患者,使用缩瞳剂进一步推挤晶状体向前,导致病情加重。β肾上腺素能受体阻滞剂、α肾上腺素能受体激动剂和局部碳酸酐酶抑制剂的作用机理主要是减少房水生成,因此对原发性闭角型青光眼患者也适用。前列腺素衍生物是通过增加葡萄膜巩膜途径房水外流来降低眼压。但急性性闭角型青光眼患者全部或大部分房角关闭,房水不能通过葡萄膜巩膜途径外流。此外,此类药物具有一定促炎作用,不利于减轻患者眼前段炎症反应,保护房角。因此前列腺素衍生物一般在原发性闭角型青光眼发作期不建议使用。
>
> 　　最后需要注意的是,发作期的患者具有较强的眼前段炎症反应,在上述降眼压药物的基础上还应加用局部糖皮质激素,以控制眼部炎症反应,减少房角水肿和粘连,保护房角引流房水的功能。此外,急性高眼压还造成视网膜视神经的急性缺血损伤,应该在积极控制眼压的前提下,给予抗氧化、改善微循环和神经营养治疗,以期最大程度减少急性高眼压造成的相关视网膜视神经等眼部组织损伤。

　　思路2　原发性急性闭角型青光眼发作期除了药物治疗,还可以考虑激光治疗,以迅速降低眼压。

> **知识点**
>
> 　　在急性闭角型青光眼发作期可以考虑行激光周边虹膜切开术(YAG激光)和激光周边虹膜成形术(氩激光)来迅速降低患者眼压。激光周边虹膜切开术可以直接解除瞳孔阻滞因素,对于发作期患者有一定帮助。但发作期患眼一般存在角膜水肿、虹膜水肿和眼前段炎症反应,此时激光聚焦打孔的难度

较一般患者大很多。建议请有经验的临床医生来操作，寻找虹膜隐窝有利于完成治疗。激光周边虹膜成形术通过较大激光斑的热效应收缩周边虹膜，直接拉开关闭的房角，对发作期患者持续高眼压有较好的控制疗效。而且角膜水肿、虹膜水肿对该治疗的影响较虹膜周边打孔小，相对容易实施。联合使用上述两种激光治疗方法可以提高发作期的缓解率。

思路3　如果药物和激光治疗都无法控制眼压，此时应考虑手术治疗。

知识点

通过药物或激光治疗如果仍不能控制眼压，则应考虑及时手术治疗。治疗方法包括前房穿刺、虹膜周边切除术、小梁切除术以及晶状体摘除术等。前房穿刺术较为简单，可以快速直接地降低眼压，但需要在无菌环境下进行。另外因为患者前房浅，穿刺有损伤虹膜和晶状体的可能。虹膜周边切除术仅能解除瞳孔阻滞因素，对于房角关闭时间较长的患者作用有限。小梁切除手术可以让房水通过小梁切口流出眼外，具有确切的临床疗效。但应注意发作期患者眼部炎症反应较重，术中出血、疼痛，术后浅前房、房水迷流的风险较大，应注意防范。近年来晶状体手术在原发性闭角型青光眼治疗中的作用越来越大，临床研究结果表明在发作期行超声乳化晶状体摘除（可以联合房角分离术）可以取得良好临床疗效。但应注意此时患者眼部炎症反应重、角膜水肿，手术难度远大于一般患者，且手术引起的炎症反应往往显著，应由有经验的临床医生施行，同时加强抗炎治疗。

【问题5】　发作眼治疗后，未发作的对侧眼是否需要治疗？

一眼发生急性闭角型青光眼，另一眼即便无任何临床症状也应诊断为临床前期，需要积极治疗，以防止健眼发生急性发作或房角关闭，保护视功能和房角功能。根据检查结果分析房角狭窄关闭的因素，如以瞳孔阻滞为主则应尽早行激光周边虹膜切开术；如在瞳孔阻滞的基础上还存在高褶虹膜等非瞳孔阻滞因素，应在激光周边虹膜切除术的基础上联合激光周边虹膜成形术。如果患者同时有白内障且达到手术治疗的程度，也可考虑通过超声乳化白内障摘除来解除房角狭窄的因素。

（陈雪莉　孙兴怀）

第二节　慢性闭角型青光眼

多见于50岁左右的患者，男性更为多见。临床表现象原发性开角型青光眼，但其周边前房浅，中央前房深度可以正常或接近正常，虹膜膨隆不明显，房角为中等狭窄，可呈多中心的点状周边虹膜前粘连。本病的发病机制除有一定程度虹膜膨隆因素外，还存在非瞳孔阻滞因素或多种因素共存。由于其病程的慢性特征，临床没有像急性闭角型青光眼眼压升高那样的症状表现，也难以作出象急性闭角型青光眼那样的明确分期。早期仅存在房角狭窄，或可见到局限性的周边虹膜前粘连。随着房角粘连的扩展，眼压升高多为中等程度，常在30~50mmHg。病程进展到中期、晚期眼底有典型的青光眼性视神经乳头凹陷性损害征象出现，相应地伴有程度不等的青光眼性视野损害。

定义和关键特征

定义：慢性闭角型青光眼是指由多种因素导致房角逐渐关闭，眼压逐渐升高，视神经在逐渐升高的眼压作用下逐步发生青光眼性损伤，同时视野发生相应缺损的一类原发性青光眼。

关键特征：

● 具有周边前房浅、房角狭窄等眼部解剖特征；

● 房角关闭呈逐渐发展的过程，眼压也呈缓慢升高的趋势，一般无急性发作表现，患者通常无明确不适主诉；

● 房角关闭的因素较为复杂，多表现为混合因素或非瞳孔阻滞性因素；

● 眼底检查早期基本正常，到中晚期逐渐发生视盘凹陷、盘沿丢失、神经纤维层缺损等青光眼性视神经改变。一般房角关闭范围与眼压升高、视神经病变的程度呈正相关。

临床病例

患者，男，48岁，以"左眼逐渐视力下降半年余"为主诉来诊。患者否认头痛、眼痛、恶心等病史。查体显示双眼视力均1.0，无充血，角膜透明，双眼前房周边偏浅<1/3CT，中央前房深度正常，左眼相对性瞳孔传入障碍，晶状体轻度混浊，眼底C/D右眼：0.5.左眼0.9，右眼视盘盘沿基本完整，视网膜未见明显出血及渗出。患者既往体健，否认糖尿病、高血压等全身病变，否认手术及外伤史。

【问题1】 通过上述病史及查体可能考虑的诊断是什么？还需要哪些辅助检查来明确诊断？

思路1 患者为中年男性，左眼视力逐渐下降，没有明确发作病史。查体双眼周边前房偏浅，左眼视盘呈典型青光眼性视神经病变，首先考虑慢性闭角型青光眼诊断，此外还应考虑一些单眼的继发性病变所致青光眼，比如晶状体半脱位等。此外，很少见的窄房角原发性开角型青光眼也需要通过前房角检查来排除。

思路2 下一步辅助检查可以考虑眼压检查、房角检查（房角镜和超声生物显微镜）、眼轴、视野和视盘OCT检查等。

知识点

慢性闭角型青光眼是一类房角逐渐关闭，影响正常房水外流，引起眼压升高，进而导致青光眼性视神经病变的疾病。因此未经治疗的慢性闭角型青光眼患者，如果房角已经大部分关闭（一般认为半圈以上）一般眼压都会高于正常。很多晚期患者，房角已经大部分或全部关闭，眼压经常超过40mmHg，但却没有明显不适症状。因为其眼压升高是缓慢发生和进展的过程，患者眼部较为安静，不像急性闭角型青光眼患者有非常明显的临床症状和体征。

因为房角关闭是此类疾病的根本原因，因此房角状态的检查对于闭角型青光眼患者而言至关重要。临床常用的房角检查包括房角镜、超声生物显微镜和眼前段OCT等。各种检查方式各有优缺点，并不能完全相互替代，强调房角镜检查是最基本的技能。临床工作中需要合理结合上述各类检查的特点，判断不同患者房角关闭的机制，并给出相应的治疗策略。

慢性闭角型青光眼的病变最终效应器官是视神经，因此视神经结构性检查（以OCT为代表）和功能性检查（以视野检查为代表）对于判断病变的严重程度非常重要。急性闭角型青光眼患者发作期及之后的视神经病变，除了眼压升高所致的视网膜神经节细胞损伤以外，还存在急性眼压升高所致的急性缺血和炎症因素。因此，在急性闭角型青光眼患者眼压迅速控制后经常会出现视盘水肿、静脉迂曲、火焰样出血等减压性视网膜病变的表现。这一点在慢性闭角型青光眼患者中是看不到的。

【问题2】 房角镜检查与超声生物显微镜检查的各自优缺点？

思路 房角镜多通过镜面反射原理直接观察房角解剖结构，直观下的分辨率远高于任何设备的分辨率。使用它可以观察患者的静态房角（患者向前平视，房角镜不作任何压迫）和动态房角（患者眼位向镜面方向转动和/或压迫镜面位置的房角以加宽对侧的房角）状态。因此不仅能够观察房角是否关闭，还可以通过压迫来判断关闭是贴附性的还是粘连性的。不过房角镜无法发现虹膜后睫状体、晶状体悬韧带的改变。此外，对于急性发作的闭角型青光眼，由于明显的角膜水肿而无法观察到房角的结构。超声生物显微镜是利用高频（50～100MHz）超声来实时观察眼前段结构的设备，可以获得房角的横断面图像。由于超声的穿透性优于光线，房角镜所无法观察的虹膜后结构如睫状体、晶状体悬韧带、晶状体赤道部等结构都可以清晰地展现（图2-4-9）。观察这些解剖结构对于判断不同患者房角关闭的机制非常重要。另外，该检查不受角膜透明度影响，即便对于大发作的闭角型青光眼或角膜明显斑翳的眼，使用它都

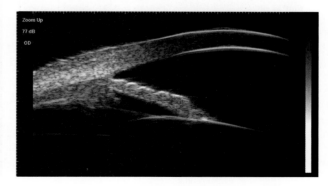

图2-4-9 正常房角的超声生物显微镜图像
见虹膜平坦，房角开放。睫状体前部、睫状突、晶状体赤道部、晶状体悬韧带（前组、后组）等结构。

可以获得满意的房角图像。但是，超声生物显微镜也存在一定缺陷。最大的问题是无法对房角进行动态检查，无法通过压迫来判断房角是贴附性关闭还是粘连性关闭。此外，超声生物显微镜设备较为昂贵，普及性远不如房角镜。还有其成像质量受眼内填充物质（气体、硅油等）的影响。因此，临床工作中对于闭角型青光眼的诊治应注意，上述两种房角检查技术需要合理采用，不可偏废任何一种。

【问题3】 常见的慢性闭角型青光眼患者房角关闭机制有哪些？

思路1　使用超声生物显微镜不仅可以观察房角形态，还可以通过观察虹膜形态（膨隆、高褶）及附着点位置、睫状体形态、晶状体悬韧带状态等判断房角关闭的机制。

知识点

通过超声生物显微镜检查，常见的慢性闭角型青光眼房角关闭机制有以下几种：

虹膜膨隆（图2-4-10）。

高褶虹膜（图2-4-11）。

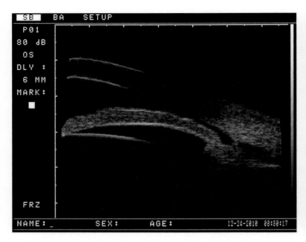

图2-4-10　见虹膜明显向前膨隆，导致房角狭窄

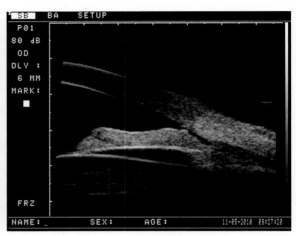

图2-4-11　见中央前房深度基本正常，虹膜基本平坦（注意虹膜后表面），虹膜根部向前呈"屈膝样"，导致房角狭窄

虹膜附着点靠前、根部肥厚（图2-4-12）。

多发睫状上皮囊肿（图2-4-13）。

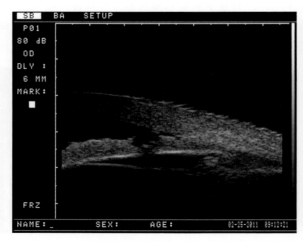

图2-4-12　见虹膜附着点显著靠前，虹膜根部较为肥厚，虽然有通畅的虹膜周切孔，但房角依然呈关闭状态

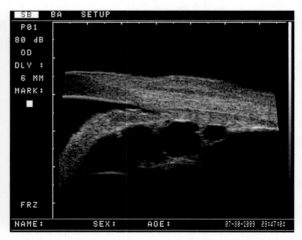

图2-4-13　见睫状突处多个上皮囊肿，推挤虹膜向前，房角狭窄

上述引起房角关闭的机制中，除了虹膜膨隆（病理机制为瞳孔阻滞）外，剩下的各种机制都被称为非瞳孔阻滞机制。临床常用的激光虹膜周边切开术（或切口性虹膜周边切除术）仅能解除瞳孔阻滞机制，对于非瞳孔阻滞机制的患者则无效。另外，临床上患者常有出现多种机制共存的现象。因此在临床工作需要医生仔细识别不同患者房角关闭的具体机制，给出相应合理的治疗方法。

思路 2　美国眼科学会出版的眼科临床指南（PPP）原发房角关闭分册中将通过虹膜周切术解除了瞳孔阻滞因素后，仍然存在虹膜小梁网接触的情况称为高褶虹膜构型 / 综合征。其实就是将所有非瞳孔阻滞因素所致的房角关闭都称为高褶虹膜构型 / 综合征，这一点显然值得商榷。我国学者认为的高褶虹膜一般具有以下特征，患眼一般中轴前房深度基本正常，而周边虹膜与房角间隙极窄或贴附，虹膜根部呈现屈膝样形态。这一点需要广大临床医生在阅读西方文献时加以分辨。激光虹膜周边切开术仅解除其中的虹膜膨隆因素，且对于已经形成广泛周边虹膜前粘连的患眼是无法通过激光虹膜周边切开来开放房角的。这里强调需要在激光虹膜周边切开术后对前房角的状况再作评价，以发现真实的病理状态和可能并存的机制（不仅是高褶虹膜），并给予相应合理的治疗处理。

【问题 4】　针对该患者可以考虑哪些治疗？

思路 1　针对慢性闭角型青光眼一般可以考虑以下治疗：激光周边虹膜切开术、激光周边虹膜成形术、小梁切除术、超声乳化晶状体摘除术（联合房角分离）等手术治疗方式。针对这个患者在一系列检查后明确了是原发性慢性闭角型青光眼，左眼晚期，右眼早期。其合理治疗选择是：左眼眼外滤过性手术（小梁切除术），右眼可根据房角状况选择激光周边虹膜切开术、激光周边虹膜成形术，或缩瞳剂治疗。

> **知识点**
>
> 慢性闭角型青光眼是由于眼前段，尤其是房角结构异常所致青光眼，因此首要的治疗方法应是手术治疗，以改变房角的解剖结构异常，解除引起房角关闭的因素，开放房角、阻止发生进一步房角关闭。如果患者残留的功能房角（一般认为开放房角小于半圈）已经无法代偿正常的房水生成量循环，则需要考虑通过滤过性手术将房水从人工通道引流至眼外，以达到降低眼压的目的。目前鉴于局部降眼压药物的发展和滤过性手术的并发症，这一点的应用指征有所变化。即通过激光或手术的方法解除了房角关闭因素后，重新评价前房角，如果房角累计开放达 90° 及以上时，可以试用局部药物治疗来控制眼压。如果局部降眼压药物达不到眼压控制目标，再考虑采用滤过性手术治疗。

思路 2　超声乳化晶状体摘除是否能成为慢性闭角型青光眼的首选治疗方式？

> **知识点**
>
> 相对较厚的晶状体是原发性闭角型青光眼的一个重要致病因素。晶状体摘除可以加深前房，增宽房角，并可以减少房角关闭的再次发生。近年来，有趋势将白内障晶状体摘除应用于早中期的闭角型青光眼治疗。2016 年发表在柳叶刀杂志上的 Effectiveness of early lens extraction for the treatment of primary angle-closure glaucoma（EAGLE）: a randomised controlled trial 研究对比了晶状体摘除与传统激光周边虹膜切开联合药物（传统治疗）治疗闭角型青光眼的疗效。研究发现，晶状体摘除组较传统治疗组疗效更好，更具成本效益。但是否就可以将白内障手术甚至透明晶状体摘除作为闭角型青光眼的一线治疗手段呢？中国眼科界曾就此展开多方面的研讨，并不完全同意这一观点。我们的观点是应该从视功能的维护进行全面评价和仔细分辨每一个患者引起房角关闭的机制是什么？对于非晶状体因素所导致的房角关闭，比如：高褶虹膜、房角拥挤、脉络膜膨胀等，通过摘除晶状体并不能解决进一步房角关闭的趋势。此外，需要注意的是白内障手术将带来患者视功能调节能力的丧失，目前的人工晶体还远没有达到可以替代自然晶状体调节功能的程度，尤其对于透明晶状体和年轻患者更应注意这一点。全国青光眼学组《我国原发性青光眼诊断和治疗专家共识（2014 年）》中对于滤过性手术联合白内障手术的手术指征是：符合滤过性手术指征的白内障患者，白内障手术指征参照白内障手术适应证。对于单纯白内障手术的指征是：符合白内障

手术指征又需要做虹膜周边切除术的青光眼患者可采用单纯白内障摘除术来治疗。因此，应该严格掌握晶状体摘除手术适应证，尤其对于透明晶状体患者，除非透明晶状体是导致房角关闭的最主要因素，否则选择该术式应该慎之又慎！

（陈雪莉 孙兴怀）

第三节 原发性开角型青光眼

一、原发性开角型青光眼

原发性开角型青光眼（primary open-angle glaucoma，POAG）是一类以青光眼特征性视神经病变和病变视神经相对应的视功能缺损为特征的疾病。所谓"青光眼特征性视神经病变"的病理基础是视盘筛板结构受到超过筛板承受力的高眼压压迫，向眼球后部塌陷（在检眼镜下视盘向深处凹陷呈烧瓶样外观，图2-4-14、图2-4-15），筛板的塌陷导致穿过筛板孔的视神经纤维受到损伤，造成相应区域视野的损伤。而正常视盘的盘沿厚度按照ISNT原则分布（正常视盘盘沿宽度从高到低依次为视盘的下部盘沿最宽、上部其次、鼻侧更窄、颞侧最窄）。

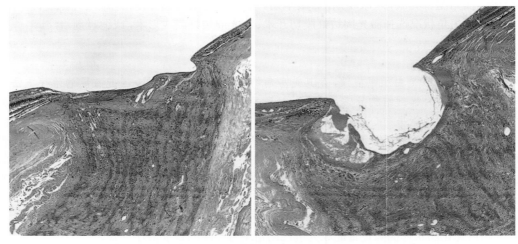

图2-4-14 青光眼视盘病理改变（左图：早期 右图：晚期）

POAG的发病机制：目前认为是在房角开放情况下，眼前房内TGF-β_2浓度升高—小梁网细胞外结构异常—房水流出阻力增加—眼压升高—压迫筛板塌陷—损坏视盘视神经结构。该机制致病的临床表现除了特征性青光眼视神经病变和由此带来的功能改变如视野改变、瞳孔光反射迟钝以外，眼部无其他可见改变（前房不浅、房角开放、房角镜下房角结构无异常改变）。

临床表现：早期视盘盘沿的视神经局限性缺失（违反ISNT原则的进行性盘沿变窄、盘沿切迹可合并相应视网膜神经纤维层节段性缺损、视盘边缘出血即Drance出血），进展到晚期整个视盘呈凹陷性苍白外观（杯盘比从正常的小于等于0.6增大直至1.0、血管呈锐角从视盘边缘走行而出的刺刀征）。辅助检查主要为检测视神经结构缺损的青光眼OCT（视盘盘沿缺损、视网膜节段性或弥漫视神经纤维层缺损）和检测视功能损伤的视野（青光眼特征性视野改变随疾病进展依次为早中期的旁中心暗点、鼻侧阶梯、与生理盲点相连的鼻侧弓形暗点，以及中晚期的视野向心性缩小、管状视野和颞侧视岛）。

定义和关键特征

定义：视神经有典型青光眼特征性视神经病变及相应的视野缺损，眼压高于21mmHg。
关键特征：
● 检眼镜检查见视盘凹陷、苍白，盘沿组织缺失（图2-4-15）。

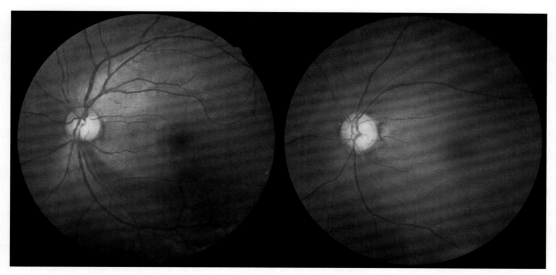

图 2-4-15 原发性开角型青光眼视盘眼底照(早期、晚期)。
左图 POAG 早期见颞下方 5 点处盘沿缺损,视网膜 RNDF 阴影
右图 POAG 晚期见杯盘比明显增大,视杯凹陷,4 点可见血管刺刀征。

临床病例

患者,男,41 岁,因"双眼视力缓慢下降半年"就诊。否认眼痛、眼红等症状。否认高血压、糖尿病等慢性病史。否认眼疾史。否认长期药物接触史。否认眼部外伤史。否认家族类似眼病史。否认屈光不正史。

【问题 1】 通过上述问诊考虑可能的诊断有什么?门诊如何进行初筛?

思路 问诊所得可归纳为"中年男性,双眼渐进性无痛性视力下降",首先汇总可以导致患者出现该症状的常见疾病范围:

1. 原发性开角型青光眼或慢性闭角型青光眼 两种青光眼病程缓慢,视神经一般在损伤 50% 以上才有视力下降主诉。初筛时应行检眼镜视盘检查并检测眼压,见视盘呈典型青光眼特征性视神经病变者,无论是否眼压升高,均需怀疑青光眼存在;如体检视盘未见明显萎缩表现但眼压明显升高 >30mmHg 者,可能为青光眼早期高眼压尚未导致明显的青光眼视神经病变阶段,其视力下降可能为高眼压导致眼底循环障碍所致;如体检视盘和眼压均表现正常,则基本排除青光眼。怀疑青光眼者追加询问青光眼家族史。

2. 慢性视网膜病变(视网膜色素变性、糖尿病等视网膜病变等) 因患者否认高血压糖尿病病史,两者相关性视网膜病变可能较小。需询问夜盲史,并行眼底视网膜检查排除。

3. 屈光不正 患者年龄 45 岁,有老视可能,该病导致视力下降多以视近模糊为主诉。初筛时询问患者视力下降是否以视近模糊为主,给予验光检查,比较患者裸眼视力和矫正视力,如验光为老视,配镜后视力恢复正常,可确诊。

4. 屈光间质混浊 屈光间质中角膜、前房、晶体、玻璃体出现混浊均可导致视力下降,予裂隙灯下检查屈光间质可确诊。确诊时需注意混浊程度是否与视力下降幅度相匹配,如屈光间质混浊较轻但视力下降严重,需考虑合并其他病变。

(1)白内障:患者中年,非老年性白内障发病年龄。可以患双眼并发性白内障导致双眼无痛性视力下降,但患者否认糖尿病和长期药物使用史及高度近视等病史,故并发性白内障可能性亦较低。裂隙灯检查晶状体有无混浊可确诊。

(2)角膜病变(如角膜营养不良):裂隙灯检查角膜可确诊。

(3)前房、玻璃体病变:葡萄膜炎、前房或玻璃体积血等可导致前房或玻璃体混浊,裂隙灯检查前房、玻璃体可确诊。

5. 视神经、颅内病变 初筛眼底检查视盘,应有视盘萎缩等视神经改变体征改变。进一步检查视野,电生理、头颅 CT、MRI 等检查,排除肿瘤、缺血性视神经病变、药物性视神经病变、视网膜血管性疾病或退行

性疾病等导致的视力下降。

　　综上所述,初诊该患者时,问诊除了眼部和全身疾病等病史外,还应询问视力下降特点(如视近或视远模糊为主)、青光眼家族史及夜盲史(排除视网膜色素变性等),裂隙灯体检屈光间质,检眼镜检视盘和视网膜。初筛时辅助检查给予眼压、验光。根据检查结果初步考虑某种或几种疾病,再进一步给予相应检查。

　　【问题2】　门诊问诊结束后进行体检,留意哪些体检项目可以初步确诊青光眼?

　　思路　裂隙灯下确认前房是否浅、房角是否开放,检眼镜确认有无青光眼特征性视神经损伤,辅助检查确认眼压。

　　1. 裂隙灯检查　留意前房深浅(除了中央前房深浅外,特别要留意周边前房深浅"是否>1/2角膜厚度"),如果有房角狭窄,按照闭角型青光眼诊疗。

　　(1)中央前房不浅+周边前房不浅:考虑房角开放,较少有房角狭窄闭角可能。可行房角镜检查,排除房角狭窄、关闭,或开放的房角有色素沉积等提示曾有眼前房、房角病变的信息。

　　(2)中央前房不浅+前房周边浅:需考虑高褶虹膜存在可能,必须行房角镜检查+超声生物显微镜(UBM)检查以确诊。高褶虹膜患者,房角镜下可见房角入口狭窄,可能见部分房角关闭或小梁网色素沉积;UBM检查可见房角入口狭窄,虹膜根部肥厚或睫状体前旋顶起虹膜造成窄房角。注意裂隙灯下见前房周边浅者,在房角镜或UBM排除高褶虹膜前不建议扩瞳,有诱发闭角青光眼发作可能。

　　(3)中央前房浅+周边前房浅:必须考虑闭角型青光眼存在可能,必须行房角镜检查+UBM检查+眼轴A超检查以确诊。判断闭角型青光眼的房角狭窄程度和关闭范围,UBM可提示房角狭窄究竟是瞳孔阻滞因素(虹膜膨隆)、非瞳孔阻滞闭角因素(虹膜根部肥厚、睫状体旋前)或者是混合型(图2-4-16)。注意裂隙灯下中央周边均浅前房者,在房角镜或UBM检查排除闭角因素前是扩瞳禁忌。

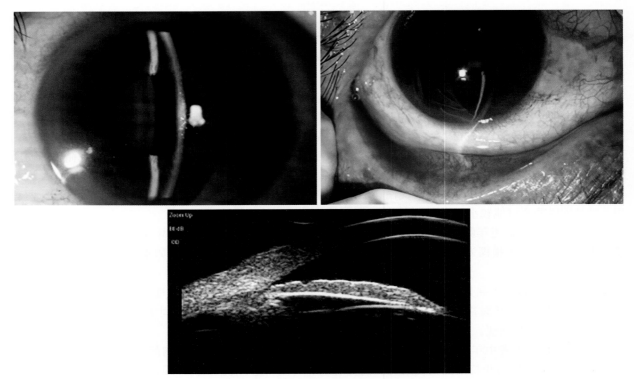

图2-4-16　高褶虹膜患者裂隙灯下可见中央前房深度正常,周边前房浅,UBM可见房角狭窄

　　2. 检眼镜检查　留意视盘是否有青光眼特征性改变,如杯盘比是否凹陷增大(超过0.6),有无不符合ISNT原则的改变,有无盘沿切迹、出血,有无视网膜神经纤维层缺损等体征(图2-4-17)。

　　检眼镜下如见疑似青光眼视神经损害,可能是生理性大视杯(杯盘比虽然扩大,但盘沿均匀无切迹,检查患者父母可能一方有类似视盘改变但功能检查正常)、高度近视眼底(患者有高度近视病史和其他高度近视眼底改变)等,需行眼底拍照(有助于发现视网膜神经纤维层缺损和长期随访)、青光眼 OCT、视野检查以明确视神经结构功能损害是否确实存在,以免误诊青光眼造成不必要的患者心理和治疗负担。如检查结果临界,无法确诊,则保留检查资料,长期随访对照,观察病情是否进展。

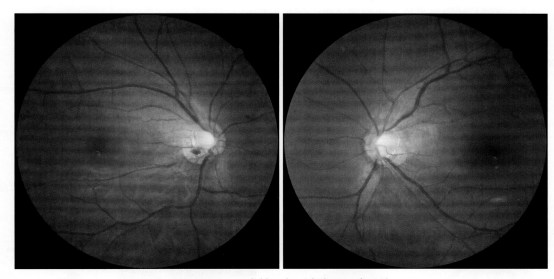

图 2-4-17　原发性开角型青光眼眼底照片
双眼杯盘比增大,颞下方盘沿狭窄伴视网膜神经纤维层节段性缺损,右眼视盘颞下边缘有小片出血。

3. 眼压检查　门诊一般采用非接触眼压计(non-contact tonometer,NCT)测量眼压,有条件的医院可以配备 Goldmann 压平眼压计(较 NCT 准确率高),经验丰富的医师可以指测眼压获得初步眼压评估。目前临床的正常眼压范围为 11~21mmHg,是大样本正常人群眼压 95% 统计范围。

眼压测量结果有一定的出现误差的可能,造成眼压测量值高于或低于实际值,检查时需考虑下述情况:

1) 中央角膜厚度(central corneal thickness,CCT)可影响眼压测量值,造成眼压测量值虚高(CCT>550μm,儿童常见)或虚低(CCT<520μm,角膜屈光手术后常见)的可能。

2) 紧张、眨眼等亦可因眼外肌压迫眼球而导致眼压测量值升高。NCT 测量时有冲击感,容易造成患者紧张,而压平眼压结果相对不容易受干扰。

3) 人类眼压在 24 小时内存在高低波动,研究表明,人类夜间睡眠平卧时因心脏与眼球处于同一水平,造成巩膜静脉窦压力升高,继而造成夜间睡眠时间的眼压较昼间直立时明显升高。某些患者门诊测量时可能处于该患者眼压低谷,而其眼压超过 21mmHg 的高峰时(特别是夜间睡眠时)未测得,故门诊测量均为正常眼压可能是因为测量时间的不全面所导致的。故 24 小时眼压测量对全面了解患者基础眼压,和日后对照降眼压治疗的疗效有重要作用。

疑诊青光眼时,特别是对眼压结果存疑时,要常规询问患者测量眼压时的配合度,行 CCT 检查,需重复测量眼压甚至改测压平眼压,必要时测量 24 小时眼压。

【问题3】　经上述初步问诊、体检后的进一步诊疗思路?

思路　当房角开放后,眼压和眼底视神经检查结果可以归类为以下四类。

1. 正常视盘 + 眼压≤21mmHg　暂不考虑青光眼,检查其他可能造成双眼视力下降的眼病,视盘和眼压可定期随访。

2. 正常视盘 + 眼压 >21mmHg　高眼压症(见下文“二、高眼压症”),患者可能处于青光眼病程早期,尚未引起体检和仪器可以检测到的视神经病变;或者患者的眼压升高虽然超过统计研究的 21mmHg 眼压上限,但未超过该患者的视盘筛板承受能力,可长期不引起青光眼病变。即眼压是否正常是由个体化差异的。高眼压症一般不会引起明显视力下降,继续检查其他可能导致双眼视力下降的眼病。

3. 视盘呈青光眼特征性视神经病变 + 眼压≤21mmHg　正常眼压性开角性青光眼(见“三、正常眼压性青光眼”)可导致双眼视力下降。后续行辅助检查视神经结构和功能以明确青光眼视神经损害的存在,测量角膜厚度评估眼压真实值,排除某些处于静止期的继发性开角型青光眼(青光眼睫状体综合征、一过性激素性青光眼等)和处于间歇期的闭角型青光眼(予房角镜检查)。

4. 视盘呈青光眼特征性视神经病变＋眼压 >21mmHg　高度怀疑 POAG,可导致双眼视力下降。予以青光眼分型分期检查[房角检查、CCT 检查、青光眼视神经 OCT 检查(图 2-4-18)、视野检查(图 2-4-19)、青光眼相关病史询问],排除继发性开角型青光眼,才能确诊 POAG。

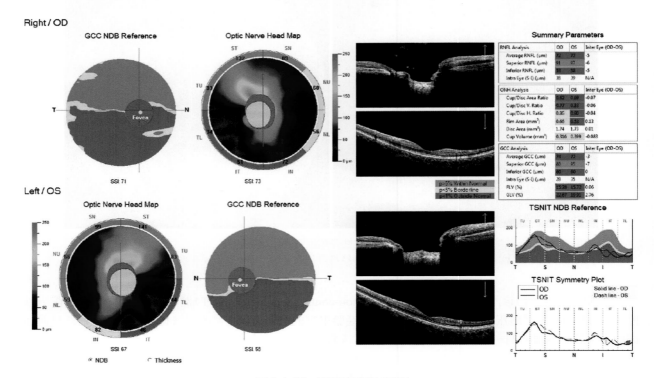

图 2-4-18　双眼青光眼 OCT

双眼颞下盘沿、相应视网膜神经纤维层缺损,与眼底照相符。

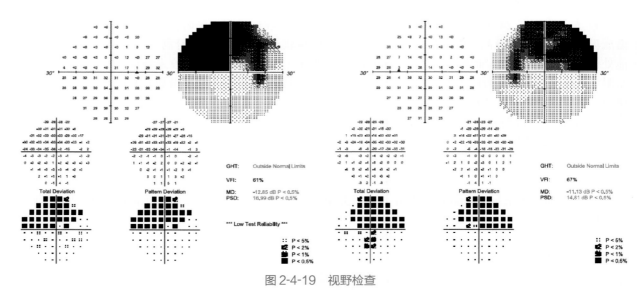

图 2-4-19　视野检查

双眼视野鼻上方弓形暗点,与生理盲点相连,视功能缺损与眼底照、青光眼 OCT 所示颞下方视神经纤维层结构缺损相符合。

【问题 4】 上文第 4 条,房角开放 + 青光眼特征性视神经病变 + 眼压 >21mmHg,如何确诊 POAG?如何治疗?

思路 还需要排除继发性开角型青光眼,才能确诊 POAG。

门诊排除继发性开角型青光眼检查过程:

1. 问诊

(1)长期局部或全身激素使用史:有考虑激素性青光眼。短期激素使用史所致停药后高眼压可逆,长期激素使用所致停药不可逆,需持续降眼压治疗。

(2)眼部或头部外伤史:有考虑房角后退性青光眼,需行房角镜或 UBM 检查确诊。

(3)眼部反复炎症发作史。

2. 裂隙灯检查

(1)巩膜静脉迂曲扩张:有考虑巩膜上静脉压升高继发青光眼。其中 Sturge-Weber 综合征患者可见颜面血管瘤、B 超见脉络膜增厚(脉络膜血管瘤);颈动脉 - 海绵窦瘘多伴有搏动性突眼、颅内血管杂音,可行脑血管造影 DSA 确诊

(2)角膜内皮中下区积聚大量色素性 KP:有考虑色素性青光眼,需行房角镜检查见小梁网大量色素沉积,一般呈 4 级;UBM 示虹膜向后凹陷,“背弓”,摩擦悬韧带,造成虹膜色素脱落播散(虹膜中周部轮辐样透照阳性),形成 KP 并阻塞小梁网。

(3)羊脂状 KP:有考虑青光眼睫状体综合征。注意本病发病初期可仅有少量前房漂浮细胞并无羊脂状 KP,激素诊断性治疗能有效降眼压。

(4)前房漂浮红细胞:有考虑血影细胞性青光眼,一般有较长期玻璃体积血史。可行前房穿刺抽取房水,镜下见丧失变形能力的血影细胞(后者阻塞小梁网导致眼压升高)可确诊。

(5)双眼虹膜异色(患眼虹膜色素缺失):有考虑 Fuchs 虹膜异色睫状体炎。为单眼病变,需裂隙灯下见患眼有弥漫星芒状 KP,可伴并发性白内障(白内障发病从晶体后部混浊开始向全晶体发展)。无瞳孔后粘连,为安静的葡萄膜炎。

(6)虹膜或房角新生血管:有考虑新生血管性青光眼(开角期),新生血管性青光眼在新生血管膜已经覆盖房角但还没收缩关闭房角的阶段,可以出现开角但眼压升高。此时房角镜检查可见开放的房角表面有新生血管跨过,眼底检查多可发现导致新生血管的原发疾病。

(7)瞳孔缘晶体表面见白色片状剥脱样物质:有考虑剥脱综合征。扩瞳裂隙灯下可见晶体表面中央剥脱样物质附着,中间透明区,周边混浊区。瞳孔缘虹膜透照试验阳性。多见于我国维吾尔族等西北少数民族及欧洲人种。

(8)晶体源性病变伴严重前房反应:有考虑晶体源性青光眼。裂隙灯下可见晶体过熟、损伤等导致的前房皮质、颗粒、炎症细胞等大量沉积,阻塞小梁网继发青光眼。

3. 检眼镜检查 合并眼底孔源性视网膜脱离:考虑 Schwartz-Matsuo 综合征。开角型青光眼扩瞳见患眼高眼压合并孔源性视网膜脱离。

4. 治疗 POAG 是一种慢性、进展性、不可逆致盲疾病,至今唯一有效的治疗方法是降低患眼的眼压到小于等于某一阈值(靶眼压),中止视神经损伤或明显延缓患者视神经损害速率,使患者在有生之年内保持有效视力。一般来说,目前能达到的治疗 POAG 的最佳疗效,是保留确诊时的剩余视力,并维持终身。这是因为成年人的视神经是不可再生的第二对脑神经,已经损害的视神经无法恢复。唯一的例外仅在初次治疗将眼压从很高降至正常时,高眼压压迫所致的视网膜循环受阻、角膜水肿、高压下勉强存活但功能不全的视神经等得到缓解,视力可有少量恢复。婴幼儿的视神经有一定再生能力,临床上曾观察到高眼压降低后,患儿视盘盘沿有恢复的现象。

5. 靶眼压设定 不同患者初诊时病情轻重不同,故每一位患者的靶眼压可有不同,即靶眼压的设定有个性化特点。目前靶眼压尚无可靠的公式进行计算,只能靠临床医生依靠经验进行预估,一般视神经损害进展风险越大的患者,设定的靶眼压越低。

预估 POAG 靶眼压时,如有下述情况,则预测的靶眼压应当越低。

(1)残存视神经越少(如杯盘比 0.9~1.0,一般靶眼压设定在 12mmHg 以下)。

(2)初诊时 POAG 的基础眼压越低(低眼压已经能对视神经造成损害,证明视神经、筛板对眼压的承受

力低,正常眼压性青光眼一般要求靶眼压较基础眼压降低至少30%)。

(3)患者预期寿命越长。

(4)中央角膜厚度越薄(实际眼压可能比测量值更高)。

(5)筛板承受力差(高度近视、眼轴过长、近视或眼轴持续加重加长均提示眼球、筛板承受压力能力低)。

6. 治疗方案的确定　当预估得到靶眼压后,临床医师应选用一种或几种治疗手段组成治疗方案,将患者眼压降低到靶眼压水平,再进行长期随访观察疗效。目前降低眼压的手段有药物、激光、手术三种。三种治疗手段的疗效、风险和副作用各有不同,而且患者的依从性、经济情况、随访便捷性等条件也有不同,甚至不同医师做同一手术的技术水平亦有不同,故如何针对特定患者制订个体化的治疗方案以达到保持终身有效视力这一治疗目标,需要医师对治疗手段利弊有充分的掌握,对患者病情有足够的了解,医患之间还要就心理、依从性等各种情况进行良好的沟通后,才能确定治疗方案。

一般选择治疗手段的原则首先是考虑治疗手段的安全性,其次才是有效性,然后考虑副作用(如果某些患者对某些药物的普通副作用反应特殊到影响生命安全,则提升到第一考虑,例如溴莫尼定眼药水可导致部分患者瞌睡,司机、高空作业者禁忌使用),最后考虑患者依从性、经济能力等其他次要因素。

(1)如果治疗方案降低眼压达到靶眼压后,能稳定控制视神经损害不再进展,且手段安全可靠,患者能够承担,则维持该治疗方案,终身定期随访观察。直至未来 POAG 眼压进一步升高,导致原方案不足以控制病情进展,再调整治疗方案。

(2)如果治疗方案降低眼压达到靶眼压后,视神经损害只是延缓但仍在进展,则调低靶眼压的设定值,在治疗方案中增加新的相对安全的治疗手段降低眼压至新的更低的靶眼压,继续观察。

(3)如果所有能选择的安全的治疗手段组合而成的治疗方案不能将眼压降到靶眼压,治疗方案只能达到延缓但不能中止青光眼病情的进展的疗效,而其他可供选择的治疗手段有相对较高的风险,则要测算患者视神经损害的速率(视功能丢失速度)、估算其预期寿命,综合考虑结合可选治疗方案的风险及患者承受力,决定是继续使用现有治疗方案,还是冒险进行其他治疗方案:

1)如果患者病情虽有进展但进展缓慢,本身预期寿命较短,预测在安全的治疗方案下在预期寿命里的病情不会进展到丧失有效视力,影响其生活质量,且进一步治疗手段的风险相对较大,可能导致患者提前丧失有效视力,则可在取得患者的知情同意后,维持安全的诊疗方案。

2)如果患者预期寿命较长,预测安全治疗方案下不能维持其终身有效视力,则需与患者充分沟通,在患者知悉进一步治疗方法的相对风险并取得患者签字同意后,采用新的治疗方案。如患者反对冒险治疗,也可继续目前治疗并观察,期待新的安全的抗青光眼治疗手段的出现。

对于降眼压的三种治疗手段(药物、激光、手术)如何选择的最基本考量点是该疗法的可靠性。青光眼是一种终身疾病,治疗手段需要能稳定保证患者眼压降低才能保证患者的终身有效视力。如果治疗手段不可靠,治疗过程中眼压出现波动,甚至复发,患者的视神经会受到损伤,影响视力。例如临床上很多患者门诊随访时眼压稳定低于靶眼压,但视神经损伤仍在进展。这些患者经更密集的门诊随访,甚至 24 小时眼压监测才发现患者治疗过程中(特别是夜间睡眠时)眼压经常会波动上升,短时间的高眼压积累起来,造成了视神经青光眼损害进展。归根到底,还是其采用的治疗手段不够可靠。所以,治疗手段的可靠性应该是临床医师第一步需要考量的。

7. 药物治疗　目前治疗 POAG 的首选是药物治疗,这与药物治疗的可靠性相对最佳这一特质是密不可分的。药物的疗效、使用方法、副作用等在其上市前就已经经过反复研究验证的,上市后也有大量文献后续报道,而药物的生产也有严格质量控制,故任何一名医生给予患者同一种药物,其效果是稳定的可预期的。

药物治疗的不可靠主要体现在患者的依从性和医生对药物的选择上。得益于我国经济发展和医保制度的逐渐扩大覆盖,青光眼药物对患者的经济负担相对不大。而医师对药物选择时考虑不周,可能增加反复调整治疗方案的时间,影响患者的依从性;而患者的依从性不佳,药物使用中的不规范,可能导致不必要的眼压波动,造成视神经损伤。

(1)药物使用原则

1)在能达到靶眼压的前提下,尽量减少药物使用的种类和次数,能局部用药就不要全身用药,能用副作用少的药物就不要用副作用多的药物,能使用促进房水流出的药物就不要用阻止房水产生的(促进房水流出较抑制房水产生更能减少眼压波动)。

2）选择药物时应就备选药物的副作用与患者沟通，如果有药物使用禁忌应换用其他药物；如果属于慎用范畴，应叮嘱患者注意药物的副作用，及时反馈不良反应，酌情换用其他药物。

3）同一类药物在同一患者上应只选用一种，添加同一类药物并不起疗效叠加作用，徒增加副作用。

4）医生在门诊随访时必须反复督促患者严格按照规定方法使用药物，有条件时可检查患者使用药物的残余量以推断其药物使用是否足量。临床上患者经常有意无意地少用或漏用药物，而在门诊复诊前因担心医生发现并批评其依从性不强而恢复正常用药，造成医生在门诊随访时不能及时发现其眼压控制不佳的问题，直至长期随访时其视野、OCT出现损伤进展才发现问题，出现不必要的损伤。

目前青光眼降眼压药物分局部（眼药水）用药和全身用药。由于此内容在各眼科专著都有详细叙述，本章只作简单概述并对使用时的注意要点进行阐述。

（2）POAG局部用药：目前临床上使用的主要有5类。

1）前列腺素药物（每晚1次，24小时促进房水流出）：20世纪90年代之前的单种降眼压药物仅能降低3～5mmHg，基础眼压高（>35mmHg）的患者联合用药也很少能降低眼压到靶眼压，故当时很多POAG患者只能首选手术治疗。自拉坦前列腺素作为第一种前列腺药物局部使用后，POAG降眼压幅度大大提升，手术率明显下降。出于用药原则第一条"尽量减少药物的种类和次数"考虑，前列腺药物是目前POAG（特别是基础眼压高的患者）的首选治疗药物。前列腺药物主要副作用有结膜充血过敏、眼睑皮肤和虹膜色素沉积、轻度眼内炎症，少见副作用有黄斑囊样水肿等，对外观要求较高的患者要事先告知，并提醒患者注意用药时对眼睑皮肤的防水隔离，尽量减少副作用。不同患者对不同公司生产的前列腺素眼药水的充血过敏反应有个体化特性，可以在患者主诉充血副作用严重时尝试换用不同公司的产品，在保证降眼压疗效前提下，选择副作用最小的药物。特别需要注意的是不同公司生产的前列腺素眼药水的保存温度不同，早期研发的产品往往需要冷藏保存，这点不适合没有冷藏条件或经常出差的患者，需要医师在设计用药方案时专门询问患者相关问题，并要求患者门诊携带药物返回时尽量使用保温杯加冰袋冷藏。

2）碳酸酐酶抑制剂（每天2次，24小时抑制房水产生）：降眼压幅度较小，磺胺药物过敏者禁用。眼药水为白色悬浊液，略有不适感。

3）溴莫尼定（每天3次，昼间促进房水流出、抑制房水产生，夜间效果减少）：降压幅度较小。作为α2肾上腺素受体激动剂，昼间起效正常，对睡眠时的眼部交感神经系统仍有部分效果，故夜间降眼压效果下降。目前临床试验认为局部用药有营养神经效果。药物副作用包括过敏和中枢抑制作用，后者可导致瞌睡，对于婴幼儿禁用，对于高空作业人员、司机等需要高度注意力集中工作的人员慎用。

4）β抑制剂（每天2次，昼间抑制房水产生）：降压幅度较小，夜间睡眠后无效，对于24小时监测夜间睡眠时眼压升高的患者不适合。副作用有心率减慢、哮喘、低血压、中枢抑制等，有这些基础疾病的患者禁用。

5）缩瞳剂（每天2～3次，轻度促进房水流出）：毛果芸香碱是原发性闭角型青光眼首选药物，因其促进睫状肌向后牵拉巩膜突，舒张小梁网而有少量促进房水流出作用，降眼压幅度有限。副作用致调节痉挛产生疼痛感，对于高度近视可能视网膜脱离风险患者则需密切观察眼底可能产生的视网膜裂孔。

（3）POAG全身用药

1）碳酸酐酶抑制剂（每天2次，口服，24小时抑制房水产生）：降压幅度较大，起效效果较慢，全身副作用较大。磺胺过敏者禁用，偶发获得性大疱性表皮松解症，可致病危。在目前局部用"碳酸酐酶抑制剂+β抑制剂"复合制剂效果较好且极少全身副作用前提下，建议减少全身使用碳酸酐酶抑制剂。

2）高渗剂（立即静脉滴注或口服，短暂数小时降低眼压）：通过全身脱水降低眼压，起效效果快（半小时），降眼压幅度较大，但维持时间仅数小时，只能作为临时应急使用。长期使用其降眼压疗效下降，且副作用大。静脉滴注甘露醇通过肾代谢，对肾功能不全患者慎用，连续数周使用即可导致部分患者肾功能衰竭；口服甘油通过肝代谢，产生大量热量，糖尿病患者禁用，因用药时极度不适，故临床已经极少使用。

目前的治疗POAG时，当初诊基础眼压高于30mmHg，一般首选一种前列腺素眼药水点眼，眼压过高超过35mmHg需临时加用全身高渗药物紧急降眼压；而当基础眼压低于30mmHg，可根据患者眼压昼夜波动特点选择碳酸酐酶抑制剂、β抑制剂、溴莫尼定中的一种或数种局部使用（根据医师个人临床经验）。使用后的1～7天内复诊（眼压越高则复诊间隔时间越短），门诊观察能否已把眼压降到靶眼压水平，达不到则加用第二种。直至能长期稳定把眼压控制在靶眼压（有条件的复查24小时眼压），稳定维持患者残留视神经结构和功能。

近年市场推出多种药物的眼药水联合制剂，因投入使用时间较短，其长期疗效尚无定论。笔者使用认为"碳酸酐酶抑制剂 +β 抑制剂"两种抑制房水产生药物联合制剂的降眼压明显有"1+1>2"的效果，其降眼压幅度较大，对于 POAG 和房水流出通道完全阻塞的原发 / 继发闭角型青光眼降眼压效果较好。

神经营养药物、扩血管改善微循环药物理论上对青光眼视神经有保护作用，虽然目前尚无可靠地文献报道，但可以在安全的情况下，作为辅助药物予以使用。

8. 激光治疗　POAG 激光治疗目前主要是选择性激光小梁成形术（selective laser trabeculplasty，SLT）和氩激光小梁成形术（argon laser trabeculoplasty，ALT），两种激光通过不同机制（SLT 通过诱导小梁网修复再生，ALT 通过小梁网凿孔沟通前房和 Schlemm's 管）降低房水流出阻力，促进房水排出。激光的优点是安全性佳，很少副作用，SLT 可重复使用。但其初始起效比例低，仅 50%～70%，且维持时间不长（一般仅为数年），还需要购买激光设备，故临床开展相对较少。目前主要适应证是现有可用青光眼药物联合治疗无法控制患者的青光眼病情，且因手术风险高等原因无法进行手术，可尝试使用激光短期控制眼压。

9. 手术治疗　青光眼滤过性手术是将房水引流到结膜下，被结膜下淋巴管吸收而降低眼压的手术，是目前终极的降眼压手段。药物激光无法控制的青光眼患者基本都可以通过滤过性手术降低眼压到靶眼压水平。据研究手术降低眼压的效果较药物激光更为稳定，24 小时眼压波动的情况更少。在前列腺素降眼压药物出现之前，在欧洲等地曾一度作为首选抗 POAG 治疗手段。

但手术本身会造成患眼的损伤，且不同患者的青光眼病情轻重、抗瘢痕体质等全身情况不同，不同手术医师的技术水平和术后并发症处理水平，均影响到手术的效果同质化。而且不同于原始房水引流管道均有内皮细胞衬里（保证了长期通畅）的解剖特点，滤过手术的引流通道中，房水从前房引流出后—进入结膜下淋巴管系统前，这一段引流通道（滤过泡）无内皮细胞保护，会出现瘢痕修复反应。术后长期随访会有部分患者出现流出通道阻力升高，眼压再次升高的问题。如果出现瘢痕化，术后 3 周内可以通过滤过泡断线针拨缓解瘢痕化，3 周以上瘢痕化固定可以通过加用抗青光眼药物控制眼压到靶眼压，无效则需手术解除瘢痕或再行新的滤过术降眼压。

手术治疗目前最成熟的是小梁切除术，在丝裂霉素、氟尿嘧啶等抗瘢痕药物帮助下，熟练的医师可以在半小时内完成手术，并保证较高的术后短期降眼压成功率和术后视功能。长期成功率除了与术者手术有关外，还与患者是否瘢痕体质及局部全身基础情况有关。Express 植入术是改良的小梁切除术，减少的手术时间，减少了虹膜周切可能带来的副作用。难治或复发 POAG 患者可行阀门管植入术，长期成功率高于前两者，但手术相对复杂，且较大的阀门管植入物带来的副作用也相对较大。

目前国际创新中的青光眼微小切口手术是一组通过促进原始途径房水引流途径引流，或开辟葡萄膜巩膜途径引流，或尽量减少结膜下损伤，减少滤过通道瘢痕产生的术式，其理论上有先进性，其长远疗效和安全性有待随访观察。

10. 治疗小结　由于滤过手术的疗效和安全性有上述的优缺点，加上手术治疗有不可逆性（手术造成的伤口不能逆转），其可靠性低于药物治疗。故目前 POAG 治疗首选药物治疗，无效可短暂使用激光治疗，仍无法控制病情进展者最终依靠手术治疗。

住院医师除了掌握青光眼的诊断鉴别外，需熟练掌握各种降眼压药物的特点，能选择合适的药物组成用药方案；熟练掌握抗青光眼激光和手术的指征及术后并发症处理技巧，有条件的学习抗青光眼手术。无论是用药还是手术激光，与患者的沟通技巧是非常重要的，青光眼患者很多有焦虑、情绪多变等心理问题，对疾病的认识和医嘱的接受度也各有不同，需要住院医师努力与之沟通，及时发现问题汇报上级医师，避免不必要的医患误会和纠纷。

11. 随访的间隔和内容　门诊确诊 POAG 时，应保留患者信息为：未治疗时的基础眼压、杯盘比照片、视神经结构（青光眼 OCT）和功能（视野），有条件的做 24 小时眼压监测。

（1）门诊时高眼压数值不同，下次复诊的间隔也不同，一般预估后续病情加重危险越大（眼压越高），复诊越早。

（2）门诊眼压高过靶眼压 15mmHg 以上，建议无论预期新治疗方案能否马上控制住眼压，均应要求患者在次日复诊，测量眼压。如控制效果仍不佳，再及时调整用药。

（3）门诊眼压高过靶眼压 8～14mmHg，建议调整用药后应要求患者在 1～3 天内复诊，测量眼压。酌情调整用药。

（4）门诊眼压高过靶眼压 4～7mmHg，建议调整用药后应要求患者 2 周后复诊，测量眼压。

（5）门诊眼压一般等于低于靶眼压，偶尔超过 3mmHg 以内，建议保持目前治疗方案每个月复诊，并要求患者在胀痛或发现眼压波动升高时就近到方便的眼科反复测量眼压。每 3～6 个月随访眼底照相、视野、青光眼 OCT，如果有进展则调整用药。

（6）如果患者长期用药后，眼压随访持续低于靶眼压，建议间隔 2～3 个月随访测量眼压。6～12 个月随访眼底照相、视野、青光眼 OCT。

二、高眼压症

可以认为是眼压超过在统计学范围上限（21mmHg）的正常眼，也可能是 POAG 早期（处于尚未发生仪器可检测到的青光眼视神经损害的阶段），有一定风险转变成 POAG。

1. 眼部检查　房角开放，房角镜下结构正常；眼底检查视盘正常；辅助检查视神经结构（青光眼 OCT）、功能（视野）均正常。

眼压 >21mmHg：至少两次以上测量眼压高于 21mmHg。临床上可能出现被测量者眼压其实低于 21mmHg，但因测量误差（如角膜中央厚度明显增厚 >600μm）或患者不配合检查（如非接触眼压计 NCT 测量时因紧张而频繁眨眼，压迫眼球导致眼压临时增高）所致眼压测量值虚高超过 21mmHg。故若首次测量眼压 >21mmHg，需询问测量时是否紧张眨眼，给予测量中央角膜厚度，酌情换用 Goldmann 压平眼压等方法反复测量眼压。经验丰富的青光眼专科医师可以指测眼压辅助判断实际眼压。

2. 鉴别诊断　需排除闭角型青光眼（中央前房不浅、周边前房浅、房角窄）、继发性开角型青光眼（如青光眼睫状体综合征、激素性青光眼等），这些眼病的早期可出现眼压升高但尚未出现青光眼特征性视神经损害的临床表现，排除这些疾病后可诊断为高眼压症。

3. 治疗　高眼压症患者有一定概率转变为青光眼，故应长期随访。如出现青光眼病变，按照 POAG 治疗。诊疗方案请根据各位医生的经验和患者随访依从性来确定，一般原则是青光眼风险越小，患者随访依从性越好，越倾向于观察；

（1）眼压 22～25mmHg，建议观察。

（2）眼压 26～30mmHg，是否进行治疗尚无明确定论。一般患者青光眼危险因素越多（高龄、CCT 薄、初始眼压高、视神经可疑青光眼表现、青光眼家族史、低血压、高度近视等），越倾向于进行治疗。这种治疗指征不明确的情况下，医患沟通很重要，需向患者阐明治疗的风险和可能的好处。首先选择安全性高的治疗手段，如副作用小的降眼压药物。

（3）眼压 >30mmHg，一般首先选择降眼压药物治疗，长期随访。不过临床上有观察到青少年高眼压症患者在数年 30～40mmHg 下视神经无损害无变化。

随访内容：检查视盘改变（初诊时拍摄眼底照片作为基础视盘形态）、青光眼 OCT 和视野检查。客观检查（眼底照片、青光眼 OCT）相对主观检查（视野）更可靠。

随访间隔：一般 3～6 个月一次。高眼压症患者的眼压越高，则越容易转变为青光眼，其随访间隔也需相应缩短，以避免未能及时发现青光眼发病，耽误病情。

三、正常眼压性青光眼（normal tension glaucoma，NTG）

可以认为是眼压在统计学正常范围（11～21mmHg）内的 POAG，可能因视盘结构异常，对压力的承受力低于正常眼，或因微循环障碍等问题造成青光眼特征性视神经损害。

视盘有青光眼特征性病变：检眼镜检查见凹陷性 C/D 增大等青光眼特征性视神经病变表现，辅助检查青光眼结构（青光眼 OCT）和功能（视野）有青光眼损伤存在，排除生理性大视杯、高度近视眼视杯等外观类似青光眼视盘但视神经无损害的眼部病变。

明确多次昼夜眼压均≤21mmHg：单次或几次门诊时间测量眼压可能因为处于当时眼压处于昼夜波动的低谷，并未测到 >21mmHg 的眼压高峰而误以为正常眼压；亦可因患者中央角膜厚度薄（激光角膜近视术后、老年人等常见）而测量到虚低的眼压值。门诊需反复测量眼压（必要时可用 Goldmann 压平眼压），同时测量中央角膜厚度（CCT）、24 小时眼压检查，确定眼压确实昼夜始终低于 21mmHg。

1. 鉴别诊断　需排除可短暂升高眼压的继发性开角型青光眼（如青光眼睫状体综合征、激素性青光眼等，既往发病时眼压升高导致了视神经青光眼损害，但门诊时眼压已经恢复正常），以及其他非青光眼性的视神经病变或全身损伤累及视神经，才能考虑正常眼压性青光眼。

2. 治疗　目前认为降低基础眼压 30% 以上有助于控制 NTG 进展。有研究证明，眼压每降低 1mmHg，可减少10%的进展可能。由于NTG基础眼压水平较低,手术治疗因有瘢痕化过程,眼压略有反弹就容易回到原基础眼压水平,故首选药物治疗较为安全可靠(见POAG药物治疗)。激光因其安全性较好,可作为备选方案。

可尝试改善微循环和神经营养治疗。

（余晓波）

第四节　儿童青光眼

儿童青光眼（childhood glaucoma）指发病年龄在儿童及青少年时期的一类青光眼。根据2013年世界青光眼学会（World Glaucoma Congress,WGC）提出的定义,儿童青光眼是一类与眼压相关的眼部损伤。在国际青光眼学会的分类标准中,儿童青光眼分为原发性儿童青光眼和继发性儿童青光眼两大类。其中原发性儿童青光眼包括原发性先天性青光眼、青少年型开角型青光眼;继发性儿童青光眼包括青光眼合并非获得性眼部异常、青光眼合并非获得性全身疾病或综合征、青光眼合并获得性疾病、白内障术后继发性青光眼。国际新分类以原发性或继发性为标准分为两大类,并强调了白内障术后继发性青光眼这一新的分类,具有较好的先进性及临床意义。

目前我国临床中常称儿童青光眼为先天性青光眼（congenital glaucoma）,又叫发育性青光眼（developmental glaucoma）,指胚胎期和发育期内眼球房角组织发育异常所引起的一类青光眼。临床上分为原发性婴幼儿型青光眼（<3岁）、青少年型青光眼（3～30岁）、伴有其他先天异常的青光眼三类。先天性青光眼的患病率在出生活婴中约为万分之一,其中原发性婴幼儿型青光眼最常见,约占先天性青光眼病例的50%,75%为双眼发病,男性多见,约占2/3。多为单个散发病例,10%～40%有家族遗传倾向,以常染色体隐性遗传居多。少年儿童型青光眼一般无症状,或进行性近视,较隐匿,表现与原发性开角型青光眼类似。伴有其他先天异常的青光眼,常见的有先天性无虹膜（图2-4-20）、Axenfeld-Rieger综合征（图2-4-21）、Peter异常、Sturge-Weber综合征（图2-4-22）、神经纤维瘤病、马方综合征、同型胱氨酸尿症、Lowe综合征、小角膜、球形晶状体、染色体异常、宽拇指/趾综合征、永存原始玻璃体增生症等,都有相应的眼前节发育异常累及房角,合并全身异常的为综合征。

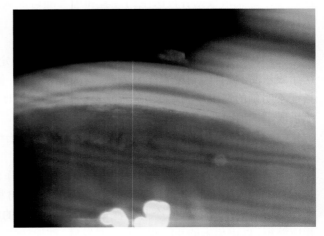

图2-4-20　先天性无虹膜房角镜检查

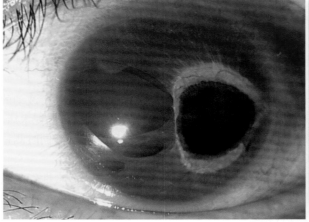
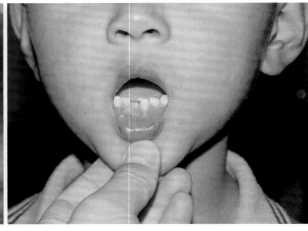

图2-4-21　Axenfeld-Rieger综合征

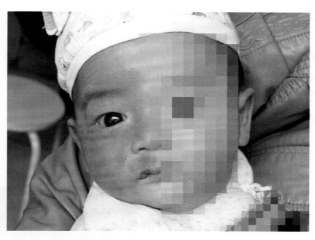

图 2-4-22 Sturge-Weber 综合征

一、原发性婴幼儿型青光眼

定义和关键特征

定义：胚胎期和发育期内眼球房角组织发育异常导致房水排出障碍所引起的一类青光眼。

关键特征：

- 房角结构异常致眼压异常升高，但有时房角的异常难以确定；
- 因婴幼儿眼球壁弹性大，异常升高的眼压导致眼球病理性扩大，包括角膜扩大、眼轴增长；
- 视神经的损害表现，包括视杯扩大、加深，且发展快。

合并特征：

- 角膜扩大、水肿、混浊、Haab 纹；
- 轴性近视；
- 悬韧带伸长断裂至晶状体半脱位；
- 角巩膜葡萄肿。

临床病例

患儿，男，6 月龄，因"家长发现其双眼黑眼珠大且发灰伴畏光 3 个月"来院就诊。足月顺产，孕产史无异常，无其他发育异常及其他疾病、外伤史。否认家族史。

【问题 1】 通过上述症状考虑可能的诊断是什么？

原发性婴幼儿型青光眼的临床表现

多 2 岁内发病，男性多见，多为双眼发病，遗传史可不明确。多因家长发现患儿眼球大、畏光、流泪就诊，因眼压升高致角膜增大，可有角膜水肿，并出现畏光、流泪、眼睑痉挛等症状（图 2-4-23）。

【问题 2】 首次就诊时需要询问哪些病史？

1. 患儿出现角膜增大、角膜混浊、畏光流泪的最初时间。

2. 孕产史及外伤史。

3. 家族史。

4. 是否伴有全身发育异常。

5. 全身及眼部用药及手术史。

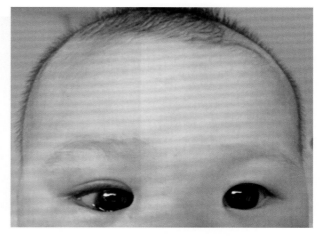

图 2-4-23 原发性婴幼儿型青光眼

【问题3】 为明确诊断应当做哪些检查?

眼科基本检查应包括视力、眼压、屈光状态、裂隙灯显微镜、眼底及房角镜检查,眼部 A+B 超检查,了解眼球扩张情况,及玻璃体视网膜情况以排除继发性青光眼。对年长能配合的孩子还应该进行视野及视神经方面的检查。无法配合的患儿应给予镇静剂(如口服水合氯醛)或全麻下进行。

【问题4】 经过检查还需要和哪些疾病鉴别?

知识点

原发性婴幼儿型青光眼的临床体征

视力检查虽多难以配合,但能否追光识物能间接反映视神经损伤程度;眼压升高,可采用手持式眼压计 Perkins、Tono-Pen 或回弹式眼压计测量;屈光状态多因眼球扩大眼轴长而出现轴性近视;角膜增大,伴有角膜雾状水肿、角膜薄翳、Haab 纹(图 2-4-24),更具有诊断意义;前房深;部分可有瞳孔大对光反射迟钝;眼底视盘杯盘比增大(图 2-4-25);房角镜检查示小梁发育异常(图 2-4-26)。如果上述检查不能明确,应间隔 4～6 周复查,观察角膜、眼压及眼底的变化来明确诊断。

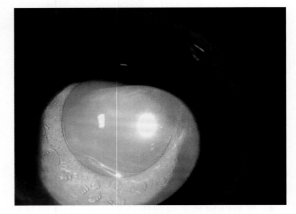

图 2-4-24 角膜 Haab 纹

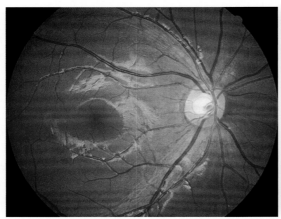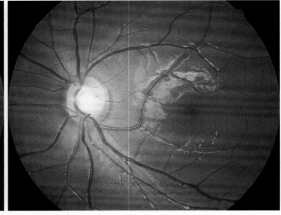

图 2-4-25 双眼底照相

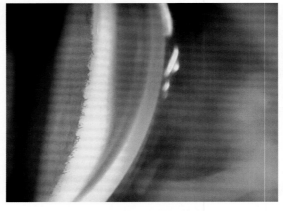

图 2-4-26 房角镜检查

思路 1　引起畏光、流泪症状的疾病。

幼儿畏光流泪多见于鼻泪管阻塞、泪囊炎、角结膜炎、角膜上皮擦伤、睑内翻倒睫。这些疾病均没有青光眼的体征。

思路 2　引起角膜混浊的其他原因。

代谢性角膜疾病、角膜营养不良、产伤性 Descemet 膜破裂（为垂直纹）角膜炎。这些疾病均可有角膜混浊，但没有青光眼的其他体征。

思路 3　引起角膜增大的其他原因。

主要与单纯大角膜（X 性染色体连锁遗传）相鉴别，后者角膜多清亮，且没有青光眼的其他体征。

思路 4　引起青光眼性视神经改变的疾病。

视盘小凹、视盘缺损、视神经发育不全、生理性大视杯等，均可表现为视杯凹陷加深或增大，但多不进展，且无其他青光眼体征。

【问题 5】　患者下一步应如何处理？

思路 1　药物治疗。

原则上一旦确诊，应尽快手术治疗。抗青光眼药物仅作为短期的过度治疗，以及术后眼压控制不理想患眼的补充治疗。另外暂时通过药物降低眼压或许可减轻角膜水肿，以帮助检查和手术治疗。药物治疗的原则是选择低浓度和全身影响小的制剂，并应指导家长在患儿点药后至少按压泪囊 3 分钟以减少药物的眼外吸收。

思路 2　手术治疗。

先天性青光眼的治疗首选手术治疗，手术方式的选择：3 岁以下、角膜直径<13mm、角膜混浊程度较轻者首选房角切开或小梁切开术，3 岁以上或伴角膜扩大明显的患儿也可试行小梁切开术。此类方法的特点是直接解除房角异常产生的阻力，且因患儿组织弹力纤维较为丰富术后较少形成新的粘连，成功率较高，且不需要滤过泡引流，其房水循环仍为生理性的外流途径。从手术效果来看，首次手术成功率高，患儿在 1～24 月龄，尤其是 1～12 月龄时手术成功率更高，可达 80%～90%。两种手术均可反复多次施行。

其他手术方式：光纤辅助的 360° 小梁切开术是近年来新出现的术式，研究表明术后降眼压效果好。一般小梁切除术及引流阀植入术等滤过性手术不作为首选手术方式，因为术后滤过泡很容易瘢痕化而眼压失控。加用抗瘢痕药物很少或没有改变成功率，反而会增加并发症。小梁切除联合小梁切开术不少学者采用，近期效果可，但也有研究没有发现其有明显的优势。选择性激光小梁成形术也有用于治疗先天性青光眼，但效果多不理想。睫状体光凝术在一些反复手术失败的难治性先天性青光眼中也可应用，但切勿过度手术，否则会导致眼球萎缩影响患儿眶面部发育。

【问题 6】　术后随访观察哪些指标？

婴幼儿术后的随访对手术效果的评价至关重要，术后早期除了观察眼压是否下降、前房是否变浅、晶状体位置及是否混浊，还应该注意患儿的角膜水肿情况、视杯的改变是否逆转（图 2-4-27）、近视程度是否得到有效控制等。术后长期随访观察的指标包括视力、眼压、屈光度、角膜情况、晶状体情况、眼底情况。眼压对视力预后很重要，积极的弱视治疗也是挽救视力的关键。而对于年龄较大的患儿，目标眼压需要根据视神经损伤的程度来确定，只有视神经损伤不再进展才是治疗成功。即使是眼压控制较好，部分患儿仍会出现一些并发症，如弱视、角膜瘢痕、斜视、屈光参差、白内障、晶状体半脱位、眼外伤易致眼球破裂等，不少患儿多年后也会出现眼压失控。因此，青光眼的患儿应终身随访。

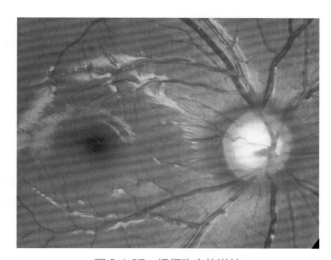

图 2-4-27　视杯改变的逆转

133

【问题7】 根据上述知识点,如何和患者沟通?

1. 疾病知识的教育,包括病因、治疗方法及预后,让家长学会基本的疾病护理及观察(包括用药、查视力、滤过泡维护、手测眼压等)。

2. 充分阐述病程观察的长期性和重要性,从心理上给予家长安慰和支持,并指导进行配镜、弱视治疗等,尽可能提高患儿视力预后,对低视力患儿进行低视力康复训练的指导。

3. 全身其他发育异常的观察和检查的必要性,必要时基因筛查指导家长生育。

推荐阅读文献

[1] 李凤鸣. 中华眼科学. 2版. 北京:人民卫生出版社,2004.

[2] 李美玉. 青光眼学. 北京:人民卫生出版社,2004.

[3] 叶天才,王宁利. 临床青光眼图谱. 北京:人民卫生出版社,2007.

(卓业鸿)

第五节 继发性青光眼

定义和关键特征

由眼病或全身疾病在眼部改变引起的眼压升高,均属于继发性青光眼。其中,角膜内皮疾病、虹膜疾病、晶状体疾病、视网膜疾病、上巩膜静脉压升高、眼内肿瘤、眼部炎症、糖皮质激素、眼外伤、眼部手术后均可成为青光眼的继发性因素。

常见的继发性青光眼如下,除眼压升高和青光眼视神经损害之外,其他关键特征:

1. 虹膜角膜内皮综合征(iridocorneal endothelial syndrome,ICE)

- 角膜内皮、虹膜异常
- 进行性周边虹膜前粘连

2. 色素性青光眼(pigmentary glaucoma)

- 角膜后部梭形 KP
- 虹膜根部透照性缺损
- 小梁网致密色素沉着

3. 膨胀期白内障继发青光眼(intumescent cataract induced glaucoma)

- 晶状体膨胀引起急性房角关闭
- 双眼房角检查不对称

4. 新生血管性青光眼(neovascular glaucoma,NVG)

- 原发病引起眼前段局部缺氧
- 诱发房角,虹膜及小梁网新生血管
- 晚期房角粘连性关闭,瞳孔色素膜外翻

5. 青光眼睫状体炎危象(glaucomatocyclitie crisis)

- 单眼发病、眼压升高、房角开放
- 可反复发作,有自愈倾向
- 粗大的羊脂状或细小灰白色 KP,沉积在下方角膜甚至房角内

6. 皮质类固醇性青光眼(corticosteroid-induced glaucoma)

- 皮质类固醇用药史
- 无其他继发性青光眼证据
- 停用药物后眼压可能逐步下降

临床病例 1

糖网糖尿病视网膜病变

患者，男，56 岁，主因"右眼视力下降 2 个月伴胀痛 1 周"就诊。现病史：患者 2 个月前无明显诱因出现右眼视力下降，就诊于外院，诊断为双眼增殖性糖尿病视网膜病变，行双眼视网膜光凝治疗，具体不详，1 周来右眼出现胀痛，来本院就诊。既往：糖尿病病史 10 年，用胰岛素治疗（诺和灵预混 30R 早餐前 28IU 晚餐前 22IU），高血压病史 1 个月，服用硝苯地平缓释片（10mg），每天 1 次治疗，目前血糖血压控制基本正常，余病史无特殊。

【问题 1】 根据上述病史，考虑此患者可能的诊断是什么？

思路 根据患者既往的全身疾病及眼部疾病病史及治疗史：糖尿病、高血压、双眼增殖性糖尿病视网膜病变激光治疗后，患者诉右眼胀痛，考虑诊断右眼新生血管性青光眼。

知识点

凡是能引起眼后节广泛缺氧或前节局部缺氧的眼部或全身疾病均可导致新生血管性青光眼的发生。文献报道糖尿病视网膜病变、视网膜中央静脉阻塞、颈动脉阻塞性疾病是最常见的原发病因。

【问题 2】 此类患者眼部检查重点？进一步的辅助检查？

知识点

新生血管性青光眼患者的常见体征

中度的结膜充血，眼压明显升高时可见混合充血，常伴角膜水肿，虹膜表面新生血管，瞳孔缘色素膜外翻。房角镜检查早期可见新生血管网越过巩膜突到达小梁网，晚期广泛虹膜前粘连，部分或全部房角关闭。眼底：视网膜可见原发疾病的病理改变，长时间高眼压者可见青光眼性视盘改变。

此患者检查（图 2-4-28～图 2-4-30）：右眼视力光感，眼压 49mmHg，混合充血，角膜轻度水肿，前房中深，虹膜可见大量新生血管，瞳孔缘直径 6mm，瞳孔缘色素膜外翻，光反射弱，晶状体密度高；左眼视力 0.1，眼压 32mmHg，轻度混合充血，角膜轻度水肿，前房中深，虹膜可见新生血管，瞳孔缘直径 3mm，瞳孔缘色素膜轻度外翻，光反射可，晶状体密度高；双眼底：杯盘比右眼 1.0，左眼 0.8，视网膜散在点片状出血、棉絮斑，可见部分象限规则激光斑。

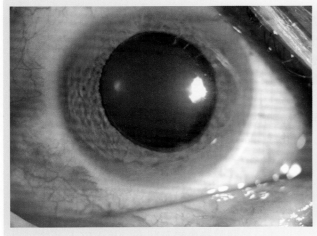

图 2-4-28 患者右眼前节相

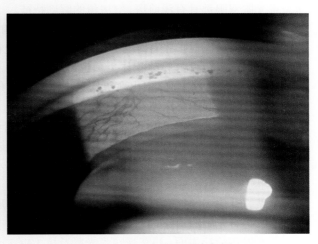

图 2-4-29 患者右眼房角相

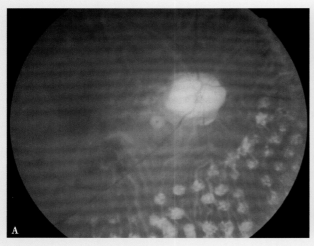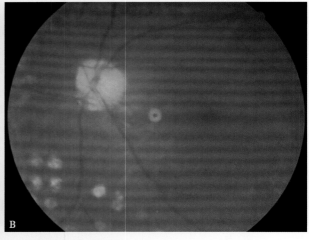

图 2-4-30　患者眼底相（A 为右眼，B 为左眼）

知识点

新生血管性青光眼患者的常需辅助检查

（1）视力检查：了解患者视功能情况。

（2）眼压测量：眼压可以是 60mmHg 或更高。

（3）房角检查：角膜无水肿或角膜水肿较轻时可行，判断房角新生血管及房角关闭情况。

（4）视野检查：视力 >0.05 时可行，有助于了解青光眼及糖尿病造成的视功能损害程度。

（5）眼底照相、FFA、OCT：屈光间质较清时可行，有助于了解视网膜原发病及视神经的病变性质、部位、程度。

【问题 3】 新生血管性青光眼需和何种疾病进行鉴别？鉴别要点有哪些？

依据典型的虹膜新生血管和瞳孔缘葡萄膜外翻、房角小梁网新生血管和周边前粘连、眼压升高，以及先前存在的原发病，新生血管性青光眼的诊断并不困难，但在临床工作中还应该和以下疾病进行鉴别：

1．原发性急性闭角型青光眼　因闭青晚期可因缺氧导致新生血管，且 NVG 通常表现突然眼压升高，症状和体征显著，需仔细鉴别。NVG 患者多有明确原发病变，一般可通过水肿的角膜看到 NVI；另外，急性闭角型青光眼双眼都具有浅前房、窄房角的解剖特征。

2．葡萄膜炎继发青光眼　患者炎症体征明显，前房可见炎症细胞，房闪明显，常有虹膜前后粘连，瞳孔缩小。虹膜血管充血扩张有时与 NVI 相像，但血管走行通常为放射状。

3．Fuchs 异色性虹膜睫状体炎　也可出现 NVI，患眼一般不充血，新生血管见于房角，外观纤细、壁薄脆弱，可发生自发性出血，但出血更常见于术后或房角检查时。有虹膜颜色变淡、轻型慢性前葡萄膜炎、白内障及继发青光眼的临床特征。

4．剥脱综合征　也可出现 NVI，是由于虹膜血管异常局部缺血所致，一般外观纤细，容易忽视。裂隙灯检查可见典型的灰白色碎屑样剥脱物沉积于角膜内皮、瞳孔缘、晶状体前囊、悬韧带及前房角，少数合并青光眼。

【问题 4】 患者下一步的药物治疗是什么？

思路　此患者是增殖性糖尿病视网膜病变继发新生血管性青光眼，因此针对其治疗应综合考虑原发病的治疗及抗青光眼的治疗。

在原发病治疗方面：补充视网膜光凝及抗 VEGF 治疗以减轻视网膜缺血缺氧状态。抗 VEGF 药物可以通过降低血管内皮生长因子水平而阻断其作用，从而消退虹膜和房角的新生血管。

在降眼压治疗方面：局部 β 肾上腺素能受体阻滞剂、α2 肾上腺素能激动剂、局部及口服碳酸酐酶抑制剂、前列腺素类药物等可以通过抑制房水生成和可能增加葡萄膜巩膜外流，达到降低眼压的作用，但肾上腺素类和前列腺素类药物有引起炎症和局部充血的作用，不建议过多使用；全身应用脱水药：浓缩玻璃体降低眼压。

新生血管青光眼是一种难治性青光眼，大多数患者药物控制效果不佳，眼压显著增高，需手术治疗降低眼压，缓解疼痛。

【问题5】 如药物无法控制，患者应选择何种手术方式？手术的难点要点有哪些？

思路 手术的难点在于患者虹膜及房角存在大量新生血管，如果立即行青光眼滤过手术，在结膜操作及前房操作时，都易引起虹膜新生血管破裂出血，造成术中并发症及术后炎症反应严重，极易导致滤过泡瘢痕化，从而导致手术的失败。因此此患者手术的要点除谨慎操作外，还可在术前应用抗 VEGF 药物消退虹膜和房角的新生血管，术中使用丝裂霉素等抗代谢药物，提高手术成功率。

> 知识点
>
> ### 新生血管性青光眼的手术治疗方法
>
> （1）青光眼滤过手术：首选青光眼引流阀植入术，常见青光眼引流阀包括 Molteno、Ahmed、Krupin 等；在抗 VEGF 眼内注药后，也可行小梁切除术联合应用丝裂霉素 C。
>
> （2）睫状体破坏性手术：若患者视功能已严重受损，可行睫状体光凝/冷冻术直接破坏睫状体上皮及其血管系统，从而减少房水生成，降低眼压并缓解疼痛。

【问题6】 患者术后复查应注意哪些？

1. 青光眼手术的复查 眼压、视力、前房深度、前房出血炎症、引流管位置及滤过泡等情况，适时进行术后可调节线拆线。

2. 原发病情况复查 原发病造成的眼部缺血缺氧情况是否得到改善，是否需要进一步治疗，如补全视网膜光凝避免缺血。

患者在右眼抗 VEGF 治疗 1 周后行小梁切除＋丝裂霉素手术，患者术后眼压随访情况（mmHg）。患者对侧眼 2 个月后也行同样手术治疗，目前眼压控制良好（图 2-4-31～图 2-4-36）：

术前	术后 1 天	术后 1 周	术后 1 个月	术后 3 个月	术后半年	术后 1 年
49mmHg	10mmHg	14mmHg	14.5mmHg	15mmHg	15mmHg	13mmHg

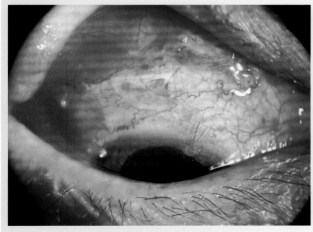

图 2-4-31 患者右眼小梁切除＋丝裂霉素术后 3 天，可见结膜轻充血，滤过泡弥散轻隆起，缝线在位，虹膜周切口畅通

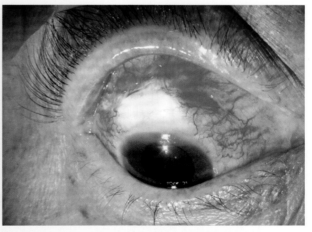

图 2-4-32 患者右眼小梁切除＋丝裂霉素术后 1 个月，可见结膜充血，滤过泡苍白隆起

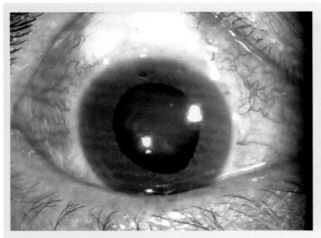

图 2-4-33　患者右眼小梁切除＋丝裂霉素术后 1 个月，可见滤过泡苍白隆起，虹膜周切口畅通，虹膜表面未见明显新生血管

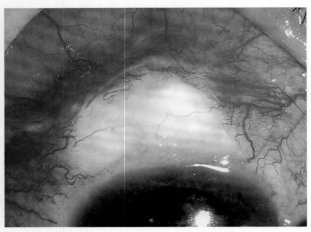

图 2-4-34　患者右眼小梁切除＋丝裂霉素术后 3 个月，可见结膜轻充血，滤过泡苍白隆起局限，虹膜周切口畅通

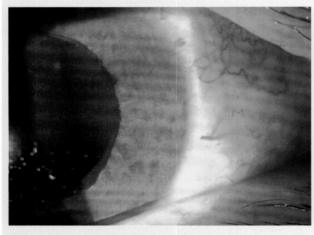

图 2-4-35　患者右眼小梁切除＋丝裂霉素术后 3 个月，虹膜表面未见明显新生血管

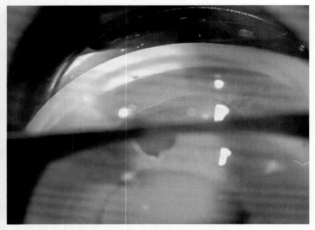

图 2-4-36　患者右眼小梁切除＋丝裂霉素术 4 个月，可见房角关闭，虹膜根部粗大新生血管消退，上方虹膜周切口通畅

【问题 7】　根据以上知识点，如何和患者沟通？

1. 眼压控制及观察的长期性。
2. 抗青光眼药物的使用选择及毒副作用。
3. 抗青光眼手术的时机选择及术后护理。
4. 原发病治疗及检查的规律性。
5. 全身病如糖尿病、颈动脉缺血等疾病的及时规律诊治。
6. 血糖血压控制的必要性。

知识点

患者教育

1. 眼压控制及观察的长期性。
2. 抗青光眼药物的使用选择及毒副作用。
3. 抗青光眼手术的时机选择及术后护理。

---

4. 原发病治疗及检查的规律性。

5. 全身病如糖尿病、高血压、颈动脉缺血等疾病的及时规律诊治。

6. 血糖血压控制的必要性。

【问题8】 新生血管性青光眼如何预防？

对视网膜中央静脉阻塞、糖尿病视网膜病变、眼缺血综合征等导致视网膜缺血的疾病，尽早行充分的全视网膜光凝术有助于预防新生血管性青光眼的发生。此外，全身病如血糖血压的控制也十分重要。

思路 此患者发生新生血管性青光眼的原因在于糖尿病视网膜病变未能及时行有效的全视网膜光凝治疗，导致视网膜广泛缺血缺氧，引起新生血管增生。

临床病例2

视网膜中央静脉阻塞

患者，男，46岁，明确诊断左眼视网膜中央静脉阻塞3个月，新生血管性青光眼1周，术前眼压46mmHg（用2种降眼压眼药水），建议其应用抗VEGF药物后行左眼抗青光眼手术治疗。术前情况见图2-4-37、图2-4-38。

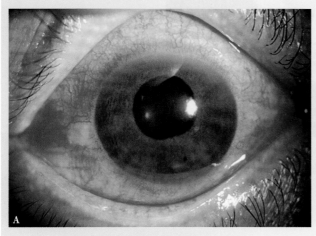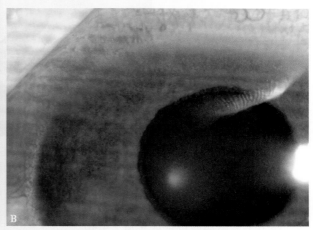

图2-4-37 患者术前左眼，A为可见结膜混合充血，B为虹膜表面新生血管，瞳孔缘色素膜外翻

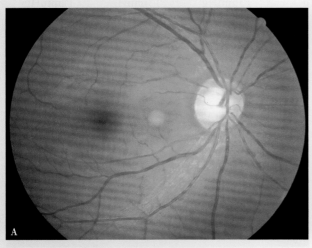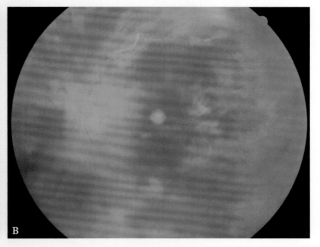

图2-4-38 患者术前眼底像示右眼正常，左眼视盘边界不清，可见血管白线，各象限视网膜火焰状出血（A为右眼，B为左眼）

【问题9】 针对新生血管性青光眼有何更安全有效的手术方式？

思路 目前针对新生血管性青光眼最新且安全有效的手术方式是Ex-PRESS引流物植入术（图2-4-39）。

该方式术中取代小梁切除及虹膜周切术,在角膜缘处巩膜瓣下,将前房与巩膜下腔连接,它的远端穿刺到前房内,而近端位于巩膜表面下,引流器通过让房水有限制地外流到巩膜内间隙内,对眼压进行控制,对虹膜组织干扰少,不需要剪除虹膜,因此适合于新生血管性青光眼的治疗。

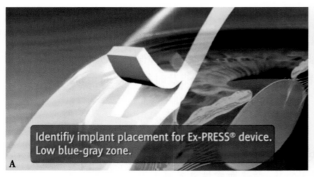
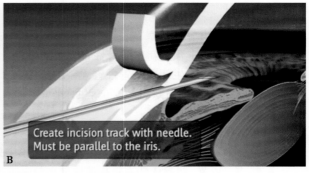
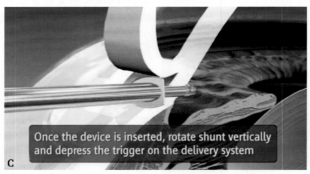

图 2-4-39　Ex-PRESS 引流物植入过程

A. 制作巩膜瓣;B. 25G 针头刺入前房;C. 植入 Ex-press 房水引流物。

患者术后眼压随访情况见图 2-4-40。

术前	术后 1 天	术后 1 周	术后 1 个月	术后 3 个月	术后半年	术后 1 年
46mmHg	12mmHg	10mmHg	8mmHg	13mmHg	13mmHg	12mmHg

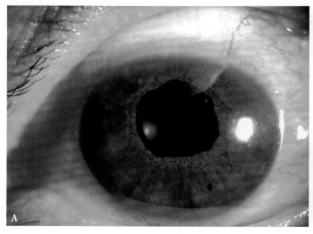
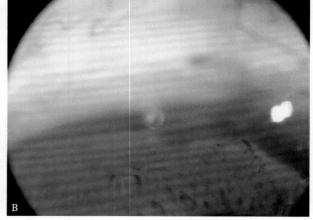

图 2-4-40　患者右眼 Ex-press 植入术后 3 天

A. 可见结膜轻充血;B. 滤过弥散轻隆起,引流钉在位。

（卓业鸿）

推荐阅读文献

[1] 李凤鸣. 中华眼科学. 2版. 北京：人民卫生出版社, 2004.

[2] 李美玉. 青光眼学. 北京：人民卫生出版社, 2004.

[3] 叶天才, 王宁利. 临床青光眼图谱. 北京：人民卫生出版社, 2007.

第五章 玻璃体病

玻璃体在眼球中后部，与晶状体、视网膜、脉络膜等组织紧密相关。玻璃体的结构会随年龄的变化而发生相应的生理变化，表现为玻璃体液化和因后界膜与视网膜内界膜黏附力下降而导致的玻璃体后脱离。玻璃体液化、后脱离、变性是最常见的玻璃体异常，而玻璃体色素、积血、细胞、积脓、机化等是可能的玻璃体异常状况。超声、OCT是探查玻璃体最常见的特殊检查方法，玻璃体积血、后脱离、异物、囊肿等都在超声图像下有相应特征性的表现，而OCT是显示后极区玻璃体视网膜交接面状况的最精密的检查手段。临床常见的玻璃体疾病包括玻璃体积血、永存增生性原始玻璃体、玻璃体异物、玻璃体视网膜交接面疾病等。玻璃体积血程度不同、原因各异，糖尿病视网膜病变、视网膜静脉阻塞、视网膜裂孔等是最常见的原因，如积血无法自行吸收且严重影响视力，则需要行玻璃体切割术去除积血，之后需针对原发疾病进行相应的治疗。永存增生性原始玻璃体是由于原始玻璃体及玻璃体血管没有消退，继续增殖所导致的玻璃体先天异常，有效的早期手术治疗可重建视觉通道并解除牵引，使患儿尽早地获得系统的弱视训练治疗，最终获得尽可能多的有用视力。玻璃体视网膜交接面疾病是由于玻璃体不全后脱离，牵引黄斑区视网膜内面而产生一系列的病变与功能障碍，包括黄斑部视网膜前膜、黄斑裂孔、玻璃体黄斑牵引综合征等，一般OCT是诊断此类疾病最好的工具，而玻璃体切割术解除玻璃体的牵引是治疗此类疾病的最佳方案。

第一节 玻璃体变性

一、玻璃体后脱离

年龄因素及多种病理因素皆可导致玻璃体液化和后界膜与视网膜内界膜黏附力下降，进而发生玻璃体后皮质与视网膜分离，形成玻璃体后脱离（posterior detachment of vitreous，PVD），常规的眼底检查和超声检查、OCT是诊断玻璃体后脱离有效的手段。急性玻璃体后脱离表现为眼前突发的黑影和闪光感，视网膜裂孔是常见的并发症。玻璃体后脱离需与玻璃体积聚血细胞、炎症渗出、视网膜裂孔导致的色素、细胞等相鉴别。年龄相关性的玻璃体液化和后脱离一般不影响视功能，临床上无须治疗。

定义与关键特征

定义：玻璃体基底部之后的后皮质与视网膜之间的分离。

关键特征：
- 玻璃体腔发现不规则的环形混浊物——Weiss环（图2-5-1）。

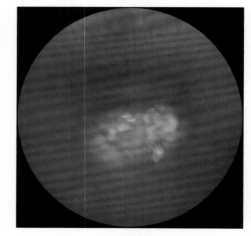

图2-5-1　玻璃体后脱离眼底图，箭头显示Weiss环

临床病例

患者，女，60岁，因"右眼前突发黑影飘动伴颞侧闪光感2天"就诊。无视力下降、眼痛、眼红等症状。否认高血压、糖尿病等慢性病史。否认眼疾史。否认眼部外伤史。否认近视戴镜史。

142

【问题1】 通过上述问诊考虑最可能的诊断是什么?

思路1 首先考虑急性玻璃体后脱离的诊断。

> 知识点
>
> 玻璃体的结构随年龄的变化会发生相应的变化,60岁左右是玻璃体后脱离的高发年龄。

思路2 患者典型的主诉"眼前突发黑影飘动伴颞侧闪光感"高度提示急性玻璃体后脱离的诊断。

> 知识点
>
> 玻璃体液化后患者即会感到有黑影飞舞(飞蚊症),可以是点状的,也可能是条纹状的,或多或少。若玻璃体后脱离逐渐发生并扩展,黑影飘动会有所增加。当玻璃体后皮质膜突然从视神经乳头边缘撕脱,少量的出血会使患者感到突发大量黑点、块、片眼前漂浮,50%患者会因周边玻璃体对视网膜的牵拉产生眼前的闪光感症状。

【问题2】 发生玻璃体后脱离的原因和机制如何?

玻璃体液化和后界膜与视网膜内界膜黏附力下降。年龄因素及多种病理因素皆可能成为导致其发生的原因。

【问题3】 玻璃体后脱离发生的过程与临床分类如何?

玻璃体后脱离先从其与视网膜粘连疏松的区域开始,随着眼球的运动而范围初步扩大,最后是粘连紧密的视盘、黄斑和大血管区。

临床分类:完全、部分和无玻璃体后脱离三种。

根据形态又可分为:无玻璃体皮质塌陷的完全玻璃体后脱离;有玻璃体皮质塌陷的完全玻璃体后脱离;有后皮质增厚的部分玻璃体后脱离;无后皮质增厚的部分玻璃体后脱离。

根据原因可分为:无细胞介导的源于年龄增大、老化的正常眼的玻璃体后脱离;病理状态下细胞参与介导的玻璃体后脱离。后者多见于近视度数增高和病理性近视导致的液化程度增加、外伤、糖尿病、葡萄膜炎、玻璃体出血,以及手术(尤其是白内障手术)等。

【问题4】 首次就诊时需要询问哪些病史?

1. 发病状态(突发或隐匿),持续时间,检查和治疗病史。

2. 着重了解飞蚊症的状况、数量、发生时间、对视力的影响,闪光感的方位和持续时间,有无眼部红、痛等症状。

3. 眼部与全身病史、眼部外伤史与手术史。

【问题5】 需要做哪些常规检查以明确诊断?

思路1 眼科基本检查,包括视力、眼压、裂隙灯眼前节检查,以及散瞳眼底检查。

> 知识点
>
> 幼儿或青年人的玻璃体在裂隙灯下表现为均匀一致。玻璃体液化发生后,胶原纤维变性且聚集成束,形成点块状、丝网状、条索状,其间夹以透明的液化腔,镜下表现为半透明的可移动的点块、条索,不同于疾病状态的炎症或出血,是玻璃体年龄相关的退行性改变。玻璃体后脱离发生后,眼部常规检查一般无特殊变化,而在后皮质中央会因视乳头周围的撕裂而形成圆环形混浊,称为Weiss环,而其之后的玻璃体腔表现为透明区域,且常可见视网膜上伴有散在的小点片出血,乳头周围的放射状出血及黄斑周围的出血,13%~19%患者还有玻璃体微小出血。而玻璃体后皮质膜的牵拉,也会造成粘连紧密之处发生视网膜裂孔,发生率在约10%,是急性玻璃体后脱离最可能的并发症,发生时间多在出现症状后的1个月内。

思路2 眼科超声检查和OCT是诊断玻璃体后脱离有效的特殊检查(图2-5-2,图2-5-3)。

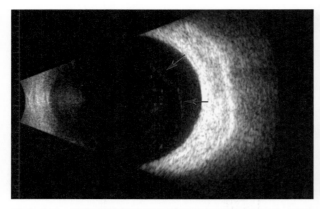 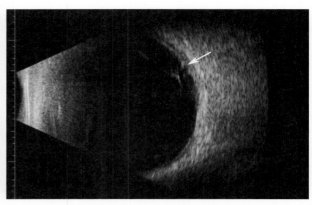

图 2-5-2 玻璃体后界膜呈细软的连续弱回声光带，近周 边部与眼球壁回声相连

图 2-5-3 周边部玻璃体与视网膜的粘连之处，存在短条 状的中强回声，一端连于后界膜最周边处，一端连于周边 部球壁

通过 OCT 观察后极部玻璃体皮质的状况，同样对玻璃体后脱离的诊断有辅助作用，见图 2-5-4。如果检查发现存在视网膜表面的后皮质或牵引，则不支持完全性玻璃体后脱离的诊断。

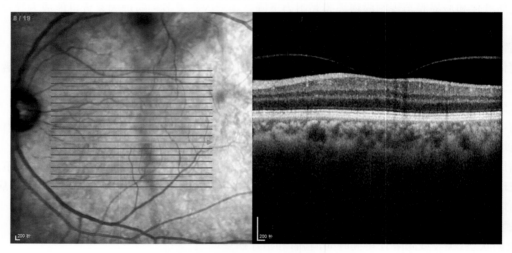

图 2-5-4 部分玻璃体后脱离的 OCT 图

临床上非侵入性的检查方法包括前置镜或检眼镜下检查、超声、OCT，镜下检查发现 Weiss 环并不能确认完全性玻璃体后脱离的存在，超声诊断的准确性亦只有 60%～70%，而 OCT 仅能观察后极区接近视网膜的玻璃体皮质，因此三者检查结果结合将有助于更加准确地判断玻璃体的状况，后脱离的完整性。

【问题6】 诊断玻璃体后脱离时还需跟哪些眼病相鉴别?

详细的眼底检查可发现玻璃体中异常状况的性质，也可发现视网膜上的病理情况，有时还需借助 FFA 等特殊检查发现镜下难以明确的眼底病变，借此与常规的玻璃体年龄性变化相区别。玻璃体腔中发现的棕褐色颗粒，如脱落的簇状色素上皮细胞，意味着色素上皮病变或者视网膜裂孔、视网膜脱离的发生。玻璃体腔中的血细胞表现为鲜红或暗红色的细小颗粒，而大量的新鲜出血可见浓厚程度不一的红色积血。玻璃体腔中的炎性细胞表现为白色的大小不均的颗粒，较为均匀，甚至表现为团絮状或脓样，提示视网膜葡萄膜的炎症类疾病。

【问题7】 患眼需要如何处理?

年龄相关性的玻璃体液化和后脱离一般不影响视功能，仅对视觉质量有影响，临床上一般无须治疗。明确玻璃体后脱离的诊断将有助于对预后的判断。但此时明显的玻璃体出血或明确的视网膜裂孔需要处理。出血可给予药物治疗，裂孔发生则需激光治疗。

【问题8】 玻璃体后脱离发生时,该如何跟患者沟通?

对于玻璃体液化飞蚊症，须向患者解释清楚病情，打消顾虑和紧张，告诉患者无须治疗。对于急性玻璃体后脱离患者，在解释的同时，可告知患者，飞蚊症不会完全消失，但随时间而慢慢减轻，闪光感终会消失，1个月内须减少剧烈运动及屏气，减少眼球刻意转动，如症状突然明显加重，或有新状况发生，须及时就诊。

二、星状玻璃体变性

星状玻璃体变性（Asteroid hyalosis）是一种良性的玻璃体变性，临床表现为眼前细小的暗影，眼底检查可以发现玻璃体皮质中悬浮着大量乳白色圆球形小体（图2-5-5）。超声检查是诊断玻璃体星状变性有效的特殊检查。诊断相对比较明确，可与闪光性玻璃体液化相鉴别。本疾病属于良性的玻璃体变性，无须特殊治疗。

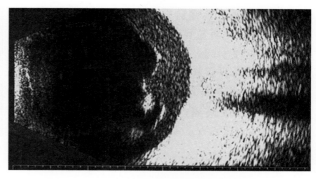

图2-5-5　玻璃体星状变性可见大量白色小体

定义与关键特征

定义：星状玻璃体变性为一种良性的玻璃体变性。
关键特征：
- 玻璃体腔中悬浮着大量乳白色圆球形小体。

临床病例

患者，男，63岁，因"偶尔发现左眼前细小暗点1个月"就诊。无视力下降、眼痛、眼红等症状。否认高血压、糖尿病等慢性病史。否认眼疾史。否认眼部外伤史。否认近视戴镜史。

【问题1】　通过上述问诊考虑最可能的诊断是什么？
思路　首先考虑玻璃体变性的诊断。

知识点

玻璃体变性好发于中老年人，可能是年龄相关性的玻璃体液化和后脱离的状态，也可能是玻璃体中的脂质沉积、纤维变性的结果。

【问题2】　首次就诊时需要询问哪些病史？
1. 发病状态（突发或隐匿），持续时间，检查和治疗病史。
2. 着重了解小暗影的状况、数量、发生时间、对视力的影响，有否伴发视力障碍、眼部红、痛等症状。
3. 眼部与全身病史。眼部外伤史。
【问题3】　还需要做哪些常规检查以明确诊断？
眼科基本检查，包括视力、眼压、裂隙灯眼前节检查，以及散瞳眼底检查。
【问题4】　如果眼底检查发现玻璃体腔中有大量亮而反光的小体存在，其他检查均未见异常，则考虑诊断如何？
思路1　首先考虑玻璃体星状变性的诊断。

知识点

玻璃体星状变性，80%为单眼发病。患者一般没有明显的视力影响，部分患者主诉眼前有细小的颗粒状物体晃动。眼底检查可发现玻璃体腔中大量乳白色圆球形小体悬浮于玻璃体皮质中，随眼球运动而轻微晃动，大小不等，一般直径小于0.1mm，玻璃体大都无明显液化。组织染色和组织化学显示星状变性的球形小体含钙、磷的脂质，而不含蛋白质。

思路2　眼科超声检查是诊断玻璃体星状变性有效的特殊检查。

知识点

玻璃体腔中的星状小体在 B 超下表现为较为密集的斑片状强回声,分布密度大都较均匀,不带声影,无明显声衰减。其运动特点为随眼球转动的轻度抖动,一般不伴有明显的后运动度。此区域的后界明显,其与眼球壁回声间常存在带状正常的玻璃体无回声区,见图 2-5-6。有时亦可能会合并有玻璃体后脱离存在。

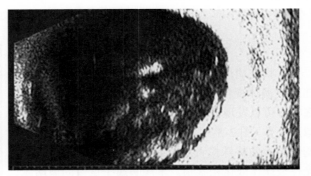

图 2-5-6 玻璃体星状变性的超声图像,可见玻璃体腔中的密集斑片状的强回声

【问题5】 需要与哪些疾病相鉴别?

本病有特征性的眼底表现,即玻璃体中悬浮白色圆球状小体,且不伴有血液、渗出、色素等情况。如眼部屈光间质不清,则须超声检查,且与玻璃体积血象鉴别。另外,此病还需与闪光性玻璃体液化相鉴别,后者多见于严重眼外伤或其他原因所致的大量或反复的眼内出血,眼底检查发现玻璃体腔中存在多量彩色结晶体,为胆固醇结晶,常伴随玻璃体液化,而致结晶体在玻璃体腔中活动度很大,并且可能引起房角阻塞致青光眼。

【问题6】 患眼需要如何处理?

本疾病属于良性的玻璃体变性,一般不影响视力,仅对视觉质量有影响,无须特殊治疗。偶有部分患者因需要行眼底病变的治疗而需行玻璃体切割术,如糖尿病视网膜病变。星状变性的玻璃体与视网膜界面存在异常粘连,增加了玻璃体手术中视网膜裂孔的风险,需加以防范。

【问题7】 玻璃体星状变性发生时,该如何跟患者沟通?

患者可能对玻璃体异常有所担心,故需要解释此病为良性变性,对视功能没有影响,亦无须定期随访。

(许 迅)

第二节 玻璃体积血

眼外伤或眼底血管性疾病等致视网膜、葡萄膜血管或新生血管破裂,血液流出并积聚于玻璃体腔中,可形成玻璃体积血(vitreous hemorrhage)。患者一般主诉无痛性的单眼视力突然下降,体检可以发现玻璃体腔中的血细胞或者血液、凝血块等,眼科常规检查和全身检查必不可少,超声检查是最重要的特殊检查。临床诊断玻璃体积血并不复杂,然而病因诊断需要鉴别。少量玻璃体积血可自行吸收,大量积血则可能逐渐机化而需要玻璃体手术去除,之后仍需治疗原发病。

定义与关键特征

定义:血液积聚于玻璃体腔中。

关键特征:

● 玻璃体腔中发现血性物质。

临床病例

患者,男,65 岁,因"左眼突然视物不见 2 天"就诊。无眼痛、眼红等症状。有高血压、糖尿病病史,药物治疗维持。否认眼疾史。否认眼部外伤史。否认近视戴镜史。

【问题1】 通过上述病情考虑最可能的诊断是什么?

思路 首先考虑视网膜疾病,其中出血性疾病的可能性大。

知识点

无痛性的单眼视力突然严重下降，排除外伤的原因，则主要考虑视网膜、视神经疾病。在老年患者，血管源性疾病的可能性较大，占主要地位。

【问题2】 首次就诊时需要询问哪些病史？

1．发病状态（突发或隐匿），持续时间，检查和治疗病史。

2．着重了解视力障碍的严重程度，有否伴发眼部红、痛等症状，有否前驱症状。

3．眼部与全身病史，着重询问高血压、糖尿病等疾病的状况。眼部外伤史。

【问题3】 还需要做哪些常规检查以明确诊断？

眼科基本检查，包括视力、眼压、裂隙灯眼前节检查、散瞳眼底检查，以及眼科超声检查。全身检查，包括血液常规、肝肾功能、凝血功能、血压等。

【问题4】 如眼底检查发现玻璃体腔中有大量血细胞，下方凝结成团块，视网膜不可窥及，则考虑诊断如何？

思路 考虑玻璃体积血的诊断。

知识点

少量的血液流出到玻璃体腔中，患者可能主诉眼前暗影飘动，血液量多时，患者可能感觉视物模糊，甚至完全视物不见。眼底检查早期可发现玻璃体腔中弥散的红色血细胞，甚至是血凝块，并可能发现引起出血的视网膜病灶。局限的玻璃体积血，血液积聚在出血病灶附近，未弥散开，故仅积血区域的后方视网膜无法窥及，余处视网膜可见；少量弥散的玻璃体积血，能透过玻璃体窥及视网膜，见图2-5-7；中量弥散的玻璃体积血，仍能透过玻璃体隐约窥及视网膜，见图2-5-8；大量的玻璃体积血，则完全不能直接观察到视网膜。随着时间推移，玻璃体腔中的血液逐渐弥散被吸收，颜色变淡，玻璃体渐渐恢复透明，因此少量的积血一般容易在短期内被自然吸收，而大量的浓厚积血一般无法完全被吸收，积存在玻璃体腔中，容易形成灰白色的机化。

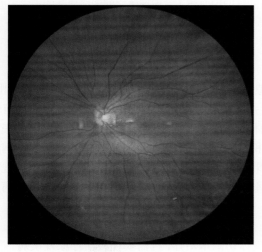 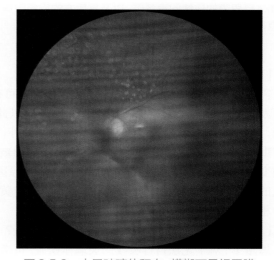

图2-5-7 少量弥散玻璃体积血，可见视网膜和视盘　　　图2-5-8 中量玻璃体积血，模糊可见视网膜

【问题5】 玻璃体积血的原因是什么？

眼外伤、眼底血管性疾病、玻璃体后脱离、视网膜裂孔、脉络膜炎症、肿瘤、眼球手术后等致视网膜、葡萄膜血管或新生血管破裂，血液流出并积聚于玻璃体腔中，都可形成玻璃体积血。其中糖尿病视网膜病变、视网膜静脉阻塞、视网膜裂孔等是最常见的原因。

【问题6】 仍需哪些特殊检查？

思路 玻璃体中的积血通过裂隙灯检查发现血细胞或血凝块即可明确。如果积血量多，或者还需要观察到视网膜等其他组织,则最可靠依据的是超声检查。

知识点

早期积血在玻璃体腔中表现为细密的中等或弱回声点,不均匀分布,一般与出血的位置相关。点状回声运动度大,随眼球运动而随意运动,一般不与眼球壁回声相连,如若明显相连,则可能是出血的病灶所在。随着时间推移,点状回声逐渐凝聚机化而显示为团絮状、条膜状回声,亦可伴有玻璃体后脱离或者玻璃体劈裂。另外,超声下有两种特殊的玻璃体积血表现,即玻璃体下积血和玻璃体后积血。前者为积血位于脱离的后界膜之后,视网膜表面之前,如果视网膜可见,视网膜前出血呈船帆状、半圆状;超声下可见增厚的玻璃体后界膜的连续回声条带,以及其后方的密集回声点,且均不与眼球壁回声相连,随眼球转动而运动,见图2-5-9。后者为沉积在下方的陈旧积血与正常玻璃体之间形成显著的声学界面的状态,并且这样的积血沉积于视网膜前,活动度大,随患者体位的改变而明显改变位置,与重力因素有关,见图2-5-10。

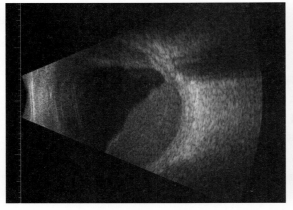

图2-5-9 玻璃体下积血的超声表现,可见增厚的玻璃体后界膜的连续回声条带,以及其后方的密集回声点,且均不与眼球壁回声相连

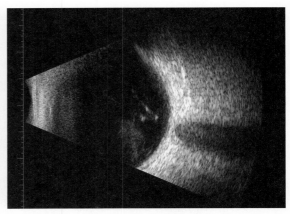

图2-5-10 玻璃体后积血的超声表现,可见沉积在下方的陈旧积血与正常玻璃体之间形成显著的声学界面

【问题7】 玻璃体积血需要与哪些疾病鉴别?

需与玻璃体炎症、变性等鉴别。玻璃体炎症可在裂隙灯下发现玻璃体中的白点状炎症细胞及渗出等,也可发现眼前节的反应和视网膜、血管的异常,以此相鉴别。玻璃体变性在常规的眼部检查下应也可明确诊断,而且变性在超声下有典型的图像表现。此外,玻璃体积血还需对出血原因进行鉴别,对健眼眼底的检查有助于患眼的病因诊断。除了有明确外伤史的玻璃体积血,老年人可以高血压、糖尿病引起的视网膜血管病变发生率为高,中青年可以血管炎症为主要原因;如果没有全身基础疾病,五六十岁患者需注意视网膜裂孔的可能;如患眼有黄斑变性病史,或超声发现黄斑区不规则隆起,则高度怀疑息肉状脉络膜血管病变或年龄相关性黄斑变性可能。

【问题8】 此病需如何治疗,其并发症有哪些?

思路1 对于无法自行吸收的玻璃体积血,可考虑玻璃体切割术治疗,且需要积极治疗原发疾病。

知识点

临床上,玻璃体积血自行吸收所需的时间不一,它与出血量、玻璃体状态、出血部位、视网膜脉络膜功能相关,大多需要4～6个月自行吸收痊愈。在积血消除之后,须针对原发疾病进行相应的治疗。

如积血无法自行吸收且严重影响视力,或需要尽早治疗其原发疾病,则需行玻璃体手术去除积血。眼球穿通伤引起的玻璃体积血,评估眼部其他情况后,可在伤后1～2周手术较为合适。

思路2　可能并发青光眼、视网膜脱离等。

> **知识点**
>
> 单纯的玻璃体积血可引起血细胞的破坏，形成"血影细胞"，阻塞小梁网或导致小梁网滤过功能的减弱，进而引起继发性青光眼；而视网膜血管疾病引起的玻璃体积血，则可能由原发病引起新生血管性青光眼。此外，积血机化后可发生收缩，如粘连于视网膜，则可导致牵拉性视网膜脱离发生；亦可发生视网膜裂孔，导致孔源性视网膜脱离。而玻璃体手术后除了再次出血之外，最主要的并发症是周边部的视网膜裂孔。

【问题9】　玻璃体积血发生时，该如何跟患者沟通？

患者突然视力下降或丧失，会较为紧张，此时解释病情尤为重要，无论是手术或观察等待，都需要患者的理解和配合。如患者有全身基础疾病，需提醒患者至相应科室治疗。如暂时不需手术，则须提醒患者一周一次密切随访，反复超声检查，如出血长期不吸收，或病情变化，视网膜脱离发生，需及时手术。如需要手术，须告知患者手术的目的，即提高视力、治疗原发病，且需要告知玻璃体切除手术的风险和并发症，及预后情况，告知患者可能术前无法准确估计病情，无法估计患眼的术后视力状况，告知患者如果因为全身基础疾病引起出血，则可能在术中、术后反复出血，甚至引起严重并发症，亦可能术后发生视网膜脱离，而需再次手术。

（许　迅）

第三节　永存增生性原始玻璃体

永存增生性原始玻璃体（persistent hyperplastic primary vitreous，PHPV）是由于原始玻璃体及玻璃体血管没有消退，继续增殖所导致的玻璃体先天异常。多发生在足月产婴儿中，男性多见，单眼多见，多伴发某些眼部的先天异常，白瞳征、小眼球、斜视、视力低下、眼球震颤等是主要的临床表现。眼底表现为晶状体后的纤维血管增殖膜和／或视网膜镰刀状皱襞。临床分类为单纯前部型、单纯后部型和混合型。超声、CT、MRI等检查将有助于诊断与鉴别诊断。有效的早期手术治疗可重建视觉通道并解除牵引，使患儿尽早地获得系统的弱视训练治疗，最终获得尽可能多的有用视力。

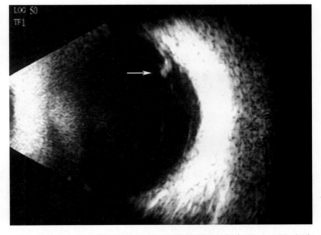

图2-5-11　永存增生性原始玻璃体的眼底表现，可见玻璃体中与视盘相连的条索状组织

定义和关键特征

定义：永存增生性原始玻璃体是由于原始玻璃体血管没有消退，或原始玻璃体继续增殖所导致的玻璃体先天异常。

关键特征：

- 晶状体后的纤维样条索，见图2-5-11。

> **临床病例**
>
> 患儿，男，出生后3个月，因"家长发现左眼发白2天"就诊。无眼痛、眼红等症状。否认眼部外伤史。否认早产吸氧史。

【问题1】　考虑最可能的诊断是什么？

思路　根据患儿白瞳征的表现，考虑相关眼科疾病。

知识点

白瞳征需要考虑视网膜母细胞瘤、先天性白内障、PHPV、外层渗出性视网膜病变、早产儿视网膜病变、家族型渗出性玻璃体视网膜病变等疾病，需要鉴别诊断。

【问题2】　首次就诊时需要询问哪些病史？

1. 眼科病史　发现患儿眼部异常的时间，曾行的眼部检查和治疗病史。

2. 全身病史　已知的全身病。

3. 家族史。

【问题3】　还需做哪些常规检查以明确诊断？

眼科基本检查，包括视力、眼压、裂隙灯眼前节检查、散瞳眼底检查。及超声、电生理等特殊检查。

【问题4】　如检查发现患儿左眼晶状体后白色纤维膜，眼轴明显小于右眼，超声发现左眼玻璃体腔中从晶状体连至视盘的条索状回声伴血流。则考虑何种疾病诊断？

思路1　根据检查结果，首先考虑 PHPV 诊断。

知识点

PHPV 多发生在足月产婴儿中，男性多见，90% 为单眼发病。PHPV 作为一种玻璃体先天发育异常，多伴发某些眼部的先天异常，包括小眼球、斜视、眼球震颤、视盘发育异常等。白瞳征、小眼球、斜视、视力低下、眼球震颤等可能是家长带患儿就诊的主要原因，也是主要的临床表现。

思路2　分类考虑混合型 PHPV 诊断。

知识点

PHPV 临床分类

（1）单纯前部型 PHPV（约占 25%）：包括晶状体后纤维血管膜持续增生症及胎儿晶状体后纤维膜鞘持续增生。临床表现为小眼球、白内障、拉长的睫状突、晶状体后的纤维血管膜以及青光眼。

（2）单纯后部型 PHPV（约占 12%）：包括后部玻璃体纤维血管膜增生。临床表现为小眼球、先天性视网膜蒂状脱离等，后部 PHPV 常同时伴发一些眼后段的发育异常，如玻璃体蒂、黄斑部及视盘的发育异常。

（3）混合型 PHPV（约占 63%）：是最常见的临床类型。

【问题5】　PHPV 的原因和机制是什么？

PHPV 作为一种玻璃体先天发育异常，是由于原始玻璃体及玻璃体血管没有消退，继续增殖所导致的，与基因突变有关。晶状体后纤维血管膜是前部 PHPV 的主要病理特征，不仅覆盖于晶状体后表面，有时可侵犯睫状突。纤维血管膜的增殖与收缩可使眼前节的构型发生改变，它将睫状突拉向中心。随着增殖膜的牵拉及张力的增加，大多数未及时治疗的 PHPV 发生晶状体后囊破裂，诱发急性白内障形成，晶状体急剧膨胀，推挤晶状体虹膜向前，前房变浅，甚至消失，导致继发性青光眼。随着前房变浅，可见广泛的虹膜后粘连及周边虹膜前粘连，亦可引起角膜水肿、混浊及变性。70% 的后部 PHPV 患者伴有玻璃体条索，推测其原因是少量纤维增殖沿 cloquet 管向后发展与视网膜相连，条索可导致牵拉性视网膜脱离，其他的一些异常也包括视网膜前膜、黄斑部发育异常及视盘发育不良。

【问题6】　PHPV 的特殊检查需要做哪些？各有何意义？

思路　超声可确定诊断，超声诊断不能明确时可进行 CT 或 MRI 等检查。

知识点

（1）超声检查：B 超示晶状体后部及玻璃体前部之间典型的伞状回声，晶状体后方致密的膜状回声紧贴后囊,柄部贯穿玻璃体腔与视乳头相连,内反射不规则,无后运动。彩色多普勒超声显示玻璃体腔内呈条索状回声影内有连续的血流,由视盘向晶状体后延伸,频谱分析为动脉血流,见图 2-5-12。

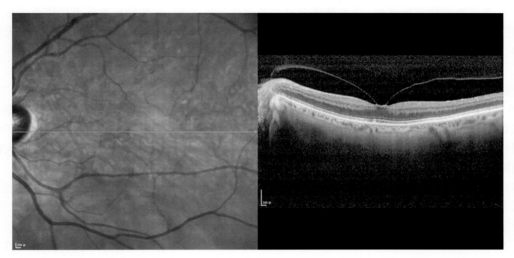

图 2-5-12　PHPV 的 B 超显示,患眼晶状体后部及玻璃体前部之间典型的伞状回声,内有连续血流

（2）CT：CT 可清楚地显示晶状体后沿 cloquet 管分布的三角形或圆锥形致密软组织影,基底部朝前,顶端向后;静脉碘造影显示晶状体后软组织影显影增强;无明显的眶内或眼部钙化点;眼部的构型异常。

（3）MRI：MRI 能显示玻璃体腔及视网膜下的高密度影,可清楚显示晶状体后的三角形或圆锥形致密软组织影,基底部朝前,顶端向后。

【问题 7】　PHPV 的诊断如何？还需和哪些疾病鉴别？

思路　根据典型的晶状体后部及玻璃体中与视盘相连的纤维条索,可以诊断。但仍需与多种表现为白瞳征的眼病相鉴别。

知识点

PHPV 的鉴别诊断

（1）视网膜母细胞瘤:视网膜母细胞瘤是婴幼儿最常见的眼内恶性肿瘤,早期表现为视网膜下的圆形或椭圆形黄白色隆起。它与 PHPV 的不同点在于:通常无小眼球、浅前房,散瞳后无拉长的睫状突;只有当肿瘤进行性发展侵犯晶状体时,才可见晶状体后的纤维增殖膜;通常无进行性晶状体改变;B 超无明显的眼轴缩短,CT 可显示肿瘤钙化点。

（2）外层渗出性视网膜病变:又名 Coats 病,男性多见,常单眼发病。其典型的特征为:眼底大量白色或黄白色渗出;眼底成簇的胆固醇结晶沉着或出血;血管异常,成梭形、球形扩张或呈扭曲状花圈状弯曲;部分患者可发生渗出性视网膜脱离,脱离的近周边处常可发现粟粒状动脉瘤、微血管瘤及血管异常。

（3）早产儿视网膜病变(retinopathy of prematurity):见于早产儿,低体重且有吸氧史。常于出生后 3～5 个月被发现有白瞳征,亦可伴轻度小眼球、浅前房,散瞳查眼底时,可看到晶状体后玻璃体内充满有不透明的纤维血管组织,增殖膜为视网膜颞侧周边增生延至晶状体后。B 超示玻璃体内有纤维条索,晶状体后最密,局部或全部视网膜脱离。

（4）先天性白内障:为出生时或出生后第一年内发生的晶状体混浊,可有家族史或散发,通常与母亲孕期宫内病毒感染或患有某些代谢性疾病有关。临床检查仅见晶状体混浊,后囊清亮,玻璃体腔内无纤维增殖条索,眼底大致正常。B超探查玻璃体未见异常,亦可鉴别。

(5)家族性渗出性玻璃体视网膜病变(familial exudative vitreoretinopathy):其临床表现多样,一般同时侵犯双眼,眼底改变与早产儿视网膜病变相似,但发生于足月顺产新生儿,无吸氧史,无低体重,且大多数是常染色体显性遗传,偶有性连锁或常染色体隐性遗传,眼底特征表现为周边视网膜无灌注和新生血管生成。此病与单纯后部PHPV有时难以鉴别,双眼发病、视网膜周边部无灌注的家族史有鉴别意义。

【问题8】 本病的治疗方法如何,其预后如何,有哪些并发症?

PHPV目前的治疗方法尚有争议,有学者认为对于前部型PHPV患者,提倡早期行晶状体及晶状体后纤维增殖膜切除与前部玻璃体切除,对于后部型或者合并视网膜脱离的患眼行玻璃体切割术,对于混合型的患眼行晶状体切除联合玻璃体切割术。此外还有联合环扎、人工晶体植入、虹膜切除等手术。大部分学者认为患病眼为弱视眼,主张保守,或黄斑区被牵引时可切断牵引的条索。

一些特定因素有助于临床医生对PHPV患儿的预后作出正确判断。病变的类型和增殖膜的程度是影响预后的最重要因素,单纯前部型的术后预后好于其他类型,病变发现得越早、手术得越早,视力预后越好。而术前正常的眼压、灵敏的瞳孔对光反射及正常的ERG是手术预后良好的标志。

缺乏及时治疗的PHPV,常引起角膜混浊、快速进行性的前房变浅、自发性眼内出血、继发性青光眼等严重的并发症,预后极差。

【问题9】 PHPV诊断后,该如何跟患儿家长沟通?

告知患儿家长疾病的严重性,远期预后差,可能会丧失视功能,甚至影响外观;及时手术的意义和手术目的,是为了使患儿获得尽可能多的有用视力,并减少并发症的发生;手术的风险大;今后的弱视训练对于视功能的提高非常重要。

(许 迅)

第四节 玻璃体异物

眼外伤眼球穿孔后,异物留存于玻璃体腔中,形成玻璃体异物(intravitreous foreign bodies)。在典型的外伤史及眼部疼痛、流泪、视力下降的临床症状之后,明确的眼球破裂伤口是穿孔伤的明确证据,而眼底检查、X线、CT、超声发现的眼内异物影,是诊断眼内异物的明确依据。为减少并发症,原则上所有的眼内异物都需要及早诊断、适时取出,以玻璃体手术取出为首选。

定义和关键特征

定义:眼外伤致眼球壁全层裂伤后,异物留存于玻璃体腔中。

关键特征:
- 眼球壁全层裂伤;
- 玻璃体腔中发现异物。

临床病例

患者,男,34岁,因"工作中右眼有异物溅入致眼痛、流泪1小时"就诊。工作为砂轮磨制金属模具。

【问题1】 考虑最可能的诊断是什么?

思路 根据主诉临床表现,考虑眼球穿孔伤伴眼内异物诊断可能。

知识点

眼内异物是眼外伤中严重的类型,其发生需要有特殊的致眼球穿孔的外伤可能,以及眼内发现异物的结果。眼球穿孔后瞬间可能会有疼痛、流泪、视物不清的症状。

【问题2】　首次就诊时需要询问哪些病史?

1. 眼部病史　致伤时的工作或活动状况,可能的致伤物质及性质,患眼的主观感受,有否明确的热泪涌出感觉。曾行的眼部检查和治疗病史。

2. 全身病史　已知的全身病。

【问题3】　还需要做哪些常规检查以明确诊断?

眼科基本检查,包括视力、眼压、裂隙灯眼前节检查、散瞳眼底检查,以及超声、X 线、CT 等特殊检查。

【问题4】　患眼眼部检查发现右眼视力 HM,球结膜下出血,鼻侧 2∶30 球结膜破口,角膜透明,前房清,晶状体透明,玻璃体积血,眼底窥不清,眼压正常。X 线片示右眼眶内高密度异物影,见图 2-5-13。CT示右眼球内后壁异物影,见图 2-5-14。此时该如何诊断?

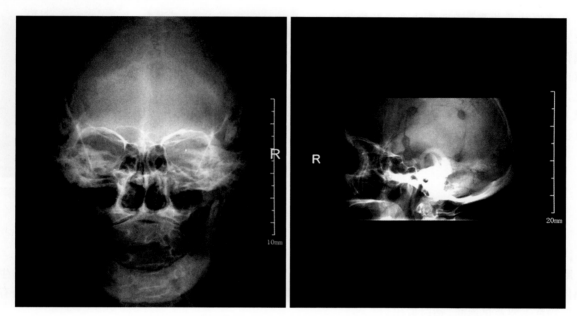

图 2-5-13　眼内异物的 X 线表现,可见正侧位眼眶内的高密度影

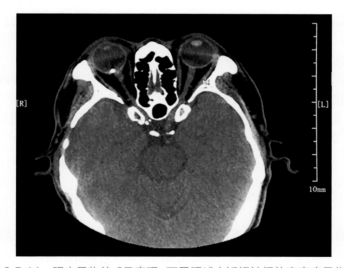

图 2-5-14　眼内异物的 CT 表现,可见眼球内近视神经的高密度异物影

思路1　确诊为右眼球内异物。

> **知识点**
>
> 　　在典型的外伤史及临床症状之后，眼部明确的眼球破裂伤口是穿孔伤的明确证据，而 X 线和 CT 发现的眼内高密度异物影，是诊断金属性眼内异物的明确依据。

　　思路 2　X 线、CT、超声是发现眼内异物的有效手段。

> **知识点**
>
> 　　X 线眼眶华氏位摄片可显示头颅部位眼眶周围骨质的情况，亦可显示金属等高密度的物质，辅助判断眼眶内的异物。CT 不但可显示高密度的异物影，还可显示眼球壁的状态，有助于判断异物的位置。超声对于不同于玻璃体密度的眼内异物一般均能显示，而且可观察眼球转动状态下、体位改变后异物的位置变化，以及异物与眼内组织结构的位置关系，金属异物在超声图像上显示为强回声，伴声影，见图 2-5-15。
>
>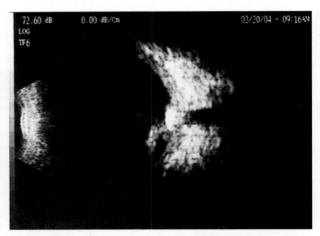
>
> 图 2-5-15　眼内金属异物超声表现，可见球壁处的强回声影，带声影

　　【问题 5】　玻璃体内异物的并发症有哪些？是否一定需要取出？

　　眼内异物常见的并发症有眼内炎、眼铁质沉着症、铜质沉着症、虹膜睫状体炎、白内障、青光眼、增生性玻璃体视网膜病变和 / 或视网膜脱离等。由于异物在眼内存留对眼球发生持续的影响，所以原则上所有的眼内异物都需要及早诊断、适时取出。

　　【问题 6】　取出玻璃体异物的方法如何？

　　目前认为，玻璃体中的异物无论有否磁性，均以玻璃体手术取出为宜，尤其目前的玻璃体切除手术技术成熟，更能保障在对眼球各组织结构尽可能小的影响下取出异物，术中扩大巩膜切口，异物镊夹住异物从切口取出。

　　【问题 7】　玻璃体异物诊断后，该如何跟患者沟通？

　　在眼内异物伤发生后，需跟患者反复沟通，告知此外伤的严重性、对视功能的破坏性、异物对眼部多处结构的损伤，以及继发的眼内炎可能导致失明、眼球萎缩、眼球摘除、交感性眼炎的可能。特别是外伤后仍保存有部分视力的患眼，取出异物手术本身也可能带来严重的并发症，甚至导致视力丧失，因此需反复沟通取异物手术的意义，并且交代手术预后。

（许　迅）

第五节　玻璃体视网膜交接面疾病

　　由于玻璃体不全后脱离，牵引黄斑区视网膜内面而产生一系列的病变与功能障碍，为玻璃体视网膜交接面疾病，包括黄斑部视网膜前膜、黄斑裂孔、玻璃体黄斑牵引综合征等疾病。

一、黄斑部视网膜前膜

　　黄斑区视网膜内表面上细胞增生所形成的膜，为黄斑部视网膜前膜（pre-retinal membrane of the macular，PRMM），眼底表现为引起全层视网膜皱褶的不透明膜，或视网膜内表面皱缩的透明膜。大多数无

任何症状,部分以视物模糊和变形为首发症状。诊断有赖于典型的眼底表现和 OCT 及荧光造影检查。如存在视力明显下降或严重视物变形,在确定膜是视功能损害的关键原因时,可考虑行玻璃体切割术,去除黄斑部视网膜前膜。

定义和关键特征

定义:黄斑区视网膜内表面上的膜。

关键特征:

- 黄斑区视网膜表面引起视网膜皱褶的膜,见图 2-5-16、图 2-5-17。

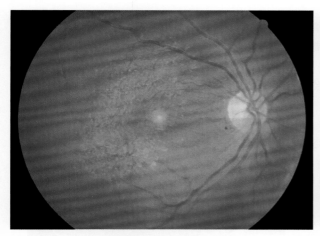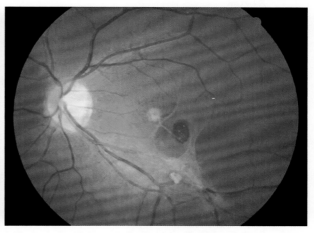

图 2-5-16 透明的黄斑部视网膜前膜导致视网膜内表面皱缩

图 2-5-17 黄斑区视网膜表面致密的、引起全层视网膜皱褶的不透明膜伴视网膜裂孔

临床病例

患者,女,65 岁。主诉"右眼视力略下降伴视物变形 1 个月"。有高血压病史。否认其他全身病史,否认眼部疾病史。

【问题 1】 考虑最可能的诊断是什么?

思路 根据患者的主诉,考虑最可能是黄斑部视网膜疾病。

> 知识点
>
> 引起眼部视力下降的原因和疾病很多,但引起视物变形的还是以黄斑部疾病为主,至少是视网膜疾病累及黄斑区。

【问题 2】 首次就诊时需要询问哪些病史?

1. 眼科病史 发现视力下降和视物变形的时间和程度,伴随症状,曾行的眼部检查和治疗病史。眼部疾病史。

2. 全身病史 已知的全身病。

【问题 3】 还需要做哪些常规检查以明确诊断?

眼科基本检查,包括视力、眼压、裂隙灯眼前节检查、散瞳眼底检查,以及 OCT、眼底照相,必要时可行荧光造影等特殊检查。

【问题 4】 眼底检查发现黄斑区视网膜表面皱褶,中心凹增厚,OCT 检查发现黄斑区视网膜表面膜状影像,超声检查发现玻璃体后脱离。那么可以考虑做何种诊断?

思路 1 考虑黄斑部视网膜前膜的诊断。

知识点

黄斑部视网膜前膜的形成是一种轻度的细胞增生性反应,常伴有玻璃体后脱离,可以是由玻璃体后皮质残留后表面细胞增生形成,也可以是胶质或色素细胞迁移至黄斑部后增生形成,并附在视网膜内界膜表面收缩牵引,导致黄斑部视网膜皱褶形成。其发生原因可能有:视网膜裂孔或视网膜脱离术后、眼外伤或手术后、伴有各种葡萄膜或视网膜疾病,以及特发性。

思路2 典型的临床表现支持黄斑部视网膜前膜的诊断。

知识点

大多数黄斑部视网膜前膜的患眼无任何症状,部分以视物模糊和变形为首发症状,但个体差异较大,它与前膜的厚度、视网膜水肿的程度、原发疾病都相关。

思路3 黄斑部视网膜前膜的诊断有赖于典型的眼底表现和OCT及荧光造影检查。

知识点

眼底表现取决于膜的特征和受累视网膜的形态,可以表现为:

1期,为黄斑部视网膜表面的玻璃纸样反光,透明的薄膜,视网膜内层不变形。

2期,透明的视网膜前膜,呈灰白色透明样光反射,收缩后视网膜内表面变形,黄斑部小血管迂曲僵硬。

3期,灰白色不透明膜,遮挡视网膜,收缩并引起视网膜全层的变形、皱褶、牵拉线,甚至视网膜内层的出血点、渗出、水肿。荧光造影检查可显示黄斑部视网膜血管扭曲,或者伴有血管渗漏、水肿积液,见图2-5-18。OCT检查可以清晰地发现视网膜内界膜表面的膜样结构,致视网膜表面的变形、皱缩,以及视网膜水肿见图2-5-19。

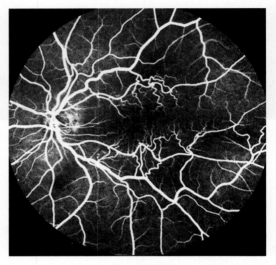

图2-5-18 黄斑部视网膜前膜FFA显示黄斑部视网膜血管扭曲

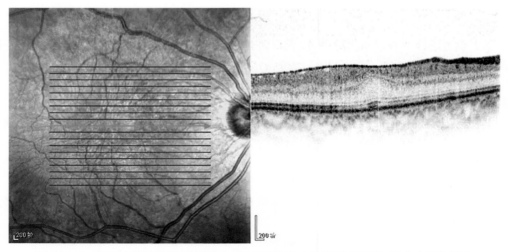

图2-5-19 透明黄斑部视网膜前膜OCT示黄斑中心凹前膜状表现,致中心凹陷消失

【问题5】 此疾病需如何鉴别诊断?

黄斑部视网膜前膜的诊断依靠眼底检查、荧光造影、OCT可明确。但需注意非特发性的视网膜前膜,需要详细检查整个眼底,明确其原发疾病,并给予相应的治疗。

【问题6】 本病的治疗方法如何?

一般无症状的黄斑部视网膜前膜无须治疗,但患眼视力明显下降或严重视物变形,在确定膜存在是视功能损害的关键原因时,可考虑行玻璃体切割术,取出黄斑部前膜,并剥除黄斑部视网膜内界膜。术后患眼视力一般可轻度提高,变形好转。

【问题7】 黄斑部视网膜前膜发生时,该如何跟患者沟通?

首先需要打消患者对黄斑疾病的恐慌,告知患者此病会引起视力下降,但一般不会引起失明的严重后果。对于视力状况较好的患者,需要要求患者定期至眼科随访,若症状加重则可以考虑手术治疗。对于症状明显的患者,则建议玻璃体切除手术,但需告知患者手术的风险和并发症可能。

二、特发性黄斑裂孔

在无任何其他眼部疾病的情况下,因玻璃体牵拉而发生的黄斑中心凹处视网膜神经上皮层的部分或全部破裂,称为特发性黄斑裂孔(idiopathic macular hole)。特发性黄斑裂孔好发于50岁以上人群,女性多见。眼底表现为从Ⅰ期至Ⅳ期视网膜全层裂孔逐渐形成并扩大的过程,临床表现主要为视力下降和视物变形,依据眼底检查和OCT、超声检查,特发性黄斑裂孔可明确诊断。而玻璃体切割术是解除玻璃体牵拉,促进裂孔封闭,进而提高视功能的首选治疗手段。

定义和关键特征

定义:眼部无明显相关原发病变而发生的黄斑区中心凹视网膜裂孔。

关键特征:

- 黄斑中心凹的持续牵引;
- 黄斑中心凹的视网膜裂孔,见图2-5-20、图2-5-21。

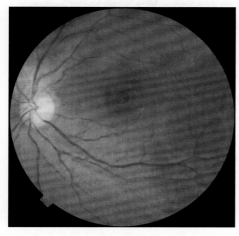

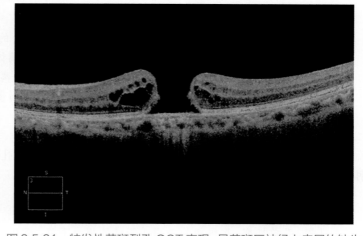

图2-5-20 特发性黄斑裂孔眼底表现　　图2-5-21 特发性黄斑裂孔OCT表现,见黄斑区神经上皮层的缺失

临床病例

患者,女,63岁。主诉"右眼视力略下降伴中央部视物缺损、变形一周"。否认其他全身病史,否认眼部疾病史,否认近视。

【问题1】 考虑最可能的诊断是什么?

根据患者的主诉,考虑最可能是黄斑部视网膜疾病。

【问题2】 首次就诊时需要询问哪些病史?

1. 眼科病史 发现视力下降和中央部视物变形、缺损的时间和程度,伴随症状,曾行的眼部检查和治疗病史。眼部疾病史。

2. 全身病史 已知的全身病。

【问题3】 还需做哪些常规检查以明确诊断?

眼科基本检查,包括视力、眼压、裂隙灯眼前节检查、散瞳眼底检查,以及 OCT、眼底照相,必要时可行荧光造影等特殊检查。

【问题4】 如果右眼视力检查为矫正 0.2,眼底检查发现黄斑区轻度水肿增厚,OCT 见黄斑中心凹的玻璃体后皮质牵拉,视网膜全层裂孔形成,伴周围视网膜囊样水肿,见图 2-5-22,则考虑何种诊断?

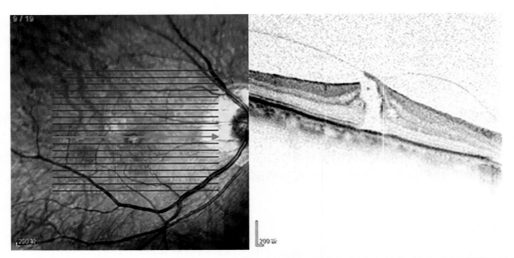

图 2-5-22 病例 OCT 示:黄斑中心凹的玻璃体后皮质牵拉,视网膜全成裂孔形成,伴周围视网膜囊样水肿

思路 1 考虑诊断为特发性黄斑裂孔 II 期。

知识点

在无任何其他眼部疾病的情况下,因玻璃体牵拉而发生的黄斑中心凹处的视网膜神经上皮层的全层缺损,称为特发性黄斑裂孔。目前认为其形成机制与玻璃体牵拉密切相关,多个方向的合力与多因素导致了它的产生与发展,中心凹全层的缺损、感光细胞的离心退缩和裂孔前混浊物的形成。其中玻璃体后皮质前向的牵拉力是始动因素,切线方向的牵拉力则促使裂孔扩大,而内界膜的离心张力也参与了裂孔的扩大。

思路 2 依据眼底检查和 OCT、超声检查,特发性黄斑裂孔可明确诊断,临床上分为 I ~ IV 期(Gass 分期标准)。

知识点

I 期,孔前期变,患眼视物变形或轻度的视力下降,至 0.5~0.8;眼底黄斑中心凹消失或轻度隆起;OCT 示玻璃体与黄斑中心凹牵拉和黄斑囊样改变以及局限神经上皮层的牵引,见图 2-5-23;无玻璃体后脱离。

II 期,裂孔形成,视力下降至 0.5 以下;眼底可见从黄色环的边缘开始发生视网膜破口,逐渐扩大为圆形全层裂孔;OCT 示玻璃体牵拉视网膜局部开裂,裂孔直径一般 <400μm,周围视网膜囊样水肿,见图 2-5-24;无玻璃体后脱离。

III 期,视力至 0.1~0.2,视物变形严重;眼底可见全层圆形黄斑裂孔,Watzke-Allen 阳性(裂隙灯窄光带经裂孔中央可见光带断裂),裂孔前方玻璃体后皮质上可见盖膜;OCT 示全层视网膜裂孔直径 ≥400μm,孔周视网膜囊样水肿,孔前方局限玻璃体后脱离,可有盖膜附着,见图 2-5-25;超声示黄斑区局限玻璃体后脱离。

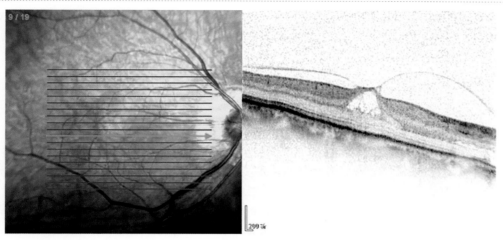

图 2-5-23　特发性黄斑裂孔 I 期 OCT 示：玻璃体与黄斑中心凹牵拉和黄斑囊样改变以及局限神经上皮层的脱离

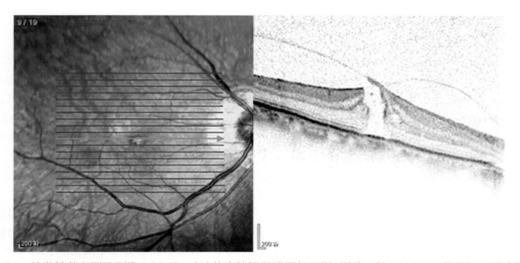

图 2-5-24　特发性黄斑裂孔 II 期 OCT 示：玻璃体牵拉视网膜局部开裂，裂孔一般<400μm，周围视网膜囊样水肿

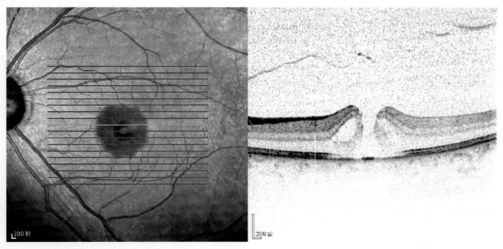

图 2-5-25　特发性黄斑裂孔 III 期 OCT 示：全层视网膜裂孔直径≥400μm，孔周视网膜囊样水肿，孔前方局限玻璃体后脱离

Ⅳ期，视力继续下降，维持 0.1～0.2 或更低，视物变形严重；眼底可见全层圆形黄斑裂孔，Watzke-Allen 阳性；OCT 示全层视网膜裂孔，孔周视网膜囊样水肿；超声示完全性玻璃体后脱离；眼底检查见 Weiss 环。

思路 3　特发性黄斑裂孔亦需鉴别诊断。

知识点

特发性黄斑裂孔有其特征性的从Ⅰ期到Ⅳ期的发展过程，排除高度近视黄斑区视网膜脉络膜萎缩以及眼外伤伴发，及其他眼病继发的黄斑裂孔之外，鉴别诊断并不复杂。早期裂孔明确诊断较为困难，需与多种疾病鉴别，如黄斑囊样变性、中心性浆液性视网膜脉络膜病变。若玻璃体皮质牵拉黄斑中心凹明显，可以考虑诊断为玻璃体黄斑牵引综合征，密切随访，一旦发展至Ⅱ期裂孔，则可明确诊断；如果另眼有特发性黄斑裂孔诊断史，即使此眼仅为玻璃体牵引，亦可考虑诊断为Ⅰ期孔前期变。

【问题 5】　特发性黄斑裂孔的临床干预时机与方法如何？
思路　解除玻璃体牵拉，促进裂孔封闭，提高视功能是治疗的目的。

知识点

不排除玻璃体自发性完全后脱离至特发性黄斑裂孔自愈的可能，对于症状不明显的Ⅰ期黄斑裂孔，目前建议密切随访观察。而对于玻璃体牵拉，目前认为最切实有效的解决方法就是玻璃体切割术，术中完全去除玻璃体后皮质膜，同时去除血管弓内的视网膜内界膜，之后眼内气体填充顶压黄斑区。Ⅱ期裂孔是最佳的手术时机，裂孔闭合率高，超过 95%，可以最大限度保留或提高视功能。而Ⅲ～Ⅳ期裂孔，亦可采用同样手术方案促进裂孔愈合、提高视功能，闭合率可达约 80%。而术后裂孔闭合和视功能提高的状况与裂孔直径及术前视力状况相关。

【问题 6】　特发性黄斑裂孔发生时，该如何跟患者沟通？
首先需要打消患者对黄斑疾病的恐慌，告知患者此病会引起视力下降，但一般不会引起失明的严重后果。对于视力状况较好的Ⅰ期患者，要求患者定期眼科随访，若症状加重、病情进展则可考虑手术治疗。对于症状明显的Ⅱ、Ⅲ、Ⅳ期裂孔患者，则建议行玻璃体切除手术，但需告知患者手术的风险和并发症可能，如眼内出血、炎症、视网膜脱离、白内障及视力不提高、裂孔不愈合等。

三、玻璃体黄斑牵引综合征

玻璃体发生不完全后脱离，牵引黄斑而致黄斑区视网膜产生一系列的病变与功能障碍，称为玻璃体黄斑牵引综合征（vitreomacular traction syndrome）。临床表现包括视力下降伴或不伴视物变形，OCT 和超声检查有诊断性意义。而玻璃体切除手术中切断或者剥除牵拉视网膜的玻璃体后皮质，是解决问题的关键。

定义和关键特征

定义：玻璃体发生不完全后脱离，牵引黄斑而产生的病变与功能障碍。
关键特征：
- 黄斑区周围存在玻璃体后脱离；
- 仅黄斑中心凹的玻璃体后皮质与视网膜紧密粘连；
- 黄斑区中心凹受到牵引（图 2-5-26）。

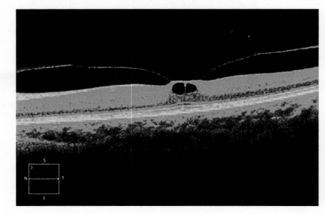

图 2-5-26　玻璃体黄斑牵引综合征的 OCT 表现，见尚未后脱离的玻璃体后皮质对中心凹视网膜的牵拉改变

临床病例

患者,女,59 岁。主诉"左眼视力略下降伴视物变形 1 周"。否认其他全身病史,否认眼部疾病史,否认近视。

【问题 1】 通过上述问诊考虑最可能的诊断是什么?

根据患者的主诉,考虑最可能是黄斑部视网膜疾病。

【问题 2】 首次就诊时需要询问哪些病史?

1. 眼科病史　发现视力下降和视物变形的时间和程度,伴随症状,曾行的眼部检查和治疗病史。眼部疾病史。

2. 全身病史　已知的全身病。

【问题 3】 需要做哪些常规检查以明确诊断?

眼科基本检查,包括视力、眼压、裂隙灯眼前节检查、散瞳眼底检查,以及 OCT、眼底照相,必要时可行荧光造影等特殊检查。

【问题 4】 如果左眼视力检查为矫正 0.15,眼底检查发现黄斑区轻度水肿增厚,OCT 发现黄斑区局部玻璃体粘连紧密并且向眼球中心方向牵拉中心凹,且造成中心凹下囊样水肿,周围存在玻璃体后脱离。考虑何种诊断?

思路 1　考虑诊断为玻璃体黄斑牵引综合征。

> **知识点**
>
> 玻璃体后皮质与黄斑区视网膜粘连相对较为紧密,为一不规则,基本为环形的区域,直径 3～4mm,在发生玻璃体后脱离的过程中,若黄斑区周围的玻璃体皮质与视网膜已分离,而黄斑区内的玻璃体皮质仍与视网膜粘连紧密,随着玻璃体的前后向运动,黄斑区持续受到牵引,可能出现一系列相关的临床症状。临床可以表现为黄斑疾病的相似表现,即视力下降及视物变形,严重程度不等。在眼底可以表现为黄斑区中心的水肿、囊样变性、劈裂、神经上皮层脱离、裂孔、视网膜前膜等。

思路 2　OCT 和超声检查对诊断有决定性意义。

> **知识点**
>
> 典型玻璃体黄斑牵引综合征患眼的玻璃体呈圆锥形,顶部与黄斑和视盘相连,所以超声下可见不完全的玻璃体后脱离,后极区玻璃体视网膜粘连。OCT 可清晰显示视网膜的改变,包括视网膜层间水肿、视网膜前膜等,最主要的是中心凹部位的玻璃体对视网膜的前后方向牵拉。

思路 3　需要与特发性黄斑裂孔及黄斑前膜相鉴别。

> **知识点**
>
> 特发性视网膜前膜中,大多数存在完全性玻璃体后脱离,黄斑区玻璃体牵引不明显。特发性黄斑裂孔 I～III 期均不存在大范围的玻璃体后脱离,仅 IV 期裂孔有后脱离,但是此时黄斑区已无玻璃体牵引。

【问题 5】 玻璃体黄斑牵引综合征的临床干预时机与方法如何?

本病除少数患眼自行缓解外,多数患眼视力逐步减退,若明显影响视力或者视物变形严重,则可考虑玻璃体切除手术治疗。术中切断或剥除牵拉视网膜的玻璃体后皮质,是解决问题的关键。

【问题 6】 玻璃体黄斑牵引综合征发生时,该如何跟患者沟通?

首先需要打消患者对黄斑疾病的恐慌,告知患者此病会引起视力下降,但一般不会引起失明的严重后果。对于视力状况较好、视物变形不严重的患者,需要要求患者定期至眼科随访,若症状加重、病情进展则可以考虑手术治疗。对于症状明显的患者,则建议行玻璃体切除手术,但需告知患者手术的风险和并发症可能,如眼内出血、炎症、视网膜脱离、白内障等。

（许　迅）

第六章　巩膜和葡萄膜疾病

巩膜是眼球壁的一部分，最常见的巩膜病是巩膜炎。巩膜炎是一种累及巩膜组织的炎性病变，尽管其发病具体原因未明，但研究显示其多与感染或免疫异常相关。葡萄膜疾病主要包括葡萄膜炎、葡萄膜先天异常、葡萄膜肿瘤等，以葡萄膜炎为主，占绝大多数。葡萄膜炎是眼科常见的主要的致盲性眼病之一，病因复杂，可以是感染所致或免疫相关性的炎症，很多伴有全身免疫相关性疾病。葡萄膜炎常反复发作，病因难以确定，累及青壮年，若治疗不及时，容易导致严重的并发症，甚至导致失明。本章重点介绍常见的巩膜炎、葡萄膜炎和葡萄膜肿瘤。

第一节　巩　膜　炎

巩膜的炎症性疾病包括浅层巩膜炎（episcleritis）和巩膜炎（scleritis）。巩膜炎是巩膜深层组织的炎症。在类风湿性关节炎和 Wegener 肉芽肿患者中患病率高。巩膜炎按部位分为前巩膜炎和后巩膜炎。不同类型巩膜炎治疗方法不同，不伴全身疾病的弥漫性和结节性前巩膜炎对非甾体抗炎药（nonsteroidal anti-inflammatory drogs，NSAIDs）类药物反应良好，坏死性前巩膜炎需要应用免疫抑制剂，后巩膜炎多需要口服糖皮质激素，少数情况下需合用免疫抑制剂。

定义和关键特征

定义：巩膜组织的炎症。

关键特征：

- 50% 双眼先后发病；
- 巩膜血管充血，压之不退；
- 眼痛及视力下降，眼痛可夜间重；
- 常合并自身免疫性疾病。

临床病例

患者，女，40 岁，主诉"左眼红、眼痛、视物模糊 3 天，伴畏光，眼痛夜间加重"。检查：矫正视力右眼 1.0，左眼 0.8，眼压右眼 18mmHg，左眼 20mmHg，右眼未见异常，左眼球结膜充血，巩膜血管弥漫性扩张迂曲，呈串珠状，颞侧局限性区域呈紫红色，压痛明显，角膜透明，前房闪辉（−），浮游物（−），瞳孔圆，晶状体透明，玻璃体透明，眼底未见明显异常（图 2-6-1）。

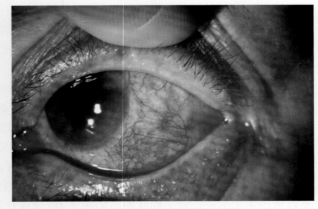

图 2-6-1　巩膜血管扩张迂曲，局部呈紫红色，下方巩膜呈灰蓝色

【问题 1】　通过上述病史及眼部检查考虑可能的诊断是什么？

思路　患者左眼红、眼痛、视物模糊，巩膜血管扩张迂曲，局部呈紫红色，压痛明显，符合弥漫性前巩膜炎临床特征。严重程度 1+ 级。

知识点

弥漫性巩膜炎是前巩膜炎中最常见的类型。可以累及前巩膜的一部分区域或全部，巩膜血管扩张迂曲呈串珠状。结节性巩膜炎表现为致密、固定不移动、有触痛的结节，近角膜缘。炎症型坏死性巩膜炎巩膜血管扩张迂曲，伴有白色无血管区，周围巩膜水肿、充血。非炎症型坏死性巩膜炎称为穿孔性巩膜软化症，表现为巩膜黄白色梗死区，边界清晰，不伴充血、疼痛及水肿。

【问题 2】　还应询问哪些病史？

思路　为除外系统性疾病应询问有无类风湿性关节炎、肉芽肿性血管炎、炎性肠病等自身免疫性疾病病史；感染性疾病病史，包括结核病；肿瘤病史，有无手术、外伤史；用免疫抑制剂及抗肿瘤药物用药史。经询问此患者有四肢小关节肿胀、疼痛、晨僵和低热的症状，应重点排除类风湿性关节炎。

知识点

50% 巩膜炎患者伴有系统性疾病，包括感染性、非感染性和其他疾病。其中，40% 患者伴自身免疫性疾病，7% 患者伴感染性疾病。最常见的疾病有类风湿性关节炎、肉芽肿血管炎、系统性红斑狼疮、炎性肠病、复发性多软骨炎、结节病。

【问题 3】　还应进行哪些检查？

思路　辅助检查应围绕排除相应的系统性疾病，经检查患者血清抗核抗体（ANA）升高，类风湿因子升高（1∶128），手指关节 X 线显示关节及邻近骨质疏松。诊断为类风湿性关节炎。

【问题 4】　应与哪些疾病进行鉴别？

思路　主要与引起眼红的其他疾病进行鉴别，包括浅层巩膜炎、结膜炎、睑缘炎、干燥性角结膜炎及前葡萄膜炎进行鉴别。

知识点

浅层巩膜炎的眼红多为鲜红，血管充血较表浅，血管呈放射状排列，可推动。且常局限于 1 个象限，眼痛、触痛和视力改变不明显。常为自限性，可间断复发，不常伴系统性自身免疫性疾病。无须治疗，或可局部滴用糖皮质激素、NSAIDs。

知识点

排除感染性疾病应进行梅毒快速血浆反应素试验、荧光密螺旋体抗体试验、Lyme 病血清抗体检测、结核菌素皮肤试验、肝炎病毒抗体检查。手指关节 X 线有助于诊断类风湿性关节炎。胸部 X 线或 CT 对肉芽肿性血管炎的诊断有帮助，骶髂关节 X 线对脊柱关节病诊断有帮助。腹部 CT 及肠镜有助于排除炎症型肠病。鼻窦 CT 有助于除外鼻窦炎。当怀疑感染性病因时可进行巩膜的活检或病灶的细菌、真菌培养。后巩膜炎应进行眼部 B 超。

【问题 5】　应如何治疗？

思路　患者弥漫性巩膜炎 1+ 级，伴类风湿性关节炎，可应用 NSAIDs 或加用糖皮质激素治疗。

知识点

巩膜炎的治疗主要取决于巩膜炎的类型（弥漫性、结节性、坏死性）、是否伴系统性自身免疫性疾病、巩膜炎症的严重程度（>2+，≤2+）。

治疗指南：

1. 弥漫性或结节性前巩膜炎，不伴系统性疾病，炎症≤2+，首先应用 NSAIDs 治疗，如无效先更换另一种 NSAIDs，仍无效则考虑糖皮质激素治疗，渐减量至停药后应继续使用 NSAIDs，糖皮质激素治疗无效或减量后复发，可加用免疫抑制剂，最常用甲氨蝶呤；免疫抑制剂无效时应用生物制剂，常用抗TNF-α 药物。

2. 弥漫性或结节性前巩膜炎，不伴系统性疾病，炎症程度 >2+，可首选糖皮质激素，逐渐减量至停药后继续使用 NSAIDs；糖皮质激素无效或减量后复发，可加用免疫抑制剂，免疫抑制剂无效则应用生物制剂。

3. 弥漫性或结节性前巩膜炎，伴自身免疫性疾病，常需要免疫抑制剂或抗 TNF-α 治疗，治疗无效时改用其他生物制剂。

【问题6】 患者的预后如何？应如何跟患者沟通？

思路

1. 本病常双眼先后发病，可能复发，患者需要长期治疗。

2. 视力预后一般较好。

（杨 柳 池 滢）

第二节 葡 萄 膜 炎

葡萄膜炎是指葡萄膜的炎症，是眼科常见的致盲性眼病，主要与免疫因素相关，且可以伴有各种全身病。葡萄膜炎目前普遍采用的是按照以解剖为基础的分类方法，可以分为前葡萄膜炎、中间葡萄膜炎、后葡萄膜炎和全葡萄膜炎。中间葡萄膜炎是指炎症主要部位在玻璃体，包括睫状体平坦部炎、后睫状体炎、玻璃体炎。后葡萄膜炎是指炎症累及视网膜或脉络膜，包括脉络膜视网膜炎、视网膜脉络膜炎、视网膜炎、神经视网膜炎。全葡萄膜炎是指炎症累及前房、玻璃体、视网膜或脉络膜。

一、前葡萄膜炎

前葡萄膜炎是指炎症主要在前房，包括虹膜炎、虹膜睫状体炎、前睫状体炎。如果炎症位于前房，称为虹膜炎；如果炎症累及晶状体后腔，称为虹膜睫状体炎；如果炎症累及角膜，称为角膜葡萄膜炎；如果炎症累及巩膜和葡萄膜，则称为巩膜葡萄膜炎。

定义和关键特征

定义：前葡萄膜炎是指炎症部位在前部葡萄膜，包括虹膜、虹膜睫状体炎和前睫状体炎。

关键特征：

- 眼红、眼痛、视力下降；
- 睫状充血或混合充血；
- 角膜后沉着物；
- 前房浮游物；
- 严重可以虹膜后粘连；
- 可有黄斑囊样水肿。

临床病例

患者，女，48 岁，因"右眼红、痛，伴有视力下降 2 天"就诊，眼科初步检查：视力：右眼 0.3，J3，左眼 1.0，J2，右眼睫状充血，角膜后灰色羊脂状 KP，前房浮游物（2+），闪光（2+），瞳孔圆，晶状体（－），眼底检查大致正常。

【问题1】　根据病史和眼科检查应该考虑什么病?

思路　根据主诉眼红、眼痛伴有视力下降,检查发现视力下降,右眼睫状充血(图2-6-2),基本除外了结膜炎这种只伴有眼红症状,而不会有视力下降和睫状充血的可能,应该考虑的是常见的前葡萄膜炎和角膜炎这两种疾病。结合检查所见,没有发现角膜上皮异常和角膜其他改变,加上发现明确灰色KP(图2-6-3)和前房浮游物(图2-6-4),诊断前葡萄膜炎明确。

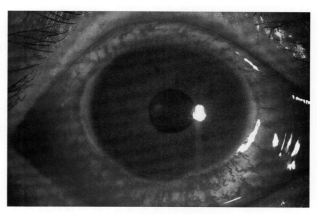

图2-6-2　睫状充血

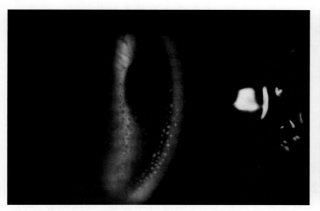

图2-6-3　角膜后羊脂状KP,位于角膜下半

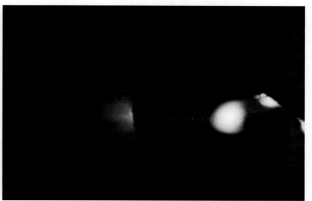

图2-6-4　前房浮游物

知识点

前葡萄膜炎是临床常见的炎性疾病,炎症主要位于前房,是虹膜和/或睫状体的炎症,多发生在中青年,女性稍多。

知识点

前葡萄膜炎活动性炎症的体征

角膜后壁KP呈灰色,羊脂状或细小尘状,前房浮游物(+)是急性炎症期的体征。

注意:正常人可以有轻度的前房闪光阳性;角膜后壁棕色KP说明前葡萄膜炎是陈旧性的。

【问题2】　前葡萄膜炎的病因是什么?

思路　可以是感染因素导致、外伤性或非感染性免疫相关性,也可以同时伴有免疫相关性全身病,另外,伪装综合征也可以表现为前葡萄膜炎。

病史采集:发病时间,既往眼病史,首次还是复发?若是复发每年发作几次?全身免疫相关性疾病病史及全身不适表现,如风湿性关节炎、肾病、糖尿病、肠炎、肿瘤等,关节及腰痛表现。

【问题3】　为明确病因诊断,需要做哪些检查?

思路

1.眼部检查　眼科基本检查包括视力、眼压、裂隙灯、眼底检查。为明确葡萄膜炎部位确为前葡萄膜炎,需要进行散瞳眼底检查、UBM、B超、荧光素眼底血管造影、吲哚菁绿造影、OCT,可以角膜内皮检查,以检查是否有中间葡萄膜炎或后葡萄膜的炎症。

2. 全身检查 首先除外感染和肿瘤所致。常规需要根据患者具体表现针对性检查血尿常规,感染疾病筛查、血生化、血沉、类风湿因子、C反应蛋白、抗和抗体、HLA-B27等。

知识点

1. 葡萄膜炎命名标准工作组确定了以葡萄膜炎的解剖部位为基础进行分类、对炎症程度的分级标准和相关术语的应用进行了规范,按照炎症累及的解剖部位分类,分为前葡萄膜炎、中间葡萄膜炎、后葡萄膜炎和全葡萄膜炎。

前葡萄膜炎是指炎症主要在前房,包括虹膜炎、虹膜睫状体炎、前睫状体炎。中间葡萄膜炎是指炎症主要部位在玻璃体,包括睫状体平坦部炎、后睫状体炎、玻璃体炎。后葡萄膜炎是指炎症累及视网膜或脉络膜,包括脉络膜视网膜炎、视网膜脉络膜炎、视网膜炎、神经视网膜炎。全葡萄膜炎是指炎症累及前房、玻璃体、视网膜或脉络膜。

2. 葡萄膜炎需要在解剖部位分类诊断的基础上进行病因诊断,才能给予正确及时的治疗。很多前葡萄膜炎患者病因不能确定,在明确的病因中,有研究表明,约50%的前葡萄膜炎患者HLA-B27阳性,强直性脊柱炎是急性前葡萄膜炎的一个常见病因。儿童前葡萄膜炎最常见的病因是青少年特发性关节炎。

【问题4】 如何治疗?

思路 前葡萄膜炎的治疗原则是热敷、散瞳、消炎。

1. 热敷 扩张血管,改善眼内血液循环,促进炎性物质吸收,抗体增加,并有缓解疼痛的作用。

2. 散瞳 是治疗前葡萄膜炎的最重要的措施,其作用主要是麻痹睫状肌,解除其痉挛,缓解疼痛;松弛睫状肌,减轻其对动脉的压力,降低毛细血管的通透性,减少渗出及充血水肿;活动性散瞳还可拉开和防止虹膜后粘连。

常用散瞳药物有阿托品眼药水或眼药膏,复方托比卡胺眼药水。散瞳时要注意眼压,对于前房浅的老年患者可先用短效的散瞳剂,以防止诱发其青光眼发作。

3. 消炎 常用的局部糖皮质激素药物包括泼尼松、地塞米松、氯替泼诺滴眼液及地塞米松眼药膏。炎症严重时可在结膜下或Tenon囊下注射糖皮质激素。非甾体抗炎药物局部应用也常常用于前葡萄膜炎的治疗。

【问题5】 前葡萄膜炎常见的并发症有哪些?

思路 葡萄膜炎常见的并发症:

1. 角膜带状变性(多发生于儿童和青少年)。

2. 虹膜后粘连。

3. 并发性白内障(图2-6-5)。

4. 黄斑囊样水肿(图2-6-6)。

5. 继发性青光眼。

6. 眼球萎缩。

【问题6】 患者复诊时应该注意什么?

思路

1. 视功能、眼压。

2. 裂隙灯检查:特别要注意角膜后KP和前房浮游物,虹膜是否有后粘连。

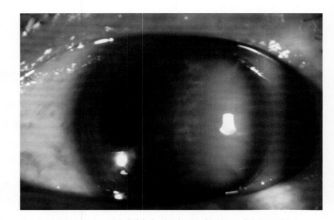

图2-6-5 并发性白内障,晶状体后囊下混浊

3. 黄斑是否有水肿,可以用OCT观察水肿。

4. 注意眼底改变,尤其是眼底周边部的改变,有时全葡萄膜炎或中间葡萄膜炎也可以首先表现为前葡萄膜炎。

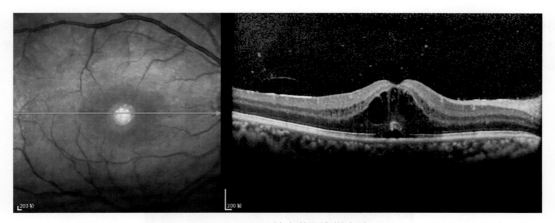

图 2-6-6　OCT 检查黄斑囊样水肿

【问题 7】　根据上述知识点,如何和患者沟通?

1. 葡萄膜炎是一种免疫相关的疾病,疾病反复发作,需要教育患者定期随诊。

2. 注意查找全身病因。

二、中间葡萄膜炎

中间葡萄膜炎是位于玻璃体的炎症,主要是葡萄膜中间部分(睫状体后部和平坦部)的炎症,主要表现眼前漂浮物,可影响视力。常与全身病相关,如结节病、多发性硬化、Lyme 病,周边的弓蛔虫病,梅毒,结核,Sjögren 综合征和人 T 淋巴细胞病毒 I 型感染等。特发性中间葡萄膜炎一般是指表现有玻璃体雪球或雪堤样混浊,不合并感染因素和全身疾病的平坦部睫状体炎。

定义和关键特征

定义:位于睫状体平坦部、视网膜周边和玻璃体基底部的炎症。

关键特征:

- 玻璃体漂浮物;
- 玻璃体雪球状或雪堤状混浊;
- 周边视网膜血管闭塞。

临床病例

患者,女,18 岁,主诉"双眼视力下降伴眼前黑影飘动 1 个月"。检查:双眼视力 0.5,J3,裂隙灯检查:角膜透明,轻微前房浮游物,虹膜和瞳孔未见异常,散瞳查眼底:玻璃体下方雪球状混浊,视盘边界清楚,色泽正常,后极视网膜及血管未见异常。

【问题 1】　该患者根据常规眼科检查,初步印象是什么?

思路　该患者只有前房轻微浮游物,说明有轻微前节的炎症,玻璃体腔雪球状混浊,应该考虑是否有中间葡萄膜炎的可能。

【问题 2】　下一步应该进行什么检查?

思路　应该进行以下检查:

1. 散瞳后进行仔细的周边眼底检查,可以使用三面镜或间接检眼镜。

2. 眼部 B 超检查,了解玻璃体情况。

3. 超声生物显微镜(UBM)检查睫状体部位,确认是否有肿大。

4. OCT 检查,了解黄斑区是否存在囊样水肿。

5. 荧光素眼底血管造影,尤其注意周边部位,最好使用超广角造影。

病例检查结果：

仔细进行玻璃体和眼底周边检查发现：玻璃体下方雪球状混浊（图 2-6-7），周边视网膜血管渗漏（图 2-6-8）。

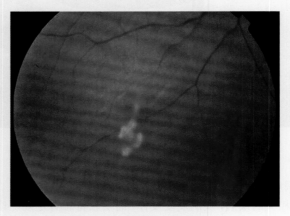

图 2-6-7　玻璃体雪球状混浊

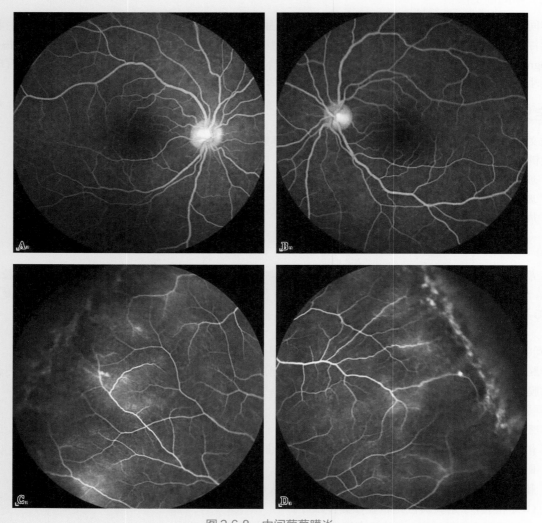

图 2-6-8　中间葡萄膜炎

图 A、B 为荧光素眼底血管造影（FFA），显示双眼后极正常；图 C、D 示周边视网膜血管旁渗漏。

【问题3】　常见的并发症有哪些？

思路　①并发性白内障；②继发性青光眼；③黄斑囊样水肿；④玻璃体积血；⑤视网膜新生血管形成；⑥牵拉性或孔源性视网膜脱离。

> **知识点**
>
> 中间葡萄膜炎是指炎症主要位于玻璃体，包括前玻璃体、玻璃体基底部、周边视网膜-睫状体平坦部复合体部位的炎症，多为双眼发病。不同国家和地区报告的发病率不同，葡萄膜炎中约15%为中间葡萄膜炎。中间葡萄膜炎常见的原因包括特发性（69.1%）、结节病（22.2%）、多发硬化（8%）、Lyme病（0.6%），以及周边部的弓蛔虫病、梅毒、结核、Sjögren综合征等。

> **知识点**
>
> 黄斑囊样水肿是导致视力下降的中间葡萄膜炎最常见的并发症，发生率为28.0%～55.2%。玻璃体积血儿童中间葡萄膜炎也可以发生。

治疗：针对病因进行治疗，如果是特发性中间葡萄膜炎，可以采用Tenon囊下球周注射糖皮质激素，严重者全身口服糖皮质激素或加免疫抑制剂，非常严重的炎症伴有玻璃体混浊，可以玻璃体切除。

【问题4】　根据上述知识点，如何和患者沟通？

中间葡萄膜炎是多种疾病的表现形式，需要针对病因诊断；中间葡萄膜炎与一些全身病相关，如多发性硬化，需要进行全身检查；由于疾病可以没有症状，患者需要定期复查；疾病反复发作，需要患者有战胜疾病的足够的信心。

三、后葡萄膜炎

后葡萄膜炎（posterior uveitis）是指炎症累及视网膜或脉络膜，包括脉络膜视网膜炎、视网膜脉络膜炎、视网膜炎、神经视网膜炎。由于视网膜的外层营养由脉络膜供给，所以脉络膜发炎常累及视网膜而形成脉络膜视网膜炎（图2-6-9）。

定义和关键特征

定义：后葡萄膜炎是指累及视网膜或脉络膜的炎症。

关键特征：

- 可以没有任何症状；
- 或者有视力下降、视物变形、眼前黑点、闪光感；
- 前房没有炎性反应；
- 玻璃体混浊明显；
- 眼底可有局灶或播散性渗出病灶。

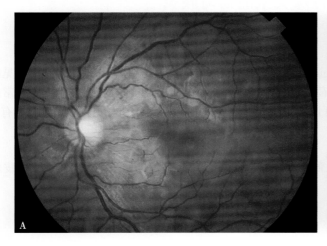
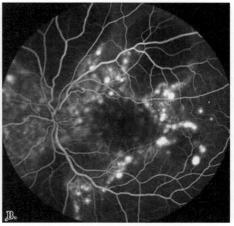

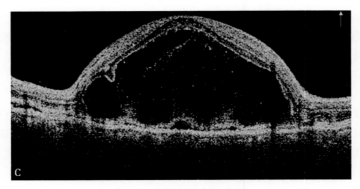

图 2-6-9　左眼脉络膜炎

A. 左眼彩色眼底照相：后极多灶性半球状渗出性视网膜脱离，累积黄斑区；B. 左眼 FFA 图像：后极簇状点状高荧光，并见圆形低荧光区，对应于半球状视网膜脱离区域；C. OCT 显示黄斑水肿呈球状隆起。

临床病例

　　患者主诉左眼视力下降。检查：视力右眼 0.1，J5，左眼 0.1，J5，双眼无充血，角膜透明，前房未见浮游物，瞳孔圆，晶状体透明，双眼玻璃体混浊，双眼后极可见多个球形隆起，荧光素眼底血管造影显示后极成簇的点状高荧光，并见多个圆形弱荧光区，后期渗漏明显。

　　【问题 1】　该病例如何诊断？

　　思路 1　根据患者的临床表现，没有睫状充血，前节没有炎性反应，但是眼底见到渗出性视网膜脱离和明显的渗漏，诊断后葡萄膜炎。继续追问病史，患者有头痛、耳鸣症状，结合双眼体征，诊断 Vogt- 小柳原田病。

　　思路 2　确切的病因诊断需要根据临床表现，进行相应的实验室检查。常规需要采集详细的病史，检查需要首先除外感染性原因，其次需要除外肿瘤因素。

　　【问题 2】　后葡萄膜炎如何治疗？

　　思路　主要根据病因进行治疗，如急性视网膜坏死综合征应用抗病毒药物，Lyme 病应用头孢类抗生素，Vogt- 小柳原田病用皮质类固醇治疗。局部和全身补充维生素、血管扩张药物等辅助治疗。

　　很多病因不明确时，首先除外感染和肿瘤后，常常需要全身应用糖皮质激素和免疫抑制剂治疗，目前最新的治疗方式还有生物制剂。有时根据病情可以局部球后或 Tenon 下注射糖皮质激素治疗。

　　【问题 3】　根据上述知识点，如何和患者沟通？

　　出现后葡萄膜炎表现的患者多需要进行病因诊断，常见的累及后葡萄膜炎症的疾病包括 Vogt- 小柳原田病、白塞病、结节病、Lyme 病、急性视网膜坏死等，并可合并多种全身病，需要充分进行全身检查。

（杨　柳）

第三节　特殊类型的葡萄膜炎

一、Vogt- 小柳原田病

　　福格特 - 小柳 - 原田综合征（Vogt-Koyan-agi-Harada syndrome，VKH）（Vogt- 小柳原田病）是我国常见的葡萄膜炎。是一种双眼弥漫性渗出性肉芽肿性葡萄膜炎，伴有脑膜刺激征、听觉功能障碍、皮肤和毛发异常的一种自身免疫性疾病。本病在亚洲地区的中国和日本国家中高发，发病与病毒感染、自身免疫和遗传因素有关。

定义和关键特征

　　定义：是一种双眼弥漫性渗出性肉芽肿性葡萄膜炎为特征，常伴有脑膜刺激征、听觉功能障碍、皮肤和毛发异常的一种自身免疫性疾病。

　　关键特征：

- 双眼肉芽肿性全葡萄膜炎；

- 多以后葡萄膜炎表现为多见,出现多灶性浆液性局限性视网膜脱离;
- 晚期出现"晚霞样眼底"表现;
- 早期常伴有脑膜刺激征、听觉功能障碍、晚期常有皮肤和毛发异常。

临床病例

患者,女,62岁。因"双眼红、眼痛伴视力下降1周"就诊,曾诊断为"双眼虹膜睫状体炎",予局部点药治疗效果欠佳。半月后出现耳鸣、脱发及头发变白等症状遂再次就诊。眼科检查:视力,右眼0.06 J7,左眼0.05 J7;眼压,右眼10mmhg,左眼11mmhg;双眼混合充血,双眼角膜后灰小及羊脂状KP(++),前房闪辉(+),浮游物(++),为灰白颗粒状,瞳孔缘可见Koeppe结节(图2-6-10A、B)双眼晶状体密度增高;散瞳查眼底:双眼玻璃体内可见灰白颗粒状混浊物,双眼后极部网膜脱离,下方视网膜球形隆起(图2-6-10C、D),发病前有感冒史。

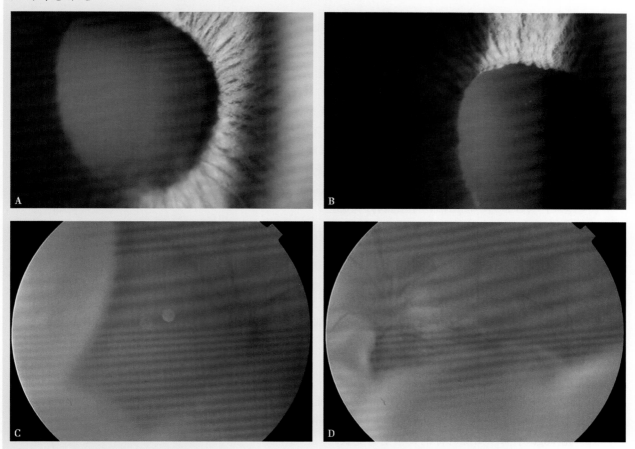

图2-6-10 VKH患者双眼瞳孔缘Koeppe结节(A、B),双眼底球形渗出性视网膜脱离(C、D)

【问题1】 根据病史和眼科检查考虑什么诊断?

思路 患者老年女性,有急性眼红、眼痛和视力下降的主诉,而引起眼红、眼痛和严重视力下降的常见眼病包括急性闭角型青光眼、角膜炎和前葡萄膜炎,而根据角膜透明,眼压正常,可基本除外角膜炎和青光眼的诊断。根据角膜后KP、前房闪辉和浮游物均(+),那么葡萄膜炎的诊断作为首要考虑。

【问题2】 为明确诊断和病因需要进一步做哪些辅助检查?

思路

1. 眼部检查 眼科基本检查包括视力、眼压、裂隙灯、散瞳眼底检查、UBM、B超、荧光素眼底血管造影、吲哚菁绿造影、OCT等。

2. 全身检查 首先除外感染和肿瘤所致。常规需要检查血尿常规,感染疾病筛查、血生化、病毒血清检查,腰椎穿刺行脑脊液检查,MRI检查以排除颅内病变。其次,需要检查相应的免疫相关性疾病。

【问题3】 诊断葡萄膜炎的步骤：部位、性质、确定类型和分期。

思路 首先，前房炎性 KP 和灰白颗粒状浮游物 + 玻璃体灰白颗粒混浊 + 眼底渗出性视网膜脱离，所以全葡萄膜炎诊断成立。

其次，从角膜后羊脂状 KP 和瞳孔缘结节来看，肉芽肿性葡萄膜炎的可能性很大。

最后，结合患者出现的耳鸣、脱发、头发变白等伴随症状考虑 Vogt- 小柳原田综合征的诊断。

> 知识点
>
> 葡萄膜炎命名标准工作组确定了以葡萄膜的解剖部位为基础进行分类、对炎症程度的分级标准并对相关术语的应用进行了规范，按照炎症累及的解剖部位分类，分为前葡萄膜炎、中间葡萄膜炎、后葡萄膜炎和全葡萄膜炎。

> 知识点
>
> Vogt- 小柳原田综合征的诊断标准：
> (1) 无外伤和手术史。
> (2) 下面 4 个体征中至少有 3 个
> 1) 双眼虹膜睫状体炎，最终发展为肉芽肿性炎症。
> 2) 后葡萄膜炎，包括渗出性视网膜脱离、视盘充血或水肿、晚霞状眼底。
> 3) 神经系统改变：耳鸣、头痛、颈强直、脑脊液淋巴细胞增多。
> 4) 皮肤及毛发改变：白癜风、脱发、毛发变白等。

【问题4】 Vogt- 小柳原田综合征的病因有哪些？

思路 自身免疫和免疫遗传因素是主要的病因，另外，有些患者的发病和单纯疱疹病毒、带状疱疹病毒和 EB 病毒的感染有关。

【问题5】 需要和哪些疾病鉴别？

思路

1. 交感性眼炎
(1) 本病有眼球穿孔伤史和内眼手术史，常有局部陈旧瘢痕发现。
(2) 无典型的疾病进展规律。
(3) 双眼发病往往不同时。
(4) 常无典型的全身症状。

2. 眼内—中枢神经系统淋巴瘤所致的伪装综合征
(1) 本病发病年龄常较大，多在 60 岁以上，常有神经系统症状。
(2) 无 Vogt- 小柳原田综合征的典型全身症状。
(3) 对激素治疗不敏感。
(4) MRI 和眼组织活检有助于鉴别诊断。

> 知识点
>
> Vogt- 小柳原田综合征在后葡萄膜炎时易发生渗出性脱离，同时睫状体水肿堵塞房角，可发生前房变浅、眼压升高，与急性闭角型青光眼类似，此时要注意避免漏诊、误诊。

> 知识点
>
> #### Vogt- 小柳原田病的临床分期
>
> (1) 前驱期：出现感冒样症状，如头痛、发热、耳鸣等全身症状。

（2）急性葡萄膜炎期：前驱期后 1～2 天，双眼出现渗出性葡萄膜炎，表现为双侧肉芽肿性前葡萄膜炎、视盘充血水、多发性渗出性视网膜脱离等。

（3）恢复期：几周后炎症消退，渗出性视网膜脱离逐渐吸收，脉络膜脱色素，形成"晚霞样眼底"，皮肤毛发出现脱色素表现。

（4）慢性复发期：经常会有前葡萄膜炎复发，少见后葡萄膜炎复发。

【问题 6】　Vogt- 小柳原田综合征如何治疗？

思路

1. 针对前房炎症的治疗，抗炎、散瞳、热敷。

2. 玻璃体腔内地塞米松缓释胶囊的使用对控制炎症有效。

3. 全身用药的治疗

（1）糖皮质激素：是治疗最常用和有效的药物。一般用泼尼松口服，初始剂量 1.0～1.2mg/（kg•d），根据炎症情况逐渐减量。疗程 1 年或更长，不短于半年。

（2）免疫抑制剂：对于糖皮质激素难以控制或反复发作的炎症常需联合应用一种或一种以上的免疫抑制剂，如环孢素、环磷酰胺等。

3. 生物制剂：对于顽固性难以控制的病例，在糖皮质激素和免疫抑制剂的基础上可以加用生物制剂。

【问题 7】　Vogt- 小柳原田综合征的并发症有哪些？

思路

1. 并发性白内障　手术治疗时间选择以炎症完全控制 3 个月以上才考虑。

2. 继发性青光眼　根据眼压升高的不同原因采取不同的治疗。

3. 视网膜下新生血管　可使用抗 VEGF 药物眼内注射治疗。

【问题 8】　患者复诊时要进行哪些项目的检查？

思路

1. 视力和眼压　注意眼压的变化，是否有激素等引起的继发性青光眼。

2. 裂隙灯检查　注意前房炎症、虹膜和房角有无粘连、有无并发性白内障。

3. 眼底检查　通常需散瞳检查。注意玻璃体炎症和混浊情况。视盘有无水肿和视网膜有无脱离、出血及新生血管等情况。

【问题 9】　根据上述知识点，如何和患者沟通？

1. 注意本病长期使用糖皮质激素和免疫抑制剂治疗后所带来的副作用，定期进行相应的检查。

2. 本病有复发的可能，要向患者交代可能出现的并发症和可能的预后，要有与疾病长期斗争的准备。

3. 强调定期复查的重要性。长期炎症患者的自觉症状不明显，如果待有症状再就诊往往已造成严重的并发症。

4. 长期应用免疫抑制剂或生物制剂所带来的费用的增加。

5. 定期复查荧光血管造影和吲哚菁绿造影，注意炎症活动情况和并发的新生血管等。

6. 定期复查 OCT，观察有无黄斑水肿和黄斑前膜。

二、白塞病

白塞病是一种病因不明的慢性复发性闭塞性血管炎为主要特征的累及多器官、多系统的自身免疫性疾病，常表现为全葡萄膜炎，多双眼受累，是最顽固的葡萄膜炎之一。青壮年发病率较高，是我国常见的葡萄膜炎类型。复发性疼痛性口腔溃疡、皮肤多形性损害、眼葡萄膜炎和阴部溃疡是最常见的临床表现。皮肤针刺试验阳性对诊断有重要帮助。治疗以全身应用糖皮质激素和免疫抑制剂为主。

定义和关键特征

定义：

白塞病是一种以葡萄膜炎、复发性口腔溃疡、多形性皮肤损害、生殖器溃疡等为特征的多器官、多系统受累的自身免疫性疾病。

关键特征：

- 葡萄膜炎表现多样；
- 视网膜闭塞性血管炎；
- 反复发作的全葡萄膜炎，易出现前房积脓；
- 眼外表现常合并口腔、阴部溃疡、皮肤损害、关节炎、血管炎等。

临床病例

患者，女，23岁，学生。因"左眼视力下降3个月"就诊，不伴眼前黑影、眼红、眼痛。既往有口腔溃疡史4～5年，常每月复发一次，疼痛明显。阴部溃疡2次，曾发生下肢皮肤结节红斑5次，对青霉素过敏。眼科检查：视力，右眼0.3，J4，左眼0.1，J7；眼压，右眼16mmHg，左眼14mmHg，双眼无明显充血，角膜清，角膜后灰小KP（+），前房闪辉（+），浮游物（+），虹膜无粘连，右眼晶状体后囊下混浊，左眼晶状体透明。散瞳眼底：右眼稍模糊，双眼玻璃体可见灰白及色素颗粒样混浊物飘动，双眼视盘无明显水肿，双眼下方血管（主要为动脉）呈白线，右眼颞侧、左眼鼻侧网膜污秽（图2-6-11）。

实验室检查：WBC及PLT升高，RF（－），血沉（－），尿常规（－），CRP（－），胸片（－）。

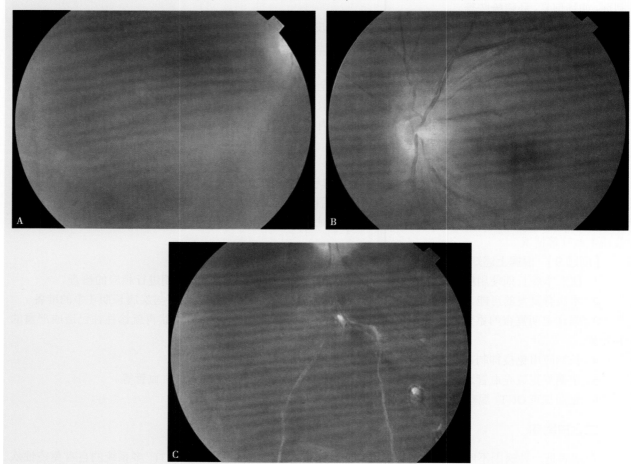

图2-6-11 白塞病眼底照相

图A为右眼，模糊可见下方血管呈白线；图B、C.为左眼，下方血管闭锁成白线。

【问题1】 根据病史和眼科检查考虑什么诊断？

思路 患者青年女性，主诉视力下降，角膜和眼压正常，眼前节和玻璃体炎症反应明显，葡萄膜炎诊断无疑，根据眼底检查血管闭锁，视网膜污秽，所以应该考虑伴有血管炎性改变的葡萄膜炎，同时应该除外视网膜血管炎。

> **知识点**
>
> 视网膜血管炎可以表现眼底血管白鞘或白线，可以血管闭塞，需要鉴别，但是视网膜血管炎不会出现前房炎症反应，因此可以除外。
>
> 伴有眼底血管改变的葡萄膜炎常见的包括白塞病、急性视网膜坏死、梅毒、炎性肠病、结节病、系统性红斑狼疮等。

【问题2】 为明确病因诊断需进一步做什么检查?

思路1

1. 眼部检查　眼科基本检查包括视力、眼压、裂隙灯、散瞳眼底检查、荧光素眼底血管造影、吲哚菁绿造影、OCT等。

2. 全身检查　首先除外感染和肿瘤所致。常规检查需要检查血尿常规，感染疾病筛查、血生化、抗链O、血沉、类风湿因子、病毒血清检查，胸片，必要时MRI检查以排除颅内病变。

3. 皮肤针刺试验。

> **知识点**
>
> 如何做皮肤针刺试验及结果判定:用20号针头将0.1ml生理盐水前臂皮下注射，48小时观察结果:丘疹直径大于2mm者为阳性，出现脓疱者为强阳性，也可查看近期注射部位有无皮肤针刺反应的遗痕。

病史询问:注意有无肿瘤及眼部外伤史，大小便是否正常，皮肤、黏膜有无异常情况，注射后针眼处有无红肿，血压、血糖情况，既往诊断和治疗情况以及其他全身症状:发热、关节疼痛等，结核病史和接触史。

思路2　综合患者有眼葡萄膜炎、皮肤结节红斑、复发性口腔溃疡、阴部溃疡史，血常规白细胞升高，虽然皮肤针刺试验阴性也考虑诊断白塞病。

> **知识点**
>
> **白塞病的诊断标准**
>
> 国际白塞病研究组制定的标准:
> (1)一年内至少复发3次的口腔溃疡。
> (2)下面四项中符合两项即可诊断:
> - 眼葡萄膜炎
> - 多形性皮肤损害
> - 复发性生殖器溃疡
> - 皮肤过敏反应试验阳性

【问题3】 白塞病的病因有哪些?

思路　病因不确定，可能与多种病毒或链球菌等细菌感染有关;与自身免疫反应有关;与HLA-B5.B51抗原有关。

【问题4】 需要和哪些疾病鉴别?

1. 有前房积脓而全身症状不典型时需与下列疾病鉴别:

(1)内源性感染性眼内炎:多有全身感染灶，且患者多体质差，合并糖尿病等全身疾病，或长期使用糖皮质激素或免疫抑制剂;起病急，多有严重的眼红、眼痛等症状，激素治疗无效，眼内液培养有助于诊断。

(2)其他伴有前房积脓的急性前葡萄膜炎:多伴有强直性脊柱炎、Reiter综合征等疾病，起病急，通常有明显的眼红、眼痛、怕光、视力下降等症状，前房大量纤维素渗出和炎性细胞，骶髂关节片常有发现，

HLA-B27多阳性，疾病多在短期内迅速缓解，预后较好。

2．表现为视网膜血管闭塞成白线，需要与下面的疾病鉴别：

（1）视网膜静脉周围炎（Eales病）：多见于青年男性，常双眼受累，主要表现为视网膜静脉周围的炎症，容易反复发生视网膜和玻璃体出血。无全身症状，无眼内炎症表现。

（2）结节病性葡萄膜炎：皮肤的结节红斑等改变与白塞病所致的类似，但本病常引起肉芽肿性改变，可出现发热、淋巴结肿大、骨关节和中枢神经系统等改变，视网膜血管炎主要累及静脉，典型的"蜡滴"样改变，血清血管紧张素转换酶常升高，胸部CT、病变组织的活检有助于诊断和鉴别诊断。

【问题5】 白塞病性葡萄膜炎如何治疗？

思路

1．针对前葡萄膜炎的治疗 局部糖皮质激素、睫状肌麻痹剂和非甾体抗炎药点眼治疗。

2．热敷 可取菊花、金银花、麦冬适量泡水热敷。

3．糖皮质激素和免疫抑制剂的全身应用 白塞病性葡萄膜炎是难治性葡萄膜炎之一，糖皮质激素的单独应用虽可缓解炎症，但却难以控制疾病的进展，常需联合一种或几种免疫抑制剂治疗。常用的免疫抑制剂有：秋水仙碱、环孢素、苯丁酸氮芥等。

4．生物制剂的应用 较多文献报道显示生物制剂对于白塞病的治疗具有较好的作用。

【问题6】 白塞病的并发症有哪些？

思路 ①并发性白内障；②继发性青光眼；③视网膜新生血管和视网膜毛细血管无灌注；④黄斑水肿。

【问题7】 根据上述知识点，如何和患者沟通？

1．注意本病长期应用免疫抑制剂治疗后所带来的副作用，定期进行相应的检查。

2．本病有反复发作的可能，要向患者交代可能出现的并发症和可能的预后，要有与疾病长期斗争的准备。

3．强调定期复查的重要性。长期炎症患者的自觉症状不明显，如果待有症状再就诊往往已造成严重的并发症。

4．长期应用免疫抑制剂或生物制剂所带来的费用的增加。

5．本病是较为难治的葡萄膜炎之一，它所引起的脑、肺血管炎和动脉瘤破裂可导致患者死亡，早期、规范治疗常使预后得到改善。

【问题8】 白塞病的患者复诊内容有哪些？

1．视力和眼压 注意眼压的变化，是否有激素等引起的继发性青光眼。

2．裂隙灯检查 注意前房炎症、虹膜和房角有无粘连、有无并发性白内障。

3．眼底检查 通常需散瞳检查。注意玻璃体炎症和混浊情况。视盘有无水肿和视网膜有无脱离、出血及新生血管等情况。

4．定期复查眼底荧光素血管造影和吲哚菁绿造影，注意炎症活动情况和并发的新生血管等。

5．定期复查OCT，观察有无黄斑水肿和黄斑前膜。

三、交感性眼炎

交感性眼炎是一种少见的双眼弥漫性肉芽肿性全葡萄膜炎，发生在一只眼穿通伤或内眼手术后，经过一定的潜伏期另外一只眼出现葡萄膜炎的严重的眼病。交感性眼炎的发病率国外报道大约为3/100 000。交感性眼炎唯一有效的治疗是防止它的发生，要严格掌握眼球摘除的指征，糖皮质激素的早期、足量应用是治疗的主要手段。

定义和关键特征

定义：交感性眼炎是指在一只眼穿通伤或手术创伤后发生的一种罕见的双眼弥漫性肉芽肿性葡萄膜炎，最常发生在伤后2～8周。受伤眼被称为"激发眼"，对侧眼称为"交感眼"，创伤后双眼都会受累。

关键特征：

● 一眼外伤或手术史（激发眼）；

● 对侧眼轻度前或后葡萄膜炎的表现（交感眼）；

● 激发眼的严重的葡萄膜炎表现；

典型的眼部表现为角膜后羊脂状 KP,视网膜晚霞状眼底、Dalen-Fuchs 结节。

临床病例

患者,男,45 岁。因"双眼视力下降伴眼红、眼痛 2 周"就诊,患者 2 周前觉头痛,随之觉双眼视力下降,伴眼红、眼痛、怕光、流泪,在当地医院就诊,诊断葡萄膜炎,但具体用药不详,症状无明显好转。眼科检查:视力,OD 0.1,OS 0.05;眼压,右眼 13mmHg,左眼 mmHg14;双眼混合充血(+),右眼角膜清亮,左眼角膜颞侧 1/3 可见穿通瘢痕,双眼角膜后羊脂状 KP 右眼(+)、左眼(++),闪辉双眼(+),浮游物右眼(+)、左眼(++),左眼虹膜部分粘连,右眼晶状体轻度混浊,左眼人工晶状体在位,双眼玻璃体混浊不明显,眼底:双眼乳头轻度充血,边界欠清,后极部视网膜水肿,出现"晚霞样眼底改变"。

既往病史:2 年前患者左眼穿通伤,行角膜缝合、白内障超声乳化联合人工晶状体植入术,术后恢复好,曾在西藏工作 3 年,无其他全身病史。

【问题 1】 根据病史需考虑什么诊断?

思路 患者眼前节和视网膜均有炎症表现,故全葡萄膜炎诊断成立。根据角膜后羊脂状 KP 的表现,初步判定炎症为肉芽肿性炎症。晚霞样眼底表现最常见的是小柳-原田病(VKH)和交感性眼炎,而 VKH 诊断需要除外外伤或内眼手术史,结合患者 2 年前有过左眼穿通伤病史和手术史,诊断交感性眼炎可能性大。

【问题 2】 针对此患者,我们应该完善哪些检查?

1. 眼部检查 眼科基本检查包括视力、眼压、裂隙灯、散瞳眼底检查、UBM、B 超、荧光素眼底血管造影、吲哚菁绿造影、OCT 等。

2. 全身检查 首先除外感染和肿瘤所致。常规需要检查血尿常规,感染疾病筛查、血生化、病毒血清学检查,血清 ACE 等,必要时 MRI 检查以排除颅内病变。

知识点

交感性眼炎是眼科少见的一种肉芽肿性全葡萄膜炎,典型表现为角膜后羊脂状 KP、晚期晚霞状眼底和 Dalen 结节,有时有头痛、耳鸣和毛发的改变,与小柳原田综合征有相似之处,但是交感性眼炎有明确的激发眼的外伤或手术史,并且激发眼的炎症反应要比交感眼严重。

【问题 3】 交感性眼炎的诱发因素有哪些?

交感性眼炎的发生和视网膜 S 抗原、葡萄膜黑色素相关蛋白的抗原免疫反应有关。严重的眼球穿孔伤、眼内异物存留、伤口较大未及时缝合、伤口有葡萄膜组织嵌顿、多次的内眼手术、术后有严重的眼内炎症等是交感性眼炎的诱发因素。

【问题 4】 交感性眼炎的发生时间?

潜伏期多在 2 周至 2 个月之间,但也有报道从穿通伤到交感性眼炎发生的间隔最短为 5 天,最长至 66 年。大约 90% 的潜伏期在伤后或手术后 1 年内。

【问题 5】 交感性眼炎需与哪些疾病鉴别?

1. Vogt-小柳原田病 交感性眼炎与 Vogt-小柳原田病(VKH)在症状上有很大的相似性,但是 VKH 通常双眼同时发病,且全身伴随症状更加明显,本病有其独特的发展规律,而交感性眼炎则没有,最主要的是 VKH 没有眼外伤和内眼手术史。

2. 结节病 本病的发生与手术或外伤无关,可表现为肉芽肿性和非肉芽肿性,可有全身的皮肤、关节的症状,影像学检查可出现肺门、纵隔淋巴结的肿大,血管紧张素转换酶常升高,眼底通常无典型的晚霞状改变,而是视网膜血管炎所引起的"腊滴状"改变。

3. 晶状体诱发的葡萄膜炎 通常发生在晶状体过熟、晶状体外伤或白内障手术晶状体皮质残留的情况下,多单眼发作,也有少数健侧眼出现轻度的炎症,但此种炎症多在清除干净晶状体皮质后迅速缓解,也不会出现典型的晚霞状改变。

【问题 6】 交感性眼炎的治疗?

1. 针对前房炎症,局部给予糖皮质激素点眼抗炎和散瞳、热敷治疗。

2. 全身口服糖皮质激素仍是治疗的首选，通常 1mg/kg，根据病情逐渐减量，疗程持续半年左右。杨培增教授建议眼外伤后的交感性眼炎疗程可达 8 个月或 1 年以上。

3. 对于糖皮质激素治疗效果不好或反复发作的病例，可以联合一种或一种以上免疫抑制剂：环孢素、苯丁酸氮芥等。

4. 国外文献报道糖皮质激素眼内缓释植入可控制炎症并减少免疫抑制剂的使用。

【问题 7】 交感性眼炎的并发症有哪些？

1. 并发性白内障 手术治疗以炎症完全控制 3 个月以上才考虑。

2. 继发性青光眼 根据眼压升高的不同原因采取不同的治疗。

3. 视网膜下新生血管 可使用激光光凝或抗 VEGF 药物眼内注射治疗。

【问题 8】 交感性眼炎的预防？

交感性眼炎如未及时治疗失明的危险比较大，又因为长期大量的糖皮质激素和免疫抑制剂的使用会带来很大的副作用，所以预防其发生就显得尤为重要。

1. 眼外伤的处理 细致修复眼外伤，妥善处理伤口，避免葡萄膜组织嵌顿，适当应用抗生素和糖皮质激素。

对于严重破碎修复无望且光感丧失的眼应早期行眼球摘除，早期摘除受伤眼是唯一有效的预防交感性眼炎的措施。

2. 内眼手术 对于内眼手术应精细操作，避免损伤葡萄膜组织，避免反复多次手术，对于术后炎症反应重的应局部或全身药物及早控制。文献报道反复的玻璃体视网膜手术是交感性眼炎发生的危险因素。

> 知识点
>
> 对于交感性眼炎发生后激发眼是否摘除目前没有定论，但文献认为炎症已经发生后再摘除眼球对预后没有改善，相反激发眼经治疗后往往还可以保留有用的视力。关于受伤眼行眼球摘除还是眼内容物摘除一直在争论，但普遍认为眼内容物摘除可能会残留葡萄膜组织，故而除非全身情况差不能耐受眼球摘除的才行眼内容物摘除。

> 知识点
>
> 对于交感性眼炎发生后激发眼是否摘除目前没有定论，但文献认为炎症已经发生后再摘除眼球对预后没有改善，相反激发眼经治疗后往往还可以保留有用的视力。关于受伤眼行眼球摘除还是眼内容物摘除一直在争论，但普遍认为眼内容物摘除可能会残留葡萄膜组织，故而除非全身情况差不能耐受眼球摘除的才行眼内容物摘除。

> 知识点
>
> 眼球摘除的时机一般认为受伤后 10 天至 2 周内为宜，故而需要摘除者应尽早，不必迟疑等待。

> 知识点
>
> 曾认为外伤伴化脓性眼内炎时，脉络膜和视网膜遭受破坏不产生抗原性所以不会发生眼内炎，但眼内炎后发生交感性眼炎的屡有报道，所以也不能放松警惕。

【问题 9】 患者复诊时注意什么？

1. 对于眼外伤或内眼手术后复诊的患者要严密监视对侧眼的变化，一旦出现炎症的表现要考虑本病的可能。

2. 对于已经诊断交感性眼炎的患者

（1）视力和眼压：注意眼压的变化，是否有激素等引起的继发性青光眼。

（2）裂隙灯检查：注意前房炎症、虹膜和房角有无粘连、有无并发性白内障。

（3）眼底检查：通常需散瞳检查。注意玻璃体炎症和混浊情况。视盘有无水肿和视网膜有无新生血管等情况。

（4）定期复查荧光血管造影和吲哚菁绿造影，注意炎症活动情况和并发的新生血管等。

（5）定期复查 OCT，观察有无黄斑水肿和黄斑前膜。

【问题 10】 根据上述知识点,如何和患者沟通?

1．注意本病长期使用糖皮质激素和免疫抑制剂治疗后所带来的副作用,定期进行相应的检查。

2．本病有复发的可能,要向患者交代可能出现的并发症和可能的预后,要有与疾病长期斗争的准备。

3．强调定期复查的重要性。长期炎症患者的自觉症状不明显,如果待有症状再就诊往往已造成严重的并发症。

4．长期应用免疫抑制剂或生物制剂所带来的费用的增加

（杨　柳　郭春英）

第四节　葡萄膜肿瘤

一、脉络膜血管瘤

（一）孤立性脉络膜血管瘤

孤立性脉络膜血管瘤（circumscribed choroidal hemangioma）多见于 30～40 岁青壮年,常单眼发病。肿瘤发展到一定程度可引起渗出性视网膜脱离,从而引起视力障碍。孤立性脉络膜血管瘤为偶发性疾病,不伴有面部或全身其他组织器官异常。

定义和关键特征

定义：是一种在先天性血管发育不良基础上发展形成的良性、血管性、错构瘤性病变。

关键特征：

- 多发生在后极部；
- 视力下降和视物变形是最常见的就诊原因；
- 眼底：肿瘤呈橘红色类圆形隆起,边界清楚,周边视网膜可见色素沉着、视网膜水肿及少量渗出,可伴有视网膜脱离。

合并特征：

- 病理检查：为海绵状血管瘤,瘤体由许多充血扩张的窦状血管和少量结缔组织间质组成,边界清楚；
- 吲哚菁绿脉络膜血管造影（ICGA）：后期特征性"冲刷现象",即染料自瘤体内快速清除；
- 病程较长者可伴有继发性青光眼。

临床病例

患者,男,43 岁,因"左眼视力下降 5 年余,驾驶证不能通过年审"来诊。患者曾在多家医院就诊,诊断为"黄斑水肿""视网膜脱离",也曾行眼部磁共振（MRI）检查,提示"眼内占位性病变",但未做进一步治疗。患者否认全身高血压、糖尿病病史,既往无眼部手术及放射治疗史,全身检查未见异常。

【问题 1】 根据上述病史,初步诊断是什么?

思路 1 结合患者为中年男性,病程较长且病情发展缓慢,眼部 MRI 提示为"眼内占位性病变",考虑为眼内良性肿瘤性病变。

思路 2 在外院诊断为"黄斑水肿""视网膜脱离"可为我们判断肿瘤位置和性质提供线索。

知识点

孤立型脉络膜血管瘤多发生于青壮年,平均诊断年龄接近 40 岁,一般情况下患者无自觉症状,瘤体引起的浆液性视网膜脱离可引起视力下降、视物变形,病程长者可有视野缺损。

【问题2】 为明确诊断应当做哪些检查?

思路　先做眼科基本检查：视力、眼压、裂隙灯和眼底检查，然后选择眼部超声、CT、MRI 等影像学检查来判断眼内占位情况，使用眼底血管造影及 OCT 检查以查看视网膜受侵害情况。

> **知识点**
>
> 大多数孤立性脉络膜血管瘤发生在眼底后极部邻近视盘部位，约有 1/2 以上位于视盘颞侧或黄斑部。

> **知识点**
>
> 在诊断孤立性脉络膜血管瘤时，B 超能提示占位病变，A 超检查则更具有参考价值，开始的高尖波峰提示肿瘤表面组织致密，而后相对规律的波峰间隔提示肿瘤内部结构的窦腔特征。

眼科专科检查结果：右眼视力 1.0，左眼视力 0.08，矫正无提高。双眼眼压正常，双眼前节未见异常，散瞳后检查眼底见左眼黄斑颞侧橘红色类圆形隆起，肿瘤周边视网膜可见色素沉着，视网膜水肿及少量渗出（图 2-6-12）。B 超检查示：视盘旁脉络膜实质性团块，回声强度与脉络膜一致，伴广泛视网膜脱离。ICGA 可见早期强荧光，后期染料快速渗漏出瘤体。

初步诊断为：孤立性脉络膜血管瘤（左）。

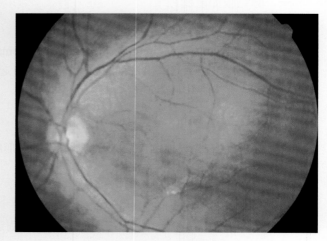

图 2-6-12　病例图谱

【问题3】 经过检查还需要与哪些脉络膜占位性疾病鉴别?

思路　孤立性脉络膜血管瘤很容易被误诊，需要与脉络膜黑色素瘤、脉络膜转移癌、视网膜脱离、中心浆液性脉络膜视网膜病变、黄斑水肿等疾病鉴别，最易误诊为脉络膜黑色素瘤，尤其是无色素的脉络膜黑色素瘤。由于脉络膜黑色素瘤和脉络膜血管瘤的治疗完全不同，故正确的诊断显得尤为重要。

> **知识点**
>
> ### 与脉络膜黑色素瘤的鉴别诊断
>
> 脉络膜血管瘤一般静止，少有自发性增大，而脉络膜黑色素瘤则生长较快。眼底检查脉络膜黑色素瘤常表现为视网膜下棕灰色隆起病灶，菌状或弥漫生长，无色素的脉络膜黑色素瘤颜色通常比橘红色更黄；A 超检查见血管瘤有较高的内反射，而脉络膜黑色素瘤的内反射较低；B 超检查可见血管瘤内部回声均匀一致，黑色素瘤可见"挖空征"、脉络膜凹陷、后方声影等；脉络膜血管瘤 ICGA 检查后期可出现特征性的染料"冲刷现象"，具有特异性诊断价值。

【问题4】 如果病情进一步发展，可能出现的后果是什么?

思路　一些病程较长的肿瘤可引起脉络膜毛细血管闭塞、视网膜色素上皮分解破坏、视网膜囊样变性、渗出性视网膜脱离、继发性闭角型或新生血管性青光眼。

知识点

　　新生血管性青光眼的发病机制可能为脉络膜血管瘤损害血视网膜屏障，导致浆液性视网膜脱离，长期视网膜脱离进一步加剧视网膜屏障功能损害，引起炎症反应、缺血等导致血管内皮生长因子释放，虹膜产生新生血管，使房角粘连关闭，眼压升高，加重视网膜缺血，从而形成恶性循环。

【问题5】 下一步的治疗措施是什么？

　　思路1 治疗原则是在尽量减少视网膜损伤的同时诱导肿瘤萎缩，促进视网膜下积液吸收。对于没有症状或未发生浆液性视网膜脱离或黄斑囊样水肿的病例，应密切观察而不采用任何手段进行治疗。

　　思路2 脉络膜血管瘤的治疗方法包括激光光凝治疗、冷冻治疗、放射治疗、经瞳孔温热治疗以及维替泊芬和光动力学治疗等，均有一定的疗效。

　　本例患者行光动力疗法（photodynamic therapy，PDT）治疗，术后给予抗炎治疗并且密切随访。

（二）弥漫性脉络膜血管瘤

　　弥漫性脉络膜血管瘤（diffuse choroidal hemangioma）多发生于10岁以下儿童或青少年，单眼发病。有些病例可伴有表层巩膜或结膜血管扩张、继发性青光眼、继发性白内障，严重者可表现出颅内血管瘤或颅内疾病症状。

定义和关键特征

定义：为先天性血管畸形所形成的错构瘤，弥漫性病变可分布整个脉络膜组织。

关键特征：

- 全身性疾病：Sturge-Weber 综合征；
- 同侧面部血管瘤；
- 眼底：脉络膜弥漫性增厚，呈橘红色或番茄色，边界不清。

合并特征：

- 病理特征：海绵状血管瘤；
- 伴有其他部位血管瘤。

二、葡萄膜黑色素瘤

　　葡萄膜黑色素瘤是成年人眼内最常见的恶性肿瘤，在国内发病率仅次于视网膜母细胞瘤。白种人发病率高于有色人种。葡萄膜黑色素瘤好发年龄多在40～50岁，很少发生在儿童或70岁以上老年人，虹膜黑色素瘤的发病年龄较后葡萄膜黑色素瘤低10～20岁。男女性发病率大致相同，一般为单眼发病，肿瘤呈单灶性，极少数患者有家族史。目前认为葡萄膜黑色素瘤的发生可能与过度日光照射、种族、内分泌和化学性物质刺激有关。根据肿瘤发生的部位不同，葡萄膜黑色素瘤通常分为虹膜黑色素瘤、睫状体黑色素瘤和脉络膜黑色素瘤。大约85%的葡萄膜黑色素瘤发生于脉络膜，10%发生于睫状体，虹膜黑色素瘤少见，仅占5%左右。本节主要阐述脉络膜黑色素瘤。

（一）虹膜黑色素瘤

　　虹膜黑色素瘤其组织起源于虹膜基质内的黑色素细胞。可发生于虹膜的任何部位，以虹膜下方多见，其次为颞侧和鼻侧。瘤体大小不一，可充满前房，一般瘤体直径超过3mm，厚度超过1mm。瘤体色素多少不一，可呈黑色、棕褐色，也可以无色素。虹膜黑色素瘤多无症状，大多数患者因无意中发现虹膜颜色改变或虹膜上有黑色来诊。部分患者晚期因肿瘤坏死而继发前葡萄膜炎或前房积血，继发青光眼而出现眼红、眼疼等症状。根据肿瘤生长方式，分为局限性（图2-6-13）和弥漫性虹膜黑色素

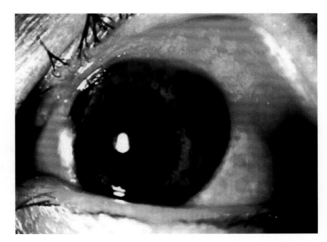

图 2-6-13　虹膜颞上方呈扁平状的黑色肿物，且虹膜表面有数个大小不一的黑色素性病灶

瘤两种类型。裂隙灯检查可直接观察虹膜病变的表面，部分病例可见前房色素及细胞浮游，或沉积于前房角，形成"黑色积脓"。普通超声难以探查到虹膜肿物。UBM 检查可清晰地显示虹膜病变，病变处虹膜形态改变，局限增厚呈梭形或半球形，边界清晰，内回声较均匀，与周围组织间分界清晰，并可了解睫状体是否受累。在治疗上，对于很小的虹膜黑色素瘤可以定期观察，对于生长较快者可行肿瘤局部切除术。

（二）睫状体黑色素瘤

睫状体黑色素瘤因其部位隐匿，不易发现，导致早期诊断困难。肿瘤早期患眼眼压通常较健眼低 4～8mmHg。随着肿瘤体积的增长，有些患者可出现眼红、眼痛、晶状体浑浊、视力下降、瞳孔不规则、继发性青光眼、眼屈光调节障碍或不典型的前部葡萄膜炎体征。瞳孔散大后在裂隙灯下检查，可见虹膜根部或睫状体部椭圆形棕黑色肿物（图 2-6-14），肿瘤局部的表层巩膜可呈现异常的迂曲扩张和局限性黑色素沉着斑。大多数睫状体黑色素瘤因含有较多的黑色素，瘤体外观通常呈棕黑色。UBM 检查通常可较清楚地显示肿物的体积和部位，肿物为实性，内回声均匀。CT 和 MRI 检查多能准确地显示肿物的部位和大小，有助于制订局部肿物切除术的手术方案。治疗方式的选择主要根据肿瘤的体积和生长方式，目前多采用局部肿物切除术，也可行巩膜表面敷贴放疗，对于睫状体肿瘤不轻易采取眼球摘除术。

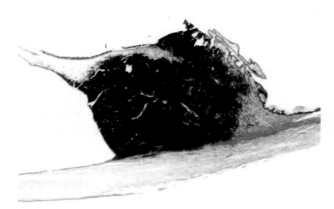

图 2-6-14　瘤体呈结节状，局限于睫状体部（HE，×50）

（三）脉络膜黑色素瘤

脉络膜黑色素瘤（choroidal melanoma）的发生率约占葡萄膜黑色素瘤的 85%。多见于 50～60 岁，常为单侧性。肿瘤细胞多起源于脉络膜基质内的色素细胞。临床症状通常与肿瘤位置和体积有关。由于眼内组织中没有淋巴管，故脉络膜黑色素瘤主要经血行转移到眼外器官或组织，最常转移到肝、肺、胃肠道、皮肤、中枢神经系统或骨骼等部位，尤其多见于肝脏。

定义和关键特征

定义：发生于脉络膜的黑色素瘤。

关键特征：

- 视力障碍；
- 眼底：结节状、蘑菇状或半球状灰黑色或棕色肿物，继发性渗出性视网膜脱离；
- 不同程度色素化。

合并特征：

- B 超检查声像图有特征性的"蘑菇征"；
- 向巩膜外扩散和侵犯视神经（图 2-6-15）；
- 病理检查：瘤细胞大多富含黑色素且异型性明显。

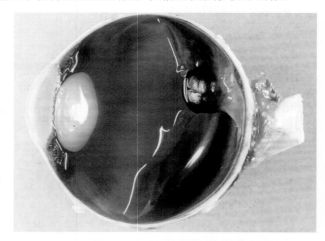

图 2-6-15　眼球大体切面显示后极部蘑菇状黑色肿物

临床病例

患者，女，62 岁。因"右眼视物模糊 4 个月余"来诊。患者既往患高血压 5 年，否认其他全身疾病。眼科检查：右眼视力光感，矫正无提高，左眼视力 0.8，矫正 1.0。眼压：右眼 8mmHg，左眼 11mmHg；双眼结膜无充血，角膜透明，巩膜未见肿物及色素，前房中等深度，虹膜色素正常未见肿物，晶体透明。眼底可见：右眼视盘颞上方灰黑色球形隆起的肿物，色素分布不均，边界清晰，伴有渗出性视网膜脱离（图 2-6-16）。左眼未见异常。眼 B 超检查示右眼内瘤体呈不典型的"蘑菇状"声像，后部为无声波反射的空区（声影），周围伴有视网膜脱离。

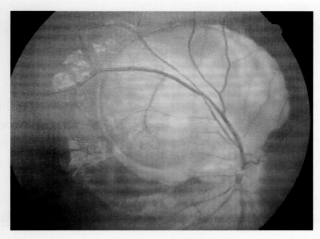

图 2-6-16 病例图谱

【问题1】 通过上述问诊及检查考虑可能的诊断是什么?

思路 根据患者年龄、眼底检查所见结合眼 B 超检查结果支持脉络膜黑色素瘤诊断。

知识点

在 A 超检查,其病理波峰峰顶与基线成 45°～65° 角,而其他眼内肿瘤则缺乏此特征。B 超检查,脉络膜黑色素瘤对声波衰减较著,其声像图有以下特征:①形状:呈半球形或蘑菇状;②内回声:声像图上前缘回声光点多而强,向后回声逐渐减少,接近球壁形成无回声区,即"挖空"现象;③脉络膜凹:瘤细胞浸润其周围脉络膜,形成局部脉络膜无回声状,呈盘状凹陷带;④声影:因声衰减显著,肿瘤后眼球壁及球后脂肪回声较低或缺乏回声而形成;⑤继发改变:超声可显示玻璃体混浊及继发视网膜脱离。肿瘤穿破巩膜后,可见相邻眶脂肪内出现低或缺乏回声区。

【问题2】 脉络膜黑色素瘤应与哪些疾病相鉴别?

思路 1 脉络膜黑色素瘤的眼底表现易与脉络膜出血、视网膜色素上皮下出血以及渗出性老年黄斑变性等疾病相混淆。

思路 2 脉络膜黑色素瘤为脉络膜占位性疾病,应当与其他脉络膜占位性疾病相鉴别。

思路 3 非脉络膜黑色素瘤的临床特征有:①年龄小于 20 岁;②近期眼内手术:如白内障摘除术或青光眼滤过术等一些可能会导致局部视网膜下出血的手术;③严重疼痛相关病变;④双眼或单眼多发性肿瘤;⑤玻璃体积血伴随小的肿瘤。

知识点

鉴别诊断

(1)脉络膜痣:一般为静止的,不隆起,表面视网膜及其血管无异常。

(2)脉络膜出血和视网膜色素上皮下出血:FFA 可区分诊断。

(3)脉络膜血管瘤:B 超检查可见脉络膜血管瘤边缘整齐,界限清晰,没有脉络膜凹陷和声衰减。ICGA 检查有特征性的"冲刷现象"。

(4)渗出性老年黄斑变性:CT 扫描及超声检查有助于鉴别。

(5)脉络膜转移癌:隆起度不高,边缘无明显分界,肿瘤颜色为黄色或黄白色,起病急,发展快,如能找到原发灶是鉴别上最有力的证据。超声、FFA、ICGA 检查有助于鉴别。

(6)脉络膜黑色素细胞瘤:良性肿瘤,只能依靠组织病理学检查与脉络膜黑色素瘤相鉴别。

【问题3】 脉络膜黑色素瘤通常伴有哪些继发性病变？

思路 脉络膜黑色素瘤引起的继发性病变除了与肿瘤位置和体积有关之外，还与肿瘤对周围组织的侵袭程度有关。

> **知识点**
>
> 瘤体基底较大的肿瘤更容易沿巩膜内血管和神经通道向眼球外蔓延。前部脉络膜的黑色素瘤亦可直接蔓延到睫状体。视盘周围的脉络膜黑色素瘤容易侵犯视神经。引起的继发性改变有：①引起其表面视网膜变薄、变性坏死或视网膜血管破裂出血；②大多伴有不同程度的渗出性视网膜脱离；③偶有玻璃体积血；④瘤体较大或弥漫性生长的肿瘤有时会导致继发性闭角型青光眼或新生血管性青光眼。

【问题4】 影响该病预后的因素有哪些？

目前多数学者认为影响脉络膜黑色素瘤预后的主要因素仍然是肿瘤最大直径、病理学类型、生长方式、肿瘤前缘位置及有无巩膜外扩散等。

1．肿瘤最大直径　瘤体最大直径小于10mm、厚度小于3mm的肿瘤预后较好，而瘤体最大直径大于15mm、厚度大于8mm者预后较差。

2．病理学类型　梭形细胞型黑色素瘤预后较好，上皮样瘤细胞型预后较差，混合细胞型黑色素瘤介于两者之间。

3．生长方式　弥漫性或扁平状生长的脉络膜黑色素瘤容易发生全身转移，预后较差。

4．肿瘤部位　瘤体前缘接近睫状体及视盘周围的脉络膜黑色素瘤预后较差。

5．巩膜外扩散　伴有巩膜外扩散或侵犯视神经者预后较差。

6．年龄　年龄大者预后较差。

【问题5】 脉络膜黑色素瘤的一般治疗措施是什么？

脉络膜黑色素瘤治疗方式的选择与肿瘤的大小及部位相关。直径小于10mm，厚度小于3mm、生长并不活跃的较小脉络膜黑色素瘤应进行定期观察。直径10～15mm，厚度3～5mm中等大小的肿瘤，可选择定期观察、放射治疗、局部切除或眼球摘除。直径超过15mm，厚度5～10mm的较大肿瘤，可选择放射治疗、局部切除或眼球摘除。对于厚度大于10mm的大肿瘤，最安全的措施是眼球摘除。近赤道部生长活跃的肿瘤可以采取放射治疗或局部切除。视乳头附近的黑色素瘤可以放疗，但包绕视神经的肿瘤应行眼球摘除。

如行手术治疗，术后应对切除组织行组织病理学检查。临床上脉络膜膜黑色素瘤主要以梭形细胞型（图2-6-17）、混合细胞型和上皮样瘤细胞型比较多见。绝大多数脉络膜黑色素瘤在HE染色的切片中可以做出病理诊断，对少数诊断困难的病例应采用免疫组织化学染色。

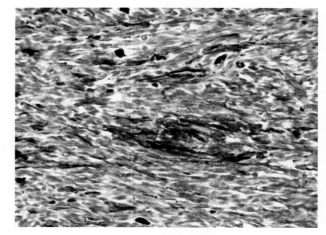

图2-6-17　脉络膜黑色素瘤
瘤细胞排列成束状（HE，×400）。

三、脉络膜转移癌

由于眼内组织没有淋巴管，因此体内其他部位的恶性肿瘤主要经血液循环转移到葡萄膜。女性患者中原发癌主要是乳腺癌；男性患者原发癌主要是肺癌。亦有很少数患者不能发现原发癌部位。脉络膜转移癌根据转移癌发生的部位不同，临床表现亦有差别。

定义和关键特征

定义：体内其他部位的恶性肿瘤转移至脉络膜的肿瘤。

关键特征：
- 单发或多发黄白色病灶，多位于后极部（图2-6-18）；
- 常伴渗出性视网膜脱离。

合并特征：
- FFA检查无肿瘤滋养血管；
- 起病较急，生长迅速；
- 病理检查：细胞形态、结构和排列保留原发癌的特点。

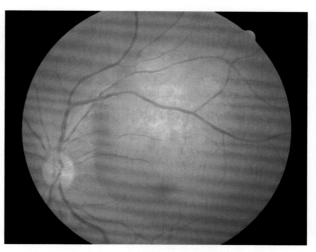

图2-6-18　脉络膜转移性肺腺癌
眼底可见视盘颞侧橘红色肿物。

临床病例

患者，女，49岁，因"双眼先后视物不清约1个月"来诊。患者1年前曾被诊断为"肺炎"。体格检查：右侧乳房外上象限可触及一肿块，大小约2cm×2cm×3cm，质硬，边界欠清，活动度差，无触痛，双锁骨上及左侧腋窝淋巴结肿大。

【问题1】　通过上述问诊及检查考虑可能的诊断是什么？

思路　本例女性患者49岁，根据右侧乳房无痛性肿块，双锁骨上及左侧腋窝淋巴结肿大，同时有双眼视物不清，首先考虑葡萄膜转移性肿瘤的可能。

知识点

对双眼脉络膜或单眼多灶性脉络膜占位病变的患者，要有高度怀疑转移癌的可能。如果患者有全身恶性肿瘤的病史，有利于脉络膜转移癌的诊断。对于无全身恶性肿瘤病史的患者，应进行全身各系统详细检查，以利于及时明确病因，查找原发病灶。

【问题2】　为明确诊断应行何种检查？

思路1　先做眼科基本检查：视力、眼压、裂隙灯和眼底检查，然后选择视野检查、眼底血管造影检查、针吸细胞学检查以及眼部影像学检查。

思路2　对于女性患者可行乳腺X线、乳腺B超、胸部CT及纤维支气管镜等检查；对于男性患者可行胸部CT、纤维支气管镜、直肠指检、经直肠B超、腹部CT等检查。

知识点

脉络膜转移癌的原发癌

女性患者中主要是乳腺癌，其次为肺癌或支气管癌；男性患者主要是肺癌、支气管癌，其次为肾癌、前列腺癌。胃肠肿瘤、胰腺癌、皮肤黑色素瘤等亦有转移致脉络膜的报道。

眼科检查：视力右眼0.1，左眼0.06，双眼均不能矫正，双眼前节检查未见明显异常，玻璃体未见明显混浊，双眼视盘边界清楚，右眼底表现为颞侧灰黄色圆形扁平隆起的巨大肿物，表面光滑，边界不清，合并渗出性视网膜脱离。FFA检查示右眼动脉期肿物呈弱荧光，后期斑驳状强荧光扩大融合；左眼扁平隆起病灶内点状强荧光，后期肿物下方浆液性脱离区内荧光充盈。眼B超检查：右眼上方有实性回声光团，回声均匀，无明显声衰。左眼黄斑区可探及扁平实性回声,内回声不均匀。胸部 CT 示双肺弥漫性占位,双侧腋窝淋巴结肿大。右锁骨上淋巴结活体组织病理报告为:低分化腺癌转移。

请相关科室会诊,该患者最后诊断为:左侧乳腺癌(Ⅳ期)并双肺、双眼脉络膜、淋巴结转移。

【问题 3】 应与哪些疾病进行鉴别诊断?

思路 早期需与脉络膜视网膜炎、葡萄膜肉芽肿,晚期应与孔源性视网膜脱离、无色素性脉络膜黑色素瘤、孤立性脉络膜血管瘤、脉络膜骨瘤、老年黄斑变性伴脉络膜渗出及出血性色素上皮脱离等相鉴别。

【问题 4】 下一步如何治疗?

一般不主张对脉络膜转移癌患者实行眼球摘除术,因为若患者已发生全身转移,一般是多灶性的,眼球摘除并不能延长患者生命。通常脉络膜转移癌的治疗应咨询肿瘤科医师和放疗科医师进行全身的综合治疗。

四、脉络膜骨瘤

脉络膜骨瘤(choroidal osteoma)好发于健康成年人,尤其多见于 20～30 岁青年女性,因肿瘤生长及视力变化缓慢,所以临床就诊年龄明显晚于发病年龄。单眼或双眼均可发病,双眼发病率为 25% 左右。患者就诊时主要症状是视力减退、视物变形、复视或与肿瘤部位相一致的视野盲点。

定义和关键特征

定义:一种少见的由成熟骨质组成的脉络膜肿瘤。

关键特征:

- 年轻健康女性,多单眼发病;
- 眼底:可见轻度隆起的黄白色脉络膜肿块,边界清楚并伴圆钝状边缘,位于视盘周围。

合并特征:

- FFA 检查示早期斑片状强荧光,晚期弥漫性荧光染色;ICGA 示早期弱荧光,晚期弥漫性荧光染色;
- B 超示:脉络膜斑样病变呈强反射的回声光带;
- CT 检查:肿瘤呈现与眶骨一致的高密度影像;
- 病理检查:可见大量的成骨细胞、骨细胞及破骨细胞。

临床病例

患者,女,21 岁,因"右眼视力差 10 年,视力下降半年余"来诊。眼部检查:右眼视力 0.3,左眼视力 0.8,眼压:右眼 11mmHg,左眼 13mmHg,双眼前节检查未见明显异常,玻璃体未见明显混浊,眼底检查可见右眼黄斑部下方黄白色圆盘状隆起(图 2-6-19),OCT 示右眼脉络膜中高反射信号,B 超检查示右眼球后壁高反射信号,眼眶 CT 检查示右眼球后壁高密度影。

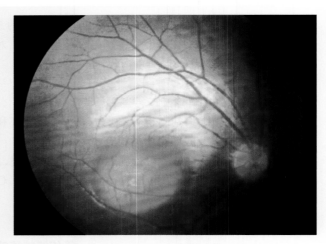

图 2-6-19 病例图谱

【问题 1】 通过上述问诊及检查考虑可能的诊断是什么?

思路 本例患者为年轻女性,根据病程较长并结合眼部检查结果,可诊断为右眼脉络膜骨瘤。

知识点

脉络膜骨瘤是比较少见的脉络膜良性肿瘤,生长缓慢,早期难以发现,当患者因明显视力下降前来就诊时,脉络膜骨化已经十分明显。如果骨瘤位于黄斑区,则视力受损严重。

【问题2】 本病应与哪些疾病相鉴别？

思路 临床上大多根据眼底表现和影像学检查进行诊断，应与巩膜脉络膜钙化、眼内骨化、脉络膜血管瘤、脉络膜转移癌、眼内淋巴瘤和脉络膜的炎症相鉴别。

> **知识点**
>
> 多数脉络膜骨瘤容易与眼球内其他肿瘤性疾病相鉴别。在临床诊断中必须注意有很少数脉络膜黑色素瘤和脉络膜血管瘤由于视网膜色素上皮的骨样化生，亦可形成膜板状骨组织，给鉴别诊断带来困难。

【问题3】 对于该病例下一步的治疗措施是什么？

思路 对于无症状的脉络膜骨瘤以临床观察为主，因其为良性肿瘤且视力损害多不严重，目前尚无方法可有效抑制肿瘤的生长。因视网膜下新生血管膜位于中心凹附近，激光光凝多影响视力，可考虑光动力疗法。本例患者了解病情及预后，选择继续观察，嘱其定期复查。

> **知识点**
>
> 大多数患者的视力预后不佳，视力下降的主要原因是视细胞进行性变性和严重的眼内并发症。视网膜新生血管破裂可引起眼内大出血和视力突然下降。

（杨 柳）

推荐阅读文献

[1] 李凤鸣. 中华眼科学. 2版. 北京：人民卫生出版社，2006.
[2] 孙世珉，刘焕业，杨柳，等. 葡萄膜病学. 北京：北京医科大学出版社，2002.
[3] 孙为荣，牛膺筠. 眼科肿瘤学. 北京：人民卫生出版社，2005.
[4] 孙宪丽. 眼科肿瘤临床与组织病理诊断. 北京：北京科学技术出版社，2006.
[5] 辛格. 临床眼科肿瘤学. 范先群，傅希，译. 上海：上海科学技术出版社，2008.
[6] 杨钧. 眼科学彩色图谱. 2版. 北京：人民卫生出版社，2008.
[7] 杨培增. 葡萄膜炎诊断与治疗. 北京：人民卫生出版社，2009.
[8] 赵桂秋，林锦镛，林红. 眼科病理学图谱. 北京：人民卫生出版社，2009.
[9] 赵家良. 眼科学. 北京：人民卫生出版社，2009.
[10] 赵明威. 视网膜图谱. 天津：天津科技翻译出版有限公司，2013.

第七章　视网膜病

第一节　视网膜静脉阻塞

视网膜静脉阻塞（retinal vein occlusion，RVO）是常见的视网膜血管性疾病，通常与年龄增长和高血压有关，但也有其他不常见或少见的病因。RVO 按阻塞部位的不同可以分为视网膜中央静脉阻塞和视网膜分支静脉阻塞。

一、视网膜中央静脉阻塞

视网膜中央静脉阻塞（central retinal vein occlusion，CRVO），可以因血栓形成，也可以因炎症或斑块导致血流变缓形成。表现为无痛性的视力下降。

CRVO 可以分为两种类型：①非缺血型：轻度的、非缺血的或静脉淤滞型的 CRVO；②缺血型：严重的、无灌注的或出血型的 CRVO，特征表现为 FFA 上至少有 10 个视盘面积的视网膜毛细血管无灌注区。CRVO 也存在中间型或不确定型，但 80% 以上会进展成为缺血型 CRVO。

处理的第一步应尽可能对非缺血型或缺血型作出判断，并寻找病因。病变进展可以由非缺血型转化为缺血型，因而在随诊过程中需通过荧光素眼底血管造影（fluorescein fundus angiography，FFA）评估病变程度，采用合适的治疗方式。

定义和关键特征

定义：视网膜中央静脉在视神经筛板水平发生阻塞引起的视网膜损害。

关键特征：
- 无痛性视力下降；
- 视网膜 4 个象限出血；
- 4 个象限的静脉扩张、扭曲（图 2-7-1）。

合并特征：
- 视网膜水肿，渗出；
- 黄斑水肿；
- 视盘水肿；
- 棉絮斑；
- 毛细血管无灌注区；
- 视盘侧支循环建立。

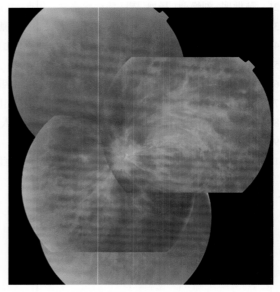

图 2-7-1　视网膜中央静脉阻塞引起的视网膜大量出血

临床病例

患者，女，56 岁，因"视力突然下降 3 个月"就诊，在当地诊为"眼底出血"给予血栓通胶囊口服，近 1 周加重来院就诊。发现血脂高五年，血压高 1 年，服用降血压药物，未行规律降脂药治疗。无糖尿病，无手术外伤史。

【问题 1】　通过上述问诊考虑最可能的诊断是什么？

思路 1　首先考虑视网膜静脉阻塞的诊断。

知识点

CRVO 患病高危因素：多见于 50 岁以上者，与心脑血管疾患、动脉硬化、高血压、糖尿病等关系密切。

思路 2 患者视力下降，当地发现"眼底出血"，对视网膜静脉阻塞的诊断具有提示作用。

知识点

CRVO 的临床表现：为无痛性视力下降，眼底视网膜 4 个象限出血；4 个象限的静脉扩张、扭曲。合并特征：弥漫性黄斑水肿；视盘水肿、棉絮斑。

【问题 2】 如果患者小于 50 岁，CRVO 可能发生的原因是什么？

思路 CRVO 可能发生的原因：

1. 并发于全身疾病的血液高凝状态。

2. 血管炎相关疾病。

3. 口服避孕药和利尿剂。

知识点

90% 的 CRVO 患者发病年龄在 50 岁以上，对于年轻患者需进行详细的系统检查查找病因。

【问题 3】 首次就诊时需要询问哪些病史？

1. 视力下降的时间，下降的严重程度、是否反复下降。

2. 全身是否合并心脑血管疾患、动脉硬化、高血压、糖尿病，免疫性疾病、凝血功能障碍性疾病。

3. 眼部和全身其他部位手术史。

4. 眼部用药和全身用药（曾用药和现用药）。

【问题 4】 为明确诊断应当做哪些检查？

思路 眼科基本检查应包括视力、视野、眼压、裂隙灯和眼底检查，眼底检查可以使用裂隙灯生物显微镜联合前置镜或眼底检查镜，一般在散瞳下进行。

知识点

CRVO 的临床检查特征：远近视力下降。缺血型 CRVO 的部分患者在 3 个月时眼压升高并伴有眼前段新生血管。裂隙灯检查关注相对传入性瞳孔障碍（relative afferent pupillary defect, RAPD），是否有虹膜新生血管、房角是否有新生血管、玻璃体腔是否有积血。眼底视网膜出血是 4 个象限还是 1 个或 2 个象限。有无黄斑水肿，视盘水肿，视网膜渗出水肿。晚期视盘或视网膜有无侧支循环建立。

【问题 5】 患者视力下降 3 个月，近 1 周加重的原因，见图 2-7-2。

思路 从图中可见，图 2-7-2 患者彩照（A）和荧光血管造影（B、C），中间的照片（B）显示颞侧周边视网膜大面积无灌注区，右侧（C）是造影晚期像，下方的 OCT（D）显示黄斑囊性水肿。提示为缺血型 CRVO 合并黄斑囊样水肿。

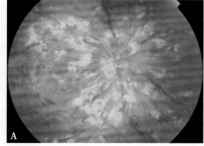
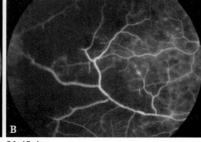
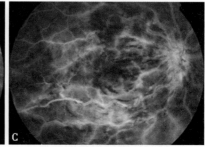

2009.7.2   01:40.4   03:15.6

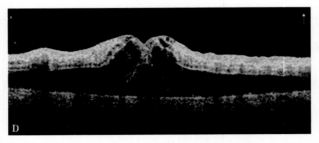

图 2-7-2 患者彩照（A）和荧光血管造影（B、C），中间的照片（B）显示颞侧周边视网膜大面积无灌注区，右侧（C）是造影晚期图像，下方的 OCT（D）显示黄斑囊性水肿

> **知识点**
>
> 　　缺血型 CRVO 特征表现为 FFA 上至少有 10 个视盘面积的视网膜毛细血管无灌注区。一些最初非缺血型 CRVO 会进展成缺血型 CRVO。中央静脉阻塞研究（The Central Vein Occlusion Study，CVOS）发现，非缺血型 CRVO 在随访 4 个月和 36 个月时，分别有 16% 和 34% 进展为缺血型 CRVO。

【问题6】 经过检查还需要和哪些视网膜出血性疾病鉴别？

　　思路1 发病年龄大者、视网膜广泛性出血首先要和低灌注视网膜病变鉴别。

> **知识点**
>
> 　　低灌注视网膜病变的发病年龄较大，出血也是累及 4 个象限，但是出血点散在，比较偏周边部，而 CRVO 出血偏后极部。

　　思路2 发病年龄小者要和视网膜静脉周围炎鉴别。

> **知识点**
>
> 　　视网膜静脉周围炎，一般为年轻人，男性较女性高，出血常发生在周边部，周边血管可以有白鞘、严重者常合并视网膜新生血管、视网膜前出血和玻璃体积血。

【问题7】 患者下一步应如何处理？

　　思路1 患者单纯黄斑水肿不合并缺血性改变的一般处理。

　　根据中央静脉阻塞的抗 VEGF 治疗临床研究，每月玻璃体腔注射抗 VEGF 药物 6 个月，可以快速消退黄斑水肿，提高视力。SCORE 临床研究报告使用曲安奈德 1mg 玻璃体腔注药，随访 1 年，与对照组相比有大于等于 15 个 ETDRS 视力表字母的视力改善。地塞米松玻璃体内植入剂可以消退黄斑水肿提高视力，作用维持 3～6 个月。

　　思路2 患者同时出现虹膜和房角的新生血管，且眼压增高，此时的处理。

　　已发生眼前段新生血管可以抗 VEGF 药物联合全视网膜光凝（panretinal photocoagulation，PRP）。根据 CVOS 建议，一旦眼前段或视网膜出现新生血管，应进行全视网膜光凝，但不建议在新生血管出现前做预防性光凝。

　　思路3 上述治疗可能发生的并发症及处理对策。

　　光凝治疗的并发症有玻璃体出血和视网膜水肿加重，这些在几天内可以恢复，很少见的并发症有视网膜裂孔，发现后及时光凝封孔。玻璃体腔注射糖皮质激素并发症有眼压升高和白内障，眼压升高者可给予局部降眼压治疗，一般可以恢复正常眼压，必要时可行抗青光眼手术，并发白内障者必要时可行白内障手术。

【问题8】 根据上述知识点，如何和患者沟通？

　　1. 全身病因学检查的必要性。

2．CRVO 的类型。

3．视力预后差的主要原因和应对措施。

4．治疗方式的选择及依据。

5．治疗后的复诊时间。

6．病程观察的长期性。

【问题9】 患者复诊时应进行哪些项目的观察？

1．视功能、眼压。

2．裂隙灯检查：特别要注意虹膜和房角是否有新生血管。

3．玻璃体是否清亮，是否合并玻璃体积血。

4．视网膜出血是否部分吸收。

5．黄斑是否有水肿，可以用 OCT 观察水肿。

6．视网膜无灌注区、新生血管，可以行 FFA 检查。

二、视网膜分支静脉阻塞

视网膜分支静脉阻塞（branch retinal vein occlusion，BRVO）在临床上比视网膜中央静脉阻塞多见，患者的平均发病年龄是 60 岁。BRVO 最常见于颞上象限，鼻侧很少发生。

定义和关键特征

定义：视网膜分支静脉发生阻塞引起的视网膜损害。

关键特征：

- 受累支静脉引流区域视网膜出血；
- 受累支静脉迂曲扩张（图 2-7-3）。

合并特征：

- 黄斑水肿、出血；
- 棉絮斑；
- 毛细血管无灌注区；
- 视网膜新生血管；
- 侧支循环建立。

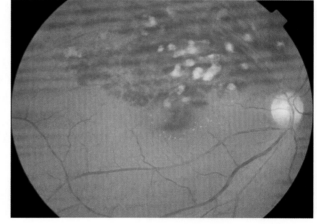

图 2-7-3　视网膜分支静脉发生阻塞引起的视网膜损害

临床病例

患者，男，62 岁，因"右眼视力下降伴眼前黑影遮挡 1 个月"就诊，在当地诊为"眼底出血"给予血栓通胶囊口服，症状无明显好转。近 1 周右眼出现视物变形，就诊于院门诊。发现高血压 2 年，未规律口服降血压药物，未监测血压。高脂血症病史 1 年，未行规律降脂药物治疗。冠状动脉粥样硬化性心脏病病史 2 年，已行冠脉支架术。吸烟 20 年。无糖尿病病史，无手术外伤史。

【问题1】 通过上述问诊考虑最可能的诊断是什么？

思路1 首先应考虑视网膜静脉阻塞的可能。

知识点

BRVO 患病高危因素：多见于 65 岁以上者，与高血压、心脑血管疾患、糖尿病、动脉硬化、高脂血症、吸烟等关系密切。

思路2 患者视力下降，当地发现"眼底出血"，右眼视力下降且眼前黑影遮挡，最近 1 周右眼视物变形，对 BRVO 的诊断具有提示作用。

知识点

BRVO 的临床表现为：无痛性视力下降，或有部分视野缺损，多为单侧性。发病部位多见于颞上及颞下支静脉，其次鼻上及鼻下支静脉。半球或象限性视网膜神经纤维层出血沿阻塞的分支静脉分布，出血范围一般不超过水平线。阻塞点以远的静脉迂曲扩张。受累区域视网膜水肿，可有棉絮斑、微血管瘤。阻塞发生在越接近视盘处，受累的视网膜区域越大。受累静脉邻近的动脉变细和动脉鞘形成。晚期病损处弥漫性毛细血管扩张或闭塞，可能有脂肪渗出，微血管瘤形成，侧支管道或新生血管形成和持续存在的黄斑水肿。合并特征：黄斑出血或水肿；棉絮斑；视网膜新生血管；玻璃体积血；视网膜脱离。

【问题 2】 首次就诊时需要询问哪些病史？

1．视力下降的时间，下降的严重程度、是否反复下降，是否有视物变形。

2．是否合并全身疾病，如高血压病、高脂血症、动脉硬化、糖尿病等。

3．眼部和全身部位手术史。

4．眼部用药和全身用药史（曾用药和现用药）。

【问题 3】 为明确诊断应当做哪些检查？

思路 1　眼科基本检查应包括视力、眼压、裂隙灯、房角镜和眼底检查。眼底检查可以使用裂隙灯生物显微镜联合前置镜或眼底检查镜，一般在散瞳下进行。全身检查应测量血压，并行快速血糖、糖化血红蛋白、血脂，凝血功能及血沉检查。

知识点

BRVO 的临床检查特征：远近视力下降。裂隙灯检查应注意是否有虹膜新生血管、房角是否有新生血管、玻璃体腔是否有积血。眼底检查应注意视网膜出血的范围，有无黄斑水肿。

思路 2　患者可进一步行视野、眼底荧光素血管造影（FFA）、光相干断层扫描（OCT）检查。

知识点

BRVO 的视野检查可表现为中央视野缺损或周边对应象限的视野缺损。长期的静脉阻塞可能导致绝对暗点，而短期静脉阻塞会产生与无灌注区相对应的相对暗点。

可待视网膜出血稍吸收后行 FFA 检查，FFA 可表现为阻塞静脉回流迟缓、毛细血管扩张、微血管瘤、渗漏、无灌注区和新生血管，可有侧支循环建立。应特别注意观察黄斑区有无渗漏，视网膜有无毛细血管无灌注区及视网膜新生血管等。

OCT 检查可以了解黄斑水肿的程度，定量观测以及随访。

【问题 4】 患者视力下降 1 个月，近 1 周加重并出现视物变形的原因是什么（图 2-7-4）？

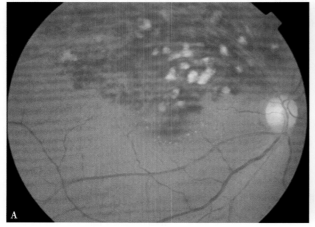
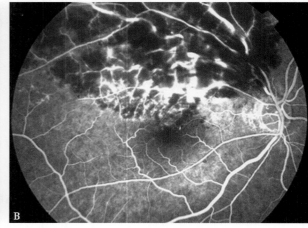

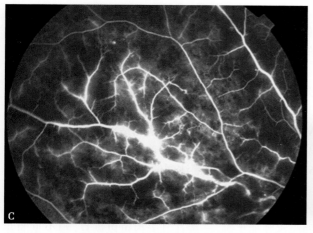
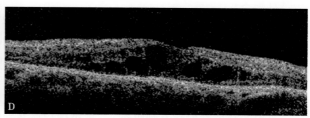

图 2-7-4　患者眼底照相（A）和荧光血管造影（B、C）显示颞上方视网膜大面积出血及无灌注区。OCT（D）显示黄斑囊样水肿。

思路　从图中可见，提示为 BRVO 伴无灌注区合并黄斑囊样水肿。

知识点

黄斑囊样水肿是 BRVO 患者视力下降及视物变形的主要原因。虽然有近 50% 的患者 1 年内黄斑水肿可以吸收，但长期黄斑水肿可能导致不可逆转的视力下降。血 - 视网膜屏障的破坏被认为是黄斑水肿的主要原因。缺氧所激活的一系列细胞内信号通路，上调了血管内皮生长因子（VEGF）及内皮素 -1 的表达，导致血 - 视网膜屏障的破坏，进而引起黄斑水肿和渗出形成。另外，BRVO 患者玻璃体中检测到各种炎症因子（如白介素 -8、单核细胞趋化因子 -1 等）的高表达，均可能导致血管壁的破坏，增加血 - 视网膜屏障中内皮细胞的通透性，而导致黄斑水肿。此外，推测 Müller 细胞的胶质增生反应引起液体清除率下降和阻塞所引起小静脉液体静压力的增加均可以导致血管渗漏。

玻璃体积血是引起 BRVO 患者视力下降的第二个常见原因。玻璃体积血可由视网膜新生血管的破裂引起，约有 3.9% 的患者产生视网膜新生血管。另外，与 CRVO 患者相比，BRVO 患者很少发生新生血管性青光眼。

【问题5】　经过检查还需要和哪些视网膜出血性疾病鉴别？
首先要和高血压性视网膜病变鉴别，其次需与糖尿病性视网膜病变相鉴别。

1. 高血压性视网膜病变　常双眼发病，视网膜动脉管腔狭窄和视网膜出血并不局限于视网膜的某一区域，通常越过水平中线。

2. 糖尿病性视网膜病变　患者有糖尿病病史，双眼发病，视网膜可见点片状出血和微血管瘤，且出血点不沿视网膜静脉走行区域分布。

【问题6】　患者下一步应如何处理？
思路 1　患者单纯黄斑水肿不合并缺血性改变的一般处理。

BRAVO 临床研究结果显示，每月玻璃体腔注射抗 VEGF 药物 6 个月，可以快速消退黄斑水肿，提高视力。眼内抗 VEGF 治疗可以更好地减轻黄斑水肿和改善视力，已成为 BRVO 黄斑水肿新的标准治疗。

SCORE 临床研究发现玻璃体腔注射曲安奈德与黄斑格栅样光凝疗效相当。因玻璃体腔注射糖皮质激素可并发眼压升高和白内障，在作出治疗策略时需权衡所有治疗手段的风险与获益，建议黄斑格栅样光凝为黄斑水肿的标准治疗。

GENEVA 临床研究结果显示地塞米松玻璃体内植入剂治疗 RVO 患者，可以消退黄斑水肿提高视力。

分支静脉阻塞研究（Branch Vein Occlusion Study，BVOS）建议 3 个月后，黄斑水肿及视网膜出血部分自行消退后行黄斑格栅样光凝。

　　思路 2　若患者出现视网膜无灌注区及新生血管,此时该如何处理?

　　部分学者主张对于 FFA 检查中未发现新生血管,但毛细血管无灌注区的范围超过 10 视盘面积时,进行缺血区的预防性视网膜光凝术,目的是降低新生血管的发生率。当毛细血管无灌注区的范围在 10DD 以下时,密切随访观察。

　　在视网膜出现新生血管时,对病变区进行视网膜光凝术。尚无证据表明在视网膜静脉阻塞急性期进行光凝有意义。

　　小于 25% 的 BRVO 患者可以出现新生血管。BRVO 出现新生血管的危险因素包括多发棉绒斑、大片无灌注区形成导致 VEGF 上升。新生血管多数情况下出现在阻塞区或无灌注区。玻璃体后脱离完全的患者,出现新生血管的概率相对较低。无灌注区一般在 4~6 个月以后出现,无灌注区的大小与新生血管的出现关系密切。无灌注区的发生与静脉阻塞的位置有关。

　　思路 3　上述治疗可能发生的并发症及处理对策。

　　光凝治疗的并发症有视野缩小、玻璃体积血及视网膜水肿加重等,一般在几天内可以恢复,很少见的并发症有视网膜裂孔,发现后可及时行光凝封闭裂孔治疗。

　　玻璃体腔注射曲安奈德可以有眼压升高、眼内炎、并发性白内障、球结膜下出血、角膜上皮损伤、虹膜损伤、假性前房积脓、玻璃体积血等并发症,视网膜脱离较罕见。其中最常见的并发症是眼压升高,以年轻患者多见,但大部分患者局部用药后眼压可以控制在正常范围。眼压升高的原因目前认为早期是药物颗粒阻塞小梁网,导致前房水排出阻力增加,眼压升高。使用玻璃体腔 1mg 注射曲安奈德眼压高发生的比例明显下降。曲安奈德玻璃体腔注射后可能会出现前房积脓,应考虑为假性积脓,可能是炎症反应及少量药物颗粒进入前房所致。术后眼内炎的发生可通过规范的术前准备、严格的无菌操作、单眼注射及术后密切随访来降低其风险。

　　【问题 7】　根据上述知识点,如何和患者沟通?

　　1. 全身病因学检查的必要性　该疾病患者需进行全身情况评估,全身疾病的控制对该病的预后及转归有一定的影响。

　　2. 病程观察的长期性　该疾病需长期随访观察。视力恢复、黄斑水肿及视网膜出血的消退需较长时间,治疗方案可能需依据病情变化而调整。

　　3. 视力预后差的主要原因和应对措施　存在黄斑水肿的患者视力预后较差,应告知患者病情并帮助其选择合适的治疗方案。

　　4. 治疗后的复诊时间(激光可以 4 周~2 个月,抗 VEGF 初次治疗 4 周复诊)。

　　【问题 8】　患者复诊时应进行哪些项目的观察?

　　1. 视功能、眼压、血压。

　　2. 裂隙灯检查,注意虹膜和房角是否有新生血管。

　　3. 玻璃体是否清亮,是否合并玻璃体积血。

　　4. 视网膜出血是否吸收,是否有新生血管。

　　5. 黄斑是否有水肿,可以用 OCT 观察水肿程度。

　　6. 视网膜无灌注区、新生血管,可以行 FFA 检查。

(童剑萍)

第二节　视网膜动脉阻塞

　　视网膜动脉阻塞的发病高峰在 60~70 岁,男性比女性发病率高,男女之比约为 2∶1。根据阻塞部位不同分为视网膜中央动脉阻塞(central retinal artery occlusion,CRAO)、视网膜分支动脉阻塞(branch retinal artery occlusion,BRAO)和睫状视网膜动脉阻塞(cilioretinal artery occlusion)。总体上,视网膜分支动脉阻塞比视网膜中央动脉阻塞更少见,但是在年轻人中,视网膜分支动脉阻塞的发生率更高一些。视网膜中央动脉阻塞中左右眼发病比例一致,1%~2% 为双眼受累。视网膜分支动脉阻塞中右眼受累的比例(60%)大于左眼(40%),视网膜颞上分支阻塞最多见。

定义和关键特征

定义：视网膜动脉阻塞是指视网膜动脉血流突然减少导致内层视网膜急性缺血的疾病。视网膜中央动脉阻塞的阻塞部位在视神经的筛板附近的视网膜中央动脉主干处；视网膜分支动脉阻塞的阻塞部位在远离筛板的视网膜动脉各分支处；睫状视网膜动脉阻塞发生在睫状视网膜动脉。

视网膜中央动脉阻塞关键特征：

- 突发，无痛性，完全性视力丧失；
- 黄斑樱桃红点；
- 后极部视网膜缺血呈灰白色。

视网膜分支动脉阻塞关键特征：

- 与阻塞血管供血区域对应的视野缺损；
- 阻塞血管供血区域视网膜缺血呈灰白色；
- 栓子（66%）。

睫状视网膜动脉阻塞关键特征：

- 中心视力急剧下降，并有中心绝对暗点；
- 可以合并视网膜中央静脉阻塞或缺血性视神经病变；
- 单独的睫状视网膜动脉阻塞要考虑巨细胞动脉炎的可能。

临床病例

患者，男，63岁，3天来偶发右眼一过性黑矇，休息后可缓解。5小时前右眼突发视物不见，无其他全身及眼部不适。

【问题1】 对该患者重点询问哪些病史？

思路

1. 视力下降是突然发生还是缓慢下降。
2. 是否伴有其他症状，比如眼球胀痛、眼前黑影漂动、眼前闪光感，以及眼红、眼痛、畏光及流泪等。
3. 有无全身疾病史，如高血压、糖尿病、血液病、肾病、自身免疫病等。如有全身性疾病，是如何治疗的，是否控制满意。

知识点

急性视网膜中央动脉阻塞的主要症状是突发，无痛性，完全性视力丧失；10%～25%的病人在视力下降之前有一过性黑矇，5%～10%有短暂性脑缺血（transient ischemic attack，TIA）发作。有动脉痉挛因素的患者在视网膜中央动脉阻塞前可以有视力下降又恢复的过程。出现疼痛往往提示可能存在眼部缺血综合征。全身病因的评估与治疗密切相关。

【问题2】 接下来应该对患者作何种检查？

思路

1. 视力检查 包括矫正远视力、近视力。明确视力受损程度。
2. 眼压 明确是否有眼压增高的情况。
3. 裂隙灯检查 明确是否有影响视力的眼前节表现，比如角膜水肿、角膜混浊、前房变浅、前房闪光、前房积血、瞳孔异常、晶状体位置异常或晶状体混浊等。
4. 眼底检查 明确是否有影响视力的眼后段表现，比如玻璃体浑浊、玻璃体积血、视网膜水肿、视网膜缺血、视网膜脱离、视网膜出血、视网膜渗出、黄斑裂孔、黄斑水肿、黄斑区出血、脉络膜脱离、脉络膜肿物、视乳头水肿、视乳头充血、视乳头缺血等表现。

知识点

视网膜中央动脉阻塞视力往往在 0.02 左右,甚至更低,可以仅为手动或光感,但是一般不至于无光感,除非存在眼动脉阻塞或者巨细胞动脉炎。我国约有 15% 的人有睫状视网膜动脉存在,如果患者存在此种异常动脉,可残留部分中心视力(图 2-7-5)。前节检查一般正常,如果存在眼缺血综合征可能出现虹膜新生血管。眼压一般正常,如果眼压偏低说明可能同时存在睫状动脉阻塞。5%~18% 患者在发病后 1~12 周,平均 4~5 周出现虹膜新生血管,继发青光眼。

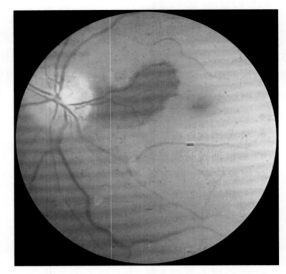

图 2-7-5　视网膜中央动脉阻塞的患眼存在睫状视网膜动脉,睫状视网膜动脉供血的舌状区不出现视网膜水肿,可残留部分中心视力

该患者检查结果:

(1)视力,右:眼前光感,左:0.8;眼压,右:11mmHg,左:12mmHg。

(2)双外眼正常,结膜无充血,角膜清亮,前房深度正常,Kp(-),Tyn(-),虹膜未见新生血管,瞳孔圆,瞳孔直径右眼 6mm,左眼 3mm,右眼瞳孔直接对光反应消失,左眼正常,晶状体皮质轻度混浊。

(3)散瞳眼底:双眼玻璃体清,双眼视盘界清,右眼视网膜动脉细窄,后极视网膜乳白色水肿,黄斑区樱桃红点。

【问题 3】 患者应诊断为何种疾病?

思路　根据患者单眼、急性、无痛性、严重丧失的病史,结合眼底后极视网膜水肿、黄斑区樱桃红点等特征性眼底表现,可明确诊断为"右眼视网膜中央动脉阻塞急性期"。

知识点

视网膜中央动脉阻塞急性期的诊断要点:

(1)单眼、急性、无痛性、完全性视力丧失。

(2)眼底检查可见后极部视网膜呈白色混浊、水肿、黄斑区樱桃红点(图 2-7-6)。

(3)视网膜动脉细窄,严重时血流呈节段状。

(4)荧光眼底血管造影显示视网膜动脉荧光出现充盈迟缓或无灌注。

(5)陈旧的视网膜中央动脉阻塞眼底可见视网膜动脉变细形成白线,黄斑区常出现色素紊乱,视乳头苍白萎缩(图 2-7-7)。

视网膜由两套循环系统供血。视网膜内层由视网膜中央动脉供血,视网膜中央动脉属于终末动脉,分支间无吻合。视网膜外层由脉络膜血管供血。后极部视网膜的神经纤维层相对较厚,所以视网膜缺血往往比较明显,呈乳白色,黄斑中心凹因无视网膜内层(仅有内界膜),不受视网膜中央动脉血供影响,其正常的红色在周围乳白色混浊烘托下,呈对比显著的圆形暗红色或棕红色斑,称为樱桃红点。如果视网膜中央动脉阻塞同时合并脉络膜缺血,则不出现黄斑樱桃红点,而呈暗褐色调。

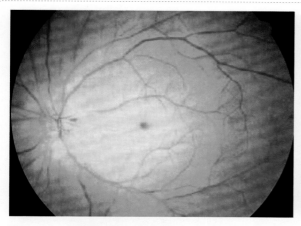

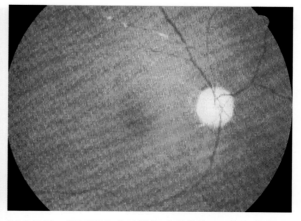

图 2-7-6 视网膜中央动脉阻塞时,后极部视网膜缺血
呈灰白色,黄斑呈樱桃红色

图 2-7-7 视网膜中央动脉阻塞晚期视网膜水肿消退,
血管形成白线

【问题 4】 需要与哪些疾病进行鉴别?

需要与眼部缺血性疾病,以及视网膜水肿的疾病进行鉴别。

1. 视网膜分支动脉阻塞 视网膜分支动脉阻塞在阻塞动脉供应区可见视网膜水肿(图 2-7-8),若影响黄斑血循环供应亦可出现樱桃红点。视网膜分支动脉阻塞视力受损程度取决于阻塞部位和程度。荧光造影表现为阻塞动脉的充盈延迟,可出现管壁染色与渗漏。视野为相应的神经束或扇形缺损。ERG 一般正常或轻度异常。

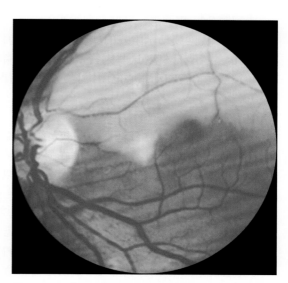

图 2-7-8 视网膜颞上分支动脉阻塞,颞上方视网膜分支动脉血管供血区域视网膜缺血呈灰白色

2. 眼动脉阻塞 眼动脉阻塞为视网膜循环及脉络膜循环的供血同时受累。有些是由于单纯眼动脉阻塞造成,有些是由于视网膜血管和脉络膜血管同时发生阻塞造成的。临床表现往往容易和视网膜中央动脉阻塞混淆。眼动脉阻塞与视网膜中央动脉阻塞的区别点在于:眼动脉阻塞视力损失更严重,仅有光感或无光感;眼压降低;视网膜水肿的程度和范围更大;樱桃红点不明显或没有;荧光眼底血管造影显示视网膜与脉络膜循环均不充盈;视网膜电图熄灭;晚期视网膜色素上皮改变明显。

3. 前部缺血性视神经病变 视力轻度或中度降低,眼底表现为视盘水肿明显、视野典型损害为与生理盲点相连的弧形暗点。没有黄斑"樱桃红点"。

4. 其他出现视网膜变白的情况 视网膜炎(如组织胞浆菌病、急性多灶性内层视网膜炎)、急性后部多病灶性鳞状色素上皮病变、长期高眼压所致的脉络膜缺血、视网膜震荡、肿瘤(网状细胞肉瘤)、视网膜下纤维瘢痕形成等。

【问题 5】 还需要进行哪些眼科辅助检查?

思路 在不影响患者治疗的情况下可以考虑进行的辅助检查包括荧光素眼底血管造影、眼科彩色多普勒超声检查、OCT、视野、ERG 等。

> 知识点
>
> 眼科彩色多普勒超声检查可见视网膜中央动脉血流流速减低,甚至看不到血流,而脉络膜血流及眼动脉血流一般都是正常的。主干完全性阻塞时,视网膜荧光血管造影可以表现为动脉无灌注。主干完全性阻塞有所缓解或是不完全阻塞时,造影所见因当时的阻塞程度而异,阻塞较强者表现为动脉

充盈迟缓,臂视网膜循环时间延长可至 30 秒。动静脉期延长,静脉荧光暗淡或呈颗粒状,提示血循环严重不畅。阻塞程度较轻者,动、静脉充盈时间稍有延长或完全正常。阻塞部位可以有荧光渗漏(图 2-7-9)。阻塞的动脉供血区毛细血管可见大片无灌注。视网膜中央动脉阻塞急性期 OCT 表现为视网膜弥漫性水肿增厚、视网膜外层信号减弱、光感受器层暗区增宽,慢性期表现为视网膜弥漫性萎缩变薄。视野检查通常因为视力极差而无法进行,通常表现为颞侧视岛,如果黄斑区有睫状动脉供血可保留小片中心视野。闪光 ERG 表现为 b 波下降,a 波一般正常。

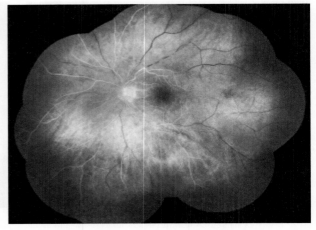

图 2-7-9 视网膜中央动脉阻塞在荧光血管造影可见动脉充盈延迟,动静脉回流时间延长,荧光素渗漏等表现。

【问题 6】 需要进行哪些全科检查?

思路 视网膜动脉阻塞的原因可以归纳为栓塞、动脉壁改变、血栓形成、血管痉挛或以上因素的综合。因此病因的检查应针对这些因素,如血压、血脂、血糖、血常规、血生化、血沉、血液黏滞度检查、尿常规检查、超声心动检查和动态心电图检测、颈动脉超声多普勒检查和经颅多普勒检查。

知识点

视网膜中央动脉阻塞患者当中大约 60% 患者合并高血压,25% 合并糖尿病。不到 40% 的患者可以找到可能的栓子来源。30% 存在同侧颈动脉的血流动力学异常。视网膜中央动脉发生阻塞时,阻塞的部位往往难以通过各种临床检查手段以及影像学检查获知,因此精确的定位是无法做到的,目前普遍认为大多数视网膜中央动脉的阻塞是由于筛板附近的血管血栓形成造成的。彩色多普勒超声检查可以用于显示筛板附近的钙化栓子,也可用于治疗后血流改善情况的检测。虽然只有不到 10% 的视网膜中央动脉阻塞患者可以在心脏发现栓子,但是超声心动检查和 Holter 心电图检测还是应当作为常规的检查,特别是对于那些发病年龄比较小的患者。尽管中央动脉阻塞患者中巨细胞动脉炎的发生概率只有 5%,对于 50 岁以上的患者应当常规进行血沉和 C 反应蛋白检查以排除巨细胞动脉炎。

【问题 7】 诊断明确后,准备如何对患者进行治疗?

思路

1. CRAO 的治疗应该及时进行。

2. 治疗效果不好。

3. CRAO 并发虹膜新生血管的治疗。

知识点

关于视网膜中央动脉阻塞的治疗有很多种方法,但对其疗效也都存在争议。可以使用的方法包括降眼压、按摩眼球、前房穿刺、高压氧、扩血管、溶栓、YAG 激光挤压血管内栓子等。近年来欧洲进行了一项名为"EAGLE"的前瞻性随机对照研究,治疗组采用小于 50mg 的 rt-PA 进行眼动脉选择性溶栓治疗,对照组采用保守治疗,结果显示两组在治疗后 1 个月的视力提高没有统计学差异,且治疗组副作用大于对照组,因此研究提前终止。与颞动脉炎有关的视网膜中央动脉阻塞需要立刻用大剂量激素治疗。CRAO 并发虹膜新生血管的患者可行 PRP 治疗。

【问题 8】　根据上述知识点,如何和患者沟通?

思路

1. 患者应当注意控制全身情况,避免危险因素的发生。
2. 视力预后差及主要原因。
3. 采用的治疗方式。
4. 复诊随访的时间。

知识点

大多数视网膜中央动脉阻塞患者最终结局为严重且永久的视力丧失,大约 1/3 经过治疗获得一定的视力提高。视网膜分支动脉阻塞的预后相对较好,76% 可恢复至 0.3 以上。目前可采用的治疗方法均缺乏良好的疗效证据。5%～18% 患者在急性 CRAO 发病后 1～12 周,平均 4～5 周出现虹膜新生血管,行 PRP 治疗后,大约 2/3 的患者虹膜新生血管可以消退。

（童剑萍）

第三节　糖尿病视网膜病变

糖尿病视网膜病变(diabetic retinopathy,DR)是糖尿病的严重并发症之一,是全球 20～64 岁患者失明的主要原因。

定义和关键特征

定义:糖尿病视网膜病变是糖尿病导致的视网膜微血管损害所引起的一系列典型病变,是一种影响视力甚至致盲的慢性进行性疾病。病程较长的糖尿病患者几乎都会出现的不同程度的视网膜血管疾病。

关键特征:

- 视网膜微血管瘤(microaneurysm);
- 视网膜内出血(intraretinal hemorrhage);
- 硬性渗出(hard exudate);
- 棉絮斑(cotton wool spot);
- 毛细血管无灌注(capillary nonperfusion);
- 视网膜内微血管异常(intra-retinal microvascular abnormalities,IRMAs);
- 糖尿病性黄斑水肿(diabetic macular edema, DME)(图 2-7-10);
- 新生血管(neovascularization);
- 玻璃体积血(vitreous hemorrhage);
- 牵拉性视网膜脱离(tractional retinal detachment)。

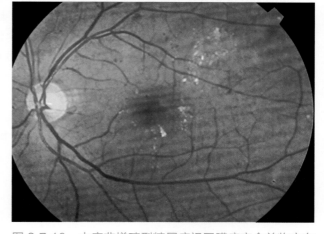

图 2-7-10　中度非增殖型糖尿病视网膜病变合并临床有意义的黄斑水肿

临床病例

患者,女,60 岁,因"视力下降 3 个月",当地诊为"双眼底出血"转于本院就诊。发现血糖高 10 年,服用降血糖药物,血糖控制不佳,无手术外伤史,无药物过敏史。

【问题 1】　通过上述问诊考虑可能的诊断是什么?

思路　患者年龄较大,有糖尿病史 10 年,糖尿病视网膜病变是临床较常见的视网膜出血性疾病,应考虑该病的可能。

DR 患病高危因素：糖尿病患者，病程长，血糖控制不佳者。糖尿病的病程是发生糖尿病视网膜病变的最主要的危险因素。高血糖程度是糖尿病视网膜病变的关键性危险因素。WESDR（the Wisconsin Epidemiologic Study of Diabetic Retinopathy）已经证实糖尿病病程与糖尿病视网膜病变发生率呈正相关。

【问题 2】　首次就诊时需要询问哪些病史？

1. 视力下降的时间，下降的严重程度、是否反复下降。
2. 糖尿病的类型和病程，使用何种药物控制，是否有家族史。
3. 既往和当前血糖、糖化血红蛋白和生化检查结果。
4. 全身是否合并心脑血管疾患、肥胖症，肾脏疾病，高血压、血脂水平和妊娠情况等。
5. 眼部和全身其他部位手术史。
6. 眼部用药和全身用药史（曾用药和现用药）。

【问题 3】　为明确诊断应当做哪些检查？

思路　眼科基本检查应包括视力、眼压、裂隙灯和眼底检查，眼底检查可以使用裂隙灯生物显微镜联合前置镜或眼底检查镜，一般在散瞳下进行。必要时行前房角镜检查（例如，发现虹膜新生血管或者眼压升高时）

知识点

糖尿病视网膜病变的临床检查特征：糖尿病视网膜病变分为非增殖型糖尿病视网膜病变（nonproliferative diabetic retinopathy，NPDR）和增殖型糖尿病视网膜病变（proliferative diabetic retinopathy，PDR）。根据临床表现明确糖尿病视网膜病变并进行临床分期。DR 的临床特征有：视网膜微血管瘤；视网膜内出血；硬性渗出；棉絮斑；毛细血管无灌注；视网膜内微血管异常；黄斑水肿；虹膜新生血管与视网膜、视盘新生血管；玻璃体积血；牵拉性视网膜脱离；有没有继发青光眼。黄斑水肿检查建议采用 OCT 和 FFA；新生血管检查必要时可用 FFA；玻璃体积血或白内障建议使用眼部 B 超评估视网膜被牵拉和牵拉性视网膜脱离。

【问题 4】　糖尿病视网膜病变影响视力的主要原因是什么？

思路　糖尿病视网膜的影响视力的主要合并症：糖尿病黄斑水肿、玻璃体积血、视网膜前出血、牵拉性视网膜脱离、新生血管青光眼、缺血引起的黄斑改变。

知识点

糖尿病视网膜病变患者视力下降主要与以下异常有关：

（1）毛细血管渗漏（黄斑水肿）。

（2）毛细血管阻塞（黄斑缺血，糖尿病视神经病变）。

（3）缺血导致的新生血管形成而产生的一系列并发症（玻璃体积血、视网膜前出血、新生血管性青光眼）。

（4）增殖引起的牵拉性视网膜脱离。

【问题 5】　目前患者的诊断是糖尿病视网膜病变的哪一期？患者眼底检查如图 2-7-10。

思路　中度非增殖型糖尿病视网膜病变合并临床有意义的黄斑水肿。

知识点按 DR 发展阶段和严重程度，早期为非增殖型糖尿病视网膜病变，可进展为增殖型糖尿病视网膜病变。1984 年我国全国眼底病学术会议制定了 DR 的临床分期标准（表 2-7-1）。2002 年 16 个国家有关学者在悉尼召开的国际眼科学术会议上拟定了临床分级标准（表 2-7-2）。

表 2-7-1 糖尿病视网膜病变的临床分期(1984 年)

病变严重程度		眼底表现
NPDR	I	以后极部为中心,微血管瘤,小出血点
	II	黄白色渗出,出血斑
	III	白色棉絮斑,出血斑
PDR	IV	新生血管,玻璃体积血
	V	新生血管,纤维增殖
	VI	新生血管,纤维增殖,牵拉性视网膜脱离

注:PDR,增殖型糖尿病视网膜病变;NPDR,非增殖型糖尿病视网膜病变。

表 2-7-2 糖尿病视网膜病变的国际临床分级标准(2002 年)

病变严重程度	散瞳眼底所见
无明显视网膜病变	无异常
轻度 NPDR	仅有微动脉瘤
中度 NPDR	比轻度重,比重度 NPDR 表现轻
重度 NPDR	无 PDR 表现,出现下列任一表现: (1)任一象限有多于 20 处视网膜内出血 (2)>2 个象限静脉串珠改变 (3)>1 个象限显著的视网膜微血管异常
PDR	出现以下任一改变,新生血管形成;玻璃体积血或视网膜前出血;纤维增殖

注:PDR,增殖型糖尿病视网膜病变;NPDR,非增殖型糖尿病视网膜病变。

【问题 6】 该患者需要如何治疗?

思路 临床有意义黄斑水肿和治疗。

知识点

黄斑水肿(macular edema,ME)定义为:以中心凹为中心 2DD 直径范围内的视网膜增厚,是由毛细血管的渗漏引起的。

临床意义的黄斑水肿(clinical significant macular edema,CSME)定义为:①视网膜水肿增厚位于黄斑中心 500μm 区域范围内;②硬性渗出伴邻近视网膜增厚位于距离黄斑中心 500μm 区域范围内;③视网膜增厚区大于 1DD 范围且位于距黄斑中心 1DD 区域范围内。

治疗方法:全身医疗管理和优化健康习惯的同时,眼部的治疗可以最大化地提高视力控制视力的进一步丧失。治疗方法包括药物和激光光凝治疗。

1. 抗 VEGF 药物 RISE 和 RIDE 临床试验结果显示,雷株单抗能快速、持续地改善 DME 患者的视力,改善黄斑水肿,并发症发生率低。VISTA 2 年的研究结果显示,与激光相比,阿柏西普治疗 DME 患者获得了更显著的视力提高。DRCR.net 研究治疗中心凹累及的 DME 患者 2 年的结果显示,雷株单抗联合快速或延迟(≥24 周)局灶 / 格栅光凝,视力提高效果明显优于单纯局灶 / 格栅光凝或联合曲安奈德治疗。

2. 糖皮质激素 对于难治性 DME 患者,玻璃体腔注射曲安奈德可以短期提高视力,减少黄斑水肿。但要注意可能并发白内障和青光眼。

3. 激光治疗 ETDRS 结果证实局灶 / 格栅光凝可减小中度视力丧失的风险,增加视力改善的机会。FFA 和 OCT 厚度地形图可用于指导 DME 的激光治疗。①局灶光凝:对于点状渗漏,使用绿光或黄光波长的激光直接光凝,用于距黄斑中心凹 500~3 000μm 渗漏的微血管瘤。②格栅光凝:对于弥漫性渗漏或邻近黄斑的无灌注区,使用绿光或黄光波长的激光做格栅光凝,用于距黄斑中心凹 500μm 和距视盘颞侧边缘

500μm 区域的弥漫性渗漏。有临床研究显示微脉冲激光对 DME 患者，能有效减少黄斑水肿体积减小黄斑厚度，提高视力并且未遗留激光瘢痕。

4. 玻璃体切割术 玻璃体切除及玻璃体后脱离对 DME 的治疗有一定的作用，尤其是对于后极部严重的玻璃体牵拉和弥漫性 DME。

【问题7】 患者如何能控制糖尿病视网膜病变的进展？

思路 糖尿病视网膜病变与血糖、血压的关系。

> 知识点
>
> DCCT 和 UKPDS 证实严格控制血糖和血压可以减少糖尿病视网膜病变的发生和进展。

【问题8】 如果患者糖尿病视网膜病变继续进展，该如何治疗？

思路 糖尿病视网膜病变的光凝治疗和手术治疗。

> 知识点
>
> 重度 NPDR 需要进行全视网膜光凝治疗。
>
> DRS 证实全视网膜光凝可以减少 PDR 引起的视力丧失。ETDRS 证实 2 型糖尿病患者，在严重的非增殖性视网膜病变和早期增殖性糖尿病视网膜病变需要及时进行全视网膜光凝。如果病变继续进展至玻璃体积血，牵拉性视网膜脱离需要进行手术治疗。

【问题9】 根据上述知识点，如何和患者沟通？

1. 对每个糖尿病患者来说，都应该进行糖尿病视网膜病变筛查。
2. 控制血糖，血压对糖尿病视网膜病变的影响。
3. 第一次检查后，无糖尿病视网膜病变者应该每年检查一次或至少每 2 年一次。
4. 轻度 NPDR 没有黄斑水肿者，每 6～12 个月检查一次；中到重度 NPDR 每 3～6 个月检查一次。
5. 重度 NPDR、PDR 或黄斑水肿，需要根据病情选择治疗方案，必要时行手术治疗。

> 知识点
>
> 糖尿病视网膜病变的发生率与糖尿病的病程及患者的年龄密切相关。大部分的 2 型糖尿病患者在初次确诊时已存在视网膜病变，需要进行眼科检查和随访。在治疗糖尿病视网膜病变的同时，眼科医生与内科医生应密切协调，对糖尿病视网膜病变患者进行中长期干预，控制血糖、血压、血脂、生活方式的改变、运动和戒烟，很大程度上减缓和减轻糖尿病患者的并发症，使糖尿病视网膜病变患者视力损害得到一定控制。对于可预防可治性盲，应将重点放在早期发现早期治疗。

【问题10】 患者复诊时应进行哪些项目的观察？

1. 视功能、眼压。
2. 裂隙灯检查，特别要注意虹膜和房角是否有新生血管。
3. 玻璃体是否清亮，是否合并玻璃体积血。
4. 视网膜是否有出血，是否有新生血管。
5. 黄斑是否有水肿，可以用 OCT 监测。
6. 全身情况及血糖（糖化血红蛋白）。

(童剑萍)

第四节 黄斑视网膜前膜

黄斑视网膜前膜（macular epiretinal membrane）简称"黄斑前膜"，根据病因不同，一般可以分为特发性、继发性、先天性黄斑前膜等。

特发性黄斑前膜：常伴有部分或完全的玻璃体后脱离，没有明确的相关眼部异常或病史，原因不明，好发于老年人，最常见于 50 岁年龄以上者，发生率约为 5.5%～12.0%。随着年龄的增长，发生率有提高趋势。多数患者无症状，视力好，发展缓慢，少数有缓慢进展的视功能损害和视物变形。

继发性黄斑前膜：可继发于各种眼部疾病，包括视网膜血管疾病、葡萄膜炎、各种眼内炎症、视网膜色素变性、视网膜脱离、外伤、激光光凝、冷凝等。

先天性黄斑前膜：比较少见，多见于年轻人，是由于玻璃体和黄斑部的紧密粘连所致。

定义和关键特征

定义：黄斑区的玻璃体视网膜界面上，因纤维细胞增殖对视网膜产生切线方向作用力而造成视网膜表面的皱缩。

关键特征：

- 黄斑区及附近视网膜表面无血管性增殖膜。

合并特征：

- 视网膜皱褶；
- 附近视网膜小血管迂曲；
- 黄斑水肿增厚（图 2-7-11）。

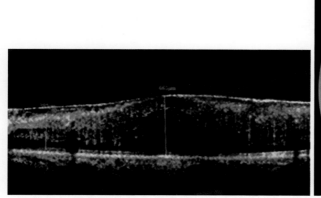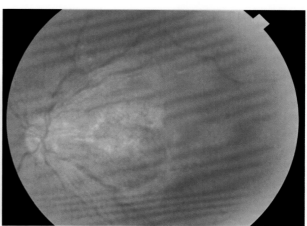

图 2-7-11　左图为黄斑水肿的 OCT 图像，右图为眼底像

临床病例

患者，女，60 岁，因"右眼渐近性视力下降伴视物变形 3 年"来院就诊。无高血压、高血脂、糖尿病，无手术外伤史。

【问题 1】　通过上述问诊考虑可能的诊断是什么？

思路 1　患者年龄较大，否认全身血管性疾病史，患者视力下降为渐进性中心性视力下降，伴有视物变形，应考虑黄斑发生病变，特发性黄斑前膜的可能性大。

知识点

特发性黄斑前膜患病高危因素：多见于 50 岁以上者，与玻璃体液化、浓缩，玻璃体后脱离等关系密切。

思路 2　患者渐近性视力下降伴视物变形 3 年，对特发性黄斑前膜的诊断具有提示作用。

> **知识点**
>
> 　　特发性黄斑前膜的临床表现：无痛性渐进性中心性视力下降，伴有视物变形，眼底黄斑区及附近视网膜表面无血管性增殖膜。合并特征：视网膜皱褶、附近视网膜小血管迂曲、黄斑水肿增厚。

【问题2】 如果患儿小于10岁，黄斑前膜可能发生的原因是什么？

儿童型黄斑前膜比较少见，其发病原因尚不清楚，大多数可能与先天性发育有关，也可能与外伤以及玻璃体炎症有关，比如犬弓蛔虫病。

【问题3】 如果患者3年前曾行黄斑裂孔手术，黄斑前膜可能发生的原因是什么？

思路　可能为继发性。

> **知识点**
>
> 　　继发性黄斑前膜最常见于黄斑裂孔或视网膜脱离手术后，其危险因素包括年龄、视网膜脱离、玻璃体积血、眼外伤、也可能与视网膜冷凝、光凝和电凝有关。还见于视网膜血管类、眼内炎症类、变性类疾病及眼内肿瘤和错构瘤等眼底疾患。

【问题4】 首次就诊时需要询问哪些病史？

1. 视力下降的时间，下降的严重程度，是否伴有视物变形、变小。
2. 视力下降前是否有飞蚊、闪光感。
3. 眼部和全身其他部位手术史。
4. 眼部是否合并视网膜血管类、眼内炎症类、变性类疾病及眼内肿瘤和错构瘤等眼底疾患。
5. 眼部是否有外伤史。

【问题5】 为明确诊断应当做哪些检查？

思路　眼科基本检查应包括视力、眼压、裂隙灯和眼底检查，眼底检查可以使用裂隙灯生物显微镜联合前置镜或眼底检查镜，一般在散瞳下进行。OCT检查一般可以看到视网膜前呈现高反光条带。

> **知识点**
>
> 　　特发性黄斑前膜的临床检查特征：远近视力下降，早期视力下降可不明显，晚期可伴有视物变形。眼压：一般正常。裂隙灯检查一般正常。眼底黄斑区及附近视网膜表面无血管性增殖膜，有时伴有周围视网膜皱褶，附近视网膜小血管迂曲，黄斑水肿增厚。OCT检查可以在术前充分显示黄斑前膜及黄斑区视网膜的解剖结构，术后可以判断黄斑前膜是否有残留，客观地评价黄斑区视网膜形态结构及功能的恢复程度。

【问题6】 经过检查还需要和哪些黄斑部疾病鉴别？

特发性与继发性的鉴别；与黄斑其他疾病的鉴别。

1. 特发性黄斑前膜与继发于其他眼底疾病及内眼手术的鉴别。
2. 玻璃体黄斑牵引综合征，黄斑囊样水肿相鉴别，黄斑前膜可以与这两种疾病同时存在。
3. 黄斑裂孔相鉴别，黄斑前膜有时可伴有假孔、板层孔或全层孔。
4. 中心性浆液性脉络膜视网膜病变　此病黄斑可见视网膜神经上皮的浆液性浅脱离，荧光血管造影有典型的渗漏可以鉴别。
5. 脉络膜皱褶　荧光血管造影可见明暗相间的高低荧光带，而黄斑前膜脉络膜背景荧光正常。
6. Irvine综合征　黄斑部有多叶的囊样缺损，但玻璃体与黄斑无粘连，大多数病例病损消失后不留痕迹。

【问题7】 患者下一步应如何处理？

思路1　患者早期视力下降不明显的处理。

早期黄斑前膜患者视力下降不明显，一般不伴有视物变形，黄斑水肿不明显，当玻璃体完全后脱离后，视力预后良好，故一般无须治疗，定期随访即可。

思路 2 患者视力下降明显,伴有视物变形,黄斑水肿明显,此时的处理。

是否行手术剥离黄斑前膜应视个体病情而定。其手术指征包括视力丧失或进行性视力下降和 / 或视物变形和 / 或复视。如果患眼有明显视物变形,即使视力尚好,也可考虑手术治疗。黄斑前膜患者如果纤维膜很厚,视力下降明显,伴有视物变形,黄斑水肿明显,可行玻璃体切割手术治疗,随着显微外科技术的发展,行微切口玻璃体手术联合黄斑前膜或内界膜剥除术治疗黄斑前膜已被证实是一种行之有效的方法,患者视力提高明显,黄斑水肿消退明显。

思路 3 上述治疗可能发生的并发症及处理对策。

微切口玻璃体视网膜手术剥膜技术安全可靠。玻璃体手术联合黄斑前膜或内界膜剥除术中可能发生少量视网膜出血和视网膜水肿加重,这些在几天内可以恢复,很少见的并发症有黄斑裂孔及视网膜裂孔,发现后及时封闭裂孔,眼内填充气体。最多见的术后并发症是术后进行性晶状体核性硬化混浊。因此对于老年患者,微切口玻璃体视网膜手术剥膜联合白内障超声乳化人工晶体植入术是最常选用的术式。术后另一个常见的并发症是黄斑前膜复发,发生率为 2.5%～7.3%。然而,这些复发性黄斑前膜往往比术前的范围要小,而且通常不会导致明显的视力下降,因此再次手术剥膜并不是必需的。

【问题 8】 根据上述知识点,如何和患者沟通?
1. 病程观察的长期性。
2. 治疗选择的依据(如果存在治疗指征)。
3. 治疗后的复诊时间。
4. 视力预后差的主要原因。
5. 可能需气体填充,患者术后体位配合。

> 知识点
>
> 黄斑前膜病程进展缓慢,双眼发生率为 20%～30%,5 年内对侧眼的发病率为 13.5%。如果患者没有视力主诉或视力较好可以观察,有视力症状或视物变形显著可以考虑手术。术后 60%～80% 的患者视力会提高 2 行以上,最大的视力改善可能需要 6～12 个月。原来的黄斑疾病会影响患者的视力恢复。有研究结果提示,患者术前视力及 OCT 检查中椭圆体带的完整性对于手术治疗的预后判断具有参考价值,而色素上皮反射光带扭曲变形,则预示术后视功能预后不佳。术中可能发现或并发黄斑裂孔及视网膜裂孔,发现后需行眼内气体填充,术后需体位配合。

【问题 9】 患者复诊时应进行哪些项目的观察?
1. 视功能、眼压。
2. 裂隙灯检查。
3. 黄斑水肿是否消退,可以用 OCT 观察。
4. 黄斑前膜是否剥除及复发。

(童剑萍)

第五节 年龄相关性黄斑变性

年龄相关性黄斑变性(age-related macular degeneration,AMD)又称老年性黄斑变性,是许多发达国家 50 岁以上人群致盲的主要原因。在我国,流行病学报告显示我国 45 岁以上人群 AMD 患病率为 6%～17%。随着我国经济发展和人口老龄化,AMD 很可能成为首要的致盲性眼病。患者多为 50 岁以上,双眼多先后或同时发病,视力呈进行性损害。其确切发病原因尚未确定,或是遗传与环境多种因素相互作用的结果。北美流行病学报告显示,85%～90% 的 AMD 为干性 AMD(又称非新生血管型或非渗出型),10%～15% 为湿性 AMD(又称新生血管型或渗出型)。

定义和关键特征

定义:与年龄相关的退行性黄斑疾病,因临床表现不同而分为非新生血管型与新生血管型。

关键特征：

- 玻璃膜疣（drusen）（图 2-7-12）；
- 视网膜色素上皮层（retinal pigment epithelium, RPE）异常，包括局灶性色素沉着、非地图状萎缩和地图状萎缩（geographic atrophy, GA）（图 2-7-13）；
- 脉络膜新生血管膜（choroidal neovascularization, CNV）。

合并特征：

- 黄斑水肿；
- 视网膜色素上皮脱离（pigment epithelial detachment, PED）；
- 视网膜下纤维血管盘状瘢痕。

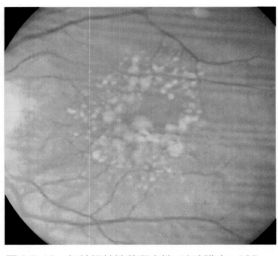

图 2-7-12 年龄相关性黄斑变性，玻璃膜疣 >125μm

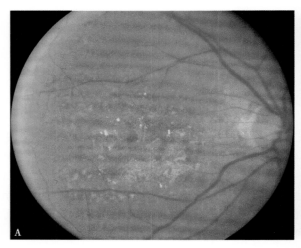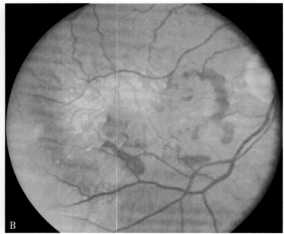

图 2-7-13 年龄相关性黄斑变性
A. 为干性 AMD（地图样萎缩）；B. 为湿性 AMD。

临床病例

患者，女，70 岁，6 个月前右眼视物不清，变形，眼前中央黑影，未诊治，2 个月前左眼出现相同症状，当地医院检查发现"右眼黄斑区盘状瘢痕，左眼黄斑区出血渗出"，左眼 1 周前视力急剧下降。无高血压，无糖尿病。无手术外伤史。吸烟史 40 余年。

【问题 1】 通过上述问诊考虑可能的诊断是什么？

思路 1 患者年龄较大，有吸烟史，双眼先后出现中心视力下降，当地检查发现"右眼黄斑区盘状瘢痕，左眼黄斑区出血渗出"，考虑新生血管型 AMD 的可能。

知识点

新生血管型 AMD 是临床较常见的引起老年人中心视力丧失的疾病，双眼同时或先后发病，黄斑区有出血渗出。AMD 患病高危因素：多见于 50 岁以上者，吸烟史为其危险因素。

思路 2 患者双眼先后出现中心视力下降，当地发现"右眼黄斑区盘状瘢痕，左眼黄斑区出血渗出"，对新生血管型 AMD 的诊断具有提示作用。

知识点

AMD 的临床表现：双眼无痛性中心视力下降，分为两型：非新生血管型和新生血管型。非新生血管型 AMD 的病变特点为玻璃膜疣及 RPE 异常，包括局灶性色素沉着、非地图状萎缩和地图状萎缩。新生血管型 AMD 以脉络膜新生血管膜为特点，表现为黄斑区渗出、出血、晚期呈瘢痕改变，可合并黄斑水肿。

【问题 2】 玻璃膜疣为黄斑变性前期的特征性改变，什么样的玻璃膜疣提示患者发生 AMD 的危险性大？

思路 具有危险因素的玻璃膜疣的特征：

1．玻璃膜疣数量不断增加。

2．玻璃膜疣不断增大，可发生融合。

3．玻璃膜疣色素不断增加。

知识点

临床上，玻璃膜疣是位于 RPE 水平的、小的、圆形的、黄色的病变，位于黄斑区及后极部。组织学上，其是 Bruch 膜内层的局部增厚。超微结构显示这些物质为基底部片状和线状沉积物。大的、软性或融合性玻璃膜疣、有团块状色素沉着改变的患者更易发展为地图样萎缩或 CNV。

【问题 3】 AMD 的病变发生过程是什么？

思路 干性 AMD 可向两个方向进展：①病变逐渐进展至晚期地图样萎缩，引起视力逐渐下降。②进展为"湿性 AMD"，导致视力的快速丧失。

知识点

AMD 的自然病程分类 Age-Related Eye Disease Study（AREDS）

- 无 AMD（AREDS1 级）：无或仅有很小的玻璃膜疣（直径<63μm）；
- 早期 AMD（AREDS2 级）：同时存在多个小和少量中等大小的玻璃膜疣（直径 63～124μm），5 年内发展到进展期危险率为 1.3%；
- 中期 AMD（AREDS3 级）：广泛存在中等大小玻璃膜疣，至少有 1 个大的玻璃膜疣（直径>125μm），5 年内发展到进展期危险率为 18%；
- 进展期 AMD（AREDS4 级）：累及中心凹的 RPE 和脉络膜毛细血管地图样萎缩；脉络膜新生血管；视网膜神经上皮脱离，RPE 浆液性/出血性脱离；脂性渗出；视网膜下或 RPE 下纤维增殖；5 年内健眼发展到进展期危险率为 43%。

【问题 4】 首次就诊时需要询问哪些病史？

1．双眼分别视力下降的时间，下降的严重程度，有无眼前中央黑影。

2．全身是否合并心脑血管疾患、动脉硬化、高血压、糖尿病，免疫性疾病、凝血功能障碍性疾病，高血脂。

3．吸烟史。

4．眼部和全身其他部位手术史。

5．眼部用药和全身用药（曾用药和现用药）。

【问题 5】 为明确诊断应当做哪些检查？

思路 1 眼科基本检查应包括视力、眼压、裂隙灯和眼底检查，眼底检查可以使用裂隙灯生物显微镜联合前置镜或眼底检查镜，一般在散瞳下进行。针对新生血管型 AMD 的特殊检查应包括眼底荧光血管造影（FFA），吲哚菁绿血管造影（ICGA），光学相干断层扫描（OCT）。

知识点

AMD 的临床检查特征：

远近视力下降，玻璃膜疣数量有无融合，RPE 萎缩区大小，视网膜渗出、出血范围，有无瘢痕；非新生血管型 AMD 的 FFA 显示病变中心弥漫性强荧光，地图状萎缩区呈现出较强的窗样透见荧光，玻璃膜疣处为斑点状荧光着染，病变晚期由于病灶区 RPE 脉络膜毛细血管萎缩而变为弱荧光。OCT 显示玻璃膜疣部位 RPE 层高反射，视网膜及 RPE 层变薄。新生血管型 AMD 的 FFA 显示黄斑区有视网膜下新生血管膜的类型及位置，荧光素渗漏明显，出血病例有荧光遮蔽的弱荧光。OCT 显示来源于脉络膜层的高反射病变、视网膜下液、视网膜内液、PED。

思路 2 新生血管型 AMD 的 CNV 可以根据 FFA 分为两类。

CNV 荧光造影图像可以表现为多样性，主要有两种类型（图 2-7-14、图 2-7-15）。

1. 经典型 FFA 早期边界清楚的均匀的强荧光，也可呈花边状、绒团状、车辐样或颗粒状，周围绕以弱荧光环，晚期荧光渗漏形成边界模糊的局限性强荧光。

2. 隐匿型 缺乏典型 CNV 荧光表现，FFA 的主要区别是缺乏明确的边界，有两种特征性荧光充盈现象：①纤维血管性色素上皮脱离；②起源不确定的晚期渗漏。

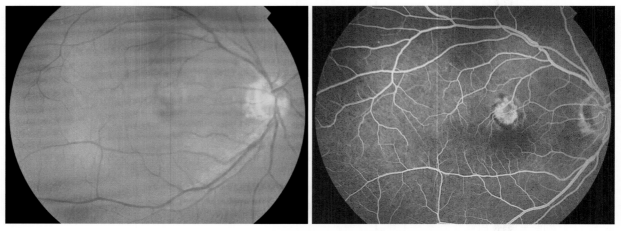

图 2-7-14 经典型脉络膜新生血管膜
左图为眼底像，右图为荧光素眼底血管造影。

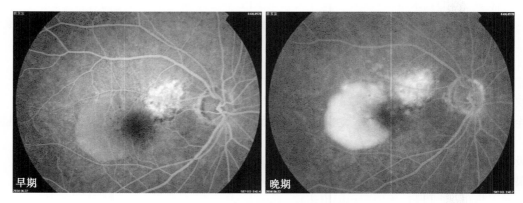

图 2-7-15 隐匿型脉络膜新生血管膜
左图为荧光素眼底血管造影早期，右图为晚期。

思路 3 ICGA 检查的目的。

ICGA 可以将隐匿性 CNV 与脉络膜息肉样血管病变（polypoidal choroidal vasculopathy，PCV）相鉴别。

【问题6】 经过检查还需要和哪些黄斑部疾病鉴别?

思路1 视网膜下出血要和脉络膜息肉样血管病变(PCV),脉络膜黑色素瘤(choroid melanoma,MM)鉴别。

1. PCV 可见眼底橘色病灶,在 ICGA 中有特征性改变:①脉络膜的异常分支血管网;②在异常血管网末端可见血管瘤样扩张的结节或称之为息肉样结构。在息肉样病变结构的边缘常可见浆液性或出血性的 PED。这是诊断本病的显著影像特征(图2-7-16)。

2. 脉络膜黑色素瘤 是成年人常见的眼内原发性恶性肿瘤,可由于肿瘤的关系,发生表面新生血管而与 AMD 相混淆。在 FFA 中因瘤体内血管存在而呈现斑驳样强荧光。B 超检查可帮助区分低回声的脉络膜黑色素瘤和相对中度高回声的盘状瘢痕。MRI 有特征性表现,由于黑色素的顺磁作用 T_1WI 显示高信号,T_2WI 显示低信号。

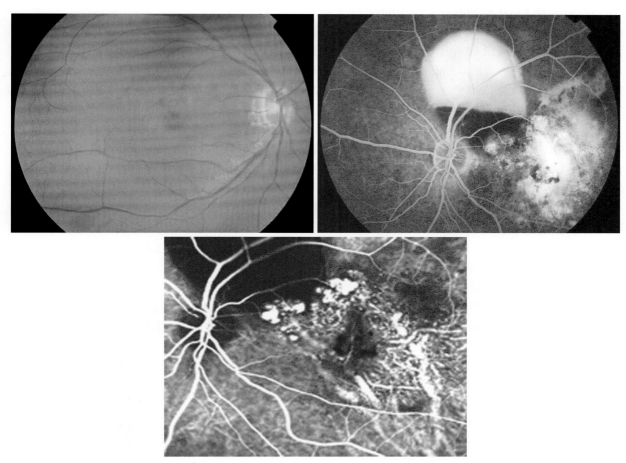

图2-7-16 脉络膜息肉样血管病变

左上图为眼底像,右上图为FFA,显示PED,下图为ICG,显示脉络膜毛细血管息肉样扩张。

思路2 发病年龄小者要和中心性浆液性脉络膜视网膜(central serous chorioretinopathy,CSC)病变鉴别。

CSC 患者通常比较年轻,除非出现继发性 CNV,否则通常不会伴有视网膜下出血。CSC 还有其特征性的临床表现,例如:RPE 斑驳样改变(有时表现为水渍样图形),EDI-OCT 显示病变区域的脉络膜增厚。

【问题7】 患者下一步应如何处理?

思路1 非新生血管型 AMD 的治疗。

非新生血管性 AMD 的治疗和随诊建议(中国老年性黄斑变性临床诊断治疗路径 2013)。

1. 无 定期全面眼科检查。

2. 早期 无症状定期随诊,有症状立刻随诊行眼底照相、OCT 和 FFA 检查。

3．中期　补充抗氧化维生素和矿物质，无症状定期随诊，有症状立刻随诊行眼底照相、OCT 和 FFA 检查。

4．萎缩进展期　补充抗氧化维生素和矿物质，无症状定期随诊，有症状立刻随诊行眼底照相、OCT 和自发荧光。

思路 2　新生血管型 AMD 的治疗。

新生血管性 AMD 的治疗推荐总结（中国老年性黄斑变性临床诊断治疗路径 2013）。

1．中心凹下（中心无血管区 FAZ 正下方）、中心凹旁 CNV（距离 FAZ 中央小于 200μm）

一线治疗：抗 VEGF 药物。

二线联合（治疗经典型如果难以坚持定期就诊时）：抗 VEGF 联合 PDT。

2．中心凹外 CNV（距离 FAZ 大于等于 200μm）　局部激光光凝治疗或抗 VEGF 药物。

思路 3　抗 VEGF 药物的多中心随机长期研究结果。

1．抗 VEGF 药物雷珠单抗用于微小经典型 / 隐匿型新生血管型 AMD 治疗（MARINA）　MARINA 研究为Ⅲ期临床多中心（美国 96 个中心）、随机、双盲、安慰剂对照研究，共 716 例微小经典或隐匿型 AMD 受试者接受 24 个月每月 1 次的 0.5mg 雷珠单抗或 0.3mg 雷珠单抗或安慰剂注射，2 年后雷珠单抗 0.5mg 治疗组最佳矫正视力较基线提高 7 个字母，较安慰剂组提高 21 个字母，显效（视力增加 15 个字母以上的患者比例）33%，稳定（视力丧失<15 个字母的患者比例）90%。

2．抗 VEGF 药物用于经典为主型新生血管型 AMD 治疗　这是一种Ⅲ期临床多中心（83 个）、随机、双盲、阳性对照研究。423 例经典为主型 AMD 受试者接受 24 个月每月 1 次的 0.5mg 雷珠单抗或 0.3mg 雷珠单抗或每 3 月 PDT 按需治疗。2 年后 0.5mg 雷珠单抗组最佳矫正视力较基线提高 11 字母，较 PDT 组提高 21 字母，显效 41%，稳定 90%。

3．老年性黄斑变性抗 VEGF 治疗比较研究　这是一种临床多中心、随机对照研究，分为 4 组（雷珠单抗按月治疗与按需治疗，贝伐单抗按月治疗与按需治疗），24 个月观察期，雷珠单抗与贝伐单抗对视力的改善相似（两者差别为 1.4 个字母），按月治疗较按需治疗更能提高视力（两者差别为 2.4 个字母），将治疗方案由按月治疗转为按需治疗后第二年视力下降 2.2 个字母。

思路 4　上述治疗可能发生的并发症及处理对策？

反复抗 VEGF 药物玻璃体腔注射的并发症有　眼压升高、白内障加重、眼内炎、玻璃体出血、视网膜裂孔、视网膜脱离等。其中眼内炎为最严重的并发症，应注意术后 3 天内的随访，发现感染征象及时处理。激光治疗的并发症可能发生视网膜裂孔，应及时封孔。

【问题 8】　根据上述知识点，如何和患者沟通？

1．病程观察的长期性。

2．指导患者掌握自我监测的方法（Amsler 表）。

3．建议患者定期散瞳检查眼底，尽早发现早中期改变。

4．控制高危因素的必要性。

5．视力预后差的主要原因和应对措施。

6．治疗选择的依据。

7．治疗后的定期随访。

【问题 9】　患者复诊时应进行哪些项目的观察？

1．视功能、眼压。

2．裂隙灯检查。

3．玻璃体是否清亮，是否合并玻璃体积血。

4．视网膜渗出及出血是否部分吸收。

5．如果病变复发可行 FFA。

6．OCT 观察黄斑水肿处于吸收、不变或复发。

7．自发荧光也可观察色素上皮的损害进展。

8．OCTA 可用于无创性随访观察及荧光素过敏患者。

（童剑萍）

第六节　高度近视黄斑病变

等效球镜大于 −6.00D 或眼轴大于 26.5mm 的近视称为高度近视，其眼底多有病理性改变，故又称为病理性近视（pathologic myopia）。高度近视眼底改变包括后巩膜葡萄肿、视盘旁萎缩弧、视网膜脉络膜萎缩、漆裂纹、黄斑区视网膜下出血、黄斑区脉络膜新生血管形成、Fuchs 斑、黄斑劈裂、黄斑裂孔、视网膜裂孔、视网膜变性区、视网膜脱离等。

定义和关键特征

定义：高度近视的眼底病变为后巩膜葡萄肿形成后的一系列并发症，包括漆裂纹、黄斑区出血、黄斑区脉络膜新生血管形成、Fuchs 斑、后巩膜葡萄肿、视网膜和脉络膜萎缩、视网膜黄斑劈裂、视网膜黄斑裂孔、视网膜脱离等眼底改变，其标志为黄斑变性。

关键特征：
- 后巩膜葡萄肿（posterior staphyloma）（图 2-7-21）；
- 视盘旁萎缩弧（peripapillary atrophy）；
- 视网膜和脉络膜萎缩（chorioretinal atrophy）（图 2-7-18）；
- 漆裂纹（lacquer crack）（图 2-7-17）；
- 黄斑出血（macular hemorrhage）（图 2-7-20）；
- 黄斑区脉络膜新生血管形成（choroidal neovascularization，CNV）；
- Fuchs 斑（Forster-Fuchs spot）（图 2-7-19）；
- 黄斑劈裂（macular schisis）（图 2-7-21）；
- 黄斑裂孔（macular hole）（图 2-7-21）；
- 视网膜脱离（retinal detachment）等眼底改变。

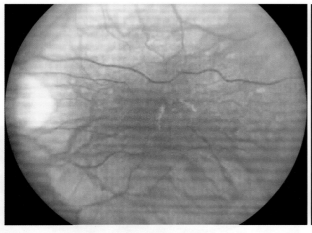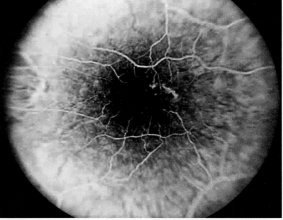

图 2-7-17　高度近视豹纹状眼底伴黄斑区漆裂纹。黄斑区弧形漆裂纹在眼底荧光血管造影上表现为相应部位的透见荧光

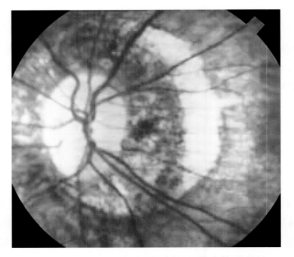

图 2-7-18 高度近视视盘旁视网膜脉络膜萎缩

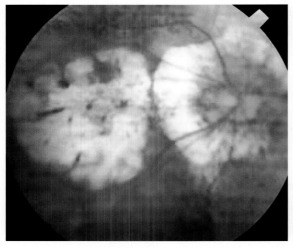

图 2-7-19 高度近视视盘旁、黄斑区视网膜脉络膜萎缩、Fuchs 斑及黄斑出血

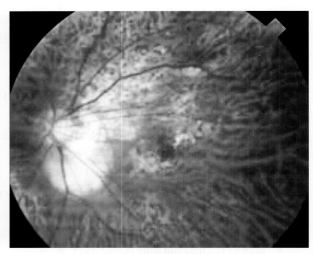

图 2-7-20 高度近视视盘旁视网膜脉络膜萎缩、豹纹状眼底伴黄斑出血

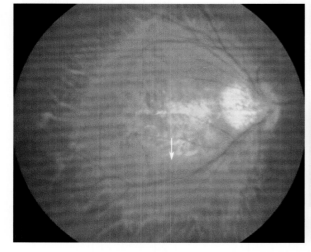
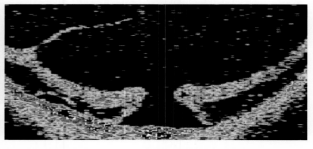

图 2-7-21 高度近视视盘旁萎缩、黄斑区视网膜脉络膜萎缩、后巩膜葡萄肿、黄斑裂孔伴黄斑区视网膜劈裂

临床病例

患者，女，35 岁，主诉"左眼视力下降 1 周，伴有视物中心遮挡"。既往双眼近视 −12.00D。查体发现左眼视力 0.05，矫正不提高，小瞳孔下可见视盘旁萎缩弧、后极部后巩膜葡萄肿、视网膜呈豹纹状、黄斑区脉络膜萎缩及 Fuchs 斑、黄斑区小片视网膜下出血。

【问题 1】 初步诊断是什么？应当进行哪些进一步检查？

思路 根据患者高度近视病史和目前查体所见，支持左眼高度近视黄斑出血诊断。还应行裂隙灯及散瞳后眼底检查，眼底检查可以使用裂隙灯生物显微镜联合前置镜或眼底检查镜。进一步行 FFA 或 OCTA 及 OCT 检查。

知识点

高度近视黄斑出血的原因主要包括漆裂纹或脉络膜新生血管。可以进行 FFA 或 OCTA 检查以明确是否有活动性脉络膜新生血管存在。另外由于高度近视患者可以同时合并白内障、晶体半脱位、青光眼及周边视网膜变性（包括格子样变性，铺路石样变性、非压迫白、霜样变性）及裂孔等，还应行眼压、裂隙灯及充分散瞳后的眼底检查。

按近视程度，−3.00D 以下称轻度近视或单纯性近视眼；−3.00～−6.00D 为中度近视眼；高于−6.00D 为高度近视眼，又称为病理性近视眼或变性性近视眼。

高度近视眼可出现漆裂纹、黄斑区出血、黄斑区脉络膜新生血管形成、Fuchs 斑、后巩膜葡萄肿、视网膜和脉络膜萎缩、视网膜黄斑劈裂、视网膜黄斑裂孔、视网膜脱离等眼底改变。

漆裂纹是 Bruch 膜的破裂，表现为很细的线形或星状、粗细不规则的黄白色条纹、多沿水平方向分布、单一或多条，其边缘有细的色素颗粒。较大的漆裂纹上可见脉络膜血管跨过。多数漆裂纹位于黄斑，17% 与颞侧弧相连。漆裂纹的发生及延伸可单独引起黄斑区视网膜下出血，并非脉络膜新生血管膜（CNV）所致，且与之相比另有不同的特点。其出血常为以中心凹为中心，局灶性、致密、圆形、深层的出血，出血浓密时可完全掩盖与其相关的漆裂纹存在，即使眼底荧光血管造影也不易发现，无视网膜脱离。96% 黄斑出血的病例伴有漆裂纹，大多数出血沿漆样裂纹分布，极少数分布于紧邻漆裂纹处。出血可自行消散，但仍可再次发生于相同或另外的部位。漆裂纹也可继发脉络膜新生血管形成，从而引起黄斑部的出血。82% 有漆裂纹眼发生 CNV，而无可见的漆裂纹者发生率为 43%。

在近视眼，脉络膜新生血管形成的患病率为 5%～10%，高度近视眼可高达 40.7%。高度近视的 CNV 通常比较小，出血量不大，58%～74% 的 CNV 位于中心凹下。年轻的高度近视患者的 CNV 通常小于老年高度近视的患者的 CNV，这可能与高度近视老年患者的 CNV 可能同时合并有 AMD 有关。

高度近视眼合并开角性青光眼比正常眼多 6～8 倍。即使有相应的视力减退和视野缺损，但一般近视眼巩膜硬度低，所测眼压偏低，青光眼的表现容易被忽略；即便已到青光眼绝对期，因为高度近视眼常并发视乳头凹陷和萎缩，易被漏诊及延误治疗。因此，对近视眼应注意青光眼可为其合并症之一，常规检查应包括用压平眼压计测量眼压。

【问题 2】 这个患者出现的与高度近视相关的眼底表现有哪些？

思路 高度近视眼底改变包括后巩膜葡萄肿、视盘旁萎缩弧、视网膜脉络膜萎缩、漆裂纹、黄斑区视网膜下出血、黄斑区脉络膜新生血管形成、Fuchs 斑、黄斑劈裂、黄斑裂孔、视网膜裂孔、视网膜脱离等眼底改变。患者 FFA、ICG 及 OCT 结果显示左眼黄斑中心凹下脉络膜新生血管膜。确定诊断为左眼高度近视、黄斑区脉络膜新生血管形成。

知识点

近视眼经常出现近视弧或称颞侧弧，特别是高度近视者。在视乳头颞侧缘，有一白色边缘清晰的弧形区，其内视网膜色素上皮和脉络膜缺如，露出巩膜的内侧面。有时在这白色弧的外侧还有一棕红色弧，其中含脉络膜血管与色素。在这两个新月形弧的边缘还常有色素出现。近视弧的产生可能与近视眼眼球继续扩大的物理因素有关，在病程中 RPE 与脉络膜未能到达视乳头的颞侧缘。通常脉络膜比 RPE 更较接近视盘。近视弧的宽窄变异可大，有时可达半个视盘直径。

高度近视眼球后部显著增长，后极部形成局限性巩膜扩张，即为后巩膜葡萄肿。当病变累及黄斑时，常使中心视力减退。后巩膜葡萄肿的边缘可呈斜坡或陡峭。检眼镜下陡峭的边缘现出暗棕色的半月形线条，视网膜呈屈膝状爬出。有的后巩膜葡萄肿边缘似圆嵴，其上可见视网膜血管。

近视眼常因 RPE 和脉络膜色素萎缩变薄，暴露出脉络膜血管和血管间的色素，称为豹纹状眼底。

高度近视眼底黄斑或其附近出现的色素增殖可称为 Fuchs 斑。Gass 指出，急性的出血性视网膜脱离后色素上皮下的出血机化和可能伴有的色素上皮增殖，最终导致黄斑区黑色的 Fuchs 斑形成。典型者为一约 1/3～3/4DD 大小、灰色或带黑色、圆形或椭圆形、稍隆起的斑块。

【问题 3】 可以出现脉络膜新生血管的疾病有哪些？

可以出现脉络膜新生血管的疾病包括黄斑先天性疾病、变性疾病、炎症/感染性疾病、外伤和肿瘤等。

1. 遗传/先天性疾病　卵黄样营养不良、成人型中心凹视网膜色素上皮营养不良、无脉络膜症、眼底黄色斑点症、骨源性发育异常、视网膜色素变性、显性玻璃膜疣、视神经小凹、脉络膜视网膜缺损。

2. 变性性疾病　老年性黄斑变性、血管样条纹、视盘玻璃膜疣、近视。

3. 炎症/感染性疾病　急性后极部多灶性鳞状色素上皮病变、鸟枪弹样脉络膜病变、组织胞浆菌病、复发性多灶性脉络膜炎、风疹、真菌性脉络膜视网膜炎（念珠菌、曲霉菌等）、结节病、眼底匐行性病变（地图状回旋状视盘周围脉络膜炎）、弓形体病、Vogt- 小柳原田病、交感性眼炎、犬钩蛔虫病、梅毒。

4. 外伤性/创伤性　脉络膜破裂、眼内异物、巩膜穿孔、视网膜下液引流、激光光凝、冷凝。

5. 肿瘤　脉络膜骨瘤、RPE 错构瘤、脉络膜黑色素瘤、脉络膜血管瘤、转移癌等。

【问题 4】 此患者的黄斑改变在眼底荧光血管造影上应当有何种表现？

患者的黄斑区脉络膜萎缩在造影上表现为早期弱荧光，晚期可有着染。脉络膜新生血管在造影早期显强荧光，以后出现染料渗漏。如果存在漆裂纹，造影早期表现为透见的强荧光线条，出血浓密时可掩盖与其相关的漆裂纹存在。

【问题 5】 高度近视 CNV 的治疗方法包括哪些？

对于高度近视黄斑出血确定有脉络膜新生血管存在者，可玻璃体腔注射抗 VEGF 药物，必要时可重复治疗。近年来有多项研究显示玻璃体腔注射抗 VEGF 药物与光动力治疗相比更有利于高度近视 CNV 患者视力的提高，目前已取代 PDT 而成为首选的治疗。

【问题 6】 根据上述知识点，如何和患者沟通？

1. 高度近视患者应当避免剧烈活动。

2. 每年至少进行一次全面的眼部检查，以便早期发现眼部病变。

3. Amsler 表进行自我检测，以便早期发现病变复发的情况。

（童剑萍）

第七节　中心性浆液性脉络膜视网膜病变

中心性浆液性脉络膜视网膜病变（central serous chorioretinopathy，CSC）是常见的眼底病之一，病者大多为青壮年男性。发病年龄 25～50 岁，发病高峰在 40 岁前后，男女之比为 5∶1～10∶1，单眼发病多见。大多能在 3 个月内自行恢复，是一种自限性疾病。发病原因不明，有研究表明脉络膜毛细血管异常是初始的病变，合并视网膜色素上皮屏障和泵功能障碍，导致边界清晰的浆液性视网膜神经上皮脱离，有些病例也会合并有浆液性视网膜色素上皮脱离。

定义和关键特征

定义：中心性浆液性脉络膜视网膜病变是发生于黄斑区的浆液性视网膜神经上皮脱离。

关键特征：

● 黄斑区浆液性神经上皮脱离（图 2-7-22）。

合并特征：

● 小视；

● 黄斑色素上皮脱离；

● 黄斑视网膜下灰黄色小点或灰白色视网膜下纤维样渗出；

● 病程长者可伴有视网膜色素上皮层色素改变及萎缩区。

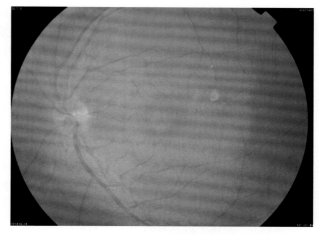

图 2-7-22　中心性浆液性脉络膜视网膜病变眼底像

临床病例

患者，男，35 岁，因"饮酒后视力略下降伴变小 1 周"，眼底检查显示"黄斑区中心凹光反射消失"，未行特殊治疗，转诊于院。曾有类似眼部病史，未诊治，后好转。既往无屈光不正史及其他眼部疾病史，无糖尿病，高血压等病史，无外伤史。

【问题 1】　通过上述问诊考虑可能的诊断是什么？

思路 1　青壮年男性，有诱因，突发视力下降伴变形，且既往有类似病史。无其他眼部或全身疾病史及外伤史。应考虑中心性浆液性脉络膜视网膜病变的可能。

知识点

CSC 患病高危因素：多见于 20～45 岁青壮年，男性多见，发病的危险因素包括使用外源性皮质类固醇、A 型性格、精神压力、内源性类固醇皮质激素增加（库欣综合征）、器官移植、系统性红斑狼疮、高血压、睡眠呼吸暂停、胃食管反流、精神类药物的应用以及妊娠等。

思路 2　患者突发视力略下降伴变形，且既往有类似病史，眼底检查显示"黄斑区中心凹光反射消失"，对中浆的诊断具有提示作用。

知识点

CSC 的临床表现：不同程度的视力下降或视物模糊，可伴变形及色觉改变，中心或旁中心相对或绝对暗点，黄斑区的浆液性视网膜神经上皮脱离。合并特征：黄斑区视网膜色素上皮脱离；黄斑区视网膜下灰黄色小点或灰白色视网膜下纤维样渗出；病程长者可伴有视网膜色素上皮层色素改变及萎缩区。

【问题 2】　如果患者病程超过半年，可能的诊断是什么？

思路　最可能的诊断是慢性中心性脉络膜视网膜病变。

知识点

CSC 可分为急性及慢性，当患者病程持续 6 个月以上的，发生视网膜色素上皮层弥漫性失代偿为慢性中浆，一般无明确渗漏点，长期迁延不愈可能继发脉络膜新生血管，甚至导致严重的视力损害。

【问题 3】　首次就诊时需要询问哪些病史？

1. 有无病毒感染，情绪波动、过劳等诱发因素。

2. 视力下降的时间,下降的严重程度、是否反复下降。

3. 全身是否合并免疫性疾病、凝血功能障碍性疾病、代谢性疾病、妊娠等。

4. 眼部用药和全身用药(曾用药和现用药,尤其注意激素使用情况)。

【问题4】　为明确诊断应当做哪些检查?

思路1　眼科基本检查应包括视力、眼压、裂隙灯和眼底检查,眼底检查可以使用裂隙灯生物显微镜联合前置镜或眼底检查镜,一般在散瞳下进行。

> 知识点
>
> CSC 的临床检查特征:远近视力下降,眼压,眼前节裂隙灯检查一般正常,要注意:黄斑区浆液性视网膜神经上皮脱离的范围,有无出血、脂质渗出等其他改变。

思路2　影像学检查有利于确诊中浆。

> 知识点
>
> CSC 的影像学诊断:
>
> FFA 检查可发现各种改变,包括典型的渗漏(图 2-7-23)、色素上皮脱离、浆液性视网膜神经上皮脱离、晚期 RPE 萎缩等,对其诊断具有重要意义。OCT(图 2-7-24)为无创性检查,可发现小的 RPE 脱离及视网膜神经上皮脱离,故在诊疗中十分常用。
>
> ICGA 检查可显示脉络膜血管异常,包括脉络膜动脉和脉络膜毛细血管充盈延迟、静脉扩张、脉络膜血管高通透性、造影早期特征性的多灶脉络膜高荧光斑以及冲刷现象。ICGA 的检查为慢性 CSC 的激光、PDT 治疗提供重要的指导,也有助于老年非典型弥漫性 CSC、隐匿性 CNV 的 AMD、PCV 的鉴别诊断。
>
>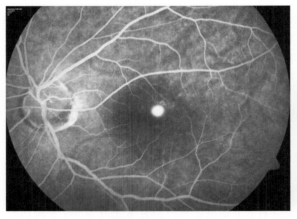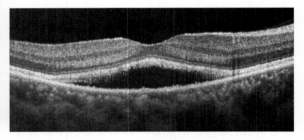
>
> 图 2-7-23　FFA 显示视网膜色素上皮破裂处的荧光渗漏点　　图 2-7-24　OCT 的 C- 图显示视网膜神经上皮脱离的范围和色素上皮脱离的部位

【问题5】　经过检查还需要和哪些疾病鉴别?

中心性脉络膜视网膜病变需要和可引起黄斑部浆液性脱离的其他疾病鉴别:

1. 下方的孔源性视网膜脱离累及黄斑,脉络膜肿物,此类疾病只要散大瞳孔检查眼底即可明确排除。

2. CNV、年龄相关性黄斑变性、PCV。此类患者黄斑区多有渗出伴出血,不典型者仔细行 FFA 及 ICGA 检查,以明确诊断,尤其对于年龄较大,病程较长,病情迁延者,要警惕此类疾病,由于 PCV 与不典型的中浆有时难以鉴别,故 ICGA 对于鉴别意义较大。

3. 后葡萄膜炎例如 Vogt- 小柳原田病、先天性视乳头小凹、囊样黄斑水肿也可发生类似改变,但仔细的病史询问及详细的检查可供鉴别。

【问题6】 诊断为中心性脉络膜视网膜病变应如何治疗？

思路1 可否保守治疗？

CSC 通常预后好，80%～90% 可自愈，视网膜下积液一般 3～4 个月内自行吸收，视力也随后恢复。许多患者可有 1 次或多次复发，慢性及反复发作的 CSC 患者预后不佳。

许多 CSC 患者存在全身发病诱因，故首先应去除这些因素，且 CSC 病例使用激素后可发生大疱性视网膜脱离，故应避免使用。任何形式的外源性皮质激素使用（包括口服、吸入、局部使用、关节腔内、硬膜外及静脉注射），在许可的情况下也应尽量避免或减少。大多数继发于外源性皮质激素使用的 CSC 病例在停止使用激素后均缓解。性格易于紧张者应调整生活状态、强调锻炼及充足睡眠，勿过度劳累，从而减少内源性皮质激素的水平。由于目前仍认为 CSC 属于自限性疾病，故对于初发的急性中心性脉络膜视网膜病变病例，可考虑观察。

思路2 哪些患者需要采取积极干预措施？

初发的急性中心性脉络膜视网膜病变患者，如减少其危险因素后疾病并无缓解，病变持续存在，累及中心凹，可考虑采取治疗。当患者存在中浆病变反复发作，存在工作或生活需要，或者对侧眼曾有中浆病变保守观察效果不佳，可考虑早期积极干预。

思路3 不同治疗方法包括：

1. PDT（光动力治疗） 被大多数人认为是 CSC 的一线治疗，Yannuzzi 和 Cardillo 等报道可采用吲哚菁绿介导的 PDT 治疗慢性中浆具有较好的效果，视力提高，FFA 示渗漏消失，黄斑区渗出吸收。Ober 最早报道了采用 PDT 治疗急性中浆，也显示了良好疗效，近年的一些研究也证实了采用减少药量的方法更安全，有效，并可减少并发症的发生。初次治疗后视网膜下液体持续存在超过 3 个月时，必要时可行重复治疗，尤其是那些对于 PDT 治疗有阳性反应者。

2. 激光治疗 传统激光是 CSC 的传统治疗，对于位于旁中心凹区域的局灶性渗漏仍然是一种选择。但是，激光可致暗点的发生，并可增加诱导晚期 CNV 发生的风险，且对于弥漫性 RPE 失代偿者无效。因此，其主要用于光凝中心凹外的渗漏点。微脉冲激光显示了良好的耐受性，可重复治疗，临床结果显示 ICGA/FFA 指导下微脉冲激光治疗，对病史较长或其他治疗无效的患者依然有效。

3. 抗 VEGF 治疗 大量证据证明此治疗对于 CSC 治疗无效。近期一项随机对照研究证实减量 PDT 治疗优于雷珠单抗。

思路4 上述治疗可能发生的并发症及处理对策？

使用 PDT 治疗可发生色素改变，RPE 萎缩，脉络膜缺血，继发脉络膜新生血管，为了减少此类情况的发生，可考虑采用减少能量或减少剂量的方法。Chan 等报道采用药物半量 PDT 治疗急性 CSC 的随机、对照临床研究显示治疗后 1 年，治疗组黄斑区视网膜下液消失，视力稳定或提高的比例均明显高于对照组。Zhao 等报道显示30%～60% 常规剂量治疗急性 CSC 安全有效，可明显缩短患者病程。

采用传统激光治疗应严格控制输出功率，能量过大者可产生激光瘢痕，且可扩大，在中心凹附近者可影响视力并产生相对或绝对性中心暗点。

【问题7】 根据上述知识点，如何和患者沟通？

1. 病程观察的长期性（病程约 3～6 个月，有些甚至超过 6 个月，且可反复发作）。

2. 视力预后差的主要原因和应对措施（病程长短、是否反复发作、诱因如激素使用等是否持续存在、对于治疗的反应性等）。

3. 治疗选择的依据（如果存在治疗指征）。

4. 治疗后的复诊时间（治疗后 2 周、4 周、3 个月、6 个月等，根据随访中具体状况可调整）。

5. 对侧眼观察的必要性（双眼患有中浆的患者并不少见）。

【问题8】 患者复诊时应进行哪些项目的观察？

1. 视功能（包括远近视力、对比敏感度等）、眼压。

2. 裂隙灯检查及眼底检查：观察玻璃体腔是否清亮，有无脉络膜新生血管、出血、瘢痕、RPE 撕裂等。

3. 视网膜下液吸收状况，可以用 OCT 观察。

4. RPE 是否发生持续渗漏、脉络膜血管通透性，可行 FFA、ICGA 检查。

（童剑萍）

第八节 视网膜变性性疾病

一、卵黄样黄斑营养不良（Best病）

又称卵黄样黄斑营养障碍症（vitelliform macular dystrophy）。Best于1905年首先详细报道了该疾病，因此又称为Best病（Best disease或者Best vitelliform dystrophy）。是一种常染色体显性遗传疾病，位于第11对染色体长臂的 *BEST1*（或 *VMD2*）基因突变，这个基因编码RPE膜上的bestrophin蛋白，导致脂褐素的蓄积。典型的患者儿童期黄斑病变形态像卵黄，以后病变逐渐瘢痕化。

定义和关键特征

定义：又称卵黄样黄斑营养障碍症，典型的患者眼底检查可见卵黄样结构，是一种常染色体显性遗传性疾病。

关键特征：

- 黄斑营养障碍；
- 常染色体显性遗传；
- 眼底检查可见卵黄样结构（图2-7-25）。

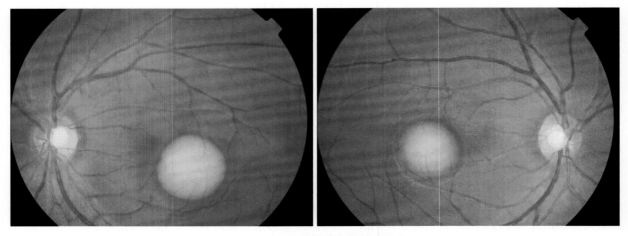

图2-7-25 卵黄样黄斑营养障碍症

临床病例

患者，男，30岁，视力模糊半年，双眼矫正视力0.6，其母患有卵黄样黄斑营养不良，家族其余成员无类似病史。

【问题1】 通过上述问诊考虑可能的诊断是什么？

思路1 患者年轻发病，双眼发病，为慢性进展过程，查体发现双眼"黄斑变性"，其母患有卵黄样黄斑营养不良，应考虑患者同样患有该病可能。

知识点

Best病：卵黄样病变卵黄期改变通常见于5～15岁患者，典型的卵黄样结构经常是在常规的眼底检查时见到的，通常累及双眼。视力通常仅受到很小影响，可以维持在0.8以上，随着病变进入萎缩期，视力逐渐下降，可发生中等程度视力丧失。

思路2　患者母亲患有Best病,对该患者的诊断具有提示作用。

> **知识点**
>
> Best病的遗传方式为不规则的常染色体显性遗传,偶见散发病例。

【问题2】　首次就诊时需要询问哪些病史?
1. 视力下降的时间,下降的严重程度、是否反复下降。
2. 家族类似疾病病史。

【问题3】　为明确诊断应当做哪些检查?

思路1　眼科基本检查应包括视功能、眼压、裂隙灯和眼底检查,眼底检查可以使用裂隙灯生物显微镜联合前置镜或眼底检查镜,一般在散瞳下进行。

> **知识点**
>
> Best病的临床分期及眼底表现:
> (1)卵黄前期:无症状,眼底正常,EOG异常。
> (2)卵黄期:视力无影响或轻度下降。典型的卵黄状结构为淡黄色,有时为橘黄色的圆形,轻微隆起,被黑色边缘环绕。视网膜血管平滑地越过黄斑盘状边缘。盘状病变0.5~3.0个视盘直径。形状类似煎蛋中的卵黄或桃罐头中的半个桃子。
> (3)假性积脓期:卵黄样物质突破色素上皮进入视网膜下腔,在黄斑形成犹如前房积脓样的液平。
> (4)卵黄破碎期:视力减退。卵黄样物质破碎形成"炒鸡蛋样"形状。
> (5)萎缩期:视力严重下降,视野出现绝对中心暗点。视网膜下瘢痕化,可伴发脉络膜新生血管。

思路2　进一步的辅助检查包括色觉、视野、OCT、FFA以及视觉电生理检查。

> **知识点**
>
> 疾病不同时期临床表现不同:
> (1)色觉:与大多数黄斑疾病一样,色觉受累。
> (2)视野:早期正常或中央轻度视敏度下降。严重病例发现中央绝对暗区。
> (3)FFA:卵黄期盘状结构完整未破坏时,黄斑区在荧光素血管造影中呈弱荧光,因卵黄样物质遮蔽荧光。假性积脓期沉积在下方的卵黄样物质低荧光,萎缩的色素上皮呈高荧光。卵黄破碎期盘状结构破碎,可见色素上皮萎缩的透见荧光,最终在黄斑区可见透见荧光环。萎缩期表现为不规则的高荧光或低荧光,可能伴CNV表现。
> (4)OCT:不同时期表现不同,可表现为黄斑区色素上皮下均匀隆起。
> (5)ERG可完全正常。暗适应和明适应的a波和b波,有正常的振幅及潜伏期。振荡电位通常也表现正常。
> (6)EOG:本病EOG数据通常低于正常,因此EOG是一个非常重要的鉴别诊断工具。EOG光峰/暗谷很少高于1.5,即使在无症状且眼底正常的个体中,EOG也明显低于正常。

【问题4】　经过检查还需要和哪些疾病鉴别?
发病年龄低,双眼同时发病,需和其他黄斑变性性疾病鉴别。
Stargardt病:眼底改变可见后极部黄色斑点,电生理早期ERG和EOG均正常,晚期ERG振幅可下降。

【问题5】　患者下一步应如何处理?
思路1　Best病的基因诊断。

Best 病为常染色体显性遗传,其致病基因为编码 RPE 膜上的 bestrophin 蛋白的 *BEST1*(或 *VMD2*)基因,定位于染色体 11q13。

思路 2　Best 病的临床转归及预后。

该病预后较好,进展缓慢。目前无有效的治疗方法。伴发 CNV 时,针对 CNV 治疗。

【问题 6】　根据上述知识点,如何和患者沟通?

1.病程观察的长期性。

2.遗传性疾病,可行遗传病学检查,明确诊断及致病基因。

3.视力预后因病情进展而异。

4.未来可能更新的治疗方法。

【问题 7】　患者复诊时应进行哪些项目的观察?

1.视功能、眼压、裂隙灯检查。

2.眼底检查　注意黄斑区病变的表现、视网膜血管、视神经、色素上皮萎缩等情况。

3.FFA　可评估患者黄斑区病变进展及分期,是否伴发 CNV。

4.OCT　作为无创的随访观察手段有助于临床分期。

5.EOG　帮助进行诊断和鉴别诊断。

6.视野　有无中央暗区。

二、Stargardt 病

Stargardt 病(Stargardt disease),是最常见的青少年黄斑营养不良性疾病,多数为常染色体隐性遗传,少数为常染色体显性遗传。眼底可以看到色素上皮层较多细小黄色斑片,如果黄色斑点局限在后极部眼底,称 Stargardt 病;如果这些黄色斑点散在整个眼底,称眼底黄色斑点症(fundus flavimaculatus),目前多数学者倾向于二者是同一疾病的不同病程。

定义和关键特征

定义:Stargardt 病是一种遗传性眼病,眼底可以看到色素上皮层较多细小黄色斑片。

关键特征:

● 青少年;

● 遗传性,多为常染色体隐性遗传;

● 色素上皮层较多细小黄色斑片(图 2-7-26)。

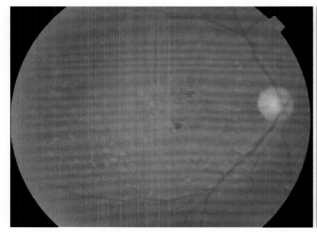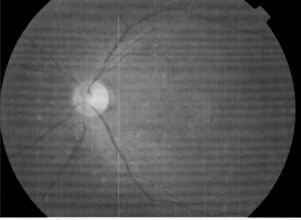

图 2-7-26　Stargardt 病眼底像

患者，男，57岁，双眼视物不清10余年，一个哥哥患有"Stargardt病"。

【问题1】 通过上述问诊考虑可能的诊断是什么？

思路1 患者年轻发病，双眼发病，为慢性进展过程，查体发现双眼"黄斑变性"，其一个哥哥患有"Stargardt病"，应考虑患者同时患有该病可能。

> **知识点**
>
> Stargardt病：患者通常开始于12岁以下，伴双眼视力逐渐下降，但视力在患病初期可正常，眼底看起来似正常，黄色斑点反差不明显，随着病情的发展，视力下降逐渐加重，就诊时年龄往往为中年。多数患者视力可维持在0.1～0.4。

思路2 患者一个哥哥患有"Stargardt病"，对该患者的诊断具有提示作用。

> **知识点**
>
> Stargardt病的遗传方式为常染色体隐性遗传，同一个家庭中的多个孩子通常可以受累。

【问题2】 首次就诊时需要询问哪些病史？

1. 视力下降的时间，下降的严重程度。
2. 家族类似疾病病史。
3. 父母是否为近亲结婚。

【问题3】 为明确诊断应当做哪些检查？

思路1 眼科基本检查应包括视力、眼压、裂隙灯和眼底检查，眼底检查可以使用裂隙灯生物显微镜联合前置镜或眼底检查镜，一般在散瞳下进行。

> **知识点**
>
> 眼底改变：发病的早期，检眼镜下无或者看不到眼底改变。随着病情进展黄斑中心凹反射消失，中心凹周围边界不清的黄色斑点（位于血管下和沉积于视网膜色素上皮），视网膜可见灰黄色点状色素上皮改变。眼底黄色斑点可以开始于周边部，逐渐向后极部发展，诊为眼底黄色斑点症。

思路2 进一步的辅助检查包括色觉、视野、FFA、视觉电生理检查、OCT检查、眼底自发荧光（图2-7-27～图2-7-29）。

> **知识点**
>
> （1）色觉：和多数其他黄斑疾病一样，色觉受累。
>
> （2）视野：通常周边视野范围正常，而中周部视野正常或敏感度轻微下降。初期可见相对性中心暗点，晚期可见绝对中心暗点。
>
> （3）电生理：早期明适应和暗适应ERG的潜伏期和振幅正常，晚期发生中周部色素沉着，ERG潜伏期延长振幅下降。最近的证据表明ERG有助于判断预后。
>
> （4）FFA：脉络膜荧光遮蔽表现为典型的脉络膜淹没症，色素上皮萎缩可呈现窗样缺损的高荧光，表现为牛眼样外观。
>
> （5）眼底自发荧光：可显示特征性表现，黄斑中央低荧光，周围由于色素上皮脂褐质的堆积呈现高荧光。
>
> （6）OCT：黄斑区视网膜萎缩变薄。

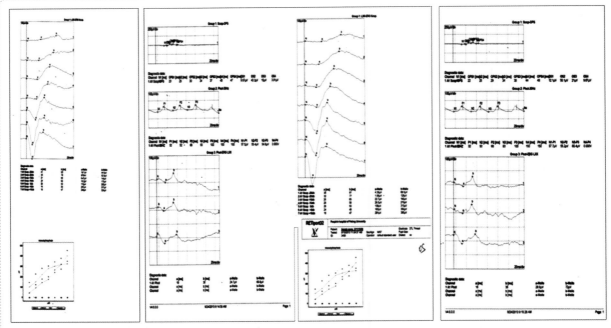

图 2-7-27　上图为闪光视网膜电图（ERG）的暗适应 ERG 部分，中间为 30Hz 反应，下图为明适应状态的锥体 ERG

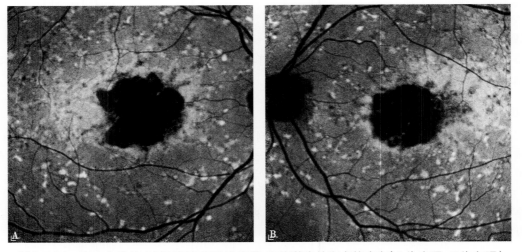

图 2-7-28　眼底自发荧光显示低荧光的脉络膜，和高荧光的斑点状病变（A 为右眼，B 为左眼）

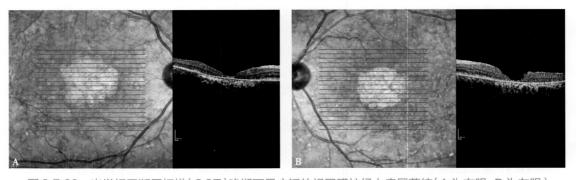

图 2-7-29　光学相干断层扫描（OCT）晚期可见广泛的视网膜神经上皮层萎缩（A 为右眼，B 为左眼）

【问题4】 经过检查还需要和哪些疾病鉴别?

发病年龄低,双眼同时发病,应与其他遗传性黄斑变性疾病如 Best 病鉴别。

【问题5】 患者下一步应如何处理?

思路1 Stargardt 病的基因诊断。

Stargardt 病为常染色体隐性遗传疾病,常见的基因突变包括 *ABCA4* 和 *ELOVL4*。

思路2 Stargardt 病的临床治疗。

目前尚无特效方法治疗,目前的基因治疗仅限于动物模型研究中。

【问题6】 根据上述知识点,如何和患者沟通?

1．病程观察的长期性。

2．遗传性疾病,遗传学检查的可能性。

3．视力预后因病情进展而异。

4．未来可能有更新的治疗方法。

【问题7】 患者复诊时应进行哪些项目的观察?

1．视功能、眼压,裂隙灯检查。

2．眼底检查　注意视网膜血管,视神经,黄斑区萎缩情况。

3．眼底荧光血管造影和自发荧光　评估患者黄斑区病变进展。

4．ERG 评估视网膜功能。

5．视野　评价患者视野缺损情况。

三、视锥细胞营养不良

视锥细胞营养不良(cone dystrophy)是遗传性黄斑营养不良疾病之一,此病主要累及视锥细胞,同时也伴有不同程度视杆细胞的损害。视锥细胞营养不良在视网膜疾病中较为特殊,由于大多数患者没有明显的眼底异常表现,主要依靠症状及心理生理或电生理检查的结果来诊断。

定义和关键特征

定义:遗传性黄斑营养不良疾病之一,此病主要累及视锥细胞,同时也伴有不同程度视杆细胞的损害。

关键特征:

● 遗传性;

● 视锥细胞受累为主,同时可伴有视杆细胞损害;

● 大多数没有明显的眼底异常表现;

● 主要依靠症状及心理生理或电生理检查的结果来诊断。

临床病例

患者,男,25 岁,8 年前开始出现双眼畏光,伴白天视力轻微下降,患者自幼视力良好,否认家族类似病史。

【问题1】 通过上述问诊考虑可能的诊断是什么?

思路　患者年轻发病,双眼发病,为慢性进展过程,应该考虑遗传性视网膜病变的可能,患者以白天视物下降为首发,伴有畏光,应考虑视锥细胞营养不良可能。

知识点

视锥细胞营养不良 10～20 岁发病,患者主诉视力下降,昼盲(不能忍受光),部分病例有色觉障碍,疾病进展后可合并眼球震颤。

【问题2】 首次就诊时需要询问哪些病史?

1. 视力下降的时间,下降的严重程度、是否反复下降。

2. 是否伴有昼盲,夜盲现象及视野缺损。

3. 患者是否出现色觉异常。

4. 家族类似疾病病史。

5. 眼部用药和全身用药。

【问题3】 为明确诊断应当做哪些检查?

思路1 眼科基本检查应包括视力、眼压、裂隙灯和眼底检查,眼底检查可以使用裂隙灯生物显微镜联合前置镜或眼底检查镜,一般在散瞳下进行。

> 知识点
>
> 视锥细胞营养不良的视网膜变化不易被察觉,给确诊带来了一定困难。大多数患者早期没有明显的眼底异常表现,晚期可出现黄斑中心凹光反射消失,黄斑萎缩性病变呈牛眼图形,也可见到非典型改变,如斑点状色素或毯层样变。

思路2 进一步的辅助检查包括色觉、OCT、FFA以及视觉电生理检查(图2-7-30、图2-7-31)。

> 知识点
>
> (1) 色觉异常:通常早期视力未受损之前即出现色觉障碍,全色盲是本病的特征之一。
>
> (2) OCT:黄斑中心凹光感受器层萎缩,椭圆体带改变,断裂或消失。
>
> (3) FFA:主要表现为黄斑区靶心样或弥漫性窗样缺损,如存在色素团块,则出现荧光遮蔽。
>
> (4) 电生理检查:ERG是用来确诊的最佳检查方法。即便是症状相对较轻的患者,ERG仍旧能够提供有效诊断,主要表现为视锥细胞功能下降:单闪光明ERG振幅下降,30Hz反应下降或消失。早期视杆细胞反应正常或轻度下降,随病程发展视杆细胞功能也可以受损。EOG正常。

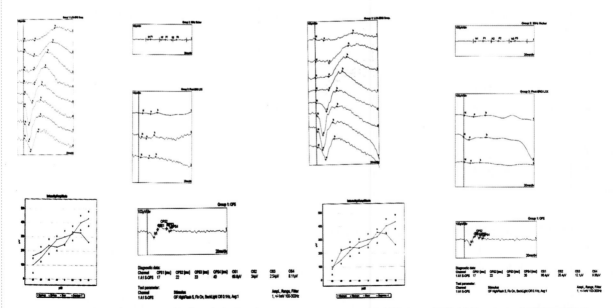

图2-7-30 上图为F-ERG的暗适应部分,中图显示30Hz ERG反应消失,下图为锥体ERG,振幅几乎消失

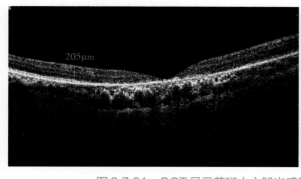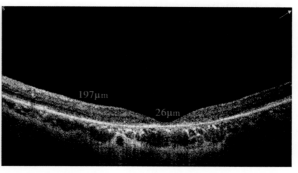

图 2-7-31　OCT 显示黄斑中心凹光感受器层萎缩,椭圆体带改变,断裂或消失

【问题 4】 经过检查还需要和哪些疾病鉴别?

发病年龄低,双眼同时发病,表现为获得性色觉异常、畏光、昼盲,眼底检查黄斑区可见萎缩性改变,需和其他遗传性黄斑变性(如 Stargardt 病),还有先天性色盲鉴别。

1. Stargardt 病　视锥细胞营养不良如果中心凹萎缩常误诊为 Stargardt 病,但前者视锥细胞 ERG 振幅下降,而后者常正常。

2. 先天性色盲　色盲是对某种特定的颜色,如红色盲、绿色盲、红绿色盲等,视力正常不合并视网膜变性。

【问题 5】 患者下一步应如何处理?

思路 1　视锥细胞营养不良的基因诊断。

1. 显性遗传锥体营养障碍症发生在 6p21.1 的 GUCA1A 突变,这是一个表达在视细胞外段的钙结合蛋白。这个病还发现在 17p13.1 的 GUCY2D 突变。

2. 相同基因的等位基因不同的突变可发生常染色体隐性遗传的 leber 先天性黑矇。

3. 性连锁隐性遗传锥体营养障碍症的特点成年发作,黄斑毯样色泽(金属色)和水尾(Mizuo-Nakamura)现象(眼底色泽随着暗适应时间发生改变),但基因尚未确定。

思路 2　视锥细胞营养不良的治疗。

目前本病的治疗尚无特效方法。目前的处理措施旨在通过营养神经等减缓萎缩过程,治疗可能出现的并发症及帮助患者从心理上和生理上适应社会。

目前基因治疗试图从动物模型上寻找可能导入突变基因的方法以通过编码某些特异性缺失的蛋白来挽救视功能。

【问题 6】 根据上述知识点,如何和患者沟通?

1. 病程观察的长期性。

2. 遗传性疾病,遗传学检查的可能性。

3. 视力预后较差。

4. 未来可能有更新的治疗方法。

【问题 7】 患者复诊时应进行哪些项目的观察?

1. 视功能、眼压,裂隙灯,色觉检查。

2. 眼底检查　注意黄斑区萎缩情况。

3. ERG 评估视网膜功能。

四、视网膜色素变性

原发性视网膜色素变性(retinitis pigmentosa,RP),是为一组影响视网膜感光细胞和色素上皮的遗传性眼病。

定义和关键特征

定义:遗传性,渐进性,视网膜感光细胞丧失,视网膜色素上皮变性萎缩为特征的一组疾病。

关键特征:

● 夜盲;

- 视野缩小；
- 中心视力下降；
- 眼底表现为骨细胞样色素沉着，中周为主；
- 视盘色淡、蜡样改变；
- 视网膜动脉变细；
- 黄斑囊样水肿；
- 光感受器细胞丧失；
- 广泛的视网膜多层细胞萎缩；
- 电生理改变。

见图 2-7-32。

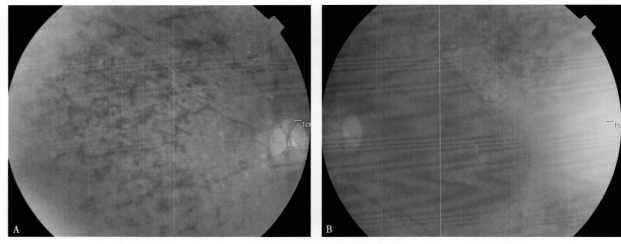

图 2-7-32　视网膜色素变性的眼底像图，可见骨细胞样色素沉着（A 为右眼，B 为左眼）

临床特征

患者，男，16 岁，患者自 12 岁开始出现双眼夜间视物困难，伴有渐进性的视野缺损，16 岁开始出现双眼间歇性视物模糊，家中一个姐姐患有视网膜色素变性，其余家族成员无类似病史。

【问题 1】　通过上述问诊考虑可能的诊断是什么？

思路 1　患者年轻发病，双眼发病，为慢性进展过程，以夜间视物困难为首发，伴有渐进性视野缺损，应该考虑视网膜色素变性的可能。

　　知识点

　　视网膜色素变性：本病多为双眼发病，夜盲是 RP 的标志症状，部分患者在昏暗光下视力下降，典型 RP 患者往往在十几或二十几岁的时候就开始出现夜间视物困难。RP 的第二个标志性的特征就是隐匿型渐进性的周边视野缺失。在部分患者，尤其是在儿童时代就发病的重症患者，可以表现为视野的渐进性缩窄。

思路 2　患者一个姐姐患有视网膜色素变性，对该患者的诊断具有提示作用。

　　知识点

　　视网膜色素变性为遗传性渐进性视网膜退行性病变，遗传方式可以为常染色体显性、常染色体隐性、X 染色体性连锁遗传和散发，其中常染色体隐性遗传最多见。目前已发现 100 多种 RP 基因型，鉴定出 50 多个 RP 基因。

【问题2】 首次就诊时需要询问哪些病史?

1．视力下降的时间,下降的严重程度、是否反复下降。

2．是否伴有夜盲现象及视野缺损。

3．家族类似疾病病史。

4．眼部用药和全身用药。

【问题3】 为明确诊断应当做哪些检查?

思路1 眼科基本检查应包括视力、眼压、裂隙灯和眼底检查,眼底检查可以使用裂隙灯生物显微镜联合前置镜或眼底检查镜,一般在散瞳下进行。

知识点

RP 的眼底表现

典型 RP 的眼底表现为视网膜层间骨细胞样色素沉着,首先出现在视网膜赤道部,随病程延长范围增大。此外还出现血管变细及视乳头颜色苍白或蜡黄色。一般来说,当发现检眼镜下可见的异常时,双眼的发病往往呈高度对称。

很多 RP 有不同的临床表型,又称非典型改变:

(1) 无色素性视网膜色素变性的色素较少,其余改变均相同。

(2) 单侧性视网膜色素变性。

(3) 象限性视网膜色素变性,一般为性连锁。

(4) 深部白点呈白点状视网膜炎(retinitis punctate albescent)。

(5) 无脉络膜症(choroideremia)的脉络膜萎缩。

(6) RDS-Peripherin 突变导致的黄斑 RPE 萎缩。

(7) RP12 表现为视网膜小动脉旁无 RPE。

(8) 中心性视网膜色素变性,色素改变在黄斑区内,患者畏光,视野表现中央部暗点。

思路2 进一步的辅助检查包括色觉、视野、FFA、视觉电生理检查及 OCT。

知识点

(1) 色觉:一般来说,典型 RP 患者能保持正常的色觉,除非视力下降到 0.5 以下。

(2) 视野:早期表现为环形暗点,位置与赤道部病变相符。其后环形暗点向中心和周边逐渐扩大,视野逐渐缩小,最终形成管状视野。

(3) FFA:由于色素上皮层改变,可见斑驳状透见荧光和荧光遮蔽,晚期黄斑可有荧光积存,有时可见血管闭塞。

(4) 电生理检查:ERG 异常早于眼底改变,a 波、b 波波峰降低,峰时延长,最后 a 波、b 波消失呈熄灭型。明视和暗视 ERG 均有异常,暗视异常更明显。

【问题4】 经过检查还需要和哪些视网膜变性疾病鉴别?

1．应与视锥细胞营养不良、视神经萎缩等鉴别。

2．需与后天疾病继发的视网膜色素变性样改变相鉴别,如脉络膜视网膜炎、梅毒、视网膜脱离自发吸收、药物毒性等。

【问题5】 患者下一步应如何处理?

思路1 视网膜色素变性的基因诊断。

过去 10 年,视网膜色素变性的研究主要集中在分子遗传学领域,这是基于人类基因组学研究方法的巨大进步。那些想要孩子但又担心会遗传这种疾病的患者可能会从遗传咨询中获益。

思路2 视网膜色素变性的治疗。

这种疾病是一种慢性退行性疾病,大多数患者视力可保持几十年,完全失明比较少见。RP 目前无有效治疗方法,补充维生素 A 治疗尚存争议。对于黄斑水肿引起的视力下降,可口服碳酸酐酶抑制剂,玻璃体腔注射曲安奈德来控制。低视力助视设备有助于晚期患者通过训练进行日常生活。基因治疗和干细胞治疗目前正在进入临床试验阶段。

【问题 6】 根据上述知识点,如何和患者沟通?

1. 病程观察的长期性。

2. 遗传性疾病,遗传学检查的可能性。

3. 视力预后因病情进展而异。

4. 未来可能有更新的治疗方法。

【问题 7】 患者复诊时应进行哪些项目的观察?

1. 视功能、眼压,裂隙灯检查。

2. 眼底检查　注意视网膜血管,视神经,色素上皮萎缩及骨细胞样沉着情况。

3. ERG　评估视网膜功能。

4. 视野　评价患者视野缺损情况。

(童剑萍)

第九节　视网膜脱离

一、孔源性视网膜脱离

孔源性视网膜脱离(rhegmatogenous retinal detachment,RRD)是视网膜脱离最常见的原因,是指因为视网膜裂孔导致视网膜神经上皮层和色素上皮层的分离,是视网膜变性与玻璃体变性两个因素综合作用的结果。好发于近视患者。

定义和关键特征

定义:因视网膜裂孔形成,液化的玻璃体流入视网膜下腔,致使视网膜神经上皮层与色素上皮层分离。

关键特征:

● 视力下降,眼前黑影遮挡;

● 视网膜裂孔;

● 脱离的视网膜呈灰白隆起。

合并特征:

● 玻璃体腔可见浮游血细胞或色素颗粒;

● 玻璃体积血;

● 陈旧脱离可见不规则视网膜下增殖条索(图 2-7-33)。

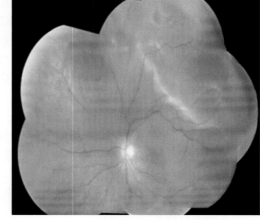

图 2-7-33　视网膜可见增殖条索

临床病例

患者,男,65 岁,因"右眼下方视物遮挡 1 周伴闪光感,视物不见 1 天"来院就诊。视力下降前曾经有右眼前黑影及频繁闪光感,否认高血压、糖尿病病史,否认屈光不正史,否认手术外伤史。

【问题 1】 通过上述问诊考虑可能的诊断是什么?

思路 1　患者老年男性,主诉符合视网膜脱离的症状:视物遮挡伴闪光感,视物不见 1 天;否认高血压、糖尿病史,结合飞蚊症及闪光感,孔源性视网膜脱离的可能性大。

知识点

RRD 患病高危因素包括近视、家族史、对侧眼视网膜裂孔或脱离史,与玻璃体液化、浓缩,玻璃体后脱离关系密切。

思路2 患者视物遮挡伴闪光感1周,视物不见1天,对孔源性视网膜脱离的诊断具有提示作用。

> 知识点
>
> RRD的临床表现:RRD起始症状为严重的飞蚊症和闪光感;视网膜脱离未累及黄斑区时可出现局部视物黑影遮挡并逐渐扩大,此时对中心视力影响较小;当累及黄斑区时,中心视力急剧减退,视物黑影遮挡范围扩大。

【问题2】 如果病例为年轻患者,RRD发生的其他可能原因是什么?

RRD的其他病因:

1. 头部外伤。
2. 眼内炎症,如葡萄膜炎。
3. 急性视网膜坏死。
4. 家族性渗出性玻璃体视网膜病变(familial exudative vitreoretinopathy,FEVR)等。

【问题3】 患者首次就诊,病史采集应包括哪些方面?

1. 视力下降前是否有飞蚊症和闪光感。
2. 视力下降的快慢,是否眼前固定黑影遮挡,并逐渐扩大。
3. 是否老年患者,是否合并近视。
4. 眼部及全身其他部位外伤手术史。
5. 眼部及全身是否合并炎症及感染、免疫性疾病史。

【问题4】 为明确诊断应当做哪些检查?

思路1 眼科基本检查应包括视力、眼压、裂隙灯和眼底检查,眼底检查时应将瞳孔充分散大,使用间接眼底检查镜或裂隙灯生物显微镜联合前置镜检查周边视网膜。

> 知识点
>
> (1)视力:远近视力下降。
> (2)眼压:早期脱离范围较小时,眼压正常或稍偏低,眼压随脱离范围扩大而下降。超过一个象限者,眼压显著降低。
> (3)裂隙灯:前节检查一般正常,晶体后可以看到玻璃体前腔有色素。
> (4)眼底检查:玻璃体内色素颗粒,可合并积血。脱离的视网膜灰白球形隆起,时间长者视网膜表面可皱缩;视网膜裂孔常位于周边部,高度近视眼视网膜常发生黄斑裂孔;合并增生性玻璃体视网膜病变者视网膜表面有固定皱襞和/或视网膜下膜。

思路2 视网膜裂孔常见种类有哪些?

裂孔常见有以下几种:

1. 马蹄形裂孔 多位于视网膜赤道部,常常发生在格子样变性区后缘或两端,凹面朝向锯齿缘,裂孔的视网膜瓣与玻璃体粘连。
2. 圆形或卵圆形裂孔 多位于赤道部格子样变性区内或者黄斑部。
3. 锯齿缘离断 常发生于青少年,或者外伤后,颞下象限多见。

【问题5】 经过检查还需要和那些视网膜疾病鉴别?

思路1 眼底检查未能发现裂孔者要与牵拉性视网膜脱离及渗出性视网膜脱离鉴别。

1. 牵拉性视网膜脱离(tractional retinal detachment,TRD) 玻璃体有明显增殖膜或机化组织牵拉视网膜,形状为帐篷型,常见于增殖性糖尿病视网膜病变、视网膜静脉周围炎、眼外伤,常合并玻璃体积血(图2-7-34A)。

2. 渗出性视网膜脱离(exudative retinal detachment,ERD) 脱离的视网膜表面光滑无皱褶,脱离部位随体位改变而改变,常继发于视网膜脉络膜肿瘤,常合并出现在Coats病、严重的葡萄膜炎症(图2-7-34B)等。

3. 视网膜劈裂症(retinoschisis):为变性型视网膜劈裂症(degenerative retinoschisis),病变常位于颞下方周边部视网膜,呈半球状隆起,由囊样变性发展而成。劈裂内壁菲薄透明,劈裂边缘可见色素沉着。外层劈裂孔随访观察;内层劈裂孔或内外层均有劈裂孔,成为真性裂孔而发生孔源性视网膜脱离时需要手术治疗。先天性视网膜劈裂为双眼遗传性疾病,发生于男性,致病基因定位于 X 染色体的短臂远端(Xp22.1-p22.3)。表现为黄斑劈裂及周边视网膜劈裂,劈裂破裂成孔时可发生玻璃体积血和视网膜脱离。

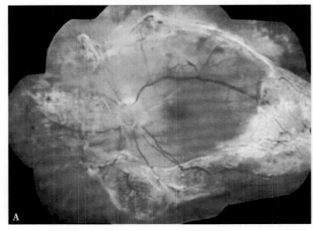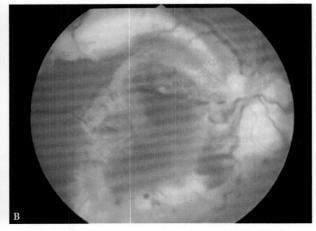

图 2-7-34 A 图显示为增殖性糖尿病视网膜病变;B 图显示为 Coats 病

思路 2 视网膜浅脱离邻近后极部时要与中心性浆液性脉络膜视网膜病变鉴别。

中心性浆液性脉络膜视网膜病变虽有视网膜神经上皮层的浆液性浅脱离,但病变部位在黄斑部,无裂孔,荧光血管造影有荧光渗漏,呈墨迹状或炊烟状。

【问题 6】 下一步应如何处理?

思路 1 视网膜裂孔不合并视网膜脱离时的处理。

仅有马蹄形裂孔无视网膜脱离时,可通过激光治疗使裂孔周围视网膜与脉络膜发生瘢痕粘连,从而将裂孔封闭。

思路 2 发生视网膜脱离时的处理。

处理原则:找到并封闭所有裂孔,复位视网膜。

目前针对明确裂孔及视网膜脱离的常规治疗包括:

1. 巩膜外加压或巩膜扣带术。

2. 玻璃体手术治疗,需要气体或硅油填充。

3. 玻璃体注气联合冷凝或激光术。

思路 3 以上治疗可能发生的并发症及处理。

并发症及处理:

1. 巩膜穿刺放液致视网膜裂孔形成 穿孔部位行冷凝或光凝,可在相应部位做巩膜外加压。

2. 眼压升高 视网膜复位术后高眼压的原因很复杂,与原发疾病、合并青光眼、激素使用、术式、填充物的应用及炎症反应等相关,往往多因素参与发生,需分析原因,及时预防和处理,同时避免过度干预。

3. 眼缺血综合征 发生在环扎过紧或外加压物压迫涡状静脉时,出现虹膜水肿、睫状体水肿、前房渗出物等,发生后立即调整外加压物位置,上述体征即刻消失。

4. 加压物外漏或感染,可手术拆除加压物。

5. 复视 与眼外肌被外加压物牵制有关,视网膜复位后可拆除外加压物。

6. 复发性视网膜脱离 增值性玻璃体视网膜病变(proliferative vitreoretinopathy,PVR)是 RRD 术后最常见的失败原因。PVR 导致视网膜固定皱褶,视网膜前膜及视网膜下条索。需清除增殖膜,松解视网膜皱褶,封闭所有视网膜裂孔,完成视网膜复位。

【问题 7】 根据以上知识点,怎样与患者沟通?

1. 治疗的必要性,自然病程的进展将导致眼球萎缩,视力丧失。

2. 手术方法的选择与依据。

3．术后可能需要体位配合。

4．黄斑脱离复位后仍有视物变形。

5．术后一段时间内要定期复诊。

6．警惕对侧眼视网膜脱离前驱症状。

【问题8】 患者复诊时,应注意哪些事项?

1．视功能、眼压、患者眼位及体位。

2．视网膜复位情况。

3．视网膜下液是否完全吸收,裂孔是否位于加压嵴上。

4．硅油眼注意硅油是否乳化。

5．外加压物是否排斥或移位。

二、渗出性视网膜脱离

渗出性视网膜脱离(exudative retinal detachment,ERD)是一种继发于局部或全身疾病的视网膜脱离。其发病机制主要是视网膜毛细血管和色素上皮屏障功能受到破坏,导致血浆和脉络膜液体大量渗出并积聚在视网膜下,渗出的视网膜下液透明或因富含脂质而呈淡黄色(图 2-7-35)。

常见原因包括:

1．视网膜或脉络膜肿瘤,如视网膜血管瘤、视网膜母细胞瘤、脉络膜血管瘤、脉络膜黑色素瘤和转移瘤等。

2．炎症病变,如巩膜炎、脉络膜炎、VKH 综合征、交感性眼炎等。

3．色素上皮病,如大泡性视网膜病变和葡萄膜渗漏等。

4．视网膜血管性疾病,如视网膜血管瘤(von Hippel Lindau 综合征)和 Coats 病等。

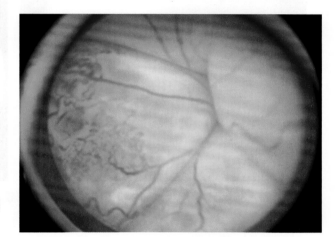

图 2-7-35　视网膜脱离

5．全身性疾病,如高血压视网膜病变、妊娠高血压、血液病和胶原病等。主要针对原发性疾病进行治疗。

定义和关键特征

定义:由于视网膜下液聚集导致视网膜神经上皮隆起,与其下的色素上皮分离。

关键特征:

- 无视网膜裂孔;
- 存在原发病;
- 视网膜随体位改变而改变;
- 脱离的视网膜表面较光滑,无牵拉皱褶。

临床病例

患儿,男,5 岁,学校体检发现患儿右眼视力差,配眼镜无法矫正,在当地医院就诊发现右眼视网膜黄白色隆起,检查时坐位比仰卧脱离明显,诊断为"右眼视网膜脱离,可疑 Coats 病",转来院进一步检查治疗。患儿足月顺产,体健,否认屈光不正史、眼部外伤史及家族遗传病史。

【问题1】 通过上述问诊考虑可能的诊断是什么?

思路 1　患儿学龄儿童,单眼视力差,当地医院检查发现右眼视网膜黄白色隆起,首先应明确患儿为何种类型视网膜脱离。

知识点

渗出性视网膜脱离高危因素：各年龄均可以发生，与眼部炎症性病变、眼底的血管性病变以及肿瘤等密切相关。

思路2 当地检查时视网膜脱离坐位较仰卧检查明显，对渗出性视网膜脱离的诊断具有明显提示作用。

知识点

ERD 的临床表现：视网膜脱离部位随体位而改变，视网膜下液总是流向眼底最低处，如坐位时下方视网膜隆起最高呈球形隆起，平卧时下方球形样隆起消失，积液流向后极部，使后极部网膜隆起脱离，而周边视网膜隆起脱离不明显。脱离的视网膜表面较光滑，无牵拉皱褶，无视网膜裂孔（图 2-7-36）。

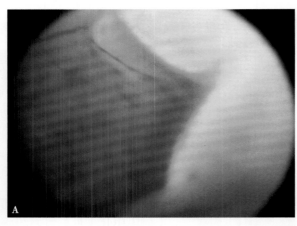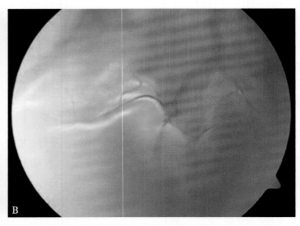

图 2-7-36　图 A 示 Vogt- 小柳原田病的渗出性视网膜脱离，图 B 示脉络膜黑色素瘤致渗出性视网膜脱离

【问题2】 患儿明确视网膜脱离后，怎样确定患儿引起渗出性视网膜脱离的原发性疾病？
思路 健康学龄男童，单眼视力差，眼底呈黄白色隆起，首先应该考虑 Coats 病。

知识点

Coats 病是儿童及青少年渗出性视网膜脱离的最常见原因；老年性黄斑变性是老年人渗出性视网膜发病的多见原因，中年人引起的渗出性视网膜脱离以中心性浆液性视网膜脱离常见。

Coats 病是一种单眼、特发性、进行性的发育性视网膜血管异常，以视网膜毛细血管扩张为主要的眼底表现，包括动脉扩张、微动脉瘤、静脉扩张和梭形毛细血管扩张，伴有脂质渗出，常伴有渗出性视网膜脱离。Coats 病通常单眼受累，男性多见。目前还没发现相关基因、染色体或遗传模式，也没有发现与全身病的关联。血管造影可见毛细血管无灌注区及异常血管，可见典型"灯泡样"动脉瘤样扩张。

Coats 病的治疗：对有进行性渗出的视网膜异常血管区域进行光凝或冷凝治疗，需多次治疗，并长期密切随访。对于严重的视网膜脱离无法直接光凝或冷凝时，可行巩膜穿刺放液后对异常血管光凝或冷凝，或行玻璃体手术。

【问题3】 如果患者非儿童，ERD 可能发生的原因是什么？
1. 炎症引起。
2. 并发于全身血管性疾病，如恶性高血压。
3. 各种原发性或转移性肿瘤。
【问题4】 首次就诊时需要询问哪些病史？
1. 视力下降的时间，下降的严重程度。
2. 是否存在屈光不正史，是否存在眼部外伤史、是否存在眼部家族疾病史。

3. 出生时是否早产。

4. 是否有全身病史及肿瘤等病史。

5. 眼部用药和全身用药（曾用药和现用药）。

【问题5】 为明确诊断需要哪些检查？

思路 眼科基本检查包括视力、眼压、裂隙灯和眼底检查，眼底检查应用间接眼底检查镜或裂隙灯生物显微镜联合前置镜，一般散瞳下进行，可以用B超或FFA进行辅助检查。

> 知识点
>
> 渗出性视网膜脱离临床检查特点：视网膜无裂孔的形成；一般有原发病的临床表现，如血管的异常及炎症的渗出表现等；视网膜脱离的形态随体位而变化。B超或FFA可以提供原发病的诊断依据。

【问题6】 为明确病因，我们与哪些疾病相鉴别，需要完善哪些检查？

思路1 对于儿童的渗出性视网膜脱离，首先要与视网膜母细胞瘤继发的视网膜脱离鉴别。

> 知识点
>
> 小年龄组的以白瞳征及有渗出性视网膜脱离表现的Coats病需与以下疾病鉴别诊断：视网膜母细胞瘤（retinoblastoma，RB）、永存性原始玻璃体增生（persistent hyperplastic primary vitreous，PHPV）、早产儿视网膜病变（retinopathy of prematurity，ROP）、家族性渗出性玻璃体视网膜病变（familial exudative vitreoretinopathy，FEVR）等。
>
> 视网膜母细胞瘤继发性视网膜脱离外，可见肿瘤呈白色圆形或椭圆形隆起结节，表面有新生血管或出血，视网膜散在白色境界不清的增厚病灶，B超或CT有助于诊断。

思路2 对于非儿童的渗出性视网膜脱离，应该探寻导致视网膜脱离的原因，以便有效治疗。

> 知识点
>
> 导致成年人的渗出性视网膜脱离的病变包括各种脉络膜肿瘤、Vogt-小柳原田病、后巩膜炎、视盘小凹及牵牛花综合征、von Hippel等先天异常、葡萄膜渗漏综合征等眼底病变。

【问题7】 患者下一步应如何处理？

主要针对原发性疾病治疗，同时也可采用减少视网膜下液的干预治疗。

合理适当治疗原发病，渗出性视网膜脱离可以自行恢复，一般高剂量激素治疗脉络膜的炎症，放射或切除局部的肿瘤，均可以促使渗出性网脱的消失，对于Coats病等血管性病变可以激光或/和巩膜外冷凝治疗，对于葡萄膜渗漏综合征导致的严重的视网膜脱离，可以采用巩膜开窗术进行治疗。抗VEGF治疗血管病变及肿瘤导致的渗出性视网膜脱离具有治疗作用。

【问题8】 根据上述知识点，如何和患者沟通？

1. 病程观察的长期性，部分病例吸收较慢。

2. 视力预后差的主要原因和原发病治疗措施。

3. 治疗选择的依据（如果存在治疗指征）。

4. 治疗后的复诊（激素治疗需定期检查病情变化及全身情况，肿瘤患者需观察肿瘤生长与转移，抗VEGF初次治疗4周复诊）。

【问题9】 患者复诊时应进行哪些项目的观察？

1. 视功能、眼压。

2. 裂隙灯检查：特别要注意虹膜和房角是否有新生血管。

3. 有无前节炎症反应，玻璃体是否清亮。

4. 眼底检查视网膜下液是否吸收，FFA检查观察视网膜是否有无灌注区及新生血管，是否需要行视网膜光凝。

5. B 超检查视网膜脱离情况及肿瘤的变化。

6. 亦可用 OCT 观察黄斑水肿情况。

三、牵拉性视网膜脱离

牵拉性视网膜脱离(tractional retinal detachment,TRD)是由于玻璃体视网膜的增殖膜或机化组织收缩,牵拉视网膜,所造成的视网膜脱离。牵拉性视网膜脱离常见于增殖性糖尿病视网膜病变、视网膜静脉周围炎、视网膜静脉堵塞、早产儿视网膜病变、眼外伤、玻璃体积血、炎症、眼内多次手术后。牵拉性视网膜脱离的部位、程度、范围和增殖膜或机化组织与视网膜粘连部位有密切关系(图 2-7-37)。

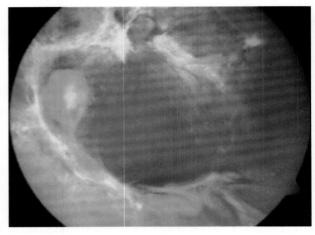

图 2-7-37

定义和关键特征

定义:由于玻璃体视网膜的增殖膜或机化组织收缩,牵拉视网膜而造成的视网膜脱离。

关键特征:

- 玻璃体视网膜有明显增殖膜和机化组织;
- 脱离的视网膜表面可见增殖膜或机化组织与之粘连;
- 粘连的范围、大小,影响视网膜脱离的形态和范围,视网膜脱离的最高点与玻璃体牵拉有关,呈帐篷状。

临床病例

患者,女,43 岁,因"双眼视力突然下降 1 个月",在当地诊为"眼底出血、视网膜脱离"口服血栓通胶囊,近 1 周加重遂来院就诊。2 型糖尿病 10 余年,口服降糖药控制血糖,血糖控制不佳,发现高血压 1 年,口服降血压药物,否认屈光不正病史,无手术外伤史。

【问题 1】 通过上述问诊考虑可能的诊断是什么?

思路 1 患者中年女性,有糖尿病病史 10 年,血糖控制不佳,当地检查发现"双眼眼底出血、视网膜脱离"。糖尿病视网膜病变(DR)是临床较常见的眼底出血合并视网膜脱离的疾病,可严重损伤视力。应考虑增殖性糖尿病视网膜病变导致的牵拉性视网膜脱离的可能(图 2-7-38)。

知识点

牵拉性视网膜脱离的高危因素:与增殖性糖尿病视网膜病变、视网膜静脉阻塞及早产儿视网膜病变等缺血性视网膜疾病及血管炎;视网膜手术伴发的增殖性瘢痕组织(增生性玻璃体视网膜病变);眼外伤等密切相关。

思路 2 患者视力严重下降,血糖一直控制不佳,当地检查发现"眼底出血、视网膜脱离",对牵拉性视网膜脱离诊断有提示作用。

知识点

牵拉性视网膜脱离的临床表现:视力下降或视野出现缺损,眼底可见视网膜表面增殖的机化膜,纤维机化膜,可以位于视网膜的任何部位和视网膜表面,牵拉视网膜局部的浅脱离,也可牵拉视网膜出现皱褶形成严重的视网膜脱离。

【问题 2】 如果患者血糖不高,牵拉性视网膜脱离发生的原因是什么?

牵拉性视网膜脱离其他可能的原因:

1. 视网膜缺血、血管炎导致的增殖性病变。

2. 眼后段的穿通性眼外伤。

【问题3】 首次就诊时需要询问哪些病史?

1. 视力下降的时间、下降的严重程度、是否反复下降。

2. 全身是否合并心脑血管疾患、动脉硬化、高血压、免疫性疾病、血液系统性疾病。

3. 眼部是否行激光治疗、手术史及眼外伤、全身其他部位手术史。

4. 眼部用药和全身用药(曾用药和现用药)。

【问题4】 为明确诊断应当做哪些检查?

思路1 眼科基本检查应包括视力、眼压、裂隙灯和眼底检查,眼底检查可以使用裂隙灯生物显微镜联合前置镜或间接眼底检查镜,一般在散瞳下进行。对于积血较多的患者或玻璃体混浊患者,B超可提示是否存在视网膜脱离及脱离的类型(图2-7-39)。

> **知识点**
>
> 牵拉性视网膜脱离(TRD)的临床检查特征:远近视力下降;眼压:轻度牵拉性视网膜脱离患者眼压可以正常,严重牵拉性视网膜脱离患者眼压可以降低。裂隙灯检查一般正常,还有观察玻璃体腔是否有增殖条索及增殖膜。眼底视网膜增殖膜的位置、视网膜皱褶的有无及视网膜的形态,关键看视网膜裂孔的有无,如有裂孔则为混合型视网膜脱离。如玻璃体积血或混浊,需用B超检查视网膜的情况。

思路2 患者视力下降1个月,近1周加重的原因?

牵拉性视网膜脱离(TRD)突然视力下降的原因:增殖膜的生长可以在视网膜的任何部位,如先发生于视网膜的黄斑区则患者早期即感视物不清,逐渐加重。如增殖膜发生于黄斑以外区域导致局部浅脱,则发现眼前黑影或视物变型,随病情发展,牵拉黄斑脱离则出现视力下降加重,以发展的程度和速度而定。

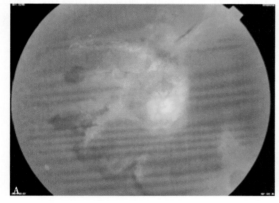 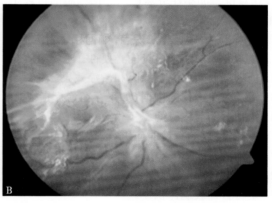

图2-7-38　增殖性糖尿病视网膜病变视网膜表面增殖膜导致牵拉性视网膜脱离
A. 牵拉性视网膜脱离伴玻璃体出血;B. 机化膜瘢痕化伴牵拉性视网膜脱离。

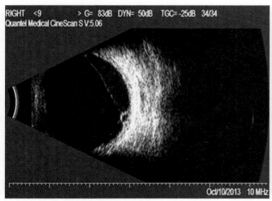 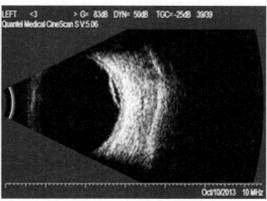

图2-7-39　B超显示视网膜表面的增殖膜导致局部视网膜脱离

【问题5】 经过检查还需要和哪些视网膜脱离鉴别?

思路1 应与孔源性视网膜脱离鉴别。

孔源性视网膜脱离视网膜必须有裂孔的存在,视网膜表面可有增殖膜的存在,此为孔源性视网膜脱离合并 PVR 形成,视网膜可以表现为灰白色隆起或皱褶。应用间接检眼镜或三面镜仔细检查,一般均能发现视网膜裂孔。

思路2 牵拉性视网膜脱离患者还应与渗出性视网膜脱离鉴别。

渗出性视网膜脱离:渗出性视网膜脱离一般为局部的视网膜浆液性隆起,并随体位的改变及眼球运动脱离位置而发生变化,由于液体重力的原因,脱离的部位总是在眼球的最低处。眼底检查表现为光滑、半透明的圆形隆起,一般无出血存在,如伴有视网膜血管病变可以发生出血。

【问题6】 患者下一步的处理?

思路 患者视力下降 1 月余,玻璃体积血、牵拉性视网膜脱离诊断明确,考虑手术治疗。

> **知识点**
>
> 治疗牵拉性视网膜脱离,主要是通过手术解除增殖膜或机化组织对视网膜的牵拉。
>
> 应进行玻璃体切除手术治疗,清除混浊的玻璃体及积血,恢复正常的光学通路,分离及清除视网膜前的增殖膜及机化条索,解除了增殖膜对视网膜的向心性牵拉和切线性牵拉,松解后的视网膜可以自动复位。

【问题7】 患者手术中是否进行眼内填充?

牵拉性视网膜脱离发生的主要病理为视网膜表面的增殖膜对视网膜牵拉,牵拉力量消除后视网膜自动恢复,没有必要将视网膜下的液体排出。没有视网膜裂孔发生,玻璃体手术清除增殖膜后无须填充视网膜即可成功复位。如果在分离视网膜增殖膜的过程中,意外造成视网膜的裂孔,则需要封闭裂孔,气体或硅油眼内填充。

【问题8】 根据上述知识点,如何和患者沟通?

1. 全身及局部病因检查的必要性。

2. 视力预后差的主要原因和治疗效果。

3. 治疗方案选择的依据(如果存在治疗指征)。

4. 治疗后的复诊时间。

【问题9】 患者复诊时应进行哪些项目的观察?

1. 视功能、眼压。

2. 裂隙灯检查:前房是否炎症反应及出血。

3. 是否合并玻璃体积血。

4. 间接检眼镜观察视网膜脱离的情况,必要时可以用 B 超检查。

5. 必要时进行 FFA 检查,如血管性病变引起,可以确定是否需要治疗原发病或眼底激光治疗。

6. 必要时请相关科室会诊,协助治疗原发病。

(童剑萍)

第十节　视网膜静脉周围炎

视网膜静脉周围炎,又称为 Eales 病(Eales disease),为原因不明的原发性视网膜血管闭塞性疾病。通常累及双眼周边视网膜,常导致视网膜新生血管形成并伴有玻璃体积血。常见于男性,可能与结核菌素有关。

定义和关键特征

定义:慢性和复发性静脉为主的炎症,视网膜周边部静脉闭塞和视网膜新生血管形成,反复玻璃体积血(图2-7-40)。

关键特征：
- 双眼反复玻璃体积血；
- 视网膜周边部血管闭塞，血管白鞘；
- 毛细血管无灌注区及视网膜新生血管形成。

合并特征：
- 视网膜前机化膜；
- 黄斑水肿；
- 牵拉行视网膜脱离；
- 新生血管性青光眼。

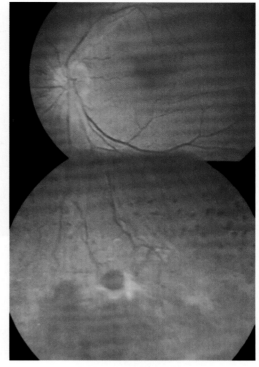

图 2-7-40 可见视网膜出血

临床病例

患者，男，30 岁，因"双眼前反复飘黑影 4 周，左眼突然加重 3 天"，当地诊为"眼底出血"，口服药物不缓解，来院就诊，查体左眼玻璃体积血，眼底窥不清。既往 2 年前有结核性胸膜炎病史，无糖尿病、高血压、高血脂病史，无手术外伤史。

【问题 1】 通过上述问诊考虑可能的诊断是什么？

思路 1 当地检查发现"眼底出血"，查体左眼底窥视不清。需考虑视网膜血管性疾病导致玻璃体积血的几种原因，包括最常见的 BRVO、CRVO、PDR、视网膜血管炎、Eales 病等疾病。患者发病年龄较轻，无高血脂、高血压病史，既往 2 年前有结核性胸膜炎病史，需考虑视网膜静脉周围炎（Eales 病）的可能性。

> **知识点**
>
> Eales 病患患者群特点及与全身病的关系：多见于 20～40 岁健康青年男性，确切病因不明，既往被广泛认为与自身免疫反应相关，特别是结核菌素蛋白的超敏反应有关，所以此类年轻患者首要考虑结核，但眼部不一定有结核病灶。

思路 2 患者双眼飘黑影一段时间后，单眼突发视力下降，当地发现"眼底出血"，查体左眼玻璃体积血，眼底窥不清。此时对侧眼的眼底情况对 Eales 病的诊断具有重要提示作用。

> **知识点**
>
> Eales 病的临床表现：早期无自觉症状，部分患者有黑点飘动，常因出现大量玻璃体积血时视力严重下降始来就诊。80%～90% 患者累及双眼，临床上多以一眼玻璃体积血为首发症状，此时检查常可发现对侧眼周边视网膜无灌注区、血管白鞘等早期病变。有助于帮助医师明确诊断（图 2-7-41A）。

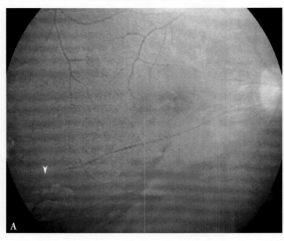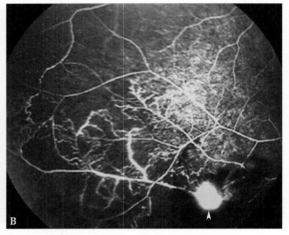

图 2-7-41　Eales 病的眼底像（A）及 FFA 图（B）
箭头示视网膜新生血管。

【问题 2】　如果患者没有结核病病史，Eales 病的其他的诱发原因可能是什么？

Eales 病病因不明，也可能与局部的感染病灶相关，如扁桃体感染、牙齿感染、皮肤脓肿、鼻窦炎、中耳炎等；其他全身性疾病，如结节病等、内分泌失调等也被报道与 Eales 病相关。

【问题 3】　首次就诊时需要询问哪些病史？

1. 是否双眼发病，视力下降的时间和严重程度，是否有反复下降的病史。

2. 全身是否合并结核病、全身免疫性疾病、皮肤脓肿、扁桃体感染、牙齿感染、鼻窦炎、中耳炎，结节病等。

3. 眼部和全身其他部位手术史。

4. 眼部用药和全身用药（曾用药和现用药）。

【问题 4】　为明确诊断应当做哪些检查？

思路　眼科基本检查应包括视力、眼压、裂隙灯和眼底检查，眼底检查可以使用裂隙灯生物显微镜联合前置镜或间接眼底检查镜，一般在散瞳下进行。眼底需进行视网膜血管荧光造影（FFA）和光相干断层黄斑扫描（OCT）检查，如果怀疑合并脉络膜炎的患者，还需要进行脉络膜血管造影（ICGA）。

知识点

Eales 病的临床检查特征

通常视力可以无明显影响，当出现大量玻璃体积血时会有明显的视力下降。眼底检查可见血管白鞘和不同程度的无灌注区，通常多见于颞侧，较少累及黄斑，80%Eales 病患者可以发现视盘新生血管（NVD）或视网膜新生血管（NVE），病变进展后视网膜前可见半透明或白色机化膜，牵拉性视网膜脱离或裂孔。部分反复发作的 Eales 病患者会出现眼压升高并伴有眼前段新生血管，要注意是否有虹膜新生血管、房角是否有新生血管。

Eales 病的 FFA 特征

早期受累静脉曲张，管壁染色，渗漏，还可以有毛细血管扩张、微动脉瘤、动静脉短路，晚期周边部可有无灌注区和新生血管，新生血管膜常伴有大量荧光素渗漏（图 2-7-41B）。

【问题 5】　经过检查还需要和哪些疾病相鉴别？

思路 1　无全身免疫疾病者需要与视网膜分支静脉阻塞或低灌注视网膜病变引起的眼底出血相鉴别。

相同点：Eales 病与视网膜分支静脉阻塞及低灌注视网膜病变均表现为无痛性视力下降，眼底检查可见周边部视网膜血管阻塞及出血。

鉴别点：低灌注视网膜病变的发病年龄较大，常合并颈动脉斑块，出血也可累及数个象限，出血点散在，比较偏周边部，但是整体视网膜动脉偏细，FFA可见明显视网膜和脉络膜低灌注，较少见血管白鞘。视网膜分支静脉阻塞发病年龄较大，多合并高血压、高血脂等全身疾病，多为单眼发病。FFA受累静脉管壁染色少见。

思路2　合并全身免疫疾病者要和免疫相关的视网膜血管炎、脉络膜炎相鉴别。

免疫疾病相关的视网膜血管炎、脉络膜炎也会表现为周边视网膜浸润和血管白鞘、白线，甚至玻璃体积血，但多为视网膜小动脉受累为主，FFA显示弥漫的毛细血管渗漏，且大多合并玻璃体炎性混浊。治疗上对激素治疗敏感。

【问题6】　患者下一步应如何处理？

思路1　Eales病不合并玻璃体积血的一般处理。

激光是治疗早期Eales病的标准疗法，以激光光凝病变区，包括全部的无灌注区及有无灌注区的交界处。

思路2　Eales病合并玻璃体积血或牵拉性视网膜脱离的处理。

玻璃体手术：清除玻璃体积血，解除增殖膜或机化组织对视网膜的牵拉，完成彻底的激光光凝治疗。

【问题7】　根据上述知识点，如何和患者沟通？

1. 病程观察的长期性（Eales病病程很长，必须长期追踪）。

2. 全身相关因素检查的必要性。

3. 视力预后差的主要原因和应对措施。

4. 治疗选择的依据（如果存在治疗指征）。

5. 治疗后的复诊时间（无灌注区可能进一步扩大，并出现NV，须及时激光）。

【问题8】　患者复诊时应进行哪些项目的观察？

1. 视功能、眼压。

2. 裂隙灯检查，特别要注意虹膜和房角是否有新生血管。

3. 玻璃体是否清亮，是否合并玻璃体积血。

4. 视网膜出血是否部分吸收，是否有新生血管，建议常规观察周边视网膜是否有无灌注区。

5. 黄斑是否有水肿，可以用OCT观察水肿。

（童剑萍）

推荐阅读文献

[1] 黎晓新，王景昭. 玻璃体视网膜手术学. 2版. 北京：人民卫生出版社，2014.

[2] 刘家琦，李凤鸣. 实用眼科学. 3版. 北京：人民卫生出版社，2016.

[3] 张承芬. 眼底病学. 2版，北京：人民卫生出版社，2010.

[4] 中华医学会. 临床诊疗指南：眼科学分册. 北京：人民卫生出版社2006.

[5] CAMPOCHIARO P A，SOPHIE R，PEARLMAN J，et al.Long-term outcomes in patients with retinal vein occlusion treated with ranibizumab：The RETAIN Study.Ophthalmology，2014，121（1）：209-219.

[6] CAPONE A Jr，SINGER M A，DODWELL D G，et al.Efficacy and safety of two or more dexamethasone intravitreal implant injections for treatment of macular edema related to retinal vein occlusion（Shasta Study）.Retina，2014，34（2）：342-351.

[7] GOLDMAN D R，SHAH C P，MORLEY M G，et al.Venous occlusive disease of the retina.//Yanoff M，Duker J S.Ophthalmology.4th ed.Philadelphia：Elsevier Saunders，2014.

[8] TAN M H，MCALLISTER I L，GILLIES M E，et al.Randomized controlled trial of intravitreal ranibizumab versus standard grid laser for macular edema following branch retinal vein occlusion.Am J Ophthalmol，2014，157（1）：237-247.

[9] University of Wisconsin Madison School of Medicine and Public Health.Wisconsin Epidemiologic Study of Diabetic Retinopathy（WESDR）.（2014-08-15）[2019-02-02].http://www.epi.ophth.wisc.edu/content/wesdr.

第八章　斜视和弱视

斜视是指两眼不能同时注视目标的临床现象，可因双眼单视异常或控制眼球运动的神经肌肉异常引起。而弱视是在视觉发育期，由于异常的视觉环境所致单眼或双眼最佳矫正视力低于相应年龄的视力。本章主要阐述了斜视和弱视的基本概念，分类、临床表现以及治疗原则，通过病案分析给住院医生展现了斜弱视的临床特点，以提高他们的学习兴趣。

第一节　共同性斜视

共同性斜视（concomitant strabismus）：支配眼球的神经肌肉系统无器质性病变，眼球运动无障碍，各注视方向斜视度无明显差异。根据眼球偏斜方向，共同性斜视分为共同性内斜视和共同性外斜视。

共同性内斜视主要分为以下几类。婴幼儿性内斜视：出生后 6 个月之内发生的内斜视；调节性内斜视：包括屈光调节性内斜视和高 AC/A 型调节性内斜视；部分调节性内斜视；非调节性内斜视：包括基本型内斜视、集合过强型内斜视；继发性内斜视；包括知觉性内斜视和连续性内斜视；急性共同性内斜视。

共同性外斜视分为婴幼儿性外斜视、间歇性外斜视、恒定性外斜视及继发性外斜视。根据视远和视近的度数不同分为基本型：视远、视近时斜视度基本相等；分开过强型：视远斜视度明显大于视近（≥15△）；集合不足型：视近斜视度明显大于视远（≥15△）；类似外展过强型：视远斜视度明显大于视近，但单眼遮盖 1 小时或双眼佩戴 +3D 球镜后，视远、视近时的斜视度基本相等。继发性外斜视分为：知觉性外斜视：因一眼视力差导致的外斜视；连续性内斜视：内斜术后过矫或外斜矫正不足所致外斜视。

共同性斜视的发生与下列因素有关：①眼外肌解剖异常；②屈光不正，远视眼调节过度易致共同性内斜视；近视眼调节与集合不平衡易诱发共同性外斜视；③融合力不足或融合功能障碍；④器质性病变致视力低下；⑤遗传因素。

斜视的治疗目的是获得正常眼位并恢复双眼单视功能，但部分患者只能获得外观矫正。治疗方法包括矫正屈光不正、治疗弱视和手术治疗。

定义和关键特征

定义：双眼视轴不平行，不能同时注视同一目标，一眼注视时另一眼视轴偏斜，但各注视方位斜视度无明显差异。

关键特征：
- 眼球运动无障碍；
- 第一斜视角等于第二斜视角；
- 各方向的斜视度相等。

临床病例 1

患者，女，5 岁，因"出生后 2 个月发现右眼向内偏斜"就诊。个人史和既往无异常。无家族史。

【问题 1】　通过上述检查考虑可能的诊断是什么？
思路　患者从出生后 2 个月起即发现右眼向内偏斜，故初步诊断考虑为婴幼儿性内斜视。
婴幼儿性内斜视的发病年龄为出生后 6 个月之内，斜视度较大且稳定。

【问题 2】 首次就诊时需要询问哪些病史?

询问斜视发生(发现)的时间以及变化情况。了解是否有相关的诱因,如外伤、疾病等;斜视为恒定性或间歇性,斜视出现在视近还是视远或远近均有,单眼斜视或双眼交替性斜视,是否视物成双。要了解以前的治疗情况:是否到医院就诊过,是否诊断过弱视以及做过弱视治疗、是否戴过眼镜、如戴过眼镜,戴镜后斜视度有无变化、是否做过眼外肌手术、是否有代偿头位,以及治疗后的效果,还要了解是否有家族史。

【问题 3】 为帮助诊断,首先应进行哪些一般检查?

思路 一般检查包括视力检查、屈光检查以及常规眼前节和眼底检查。

完整的视力检查与屈光检查:

1. 分别检查裸眼的远、近视力。

2. 屈光检查为斜视检查的重要内容,第 1 次来检查的斜视儿童均应进行睫状肌麻痹下的验光,以明确患者的静态屈光状态,排除患者由于中高度远视所造成的调节性内斜视。婴幼儿性内斜视受检查距离、注视眼及调节因素影响较小,多为轻度、中度远视,多≤+2.00Ds。

3. 检查屈光矫正后的视力可知道患者是否存在弱视。

4. 眼前节检查排除患者是否有角膜或晶状体的病变;眼底检查排除是否有视网膜和视神经的器质性病变。

【问题 4】 为明确诊断应当做哪些专科检查?

思路 专科检查包括斜视度检查、眼球运动功能检查和双眼视功能检查。

1. 斜视度的定性和定量检查

(1)定性检查:单眼遮盖 - 去遮盖试验、双眼交替遮盖试验、Maddox 杆法。

(2)定量检查:角膜映光法(Hischberg 法),三棱镜加遮盖法及三棱镜照映法(Krimsky 法)、Maddox 杆加三棱镜法。

1)角膜映光检查排除假性斜视:内眦赘皮易误诊为内斜视(图 2-8-1)。正 Kappa 角易误诊为外斜视,负 Kappa 角易误诊为内斜视。

2)斜视的定性检查:交替遮盖法判断有无隐斜,遮盖 - 去遮盖法(单眼遮盖法)用于区别显性斜视及隐性斜视。如果确定存在斜视,则进一步判断斜视是恒定性 / 间歇性,双眼交替 / 单侧。要检查是否伴有上睑下垂和异常头位。观察每只眼的注视性质和双眼同时注视的情况。单眼恒定性内斜视,经常处于斜视位置的眼多为弱视眼,斜视眼对视标不注视或注视不稳定者弱视的程度较重;双眼能交替注视,则可推断双眼的视力接近。

3)斜视的定量检查:分别检查戴镜和不戴镜,33cm 和 6m 的斜视度数。婴儿型内斜视的斜视角较大,一般大于 $30^{\triangle}$,平均 $50^{\triangle} \sim 60^{\triangle}$。

2. 眼球运动功能检查包括单眼运动检查、双眼运动检查、洋娃娃头试验、牵拉试验等检查。

(1)眼球运动检查表现为眼球内转时,内转眼出现上转,为单侧或双侧下斜肌亢进,婴儿性内斜视常伴有垂直斜视,下斜肌功能亢进是最常见的一种眼外肌异常,其发病率高达 68%。眼球内转时,无眼球后退无睑裂变小可以与眼球后退综合征相鉴别。

(2)洋娃娃头试验是鉴别真假外展功能不足的方法。婴儿型内斜视可表现为外转不足或内转过强或两者兼有,常被误认为是双侧或单侧外直肌麻痹。洋娃娃头试验是通过眼 - 脑反射,突然转动患儿头部向左或向右,观察外转眼能否到位,如为假性外展不足,双眼外转均能到达正常位置。

(3)牵拉试验分为被动牵拉试验和主动收缩试验,用于鉴别麻痹性斜视、机械限制性斜视或两者皆有的眼球运动障碍。

双眼视功能检查的目的是判断斜视发生后的双眼视功能状态,估计预后。例如是否存在单眼抑制或异常视网膜对应,以及三级视功能的保留情况。检查结果对治疗方案的选择和恢复双眼视功能的预测以及评价治疗效果具有重要意义。包括同视机检查、Worth 四点灯检查、立体视觉检查、复视检查。

【问题 5】 根据检查结果如何进行明确诊断?

思路 该患儿出生后 2 个月即发现内斜视,若经检查发现双眼无明显屈光异常、右眼外转正常和右眼弱视,则首先考虑为婴幼儿性内斜视。若屈光不正为中高度远视,则可能为婴幼儿性内斜视伴有屈光调节性或部分调节性内斜视。

婴儿型内斜视临床诊断依据是出生后 6 个月内发病,一般不合并明显屈光异常或有生理性远视,多为非调节性内斜视。如双眼交替出现斜视,因为双眼均有注视机会,则通常无弱视。单眼性斜视可合并弱视。

由于双眼交叉注视，可以有假性外展限制。内斜视度大，而且稳定，一般≥30$^\triangle$，可以合并下斜肌亢进、DVD、眼球震颤等。

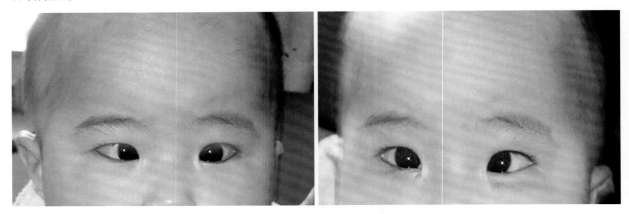

图 2-8-1　婴儿型内斜视：双眼交替注视

睫状肌麻痹下的验光结果≥+2.00Ds 的内斜视儿童，先戴全矫眼镜，观察 3～6 个月眼位变化，屈光调节性内斜视患者戴全矫眼镜后可以去除过度的调节，全部矫正眼位；部分调节性内斜视戴眼镜只能矫正部分眼位；非调节性内斜视患者戴镜后不能矫正内斜视（图 2-8-2，图 2-8-3）。

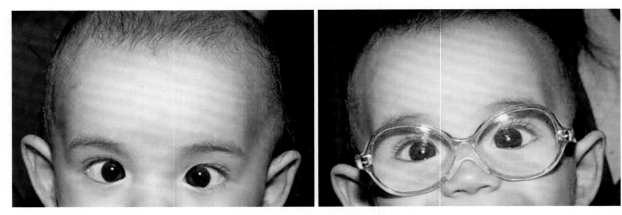

图 2-8-2　调节性内斜视戴镜后为正位

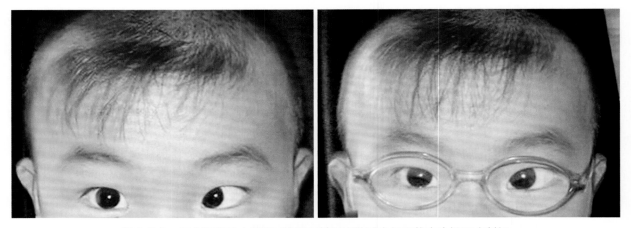

图 2-8-3　部分调节性内斜视：戴镜后斜视度数减少但不能完全矫正内斜视

【问题6】 患者应如何治疗？

思路　根据患者的验光结果，如存在屈光不正应首先给予矫正，存在弱视者先进行弱视治疗，待恢复双眼视力平衡，眼位仍然内斜视时可考虑手术治疗。

知识点

婴儿型内斜视治疗原则

1. 查明视力及注视性质，排除单眼弱视，如有单眼弱视，需先治疗弱视至双眼视力接近。

2. 手术时机为18月龄～2岁，且双眼能交替注视。

3. 合并下斜肌亢进和DVD者手术设计时应给予同时考虑。

4. 首次手术建议先行双眼内直肌后徙术。弱视眼治疗无效可选择在非主视眼上进行单眼的内直肌后徙＋外直肌缩短术。

屈光调节性内斜视治疗原则

1. 全屈光处方戴镜。

2. 有弱视者同时治疗弱视。

3. 戴镜后观察眼位矫正情况。

4. 一般每3个月复查一次，每半年重新验光一次，根据屈光和眼位的变化决定是否更换眼镜。

5. 此类斜视通常无须手术矫正。

部分调节性内斜视治疗原则

1. 全屈光处方戴镜。

2. 有弱视者同时治疗弱视。

3. 戴镜3～6个月后眼位不能完全矫正，非调节部分应手术矫正，调节的部分需继续戴镜矫正内斜视。

非调节性内斜视治疗原则

1. 根据患儿年龄处方戴镜。

2. 有弱视者同时治疗弱视。

3. 戴镜3～6个月后观察眼位和弱视治疗情况，决定是否手术。

4. 宜尽早手术。

【问题7】 如何和患者沟通？

思路 患者多是未成年人，与其家长的沟通极为重要。治疗计划应与患者或者与家长商议后制订。

1. 告知患者家属，患儿需长期坚持戴镜和弱视治疗。部分调节性内斜视患者手术后不戴眼镜时仍然有部分内斜视，但是戴眼镜后正位。

2. 手术时机要根据治疗情况决定。婴儿型内斜视发病早，检查有困难，手术设计难度大，术后欠矫或者国矫待可能性大，有可能会再次手术。而且术后效果可能不稳定，需要长时间随访，少数会出现再次斜视。

【问题8】 患者复诊时应进行哪些项目的观察？

思路 一直到18岁左右视觉发育成熟前，需进行定期评估。

1. 复习所有照片和病历。

2. 戴镜和弱视治疗的耐受性与不良反应。

3. 屈光不正矫正后和弱视治疗后的视力、屈光度和注视方式的变化。

4. 术后的患者还需关注斜视度的变化情况。

5. 双眼视觉功能重建和恢复情况。

临床病例2

患者，女，23岁，因"发现左眼偶尔出现外斜9年余，加重2年"入院。患者于9年前发现左眼向外偏斜，早期偶尔偏斜，以后外斜次数逐渐增多，外斜度数逐渐增大。无其他治疗史及病史（图2-8-4）。

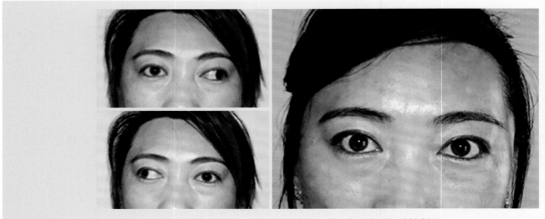

图2-8-4　间歇性外斜视：有时正位，有时外斜视

【问题1】　通过上述检查考虑可能的诊断是什么？

思路　患者于3年前发现左眼向外偏斜，早期偶尔偏斜，以后外斜逐渐明显。考虑诊断为间歇性外斜视。

间歇性外斜视的主要表现为一般在看远、注意力不集中或疲劳时偶尔出现的外斜视，控制正位时有一定的双眼视功能。而恒定外斜视一般由间歇性外斜视发展而来。

【问题2】　首次就诊时需要询问哪些病史？

1. 斜视发生或发现的时间。

2. 斜视为恒定性或间歇性，斜视出现在视近还是视远或远近均有，斜视是否只出现在精神不集中或疲劳时，是否在户外怕阳光、喜欢闭上一眼，是否视物成双。恒定性外斜视是否双眼交替斜视。

3. 斜视出现的频率，一天中斜视出现的次数和斜视持续的时间长短。

4. 以前的治疗情况：是否戴过眼镜、戴镜后斜视度有无变化、是否伴随弱视及是否做过弱视治疗、是否做过眼外肌手术、是否有代偿头位。

5. 是否有家族史。

【问题3】　为明确诊断，应进行哪些一般检查和专科检查？

思路　参照上临床病例1的检查要点。需要特别注意的是由于间歇性外斜视的度数变化大，因此需多次检查才能设计手术量。

1. 45分钟遮盖法　适用于外展过强型和类似外展过强型外斜视的鉴别诊断。在单眼遮盖30～45分钟之后，用三棱镜加遮盖法检查斜视度的时候，应该用遮眼板始终遮盖一只眼，打破双眼融合，暴露最大外斜视度数，避免同时暴露双眼。

2. 检查距离对斜视角的影响　注意检查看远的斜视角，有利于充分暴露最大斜视角。

【问题4】　患者应如何治疗？

思路　间歇性外斜视和恒定性外斜视的治疗原则是什么？

1. 间歇性外斜视的治疗原则

（1）近视患者戴全矫眼镜，定期随访视力、斜视度和双眼视功能变化。

（2）如果患者每天出现斜视的时间超过一半的清醒时间，斜视角≥15$^\triangle$或者双眼视功能检查发现有恶化时，可考虑手术治疗。

（3）手术前不应进行集合训练，否则容易出现手术后过矫。

（4）真性外展过强型斜视可采用双眼外直肌后徙术，其他类型可以行单眼外直肌后徙联合内直肌缩短术。

（5）手术建议轻度过矫，减少术后复发可能。

2. 恒定性外斜视治疗原则

（1）治疗以手术为主，宜尽早手术。

（2）屈光不正者需戴镜。

（3）对弱视患者需先治疗弱视，待双眼视力平衡后手术治疗。

（4）对于单眼视力差者，需告知患者手术后眼位欠稳定，有可能再次斜视，需二次手术。

（5）手术建议轻度过矫，减少术后复发可能。

（李俊红）

第二节　非共同性斜视

非共同性斜视（incomitant strabismus）的定义：由于支配眼肌运动的神经和／或肌肉本身的病变引起的单条或多条眼外肌功能障碍所致的眼位偏斜，眼球向各个方向注视时，眼位偏斜程度不一致，也因注视眼的改变而变化。大多数非共同性斜视为麻痹性或限制性。眼球运动存在不同程度的限制。

非共同性斜视的主要特点：

1. 斜视角随注视方向的变化而变化，伴随眼球运动障碍。
2. 第二斜视角（麻痹眼作为注视眼时的斜视角）大于第一斜视角（健眼作为注视眼时的斜视角）。
3. 多数有代偿头位。
4. 后天性麻痹性斜视常有复视。

一、先天性麻痹性斜视

先天性麻痹性斜视多由支配眼外肌的神经核、神经、眼肌发育异常或者因产伤、1岁以内的感染以及外伤等原因引起。先天性麻痹性斜视中最常见的为上斜肌麻痹，这里主要介绍先天性上斜肌麻痹和先天性动眼神经麻痹。

（一）先天性上斜肌麻痹

先天性上斜肌麻痹是麻痹性斜视中最常见的疾病，发病率高，约占垂直斜视的50%，是眼性斜颈的代表性疾病，可发生在单眼或双眼。

关键特征（图2-8-5）

- 歪头、眼位垂直斜视；
- 眼球运动检查：患眼内转时上转，为下斜肌功能亢进；内下转时下转不足，为上斜肌功能不足。
- 代偿头位：单侧时头向健侧肩偏斜（低位眼），面向健侧转，下颌内收；双侧对称性上斜肌麻痹无明显代偿头位；
- 患眼 Bielschowsky 征阳性；
- 多伴发 V 型斜视；
- 眼底检查眼底像呈外旋状态；
- 面部发育常不对称。

临床病例

患者，男，12岁，家长发现患儿自幼歪头。无手术外伤史。

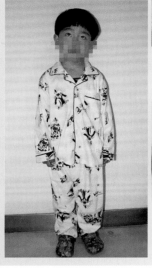
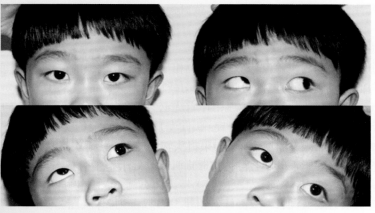

图 2-8-5　右眼上斜肌麻痹

站立时头向左肩倾（代偿头位），第一眼位：右眼基本正位，下斜肌（内上转）亢进，歪头试验阳性：头歪向右肩时，右眼上斜视度数明显增大。

【问题1】 首次就诊时需要询问哪些病史?

1. 歪头出现的时间,是出生后即发现还是出生半年以后。必要时参考患者不同年龄时期的生活照片。

2. 出生时是否有产伤史、出生后是否有外伤史。

3. 视力是否存在异常,是否存在弱视,是否进行了相应的弱视治疗。

4. 是否存在屈光不正,是否进行了屈光不正的矫正。

5. 眼部和全身其他部位手术史。

【问题2】 通过上述问诊考虑可能的诊断是什么?

思路 患者年龄小,自幼发病,应考虑先天性疾病导致斜颈的可能,其中最常见考虑先天性眼肌病变引起歪头(眼性斜颈)或胸锁乳突肌发育异常(外科斜颈)。即儿童常见斜颈的原因为胸锁乳突肌发育异常和上斜肌麻痹。

【问题3】 为明确诊断应做哪些检查?

思路1 斜视相关检查:如眼位、眼球运动检查、角膜映光法、棱镜片检查等。

上斜肌麻痹患者头正位时患眼向上偏斜;常伴有内转时上转,下斜肌功能亢进;内下转时,上斜肌功能不足;歪头时患眼上斜视不明显。必要时检查九方位的眼位。

思路2 观察有无代偿头位。

单侧上斜肌麻痹患者具有典型的代偿头位,常常是该病的最显著体征和就诊原因,表现为:头向健侧肩偏斜,面向健侧转,下颌内收,还常伴有面部发育不对称(患侧面部较健侧大)。双侧对称性上斜肌麻痹无明显代偿头位。

为何头向健侧肩倾斜?首先必须明白两点生理基础:头向右肩倾斜,两眼角膜垂直径线作逆时针方向旋转,头向左肩倾斜,两眼角膜垂直径线作顺时针方向旋转;头向某肩倾斜,则同侧眼上转,对侧眼下转。如患者左眼上斜肌麻痹,因为该肌为下转肌,所以左眼上斜。又因为该肌为内旋肌,所以左眼呈外旋斜位。此时,如果头向左肩(患侧)倾斜:则左眼更高,右眼更低;左眼应内旋,右眼应外旋,但左眼内旋肌之一的左上斜肌麻痹,所以左眼产生内旋比较困难。这两点说明,头向左肩倾斜,对改正其斜位是很不利的。反过来,头向右肩(健侧)倾斜:则右眼上转,左眼下转,使原上斜位(左高右低)减少;左眼外旋,右眼内旋,因为左眼的两条外旋肌均无问题,所以不会产生困难,所以选择头向右肩倾斜较舒服。

为何面向健侧转?垂直肌面部转位取决于麻痹肌本身是左转肌组还是右转肌组。如左眼上斜肌麻痹,左眼上斜肌为右转肌组,则其复视最小的视野常在左侧,所以面部应向右转,视野向左才感觉舒服。

为何下颌内收?因为上斜肌为下转肌,则复视最小视野在上方,头应低下 - 下颌内收,使视线向上方注视。

为何面部发育不对称(患侧面部较健侧大),可能的原因为:患者长期头歪向健侧肩,使患侧面部长期受到牵拉所致。

思路3 间接检眼镜进行眼底检查或进行眼底照相:观察眼底是否存在外旋。

先天性上斜肌麻痹患者眼底呈以黄斑为中心外旋(黄斑向下移位)。用同视机或双Maddox杆可检查旋转度。

思路4 Bielschowsky头位倾斜试验。

将患者头歪向高位眼侧,即代偿头位相反侧时,高位眼的位置更高,垂直斜视加重、复视出现或加重;若将头歪向低位眼侧时其垂直斜视及复视均减轻或消失。

Bielschowsky头位倾斜试验原因:首先必须明白一点生理基础,头向右肩倾斜,两眼角膜垂直径线作逆时针方向旋转,右眼内旋,左眼外旋;头向左肩倾斜,两眼角膜垂直径线作顺时针方向旋转,右眼外旋,左眼内旋。如患者为左眼上斜肌麻痹,如果将头转向左侧(患侧),此时左眼内旋,右眼外旋。如果左上斜肌麻痹,则左眼的两条内旋肌 - 左眼上斜肌和上直肌此时处于不平衡状态,麻痹的上斜肌所产生的下转作用不足以对抗上直肌的上转作用,因此,左眼出现上转。向右侧(健侧)倾斜则无此现象。该试验只适用于鉴别麻痹肌是一眼上斜肌或另眼上直肌。双侧倾斜相差5PD以上为阳性(图2-8-6)。

【问题4】 需要和哪些疾病鉴别?

思路1 眼性斜颈需与外科斜颈(胸锁乳突肌发育异常)进行鉴别(因为均有头位)。

上斜肌麻痹患者遮盖患眼后歪头好转或消失,人为将头扶正或扶向对侧时颈部无阻抗,睡觉时无固定

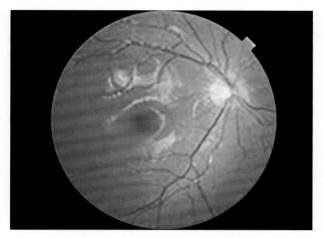

图 2-8-6　上斜肌麻痹所致外旋位眼底改变

头位。胸锁乳突肌发育异常患者遮盖后歪头无明显改善，人为将头扶正时颈部有阻力。颈部 B 超可以有效判断双侧胸锁乳突肌是否对称，是否存在发育异常，可请外科会诊协助诊断。

思路 2　单眼先天性上斜肌麻痹需要和对侧眼上直肌麻痹进行鉴别（因为均表现一眼高位）。

单眼上斜肌麻痹与对侧眼上直肌麻痹鉴别主要采用 Parks 三步法检查确定：

第一步：确定哪一只眼上斜视。如右眼上斜视，可能为右下转肌组（右下直及上斜）的麻痹，或左上转肌组（左上直及下斜）的麻痹。除外了其他四根肌肉。

第二步：确定垂直偏斜是向右侧注视时大还是向左侧注视时大，若向左侧注视时大，则又可以排除了右下直肌及左下斜肌，仅剩右上斜肌及左上直肌。

第三步：Bielschowsky 歪头试验，利用前庭反射，观察头被动倾向一侧时的眼位，若患者头倾向右侧时右眼上斜视明显，则右上斜肌为麻痹肌。

上斜肌麻痹中双侧者约占 30%，分为对称型、不对称型和隐匿型。双眼上斜肌麻痹具有单侧上斜肌麻痹的主要特征：上斜肌不足、下斜肌功能亢进、Bielschowsky 头位倾斜试验阳性及代偿头位等体征，但临床表现较单侧更为复杂。双眼上斜肌麻痹主要临床特征为呈交替型上斜视，即右眼注视时左眼上斜视，左眼注视时右眼上斜视；第一眼位垂直度数较小或无；可能无明显代偿头位。常伴有"V"形斜视，双眼均存在较明显的外旋。

思路 3　注意排除双眼上斜肌麻痹可能。

有一部分"隐匿性"双侧上斜肌麻痹患者，一侧上斜肌麻痹体征完全被另一侧体征掩盖，所有检查结果均支持单侧麻痹。例如双眼运动、侧方注视及 Bielschowsky 头位倾斜试验均显示一眼异常，即便使用双马氏杆也检查不到明显的旋转斜视，但是做了单侧上斜肌麻痹手术后，另一眼上斜肌麻痹的体征显现出来。有作者认为当外旋超过 10°～15° 时，应怀疑双侧麻痹。

【问题 5】　患者下一步应如何处理？

思路　上斜肌麻痹手术适应证及常见手术方式。

先天性上斜肌麻痹的治疗以手术为主。确诊后应尽早施行手术矫治，以防引起面骨、颈椎和脊椎的畸形。为了方便诊断和指导治疗，学者提出了许多临床分型方法，其中 Knapp（1971 年）根据各方向诊断眼位测定的上斜视的大小将上斜肌麻痹分为 7 种类型，是目前较流行的分类方法和手术方式选择的依据。手术原则为减弱功能亢进的肌肉，加强功能不足的肌肉。

减弱功能亢进的肌肉的手术方式：下斜肌断腱术、下斜肌部分切除术、下斜肌后徙术。

加强功能不足的肌肉的手术方式：麻痹眼的上斜肌折叠术。

单眼上斜肌麻痹伴有下斜肌亢进者适宜选择行麻痹肌的拮抗肌下斜肌减弱手术，主要解决的是鼻上方垂直斜视，原在位上斜视可解决 $9^\triangle$～$12^\triangle$；双眼上斜肌麻痹施行双侧下斜肌减弱术，伴有"V"形斜视，水平斜视以原在位斜视度数为手术设计依据。

不对称型和隐匿型双上斜肌麻痹，易被误诊为单眼上斜肌麻痹，当受累轻的麻痹眼手术后出现非手术眼上斜视,需要二次手术。上斜肌折叠术的并发症之一是眼球暂时不能内上转类似于 Browns 综合征,可表现为眼球上转时持续性复视,如果不能恢复,需要行二次手术松解上斜肌的折叠。

【问题6】 患者复诊时应进行哪些项目的观察?

1. 视力和眼位。

2. 同视机检查。

3. 眼球运动检查;下斜肌亢进是否改善,上斜肌不足是否改善,Bielschowsky 征是否转阴。

4. 外旋改善情况。

(二)先天性动眼神经麻痹

先天性动眼神经麻痹是麻痹性斜视中少见的类型,多为不完全麻痹,眼内肌一般不受累,单眼发病多见。

关键特征:

- 大角度外斜视;
- 受累眼内转明显受限,内上、外上、外下运动均有不同程度的限制;
- 受累眼可能伴有上睑下垂,可伴有弱视;
- 眼内肌受累时瞳孔散大,对光反射消失或迟钝。

临床病例

患者,女,30 岁,出生后右眼睑裂小,右眼向外偏斜,家属发现右眼不能向内、向上和向下转。

【问题1】 根据上述病史,可能的诊断是什么?

思路1 根据病史,患者自出生即发现右眼异常,眼位偏斜,考虑该患者为先天性斜视。

思路2 家属发现右眼不能向内、向下和向上转,考虑为非共同外斜视。

知识点

共同性斜视和麻痹性斜视的区别:

①共同性斜视的眼球运动无障碍,而麻痹性有运动障碍;②共同性斜视的第一斜视角等于第二斜视角,而麻痹性斜视的第二斜视角大于第一斜视角;③共同性斜视没有代偿头位,而麻痹者多数有代偿头位;④共同性斜视一般没有复视,而后天性麻痹性斜视常有复视(图 2-8-7)。

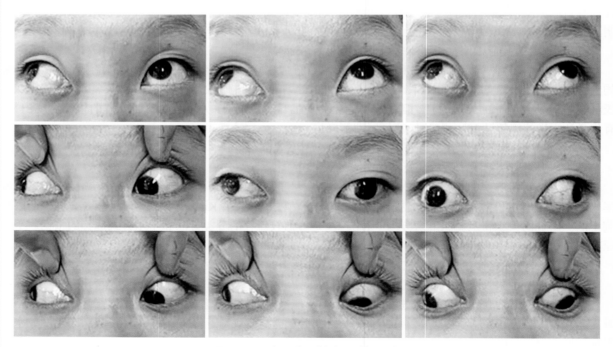

图 2-8-7 右眼先天性动眼神经麻痹

思路3　患者右眼睑裂小，考虑为上睑下垂，需判断是否存在真性上睑下垂：测定下垂眼提上睑肌肌力是否正常，遮盖健眼观察下垂眼是否睑裂增大，以判定是否假性上睑下垂。

知识点

垂直肌麻痹患者常伴有假性上睑下垂，特别是一眼双上转肌麻痹（图2-8-8）。

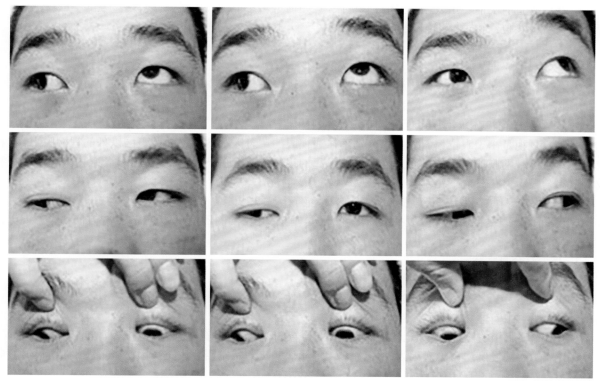

图2-8-8　右眼双上转肌麻痹引起的假性上睑下垂

【问题2】　为明确诊断应当做哪些检查?

思路1　眼球运动检查以了解是否存在眼球运动受限及受限的程度，是单一眼肌受累还是多条肌肉受累，牵拉试验判断是眼肌麻痹还是有限制因素存在，并进一步判定麻痹的程度。

先天性动眼神经麻痹可能多条眼肌受累：上直肌、下直肌、下斜肌、内直肌和提上睑肌。

思路2　先天性动眼神经麻痹是完全麻痹还是部分麻痹。

完全性动眼神经麻痹累及瞳孔括约肌，出现瞳孔散大，对光反射消失或迟钝。

【问题3】　患者下一步应如何处理?

1. 手术时机　先天性动眼神经麻痹的手术目的是改善外观，对于年幼的儿童，应考虑患眼由于上睑下垂导致的弱视，同时考虑儿童心理的正常发育，手术可在学龄前完成。但手术治疗是先矫正眼位，眼位矫正后可矫正上睑下垂。但手术效果欠佳，不能恢复眼球运动功能。

2. 常见手术方式　外直肌后徙联合上斜肌转位术、外直肌后徙联合内直肌鼻侧眶缘固定术、外直肌劈裂经上、下斜肌转位至内直肌上下附着点的转位术。手术注意事项：如果斜视手术后患眼仍然呈低位眼，Bell现象消失属于上睑下垂矫正术禁忌。如果行上睑下垂矫正术，通常建议欠矫，因为患眼上转不足，尽量防止暴露性角膜炎的发生。

二、后天性麻痹性斜视

后天性麻痹性斜视多由神经源性、肌源性和组织限制性因素引起，病因复杂。后天性麻痹性斜视常见的有展神经麻痹、上斜肌麻痹、动眼神经麻痹。对后天性麻痹性斜视应进行病因检查和病因治疗，病情稳定半年后不能恢复的斜视可以手术矫正。

后天性麻痹性斜视常发病时间确切,伴有明显复视和代偿头位。

（一）展神经麻痹

关键特征

- 内斜视;
- 水平同侧复视,患眼颞侧复视像最大;
- 患眼外直肌功能不足或无,患眼外转受限,严重时外转不能超过中线;
- 有代偿头位:面向患侧转,眼向健侧注视。

临床病例

患者,女,38岁,水平方向视物成双20天,神经科、内科、鼻科检查未见明显异常,头颅CT正常。

【问题1】 首次就诊时需要询问哪些病史?

思路 复视是由于眼位偏斜后物像分别落在注视眼的黄斑区和斜视眼的黄斑区以外的视网膜上,这种双眼非对应点视网膜成像不能融合为一。眼肌引起的视物成双遮盖一眼后复视消失,若眼内病变引起视物成双遮盖一眼后仍存在。

1. 是否有全身系统性疾病、颅脑疾病、外伤史、感冒或高热史。

2. 复视是单眼复视还是双眼复视;水平复视还是垂直复视,同侧还是交叉复视;复视方向哪个方向分离最大,哪个方向最轻。

3. 是否有全身症状。

【问题2】 根据上述病史,我们的初步诊断是什么?

思路 患者为急性起病,水平复视,首先考虑麻痹性斜视。

【问题3】 如何进一步明确诊断?

思路1 眼肌相关检查:眼球运动检查,斜视度检查、代偿头位检查,复视图检查等。

思路2 展神经麻痹常见病因为外伤、感染、糖尿病病史。特别需要注重病因检查,包括神经科、内科、耳鼻喉科。常规头颅CT/MRI排除颅内病变。

知识点

展神经麻痹眼球外转受限,内斜视,特别是看远内斜视明显,麻痹眼注视时斜视角度较健眼注视时增大,常具有代偿头位,复视图提示水平同侧分离,患眼颞侧复视分离最大(图2-8-9)。

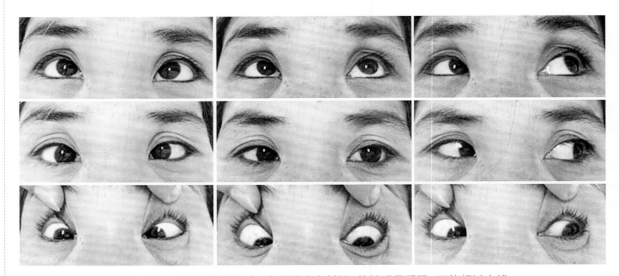

图2-8-9 右眼展神经麻痹:右眼重度内斜视,外转明显受限,不能超过中线

【问题4】 鉴别诊断?

思路1 展神经麻痹和急性共同性内斜视鉴别

急性共同性内斜视起病急,伴复视,无明显眼球运动障碍,第一斜视角和第二斜视角度数相等,无复视,无明显代偿头位。

思路2 展神经麻痹和眼球后退综合征(Ⅰ型)鉴别

眼球后退综合征(Ⅰ型)为先天性神经支配异常,表现为内斜视(通常内斜视度数偏小),眼球外转受限,且眼球向内侧或试图向内转时睑裂缩小,伴眼球后退,试图向外运动时睑裂开大。

【问题5】 下一步如何治疗?

1. 对有明确病因的应首先进行病因治疗,针对神经麻痹可以使用营养神经药物、针灸治疗。

2. 病情早期可以内直肌注射肉毒毒素避免或缓解肌肉挛缩。

3. 病因清楚、病情稳定半年后仍有斜视度应行手术治疗。

4. 展神经部分麻痹可行内直肌后徙联合外直肌截除手术,外直肌完全麻痹者可行内直肌减弱联合上、下直肌与外直肌连接术(Jenson 手术)或上、下直肌移位术。

（二）后天性滑车神经麻痹

关键特征

- 明显的垂直或旋转复视,向下注视加重;
- 小度数垂直斜视,患眼高位;
- 眼球运动:患眼内下转时上斜肌减弱;
- 代偿头位:头向健侧倾斜,下颌内收;
- Bielschowsky 征阳性。

（三）后天性动眼神经麻痹

关键特征

- 复视;
- 患眼外斜视伴上睑下垂;
- 眼球运动内转、上转、下转受限,外转功能正常;
- 累及眼内肌时瞳孔开大。

（李俊红）

第三节　特殊类型的斜视

有些斜视病因不详且临床分类困难,临床表现也比较复杂,这一类斜视统称为特殊类型斜视。临床上主要有:分离性垂直偏视、上斜肌肌鞘综合征、甲状腺相关眼病及先天性脑神经发育异常综合征、继发性固定性内斜视等。

一、分离性垂直斜视（dissociated vertical deviation，DVD）

分离性垂直斜视（DVD）:临床比较常见,发病机制不明,主要特点为双眼交替上斜视,两眼运动呈分离状态,是与眼球运动神经支配法则相矛盾的一种眼球垂直运动异常,常合并隐性或显性眼球震颤和弱视,也常合并其他类型斜视。目前关于 DVD 的病因主要有核上性和外周性异常学说。Bielschowsky 认为眼的异常分离运动是脑干垂直集合中枢的异常冲动所致,但这些冲动的(中枢)起源仍然未知。也有学者认为 DVD 是先天性或获得性运动融合缺陷,是生物进化原始阶段残存的脑干神经支配下的眼的随意运动。另有学者提出了上斜肌的神经肌肉终板处传导异常的假设,认为存在上斜肌功能亢进可以同时解释 DVD 眼出现的上转和外旋,即当神经刺激传导正常,刺激达到突触时可导致上斜肌功能亢进,而当神经肌肉终板处传导异常时,则不出现上斜肌功能亢进,改为引起 DVD 眼的上转和外旋。

定义和关键特征

定义:非注视眼存在不受 Hering 法则支配的眼球异常垂直偏斜。

关键特征:

- 遮盖时被遮盖眼出现缓慢的旋转上转运动,去遮盖后该眼缓慢下转回到原位;
- 多在 2～5 岁发病;
- 疲劳时或看远时容易暴露;
- 一般为双侧性,但双眼经常不对称,有时只有用三棱镜将明显眼中和后另眼才显现出来;
- 上斜视度数不稳定,很难测量确切的上斜视度数;
- 常合并其他类型斜视;
- 常合并隐性或显性眼球震颤和弱视;
- 垂直方向偏斜为主要临床特征,但也常合并旋转及水平方向运动异常,约 60%DVD 合并外旋;
- 存在 Bielschowsky 现象:即当遮盖眼前的滤光镜密度增加时,对侧眼会由上转位置下降,甚至变成下斜视。若减弱固视眼前滤光镜的遮光密度,则下转眼再次上飘(图 2-8-10)。

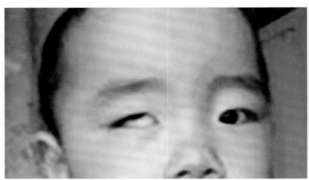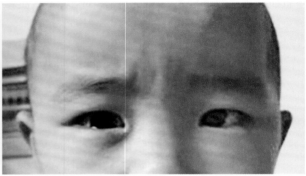

图 2-8-10　右眼分离性垂直斜视

右眼有时明显上飘,左眼位不低。

临床病例

患者,男,2 岁,因"发现右眼经常翻白眼 1 年余"就诊。否认手术外伤史。全身情况未见异常。

【问题 1】 通过上述问诊考虑可能的诊断是什么?

思路　患者为幼儿,自幼发病,右眼表现为不恒定的上斜视。否认手术外伤史。所以应首先考虑右眼先天性上斜肌麻痹和 DVD 的可能。

知识点

先天性眼球不恒定的上斜视最常见于先天性上斜肌麻痹和 DVD。而双下转肌麻痹和先天性固定性上斜视所表现出来的应该为恒定性上斜视。

【问题 2】 首次就诊时需要询问哪些病史?

1. 右眼出现上斜的时间和频率。
2. 是否伴右眼视力下降。
3. 是否有验光、戴镜和弱视治疗史。
4. 是否有代偿头位的出现。
5. 右眼上斜视看远时还是看近时明显。

【问题 3】 为进一步明确诊断应当做哪些检查?

思路 1　眼科基本检查应包括视力、散瞳验光、双眼视功能检查、眼压、裂隙灯和眼底检查、眼位、单眼和双眼眼球运动检查、代偿头位。

> **知识点**
>
> 　　单眼先天性上斜肌麻痹除了垂直斜视外，往往有明显的代偿头位，而且大部分患者以歪头视物为就诊原因。DVD 患者仅 23%～35% 有代偿头位。

　　思路2　如何用进一步的斜视检查鉴别这两种疾病？

　　先天性上斜肌麻痹引起的上斜视在眼球向内侧运动时最明显，对侧眼应表现为下斜视；而 DVD 导致的上斜视，对侧眼不低，交替遮盖时双眼表现为交替上斜视。

　　【问题4】　患者下一步应如何处理？

　　思路　根据患者的症状和体征，患者诊断为双眼 DVD，是否需要手术治疗？

> **知识点**
>
>

手术治疗方案及原则
>
>
> 　　1. 平时无明显上斜，不影响外观，只在检查时暴露者，可保守治疗。
> 　　2. 不合并下斜肌亢进者以减弱上直肌为主，即上直肌后徙联合后固定缝线术（Faden 术）。
> 　　3. 合并下斜肌亢进者行下斜肌前转位术。
> 　　4. DVD 合并水平斜视者，可同期或分期行水平斜视矫正术。
> 　　5. 多需双眼同时手术，除非其中一眼为重度弱视，可以考虑只做弱视眼的手术。

　　【问题5】　根据上述知识点，如何和患者沟通？

　　1. 病程观察的长期性。

　　2. 治疗选择的依据（如果存在治疗指征）。

　　3. 需首先矫正屈光不正和弱视。

　　4. 因为上斜视度数不稳定，很难测量确切的上斜视度数，因此治愈可能性不大，术后欠矫可能性大。

　　【问题6】　患者复诊时应进行哪些项目的观察？

　　1. 双眼视功能。

　　2. 正前方视远视近的眼位和眼球运动。

　　3. 眼球上漂出现的频率和时间。

二、上斜肌肌鞘综合征（Brown syndrome）

定义和关键特征

　　定义：由于先天或后天性因素限制了下斜肌的运动功能，眼球内转时上转受限，向内上方被动牵拉眼球有阻力的眼球运动障碍。

　　关键特征：

- 原在位无明显斜视或受累眼轻度下斜视；
- 患眼内转时上转受限，上转难过中线；
- 患眼外上转运动正常或接近正常；
- 双眼上转时表现为 V 征；
- 代偿头位为下颌轻度上抬和面向对侧转，但也可以无明显头位；
- 应和下斜肌麻痹鉴别诊断：被动牵拉试验阳性者为上斜肌肌鞘综合征，阴性者为下斜肌麻痹。见图 2-8-11。

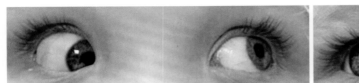
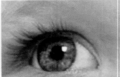
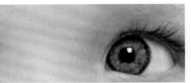

图 2-8-11　右眼上斜肌肌鞘综合征

临床病例

患者,女,5岁,因"自幼发现右眼不能向上转动"来院就诊。否认手术外伤史。全身情况未见异常。

【问题1】 通过上述问诊考虑可能的诊断是什么?

思路　患者为幼儿,自幼发病。否认手术外伤史。右眼不能向上转动所以应首先考虑左眼上斜肌麻痹、右眼上直肌麻痹和右眼先天性上斜肌肌鞘综合征的可能。

知识点

先天性动眼神经不全麻痹引起的下斜肌麻痹和先天性上斜肌肌鞘综合征都会引起患眼在内转时上转不能,并且都为单眼发病。

【问题2】 首次就诊时需要询问哪些病史?

1. 患者有无产伤、外伤史。

2. 有无全身自身免疫性疾病、眼部手术史、鼻窦炎等病史。

3. 是否伴右眼视力下降。

4. 是否有验光、戴镜和弱视治疗史。

【问题3】 为进一步明确诊断应当做哪些检查?

思路1　眼科基本检查应包括视力、散瞳验光、双眼视功能检查、眼压、裂隙灯和眼底检查。

知识点

先天性动眼神经不全麻痹引起的下斜肌麻痹在原在位往往有斜视,容易引起弱视,没有双眼视功能;而上斜肌肌鞘综合征在原在位往往正位,不容易引起弱视,有很好的双眼视功能。

思路2　是否需要行影像学检查?

由于鼻窦炎、眼眶部肿瘤、眼眶骨折等都可能引起上斜肌肌鞘综合征,所以应该行眼眶部的 CT 或 MRI 检查来排除这些疾病。

思路3　如何鉴别上斜肌肌鞘综合征和下斜肌麻痹?

主要鉴别点

1. 下斜肌麻痹通常表现为 A 征;而上斜肌肌鞘综合征表现为 V 征。

2. 被动牵拉试验阳性者为上斜肌肌鞘综合征,阴性者为下斜肌麻痹。

【问题4】 患者下一步应如何处理?

思路　根据患者的症状和体征,决定是否需要手术治疗。

知识点

手术治疗方案及原则

第一眼位有明显斜视或有代偿头位者可以手术治疗,如不明显则不需要手术。

手术方式的选择:

（1）上斜肌断腱术，缺点是由于患者一般不伴上斜肌亢进，所以术后可能出现上斜肌功能不足和下斜肌亢进，则需同时做下斜肌减弱术；远期疗效不佳。

（2）Wright 上斜肌腱延长术，采用硅胶条带将上斜肌腱延长从而达到减轻张力的目的，手术可控性好，远期疗效好。

三、甲状腺相关眼病

甲状腺相关眼病（thyroid associated ophthalmopathy，TAO）是一种自身免疫性疾病，是由于甲状腺内分泌轴功能异常所导致的眼部病变，可表现为眼睑退缩、眶周水肿、突眼、眼球运动障碍和压迫性视神经病变。眼部体征与甲状腺功能异常可同时或提前或滞后出现，其病情及体征与甲状腺功能异常的轻重程度和发展不一定平行，而是自身免疫过程中眼外肌、眶脂肪成纤维细胞受激惹的结果。

定义和关键特征

定义：甲状腺相关眼病是甲状腺功能、视床下部 - 垂体 - 甲状腺系统功能异常引起的眼眶、眼外肌病变。

关键特征（图 2-8-12）：

- 双眼眼球突出，但程度可不同，也可单眼发病；
- 复视、眼球运动障碍；
- 可多条肌肉受累，肌肉受累频度依次为下直肌、内直肌、上直肌和外直肌；
- Dalrymple 征：眼球向正前方注视时上睑后退，睑裂开大，角膜上方露出的巩膜较正常人宽，患者存在"凝视现象"，具有受惊的眼部表情；
- von Graefe 征：眼球下转时上睑迟落；
- 眼眶 CT 或 MRI 扫描显示眼外肌肌腹肥厚，而肌肉附着点多为正常（呈梭形肥大）；
- 临床上甲状腺的功能可亢进、正常或低下；
- 被动牵拉试验为阳性。

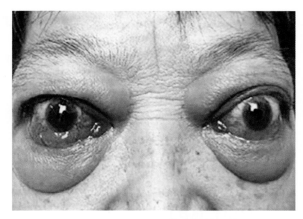

图 2-8-12　双眼甲状腺相关眼病

临床病例

患者，女，28 岁，因"发现右眼向上偏斜左眼向下偏斜伴复视 8 个月"来院就诊。否认糖尿病和高血压病史，无手术外伤史。2 年前在当地诊断为"甲状腺功能亢进"，给予药物口服，2 个月前复查甲状腺功能正常。

【问题 1】　通过上述问诊和病史考虑可能的诊断是什么？

思路　患者为年轻女性，有甲状腺功能亢进病史，并一直服药治疗，现甲状腺功能控制良好。无高血脂、高血压和糖尿病。所以应首先考虑甲状腺相关眼病引起斜视的可能。

【问题 2】　为进一步明确诊断应当做哪些检查？

思路 1　眼科基本检查应包括视力、矫正视力、屈光状态、眼压、裂隙灯和眼底检查。

知识点

严重的 TAO 会因眶压高而影响视神经功能，因此需检查眼底。否则，就应先行眼眶减压术治疗压迫性视神经病变，然后再行斜视矫正术，最后行上睑退缩手术。

思路 2　对于 TAO，还应行眼眶的影像学检查如 CT 或 MRI，进一步了解眼外肌的病变部位和程度。

知识点

TAO 所导致的眼外肌病变在 CT 或 MRI 表现为肌腹肥厚,而肌肉附着点正常(呈梭形肥大)。肌肉受累频度依次为下直肌、内直肌、上直肌和外直肌(图 2-8-13)。

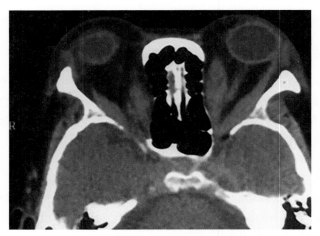

图 2-8-13　双眼甲状腺相关眼病所致眼肌异常增粗

思路 3　对此患者进一步的斜视检查发现单眼运动时右眼可保持正位,下转受限 −3;而左眼一直处于下斜位,上转受限 −4。双眼被动牵拉试验阳性,右眼可被牵拉至正位,而左眼不能。

知识点

TAO 所导致的眼外肌病变程度在各眼和各条肌肉都不同。而术前眼外肌功能的检查对手术设计很重要,特别是单眼运动能力的强弱和被动牵拉试验的严重程度。

思路 4　该患者诊断:左眼 Graves 眼病,左眼上斜视。

【问题 3】　患者下一步应如何处理?

思路 1　患者目前具备手术指征,可双眼同时进行手术矫正斜视,目的是缓解眼球运动障碍,减轻复视。

知识点

手术治疗方案及原则

在甲状腺功能没有得到控制的急性炎症期,如果出现复视和眼球运动障碍,可考虑对受累肌肉进行肉毒杆菌毒素注射,以缓解症状并减轻受累肌肉的挛缩。

手术指征为:复视、眼球运动障碍稳定和甲状腺功能稳定至少 6 个月。

以矫正第一眼位和前下方斜视并消除复视为目标,而其他方向的斜视和复视很难完全消除。

以解除因眼外肌变性造成的眼球运动限制为主要选择,故此类患者应行患眼下直肌后徙或悬吊术。

处理上、下直肌时,要在直视下充分分离与眼睑的联系,以避免或尽量减少对眼睑位置的影响。

手术麻醉的选择建议全麻手术,因为 TAO 导致的眼外肌处于挛缩或纤维化的状态,手术分离眼外肌非常困难,局麻状态下患者不能忍受过度牵拉引起的不适。

思路 2　手术治疗后的效果及处理对策。

TAO 术后,可能因为病情的发展导致其他眼外肌继续发生病变,患者又出现新的复视和眼球运动障碍。

【问题 4】　根据上述知识点,如何和患者沟通?

1. 病程观察的长期性。

2. 内分泌科检查的必要性。

3. 手术后病情变化的原因和对策。

4. 治疗选择的依据（如果存在治疗指征）。

5. 治疗后的复诊时间。

【问题5】 患者复诊时应进行哪些项目的观察？

1. 视功能、眼压。

2. 眼位和眼球运动。

3. 眼底视神经的状态。

4. 必要时行眼眶影像学检查。

5. 甲状腺功能的复查。

6. 内分泌科常规随访。

四、先天性脑神经发育异常综合征

先天性脑神经发育异常综合征（congenital cranial dysinnervation disorders，CCDDs）为一组先天的非进行性的，以眼球、眼睑和/或面部肌肉运动异常为主要特征的脑神经发育异常性疾病，可以散发或有家族遗传史。

（一）Duane 眼球后退综合征（Duane's retraction syndrome，DRS）

定义和关键特征

定义：Duane 眼球后退综合征是由于先天性展神经、神经核及其所支配的肌肉 - 外直肌的先天异常，而外直肌受到动眼神经下支的矛盾性支配所致。主要表现为眼球向内侧运动时，内外直肌同时受动眼神经的支配收缩，导致睑裂变小和眼球内陷。

关键特征：

- 外转或内转受限或内外转均受限；
- 外转时睑裂开大，内转时睑裂缩小，伴眼球后退；
- 内转时可伴上射和/或下射现象；
- 可伴代偿头位，多数患者保持较好的双眼单视功能，很少发生弱视。

Duane 眼球后退综合征分为三型

- Ⅰ型：受累眼外转受限、内转无明显限制，可以合并内斜视；
- Ⅱ型：受累眼内转受限、外转无明显限制，可以合并外斜视；
- Ⅲ型：受累眼内、外转均受限，可以无斜视或合并内斜视或外斜视。

临床病例

患者，女，28 岁，因"家长发现自出生后数月左眼球不能外转伴面向右转"来院就诊。无手术外伤史。

【问题1】 通过上述问诊考虑可能的诊断是什么？

思路 患者自幼发病。无其他疾病和眼外伤史。根据右眼球不能外转的主诉，应首先考虑右侧先天性展神经麻痹和 Duane 眼球后退综合征的可能。

先天性展神经麻痹和 Duane 眼球后退综合征都会出现外转受限的症状，都会有明显头位。

【问题2】 为进一步明确诊断应当做哪些检查？

思路1 眼科基本检查应包括视力、散瞳验光、眼压、裂隙灯和眼底检查。

检查主要是判断是否存在屈光不正和弱视，对下一步诊断提供依据。先天性展神经麻痹会导致大度数的内斜视，并且会造成重度弱视；而 Duane 眼球后退综合征可能为正位，也可能出现小度数的内斜视，有明显头位，视力往往较好。

思路2 对于这种先天性的眼球运动障碍，还应行头颅和眼眶的影像学检查，如 CT 或 MRI，进一步了解是否存在颅内占位和眼外肌的先天性发育异常。

思路3　进一步的斜视检查如何鉴别这两种疾病？

知识点

主要鉴别点

1. 先天性展神经麻痹会导致大度数的内斜视，而Duane眼球后退综合征可能为正位，也可能出现小度数的内斜视；

2. Duane眼球后退综合征的患眼内转时出现眼睑裂变小和眼球后退；而先天性展神经麻痹没有这样的改变。该患者检查发现，右眼内斜视，轻度面向右转，双眼向左侧运动时左眼睑裂变小眼球后退，双眼向右侧运动时右眼外转受限。故可以诊断右眼Duane眼球后退综合征1型（图2-8-14）。

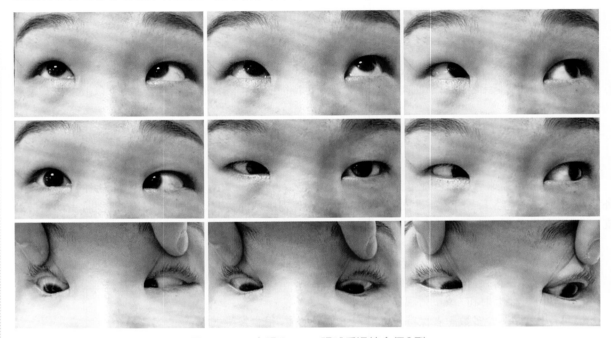

图2-8-14　右眼Duane眼球后退综合征Ⅰ型
右眼内斜视，眼球内转时睑裂变小伴眼球后退，企图外转使睑裂变大，右眼外转明显受限，面向右转。

【问题3】　患者下一步应如何处理？

思路1　与家长和患者沟通，明确患者就诊目的，根据病情评估患者目前是否需要手术。

知识点

Duane眼球后退综合征的手术治疗原则

1. 第一眼位无明显斜视和代偿头位者无须特殊治疗。

2. 对有明显代偿头位、第一眼位有斜视、有显著的睑裂变小或上射下射影响外观时应行手术治疗，手术以减弱术为主，禁忌加强手术，否则术后会加剧眼球后退和睑裂变小。

患者右眼不能外转，伴面向右转，希望能改善眼球运动及面转的外观。患者有代偿头位，第一眼位有内斜视，手术仅限于改善正前方的眼位和代偿头位。

思路2　手术治疗后的效果。

应明确告知患者，术后眼球仍不能外转。

【问题4】　根据上述知识点，如何和患者沟通？

1. 由于该病为先天性发育异常，应告知家长手术后眼球运动障碍多不能明显改善。

2. 该病术后只是改善症状,不能治愈。

（二）先天性眼外肌纤维化(congenital fibrosis of extraocular muscles, CFEOM)

CFEOM 是一种常染色体显性遗传疾病,可累及双眼所有眼外肌,包括上睑提肌,表现为先天性、非进行性的双眼先天性上睑下垂和限制性眼肌麻痹。部分患者可伴系统性疾病。病理检查显示眼外肌的萎缩和纤维化。研究证实,此病由第Ⅲ和/或Ⅳ、Ⅵ对脑神经的发育异常所致。根据相关基因检测位点分为四型:CFEOM1 表现型、CFEOM2 表现型、CFEOM3 表现型和 Tukel 综合征。

定义和关键特征

定义:眼外肌组织完全被纤维成分代替,CT 示眼外肌明显萎缩的眼病。

关键特征:

- 特征性的上睑下垂,无 Bell 现象;
- 下颌极度上举头后倾;
- 一眼或两眼(内)下固视,位于水平线下 20°～30°,双眼受累者程度可以不同;
- 眼球运动障碍,试图向上方及向侧方注视时产生异常集合运动;
- 被动牵拉试验向各方向均阳性。

> 临床病例
>
> 患者,男,5 岁,因"自幼双眼不能睁大,抬头视物"来院就诊。家族史中有父亲和哥哥患同样病变,无手术外伤史。

【问题1】 通过上述问诊考虑可能的诊断是什么?

思路 患者为 5 岁儿童,自幼发病,双眼不能睁大。阳性家族史。所以应首先考虑先天性上睑下垂、先天性动眼神经麻痹和先天性眼外肌纤维化的可能。

先天性上睑下垂可以单眼或双眼发病;而先天性动眼神经麻痹多为单眼发病;先天性眼外肌纤维化多为双眼发病,也可单眼发病。

【问题2】 为进一步明确诊断应当做哪些检查?

思路 1 眼科基本检查应包括视力、散瞳验光、眼压、裂隙灯和眼底检查、单眼和双眼的眼球运动检查、牵拉试验。

先天性上睑下垂的患者眼球运动一般无障碍,因此单眼或双眼的视力基本正常;先天性动眼神经麻痹多为单眼发病,容易引起弱视;而先天性眼外肌纤维化的患者各方向眼球运动均有明显障碍。

思路 2 对于怀疑先天性眼外肌纤维化的患者,还应行眼眶的影像学检查如 CT 或 MRI,进一步了解眼外肌的病变部位和程度。

先天性眼外肌纤维化所导致的眼外肌病变在 CT 或 MRI 表现为下直肌、内直肌、上直肌和外直肌均变薄纤维化改变。

思路 3 进一步的斜视检查如何鉴别这 3 种疾病?

先天性上睑下垂不伴有眼球运动障碍;先天性动眼神经麻痹可有单眼大度数外斜视伴下斜视,各方向运动受限;而先天性眼外肌纤维化表现为双眼下斜视或伴外斜视,各方向运动受限(图 2-8-15)。

该患者的双眼均为下斜位,伴内斜视,双眼不能向上、向外和下方运动。双眼被动牵拉试验阳性。根据眼球运动检查结果,确定诊断为先天性眼外肌纤维化 1 型。

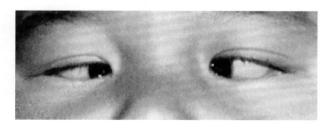

图 2-8-15 双眼先天性眼外肌纤维化综合征

【问题3】 患者下一步应如何处理?

思路 患者目前具备手术指征,双眼能否同时进行手术矫正斜视和上睑下垂?

手术治疗原则为受累垂直肌肉大量后徙,不做缩短术,后者加重睑裂变小。

手术目的是改善第一眼位的斜视和代偿头位,但不能恢复眼球运动。通常最终疗效很难令人满意。

手术方法以下直肌断腱术为主,由于肌肉纤维化紧紧贴住球壁,术中斜视钩伸入困难,应避免损伤球壁。

有些患者可以考虑适当矫正上睑下垂,暴露瞳孔、改善头位为目的。由于没有 Bell 现象,为避免引起术后的暴露性眼病,手术应欠矫。术式以额肌瓣悬吊术为宜。

由于下直肌断腱术效果很难预测,所以下直肌断腱术与上睑下垂矫正术应分期进行。先行下直肌断腱术。

【问题 4】　根据上述知识点,如何和患者沟通?

1. 该病手术效果不佳。

2. 术后眼球仍不能上转,上睑下垂术后易发生角膜暴露,注意睡觉时涂眼膏。

3. 手术后病情变化的原因和对策。

4. 治疗选择的依据(如果存在治疗指征)。

5. 可建议患者及家属行基因检测,给予遗传咨询。

【问题 5】　患者复诊时应进行哪些项目的观察?

1. 视功能、眼压。

2. 眼位和眼球运动。

3. 角膜的干燥程度,是否形成溃疡。

五、高度近视性内下斜视

高度近视的患者眼球逐渐增大,超过了肌圆锥的正常容纳限度,使得眼球从颞上方上直肌与外直肌之间疝出肌圆锥,导致了眼外肌走行路径改变,即上直肌向鼻侧移位,外直肌向下方移位,出现进展性内斜视并下斜视。

定义和关键特征

定义:高度近视继发的固定性内下斜视。

关键特征:

● 斜视呈进行性发展,眼球外转上转运动受限,最后发展为眼球固定在内下方;可单眼或双眼发病;

● 眼眶的影像学检查发现眼球显著增大伴后极部巩膜葡萄肿,外直肌向下移位,而上直肌向鼻侧移位。

临床病例

患者,女,49 岁,因"发现右眼逐渐向内偏斜 5 年"来院就诊。否认糖尿病、甲状腺功能亢进和高血压病史,无手术外伤史。右眼自幼视力差,高度近视戴镜治疗(图 2-8-16)。

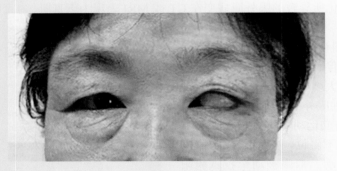

图 2-8-16　左眼高度近视性内下斜视

【问题 1】　通过上述问诊考虑可能的诊断是什么?

思路　患者为中年女性,缓慢发病,无高血脂、高血压、甲状腺功能亢进和糖尿病病史。高度近视戴镜治疗,所以应首先考虑共同性内斜视和高度近视性内下斜视的可能。

知识点

共同性内斜视的患者发病年龄早，而高度近视性内下斜视的患者一般发病年龄较晚，通常在40岁以后发病。

高度近视性内下斜视患者的近视度数通常近 −20D 或者更高。

【问题2】 为进一步明确诊断应当做哪些检查？

思路1 眼科基本检查应包括视力、散瞳验光、眼压、裂隙灯和眼底检查。眼科特殊检查包括B超和眼轴长度。

共同性内斜视患者的屈光状态多为远视、正视或轻度近视，眼底检查基本正常；而高度近视性内下斜视的患者，患眼的屈光状态应为高度近视，眼底检查会发现豹纹状眼底，后极部往往出现脉络膜萎缩，B超检查会发现巩膜后葡萄肿形成，眼轴增长，眼轴 >30mm 或 32mm 可能发生这种类型的斜视。

思路2 对于高度近视性内下斜视，还应行眼眶的影像学检查如CT或MRI，进一步了解眼球的形态和位置，以及眼外肌的附着部位和走行方向（图2-8-17）。

思路3 进一步的斜视检查如何鉴别这两种疾病？

共同性内斜视患者的双眼眼球运动是正常的，没有眼球运动障碍；而高度近视性内下斜视的患者，患眼各个方向均有眼球运动障碍。该患者的右眼处于内下斜，单眼运动向各方向严重受限。右眼内直肌被动牵拉试验阳性。

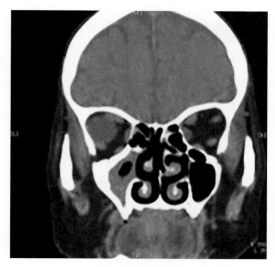

图2-8-17 左眼高度近视性内下斜视的CT表现：左眼上直肌向鼻侧移位，外直肌向下方移位

【问题3】 患者下一步应如何处理？

思路1 患者术前眼外肌功能的检查对手术设计很重要，特别是单眼运动能力的强弱和被动牵拉试验的严重程度。可同时进行内直肌的后徙或断腱术以及上直肌和外直肌联结术（改良 Yokoyama 手术），改变眼外肌的作用方向将眼球推回至肌圆锥，还可以部分改善眼球运动。

知识点

手术麻醉的选择建议全麻手术，因为高度近视性内下斜视导致的眼外肌处于挛缩或纤维化的状态，手术分离眼外肌非常困难，局麻状态下患者不能忍受过度牵拉引起的不适。

思路2 手术治疗后的效果及处理对策。

高度近视性内下斜视患者，手术后远期某些患者可能出现复发。

【问题4】 根据上述知识点，如何和患者沟通？

1. 病程观察的长期性。

2. 手术后病情变化的原因和对策。

3. 治疗选择的依据（如果存在治疗指征）。

4. 治疗后的复诊时间。

【问题5】 患者复诊时应进行哪些项目的观察？

1. 视功能、眼压。

2. 眼位和眼球运动。

3. 必要时行眼眶影像学检查。

（李俊红）

第四节 弱   视

弱视（amblyopia）是儿童和成人单眼视力障碍的重要病因。我国弱视发病率为 2%～4%。弱视是双眼异常相互作用或形觉剥夺引起的，按照病因分为四类：斜视性弱视、屈光参差性弱视、屈光不正性弱视、形觉剥夺性弱视。处理的第一步就是要首先搞清楚患者是哪一类型的弱视，针对病因进行治疗。动物实验和临床研究表明，在视觉发育关键时期内易发生弱视，但弱视经适当的治疗是可逆的。

定义和关键特征

定义：视觉发育期由于单眼斜视、未矫正的屈光参差、高度屈光不正以及形觉剥夺引起的单眼或双眼最佳矫正视力低于相应年龄的视力或双眼视力相差 2 行及以上，视力较低眼为弱视。

关键特征：

- 视力不良，最佳矫正视力低于正常；
- 拥挤现象；
- 弱视眼可为旁中心注视；
- 对比敏感度下降。

临床病例

患者，女，7 岁，因"体检发现左眼视力差数天"前来就诊。足月顺产，无家族史。

【问题 1】 通过上述问诊考虑可能的诊断是什么？

思路 患者的左眼视力差，需进一步明确左眼是单纯的屈光不正还是存在弱视。

单眼弱视常见的原因是斜视性，屈光参差性或剥夺性。

【问题 2】 首次就诊时需要询问哪些病史？

1. 发病年龄。

2. 出生时情况是否为早产儿及低体重儿，是否存在围产期并发症。

3. 家族中有无弱视、斜视及其他儿童眼病患者，是否存在遗传性综合征。

4. 眼部外伤、手术史。

【问题 3】 为明确诊断应当做哪些检查？

思路 1 常规的眼科检查包括外眼检查、裸眼视力、睫状肌麻痹下验光检查、眼位和眼球运动及裂隙灯和眼底检查。

1. 通过睫状肌麻痹下验光检查患者的矫正视力，可以判断患者是否存在弱视以及屈光不正或屈光参差。

2. 眼位和眼球运动检查可以判断患者是否存在斜视，一般情况下单眼内斜视容易引起弱视，特别注意检查是否存在小度数的内斜视。

3. 裂隙灯检查可以排除角膜和晶体病变所导致的剥夺性因素。

4. 眼底检查可以排除眼底病变，以免误诊。

思路 2 如何根据检查结果确定弱视的类别？

斜视性弱视：通常为恒定性斜视。屈光参差性弱视：两眼之间存在屈光参差（正球镜相差≥1.5D，柱镜相差≥1.0D），屈光度较高的一眼形成的弱视。屈光不正性弱视：多发生于未戴过屈光矫正眼镜的高度屈光不正患者（远视≥5.0D，散光≥2.0D）。形觉剥夺性弱视：存在屈光间质混浊（角膜白斑或白内障）或完全性上睑下垂或不适当地遮盖。

【问题 4】 经过检查还需要和哪些疾病鉴别？

思路 1 发病年龄大、近期视力下降，但是矫正视力低于正常，首先要和视神经疾病鉴别。

知识点

弱视的鉴别诊断

　　球后视神经炎：有明确的视力下降病史，中毒、局部炎症、感染、全身疾病史。临床检查瞳孔的大小及其对光直接反应的检查显得更为重要。此外，因一些颅内病变也可导致视力骤减，而无眼底改变，或有视神经乳头萎缩者，应进一步检查，如头颅 CT 等，必要时需除外颅内占位性病变。

　　思路 2 发病年龄小者要和其他先天性发育异常鉴别。

　　视网膜母细胞瘤、早产儿视网膜病变、Stargardt 病、视锥营养不良、视网膜色素变性等疾病鉴别，可通过散瞳检查眼底，以及视觉电生理等检查来诊断。

　　【问题 5】 患者下一步应如何处理？

　　思路 1 弱视患者的一般处理。

　　针对弱视类型首先去除病因，包括矫正屈光不正，早期治疗先天性白内障或上睑下垂等。在此基础上进行常规压抑优势眼，包括遮盖、光学或药物压抑优势眼等治疗。①光学矫正：佩戴框架眼镜或角膜接触镜矫正屈光不正。②遮盖疗法：遮盖优势眼、强迫使用弱视眼。③压抑疗法：分为近距离压抑、远距离压抑、全部压抑、交替压抑。以上三条治疗方法是治疗弱视的主要方法。而针对旁中心注视，需采用后像疗法、红色滤光片（波长 640nm）法、海丁格刷、视刺激疗法等进行治疗（图 2-8-18）。

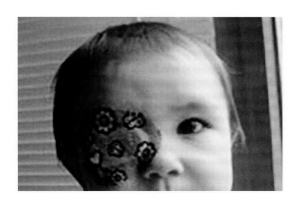

图 2-8-18　右眼遮盖治疗左眼弱视

　　思路 2 患者为斜视或剥夺性弱视时的处理。

　　当弱视是由于形觉剥夺所引起时，如先天性白内障或上睑下垂，应手术治疗。斜视性弱视的患者一般先治疗弱视后再手术矫正斜视，减少术后复发。

　　思路 3 上述治疗可能发生的并发症。

　　1. 遮盖疗法存在以下风险　皮肤刺激、患儿戴着遮盖布会增加发生事故的危险，增加斜视程度，复视，遮盖诱发的弱视。

　　2. 抗胆碱能睫状肌麻痹剂的副作用。

　　3. 手术存在的风险和并发症。

　　【问题 6】 根据上述知识点，如何和患者沟通？

　　1. 告知家长弱视的危害及预后，大部分弱视治疗效果好。

　　2. 治疗选择的依据。

　　3. 在开始遮盖前应告知患者家长遮盖的注意事项，要完全遮盖，防止患者从眼镜旁边偷看或去了学校后不遮盖，告知家长和老师沟通，潜在的危险，注意安全、避免发生事故。

　　4. 压抑疗法时应告知家长可能发生的抗胆碱能药物的副作用，将药物放在孩子接触不到的地方。

　　5. 应定期复诊，告知家长弱视的治疗是一个漫长的过程，需要患者和家长的配合才能获得良好的疗效。

　　6. 即使弱视治愈，也需随诊至少两年以上，防止弱视复发。

　　【问题 7】 患者复诊时应进行哪些项目的观察？

　　1. 视力、屈光度　7 岁以内每半年复查一次屈光度，7 岁以上患者每年复查一次屈光度。

　　2. 注视性质的检查　是否由周边注视转变为中心注视。

　　3. 眼位。

　　4. 双眼单视功能　是否建立了双眼立体视。

推荐阅读文献

[1]　夏晓波,赵桂秋.眼科学实习指导.北京:人民卫生出版社,2016.

[2]　杨培增,范先群.眼科学.9版.北京:人民卫生出版社,2013.

[3]　赵堪兴.斜视弱视学.北京:人民卫生出版社,2011.

（李俊红）

第九章　神经眼科疾病

第一节　特发性视神经炎

视神经的非感染性和炎性脱髓鞘病变，常表现为急性或亚急性的无痛性视力下降。好发年龄为 20～50 岁，平均年龄 30～35 岁，女性高于男性。根据受累的视神经部位不同，分为急性球后视神经炎和急性视神经乳头炎。前者视盘正常，后者视盘充血，轻度水肿隆起。眼底均无软性或硬性渗出，无视网膜出血，无葡萄膜炎或玻璃体炎等内眼疾病。既往有神经系统脱髓鞘疾病史，如多发性硬化或视神经脊髓炎，或有持续数天或数周的一过性肢体麻木或无力，但没有其他神经系统疾病的异常体征。本病是一种无局部和全身感染性疾病史，无免疫异常相关的疾病。

特发性视神经炎与多发性硬化（MS）和视神经脊髓炎（NMO）密切相关，1/4 的 MS 患者的首发症状是急性特发性视神经炎（TON），长期随诊中，TON 患者中 2/3 的女性和 1/3 男性患者最终发生 MS。从脑 MRI 可以观察到脑白质中斑片状亚临床脱髓鞘改变，脑脊液检查可由出现细胞和蛋白增加、IgG 升高、寡克隆带阳性以及髓磷脂蛋白改变都有助于神经系统脱髓鞘疾病的诊断，神经内科医师的会诊对于确诊非常重要。

主要临床特征

- 急性中、重度视力下降（数小时至数天内），多累及单眼；
- 患眼相对性瞳孔传入障碍（RAPD）阳性，色觉异常；
- 眼球运动时可出现同侧眼球或眼眶疼痛感；
- 球后视神经炎眼底正常，视神经乳头炎则表现出视盘边界不清，充血，轻微隆起；
- 视野缺损：可出现任何形态的视野缺损，多为中心或盲中心暗点；
- VEP：P-100 潜伏期延长则可以帮助确立诊断，但 VEP 正常不能排除视神经病变。

影像学检查：影像学检查对于 NMO 及 MS 的确诊非常重要，其另一重要临床意义在于排除压迫性视神经病变。邻近眶尖部的鼻旁窦（如筛窦和蝶窦）内的良性或恶性占位病变、蝶鞍区及海绵窦的肿瘤（如垂体瘤、脑膜瘤或颅咽管瘤等），以及海绵窦内的颈内动脉系统血管瘤，均可导致单或双侧的急性或亚急性视力下降，可表现为视盘正常或色淡，其余眼底正常，RAPD 阳性，眼眶和蝶鞍区增强 MRI 可以排除占位病变，而 MRA、CTA 或 DSA 可以准确地显示动脉血管瘤的位置。双颞侧视野缺损则提示视路受累的部位在颅内的视交叉区，因此仔细阅读"视力正常眼"，发现不完全的、可能是微小的颞侧视野改变非常重要。

临床病例

患者，女，26 岁，主诉"右眼急性、进行性视力下降 3 天，偶有右眼球运动痛"，既往 1 年前左眼曾有视力下降史，多发性硬化病史。眼科检查：左眼视力 1.0，右眼 0.1，双眼压正常，左眼 RAPD（+），双眼球运动正常，眼底未见异常。视野检查：右眼伴上方视野缺损的中心暗点，左眼鼻上方束状缺损，中心视野正常（图 2-9-1）。

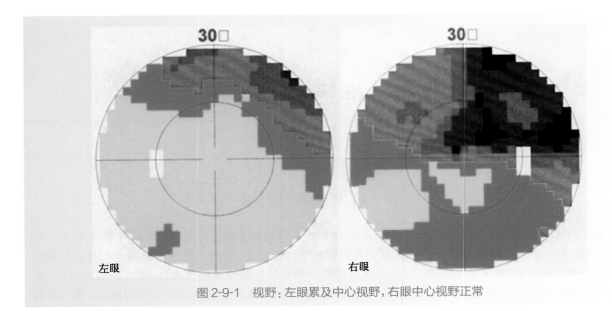

图 2-9-1 视野：左眼累及中心视野，右眼中心视野正常

急性特发性视神经炎（TON）好发于生育期年龄女性，多为 20～50 岁，常为单眼首发，另一眼可间隔数月或数年发病，急性发病，中心视力下降显著。患眼 RAPD 阳性，色觉异常，视野缺损为中心暗点，提为病变单侧视路传入异常。眼视盘正常，伴发眼球运动时疼痛，提示炎症部位位于筛板后的球后视神经段，如果为视神经乳头炎，则病变位于筛板区及其前，出现视盘充血水肿，无出血及渗出。

【鉴别诊断】

- 非动脉炎性前部缺血性视神经病变（non arteritic anterior ischemic optic neuropathy，NAION）：无痛性急性视力下降，多为轻、中度视力下降，严重视力下降者极少低至光感。可以出现 RAPD 阳性，根据视力下降程度不同，呈现不同程度色觉障碍。视野缺损常为下半象限性缺损，极少中心暗点。所有 AION 病例均有弥漫性或节段性视盘水肿和充血，常伴有火焰状出血，视盘水肿发生在视力下降前或同时。

- Leber 遗传性视神经病变（leber hereditary optic neuropathy，LHON）：为线粒体 DNA（mtDNA）异常导致的视神经炎病变，已知 mtDNA 上三个位点的原发突变诱发该病，分别是 11778、3460 和 14484。男性多发，视力下降为唯一眼部体征，呈急性或亚急性（数天），常低于 0.1，一眼先发，另眼在数周或数月后发作，也可以出现双眼同时发病，极少单眼发病。可有色觉障碍，视野为中心暗点或盲中心暗点（图 2-9-2）。视盘水肿和充血，视盘周围毛细血管扩张或出血（图 2-9-3）。视神经纤维层混浊，但 FFA 检查无视盘渗漏。

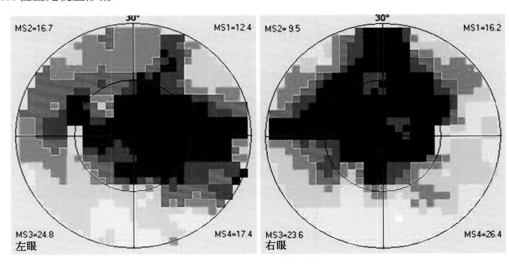

图 2-9-2 双眼中心暗点

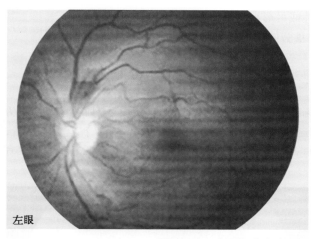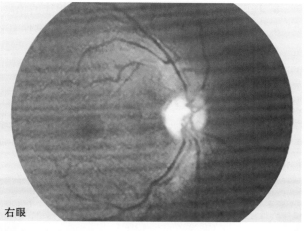

图 2-9-3　右眼视盘充血，左眼视盘上缘视神经纤维层出血

- 感染性视神经炎：各种细菌、病毒、真菌，甚至寄生虫感染均可导致感染性视神经炎，眼眶及其周围的鼻旁窦炎症和脑膜炎也可以是病因。表现为单或双眼的急性或渐进性中、重度视力下降，伴有 RAPD 阳性，患者全身体健，以有发热，淋巴结病（lymphadenopathy）或假性脑膜炎（meningismus）。视盘可以正常、水肿或苍白，可以出现玻璃体炎、视网膜血管炎或星型神经视网膜炎（stellate neuroretinitis）：单或双侧视盘水肿，伴有黄斑区星芒状硬性渗出，这种临床表现也可出现在其他眼底病理状态，如恶性高血压等。

【治疗及预后】

如果全面的实验室检查排除了感染的因素，一切有针对性的抗感染治疗都不需要。确诊急性特发性视神经炎后，对于初诊的急性患者，无全身和局部的禁忌证时，首选糖皮质激素治疗。对于初次确诊的患者，在排除激素的禁忌证，以及心脏和肝肾功能无异常后，建议首选甲泼尼龙静脉冲击治疗，体重大于 60kg 患者，1 000mg 每天静脉给药一次，连续三天后，改为口服泼尼松片，推荐剂量为每天每公斤体重 1～2mg，每天晨起后顿服一次，以后根据视力和视野的变化情况逐渐减量。同时神经营养辅助治疗，如甲钴胺、神经生长因子等。

所有确诊为特发性视神经炎的患者都需要神经眼科医师和神经内科来进行随诊，关注于：发生多发性硬化或视神经脊髓炎的风险；是否要做 MRI 来评估这种风险？对于视力下降严重、且脑 MRI 显示白质病损的患者，可能需要静脉输液给予甲泼尼龙治疗；如果急性视神经炎患者的脑白质病损超过两个，应用 β 干扰素可以延缓 MS 的发生。需要患者知晓即使中心视力恢复很好，也可能会遗留永久性的视觉功能异常如色觉减弱、部分视野缺损或患眼 RAPD 阳性。

（钟　勇）

第二节　缺血性视神经病变

非动脉炎性前部缺血性视神经病变（nonarteritic anterior ischemic optic neuropathy, NAION）是视盘筛板区域的微循环供应障碍，导致急性视功能障碍。好发年龄大于 55 岁，年龄范围 40～70 岁，无性别差异。常有全身血管病变的危险因素，如高血压、糖尿病和高脂血症等。无血管炎或全身免疫疾病史。局部危险因素可以是偏小的视盘杯/盘比或小视盘，视盘玻璃膜疣，白内障术后等。实验室检查多正常，无伴发全身症状如消瘦、头疼和发热等。

动脉炎性前部缺血性视神经病变（arteritic anterior ischemic optic neuropathy, AAION），于高加索人群多发，年龄多大于 55 岁，常为双眼同时出现视力急剧下降，伴有头疼、肌肉酸痛、消瘦或发热。常有巨细胞动脉炎（giant cell arteritis, GCA）。可出现视网膜棉絮样渗出或小动脉阻塞，眼球运动障碍。血液检查嗜酸性细胞升高，C 反应蛋白和血沉异常。颞动脉活检是确诊的金标准。

主要临床特征

- 临床表现为急性单侧、无痛性的视功能障碍，主诉以视野缺损为主，中心视力正常或轻中度下降，罕见无光感。无复视，无其他神经系统异常体征；
- 依据视力下降的程度不同，可能出现患眼的相对性瞳孔传导阻滞（RAPD）和色觉异常；

- 视野缺损：典型表现为与生理盲点相连的象限性或弓形视野缺损，多位于视野下半部；
- 视盘水肿：节段性或弥漫性视盘水肿，常伴有视盘旁的火焰状出血，无其他眼部异常体征；
- FFA：视盘血管充盈延迟和渗漏（强荧光）。

临床病例

　　患者，男，65岁，主诉"左眼突发视物模糊2天"，无全身不适，既往高血压病和吸烟史。眼部检查：视力右眼1.0，左眼0.5，双眼压正常，左RAPD（-），双眼球运动正常。眼底检查：右眼正常，左眼视盘边界不清，充血隆起，盘沿局限出血（图2-9-4），视网膜动脉细，动：静=1:2，交叉征（+）。视野检查：右眼下方与生理盲点相连的片状形缺损（图2-9-5）。

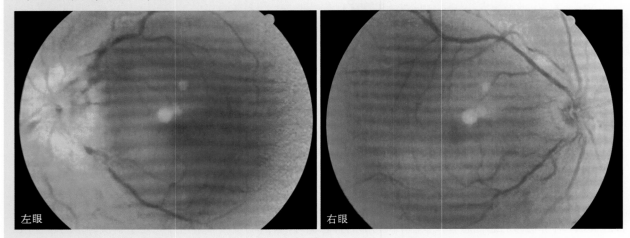

图2-9-4　左眼视盘充血隆起，局限小火焰状出血

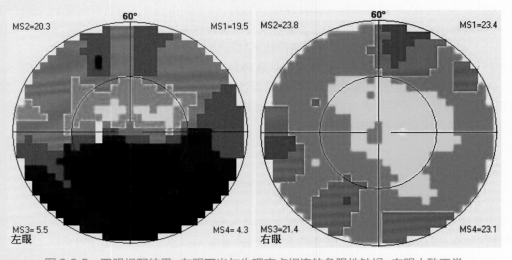

图2-9-5　双眼视野结果：左眼下半与生理盲点相连的象限性缺损，右眼大致正常

　　分析：患者为老年男性有高血压病，具有全身性危险因素。急性单眼视功能障碍，以视物模糊为主，中心视力受累不明显。视野异常表现为绕过注视点（黄斑）、与生理盲点相连的片状缺损。患眼视盘水肿充血，盘周局部火焰状出血。视网膜动脉硬化改变。

【鉴别诊断】

　　急性特发性视神经炎发病年龄常低于50岁，女性为多见。中心视力严重下降，视野缺损多表现为中心暗点。视盘以充血为主，隆起不明显，无盘周出血。患者可有多发性硬化（MS）或视神经脊髓炎（NMO）病史。

　　其他表现为无痛性视力下降和视盘水肿的病因还可能有：感染性和感染后视神经炎，结节病型视神经炎和前部浸润性视神经病变，如淋巴病或白血病等，需要结合相应的临床表现做相关的血清学检查，血液细胞学检查，以及影像学检查等来协助鉴别诊断。

【治疗及预后】

虽然目前国外的临床研究提出 NAION 缺乏有效的治疗方法，但是积极治疗和控制全身危险因素如戒烟，治疗高血压、糖尿病和高脂血症，并配合改善微循环功能的药物治疗仍然是值得推荐的治疗方法。对于严重视盘水肿、中心视力下降显著和视野缺损严重者，在确认无全身禁忌证后，可考虑使用全身的激素治疗，但剂量和疗程的选择要视个体患者的全身情况和眼部病情的变化来调整。

视盘水肿多在 6～8 周后开始缓解，随之出现视盘萎缩和视盘边缘的微血管稀疏，如果视盘水肿持续超过 2 个月不消退，则需要进一步检查来寻找其他可能导致视神经病变的原因。虽然多数患者发病时视力下降不明显，但视功能异常既可以在发作时最严重，也可以在发作后数天甚至数周后出现视力下降的加重。对侧健眼发生 NAION 的概率为 12%～40%，患眼再次发作的概率小于 5%。

（钟　勇）

第三节　营养缺乏性和中毒性视神经病变

各种营养元素缺乏或毒性物质（烟酒、化学物质或药物等）引起的视神经功能障碍。在这组视神经病变中，无发病年龄和性别差异，目前还没有发现任何一种特定的营养因素缺乏。病因可能是多因素的，致病原因可以是：维生素 B12 缺乏、过量长期的烟酒摄入（烟酒中毒性视神经病变）、抗结核药（乙胺丁醇）、氯霉素、胺碘酮、羟氯喹等药物、铅或甲醇等化学物质。

主要临床特征

- 典型临床表现为双眼渐进性，无痛性视力下降；
- 中重度视力下降，双眼下降程度相近；
- 早期出现色觉减退，也可能是首发症状；
- 无相对性瞳孔传入障碍，但瞳孔对光反应迟缓；
- 视野为双眼中心或盲中心暗点（生理盲点与中心暗点相连）；
- 病变早期视盘正常，或充血水肿。后期出现视神经萎缩，多位于视盘的颞侧（即乳头黄斑区）；
- VEP 检查表现 P-100 潜伏期延长或振幅降低，提示视神经传入障碍；
- 头颅尤其是蝶鞍区的增强 MRI 有助于排除压迫性视神经病变。

临床病例

男性，56 岁，主诉双眼视力缓慢下降 30 天，无全身病史，嗜烟酒史 30 年。眼科检查：最佳矫正视力右眼 0.4，左眼 0.3，双眼瞳孔等圆、等大，对光反应迟缓。眼底：双视盘边清，杯盘比正常，颜色略淡（图 2-9-6）。黄斑和视网膜其他部位未见异常。视野缺损为双眼中心暗点（图 2-9-7）。

诊断为：双眼烟酒中毒性视神经病变。

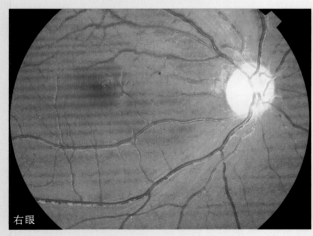
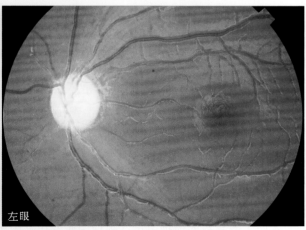

图 2-9-6　眼底彩色照片，双眼视神经颜色淡

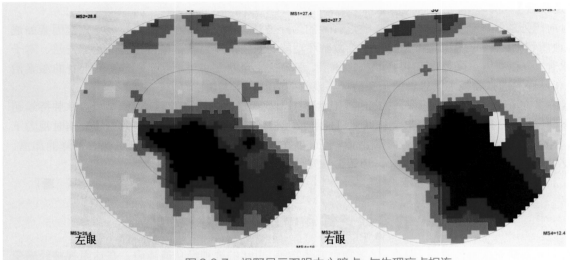

图 2-9-7 视野显示双眼中心暗点，与生理盲点相连

分析：双眼同时发生进行性视力下降，有大量、长期的烟酒摄入史，为重要的诊断线索。双眼视野缺损为中心暗点，眼底检查未见异常，提示视神经病变的可能性大。

【鉴别诊断】

- 维生素 B_{12} 缺乏性视神经病变。患者常有严重的贫血，这也是导致维生素 B_{12} 缺乏的最常见原因，引起严重贫血的病因有：中老年高加索人群常见的自身免疫异常，严重营养不良，各种原因的维生素 B_{12} 的吸收不足，如胃肠道手术后，消化道疾病和肠道蛔虫、绦虫病等。

- 乙胺丁醇中毒性视神经病变。抗结核药物乙胺丁醇可以导致毒性视神经病变，这种毒性作用为剂量依赖性，虽然低剂量就可引起病变，但更多是当剂量大于 $25mg/(kg \cdot d)$ 时。发病一般在用药 2 个月后，平均为 7 个月。表现为双眼亚急性视力下降，视野缺损为中心暗点，仔细准确的病史采集有助于确诊。

- 黄斑疾病。任何获得性或先天性黄斑疾病均可导致中心视力下降、色觉异常和中心暗点。仔细询问病史及家族史，并借助于眼科辅助检查，可以排除黄斑病变。有助于鉴别诊断的检查有眼底荧光血管造影（FFA），视网膜光学相干断层扫描（OCT），多焦视网膜电流图（mf-ERG）等。

- 压迫性视神经病变。颅内的占位病变可引起双眼的进行性、无痛性视力下降，病变可以是原发于颅内或转移的良恶性肿瘤，也可是血管瘤，通过增强 MRI 或颅内血管造影检查可以排除压迫性病变。

- 显性遗传性视神经病变。也多累及双眼，呈渐进性、无痛性中心视力下降，色觉异常。但病情进展很缓慢，患者可能在早年发病，但经过多年后才发现，阳性家族史和基因检测可协助确诊。

- 甲醇中毒性视神经病变。患者常常是因为误吸入甲醇或误饮甲醇（冒充乙醇的酒类），为眼科急症，双眼出现急性的严重视力下降，重症者可以数小时或数天内下降到光感，甚至无光感。如果有残存视力，视野表现为中心暗点或盲中心暗点。早期视盘可以正常，或边缘模糊、充血，晚期视神经萎缩，视网膜血管变细，神经纤维层严重变薄。血清中甲醇水平高于 $20mg/dl$，会出现代谢性酸中毒的全身症状，如恶心呕吐、呼吸困难、头疼。

- Leber 遗传性视神经病变。男性青壮年多发，可为一眼先发，另眼在数周或数月后发作，也可以出现双眼同时发病，极少单眼发病。视力下降为唯一眼部体征，呈急性或亚急性（数天），常低于 0.1，可出现色觉障碍，视野为中心暗点或盲中心暗点。可表现为视盘水肿和充血，视盘毛细血管扩张。为线粒体 DNA（mtDNA）异常导致的视神经炎病变，已知 mtDNA 上三个位点的原发突变诱发该病，分别是 11778、3460 和 14484。阳性家族史和基因检测可以确诊该病。

【治疗和预后】

乙胺丁醇导致的药物中毒性视神经病变在临床比较常见，早期确诊后必须立即停止药物的继续服用，辅以神经营养治疗，视力可以缓慢提高，但也有患者可以出现永久性的视力丧失，尤其在长期服用乙胺丁醇且发现较晚的患者。维生素 B_{12} 缺乏导致的营养性缺乏性视神经病变，及时找出病因并设定针对性的治疗方案，可以获得比较好的视功能预后。烟酒中毒性弱视的治疗首先是绝对地停止摄入烟酒，发病早期选用硫代硫酸钠静脉推注，或应用红细胞生成素，配合神经营养药物治疗。常用的有甲钴胺，也可以选用神经生长因子等促进神经轴突功能恢复的药物。甲醇中毒性视神经病变，一旦确诊，立即给予乙醇，以干预甲醇在体内的代谢反应，治疗代谢性酸中毒。早期诊断和及时治疗，可以缓解病情，减少视功能的丢失。

（钟　勇）

第四节　视盘水肿

视盘水肿（papilledema）表现为视盘的隆起和边界不清，常为双眼，病因为各种原因导致颅内压升高，患者常无任何主诉症状，可发生于各年龄人群。患者可没有任何全身症状和体征，可因体位变化如弯腰、蹲下后快速起立等动作时，出现持续数秒的一过性黑矇。当出现头晕、头痛，甚至恶心、呕吐时，提示有颅内压升高。当累及单侧或双侧的展神经（第Ⅵ对脑神经）时，患者主诉复视。

主要临床特征

- 视盘水肿的早期视力正常，表现为轻度视盘充血，轻微的盘周神经纤维层模糊；
- 急性视乳头水肿表现为典型的视盘隆起，神经纤维层肿胀，伴随盘周神经纤维层内的火焰状出血，这时患者可以主诉视物模糊，视野检查发现生理盲点扩大；
- 慢性视盘水肿则充血不明显，很少盘周出血，隆起的视盘可能出现类似玻璃膜疣样的白色沉着点，常有视力的急剧下降；
- 视盘水肿的晚期，出现视神经萎缩：视盘边缘不清，颜色苍白，隆起不明显，出现严重的视力下降和视野缺损；
- 神经影像学检查排除颅内的各种性质的占位病变，是诊断视乳头水肿的必要手段。同时，也可明确病因：颅内静脉窦循环异常而导致的颅内静脉血液回流受阻，从而引起的颅内压升高。

临床病例

患者，女，37 岁，主诉"间歇性头痛伴短暂视物模糊 3 个月"，过去的 2 年内不明原因体重增加 10kg，无全身病史。眼科检查：最佳矫正视力，右眼 0.7，左眼 0.8。前节正常，双眼视盘边界不清，充血隆起（图 2-9-8）。视野正常（图 2-9-9）。OCT 显示双视盘神经纤维不规则增厚（图 2-9-10）。腰穿测颅内压为 270mmH$_2$O，脑脊液生化检查正常。

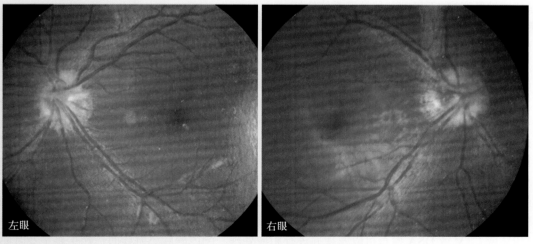

图 2-9-8　双眼底彩图显示视盘充血隆起

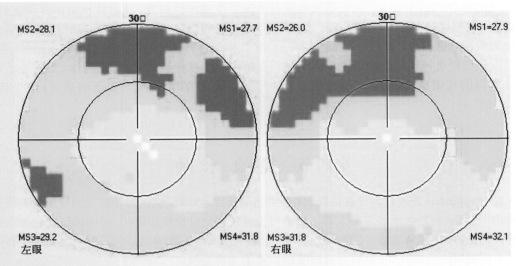

图 2-9-9　双眼正常视野

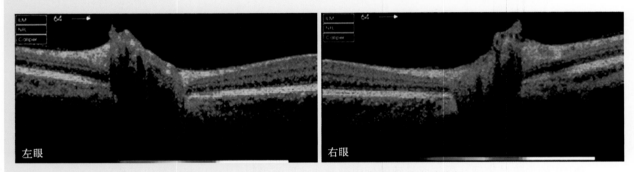

图 2-9-10　双眼视盘 OCT 显示视盘神经纤维水肿隆起

诊断：特发性颅压升高

分析：特发性颅压升高多发于生育期肥胖女性，常有近期的不明原因体重增加，IIH 也可发生在非肥胖的男/女性。早期视力正常，可有一过性视物模糊，晚期中心视力下降。视野也可正常，或可出现生理盲点扩大和其他形态的视野缺损。双眼视盘水肿，可以出现单侧或双侧展神经麻痹。腰穿证实脑脊液压力升高为确诊的"金标准"，同时脑脊液生化学和细胞学检测均正常。重要的诊断依据还包括脑 MRI、CT 或 MRV 正常；除了展神经麻痹，无局部其他神经系统体征。

【病因学鉴别及鉴别诊断】

● 颅内肿瘤。双眼盘水肿的常见病因，任何原发或转移性颅内肿瘤，如果引起颅压升高，均可导致视盘水肿。头颅增强的 MRI 或 CT 可排除肿瘤，在儿童患者则可以排查是否有脑室扩大和脑积水。虽然颅压升高多引起双侧视盘水肿，但也可以出现单侧视乳头水肿，如 Foster-Kennedy 综合征，又称额叶基底综合征，系额叶底部或蝶骨嵴、嗅沟脑膜瘤压迫一侧视神经，使视神经周围的蛛网膜下腔闭塞，引起原发性视神经萎缩而不出现视盘水肿，当肿瘤生长引起颅内压升高，因而在肿瘤病变的对侧出现视盘水肿，因此眼底检查显示一眼视神经萎缩，另一眼视盘水肿。根据肿瘤生长在前述的三个不同部位，患者可由表现出不同的神经系统异常特征，如情感和人格改变、嗅觉异常或丧失、钩回发作、垂体功能紊乱等。

● 颅内静脉窦血栓（intracranial venous sinus thrombosis）和动静脉畸形（arteriovenous malformation）可以引起颅内静脉窦血液回流阻力升高，导致脑组织水肿，颅内压增高，而出现双眼视盘水肿。通过 MRV 或 CTV 或 DSA 检查可以发现并进行相应处理。颅内静脉窦血栓的治疗主要是及时的抗凝治疗，同时要检查患者是否有血液的高凝状态。

- 颅内感染性疾病如脑脓肿、脑炎、脑膜炎或癌性脑膜炎等可以引起视乳头水肿。常伴有神经系统阳性体征，如发热寒战、严重头痛、颈项强直、恶心呕吐，甚至意识改变。腰穿除可以发现颅内压升高，还可以发现脑脊液生化及细胞学检查异常。
- 其他如蛛网膜下腔出血、硬脑膜下或硬脑膜外出血也可以出现双眼视乳头水肿，常发病突然，可伴有神经系统阳性体征，或有头颅外伤史，腰穿脑脊液里有红细胞。
- 其他全身或眼部的病变所导致的双眼视盘水肿：几种特殊原因如双眼葡萄膜炎，视盘水肿可以是早发体征，但会伴发眼底其他部位的异常，如黄斑水肿、视网膜渗出、血管的异常等。恶性高血压可以导致急性的双眼视盘水肿，但常伴有头晕头痛、显著的视网膜动脉硬化、静脉迂曲、黄斑星芒状渗出、视网膜散在出血灶、测血压高。

【治疗及预后】

IIH 的首要治疗是减体重，减重 6%～10% 就可能有效。急性期静脉输甘露醇，但要注意排除患者有无肾脏功能异常。急性期后可以口服乙酰唑胺或甘油盐水合剂，可以持续维持正常颅内压，保护正常的视功能。药物治疗效果不好且视功能进行性下降的患者，可以做视神经鞘减压术来保护视功能。对于颅内压高，重度头痛，视力受损严重，可以选择行脑室腹腔分流术。反复的脊椎穿刺抽液（spinal taps）不能作为常规降低颅内压的治疗措施，只有在极少数的情况下，如在高颅内压的孕妇，视力进行性下降，既不能使用口服药物，又不能实施视神经鞘减压和分流术时，可以考虑选用这种方法来降低颅内压，以阻止视力的继续丢失。在颅内压升高引起的双眼视盘水肿的患者，要避免全身激素的使用，除非在准备手术治疗前，可以短时间使用以暂时缓解颅内压。视盘水肿导致的视功能受损程度和预后状况，主要取决于是否及时的正确诊断，以及治疗时机和治疗方式的合理选择。

（钟　勇）

第五节　压迫性视路病变

视路（视神经、视交叉、视束、外侧膝状体和视放射）受到任何性质的占位病变的压迫均可导致视力或视野的受损。视力下降的程度和视野缺损的范围和程度取决于病变的性质、位置和体积，同时结合其他眼部异常体征，可以为判断病变部位提供临床线索。当眼眶内肿瘤侵犯眼外肌或支配其的脑神经时，以及病变位于海绵窦内或侵入海绵窦，累及行走其内的支配眼外肌的脑神经时，出现复视症状。当肿瘤累及第Ⅴ对脑神经（三叉神经）时，患者可有同侧面颊部的疼痛刺激症状。也可出现其他与肿瘤生长部位和性质相关的症状，如常见的垂体瘤可出现垂体功能障碍的临床表现，如闭经、泌乳，性欲下降、肢端肥大症。

主要临床特征

- 患者常有伴随色觉减弱的视物模糊，多数压迫性视神经病变者的视力下降呈缓慢、无痛性、进行性下降，可历经数月或数年才发现，尤其当单侧视神经受压时，更不容易被早期发现，也可以出现急性或亚急性视力下降，病变多为血管性或囊肿原因；
- 视野缺损：由于肿瘤的生长位置不同，对视神经的压迫部位则不同，可出现不同形状的视野缺损，视野缺损的形状特点，则可提示肿瘤的发生部位，对诊断具有指导意义；
- 在压迫性病变早期，视力和视盘正常，此时很难发现占位病变，当患者因为视力受累就诊时，均有不同程度的原发性视神经萎缩，视盘边界清晰，视杯正常，视盘颜色淡或苍白，视盘上小血管稀少，视网膜其他部位多无异常表现；
- 瞳孔反应：单侧压迫性视神经病变，患眼出现相对性瞳孔传导阻滞阳性（RAPD），如果累及双侧视神经且受累程度相近，则不出现 RAPD 阳性。

临床病例

患者，男，36 岁，主诉"右眼中央视物不清 3 个月，逐渐加重"，无视物变形。无全身疾病及异常表现史。眼科检查：右眼视力 0.2，左眼视力 1.5。右眼 RAPD（+），余前节正常，双眼底检查和 FFA 检查未见异常。视野为双颞侧视野缺损，呈偏盲型（图 2-9-11）。

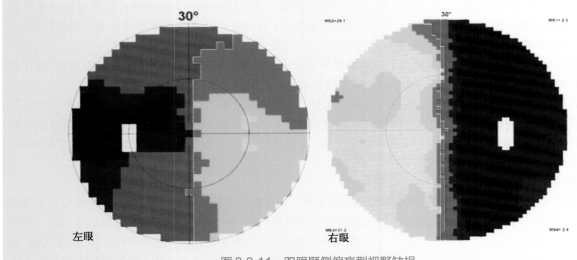

左眼　　　　　右眼

图 2-9-11　双眼颞侧偏盲型视野缺损

诊断：视交叉区病变

分析：患者的视力下降表现为慢性、无痛性，眼底和眼底荧光血管检查正常，且无视物变形，黄斑或视网膜脉络膜病变的证据不足，要考虑球后视路病变的可能。虽然患者主诉单眼中心视力下降，但视野缺损的形态不是中心或旁中心暗点，而是齐垂直中线的颞侧视野缺损，而视力正常的"好眼"也表现出不完全的齐中线的颞侧视野缺损，提示患者的视功能障碍与视神经受累有关，且病变累及双侧视神经，导致双颞侧视野缺损，这种特殊的视野缺损形态，提示病变的定位在颅内视路段的视交叉区域。"视交叉病变"只是初步判断了病变的位置，更重要的是确认病变的性质，才能指导针对性的有效治疗。

神经影像学检查：增强的蝶鞍区的 MRI 或 CT，MRA、CTA 或 DSA 检查。视觉诱发电位（VEP）检查判断视神经受累的程度，但不能帮助确认病变性质。内分泌相关的激素水平测定，如生长激素、催乳素等。

1. 由于判断病变位于颅中凹部位的视交叉区，所以 MRI 检查就有针对性地选择在蝶鞍区，而普通的 CT 或 MRI 平扫检查有可能会遗漏病变。该患者的垂体区的增强 MRI 发现了明显增大并突出于鞍膈上的肿物（图 2-9-12）。

2. 该患者的血液激素检测呈现显著升高的生长激素，催乳素正常，故提示确切诊断是垂体生长激素瘤。在颅内视路的压迫性病变中，以垂体肿瘤为多发，不同类型的垂体瘤则伴有不同的内分泌异常表现。

3. 垂体瘤，多其源于前叶，属于良性肿瘤，根据垂体细胞分泌的激素不同而分为不同的肿瘤类型。常见的是催乳素瘤，占 50%～60%，除了视功能变化外，在女性患者还可有泌乳、闭经和不孕三联症。男性则可出现性欲减退、阳痿和男性性征减弱。如果肿瘤压迫丘脑下部，患者可出现多尿、发热、烦渴，甚至嗜睡等。

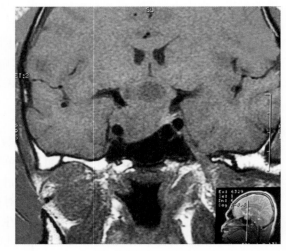

图 2-9-12　冠状位 MRI 显示垂体增大，突出于鞍膈的上方

4. 生长激素瘤，占 20%～30%，根据在不同发于时期，生长激素瘤所导致的临床表现不同，分别为巨人症（发育前）、肢端肥大症（发育后）和巨人-肢端肥大症（发育前后）。主要表现为垂体功能亢进，即青春期由于骨骺愈合迟缓，全身骨骼生长过度呈巨人症，成年后骨骺已经愈合，则出现肢端肥大症。

5. 促肾上腺皮质腺瘤，在激素分泌性垂体瘤中占 5%～10%，临床表现为向心性肥胖（Cushing 综合征），嗜碱性细胞过度分泌，造成内分泌功能紊乱。通常瘤体较小，位于鞍膈内，极少蝶鞍扩大和骨质破坏，视力和视野多正常。要注意与肾上腺皮质功能亢进和肾上腺皮质肿瘤引起的 Cushing 病鉴别。

6. 神经影像学可以提供病变与视神经的准确解剖关系，如果肿瘤位于视交叉前，并偏向一侧，就表现出不同形状的交界性暗点，即视神经受累侧的视野缺损更重，中心视力受累，而对侧眼虽然中心视力多为正常，但仍然有象限性（非偏盲型）的视野缺损。因此，在主诉"单眼"视功能障碍的患者，如果怀疑病变视位于球后或颅内视路段，注意"好眼"的视野改变特点，有助于更准确地定位病变的位置。

7. 视交叉位于颅内血管最丰富的大脑 Willis 动脉环内，原发于动脉环上的血管瘤也可以压迫视交叉，由于血管瘤多位于一侧，极少表现为双颞侧视野缺损，因此临床上有时难以诊断，选用 CTA 或 DSA 的颅内动脉血管造影可由帮助定位和确诊，并可以指导治疗。

【鉴别诊断】

● 眼眶内的占位病变导致单眼的视功能障碍。由于病变的原因不同，视力受损程度和视野缺损形态也不同，最常见的海绵窦血管瘤，多位于眼眶肌锥内，视力受损不明显，前期表现为眼球突出，可有短暂的视物模糊，长期病程出现视神经受压，中心视力下降，累及注视点的视野缺损，增强的眼眶 MRI 或 CT 可由帮助诊断。眼眶内的炎性假瘤或甲状腺功能亢进性眼病导致的严重眼外肌肥厚，也可压迫视神经，引起视力下降和视野缺损，眼眶影像学检查，并结合患者的全身临床表现以及甲状腺功能亢进的相关检查，可以协助鉴别。

● 全身病导致的浸润性视神经病变。血液病变如淋巴瘤、白血病等可以导致单或双眼视神经损害，表现为急或慢性视力下降，视野缺损，眼眶 MRI 显示视神经增粗，血液学相关检查，或必要时的骨髓穿刺检查可以确诊。

● 视神经胶质瘤。好发于儿童的视神经良性肿瘤，30% 的患者伴发 1 型多发性神经纤维瘤（neurofibromatosis），原发于视神经的肿瘤，是最常见的浸润性视神经病变。视力下降，视野缺损为中心暗点，进行性眼球突出（如果肿瘤位于眼眶内），可有眼球运动障碍。视盘可出现水肿，常见视盘萎缩，伴有 1 型神经纤维瘤的症状和体征。视神经和脑的 MRI 检查可以帮助判断肿瘤是独立的、还是大范围颅内疾病的一部分。MRI 显示视神经呈梭形增大，或呈扭曲状，可伴有视神经管的扩大，T_1 相显示视神经影像呈低或等强度，注射造影剂时视神经显示增强，但较脑膜瘤的强度弱。

● 视神经恶性胶质瘤。少见，可以单发于视神经，或多发于脑内，常发病于老年人群，表现为在数周或数月内，单眼或双眼的快速、进展性视力下降，视野缺损表现为视神经受累，即中心视野严重受损，并快速进展至光感。早期视盘水肿，继而出现视网膜分支静脉阻塞，然后发展为视网膜中央动脉阻塞。MRI 显示增大和增强的视神经或视交叉，如果是多发病变，脑内其他部位出现异常增强的肿瘤影像。

● 视神经鞘脑膜瘤。围绕视神经的良性肿瘤，起源于视神经蛛网膜的脑膜内皮细胞，常累及眶内段视神经，但也可生长向视神经管并进入颅内。40 岁以上女性多发，引起单或双眼慢性、进行性视力下降，不引起眼球突出和运动障碍。色觉异常，中心视野缺损，表现为中心暗点束状视野缺损。常见视盘水肿，晚期出现视神经萎缩。CT 显示特征性的沿视神经的钙化轨道征，以及神经的管状增厚。增强 MRI 显示视神经影像增强。

【蝶鞍区好发肿瘤鉴别诊断】

● 颅咽管瘤。起源于垂体腺体前、后叶之间的 Rathke 袋（Rathke's pouch），侵犯儿童和成人，可以是实性肿物，或充满胶质样液体的囊性肿物。视野改变多为双颞侧视野缺损，MRI 可显示肿瘤位于视交叉区域（图 2-9-13）。

● 脑膜瘤。视交叉旁的脑膜瘤可以位于视交叉上、鞍结节或蝶窦水平区。较垂体瘤和颅咽管瘤更少内分泌异常表现，慢性无痛性视功能下降为主要症状。MRI 检查显示垂体的体积正常（图 2-9-14）。

● 视交叉胶质瘤。发生于视交叉内，临床少见，表现为视力下降和双颞侧视野缺损。和视神经的神经胶质瘤一样，也常伴发 1 型多发性神经纤维瘤。成年人则发生视交叉恶性神经胶质瘤，肿瘤生长迅速，通常在 1 年内致命。

● 其他任何视交叉内或邻近的占位病变，均可导致视功能受损，或出现双颞侧视野缺损。如松果体瘤，生殖细胞瘤等，对视功能的影响程度取决于肿瘤生长的位置和视交叉和视神经的解剖关系。

● 虽然视交叉以后的视路病变相对较少见，但累及中心视力和出现双眼视野改变时，也需要注意鉴别。外侧膝状体以后的病变多为血管性如梗死或出血，脑 MRI 检查可以明确诊断，视野出现特异性的缺损形态可以帮助定位病变，所有视束以后的单侧视路受损，均导致病变对侧的同向型偏盲（又称同名偏盲），如颅内左侧岛叶海绵状血管瘤引起对侧（右侧）同向型视野缺损（图 2-9-15、图 2-9-16）。

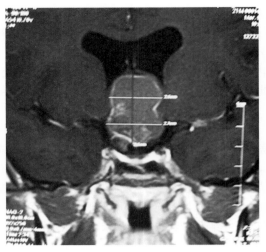

图 2-9-13 蝶鞍区 MRI 冠状位显示颅咽管瘤（白色横线条）

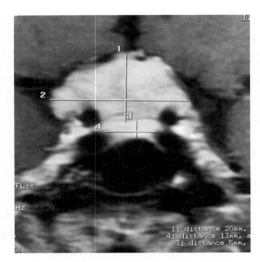

图 2-9-14 蝶鞍区冠状位 MRI 显示垂体大小正常（小十字线条），鞍膈上为脑膜瘤（大十字线条）

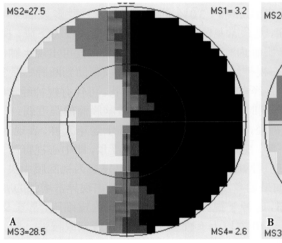

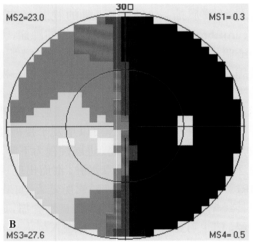

图 2-9-15 右侧同向型视野缺损
A 左眼；B 右眼。

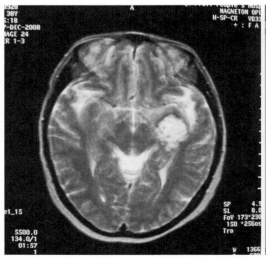

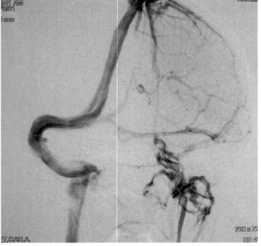

图 2-9-16 脑内左侧岛叶海绵状血管瘤

【治疗和预后】

多巴胺兴奋剂对垂体催乳素瘤的治疗效果好,在使用溴麦角环或卡麦角林数周后,视野缺损就可以缩小或消失。多数功能性垂体瘤(即引起内分泌功能紊乱如甲状腺功能减退或垂体功能减退症的垂体瘤)对药物治疗的反应很差,需要及时的手术或放射治疗。由于垂体肿瘤属良性肿瘤,因此早期发现并确诊垂体瘤及其类型,进行及时的药物或手术干预,患者的视功能都能得到保护或恢复。无论是药物还是手术治疗后的随诊中,定期的神经影像学检查和血液中肿瘤相关激素的监测非常重要,而定时的眼科检查、主要是视野变化的随诊,对于评估肿瘤是否复发非常重要。建议视野复查周期为在术后的第1年,每3个月检查一次视野,第2年开始,为每年查一次,连续5年后,则改为每2年查一次视野。

(钟 勇)

推荐阅读文献

[1] 李凤鸣.中华眼科学.2版.北京:人民卫生出版社,2005.

[2] 中华医学会眼科学分会神经眼科学组.视神经炎诊断和治疗专家共识(2014年).中华眼科学杂志,2014,50(6):459-463.

[3] 中华医学会眼科学分会神经眼科学组.我国非动脉炎性前部缺血性视神经病变诊断和治疗专家共识(2015年).中华眼科学杂志,2015,51(5):323-326.

[4] RADOI C,GARCIA T,BRUGNIART C,et al.Intravitreal triamcinolone injections in non-arteritic anterior ischemic optic neuropathy.Grafes Arch Clin Exp Ophthalmol,2014,252(2)339-345.

[5] TOOSY A T,MASON D F,MILLER D H.Optic neuritis.Lancet Neurol,2014,13(1):183-189.

第十章 眼 外 伤

眼外伤（ocular trauma）是指任何机械性、物理性和化学性的外来因素作用于眼部，造成的视觉器官结构及功能性的损害。

眼外伤有多种分类方法。眼外伤通常按致伤原因分为机械性和非机械性两大类。机械性眼球外伤最常见，国际眼外伤学会将眼球壁定义为角膜和巩膜，将机械性眼球外伤分为闭合性眼外伤和开放性眼外伤两大类，各自再进行细分（图2-10-1）。非机械性眼外伤包括眼热烧伤、化学伤、辐射伤和毒气伤等。

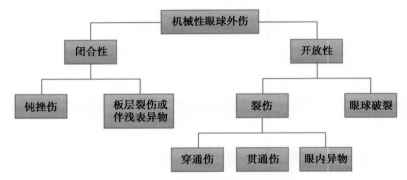

图2-10-1 机械性眼球外伤的分类

眼外伤要全面询问病史，包括致伤时间、性质，致伤物特点，致伤力大小，有无异物进入，是否合并系统性损伤，伤前眼部状况及伤后即刻视力，视力丧失的特点，处置经过等。如患者合作，应尽可能准确检查双眼视力、眼压及眼部受伤情况。如病情许可，给予眼底检查及影像学（如CT、B超、X线、MRI等）检查。

眼外伤的处理原则：对复合损伤者，应在抢救生命的基础上行眼科处置；对开放性眼外伤，需要尽快闭合伤口；对眼部复合伤，应先修复眼球，再处理附属器外伤。化学性烧伤、毒气伤及热烧伤等属于一级急救，应就地先行大量生理盐水或洁净水冲洗后再进一步处理。复杂眼外伤如眼挫伤、破裂伤、眼内异物、眶及视神经管损伤等属于二级急救，应首先进行必要检查，针对伤情制订出治疗方案。伤情比较简单的如结膜下出血、眶内血肿等属于三级急救，给予相应的检查和治疗。

第一节 闭合性眼外伤

闭合性眼外伤（closed-globe injuries）是指无眼球壁的全层裂开。钝挫伤是眼外伤的常见病症，其患病率约占眼外伤的1/3。钝挫伤可造成眼前节、眼后节、眼附属器和视神经等眼部多种结构的损伤，因此应全面评估。

睫状体离断

睫状体离断的首要原因是眼外伤，即外伤性睫状体离断（traumatic cyclodialysis cleft）。当眼球受到外力后，眼球凹陷变形，引起巩膜突部位睫状体与巩膜分离形成裂隙，房水可通过此裂隙进入脉络膜上腔，造成低眼压及其他眼部病变。前房角镜检查及UBM检查可发现睫状体与巩膜突分离，前房与睫状体上腔沟通。若范围较小、程度较轻者可给予药物治疗，可定期观察；如离断范围较大，药物治疗不见好转者，应给予手术治疗。

278

定义和关键特征

定义：睫状体附着在巩膜突上的肌腱断裂，睫状体和巩膜突分离，前房和睫状体上腔相通，形成房水引流旁路，导致低眼压及其他眼部病变。

关键特征：

- 视力下降；
- 低眼压综合征：角膜水肿，前房变浅，视盘水肿，黄斑水肿及放射状皱褶；
- 房角镜及 UBM 检查可发现睫状体与巩膜突分离，前房与睫状体上腔沟通（图 2-10-2）。

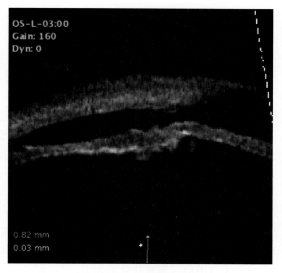

图 2-10-2　睫状体离断

临床病例

患者，男，33 岁，因"右眼拳击伤七天伴视力急剧下降"就诊。伤后立即前往当地医院就诊，诊断为"右眼外伤性前房积血"，给予"云南白药"口服三天、"地塞米松滴眼液"治疗一周。治疗后右眼视力明显提高，但未到达以往水平，为明确诊治，故来院就诊。既往身体健康。眼部检查：右眼视力 0.5，右眼睑肿胀，结膜充血伴轻度水肿，前房较对侧眼稍浅，瞳孔呈纵椭圆形，直接及间接光反射略迟钝，视盘边界欠清，黄斑区放射状皱褶，视网膜轻度水肿，眼压 5mmHg，左眼未见异常。

【问题 1】 通过上述病情考虑可能的诊断是什么？

思路 1　患者明确因钝挫伤（拳击伤）导致伤眼视力急剧下降，眼压较低，伤眼不对称性前房变浅，在排除眼球破裂的情况下应考虑"睫状体离断或睫状体脱离"的可能。

知识点

眼球外伤后应考虑眼内组织不同程度受损的可能性。眼压低是睫状体离断或脱离的重要提示。

思路 2　眼科检查发现右眼视盘边界欠清，黄斑区放射状皱褶，视网膜轻度水肿，均是眼压低的反映。

知识点

低眼压造成眼压与颅内压差别较大，外伤致视神经视网膜循环障碍，眼底视盘充血水肿，后极部视网膜水肿，黄斑部呈放射状皱褶。

【问题 2】 首次就诊时需要询问哪些病史？

思路　眼外伤对致伤原因的询问非常重要，通过对致伤力、性质、受伤部位、外伤与视力损伤的关系，初步判断外伤对眼部造成的影响。

知识点

首次就诊病史采集

1. 受伤时的详细情况，如致伤物特点、致伤力量、速度、类型和作用方向、受伤部位、受伤的确切时间等。

2．伤后视力损伤时间。

3．伤后诊治情况。

4．眼部用药和全身用药，特别要记录注射破伤风抗毒素（tetanus antitoxin，TAT）情况。

5．全身病史，如高血压、心脏病、药物过敏等。

【问题3】 为明确诊断应当做哪些辅助检查？

思路 除必有的眼科基本检查外，还应给予必要的辅助检查，如 UBM、B 超等，酌情使用房角镜。根据睫状体有无离断及程度、房角裂隙大小等，确定治疗方案。

知识点

1．散瞳下检查周边视网膜是否有损伤。

2．房角镜 可见睫状体从巩膜突处分离，睫状体向中心及向后脱离退缩，露出白色的巩膜。但是眼压低时前房角镜检查受限，并增加眼内感染的风险。

3．UBM 当睫状体离断时，可清晰地显示 360° 睫状体与巩膜突的分离，前房与脉络膜上腔直接沟通。UBM 能够很好地显示睫状体离断及房角裂隙的范围、部位、程度，从而为手术方案的制订提供可靠的依据。

4．B 超检查 睫状体部位为 B 超检查的盲区，但能够显示睫状体离断时是否伴有视网膜水肿、周边脉络膜浅脱离等损伤。

【问题4】 UBM 检查提示：全周 360 睫状体上腔形成液性暗区，12 点至 3 点方向睫状体与巩膜突分离，前房与睫状体上腔沟通。根据以上的检查结果需和哪些疾病鉴别？

思路 该患者根据 UBM 检查可确诊为外伤性睫状体离断，应与睫状体脱离、房角后退、虹膜根部离断鉴别。

知识点

睫状体离断的鉴别诊断

1．睫状体脱离 睫状体上腔积液，但睫状肌与巩膜突无分离，前房与睫状体上腔无直接沟通，UBM 可以鉴别。小范围的睫状体脱离可散瞳、加压包扎，睫状体脱离范围大于 60° 者，一般需要睫状体缝合手术治疗。

2．房角后退 挫伤致睫状肌的环形纤维与纵行纤维发生分离或撕裂，虹膜根部向后退缩，使房角加宽、前房变深为房角后退。广泛的房角后退可继发青光眼，此时按开角型青光眼处理。

3．虹膜根部离断 是指虹膜与睫状体连接处断裂。小的虹膜根部离断，无自觉症状，不考虑手术治疗。大的虹膜根部离断，可产生双瞳，出现单眼复视，可给予虹膜根部离断修复术。

【问题5】 睫状体离断早期如何治疗？

思路 睫状体离断早期，首先给予抗炎对症治疗。全身酌情应用抗生素、皮质类固醇，局部使用复方托吡卡胺活动性散瞳，妥布霉素地塞米松滴眼液点眼，以及对症处理。

知识点

睫状体离断早期治疗

1．UBM 检查发现轻度睫状体离断，房角检查无裂隙或仅有不规则细小裂隙存在，此时不要急于手术治疗，经过 2～3 周药物治疗，随着眼部炎症的减轻及睫状体上腔液体的吸收，多数患者眼压恢复正常，少部分患者眼压持续增高。

2．UBM 检查发现睫状体离断且房角裂隙存在也不要急于手术，以免术中出血及术后严重的炎症反应。首先药物治疗 10～14 天，然后根据眼部情况制订手术方案。

【问题6】　经药物治疗后2周,再次行UBM检查发现睫状体离断范围及程度无好转,眼压:7mmHg,下一步该如何治疗?

思路1　睫状体离断的激光治疗。应用氩激光或多波长激光,激光参数:直径100μm,曝光时间:0.3~0.5秒,能量:1 000~2 000mW,每个激光点间隔一个光斑直径。

思路2　睫状体离断的手术治疗,睫状体复位缝合术是目前最常用的手术方法。

知识点

外伤性睫状体离断激光治疗的适应证:

1. 轻度睫状体离断,经药物治疗未能治愈者。

2. 房角裂隙小于2个钟点范围的睫状体离断,患者眼压无明显降低者。

3. 睫状体离断术后残留小范围的裂隙。

知识点

睫状体离断范围大于60°者,一般需要睫状体复位缝合手术治疗。对于睫状体离断范围超过180°,应在控制眼部炎症后及早手术治疗,手术可分次进行,以免中断角膜缘血管网对眼前节的营养供应。

【问题7】　实施睫状体复位缝合术前应向患者重点交代哪些问题?

思路1　术前向患者及家属交代手术失败、眼压增高等后果。

思路2　睫状体离断的再次手术治疗时机及指征

知识点

睫状体复位缝合术可能出现的术中术后并发症

1. 眼压增高　手术刺激睫状体引起反射性房水分泌增加,加之房角功能异常所致。

2. 前房积血　手术时损伤睫状体所致。

3. 瞳孔变形　巩膜切口靠前术中虹膜脱出,可出现瞳孔向巩膜切口侧移位。

4. 视力下降　术后炎症反应、前房积血等并发症出现。

5. 睫状体离断手术失败　术前房角镜或UBM检查不确切、巩膜切口过前或过后、缝合睫状体组织时过深或过浅、手术范围不足、睫状体离断过重或时间过长等均可能会造成手术失败。

知识点

再次手术:眼压基本正常仅残留较小裂隙,可暂时观察或激光治疗。眼压明显低于正常,裂隙较大,应再次手术。两次手术时间间隔应至少在2周以上,如第一次手术范围较大、眼部充血明显,应适当延后第二次手术时间。

【问题8】　患者实施睫状体复位缝合术后第二天眼压升高至15mmHg,视力0.6,观察3天后病情平稳,出院前应向患者重点交代哪些问题?

知识点

患者出院医嘱

1. 密切观察眼压变化,部分患者于睫状体复位缝合术后1~2周后眼压持续增高。

2．术后复查 UBM，已明确睫状体上腔液体是否吸收，分离的睫状体与巩膜是否完全贴合。

3．观察眼底，观察黄斑皱褶及视网膜水肿的恢复情况。

4．观察视力。

（刘 平）

第二节 开放性眼外伤

开放性眼外伤（open-globe injuries）是由外伤造成的眼球壁的全层裂开。常见的原因有刀、剪、针或高速飞进的细小金属碎片等。对于开放性眼外伤，要尽快闭合创口，预防及控制眼内感染，必要时给予二次手术修复。严重的眼球破裂伤，也应力求组织修复，即使无光感，也要最大限度保留眼球。

眼球穿通伤

定义和关键特征

定义：由锐器造成单一伤口的眼球壁全层裂开。

关键特征：

- 视力下降；
- 角膜、角巩膜缘或巩膜全层裂口。

合并特征：

- 前房变浅、虹膜脱出、瞳孔变形；
- 可合并眼球其他结构的损伤（图 2-10-3）。

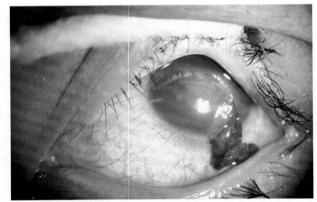

图 2-10-3　右眼角膜裂伤合并虹膜脱出及前房积血

临床病例

患者，男，40 岁，2 小时前因被他人用酒瓶猛击右侧头部，酒瓶破碎崩伤右眼。受伤后视力急剧下降伴眼部流血，睁眼困难，恶心未吐。自行未给予任何处理，急来医院就诊。查体：视力，右眼 0.02，左眼 1.0。双眼眼压：Tn。右眼结膜混合性充血，角巩膜缘可见 2mm 斜行裂伤，范围自 1 点至 2 点，其内可见虹膜嵌顿于角巩膜伤口，前房浅，房水闪辉（+），瞳孔向鼻上方移位，晶状体密度增加，眼底检查不能配合。左眼正常。患者既往双眼视力 1.0，无全身病史及药物过敏史。

【问题1】 通过上述问诊及查体考虑可能的诊断是什么？

思路 患者被碎酒瓶崩伤右眼，检查发现角巩膜缘裂口、虹膜嵌顿等，首先考虑的诊断为右眼球裂伤。

> **知识点**
>
> 眼球裂伤诊断要点：明确的锐器外伤史，发现眼球全层裂伤，但不能除外眼内异物及贯通伤，因此可以诊断为眼球裂伤，待进一步检查除外眼内异物或眼球贯通伤，可以诊断为眼球穿通伤。发现眼球壁裂口时，应详细询问病史，给予必要的辅助检查判断是否合并眼内异物。

【问题2】 为明确诊断应当做哪些检查？

思路 必要的全身检查及眼部检查，排除重要脏器的损伤，了解是否合并眼内异物、眶壁骨折等眼内部其他结构的损伤。除常规检查外，酌情检查眼底。根据患者实际情况选择荧光素染色、影像学检查，如有感染可能，可给予微生物培养和药物敏感试验。

知识点

脱出的虹膜原则上应尽可能恢复，用抗生素溶液冲洗，争取送还眼内。如虹膜严重脱出、有明显污染或坏死，可予切除。脱出的睫状体和视网膜应予还纳，脱出的晶状体和玻璃体予以切除。

【问题3】 还需要和哪些疾病相鉴别?

思路 诊断角巩膜穿通伤的同时，必须排除隐匿性巩膜裂伤、眼球贯通伤和眼内异物。

知识点

1. 隐匿性巩膜裂伤 视力严重损害、结膜明显水肿、结膜下大量出血、前房积血、眼压极低、眼球运动的某一方向受限可能为隐匿巩膜破裂伤。

2. 眼球贯通伤 细长物体、爆炸伤、子弹伤等可造成眼球前后两个伤口，有时伴有眶内异物存留。

3. 眼内异物 眼球壁裂口，裂隙灯、房角镜、X线、超声检查、CT或MRI等检查发现异物。

知识点

对于角巩膜裂口，应先固定角巩膜缘一针，再缝合角膜及巩膜。缝合后用平衡盐水、消毒空气或粘弹剂恢复前房。

【问题4】 经眼眶CT检查,未发现眼内异物,此时患者如何处理?

思路1 一旦确诊为角巩膜穿通伤,立即手术缝合角巩膜伤口。

思路2 关于眼内容物脱出的处理。

思路3 如果患者术中缝合前部角巩膜伤口后,发现后巩膜眼球贯通伤伤口,该如何处理。

知识点

1. 后部巩膜伤口偏前的、容易暴露的巩膜伤口，即使伤口较小亦应进行缝合。

2. 后部巩膜伤口较大者必须缝合。

3. 后巩膜伤口伴有附近眶内异物存留者，在取出异物的同时给予巩膜伤口缝合。

4. 后极部伤口难以暴露，如果伤口不大，一般可自行愈合而不予手术干预。

【问题5】 如果该患者经眼眶CT检查,发现在玻璃体腔内一处高密度异物,此时患者如何处理?

思路1 根据异物的部位、性质决定手术时机。

思路2 可根据实际情况选择睫状体平坦部切口异物取出术或玻璃体切除联合眼内异物取出术。

知识点

1. 眼内细小的玻璃、沙砾、石块等异物，如果未引起晶状体混浊、玻璃体明显混浊、视力良好，可进行临床观察不需要急于手术取出。

2. 化学性质活泼的金属异物、植物性异物，可引起严重的并发症，故应及时取出。

知识点

1. 睫状体平坦部切口异物取出术 是传统的玻璃体内磁性异物取出的手术方法。手术方法简单，一般基层医院均可开展。如果异物取出失败，可采用玻璃体切除联合眼内异物取出术。

2. 玻璃体切除联合眼内异物取出术 可在直视下取出异物，并且能够同时处理玻璃体积血、感染、视网膜脱离等情况，是目前理想的手术方法。但是手术技术要求高，一般基层医院难以开展。

知识点

1. 角巩膜穿通伤术前禁止使用滴眼液或眼膏。

2. 对于有慢性泪囊炎的角膜新鲜伤口，术前不要冲洗泪道，以免脓液进入结膜囊，增加眼内感染的机会。

3. 对儿童、醉酒、精神异常等不能很好配合手术者，要在全麻下进行手术，防止患者术中配合不佳造成眼内容物脱出。

【问题6】 角巩膜穿通伤术前准备及注意事项？

思路 角巩膜穿通伤患者术前应根据患者实际情况给予相应处理。

【问题7】 术前如何向患者及家属交代手术并发症及风险？

思路 角巩膜穿通伤缝合术后常导致角膜散光及瘢痕、视力不能完全恢复等并发症。

【问题8】 患者术后处理？

思路 新鲜的眼球穿通伤术后应该立即开始抗生素药物治疗，以便控制潜在的眼内感染，抑制术后的炎症反应并使伤眼的表面得到进一步稳定。

知识点

眼球穿通伤术后处理

1. 控制感染 给予静脉滴注抗生素、抗生素滴眼液及眼膏治疗。

2. 抑制炎症 伤口愈合早期不建议使用糖皮质激素滴眼液，如果瘢痕形成或新生血管出现，可增加皮质激素眼药水的浓度及次数。

3. 破伤风抗毒素（TAT）预防注射。

4. 稳定眼表 润滑剂、软性角膜接触镜、绷带包扎等方法支持和稳定伤眼的表面。

5. 散瞳。

知识点

1. 术中出血 多来自虹膜血管的出血。

2. 角膜或角巩膜的伤口渗漏 缝合不良或组织缺损而致伤口渗漏。

3. 术后角膜散光 角巩膜穿通伤缝合术后屈光度常出现明显改变。

4. 角膜内皮损害及角膜混浊 角膜穿通伤缝合术后仍会残留不可逆的角膜混浊。

5. 继发性青光眼 外伤后的早期，如前房积血、晶状体脱位及破裂，这些并发症会因引起阻塞房水的流出通道，导致急性眼压升高并需要手术治疗。

6. 视力不能完全恢复 外伤本身造成的眼球结构损害、手术角膜散光、角膜瘢痕的出现，势必会造成手术后视力不能完全恢复。

【问题9】 患者术后3天发现晶状体混浊，给予眼部B超检查，发现玻璃体积血，下一步应如何处理？

思路 合并外伤性白内障、玻璃体积血等，可二期手术处理。

【问题10】 患者出院后，如何与患者及家属沟通？

知识点

对于复杂病例，多采用两步手术，即初期缝合伤口、恢复前房、控制感染；在1～2周内，再行内眼或玻璃体手术，处理外伤性白内障、玻璃体积血或视网膜脱离等。

（刘　平）

第三节　眼附属器外伤

泪小管断裂

泪液引流系统损伤常由内眦侧的眼睑切断、撕裂伤或面中部骨损伤所导致。利器所致的泪小管断裂可发生在任何部位，但撕脱伤所致者好发于泪点内侧的内眦韧带与睑板的附着处，面部损伤发生筛骨骨折亦可损伤泪囊及鼻泪管。在泪小管断裂中，下泪小管裂伤较多见，上下泪小管同时受累少见。泪小管断裂通常合并眼睑裂伤，需及时给予手术治疗，目的是恢复泪液引流系统正常的解剖结构和生理功能，同时使美容缺陷减低到最低程度。

定义和关键特征

定义：由于外伤所致上、下泪小管的断裂，使泪液排出系统中断。

关键特征：

● 利器或严重钝挫伤所致；

● 上或/和下泪小管断裂；

● 泪道冲洗时液体自泪小管断端流出。

合并特征：

● 内眦部的眼睑裂伤（图2-10-4）；

● 鼻骨、筛骨骨折。

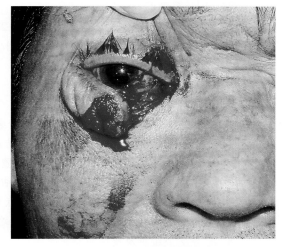

图2-10-4　右内眦部眼睑裂伤

【问题1】　通过上述问诊考虑可能的诊断是什么？

思路　眼部锐器伤病史，左眼睑肿胀、出血、全层裂口，左眼睑全层裂伤诊断成立。裂口位于内眦部要考虑是否合并左眼下泪小管断裂。

【问题2】 为明确诊断应当做哪些检查？

思路　详细的眼科检查，伤口可被表浅伤口所掩盖，可以用棉签或有齿镊轻轻牵拉伤口的一侧以确定深度。为明确泪小管断裂的诊断，需做泪道冲洗。

> 知识点
>
> 泪小管断裂时，泪道冲洗时可发现皮肤裂开处有冲洗液体流出，必要时可用染色剂证实。

【问题3】 经过泪道冲洗证实左眼下泪小管断裂，该患者还需要和哪些疾病相鉴别？

> 知识点
>
> **泪小管断裂的鉴别诊断**
>
> 1. 鼻泪管阻塞　泪道冲洗时冲洗液常常从另一泪点或原泪点反流。
> 2. 泪总管裂伤　受伤位置多位于鼻梁和内眦之间，泪点冲洗可见断端。

【问题4】 患者下一步如何处理？

思路　泪小管断裂应尽可能在伤后12～24小时内进行吻合，力求在解剖和生理功能上达到一期修复。可使用硅胶泪道引流管或腰麻管进行下泪小管断裂吻合术（以腰麻管手术为例），同时给予眼睑裂伤缝合术。

> 知识点
>
> 手术修复包括泪小管断裂吻合术和眼睑裂伤缝合术。
>
> 1. 先检查伤口有无异物并彻底冲洗清洁创面。
> 2. 找到泪小管鼻侧断端，将腰麻管（内置金属细丝或5号细长针头）插入泪小管鼻侧断端，并进入泪囊及鼻泪管内，拔除内置金属细丝或5号细长针头。
> 3. 将腰麻管自泪小管颞侧断端由下泪点引出。
> 4. 吻合泪小管　6-0可吸收线将两侧断端吻合2～3针。
> 5. 缝合皮下组织及皮肤裂口。
> 6. 固定腰麻管　将腰麻管固定上睑或下睑皮肤上。

> 知识点
>
> **寻找下泪小管鼻侧断端的方法**
>
> 1. 直接发现法　在手术显微镜下或放大镜下寻找。
> 2. 弯探针法　使用猪尾探针自上泪点插入，依泪小管解剖走形，寻找下泪小管鼻侧断端。
> 3. 液体、气体注入法　使用粘弹剂、荧光素、生理盐水或空气自上泪点注入，观察液体最先流出伤口部位，即为泪小管鼻侧断端。
> 4. 泪囊切开法　如上述方法失败，则采用切开泪囊找出泪小管断端进行缝合。

【问题5】 眼睑裂伤的手术治疗要点？

思路　眼睑裂伤需及时进行清创、止血、探查伤口、清除异物、缝合裂口。

> 知识点
>
> 眼睑裂伤的手术治疗的要点：

1. 彻底冲洗伤口并清除所有异物，必要时放置引流胶条。
2. 应尽量保留睑部组织，使正常眼睑位置尽可能得到恢复。
3. 眼睑的各层组织要分层缝合，尽量顺皮肤纹理加以对合。
4. 如果发生眼睑缺损（尤其是上睑缺损）且不能一期完成修补时，可与整形外科合作，同时注意保护暴露的结膜及角膜，避免继发感染。
5. 眼球与眼睑同时裂伤，先处理眼球伤，后处理眼睑伤。

【问题6】 眼睑全层裂伤累及睑缘时的修复？

思路 眼睑全层裂伤修复手术方法很多，最重要的是间断缝合睑板，对合睑缘边缘。睑缘对合不好会造成眼睑畸形和眼睑切迹。

知识点

睑缘缝合手术要点

1. 对位睑缘 经睑缘和睑板以灰线为缝合界标，安置第一条垂直褥式缝合的 6-0 丝线。在灰线后经睑缘前和眼轮匝肌安置第二条垂直褥式缝线。暂时结扎这两条缝线，检查睑缘对位是否满意。在睑缘后唇用 6-0 缝线作间断缝合，进一步对合睑缘的后唇。睑缘的三条缝线末端都要留长。
2. 缝合睑板 松开暂时结扎的睑缘缝线，在睑板断端内安置不穿透睑结膜的可吸收间断缝线。结扎睑板缝线及睑缘缝线。
3. 缝合眼轮匝肌和皮肤，将睑缘三条缝线留长的线头结扎在皮肤伤口的间断缝线下。

【问题7】 如何向患者及家属交代术中、术后可能出现的特殊情况？

知识点

泪小管断裂吻合手术常见特殊情况及并发症

1. 术中找不到泪小管断端、假道形成至吻合失败。
2. 过粗硅胶管或腰麻管压迫至泪点糜烂。
3. 泪道内引流管脱出、移位或不通。
4. 修复后泪道不通。
5. 二次手术。
6. 睑缘切迹。

【问题8】 应用腰麻管泪小管断裂吻合术后处理？

知识点

应用腰麻管泪小管断裂吻合术后处理

1. 滴用抗生素眼药水，必要时加用抗生素口服。
2. 眼睑皮肤缝线于术后 5～7 天拆除，睑缘缝线于术后 2～3 周拆除。
3. 插管要保留 3 个月以上，防止过度擤鼻及手碰引流管以至移位。
4. 拔除泪小管支撑物后应立即冲洗泪道，每天冲洗一次，连续 3 天。以后每周冲洗泪道 2～3 次，持续 1 个月。

（刘 平）

第四节　眼化学性烧伤

　　眼化学性烧伤（ocular chemical burn）是由化学物品的溶液、粉尘或气体接触眼部所致。多发生于化工厂、实验室或施工场所，其中以酸、碱烧伤最为常见。致伤物质的浓度、剂量、作用方式、与眼部接触面积、时间等情况不同，其对眼部的损害程度也不同。一旦发生眼化学性外伤，应立即采取紧急处理措施，争分夺秒地在现场就地取材，用大量清水或其他水源反复冲洗。及时就医，根据病情的轻重及不同阶段给予相应的治疗。

眼部碱烧伤

定义和关键特征

　　定义：由碱性物质如氢氧化钠、氢氧化钾、石灰等接触眼部所致的眼外伤。
　　关键特征：
- 眼部碱性物品接触史；
- 眼部刺激症状；
- 角膜上皮缺损、混浊，结膜充血甚至坏死。
　　合并特征：
- 葡萄膜炎、继发性青光眼、白内障等；
- 晚期可出现角结膜干燥、角膜白斑、假性胬肉、眼睑畸形、睑球粘连等合并症。
　　见图 2-10-5。

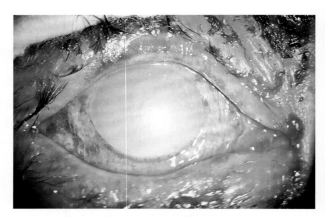

图 2-10-5　右眼碱烧伤外观

临床病例

　　患者，男，50 岁，3 小时前工作时生石灰溅入右眼，当即右眼剧烈疼痛、不能睁眼，现场稍作冲洗后送来院就诊。入院查体：右眼上下睑皮肤明显红肿，球结膜充血、水肿，角膜上皮缺损，基质水肿、混浊明显，不能看到虹膜纹理，角膜缘缺血区约占 1/3 周。

　　【问题 1】　通过上述问诊及查体考虑可能的诊断是什么？

　　知识点

　　　　碱烧伤多发生在化工厂、实验室或施工场所。常见的碱烧伤多由氢氧化钠、生石灰、氨水等引起。

　　思路 1　患者右眼被生石灰烧伤，生石灰属于碱性物质，故考虑诊断为右眼碱烧伤。
　　思路 2　患者球结膜充血、水肿，角膜上皮缺损，基质水肿混浊，不能看到虹膜纹理，角膜缘缺血区约占1/3 周。眼睑及眼球的化学伤体征明显且较为严重，符合碱烧伤的诊断。

　　知识点

　　　　因为碱性物质接触眼组织，与细胞膜的脂质发生皂化反应，溶解脂肪和蛋白质，破坏角膜上皮屏障，使碱性物质继续扩散渗透到深层组织，使细胞分解坏死，所以碱烧伤的患者病情更为严重。

　　【问题 2】　该患者碱烧伤属于那一阶段？
　　思路　患者右眼被生石灰烧伤后 3 小时入院，属碱烧伤的急性期。

知识点

早年 McCully 根据酸碱烧伤后的组织反应，把化学性烧伤的临床经过分为四个阶段：烧伤始发期（即刻）、急性期（0～7天），早期修复期（7～21天）和晚期修复期（21天以后）。

1. 烧伤始发期　指眼表与化学物接触即刻呈现的伤情。

2. 急性期　受伤后眼组织迅速发生的进行性眼表及眼内炎症，同时伴有周边部早期角膜细胞增生、移行。

3. 早期恢复期　以角膜、结膜上皮及角膜基质细胞显著增生，损害区修复并开始表面上皮化进程为特征。

4. 晚期修复期　眼表上皮化已经完成或接近完成，严重病例角膜常被纤维血管化的血管翳所遮盖，或角膜、结膜瘢痕化导致睑球粘连，甚至眼内结构异常，如白内障、青光眼、眼球萎缩等后遗症。

【问题3】 该患者碱烧伤的严重程度如何？预后怎样？

知识点

国际通用 Hughes 分度法

Ⅰ级：表现为角膜上皮损坏，结膜无缺血，预后良好。

Ⅱ级：表现为角膜透明度降低，能看到虹膜纹理，结膜缺血区<1/3角膜缘，预后良好。

Ⅲ级：表现为角膜上皮全损坏，基质混浊，不能看到虹膜纹理，结膜缺血区占1/3～1/2角膜缘，预后差。

Ⅳ级：表现为角膜全混浊，不能看到虹膜瞳孔，结膜缺血区>1/2角膜缘，预后差。

知识点

在我国，根据眼外伤学组制定的眼化学性烧伤分度标准，也把伤情分为四度：

Ⅰ度烧伤：主要表现为眼睑及结膜轻度充血水肿，角膜上皮受损。

Ⅱ度烧伤：主要表现为眼睑水肿，结膜血管稀少，贫血，角膜基质浅层水肿、混浊，角膜缘缺血区<1/4周。

Ⅲ度烧伤：主要表现为眼睑皮肤及结膜组织坏死，角膜基质浅层水肿、混浊明显，角膜缘缺血区1/4～1/2周。

Ⅳ度烧伤：主要表现为眼睑及结膜全层坏死，角膜呈瓷白色混浊，角膜缘缺血区>1/2周。其中，Ⅰ度和Ⅱ度烧伤预后良好，后者经治疗可能遗留少许角膜翳。Ⅲ度和Ⅳ度烧伤预后差，后者常发生角膜穿孔、睑球粘连、视力丧失。

思路　该患者按照 Hughes 分度法属于Ⅲ级；按照我国眼外伤学组制定的分度标准属于Ⅲ度烧伤。预后较差。

【问题4】 眼部碱烧伤需与哪些疾病鉴别？

思路　当不明确眼部化学性致伤物时，碱烧伤主要与酸烧伤鉴别。另外，碱烧伤需与其他外伤如热烧伤鉴别。

知识点

1. 眼部酸烧伤　酸性物质对眼的损伤称为酸烧伤。低浓度的酸性物质对眼部有刺激作用，当酸性物质的浓度高时，可使蛋白质发生凝固变性和坏死，能在损伤表面形成屏障，一定程度上减缓酸性物质继续向深部组织扩散。酸烧伤早期眼部损伤及晚期并发症通常没有碱烧伤严重。

2. 眼部热烧伤 高温液体、高温物体、热气流或火焰可引起眼的热烧伤。眼睑皮肤出现红斑水疱，结膜充血、水肿，角膜混浊，巩膜及深层组织坏死。后遗症有瘢痕性睑外翻、睑裂闭合不全、角膜白斑、睑球粘连，甚至眼球萎缩。

【问题5】 该患者现场处理是否合理？

思路 该患者在现场仅作简单冲洗就送往医院，延误了现场急救的最佳时机。现场急救是处理酸碱烧伤的最重要步骤，可将损伤减少到最低程度。

知识点

现场急救对于眼化学伤患者的预后至关重要。特别是碱性烧伤，应该立即就地取材水源，现场冲洗。冲洗时应该撑开眼睑，翻转上下眼睑暴露穹窿部结膜，转动眼球，使结膜囊内碱性物质彻底冲洗干净，一般连续冲洗至少 20~30 分钟。经过现场急救冲洗后应立即前往医院进一步处理（详细请参考眼科急诊相关章节）。

【问题6】 入院后如何进行后继治疗？

思路 患者入院后立即给予大量生理盐水冲洗，前房穿刺术（前房灌洗），使用糖皮质激素滴眼液及眼膏、抗生素滴眼液及眼膏、人工泪液、散瞳等药物治疗。经患者及家属同意，于入院后次日给予羊膜移植术

知识点

1. 在烧伤始发期彻底冲洗眼部，进行适当的创面清创处理，清除颗粒样物质和眼表失活组织；较严重的碱烧伤应尽快行前房穿刺、结膜放射状切开，排出眼内碱性物质；睫状肌麻痹剂（如 0.25% 东莨菪碱或 1% 阿托品）散瞳，每天 3~4 次。

2. 在急性期，全身或局部应用抗生素，早期应用糖皮质激素，抑制炎症反应和新生血管形成；此阶段可应用滴用自体血清，角膜营养剂如人工泪液、角膜生长因子等促进眼表上皮化；早期大量维生素 C 静脉注射对烧伤后角膜基质的重建和修复具有重要作用；尽早给予羊膜移植术是治疗碱烧伤非常有效的办法。

3. 在早期修复期，随着感染和炎症的控制，抗生素及激素应逐步撤掉，尤其是激素有诱发角膜溃疡的发生；继续滴用自体血清、促进眼表上皮化药物；应用胶原酶抑制剂（如 10%~20% 乙酰半胱氨酸滴眼液）预防和治疗角膜溶解。

4. 晚期修复期，促进眼表上皮化仍是此期治疗的重点，对上皮化难以形成的持续性缺损、溃疡或穿孔，可选择组织粘合剂、羊膜移植术、角膜接触镜、睑裂缝合等治疗方法。

【问题7】 如何向患者及家属告知预后情况，如何治疗眼化学伤的后遗症？

思路 该患者眼部碱烧伤严重，随着病情进展，可能出现角结膜干燥、角膜白斑、假性胬肉、眼睑畸形、睑球粘连等合并症。当碱烧伤反应完全稳定后（通常为伤后半年至一年），可针对晚期出现的不同并发症给予相应的手术治疗。

知识点

1. 睑球粘连分离及结膜囊成形术 可根据睑球粘连面积的大小，可选用自体结膜移植术或口唇黏膜移植术。

2. 角结膜干燥症的治疗 这种眼干燥症常使任何复明手术均告失败。亲水性角膜接触镜配合人工泪液均可减轻眼干燥症状。

3. 角膜移植 手术可考虑自体或异体角膜缘干细胞移植、板层角膜移植、穿透性角膜移植，甚至是人工角膜移植。

4. 其他 如对并发性白内障、睑外翻、继发性青光眼等治疗。

【问题8】 患者住院7天后要求出院,如何随访?

思路 对患者要继续严密观察,每天门诊复查,逐渐减少糖皮质激素用量,密切观察角膜恢复情况。待角膜上皮修复、病情平稳后逐渐延长随访时间。

> 知识点
>
> 1.糖皮质激素滴眼液能促进角膜溶解,用药7~10天后逐渐减量。
>
> 2.长期应用不含防腐剂人工泪液和润滑眼膏。
>
> 3.如角膜上皮持续缺损,可加压包扎、佩带治疗性软性角膜接触镜、胶原盾、羊膜移植术或睑裂缝合术。
>
> 4.无法判断眼压状态时应用抗青光眼药物。

【问题9】 如何预防眼化学伤的发生?

思路 工人、农民、儿童是化学性眼外伤的高危人群,加强化学性眼外伤防治的宣传教育,加强劳动保护是预防化学性眼外伤的关键。

（刘 平）

第十一章　眼睑、泪器和眼眶病

眼睑、泪器和眼眶病是常见的外眼疾病，类型多样，是眼科临床工作的重点和难点。本章简要介绍了该领域疾病的解剖、病理和生理基础，重点介绍常见疾病的类型、临床表现、诊断和治疗原则。学习者通过本章学习，应能掌握眼睑、泪器和眼眶病主要病变的临床特点、形成系统化的诊断思维，并熟悉基本的治疗原则。针对具体疾病特点，应熟悉或掌握具有特异性诊断价值的辅助检查在临床诊疗中的作用，如影像学检查、血液学检查、病理学检查等。某些基本的本专业操作、眼部检查和手术技术，学习者也应在熟悉理论的基础上加以掌握。

第一节　眼睑炎症

眼睑皮肤菲薄，皮下组织疏松，炎性渗液容易潴留，含丰富的腺体，易受伤，这些特点使眼睑易发生炎性疾患；同时，眼睑含有丰富的血供，对炎症有较强的抵抗和修复能力。根据病因，眼睑的炎症可分为感染性、慢性非化脓性和过敏性炎症。

一、睑腺炎

睑腺炎是眼睑腺体受细菌感染引起的急性化脓性炎症，以葡萄球菌最为常见。主要表现为眼睑局部红肿、疼痛，出现硬结及黄色脓点。可表现为多发性病灶（图2-11-1），容易复发，严重时可遗留眼睑瘢痕（图2-11-1）。

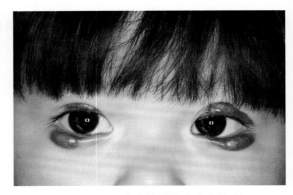

图2-11-1　多发性睑腺炎患者外观

> ### 定义和关键特征
>
> 定义：眼睑腺体急性、化脓性炎症。
> 关键特征：眼睑红、肿疼痛伴炎性结节。
> 合并特征：
> - 眼睑炎性肉芽肿或瘢痕；
> - 眼睑蜂窝织炎。

临床病例

患儿，女，3岁，左眼睑红、痛2天。皮肤表面溃破伴黄白色脓液1天。否认外伤史。既往有类似发作史，口服抗生素后好转。体检：左眼睑局部红肿，表面溃破，无波动感。

【问题1】　通过上述问诊及检查，考虑可能的诊断是什么？
思路　首先考虑急性眼睑炎症。

> 知识点
>
> 睑腺炎是细菌引起的急性感染，具有红、肿、热、痛以及脓液形成等典型的急性炎症表现。睑腺炎容易发生于儿童，可能与儿童腺体分泌旺盛，缺乏良好的卫生习惯有关，部分患者可反复发作。

【问题2】　该患儿还需完善哪些检查？
1. 体检　眼睑硬结的范围和位置；有无耳前淋巴结肿大；体温。

2. 实验室检查　血常规,尤其是白细胞比例。

> 知识点
>
> 眼睑的炎症可以通过静脉回流向深部蔓延,对于幼儿或体弱者应警惕有无发热、寒战和白细胞增多等全身中毒症状,防止败血症或海绵窦血栓等并发症的出现。

【问题3】　目前的治疗方法有哪些?

1. 局部热敷或理疗。

2. 局部抗生素滴眼液或眼膏。

3. 如不能消退且保守治疗无效,手术治疗。

睑腺炎多由葡萄球菌引起,初起可冷敷,硬结未软化时可热敷;局部滴抗生素眼药水或膏,症状较重者需全身应用抗生素,一旦形成脓肿则需手术切开排脓。该患者脓肿破溃脓液排出,无须再手术切开排脓,若保守治疗无效形成炎性肉芽肿,则需手术切除。

【患者教育】

1. 睑腺炎容易发生于儿童,故应注重眼部的清洁卫生,养成良好的卫生习惯。

2. 一旦发病,切忌自行挤压或放脓,以免造成感染扩散。

3. 对于顽固性复发的患者,应检查有无睑缘炎或其他疾病。

二、睑板腺囊肿

睑板腺囊肿是发生于睑板腺的慢性、非化脓性炎症。由于睑板腺及其周围组织炎症(慢性结膜炎、睑缘炎等)导致腺上皮过度角化,腺管阻塞,腺体分泌物潴留形成的慢性肉芽肿炎症。多见于青年人和中年人,典型的症状是眼睑单个或多发性无痛性结节,发展缓慢,可逐渐增大。部分可自行溃破,排出胶冻样内容物而消退或形成肉芽肿,亦可继发感染出现睑腺炎的表现。小的囊肿有自愈的倾向,局部热敷理疗有助于囊肿的消退,大的囊肿应手术刮除。

定义和关键特征

定义:睑板腺慢性、特发性、非化脓性炎症。

关键特征:单个或多发性眼睑无痛性结节。

合并特征:

● 睑结膜面蘑菇样肉芽肿;

● 继发感染形成睑腺炎。

临床病例

患者,女,26岁,左下睑眼睑肿块半年,略增大,无红、肿、疼痛,无视力下降。体检:左下睑内外侧各见一肿块样隆起,边界清楚,无压痛,与皮肤无粘连(图2-11-2A),内侧病变相应睑结膜面可见局部充血结节(图2-11-2B)。

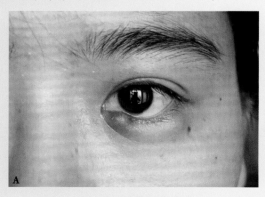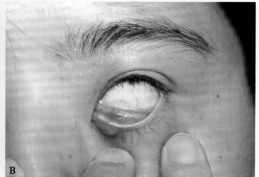

图2-11-2　睑板腺囊肿患者外观,皮肤面肿块样隆起(A),对应结膜面局部充血结节(B)

【问题1】　该患者的诊断和治疗?

思路　应首先诊断为睑板腺囊肿。

> 知识点
>
> 睑板腺囊肿好发于青年人,主要表现为眼睑肿块,一般无红、疼痛等炎症表现,可逐渐增大。

【问题2】　首次就诊时需要询问哪些病史?

1．既往眼部疾病史,如慢性结膜炎,睑缘炎等。

2．肿块的大小、变化,有无增大、缩小、溃破。

3．有无类似发作史。

【问题3】　还需与哪些眼睑肿块性疾病相鉴别?

睑板腺癌:多见于50岁以上女性,初起与睑板腺囊肿相似,表现为反复发作的"睑板腺囊肿",肿块渐增大,可突出于睑板或穿破皮肤,表面有溃破和出血。

【问题4】　该患者的治疗及手术应该注意的事项有哪些?

大的睑板腺囊肿很少能自行消退,该患者病程已有半年且肿块较大,应手术治疗。

手术时应注意:

1．手术切口尽量在结膜面,减少眼睑皮肤的瘢痕。

2．手术切口应与睑板腺走形平行,以减少对正常睑板腺体的损伤。

3．应该将囊壁完整地分离,连同囊肿内容物、腺上皮细胞一起清除干净,减少复发。

4．应常规送病理检查。

【问题5】　根据上述知识点,如何和患者沟通?

1．注意眼部卫生,治疗可能存在的结膜炎、睑缘炎,饮食清淡。

2．局部热敷,按摩,促进睑板腺体内分泌物的排出。

> 知识点
>
> 睑板腺囊肿易发生于年轻人,可能与皮脂腺、汗腺分泌旺盛或维生素A缺乏有关;或是周围组织慢性炎症的影响。清淡饮食、控制炎症减少腺体的分泌,通过局部按摩促使睑板腺开口的开放,有利于腺体分泌物的排出,从而减少睑板腺囊肿的发生。

三、睑缘炎

睑缘炎是睑缘表面、睫毛毛囊及其腺体组织的亚急性或慢性炎症。可分为鳞屑性、溃疡性和眦部睑缘炎三种。该病与感染、眼表局部微环境和全身免疫状态相关,病程长,病情迁延易反复发作,慢性化。

（一）鳞屑性睑缘炎

定义和关键特征

定义:睑缘的皮脂溢出所造成的慢性炎症。

关键特征:睑缘表面附着上皮鳞屑。

合并特征:

- 与局部存在的卵圆皮屑芽孢菌有关;
- 屈光不正、视疲劳、营养不良和长期使用劣质化妆品也可能为其诱因;
- 睑缘充血、潮红,睑缘表面有点状皮脂溢出,但无溃疡或脓点;
- 睫毛容易脱落,但可再生;
- 可并发睑缘肥厚,眼睑位置异常。

（二）溃疡性睑缘炎

定义和关键特征

定义：睫毛毛囊及其附属腺体的慢性或亚急性化脓性炎症。

关键特征：睫毛根部散布小脓疱伴浅小溃疡形成。

合并特征：

- 大多为金黄色葡萄球菌感染引起；
- 多见于营养不良、贫血或有全身慢性消耗性疾病儿童；
- 严重的眼痒、刺痛和烧灼感等；
- 睫毛容易随痂皮脱落，且不能再生，形成秃睫；
- 可引起眼睑畸形，眼表损伤。

（三）眦部睑缘炎（angular blepharitis）

定义：因莫-阿（Morax-Axenfeld）双杆菌感染引起的眼睑慢性炎症。

关键特征：外眦部睑缘及皮肤充血、肿胀。

合并特征：

- 双侧多见，主要发生于外眦部；
- 眼痒、异物感和烧灼感，可有浸润糜烂；
- 邻近结膜常伴有慢性炎症，表现为充血、肥厚、有黏性分泌物；
- 严重者内眦部也可受累。

临床病例

患者，女，30岁，双眼刺痛、痒反复发作2年，曾局部滴用抗生素眼药水，症状略缓解。体检：睑缘充血、潮红，眼睑皮肤表面有细小鳞屑，结膜轻度充血，角膜透明。

【问题1】 该患者最可能的诊断是什么？

患者表现为眼睑慢性炎症，首先考虑鳞屑性睑缘炎。

知识点

睑缘炎是眼睑睫毛毛囊及其腺体组织的亚急性或慢性炎症，常见症状为眼部刺痛、干痒和异物感。病程长，易复发。该患者睑缘表面有细小鳞屑，但未见脓疱、溃疡和睫毛脱落，故诊断为鳞屑性睑缘炎。

【问题2】 首次就诊时需要询问哪些病史？

1. 有无屈光不正、视疲劳？
2. 既往类似发病史及特点？
3. 有无长期使用化妆品？
4. 有无全身系统疾患导致免疫力低下或营养不良？

【问题3】 简述治疗的要点。

1. 局部治疗　用生理盐水或3%硼酸溶液清洁睑缘，涂抗生素眼膏。
2. 全身治疗　症状较重者可以口服抗生素治疗。
3. 持续治疗　痊愈后应维持治疗至少2周，减少复发。
4. 去除诱因和避免刺激因素，治疗存在全身性慢性病，增强身体抵抗力。

四、病毒性睑皮炎

病毒性睑皮炎是眼睑皮肤受病毒感染引起的炎症，临床种类较多，最常见的病原是单纯疱疹病毒和带状疱疹病毒。表现为各种形态的眼睑皮损，如红斑、水疱、疱疹，持续1周左右皮疹干涸、结痂，部分留有色素、瘢痕或侵及角膜、虹膜造成视力下降。病变基底部刮片或皮肤组织活检可协助诊断。治疗包括休息以提高免疫力、抗病毒滴眼液涂抹皮肤病损、严重者需全身抗病毒治疗。由于病毒潜伏在体内，在上呼吸道感染、劳累、紧张等诱因下，病毒性睑皮炎易复发。

定义和关键特征

定义：眼睑皮肤病毒性感染性炎症。

关键特征：沿三叉神经分支分布的眼睑水疱、红斑、疱疹等皮损。

合并特征：

- 病毒感染的前驱症状；
- 皮肤色素沉着、瘢痕等后遗症；
- 并发浅层角膜炎、虹膜睫状体炎、后部巩膜炎；
- 易复发。

临床病例

患者，女，53岁，眼睑红肿、疼痛、局部出现红斑、水疱5天，视物模糊。病前一周有上呼吸道感染史，伴头痛、怠倦及食欲缺乏。体检见一侧头部、额部和上下眼睑红斑、疱疹，疱疹内液体浑浊不清，结膜轻度充血。

【问题1】　该患者的可能诊断有哪些？

思路1　根据患者病毒感染史（上呼吸道感染）以及眼睑皮肤病损的表现，首先诊断为病毒性睑皮炎。病毒在初次感染后，会潜伏在体内，当机体抵抗力下降，如劳累、感冒时就会诱发，大多数患者会有发热、怠倦等前驱症状。

思路2　根据皮疹的分布特点以及伴发的神经痛，考虑为带状疱疹病毒性睑皮炎。

知识点

带状疱疹病毒性与单纯疱疹病毒睑皮炎的不同点包括：皮疹沿三叉神经第一支分布，头部、额部以及上下睑均可受累，但不会越过颜面中线；病变区域皮肤神经痛明显，感觉过敏，并可向头部延伸；疱疹内渗液浑浊或易继发感染，病变常深达真皮层，愈后会留下凹陷性瘢痕和色素沉着。

【问题2】　患者出现视物模糊的可能原因？

知识点

带状疱疹病毒可向眼球侵犯，引起浅层角膜炎、虹膜睫状体炎，甚至青光眼和后部巩膜炎，导致视力下降。

【问题3】　首次就诊时需要询问哪些病史？

1. 仔细询问发病前的相关诱因，如上呼吸道感染、疲劳、免疫力低下。
2. 既往有无类似发作病史？

【问题4】　患者目前的治疗方式有哪些？

思路1　眼睑皮损的处理。

皮疹一般2周后结痂脱落，治疗的原则是消炎、干燥、收敛、预防感染。抗病毒滴眼液涂抹患处，保持患处干燥；有感染时加用抗生素滴眼液或眼膏；必要时请皮肤科协助处理。

思路2　眼内并发症的处理。

带状疱疹病毒性睑皮炎应行裂隙灯显微镜检查，如检查发现并发浅层角膜炎、虹膜睫状体炎时，可予抗病毒滴眼液、眼膏、散瞳，在有效足量抗病毒前提下，使用皮质类固醇或非甾体抗炎药。眼压和B超检查是否合并青光眼和后巩膜炎，并做相应处理，详见相关章节。

思路3 一般处理。

带状疱疹病毒性睑皮炎应采取综合治疗：休息，治疗上呼吸道感染，提高抵抗力；疼痛明显可予镇痛剂和镇静剂；全身症状严重者可口服阿昔洛韦。

【问题5】 根据上述知识点，如何和患者沟通？

1．加强营养，增强体质有利于疾病的恢复。

2．该病病程较长，尤其神经痛可能会持续一段时间，必要时请神经科医师会诊。

3．该病可影响视力。

4．该病易复发，应注意避免诱发因素一旦出现不适，应立即就诊。

（范先群）

第二节 眼睑位置异常

眼睑覆盖在眼球表面，对眼球起支持、保护作用。正常的眼睑位置包括上、下眼睑紧贴于眼球表面，中间有一潜在的间隙，通过瞬目运动形成泪膜；眼睑能关、闭自如；上、下泪点的位置靠近泪阜，可以使泪液在虹吸作用下进入泪道。临床最为常见的眼睑位置异常包括眼睑内翻、眼睑外翻和上睑下垂。

一、眼睑内翻

眼睑内翻（entropion）是睑缘向眼球方向内卷的一种眼睑异常状态。先天发育异常、退行性改变、眼轮匝肌反射性痉挛和眼睑瘢痕均可导致眼睑内翻。轻度内翻，不伴有眼睑倒睫时，患者常无明显的症状，当睫毛倒向结膜、角膜表面时，患者可有异物感、摩擦感、畏光流泪，严重的眼睑内翻可造成角膜炎性浸润、角膜溃疡、角膜新生血管，严重危害视力，甚至导致失明。除了急性痉挛性睑内翻可通过药物治疗，绝大多数眼睑内翻均需要手术矫正。

定义和关键特征

定义：睑缘向眼球方向卷曲，造成眼表损伤的眼睑位置异常。

关键特征：眼睑离开正常的位置，向眼球方向内卷。

合并特征：

- 原发病表现（沙眼、眼睑松弛、眼睑瘢痕等）；
- 眼睑倒睫；
- 泪膜异常；
- 角膜损伤（上皮脱落、角膜浸润、角膜溃疡）；
- 角膜新生血管。

临床病例

患儿，1岁半，双眼间断性畏光、流泪，发红近1年。查体：双眼下睑较肥厚，下睑向内翻卷，可见数根睫毛与结膜相接触，结膜轻度充血，睑结膜面光滑，角膜基本透明，前房未见异常（图2-11-3）。

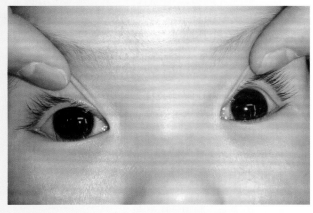

图2-11-3 先天性睑内翻患者外观

【问题 1】 根据上述症状与体征,最可能的诊断是什么?

思路　患儿畏光流泪等刺激症状,结合体检发现,首先考虑眼睑内翻。

> **知识点**
>
> 　　眼睑内翻的原因包括瘢痕性、退行性和先天性等。先天性睑内翻发生于婴幼儿,多见于下睑,双侧多见,是由于睑板前轮匝肌肥厚或眼睑皮肤过多压迫睑缘向内翻卷。可伴发眼睑倒睫。

【问题 2】 首次就诊时需要询问哪些病史?

1. 患儿出生时有无异常,生长发育是否正常。

2. 有无家族性疾病史。

3. 有无眼睑外伤、异物及化学伤史。

4. 有无眼睑手术史。

【问题 3】 为明确诊断,该患儿还需要做哪些检查?

思路 1　眼压和角膜直径。

原发性婴幼儿型青光眼患儿,早期可仅表现为畏光、流泪,应该检测眼压、角膜的水平径以排除青光眼。

思路 2　泪道冲洗。

引起婴幼儿流泪的另一种常见原因是先天性泪道阻塞,多为鼻泪管末端的 Hasner 瓣发育不全所致。长期的泪液浸渍或继发感染,亦可出现畏光等角膜刺激症状。

思路 3　裂隙灯下仔细检查结膜有无滤泡、乳头,以及角膜上皮是否完整。

尽管感染性疾病的发病率在下降,但仍需警惕婴幼儿常见的细菌性、包涵体性和变态反应性结膜炎。通过详细的体检,结合必要的病原学检测,明确是否有结膜、角膜的炎症性病变。

【问题 4】 该患儿目前的治疗?

随着年龄的增长,患儿鼻梁的发育,先天性睑内翻可逐渐减轻,故对于刺激症状不明显,角膜无损伤的患儿可不予手术治疗,或采用胶布粘贴法予以矫正。

【问题 5】 根据上述知识点,如何和患者沟通?

1. 注意眼部卫生,避免继发感染。

2. 治疗选择的依据(手术的适应证)。

3. 治疗的长期性,应定期随访内翻的程度以及对角、结膜的损伤。

4. 手术治疗的可能性,如患者发育至 5~6 岁时,眼睑内翻仍存在,角膜刺激症状明显时应考虑手术治疗。

二、眼睑外翻

眼睑外翻(ectropion)是睑缘向外翻转的一种眼睑异常状态。其发生机制分为两类:一是眼睑水平张力减弱,如退行性、麻痹性睑外翻;二是眼睑前层组织缺损,存在异常的垂直方向张力牵拉眼睑,如瘢痕性睑外翻。轻度眼睑外翻可致泪点外翻,引起溢泪,结膜干燥、充血肥厚,角化;严重睑外翻可导致眼睑闭合不全,结膜角膜上皮干燥、脱落,甚至继发感染,角膜溃疡,严重影响视力。眼睑外翻的患者,应予手术恢复眼睑正常的位置、形态和功能。

定义和关键特征

定义:睑缘离开眼球表面,向外翻转的眼睑位置异常。

关键特征:眼睑离开正常的位置,向外翻卷。

合并特征:

● 原发病表现(眼睑松弛、眼睑瘢痕等);

● 睑结膜外露,眼睑闭合不全;

● 溢泪;

● 结膜充血、肥厚,甚至角化;

● 角膜损伤(上皮脱落、角膜浸润、角膜溃疡)。

临床病例

患者，男，68 岁，双眼溢泪 2 年，时有畏光、刺痛、视物模糊。体检：上下眼睑皮肤松弛，内眦部皮肤呈湿疹样改变，结膜充血干燥，角膜上皮点状脱落。眼前段无异常，晶状体中度浑浊，眼底无异常（图 2-11-4）。

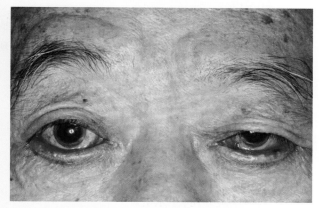

图 2-11-4　退行性睑外翻患者外观

【问题1】　该患者可能的诊断有哪些，如何鉴别？

思路1　老年患者长期溢泪，首先考虑泪道功能不全或泪道阻塞。

知识点

泪道功能不全是指没有器质性泪道阻塞的泪液引流不畅。主要表现为溢泪，多见于老年人，由于眼轮匝肌松弛，致泪液泵作用减弱或消失，出现溢泪。

知识点

泪道阻塞是各种原因引起的泪小管至鼻泪管的狭窄或阻塞，常见原因有先天性闭锁、炎症、外伤、肿瘤等。主要表现为溢泪，泪道冲洗、泪道造影可明确是否阻塞以及阻塞的部位。

经过泪道冲洗检查，患者无泪点狭窄和泪道阻塞。

思路2　查体时发现眼睑组织松弛，眼睑外翻，泪点离开眼球表面，睑外翻的诊断成立，应进一步分析睑外翻的原因。

知识点

瘢痕性睑外翻最为常见，多由眼睑的外伤、手术、化学伤导致眼睑前层组织缺损和瘢痕形成，在垂直方向上存在异常的张力或缩短，牵拉眼睑向外翻转（图 2-11-5）。该患者既往无手术、外伤史，且眼睑皮肤面未见瘢痕，故可排除。

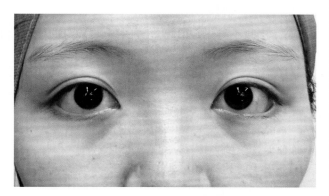

图 2-11-5　瘢痕性睑外翻患者外观

> **知识点**
>
> 退行性睑外翻是由于眼睑皮肤和轮匝肌松弛，眼睑水平张力减低，下睑在重力作用下外翻，仅见于下睑。外翻的泪点离开泪阜，与泪湖不接触进而出现溢泪症状。该患者符合此诊断。

> **知识点**
>
> 麻痹性睑外翻是各种原因导致面神经麻痹，轮匝肌收缩功能丧失致眼睑外翻。除眼睑外翻外，伴有眼睑闭合不全、口角歪斜等面瘫症状，故可排除。

【问题2】 首次就诊时需要询问哪些病史？

1. 有无眼睑外伤、手术史。
2. 是否合并全身疾病史。
3. 溢泪的程度，是否有脓性、黏液性分泌物。
4. 有无视力下降。

【问题3】 目前的治疗方案？

1. 手术矫正 退行性睑外翻必须依靠手术治疗，手术的原则是缩短眼睑横径，增强眼睑水平方向的张力。根据外翻的程度，可选择 Kuhut-Szymanowski 术、Byron-Smith 改良术以及改良的 Smith Lazy-T 术。

2. 药物治疗 主要针对睑外翻引起的结膜和角膜损伤，可予人工泪液、含生长因子眼药膏涂眼，以促进结膜、角膜上皮的修复。

【问题4】 根据上述知识点，如何和患者沟通？

1. 疾病可能引起的角膜并发症，导致视力下降。
2. 手术的必要性。
3. 术后存在一定比例的复发。

三、上睑下垂

正常人在向前方平视时，上睑缘位于角膜缘上方 1.5～2.0mm。上睑下垂（ptosis）是指由于上睑提肌（提上睑肌和 Müller 平滑肌）功能不全或丧失，或其他原因导致一侧或双侧上睑位置明显低于正常。上睑下垂可以是独立的疾病，也可以是疾病的一个表现。根据病因可将上睑下垂分为先天性和获得性两大类，先天性上睑下垂是最常见的一种，约占所有上睑下垂的 60%。获得性上睑下垂根据病因进一步分为：腱膜性、肌源性、神经源性、机械性和外伤性。不同类型上睑下垂的临床表现各异，其共同特征是上睑位置低于正常。诊断的关键是要明确上睑下垂的病因、类型、程度，并以此选择合适的治疗方案。

定义和关键特征

定义：上睑不能正常抬起，平视时上睑睑缘的位置低于正常。

关键特征：上睑睑缘覆盖上角膜缘超过 2mm。

合并特征：

- 额纹变深，患眼眉毛抬高；
- 屈光不正、斜视、弱视；
- 小睑裂；
- 伴发疾病的表现；
- 外伤史或其他全身疾病史。

临床病例 1

患儿，男，8 岁，眼睑不能睁大 8 年。无早产、难产史，体格和智力发育正常。体检：左眼上睑位置明显低于右眼，左侧眉毛位置高于对侧（图 2-11-6）。

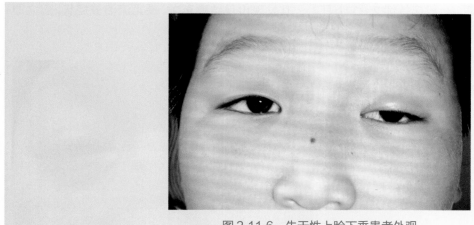

图 2-11-6　先天性上睑下垂患者外观

【问题 1】　根据上述病史，患者可能的诊断是什么？

思路　患儿出生后即有眼睑不能睁大，无外伤史，无其他疾病史，故先天性上睑下垂的诊断成立。

【问题 2】　首次就诊时需要询问哪些病史？

1．有无家族史。

2．上睑下垂的程度是否稳定，有无进展。

3．有无斜视、视力障碍。

4．有无眼睑外伤（包括产伤）和手术史。

【问题 3】　还需要哪些检查？

思路 1　屈光检查。

上睑下垂可引起弱视。故术前应检查远、近视力，最佳矫正视力，眼位，对于影响视力的上睑下垂可提早手术，并于术后开始斜视治疗。

思路 2　眼外肌功能检查。

约有 20% 的先天性上睑下垂患者合并上直肌功能不全或麻痹，影响眼球上转。Bell 现象不全或消失的患者，术后暴露性角膜炎的发生率将大大增加，此类患者手术应欠矫或为手术禁忌。

思路 3　有无合并其他眼部异常。

上睑下垂有时是某一综合征的一个表现，如睑裂狭小综合征、Marcus-Gunn 综合征。对于前者应分次手术，先行内、外眦成形术，半年后再行上睑下垂矫正术；而后者随着年龄地增长有缓解和减轻的趋势，如不影响视力可观察至青春期。

思路 4　上睑下垂的程度和提上睑肌肌力检测。

眼睑下垂的量以及提上睑肌肌力、额肌肌力的测定（具体方法见技能篇）是选择手术方式、确定手术量的重要依据。对于年龄较小不能配合的患儿，更应该采用多种方法相结合，反复多次测量。

【问题 4】　该患儿目前的治疗？

先天性上睑下垂的治疗主要是手术矫正，患儿已经年满 3 岁，如检查无手术禁忌证，应手术治疗。

【问题 5】　医患沟通中要注意的问题？

思路 1　手术的必要性。

患儿已满 3 岁，为避免弱视的发生以及眼睑畸形可能对孩子心理成长带来的负面影响，应该进行手术矫正。

思路 2　手术的预期效果。

目前矫正上睑下垂的手术方法无论是提上睑肌缩短术，或额肌瓣悬吊术或其他方法，都与正常情况下提上睑肌功能不同，都会有不同程度的上睑迟落、眼睑闭合不全，以及矫正不足或欠矫、术后复发的可能。

思路 3　术后的护理。

患儿术后均会出现不同程度的眼睑闭合不全，应防止暴露性角膜炎的发生。白天可滴用人工泪液，晚间睡眠时抗生素眼膏封眼，一般应持续 2～3 个月。一旦发现出现结膜充血、畏光流泪等症状，应立即就医。

临床病例 2

患者，女，58 岁，双眼皮沉重不能抬起 2 年，逐渐加重，左眼明显。体检双侧眼睑下垂，右侧上睑缘位于瞳孔上缘，左侧遮盖瞳孔缘 2/3。无外伤史及其他不适（图 2-11-7）。

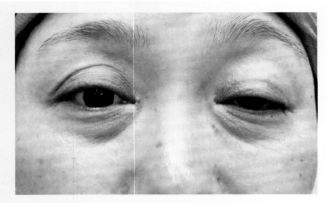

图 2-11-7 腱膜性上睑下垂患者外观

【问题 1】 该患者出现上睑下垂的可能原因是什么？

患者系老年人，上睑下垂病史 2 年，属于后天性上睑下垂，其可能的原因有腱膜性、神经源性和肌源性。

> **知识点**
>
> 腱膜性上睑下垂是后天性上睑下垂最常见的类型，因眼外伤、手术、退行性变化等原因造成提上睑肌腱膜的损伤。伴有原发疾病表现，如外伤、手术史，或其他眼睑退行性改变，如皮肤松垂下垂等。下垂的特点是眼睑向下方注视时下垂量增大，提上睑肌肌力基本正常。

> **知识点**
>
> 动眼神经麻痹性上睑下垂，常因外伤、血管疾病和代谢性疾病如糖尿病引起。表现为单眼下垂，复视，瞳孔散大、固定，斜视以及眼球向内、上、下运动受限。

> **知识点**
>
> 重症肌无力是一种自身免疫性疾病，而上睑下垂往往是其首发症状，甚至在一段时间内是唯一的症状。下垂的特点是具有波动性，有典型"疲劳"和"晨轻暮重"现象，肌内注射新斯的明后症状可缓解具有重要的诊断意义。

综合分析上述可能的原因，结合体检，应诊断为退行性病变导致的腱膜性上睑下垂。

【问题 2】 首次就诊时需要询问哪些病史？

1. 有无眼睑外伤和手术史。
2. 上睑下垂的时间、发展程度及变化特点。
3. 有无斜视、复视和眼球运动障碍。
4. 既往有无心血管、代谢性疾病病史，如高血压、糖尿病。

【问题 3】 治疗原则是什么？

当下垂的眼睑遮挡视轴影响视力或影响外观时，可进行手术矫正。由于提上睑肌本身的力量基本正常，手术方式常选择提上睑肌腱膜修复术或提上睑肌腱膜折叠术。

【问题 4】 根据上述知识点，如何和患者沟通？

1. 手术的必要性。

2．手术方式的选择及其依据。

3．手术可能的并发症。

4．术后可能复发。

四、先天性眼睑异常

由于先天发育异常所导致，可单独存在或作为某个综合征的一部分，前面所述先天性眼睑内翻、上睑下垂也属此类。此外还包括内眦赘皮、先天性睑裂狭小综合征、先天性眼睑缺损等。

（一）内眦赘皮

定义和关键特征

定义：遮盖内眦部垂直的半月状皮肤皱褶。

关键特征：内眦部可见皮肤皱褶起自上睑，呈新月状绕内眦部走行。

合并特征：

- 常为双侧，亚洲人多见；
- 与遗传和鼻梁发育有关；
- 部分患者皮肤皱褶可由下睑向上延伸，称为逆向性内眦赘皮；
- 可形成假性内斜视；
- 部分患者随鼻梁发育，赘皮可消失；
- 可手术矫正。

（二）先天性睑裂狭小综合征

定义和关键特征

定义：一种伴有多种眼睑异常的常染色体显性遗传疾病。

关键特征：睑裂宽度和高度都明显小于正常。

合并特征：

- 上睑下垂；
- 逆向内眦赘皮；
- 内眦间距增宽；
- 鼻梁低平；
- 下睑外翻；
- 眶缘发育不良；
- 需分次手术矫正。

（范先群）

第三节　眼　睑　肿　瘤

眼睑各层组织，包括皮肤、腺体和附属器均可发生肿瘤，根据性质分为良性肿瘤和恶性肿瘤。良性者多见，可单发或多发，随着年龄增长发病率呈现增高的趋势。

一、眼睑良性肿瘤

眼睑良性肿瘤可来源于上皮、真皮、皮肤附属器和色素细胞，临床常见的包括血管瘤、色素痣、黄色瘤等。

（一）眼睑血管瘤

定义和关键特征

定义：眼睑血管组织发育异常而形成的错构瘤。

关键特征：眼睑扁平鲜红色斑块，或隆起的暗红、蓝红色甚至紫蓝色肿块。

合并特征：

- 多出生后数周到数月内发病，少数出生即发病；
- 有独特的进展和消退史，常见病程分三个阶段：增殖期、平缓期、消退期；
- 部分患者伴有结膜、眼眶甚至其他部位的血管瘤。

临床病例

患儿，3月龄，发现右下睑红色斑块2个月并渐增大。母亲孕期无感染史等异常，患儿足月顺产，无其他异常（图2-11-8）。

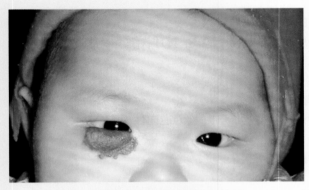

图2-11-8　眼睑血管瘤患者外观

【问题1】　首次就诊时需要询问哪些病史？

1. 病变的出现时间和生长特点。

2. 在血液回流压增高的情况下，如哭闹肿块大小是否有变化。

3. 患者母亲孕期疾病和用药史。

4. 是否合并全身其他部位性质类似的病变。

5. 家族性、遗传性病史。

【问题2】　患者可能的诊断是什么？

根据患儿的出生不久后发病、病变为红色斑块样外观并轻微隆起、生长速度远远超过身体生长，可诊断为血管瘤。

【问题3】　如何鉴别诊断？

思路1　与葡萄酒色斑鉴别。

葡萄酒色斑是毛细血管发育异常，出生时就有，病变往往范围较大，累及患眼同侧半面部、额部，表现为鲜红色斑块，压之不褪色，病变无隆起（图2-11-9），生长缓慢葡萄酒色斑可以是Sturge-Weber综合征的一个临床表现，此类患儿可同时伴有球内、眶内和颅内的血管异常。

思路2　与静脉畸形鉴别。

静脉畸形多成人发病，也可为青少年，但极少为婴幼儿，眼睑静脉畸形表现为软组织病变，呈青紫色或紫红色外观，病变形态不规则（图2-11-10），生长缓慢，无自发消退现象。

【问题4】　该患者的治疗方案是什么？

思路1　随访观察。

血管瘤有自发消退的趋势，因此体积较小、生长较慢、无并发症出现的患者可暂不处理。

思路2　药物治疗。

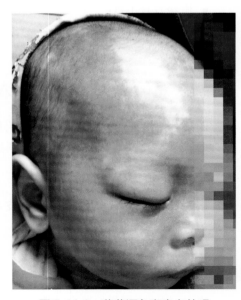

图2-11-9　葡萄酒色斑患者外观

如果肿瘤生长较快或体积较大，导致上睑下垂遮挡视轴、斜视、散光等，应及早干预。一般首选给予β受体阻滞剂进行治疗。

【问题5】　根据上述知识点，如何和患者沟通？

1. 治疗方法选择的依据。

2. 随访的必要性和注意观察的内容。

3. 药物治疗的副作用。

4. 可能引起的眼部并发症，如上睑下垂、视力下降。

（二）眼睑色素痣

定义和关键特征

定义：由痣细胞构成的眼睑先天性扁平或隆起的病变。

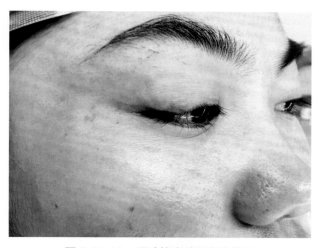

图 2-11-10　眼睑静脉畸形患者外观

关键特征：眼睑先天性扁平或略隆起的肿块，因含色素的差异，可表现为棕色、黑色或淡蓝色。

合并特征：

● 一般出生时即有，初期生长较快，后增长减缓；

● 有时痣可分别位于上下睑对称的位置，称为分裂痣；

● 部分病例有恶变的倾向。

临床病例

患者，女，30 岁，发现左下睑黑色肿块 12 年，肿块缓慢生长，发病过程中无破溃、出血，无短期内颜色进行性加深等改变（图 2-11-11）。患者平素体健，无手术和外伤史。

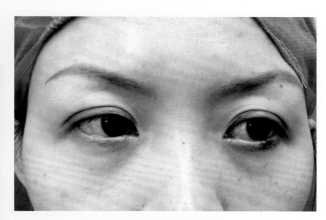

图 2-11-11　眼睑患者外观

【问题1】　根据以上情况，该患者的诊断是什么？

根据患者年龄、发病时限、病变外观和生长特点，可诊断为色素痣。

【问题2】　患者病变如短期内体积增大，或者出现色素进行加深，或出现破溃出血等，对判断病变性质有何提示作用？

色素痣可恶变为黑色素瘤。如患者短期内出现破溃出血、突然生长加速或色素进行性加深等改变，提示恶变可能。

【问题3】　需要进行哪些鉴别诊断？

思路1　黑色素瘤。

黑色素瘤多由色素痣恶性转化而来。病变生长速度均快于色素痣，短期内可达到较大体积，并向眶内或其他邻近组织侵袭，有时可有破溃出血或溃疡形成。最终诊断依据病理学检查。

思路2　眼睑其他良性肿瘤。

其他常见需鉴别良性肿瘤包括基底细胞乳头状瘤、黄色瘤等。前者表现为眼睑皮肤肿块，表面呈乳头状，有蒂或宽基底，可有轻度色素沉着。后者表现为眼睑小片黄色扁平样隆起，与周围正常皮肤界限清晰

（图 2-11-12），最终诊断依据病理学检查。

【问题 4】 患者如何治疗？

手术是唯一有效的治疗方法，怀疑有恶变的患者，术中应行冷冻切片病理检查，确保完整切除病变。

【问题 5】 根据上述知识点，如何和患者沟通？

1．避免经常反复触摸或摩擦刺激。

2．一旦发现短期内增大、色素加深、出血等改变，应及时就诊。

3．术后复发或残留可能病变继续增生，甚至恶变。

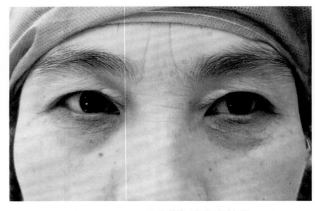

图 2-11-12 眼睑黄色瘤患者外观

二、眼睑恶性肿瘤

恶性肿瘤约占眼睑肿瘤的 20%，发病初期表现与良性肿瘤相似，但具有侵袭性和远处转移的能力，不仅会破坏眼睑、眼球的结构功能，甚至会致命。

（一）基底细胞癌

定义和关键特征

定义：起源于眼睑皮肤表面基底细胞的恶性增殖性病变。

关键特征：眼睑珍珠样结节状肿块。

合并特征：

- 好发于下睑内眦皮肤黏膜移行处；
- 肿块中央可出现"蚕蚀性溃疡"，触之易出血；
- 部分病例可有色素沉着；
- 晚期可破坏邻近组织如鼻背、眼眶和面部。

（二）皮脂腺癌

定义和关键特征

定义：起源于眼睑睑板腺或皮脂腺等腺体的恶性肿瘤。

关键特征：与睑板腺囊肿相似的眼睑肿块。

合并特征：

- 多见于中老年人，女性多见，2/3 以上发生于上睑；
- 晚期肿块表面可溃破，排出黄白色豆腐渣样物质，无色素沉着（图 2-11-13）；
- 恶性度较高，远处转移的比例较高。

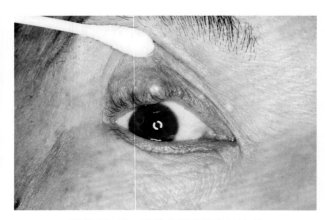

图 2-11-13 眼睑皮脂腺癌患者外观

（三）鳞状细胞癌

定义和关键特征

定义：发生于眼睑皮肤棘细胞层的恶性肿瘤。

关键特征：易形成"火山口样溃疡"的眼睑肿块。

合并特征：

- 病变长快，破坏范围广，短期内体积迅速增大（图 2-11-14）；
- 具有嗜神经性，可导致疼痛；
- 可转移至局部淋巴结甚至远处器官。

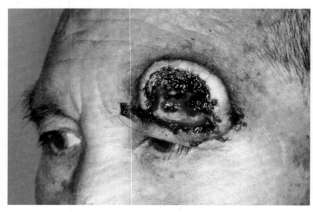

图 2-11-14 眼睑鳞状细胞癌患者外观

临床病例

患者，男，61岁，左眼睑肿块5年，渐增大，近一年反复出现肿块表面溃破出血。体检见左下睑可见肿块，肿块中央结痂。眼球检查无异常（图2-11-15）

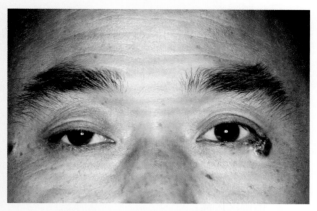

图2-11-15　眼睑基底细胞癌患者外观

【问题1】　该患者的初步诊断是什么？

老年患者，从肿块的生长特点和形态特征，初步考虑为恶性，首先诊为基底细胞癌。

根据流行病学调查，眼睑基底细胞癌是最常见的眼睑恶性肿瘤，占85%～90%。好发于50～70岁的老年男人。

【问题2】　首次就诊时需要询问哪些病史？

1．肿块出现的时间、肿块的发展速度、有无出血、溃疡、疼痛等伴随症状。

2．有无视力下降，眼球运动障碍。

3．既往眼部疾病史、用药史及手术史。

4．饮食、体温等全身一般情况。

【问题3】　还需进行哪些检查？

检查的主要目的是明确病变的范围，有无局部浸润和远处转移。

1．眼科常规检查，包括视力、前节和后节检查。

2．影像学检查，局部淋巴结B超检查，必要时行增强CT检查，排除局部淋巴结转移。

【问题4】　该患者目前的治疗？

思路1　眼睑恶性肿瘤手术：病理监控下的肿瘤切除术。

病理监控下的肿瘤切除术不仅能完整地切除肿瘤组织，又可最大限度地保留正常睑板组织，为术后眼睑重建提供基础，进而恢复患者的外观和保护视功能。

思路2　眼睑恶性肿瘤的其他治疗。

眼睑肿瘤如果发生局部淋巴结转移，同时需行局部淋巴结清扫术。如果发生眶内转移无法完整切除病变，则要行眶内容剜除术，术后视情况可给予补充放疗。对于远处转移患者，在手术以后还要给予全身化疗。

【问题5】　根据上述知识点，如何和患者沟通？

1．手术的必要性。

2．手术可能存在的风险。

3．术后需长期随访。

4．术后肿瘤复发的可能性。

（范先群）

第四节　泪腺疾病

泪腺是眼部的外分泌腺，一般情况下不分泌泪液。在受到外部因素刺激时，泪腺反射性分泌，起到冲刷眼表、清洗结膜囊的作用。泪腺疾病种类相对较少，以炎症和肿瘤为主。

一、泪腺炎

泪腺炎（dacryoadenitis）分为急性和慢性，两者的病因不同。急性炎症多为特异性感染所致，慢性炎症多和免疫有关。

定义和关键特征

定义：泪腺的特异性或非特异性炎症。

关键特征：

● 眼睑外上方肿胀。

合并特征：

● "S"形睑缘；

● 泪腺区压痛；

● 复视；

● 腮腺肿大。

临床病例

患者，女，20岁，因"双眼水肿5年"，在当地诊断为"上睑皮肤松弛"，建议进行双重睑成形联合去皮手术。来院就诊，在双眼外上方可触及可推动的肿物，轻触痛（图2-11-16）。无糖尿病，无肾病史，无手术外伤史。

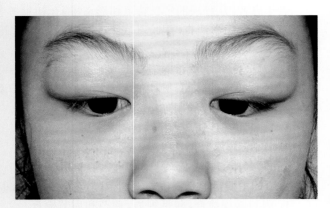

图2-11-16 泪腺炎患者外观

【问题1】 通过上述问诊考虑可能的诊断是什么？

思路1 患者双眼水肿已经5年，当地检查发现诊断为"上睑皮肤松弛"，建议进行双重睑成形联合去皮手术。眼睑皮肤松弛是中老年患者常见的上睑年龄相关性改变，但本患者仅20岁，且可在患者双眼外上方触及可推动的肿物。眼睑外上方疾病多考虑泪腺疾病，通常表现为眼睑外上方肿胀、可推动性包块。

思路2 患者双眼水肿已经5年，在双眼外上方可触及可推动的肿物，轻触痛。对慢性泪腺炎的诊断具有提示作用。

慢性泪腺炎的临床表现：

1. 病程缓慢，多为双侧性。

2. 表现为上睑外上方无痛性分叶状逐渐增大的肿块可有轻度触痛。

3. 可导致上睑过重而引起外侧机械性上睑下垂。

4. 严重者增大的泪腺组织可推挤眼球，使眼球向内下方移位，眼球上转和外转受限，导致复视。

5. 可伴有唾液腺的慢性炎症称为米古利兹综合征（Mikulicz syndrome）。

【问题2】 慢性泪腺炎可能发生的原因是什么？

慢性泪腺炎的病因目前并不明确，可能的原因有：

1. 多为原发性，常与其他全身疾病如结节病、白血病、淋巴瘤、淀粉样变性、结核、梅毒以及外伤后异物性肉芽肿等有关。

2. 可由急性泪腺炎转变而来。

【问题3】　首次就诊时需要询问哪些病史?

1. 眼部水肿的时间,加重程度,是否反复发作。

2. 全身是否合并如结节病、白血病、淋巴瘤、淀粉样变性、结核、梅毒以及外伤后异物性肉芽肿等疾病。

3. 眼部和全身其他部位手术史。

4. 眼部用药和全身用药(曾用药和现用药),特别是糖皮质激素的使用史。

【问题4】　为明确诊断应做哪些检查?

1. 眼科基本检查　应包括外眼、视力、眼压、裂隙灯和眼底检查等。

2. 眼科特殊检查　包括泪液分泌试验和泪膜破裂时间检查,明确患者泪液分泌情况。

3. 影像学检查　眼眶CT检查明确泪腺组织的增大及排除泪腺的占位性病变。

4. 全身检查　血常规、结核菌素实验和其他风湿因子和免疫指标的筛查。

【问题5】　经过检查还需要和哪些泪腺疾病鉴别?

1. 泪腺肿瘤　多为单侧,泪腺区实质性占位,影像学检查(如眼眶CT和MRI)有助于鉴别诊断。

2. 泪腺脱垂　早期多为双侧眼睑反复神经血管性水肿,多次发作后表现为皮肤的松弛、缺乏弹性,在眼睑外侧可触及可推动的无痛性包块,翻转眼睑可见脱垂的粉红的泪腺组织。

3. 急性泪腺炎　急性泪腺炎是泪腺的特异性或非特异性炎症,表现为急性发作的眼睑外上方肿胀,疼痛性实质性包块,"S"形睑缘,外侧眼睑机械性上睑下垂。翻转眼睑红肿、隆起泪腺组织。常合并畏寒发热、头痛等全身症状及耳前淋巴结肿大、腮腺肿大等体征。

【问题6】　患者应如何处理?

1. 全身和局部应用抗生素同时给予糖皮质激素、非甾体抗炎药等。

2. 病程迁延、保守治疗不敏感,病变较局限等情况下可行泪腺切除术。

3. 与全身病有关的慢性泪腺炎首先治疗全身原发病。结核性泪腺炎早期、足量、合理应用抗结核药物能使病变完全吸收或好转,结节病主要用糖皮质激素治疗。

【问题7】　根据上述知识点,如何和患者沟通?

1. 病程观察的长期性。

2. 全身病因学检查的必要性。

3. 治疗选择的依据(保守治疗和手术治疗的适应证)。

4. 治疗后的并发症(泪腺切除后存在干眼的可能性)。

二、泪腺多形性腺瘤

定义和关键特征

定义:一种泪腺的上皮性肿瘤。本病是泪腺肿瘤中最多见的上皮性肿瘤。其起源于有多向性分化潜能的上皮细胞,间质成分为上皮化生的产物。组织学上,泪腺混合瘤包含双层腺管上皮同时含有异常的基质成分,如脂肪、纤维、软骨组织等,因此称为"混合瘤",肿瘤有完整包膜(图2-11-17)。

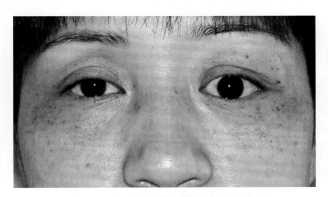

图2-11-17　泪腺多形性腺瘤患者外观

关键特征：

- 单眼缓慢渐进性眼球突出和向内下方移位；
- 眶外上方触及无痛性、固定的质硬界清的肿物，表面光滑。

合并特征：

- 眼球运动障碍；
- 视力减退；
- 眼底继发性病变。

临床病例

患者，男，40岁，因"左眼球向内下方逐渐突出4年，视物重影半年"就诊。查体左侧眶外上方触固定的质硬肿物，边界清，表面光滑，无明显压痛或触痛。无糖尿病，无肾病史，无手术外伤史。

【问题1】 通过上述问诊考虑可能的诊断是什么？

思路 根据患者病史较长，进展缓慢，左侧眶外上方触肿物，肿物边界清，无明显压痛或触痛等特点初步诊断为泪腺多形性腺瘤。

知识点

泪腺多形性腺瘤的主要临床表现：

（1）多以眼球突出和向内下方移位首发症状就诊。

（2）查体在眶外上方可触及质硬肿物，边界清楚，无压痛。

（3）随病程进展，肿瘤增大，可导致患侧眼球运动障碍和向内下方移位、视力减退和眼底改变等继发病变。

【问题2】 首次就诊时需要询问哪些病史？

1. 眼球突出的时间，加重程度，是否反复发作。
2. 复视出现的时间和程度。
3. 全身是否合并，如白血病、淋巴瘤以及甲状腺功能亢进等疾病。
4. 眼部和全身其他部位手术史。
5. 眼部用药和全身用药（曾用药和现用药）史。

【问题3】 为明确诊断应当做哪些检查？

1. 外眼、视力、眼压、裂隙灯和眼底检查等。
2. 眼科特殊检查包括眼肌检查和眶压测量。
3. 影像学检查 包括超声检查、CT和MRI，其中CT检查可明确泪腺窝内占位的大小、形态、周围组织压迫或侵犯情况以及有无骨质的破坏，术前初步判断肿瘤的良恶性（图2-11-18）。

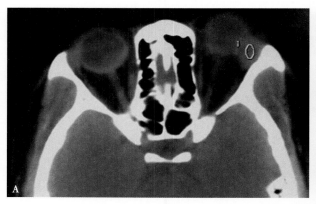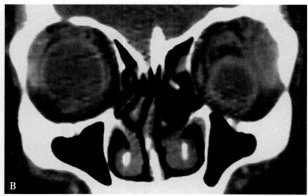

图 2-11-18　左侧泪腺占位 CT 影像

水平位CT影像（A）和冠状位CT影像（B）均显示病变附近骨壁轻度凹陷，无明显破坏，提示病变良性可能性大。

4. 全身检查　血常规、类风湿因子、甲状腺功能的筛查。

【问题4】　经过检查还需要和哪些泪腺疾病鉴别?

思路1　与非特异性泪腺炎(炎性假瘤)和淋巴增生性疾病鉴别。

1. 非特异性泪腺炎　双侧病变多见,以泪腺区肿胀,疼痛为主,伴睑结膜充血水肿等炎症表现。超声和CT检查可发现肿大的泪腺。全身应用激素类药物治疗有效但容易复发。

2. 泪腺淋巴增生性病变　常发生于中老年人,常单侧发病,也可累及双侧泪腺组织。超声检查病变内回声较低。CT影像类似于非特异性炎症,但体积较大,常包绕眼球、眼外肌等结构。

思路2　与泪腺腺样囊性癌鉴别。

泪腺腺样囊性癌:单眼迅速进展的眼球突出和向内下方移位(图2-11-19A);眶外上方粘连性肿块,边界不清,可有压痛;病变噬神经生长导致疼痛;CT扫描具有特征性改变,多表现为眶外上方泪腺窝内高密度占位,呈扁平梭形或不规则形,病变可破坏邻近骨质,向眶外或颅内侵犯(图2-11-19B、C)。

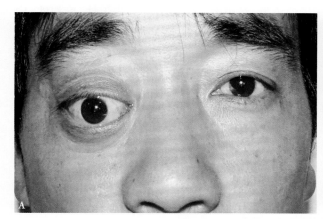
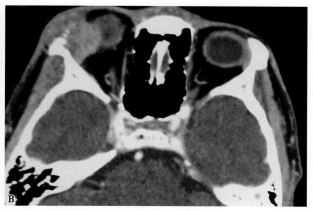
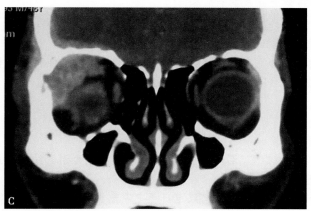

图2-11-19　泪腺腺样囊性癌患者外观和CT影像
患者右眼球向内下方移位(A),眶外侧壁和眶顶受侵蚀破坏,病变向眶外(B)和颅内(C)侵犯。

【问题5】　患者应如何处理?

1. 术前正确定性、定位诊断对于眼眶占位手术至关重要。

2. 泪腺多形性腺瘤和腺样囊性癌均容易复发,多形性腺瘤的复发次数与恶变概率成正比,因此完整手术切除是防止肿瘤复发的关键。将肿瘤、包膜和骨膜一并切除,切忌暴力钳夹或提拉肿瘤,否则会导致肿瘤包膜破裂,肿瘤细胞播散。

3. 对复发性多形性腺瘤和腺样囊性癌应行扩大根治术,即在功能影响不大的情况下,尽可能切除肿瘤及周围组织,甚至有时需行眶内容剜除术,同时磨除被侵蚀骨质。术中冷冻切片检查,明确周围组织侵犯情况,确定手术切除范围。

4. 晚期患者或术后复发患者可配合化疗和放疗,以杀灭可能残留的肿瘤细胞,预防血运及淋巴转移,减低复发率。对于一些失去手术机会的晚期病例,也可以采用放疗或化疗进行姑息治疗。

【问题6】 根据上述知识点,如何和患者沟通?

1. 肿瘤的易复发性和恶变可能。

2. 术后观察的长期性和必要性。

3. 治疗选择的依据(保守治疗和手术治疗的适应证)。

4. 治疗后的并发症。

三、泪腺分泌异常

泪腺分泌异常包括泪液分泌过少或分泌过多,原发性泪液分泌过多即流泪,比较少见,多由于精神因素、结膜和角膜的刺激引起泪液分泌增加,治疗主要是解除诱因和刺激因素。泪液分泌过少临床多见。

定义和关键特征

定义:泪腺分泌过少是一种由于泪液减少而引起干燥性角膜、结膜炎,分为原发性、先天性、麻痹性、中毒性四种。

关键特征:

● 眼部干燥感,在户外、风吹时或长时间注视电子屏幕等注意力集中瞬目减少时更明显。

合并特征:

● 异物感、眼疲劳、烧灼感、眼胀痛、眼红、畏光等;

● 早晨起床睁眼困难,似有粘连感;

● 较严重者可伴有眼分泌物增加,眼红。

临床病例

患者,女,56岁,因"双眼干燥,异物感,眼灼热感1年,看电视后更严重"就诊。近期无服药史。追问病史,患者有明显口干和反复口腔溃疡病史1年余。

【问题1】 通过上述问诊考虑可能的诊断是什么?

思路 患者为中老年女性,以眼部干燥、异物感等症状就诊,同时伴有口干和口腔溃疡症状和体征,对干燥综合征(又称Sjögren综合征)的诊断具有提示作用。

> 知识点
>
> 干燥综合征的临床表现:
>
> (1)眼部表现:眼干涩、异物感、泪少等症状,严重者哭时也无泪。结膜充血,角膜可出现上皮脱落严重者可导致角膜溃疡形成。
>
> (2)口腔表现:口干、口腔黏膜和舌发黏、舌干裂、舌乳头萎缩、在讲话时需频频饮水、口腔黏膜溃疡及难治性龋齿等。
>
> (3)全身表现:全身乏力、低热等症状,关节痛、过敏性紫癜、肾功能不全导致蛋白尿及低蛋白血症等。

【问题2】 干燥综合征可能发生的原因是什么?

干燥综合征被认为是一种慢性炎症性自身免疫病,主要累及外分泌腺,故又名自身免疫性外分泌病,其确切病因并不明确,可能的原因有:

1. 自身免疫 干燥综合征患者体内可检测出多种自身抗体,如类风湿因子、抗核抗体等以及B淋巴细胞功能亢进和T淋巴细胞抑制功能低下等细胞免疫异常。

2. 遗传因素 研究发现人类白细胞抗原中HLA-DR3.B8与干燥综合征密切相关。

3. 病毒感染 已知非人类疱疹病毒(EB病毒)、巨细胞病毒以及HIV病毒均与干燥综合征的发病有关。

【问题3】 首次就诊时需要询问哪些病史?

1. 眼干的发病和持续时间,加重程度,是否反复发作。

2．有无伴发症，特别是口干、唾液分泌减少等。

3．全身是否合并其他免疫系统疾病，如过敏性紫癜、关节炎等。

4．眼部和全身其他部位手术史。

5．眼部用药和全身用药（曾用药和现用药）。

【问题4】　为明确诊断应当做哪些检查？

1．眼科基本检查　应包括外眼、视力、眼压、裂隙灯和眼底检查等。

2．眼科特殊检查　包括泪液分泌试验和泪膜破裂时间检查，明确患者泪液分泌情况。

3．唾液腺功能测试　明确唾液腺分泌是否减少。

4．血液学检查　检查血液中的抗体水平，如抗核抗体（ANA）以及类风湿因子等相关免疫指标。干燥综合征患者抗核抗体为抗 Ro 抗体（A 型干燥综合征抗体，SSA）及抗 La 抗体（B 型干燥综合征抗体，SSB）阳性。

【问题5】　经过检查还需要和哪些泪腺疾病鉴别？

1．老年性泪腺分泌减少多见于老年患者，可有轻度或中度的泪液分泌减少，但没有自身免疫系统的改变。

2．神经麻痹导致的麻痹性泪液分泌过少，通常存在面神经、三叉神经或交感神经障碍的其他表现，如面瘫、面部麻木感等。

3．中毒性泪液分泌减少　阿托品中毒、食物中毒可引起泪腺分泌减少，应有相关药物和食物摄入史。

【问题6】　患者应如何处理？

本病干燥综合征尚无根治方法，主要是减轻症状的支持疗法，控制和延缓免疫反应引起的组织器官损害，减少和控制继发性感染。

1．对症治疗

（1）人工泪液：如玻璃酸钠、甲基纤维素等，长期使用可选用不含防腐剂的包装。

（2）副交感神经剂：可一定程度的促进泪液分泌。

（3）暂时或永久性封闭泪点：泪点栓塞术以及电灼泪点，减少泪液排出，增加泪液滞留结膜囊的时间。

（4）对于严重泪液分泌减少或缺如的患者，在发生严重并发症、角膜溃疡经久不愈的情况下，需及时行睑裂缝合术。

（5）同时减轻口干症状，保持口腔清洁，勤漱口，减少龋齿和继发感染。

2．控制免疫反应，给予肾上腺皮质激素治疗，严重者可联合应用免疫抑制剂，如环磷酰胺、硫唑嘌呤等。

【问题7】　根据上述知识点，如何和患者沟通？

1．疾病的难治性。

2．病程观察的长期性。

3．全身病因学和免疫学检查的必要性。

4．对症治疗的必要性和局限性。

（范先群）

第五节　泪道疾病

一、先天性泪道阻塞

定义和关键特征

定义：先天性泪道阻塞是由于泪道在出生时未自然开放而致新生儿以溢泪为主要症状的先天性异常。

关键特征：

● 出生后不久即出现溢泪。

合并特征：

● 眼分泌物增加；

● 眼红；

● 伴发泪囊炎时可有泪囊区囊肿，挤压泪囊区分泌物反流。

临床病例

患儿，男，6月龄，家长发现自出生后数天开始左眼流泪，眼分泌物增加，在外院就诊，诊断为"左眼结膜炎"。给予妥布霉素滴眼液点眼未见明显好转，故来院就诊。

【问题1】　通过上述问诊考虑可能的诊断是什么？

思路　患儿为6个月大的婴幼儿，左眼流泪，分泌物增加，使用抗生素眼药水无效，故考虑患儿可能为左侧先天性泪道阻塞。

知识点

先天性泪道阻塞的临床表现：

（1）新生儿多在出生后不久即出现溢泪、眼分泌物增加、眼红等症状（图2-11-20）。

（2）若泪道阻塞并发泪囊炎的情况下，挤压泪囊区往往有脓性分泌物溢出。

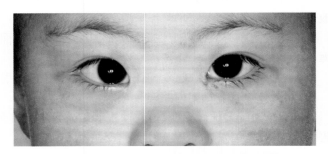

图2-11-20　先天性泪道阻塞泪囊炎患者外观

【问题2】　先天性泪道阻塞的病因是什么？

由于鼻泪管在泪液排出系统的胚胎发育中最迟形成，常常在婴儿出生时鼻泪管下端仍有Hasner黏膜皱襞遮盖鼻泪管开口。因此鼻泪管下端发育不全，没有完全形成管道化或留有膜状阻塞，或上皮碎屑堆积堵塞鼻泪管是常见原因。据统计，先天性泪道阻塞在足月新生儿的患病率约为5%，多在出生后半年内自行通畅。

【问题3】　为明确诊断应当做哪些检查？

为明确患儿是否存在先天性泪道阻塞，必要的检查为泪道冲洗：可在表面麻醉下进行，将泪道冲洗针头自下泪点进入后注入冲洗液体，若无阻力，患儿有明显吞咽动作则为泪道冲洗通畅，若冲洗有阻力或患儿无吞咽动作则提示泪道阻塞。此时可采用加压泪道冲洗，由于未开放的鼻泪管下端瓣膜较薄，在加压冲洗情况下可将瓣膜冲破，而达到开放泪道的作用。

【问题4】　首次就诊时需要询问哪些病史？

1. 母亲孕产期有无生殖系统感染。

2. 随患儿长大症状有无加重或减轻。

3. 眼部用药和全身用药（曾用药和现用药）。

【问题5】　经过检查需要和哪些疾病鉴别？

1. 结膜炎　患儿可发生单眼红、流泪、分泌物增加，检查结膜充血明显，结膜囊内可有多量分泌物，使用抗生物眼药水治疗多可治愈。

2. 眼睑倒睫　多由于鼻根部平坦，未完全发育所致，表现为下睑内侧内翻、倒睫，严重者倒睫毛可呈刷状触及角结膜，角膜上皮可有点状脱落。

【问题6】　患者应如何处理？

1. 保守治疗　由于先天性泪道阻塞随着年龄的增长还有自愈趋势，一般在1周岁内可给予局部滴用抗生素、按摩泪囊及加压泪道冲洗等非手术治疗方法，多数患儿可治愈。

2. 手术治疗对于保守治疗无效的患儿，需采用泪道探通术，严重者需行泪道探通联合置管术，如

Ritleng 泪道插管术和 Crawford 泪道插管术,治疗的时机选择在患儿出生后 3～6 个月。

【问题 7】　根据上述知识点,如何和患者沟通?

1. 病程观察的长期性。

2. 全身病因学检查的必要性。

3. 治疗选择的依据(保守治疗和手术治疗的适应证)。

4. 治疗后的并发症(泪腺切除后存在干眼的可能性)。

二、获得性泪道阻塞

定义和关键特征

定义:正常的泪液排出系统及邻近组织因外伤、炎症、瘢痕以及息肉等器质性病变所致的泪道阻塞。

关键特征:

● 溢泪。

合并特征:

● 黏性分泌物;

● 脓性分泌物;

● 原发病表现。

临床病例

患者,女,50 岁,因"左眼流泪增多半年,迎风时更甚"就诊,查体泪道冲洗发现泪道阻塞。否认高血压、糖尿病史,否认手术外伤史。

【问题 1】　通过上述问诊考虑可能的诊断是什么?

思路　患者老年女性,发现左眼经常流泪,泪道冲洗不通畅,故考虑为左眼泪道阻塞。

知识点

泪道通畅情况最常用和简便的检查方法:泪道冲洗。泪道冲洗对于泪道阻塞的部位、性质的判断具有诊断和指导治疗意义(表 2-11-1)。

表 2-11-1　泪道阻塞部位的泪道冲洗情况和治疗方法

阻塞部位	泪道冲洗结果	治疗
泪点	泪道冲洗针头无法进入泪小管	泪点扩张器扩张;如泪点完全闭塞,可在原泪点开口的突起处行三角形切开或用探针刺入至泪小管;联合泪小管置管术
泪小管/泪总管	冲洗液原路反流,冲洗针头进入的深度可探知阻塞部位	泪道内镜下泪小管再通术,联合泪小管置管术
鼻泪管(不伴有泪囊炎)	冲洗液自上下泪点对侧反流	鼻内镜辅助再通术 泪道插管术
鼻泪管(伴有泪囊炎)	冲洗液自上下泪点对侧反流,同时有黏液性或脓性分泌物反流	外路或鼻内镜下鼻腔泪囊吻合术

【问题 2】　首次就诊时需要询问哪些病史?

1. 溢泪增加的病程,加重程度,是否反复发作。

2. 有无外伤史。

3. 眼部治疗措施史。

4. 眼部和全身其他部位手术史。

5. 眼部用药和全身用药（曾用药和现用药）。

思路 患者还可以进行哪些辅助检查？

泪道碘油造影可明确显示泪囊、鼻泪管通畅情况和阻塞部位，而泪道内镜则可直接观察泪道的黏膜情况，判断有无炎症、瘢痕和肿瘤。鼻内镜可明确患者鼻腔情况。

【问题3】 经过检查还需要与哪些疾病鉴别？

1. 原发性泪液分泌过多 即流泪，比较少见，多由于精神因素、结膜和角膜的刺激引起泪液分泌增加，治疗主要是解除诱因和刺激因素。流泪须和泪道阻塞引起的溢泪相鉴别，通过简单的泪道冲洗可明确鉴别。

2. 继发性泪液分泌过多 眼睑倒睫、角膜上皮脱落、结膜囊异物等刺激眼表的疾病均可导致患者泪液分泌增加，通过详细的眼前段检查和泪道冲洗通畅可以鉴别。

【问题4】 根据上述知识点，如何和患者沟通？

1. 病程观察的长期性。

2. 治疗的必要性 泪道阻塞长期存在可导致结膜囊内细菌长期存留，容易发生各种眼部感染，如结膜炎、角膜炎和泪囊炎等。

3. 治疗选择的依据（保守治疗和手术治疗的适应证）。

4. 治疗后的并发症（泪道阻塞复发需再次手术）。

三、泪囊炎

泪囊炎根据发病缓急分为急性泪囊炎和慢性泪囊炎。

慢性泪囊炎（chronic dacryocystitis）

定义和关键特征

定义：是由于鼻泪管阻塞后泪液和细菌长期积聚在泪囊内导致的泪囊慢性炎症。

关键特征：

● 溢泪；

● 分泌物增多，晨起为甚；

● 泪囊部位形成一波动性囊肿；

● 黏液性或脓性分泌物自上下泪点反流。

合并特征：

● 内眦部皮肤湿疹；

● 泪囊X线或CT造影可见扩大的泪囊；

● 迁延不愈的结膜炎。

临床病例

患者，男，46岁，因"右眼流泪、眼红、眼分泌物增多4个月，早晨分泌物最多"，在当地卫生院就诊，诊断为"右眼慢性结膜炎"，给予氧氟沙星眼药水点眼，眼分泌物稍有减少，但流泪、眼红等症状没有改善，近来右眼内眼角处鼓起"肿块"故来本院就诊，给予泪道冲洗检查发现有多量黏液脓性分泌物自上下泪点反流（图2-11-21）。否认高血压、糖尿病史，否认手术外伤史，否认"红眼病"接触史。

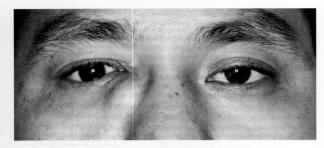

图2-11-21 泪囊炎患者外观

【问题1】 通过上述问诊考虑可能的诊断是什么？

思路1 患者为单眼流泪、眼红和分泌物增加，晨起尤甚，当地诊断为"右眼慢性结膜炎"，给予抗生素眼药水无明显疗效。

单眼流泪、眼红和分泌物增加考虑感染性疾病；病程已有4个月，故考虑为慢性炎症。

思路2 患者泪道冲洗检查发现有多量黏液脓性分泌物自上下泪点反流,诊断为泪囊炎。

知识点

慢性泪囊炎的临床表现

(1)病程缓慢,多为单侧性。
(2)泪溢症状为突出表现。
(3)分泌物增多,晨起为甚。
(4)泪囊部位形成一波动性囊肿,挤压泪囊区可见分泌物反流。
(5)泪道冲洗可见黏液性或脓性分泌物自上下泪点反流。

【问题2】 慢性泪囊炎可能发生的原因是什么?
1.多为原发性,常由于鼻泪管阻塞后泪液和细菌长期积聚在泪囊内所致。
2.少数由急性泪腺炎转变而来。

【问题3】 首次就诊时需要询问哪些病史?
1.眼红、眼分泌物增加的病程,加重程度,是否反复发作。
2.有无外伤史。
3.眼部治疗措施史。
4.眼部和全身其他部位手术史。
5.眼部用药和全身用药(曾用药和现用药),特别是抗生素的使用史。

【问题4】 为明确诊断应做哪些检查?
1.眼科基本检查 应包括外眼、视力、眼压、裂隙灯和眼底检查等。
2.眼科特殊检查 泪道冲洗检查,泪道内镜检查,明确患者泪道通畅情况。
3.影像学检查 X线或CT泪道造影可明确显示泪道阻塞部位以及扩大的泪囊,泪囊内可见高密度造影剂潴留。
4.全身检查 血常规检查可见中性粒细胞增加。

【问题5】 主要鉴别诊断?
与急性泪囊炎鉴别诊断:泪囊区皮肤明显红、肿、痛(图2-11-22);局部压痛;晚期泪囊区脓肿,可有发热、耳前淋巴结肿大、血细胞计数白细胞增多、中性粒细胞比例增高等全身中毒症状。

【问题6】 患者应如何处理?
1.保守治疗 挤出脓液后局部滴用抗生素眼液,生理盐水或抗生素液冲洗泪囊。脓液消失后可行泪道探通术。
2.多数病例仍需手术治疗,首选经鼻内镜鼻腔泪囊吻合术,对于外伤性或复发性泪囊炎可行经皮肤的外路鼻腔泪囊吻合术。

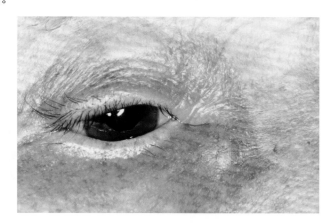

图2-11-22 急性泪囊炎患者外观

【问题7】 根据上述知识点,如何和患者沟通?
1.病程观察的长期性。
2.治疗的必要性 慢性泪囊炎如不积极治疗,可能发展为急性泪囊炎、蜂窝织炎等严重感染;眼表受伤或需进行眼部其他手术特别是内眼手术时,可因泪囊内的病原菌进入结膜囊致眼内炎等严重感染,必须先治疗泪囊炎。
3.治疗选择的依据(保守治疗和手术治疗的适应证)。
4.治疗后的并发症(泪道阻塞或泪囊炎复发需再次手术)。

(范先群)

第六节　眼　眶　炎　症

眼眶炎症一般分类：按发病时间，分为急性、亚急性和慢性；按是否有明确的感染源，分为感染性和非感染性；按是否有特定原因或明确区别于其他病变的特征，分为特异性或非特异性（特发性）。

一、眼眶蜂窝织炎

定义和关键特征

定义：微生物感染引起的眼眶内软组织的特异性炎症。

关键特征：

- 眶内疼痛；
- 眼球突出或移位；
- 结膜充血、水肿。

合并特征：

- 视力下降；
- 眶压升高；
- 眶周压痛；
- 痛性眼肌麻痹。

临床病例

患者，男，65 岁，左眼视力下降伴眼球突出 1个月、眼球运动疼痛 3 周。1 个月前因牙痛和颌面部肿胀在院口腔科就诊，诊断为左侧颌面部多间隙感染，行口腔内切开引流和静脉滴注抗生素治疗，患者牙痛和颌面部肿胀明显减轻，但眼球突出和结膜水肿等眼部体征持续加重（图 2-11-23）。患者无糖尿病、高血压等系统性疾病。无手术外伤史。

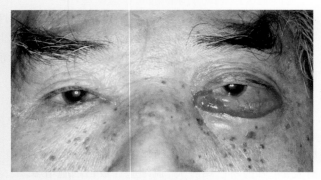

图 2-11-23　眼眶蜂窝织炎患者外观

【问题 1】　通过上述病史考虑可能的诊断是什么？

思路 1　患者眼球运动疼痛、结膜充血水肿，说明眶内可能有炎性疾病，眼球突出和移位，符合球后炎性病变常有的占位样表现，结合病程较短、短期内视力下降等特点，初步诊断为眼眶蜂窝织炎。

知识点

眼眶蜂窝织炎患者主要临床特点

- 病程较短；眼球突出；
- 结膜充血水肿，严重时脱出睑裂之外；
- 视力下降；眼球运动疼痛或痛性眼肌麻痹。

思路 2　患者颌面部感染病史对眼眶蜂窝织炎的诊断具有提示作用。

知识点

眼眶蜂窝织炎的感染途径

眼眶蜂窝织炎大多为继发感染，主要由其他部位的感染蔓延而来：鼻窦炎症最常见，以筛窦为主。邻近口腔颅颌面部组织感染，如颞窝、颞下窝和翼腭窝等部位皮肤软组织感染；远处器官感染形成的脓毒血症，感染经血液循环进入眼眶。原发于眶内的蜂窝织炎少见，主要包括眶内异物所致感染；有免疫抑制性疾病患者的眶内感染。

【问题2】 如果患者有免疫抑制性疾病，对诊断病原体性质有何帮助？

眼眶蜂窝织炎感染病原体性质：主要为细菌感染；其次为真菌感染，若患者有免疫抑制性病史，应首先考虑真菌感染；也可为寄生虫感染，但很少见。

【问题3】 如果患者有头痛，恶心、呕吐等症状，对判断感染进展有何作用？

眼眶蜂窝织炎进展过程：一般而言，按照先后顺序，眼眶蜂窝织炎经历四个阶段。①眶内蜂窝织炎；②眶壁骨膜下脓肿；③眶内脓肿；④海绵窦血栓。眶内感染若未得到及时有效控制，可通过眼部静脉回流途径进入海绵窦，形成海绵窦血栓，患者表现为头痛，恶心、呕吐，甚至意识障碍，危及生命。

【问题4】 首次就诊时需要询问哪些病史？

1．是否有视力下降，下降的程度和速度。

2．眼痛的方式、范围，静止痛或运动痛。

3．是否有头痛，范围和程度。

4．眼球突出度的时间、方式（轴性或非轴性）。

5．结膜充血水肿的时间、进展速度。

6．是否有邻近组织器官感染病史，如鼻窦炎。

7．是否有发热、发热程度。

8．是否有全身系统性疾病，尤其是免疫抑制性疾病。

9．眼部和全身其他部位手术史，尤其是眼部外伤手术。

10．眼部用药和全身用药，尤其是具有免疫抑制功能的药物。

【问题5】 为明确诊断应当进一步做哪些检查？

思路1 眼科检查：视力和眼球突出度、眼球运动情况、裂隙灯和眼底检查、眶压和眼压。

知识点

眼眶蜂窝织炎的眼部特征

（1）眼球突出是最重要体征。

（2）结膜充血水肿，感染直接刺激和静脉回流障碍可导致结膜充血水肿。

（3）眶压升高压迫或炎症直接累及视神经均可引起视力下降。

（4）眼外肌受累后患者眼球运动障碍、运动时伴有明显疼痛。

（5）视网膜静脉回流障碍和视盘水肿。

（6）眶压升高。

（7）房水静脉回流障碍和眼压升高等。

思路2 辅助影像检查。

1．CT 眶内高密度不规则病变，边界不清；增强后轻度不均匀强化，脓肿形成后表现为周边强化的典型特征，具有诊断价值；产气菌感染常有气性空腔；眼外肌感染后增粗，对比增强后轻度强化。

2．MRI T_1加权像等信号，脓肿低信号；T_2加权像高信号；信号往往不均匀，可有气液平面或气性空腔表现；增强后不均匀强化，脓肿周边强化，中央不强化（图2-11-24）。

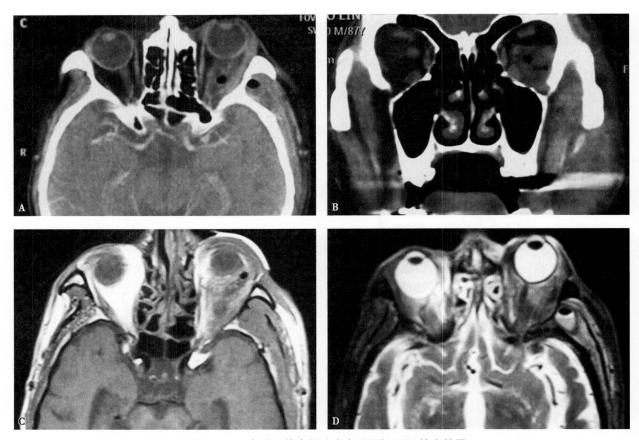

图 2-11-24 左眼眶蜂窝织炎患者 CT 和 MRI 检查结果

A. 增强 CT 显示眼外肌增强,病变中央气性空腔;B. 颞部炎症通过扩大的眶下裂与眼眶沟通;C. MRI T_1 加权像显示左眼眶内不均匀信号病变,脓肿区域为低信号;D. T_2 加权像相邻颞部感染可见液平面。

【问题 6】 经过检查还需要和哪些眼眶疾病鉴别?

思路 1 眼眶特发性炎症。

> **知识点**
>
> **眼眶炎症分类和鉴别诊断**
>
> 眼眶炎症分为特异性和非特异性(特发性)炎症;特异性炎症主要为微生物感染性炎症;特发性炎症也称炎性假瘤,根据病变部位,分为泪腺炎型、肌炎型、眶前部炎症、眶尖炎症和弥散型等类型;眼眶特发性炎症急性发作时可有结膜充血水肿,局部疼痛等表现,但无原发感染病史,影像学上无脓肿、气液平面出现等改变,对激素治疗敏感。

思路 2 眼眶占位。

与眼眶占位鉴别诊断:某些恶性眼眶肿瘤,如横纹肌肉瘤、淋巴瘤也可在短期内出现眼球突出、结膜充血水肿等改变,通过年龄、发病时间、进展速度,尤其是影像学特征等可鉴别。

【问题 7】 患者下一步应如何处理?

思路 1 眼眶蜂窝织炎处理。

眼眶蜂窝织炎的抗炎治疗:一旦诊断形成,应给予广谱抗生素静脉滴注处理,尽量避免感染持续进展,形成眼眶脓肿,甚至向颅内扩散;局部分泌物培养有助于明确病原体性质,针对性给予抗炎治疗;病情明显缓解后继续给予口服抗生素 3～5 天,防止病情反复。

思路 2 眼眶脓肿处理。

成人一般需要手术引流，尤其是眶压升高、威胁视力的情况下；儿童可不急于引流，除非有明确的视神经损害、海绵窦血栓等表现，或者疼痛症状明显；脓肿引流的同时给予抗生素治疗。

【问题8】　根据上述知识点，如何和患者沟通？

1．足量的抗生素治疗。

2．儿童患者病情可能突然加重，应密切观察。

3．眼眶炎症控制后的原发病处理，如鼻窦炎。

4．脓肿切开引流的时机和适应证选择。

【问题9】　患者复诊时应进行哪些项目的观察？

1．视功能，包括复视情况。

2．眼压、眶压。

3．眼球突出度、眼球运动情况，是否有运动性疼痛。

4．裂隙灯检查，注意视盘是否有水肿。

5．CT和MRI检查，观察眶内炎症，尤其是脓肿的消退情况。

二、眼眶非特异性炎症

定义：通常指眼眶急性和亚急性特发性炎症，组织学表现为多形性炎性细胞浸润、纤维化及肉芽肿等。根据临床表现、检查结果和疾病出现的先后顺序，可分为眼眶特发性肌炎、泪腺炎、眶前部、眶尖和弥漫性炎症等。

（一）眼眶非特异性肌炎

定义和关键特征

定义：眼外肌的非特异性免疫性炎症。

关键特征：

● 眼球运动受限；

● 眼外肌增粗；

● 复视。

合并特征：

● 眼球突出或移位；

● 眼球运动疼痛；

● 视力下降；

● 巩膜炎表现。

临床病例

患者，女，58岁，左眼复视3个月。患者3个月前开始出现间歇性视物重影，当时未予重视。近1个月来复视加重，持续存在，且出现左眼红，双眼运动不同步（图2-11-25）、运动时疼痛等表现。患者无糖尿病、高血压、神经系统疾病史，无外伤感染史。

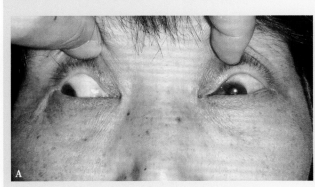
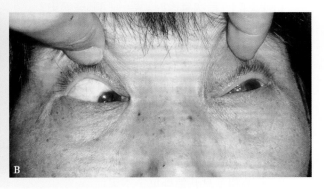

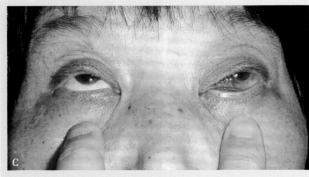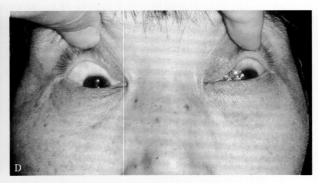

图 2-11-25　患者外观,左眼内外转受限(A、B),上下转无受限(C、D)

【问题 1】　通过上述病史考虑可能的诊断是什么?

思路 1　患者视物重影,眼球运动受限,且运动时疼痛,应考虑眼眶非特异性肌炎。

知识点

眼眶非特异性肌炎的主要特点

肌肉发生炎性改变后运动功能受损,患者眼球运动受限,炎症因子刺激可导致眼球运动时肌肉疼痛,患者双眼运动不同步,形成复视。

思路 2　患者左眼红对诊断的提示作用。

眼眶非特异性肌炎可伴有局限性巩膜炎和结膜炎。眼眶非特异性肌炎常累及肌肉附着点,导致相应部位巩膜和结膜炎症,患者表现为肌肉附着点附近、结膜局限性充血。

【问题 2】　眼眶非特异性炎症如何分类命名?

眼眶非特异性炎症旧称眼眶炎性假瘤,是一类原因不明的非感染性、非特异性炎症,病理学上包含多种炎性细胞聚集、纤维化、肉芽肿等复杂多变的表现;根据受累结构和部位,眼眶非特异性炎症分为眼外肌炎、泪腺炎、眶前部炎症、眶尖炎症和弥散型炎症。

【问题 3】　如果患者以往有过复视、眼痛、眼球运动障碍等症状,对判断患者病情有何帮助?

知识点

眼眶非特异性肌炎类型

根据发病情况和临床表现,眼眶特发性肌炎可分为初发型、复发型和不典型型;初发型一般为单根肌肉病变,复发型以往有过类似病变,复发时往往有新的肌肉受累,病情大多更顽固;不典型型患者比例低,临床表现不明显,影像学检查方能发现肌肉增粗改变。

【问题 4】　首次就诊时需要询问哪些病史?

1. 是否有视力下降,下降的程度和速度。

2. 复视时间、程度、类型。

3. 眼痛位置,是否有运动时加重的特点。

4. 眼红的时间、范围和程度。

5. 是否有过敏性疾病和免疫性疾病史。

6. 既往是否有类似病史。

7. 是否有内分泌系统病史,尤其是甲状腺功能亢进病史。

8. 是否有眼眶邻近结构或系统性感染病史。

9. 眼部和全身其他部位手术史。

10. 眼部用药和全身用药,尤其是否使用过类固醇皮质激素、效果如何。

【问题5】 为明确诊断应当进一步做哪些检查?

思路1 眼科检查:视力和复视情况,眼球运动情况,眼球突出度,裂隙灯和眼底检查。

> 知识点
>
> 眼眶非特异性肌炎的眼部表现:
>
> 1. 视力一般正常。
> 2. 可有复视。
> 3. 痛性眼肌麻痹。
> 4. 眼球运动受限。
> 5. 肌肉附着点附近巩膜和结膜充血。
> 6. 眼外肌肿大到一定程度可有眼球突出。

思路2 辅助影像检查。

眼眶非特异性肌炎的影像学特征:在 CT 和 MRI 上,病变眼外肌肥大增粗,包括肌腹和肌腱(图2-11-26),对比增强后肌肉全段强化,因为相邻脂肪常常受累,使得肌肉边界不清,有时呈锯齿样边缘。

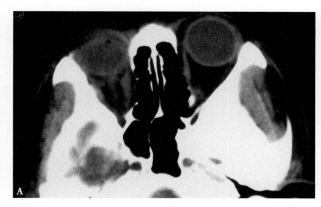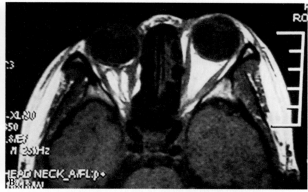

图 2-11-26　右眼眶非特异性内直肌炎患者 CT(A)和 MRI(B)影像。右眼内直肌增粗,范围包括肌腹和肌肉巩膜附着点,其余眼外肌未见明显增粗

【问题6】 经过检查还需要和哪些眼眶疾病鉴别?

思路1 甲状腺相关眼病。

甲状腺相关眼病也可表现为眼外肌肥大增粗和眼球运动障碍,但以肌腹梭形肥大为主,很少累及肌腱,影像学上区别明显;患者多有甲状腺功能亢进病史或甲状腺功能亢进相关指标升高;甲状腺相关眼病患者常有眼睑系列体征,如眼睑退缩、迟滞等;不少患者有结膜弥漫充血水肿,亦有别于眼眶非特异性肌炎的局限性充血。

思路2 与眼眶蜂窝织炎的鉴别诊断。

【问题7】 患者应如何处理?

若症状明显,只要患者全身条件允许,应给予糖皮质激素冲击治疗,然后改为口服维持。初发型患者大多反应良好,复发比例低,但复发型患者对治疗反应相对较差,容易复发;激素治疗无效的患者应进行活检,明确病变性质。

【问题8】 根据上述知识点,如何和患者沟通?

1. 激素冲击治疗中密切观察系统性副作用。
2. 口服激素治疗疗程足够长,要梯度减量停药。
3. 可能需要给予一个以上疗程激素治疗。
4. 复发型患者激素治疗可能效果不佳,病变可能持续加重。
5. 经各种方法积极治疗,仍可能预后不佳。
6. 同时治疗相关其他疾病。
7. 必要时需要做活检手术。

【问题9】 患者复诊时应进行哪些项目的观察?
1. 复视检查。
2. 眼球运动情况,是否有运动性疼痛,眼球突出度。
3. 巩膜和结膜充血情况。
4. 裂隙灯检查,注意视盘是否有水肿。
5. CT和MRI检查,观察眼外肌炎症消退情况。

(范先群)

第七节　眼　眶　肿　瘤

　　眼眶组织结构多样,肿瘤类型繁多,但发病率具有相对集中的特点。成人眼眶良性肿瘤主要为泪腺多形性腺瘤,恶性主要为泪腺样囊性癌(参见本章第四节),儿童眼眶最常见良恶性肿瘤分别为血管瘤和横纹肌肉瘤。眼眶恶性肿瘤普遍恶性度较高,严重危害患者生命。某些眼眶良性肿瘤,如神经纤维瘤,可呈现恶性肿瘤生长特点,造成眼眶骨性和软组织结构的广泛破坏。视神经及其鞘膜来源的肿瘤多为良性,但往往严重损害视力,并可存在颅眶沟通,治疗棘手。

一、眼眶海绵状血管瘤(海绵状静脉畸形)

定义和关键特征

定义:由静脉血窦及纤维间隔构成病变主体,具有完整包膜。
关键特征:
● 慢性、无痛性、进行性轴向眼球突出;
● 增强CT或MRI检查显示斑块状强化。
合并特征:
● 渐进性视力下降;
● 眼球运动障碍;
● 眼眶肌锥内或肌锥外圆形或类圆形占位样病灶。

临床病例

　　患者,男,32岁,因"右眼进行性眼球突出3年伴视力下降1年"来院就诊(图2-11-27A)。专科检查:矫正视力od 0.5,os 1.0。B超示球后类圆形病变,边界清楚,内回声密集,分布均匀,探头压迫眼球可见肿块压迫变形。CT示肌锥内视神经内侧圆形肿块,向外压迫视神经,眶尖透明三角尚存在(图2-11-27B)。眼球运动无障碍,无手术外伤史。

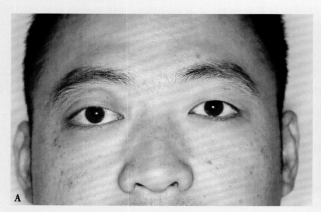
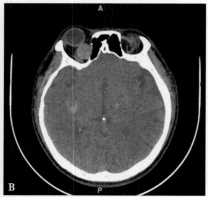

图2-11-27　患者外观和CT影像图
A. 右眼球突出;B. 球后肌锥内类圆形占位。

【问题1】　通过上述问诊考虑可能的诊断是什么?

思路　患者为男性,青年,以进行性眼球突出为主诉,病程3年。同时伴有视物模糊前来就诊。眼眶海绵状血管瘤是临床最常见的眼眶良性血管性病变,可导致眼球突出。应考虑其发病的可能。

【问题2】　患者的影像学表现上有何特征?

B超及彩色多普勒超声:B超探查可发现边界清楚的类圆形肿块,回声中强且分布均匀,压迫变形。海绵状血管瘤内缺乏彩色血流,脉冲多普勒显示为平直血流频谱;以探头压迫眼球,病灶内出现红血流信号,加压停止后,血流信号消失;压迫解除后,出现蓝色血流信号。

CT检查:病变位于肌锥内,呈边界清楚,内部的圆形或椭圆形的软组织密度影,可导致视神经被推移位。大部分病例眶尖保留透明三角区,但若向后蔓延则缺乏此黑三角。病灶造影剂增强呈特征性的渐进性强化。

【问题3】　经过检查还需要和哪些疾病鉴别?

主要与神经鞘瘤鉴别:也以缓慢进展的眼球突出和移位为主要特点,影像学变现为眶内圆形或椭圆形占位,信号与海绵状血管瘤类似,但神经鞘瘤累及神经引起疼痛,病变有黏液成分和囊变区,在T_2加权像上信号高于海绵状血管瘤,对比增强时不均匀强化,确切诊断需术后病理检查。

【问题4】　患者下一步应如何处理?

手术切除是治疗海绵状血管瘤的主要方法。手术入路的选择根据病变部位、大小等多种因素决定的。常规术式有前路开眶术、外侧开眶入路、内外侧联合开眶入路等。

【问题5】　根据上述知识点,如何和患者沟通?

1. 海绵状血管瘤为良性血管性疾病,主要靠手术切除治疗。

2. 手术预后主要取决于病灶生长部位、大小、与视神经的关系等。

3. 注意治疗后的随访。

【问题6】　患者复诊时应进行哪些项目的观察?

1. 患者外观改善,视功能恢复、眼球运动情况。

2. 影像学检查。

二、眼眶神经鞘瘤

定义和关键特征

定义:起源于神经嵴施万细胞的眼眶周围神经鞘良性肿瘤。

关键特征:

● 渐进性眼球缓慢突出或移位。

合并特征:

● 疼痛;

● 眼球运动障碍;

● 视力下降;

● 视乳头水肿。

临床病例

患者,男,58岁,右眼球逐渐突出3年多,近1年来自觉眼球突出速度略有加快,明显影响外观(图2-11-28),且有时有疼痛。发病以来患者无视力下降,无高血压、糖尿病等系统性疾病史,无手术外伤史,无特殊药物应用史。

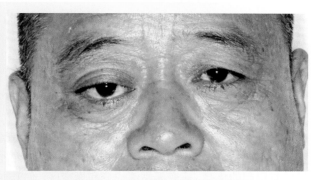

图2-11-28　眼眶神经鞘瘤患者外观

【问题1】 通过上述问诊考虑可能的诊断是什么?

思路1 患者50多岁,眼球逐渐突出3年,有时有眼痛,无视力下降,考虑眼眶占位,神经鞘瘤可能。

知识点

眼眶神经鞘瘤主要特点:多见于中老年人,以缓慢的渐进性眼球突出或/和眼球移位为主要表现,因肿块多位于肌锥内或肌锥外眶上方,因此多为眼球轴性突出和向下移位。

思路2 患者有时有疼痛对眼眶神经鞘瘤的诊断具有提示作用。

知识点

眼眶神经鞘瘤的细胞来源及其生长特点:眼眶神经鞘瘤来源于神经嵴细胞,主要累及眶内的周围神经鞘,一般影响第Ⅲ、Ⅳ、Ⅵ对脑神经外周分支,有时也可侵犯三叉神经,此时患者有疼痛表现。

【问题2】 如果患者有神经纤维瘤病的表现,对诊断有何帮助?

神经纤维瘤和神经鞘瘤均来自外周神经细胞瘤,两者可同时发病,据统计,10%～18%的眼眶神经鞘瘤患者同时罹患神经纤维瘤病,有助于作出诊断。

【问题3】 首次就诊时需要询问哪些病史?

1. 是否有视力下降、程度如何。

2. 眼球突出和移位时间、进展速度。

3. 眼疼频率、时间和程度,与眼球运动是否有有关。

4. 是否合并神经纤维瘤病表现、出现时间。

5. 眼部和全身其他部位手术史。

6. 眼部用药和全身用药(曾用药和现用药)。

【问题4】 为明确诊断应当做哪些检查?

思路1 眼科基本检查,包括视力、眼球突出度、眼球运动情况、裂隙灯和眼底检查。

知识点

神经鞘瘤眼部特征

视力一般正常,肌锥内病变位于眶尖可压迫视神经造成视力下降;依病变位于肌锥内外,眼球可轴性或非轴性突出;因瘤体易累及眶上神经和滑车上神经,故肌锥外肿瘤多位于眼球上方肌锥外区域,患者往往眼球受压向下移位;患者眼痛与运动无关,与眶内炎性病变不同;肿瘤体积增大到一定程度可压迫眼球,引起视神经水肿和萎缩。

思路2 影像学检查。

CT:眼病眶内圆形、梭形或长条形高密度占位影,边界清楚(图2-11-29A、B);病灶内部可有黏液成分或囊样变性区,显示为低密度影。

MRI:T_1加权像等信号或稍高信号,囊变区低信号;T_2加权像稍高信号,黏液成分高信号;对比强化后不均匀强化(图2-11-29C～E)。

【问题5】 经过检查还需要和哪些眼眶疾病鉴别?

思路 眼眶海绵状血管畸形。

眼眶海绵状血管畸形,即海绵状血管瘤,是眼眶最常见的良性占位性病变,也以缓慢进展的眼球突出和移位为主要特点,影像学变现为眶内圆形或椭圆形占位,信号与神经鞘瘤类似,但海绵状血管畸形患者无神经受累引起的疼痛,病变无黏液成分和囊变区,在T_2加权像上信号低于神经鞘瘤,对比增强时海绵状血管畸形呈渐进性花瓣样强化,确切诊断需术后病理检查。

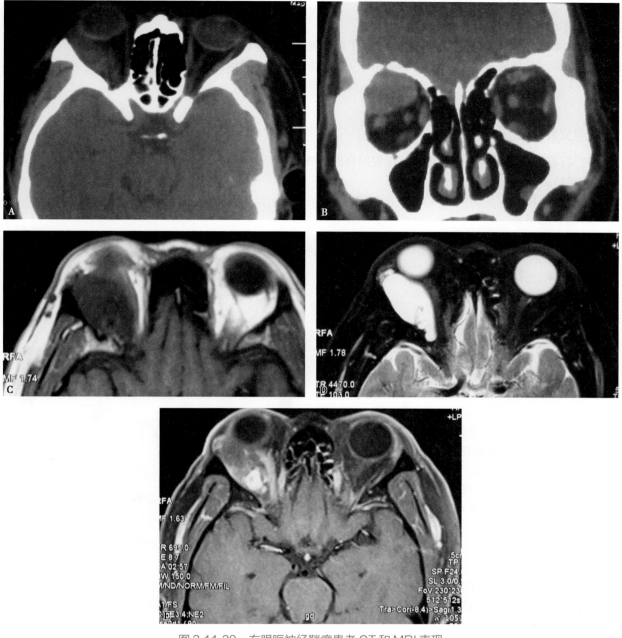

图 2-11-29　右眼眶神经鞘瘤患者 CT 和 MRI 表现

CT：右眼眶肌锥外上方占位，高密度，长梭形，眼球受压突出（A、B）；MRI：T$_1$ 加权像等信号，T$_2$ 加权像高信号，T$_1$ 加权像对比增强和脂肪抑制后病变不均匀增强（C～E）。

【问题6】　患者下一步应如何处理？

眼眶神经鞘瘤治疗：手术治疗，大多数情况下可完整切除肿瘤，术后很少复发；手术适应证为病变影响视功能或造成明显的眼球突出、移位等畸形。

【问题7】　根据上述知识点，如何和患者沟通？

1．少数病变与颅内有沟通，或者位于眶尖紧邻视神经，可能需要联合手术。

2．病变可能有周围组织粘连紧密，术中分离牵拉损伤视神经可能。

3．病变的确切性质需要术后病理检查证实。

4．眼眶手术入路选择及其优缺点。

【问题8】　患者复诊时应进行哪些项目的观察？

1．视功能。

2. 眼球突出度。

3. 眼球运动功能。

4. 如术前有视盘水肿,复查应检查眼底,了解水肿是否有好转。

5. 病变部分切除患者应复查 CT 或 MRI,了解病变体积变化情况。

三、视神经鞘脑膜瘤

定义和关键特征

定义:起源于视神经鞘蛛网膜帽状细胞的良性肿瘤。

关键特征:

- 视力下降;
- 视神经萎缩;
- 视睫状静脉。

合并特征:

- 眼球突出;
- 眶内蝶骨脑膜瘤表现;
- 颅内脑膜瘤表现。

临床病例

患者,男,33 岁。右眼视力渐进性下降 7 年、眼球突出 4 年(图 2-11-30)。7 年前开始患者感觉视力下降,视物有短暂黑矇经历,当时未予足够重视。4 年前患者开始有右眼球突出,视力下降加重,到当地医院检查,诊断为右眼眶视神经占位,建议随访观察。近年来,患者视力严重下降,看不清眼前物体,遂来院就诊。患者发病以来无全身系统性疾病史,无手术外伤史,无特殊药物应用史,近期饮食睡眠正常。

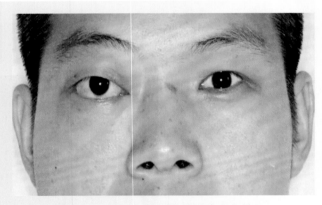

图 2-11-30 视神经鞘脑膜瘤患者外观

【问题 1】 通过上述病史考虑可能的诊断是什么?

思路 1 根据患者为成年人、病程较长、视力逐渐下降、眼球突出、早期黑矇等可初步诊断右眼视神经鞘脑膜瘤。

思路 2 患者在外院检查诊断为右眼视神经占位,对诊断的帮助作用。

视神经占位性病变类型:主要为胶质瘤和脑膜瘤,前者多发生于儿童,后者多数为成人,据此可有助于初步判断为视神经鞘脑膜瘤。

知识点

眼眶视神经鞘脑膜瘤主要特点:典型视神经鞘脑膜瘤表现为视力严重下降、视神经萎缩和视睫状静脉的三联征;患者早期视仅轻度下降,随着瘤体逐渐增大,视力下降加重,并出现轴性眼球突出。

【问题 2】 如果患者另外一侧视力近期也出现下降,如何判断患者病情进展?

视神经鞘脑膜瘤进展方式:原发于眶内的视神经鞘脑膜瘤早期局限于眶内,随病情进展,可通过视神经管向颅内和对侧视神经发展,导致对侧眼出现与先患眼类似症状。

【问题 3】 首次就诊时需要询问哪些病史?

1. 视力下降的时间、程度,对侧眼是否有视力下降。

2. 是否有视物范围缩小、程度如何。

3. 眼球突出时间、进展速度，是否有眼球移位。

4. 如果是戴眼镜患者，询问是否眼镜框架变小的感觉。

5. 身体有中枢或外周神经系统疾病史。

6. 手术外伤史。

【问题4】 为明确诊断应当进一步做哪些检查？

思路1 眼科检查：视力、视野，眼球突出度和眼球运动，裂隙灯和检眼镜检查。

> **知识点**
>
> 视神经鞘脑膜瘤的眼部特点：视力下降，视野缩小，病程越长越严重；渐进性眼球轴性突出；视网膜检查早期视乳头水肿，晚期视神经萎缩。

思路2 影像学检查。

CT：肌锥内高密度病变，视神经结构显示不清，增强后可显示较有特征性的"车轨征"，系肿瘤增强与视神经不增强之间的密度差异所致，部分病例病灶内有钙化，可在 CT 上显示。

MRI：T_1 加权像中低信号（图 2-11-31A），T_2 加权像稍高信号（图 2-11-31B），T_1 增强后明显强化，显示"车轨征"（图 2-11-31C）。

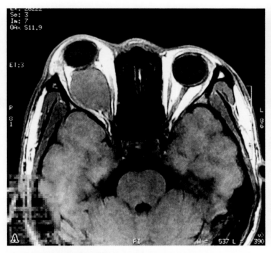
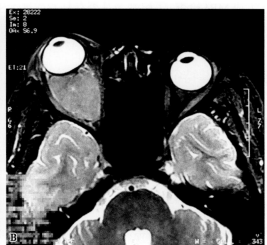
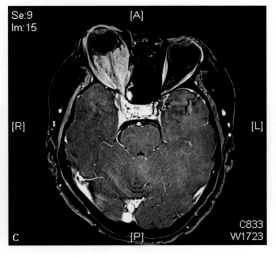

图 2-11-31 视神经鞘脑膜瘤患者 MRI 表现
T_1 加权像中低信号（A），T_2 加权像稍高信号（B），T_1 增强后强化，显示特征性的"车轨征"（C）。

【问题5】 经过检查还需要和哪些眼眶疾病鉴别？

思路1 视神经胶质瘤。

视神经胶质瘤多见于儿童,成人非常少,影像学上瘤体呈梭形或腊肠样,质地较均匀,边界光滑,增强后均匀强化,无"车轨征"样表现,具有重要鉴别意义,特殊情况下,需要活检才能鉴别。

思路2　眶尖非特异性炎症。

眶尖特发性炎症患者常有炎症性眼痛表现,影像学上视神经不规则增粗,无"车轨征"表现,大多对激素治疗敏感。

【问题6】　患者下一步应如何治疗?

早期多采取保守观察,视力进行性下降可给予放射治疗,手术治疗用于放疗无效的患者,患者视力预后普遍不佳。

【问题7】　根据上述知识点,如何和患者沟通?

1. 治疗可能仅一定程度缓解病情,有肿瘤复发或继续生长、视力丧失的可能。

2. 对侧眼受累发病,有视力下降的可能。

3. 颅内受累病变手术需与神经外科医生联合进行。

4. 最终有眶内容剜除的可能。

【问题8】　患者复诊时应进行哪些项目的观察?

1. 视力和视野检查。

2. 眼底检查。

3. 眼球突出情况。

4. CT 或 MRI 检查,了解肿瘤是否有复发或继续生长。

四、眼眶神经纤维瘤

定义和关键特征

定义:以施万细胞、外周神经细胞、成纤维样细胞等多种细胞增殖为主要病理特点的眼眶增殖性病变。

关键特征:

- 眶周广泛的皮肤软组织增生、肥厚、隆起、下垂;
- 包含施万细胞的多种细胞混合增殖、浸润。

合并特征:

- 上睑下垂、内外眦畸形;
- 眼眶骨破坏、缺损畸形;
- 神经纤维瘤病全身表现。

临床病例

患者,女,26 岁。7 岁开始出现右上睑增生肥厚,上睑位置低于对侧,随年龄增加,病变范围增大,累及眉部和颞颊部,程度明显加重,上睑完全被遮挡(图 2-11-32),无法正常视物,并严重影响外观,患者故来院就诊,要求行整复治疗。

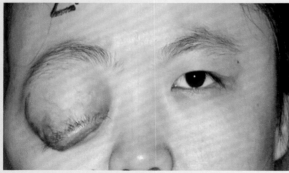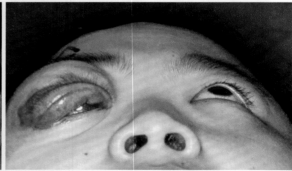

图 2-11-32　眼眶神经纤维瘤患者外观

【问题1】　通过上述病史考虑可能的诊断是什么？

思路　根据患者19年病程和外观特点等，可诊断为左眼眶神经纤维瘤。

> **知识点**
>
> 眼眶神经纤维瘤分类和外观特点：眼眶神经纤维瘤分为丛状型、孤立型和弥散型三种生长类型，临床以丛状型为主；丛状型神经纤维瘤往往累及眶周大范围皮肤、软组织和骨组织，病变隆起下坠造成上睑下垂、眼睑松弛等，皮肤表面有多个咖啡斑。

【问题2】　首次就诊时需要询问哪些病史？

1．病变出现的时间、生长速度。

2．是否有家族史及其详细情况。

3．身体其他部位是否有咖啡斑样或结节样改变。

4．视力是否有下降、严重程度。

5．是否有眼眶神经鞘瘤或视神经肿瘤病史。

6．身体有中枢或外周神经系统疾病史。

【问题3】　为明确诊断应当进一步做哪些检查？

思路1　眼科检查：视力，病变位置、大小、外观、质地、眼睑形态，眼球是否有突出或移位，裂隙灯和眼底检查。

> **知识点**
>
> 眼眶神经纤维瘤的眼部特点：眶周及其邻近部位皮肤软组织增生肥厚、隆起悬垂、上睑下垂；皮肤面咖啡斑；结膜增生肥厚；虹膜 Lisch 结节；触诊眶外侧骨骼发育不全，局限性缺损塌陷。

思路2　全身检查。

神经纤维瘤病的全身表现：

1型：咖啡斑；丛状神经纤维瘤；腋窝或腹股沟雀斑；视神经胶质瘤；蝶骨发育不全；父母、兄弟或子女同患病。

2型：双侧听神经瘤；父母、兄弟或子女一侧听神经瘤，并有神经纤维瘤、脑膜瘤、胶质瘤或神经鞘瘤或青少年后囊下浑浊等任两个表现。

思路3　影像学检查。

神经纤维瘤影像学表现：

1．眶周软组织增生肥厚影，对比增强明显强化（图2-11-33A～C）。

2．蝶骨发育不全、缺损（图2-11-33D）。

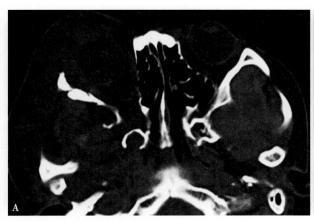
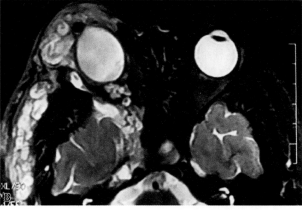

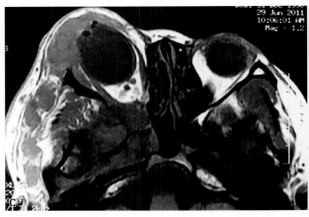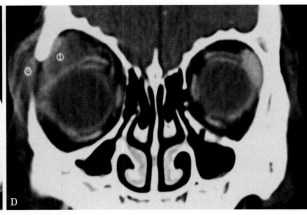

图 2-11-33　眼眶神经纤维瘤患者 CT 和 MRI 表现

MRI 示右眼眶病变，T_1 加权像中信号，T_2 加权像中高信号（A～C）。CT 示左眼眶内外高密度病变，蝶骨缺损（D）。

【问题 4】　患者下一步应如何治疗？

手术治疗是主要治疗方式；术中需要肿瘤全部或局部切除的同时，对眼睑和眼眶进行重建，最大限度改善外观；巨大肿瘤需要与神经外科等多学科合作完成。

【问题 5】　根据上述知识点，如何和患者沟通？

1. 手术多数只能部分切除病变，很难做到完全治愈。

2. 术中可能出血多，甚至大出血，危及生命。

3. 眶内病变治疗，尤其是眶尖病变，有损伤视力可能。

4. 未育患者告知下一代有患病可能，尤其是有家族史的患者。

【问题 6】　患者复诊时应进行哪些项目的观察？

1. 瘤体是否有复发，残留病变是否有增生。

2. 眼睑眼眶外形。

3. 视力检查。

4. CT 或 MRI 检查，了解眶内病变变化情况。

（范先群）

第八节　甲状腺相关眼病

甲状腺相关性眼病（thyroid associated ophthalmopathy，TAO），又称 Graves 眼病、眼型 Graves 病等。在成人眼眶疾病中，甲状腺相关眼病在国内外的发病率均位居第一位，约占 20%。目前认为，甲状腺相关性眼病是由于自身免疫反应影响到眶周及球后组织，以淋巴细胞浸润为特点伴有黏多糖及胶原沉积，以水肿、眼球突出、复视为主要临床表现的一种器官特异性自身免疫性疾病。

定义和关键特征

定义：甲状腺功能或者或甲状腺相关抗体异常引起的眼眶多种组织结构的自身免疫性病变。

关键特征（图 2-11-34）：

● 眼球突出、眼外肌肥大。

合并特征：

● 眼睑退缩、上睑迟落和眼睑肿胀；

● 斜视和复视；

● 暴露性角膜炎；

● 压迫性视神经病变；

● 眼压升高。

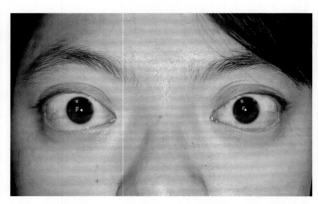

图 2-11-34　TAO 患者典型临床表现

临床病例 1

　　患者，女，45 岁，3 年前甲状腺功能亢进，通过内科治疗 1 年后甲状腺功能恢复正常。眼球突出 1 年余，伴眼睑退缩，逐渐加重，双眼反复充血、流泪，近 3 个月出现视力下降、眼球运动受限和视物双影（图 2-11-35）。曾行眶周泼尼松龙局部注射，注射后症状仅能短期缓解。无糖尿病，无肾病史，无手术外伤史。

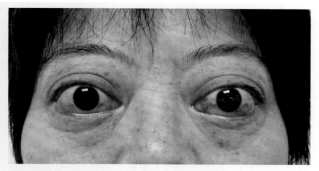

图 2-11-35　患者面部外观

　　【问题 1】　通过上述问诊考虑可能的诊断是什么？
　　思路 1　患者有甲状腺功能亢进史，之后出现持续眼球突出，并逐渐加重。

> 知识点
>
> 　　甲状腺相关眼病与甲状腺功能亢进密切相关。在成人眼眶疾病中，甲状腺相关眼病居发病率首位。

　　思路 2　患者的眼部症状除了眼球突出外，伴有典型的眼睑征：眼睑退缩，并伴随眼部软组织症状、眼球运动受限、视物双影和视力下降。

> 知识点
>
> ### 甲状腺相关眼病的主要临床表现
>
> 　　1. 眼睑征　眼睑改变是甲状腺相关眼病最主要和最早发生的体征之一。主要包括眼睑退缩、上睑迟落和眼睑肿胀。眼睑退缩多发生于上眼睑，少数患者可上、下眼睑同时发生，可单眼或双眼同时发生。
> 　　2. 眼部软组织受累　眼睑和结膜充血、水肿，泪腺、眼眶软组织肿胀。
> 　　3. 眼外肌肥大。
> 　　4. 眼球突出。
> 　　5. 暴露性角膜炎。
> 　　6. 压迫性视神经病变。
> 　　7. 眼压升高。
> 　　眼睑退缩是甲状腺相关眼病的特殊性眼部表现，通常和眼球突出、眼外肌受累、视神经病变、甲状腺功能异常相关联。大部分甲状腺相关眼病的患者诊断明确。

　　【问题 2】　甲状腺相关性眼病可能发生的原因是什么？
　　至今尚未完全揭示清楚。但已得到公认，是一种器官特异性自身免疫性疾病，而又与全身内分泌系统的功能状态密切相关。在不同人群、病变的不同时期，可表现出下丘脑 - 腺垂体 - 甲状腺功能轴所分泌的激素异常，而且均具有相似的眼部病变。
　　【问题 3】　首次就诊时需要询问哪些病史？
　　1. 眼部症状，尤其注意具有特殊标志性的眼睑征。
　　2. 甲状腺相关疾病史及治疗过程。
　　3. 眼部和全身其他部位手术史。
　　4. 眼部用药和全身用药（曾用药和现用药），特别是糖皮质激素的使用史。
　　【问题 4】　为明确诊断应做哪些检查？
　　甲状腺相关眼病的临床表现十分复杂，可伴或不伴有甲状腺功能亢进状态，因此应该进行全面的检查，结合临床、实验室结果以及影像学检查作出明确诊断。应当做的检查包括：

1. 实验室指标很多，但目前对甲状腺相关眼病诊断主要的检查项目有：促甲状腺素（thyroid stimalating hormone，TSH）、血清游离三碘甲状腺原氨酸（triiodothyronine，FT₃）、血清游离四碘甲状腺原氨酸（tetraiodothronine，FT₄）、促甲状腺激素受体抗体（thyrotropin receptor antibodys，TRAb）等。

2. 影像学检查　超声检查可发现大多数眼外肌肥大。眼眶 CT 和 MRI 检查明确患者眼外肌梭行增粗、眼眶壁及视神经受压迫情况等（图 2-11-36）。

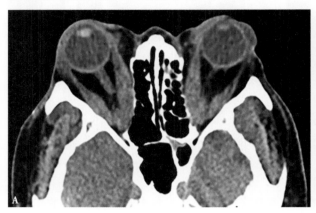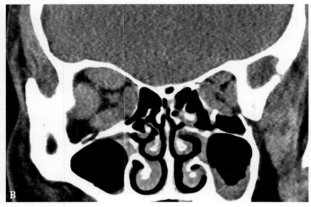

图 2-11-36　患者影像学改变
A．水平位；B．冠状位。

【问题5】　经过检查还需要和哪些疾病鉴别？

1. 眼睑退缩的鉴别诊断　一些神经源性的或肌源性的疾病也可以引起患者眼睑退缩的表现。必要时请神经内科医生会诊以明确诊断。少数患者的眼睑退缩也可能与眼睑手术史相关。

2. 眼外肌肥大伴眼球突出的鉴别诊断　甲状腺相关眼病的患者大都伴有眼外肌受累的眼部症状。但很多全身病和大部分眼眶病均可能出现眼外肌肥大，球后眼眶肿瘤都可引起眼球突出。因此鉴别时需格外慎重。甲状腺相关眼病患者的眼外肌肥大在影像学检查中表现为肌腹梭形增粗而肌肉附着点不增粗，以下直肌和内直肌肥大更为常见。

临床病例2

患者，男，71 岁，自觉双眼眼球突出半年，伴眼睑红肿和上睑退缩，眼球转动痛，逐渐加重。近 2 周出现视力急剧下降、眼球运动受限和视物双影。眼压检查左眼 25mmHg，右眼 28mmHg（图 2-11-37）。眼眶 CT 显示患者双眼眼外肌肌腹梭形增粗，以下直肌和内直肌明显，眶尖拥挤，视神经受压（图 2-11-38）。否认甲状腺功能异常。无糖尿病，无肾病史，无手术外伤史。

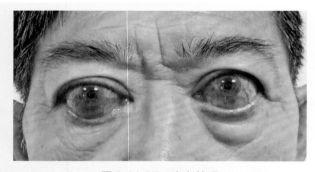

图 2-11-37　患者外观

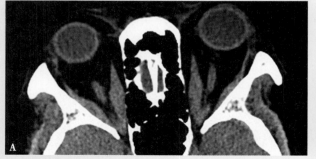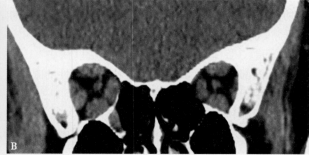

图 2-11-38　患者影像学 CT
A．水平位；B．冠状位。

【问题1】 通过上述问诊考虑可能的诊断是什么？

思路　患者的眼部症状除了眼球突出外，伴有典型的眼睑征：眼睑退缩，并伴随眼部软组织症状、眼球运动受限、眼球转动痛、视物双影和视力下降、眼压升高。眼眶 CT 变现为典型的双眼眼外肌梭形增粗，以下直肌和内直肌明显。

知识点

甲状腺相关眼病的 EUGOGO 诊断标准：血液学检查甲状腺功能及抗体指标异常、典型的眼部表现和影像学表现，三条中满足两条以上即可诊断。这位患者虽然否认甲状腺功能异常，但是具有典型的眼部表现，包括眼球突出、上睑退缩、眼球运动受限、视物双影、视力下降、眼压升高等，而且具有典型的影像学表现，双眼眼外肌梭形增粗，以下直肌和内直肌明显，可以明确诊断。

【问题2】 甲状腺相关眼病常用的分级方法是什么？

1. 甲状腺相关眼病眼部改变的 NOSPECS 分级（表 2-11-2）。

表 2-11-2　甲状腺相关眼病眼部改变 NOSPECS 分级

分级	定义	缩写第一英文字母
0	无症状，无体征	N（no signs symptoms）
1	只有体征	O（only sings）
2	软组织受累	S（soft-tissue involvement）
3	眼球突出	P（proptosis）
4	眼外肌受累	E（extraocular muscle involvement）
5	角膜受累	C（corneal involvement）
6	视力丧失（视神经受累）	S（sight loss，optic nerve involment）

2. 甲状腺相关眼病 EUGOGO 分级

甲状腺相关眼病按照疾病严重程度分为三级：

轻度：轻度眼睑退缩（<2mm）、轻度软组织损害、眼球突出程度不超过正常上限的 3mm、一过性或不存在复视以及使用润滑型眼药水有效的角膜暴露症状；

中重度：具备以下至少一项表现。眼睑退缩≥2mm、中度或重度软组织损害、眼球突出超出正常上限至少 3mm 以及非持续性或持续性复视；

极重度：指甲状腺功能异常伴压迫性视神经病变和 / 或伴暴露性角膜炎，视觉功能受到威胁。

【问题3】 甲状腺相关眼病常用的分期方法是什么？

甲状腺相关眼病可按照以下 7 项指标进行临床活动性评分（CAS 分期）：自发性球后疼痛、凝视或眼球运动时疼痛、眼睑充血、眼睑水肿、结膜充血、结膜水肿、泪阜肿胀。每一项计 1 分，3 分及以上为活动期，小于 3 分为稳定期。

【问题4】 甲状腺相关眼病的治疗原则是什么？ 对于该患者应采取什么样的治疗措施？

对于诊断明确的 TAO 患者，首先建议戒烟、控制甲状腺功能保持正常。治疗方法主要包括药物（激素和免疫抑制剂）、眼眶局部放射治疗及手术治疗三大类。根据患者病情的 CAS 评分和严重程度分级，病情不同的患者治疗的方案不同。

思路1　根据 CAS 评分和 EUGOGO 分级来选择治疗方案。

轻度患者以局部眼药水对症治疗和随访观察为主，如病情逐渐加重可行糖皮质激素冲击治疗。

中重度患者活动期首选大剂量皮质激素冲击治疗，如激素无效或禁忌使用，则建议使用免疫抑制剂或者放射治疗，降低疾病的活动性。待疾病进入稳定期后，分次进行眼眶减压手术、斜视矫正手术和眼睑退缩矫正手术。

极重度患者应行大剂量糖皮质激素冲击治疗，如果视力没有得到改善，甚至进一步下降，则需及时给予眼眶减压手术，挽救视力。本病例属于极重度活动期患者，应大剂量糖皮质激素冲击，密切随访患者的视功能和全身情况，有必要时进行眼眶减压手术治疗。

思路2　根据 NOSPECS 分级来选择治疗方案。

NOSPECS 中每一级的治疗方法选择和侧重是不同的,根据分级来选择合适的治疗方法,常可获得较为满意的治疗效果。

对于 0 级和 1 级患者仅需观察及对症治疗,如果伴有上睑退缩可采用局部注射糖皮质激素或者肉毒毒素的方法来改善外观,严重者需行上睑退缩矫正手术。对于 2 级患者,除了局部对症治疗减轻眼胀、流泪等,还需根据具体情况合理使用糖皮质激素,以减轻软组织肿胀造成的眼部浸润症状。

对于 3 级患者,轻度的眼球突出可以临床随访;如果眼外肌肥厚较重、病程在 1 年以内且合并炎性表现者,可行放射治疗,或者放射治疗联合糖皮质激素治疗;如果病程较长、眼外肌已纤维化,应采用眼眶减压手术来缓解眼球突出、角膜暴露及压迫性视神经病变。

对于 4 级患者,早期可以采用放射治疗、糖皮质激素治疗或者局部肉毒毒素注射,晚期只能通过手术治疗矫正斜视。

对于 5 级患者,除了对症治疗保护角膜外,应从根本上缓解眼球突出,如糖皮质激素治疗无效,则应尽早采用眼眶减压手术。

对于 6 级患者,重在早期治疗以挽救视功能,应先行大剂量糖皮质激素治疗,如果治疗效果不明显,应及时进行眼眶骨性减压,特别是内侧壁减压对缓解视神经受压最为重要。本病例属于 6 级患者,应先行大剂量糖皮质激素冲击治疗,然后给予眶减压手术治疗。

(范先群)

第九节 眼 眶 外 伤

一、眼眶骨折

(一)眼眶爆裂性骨折

定义和关键特征

定义:不累及眶缘的眶壁骨折。

关键特征:

- 眼球内陷;
- 眼球运动受限;
- 复视。

合并特征:

- 眼球移位;
- 感觉神经障碍;
- 视力损伤。

临床病例

患者,男,28 岁,右眼拳击伤后 1 周。右眼球内陷(图 2-11-39),向外侧运动受限,视物重影。视力正常,眼部检查双眼屈光间质透明,眼底未见明显异常。无糖尿病,无肾病史,无手术史。

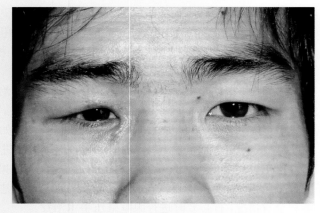

图 2-11-39 眼眶爆裂性骨折患者外观

【问题1】　通过上述问诊考虑可能的诊断是什么?

思路1　患者有眼部外伤史。出现眼球内陷、复视、眼球运动障碍,眼球完整性未见明显异常。

> **知识点**
>
> 　　眼眶骨折的诊断主要依据外伤史、体检和影像学检查。眼眶骨折患者有明确的外伤史。眼眶爆裂性骨折以眼球内陷为主要表现,常伴眼球运动障碍或眼球移位,视功能损害以复视为主,可有不同程度的视力下降。

思路2　眼眶爆裂性骨折发生的解剖基础。

> **知识点**
>
> 　　根据眼眶的结构特点,骨性眼眶可分为三个部分:前1/3为厚而坚实的眶缘,不易骨折;中1/3眼眶由骨壁组成,包括菲薄的内侧筛骨纸板,眶下沟和眶下管内侧的菲薄眶底和其外侧的厚实眶底,眶顶和眶外侧壁,眶内侧壁和内侧眶底是单纯性眼眶骨折常发生的部位;后1/3为蝶骨小翼构成的视神经管、眶上裂,骨壁中等厚度且位置深,骨折亦较少累及。中1/3眶壁骨折发生频率按高低排序依次为眶底、内侧壁、眶顶和外侧壁。

【问题2】　首次就诊时需要询问哪些病史?

1. 眼球凹陷、复视及眼球运动受限出现的时间,持续时间,是否逐渐加重。
2. 眼部外伤史。
3. 眼部和全身其他部位手术史及用药(曾用药和现用药)。

【问题3】　为明确诊断应当做哪些检查?

1. 眼科基本检查应包括外眼、视力、眼压、裂隙灯和眼底检查等。
2. 眼科特殊检查包括眼球突出度测量、复视检查、眼球运动情况检查等。
3. 影像学检查,眼眶CT检查明确眼眶骨折部位和程度。

【问题4】　眼眶爆裂性骨折的典型CT表现是什么?

1. 眶底下陷,可见骨折裂口和骨折片。
2. 下直肌嵌于骨壁裂口处或直接疝入上颌窦,软组织通过裂口疝入上颌窦内。
3. 上颌窦积血。
4. 筛骨纸板骨折,筛窦狭窄,软组织疝入,密度增高。
5. 眶内软组织改变,如眼外肌水肿肥厚,血肿形成,软组织嵌顿。

【问题5】　患者应如何处理?

眼眶骨折的早期手术治疗主要指外伤后3～4周内进行的手术治疗。早期手术治疗的目的主要是消除和改善功能性复视,预防和矫正眼球内陷,修复和重建眼眶形状,矫正和改善眼眶畸形。对于大多数眼眶爆裂性骨折病例,进行手术治疗还是保守观察是相当明确的,问题主要存在于一些边缘病例,如复视症状缓慢减轻等。对一时难以决定的边缘病例,应在外伤后1～3周内详细检查患者,密切观察复视和眼外肌运动情况,眼球内陷及眼球下移的度数改变,根据病情变化情况选择合理的治疗方案。

（二）眼眶复合性骨折

复合性骨折分为四类:眶颧颌骨折、鼻眶筛骨折(naso-orbital-ethmoid,NOE)、额眶骨折和多发性骨折。

定义和关键特征

定义:骨折不仅累及眶壁,同时累及眶缘。

关键特征:

- 眶缘和眶壁骨折缺损、移位

(1)眶颧颌骨折:多累及上颌骨、颧骨和上颌窦,发生眶颧复合体移位(图2-11-40A)。

(2)鼻眶筛骨折:是累及鼻骨、泪骨、筛骨、上颌骨额突和额骨上颌突等的眶内侧缘骨折(图2-11-40B)。

(3)额眶骨折:是额骨、眶顶和眶上缘的骨折,常累及额骨垂直板、额窦和大脑额叶(图2-11-40C)。

(4)多发性骨折:同时发生上述两种或两种以上的骨折(图2-11-40D)。

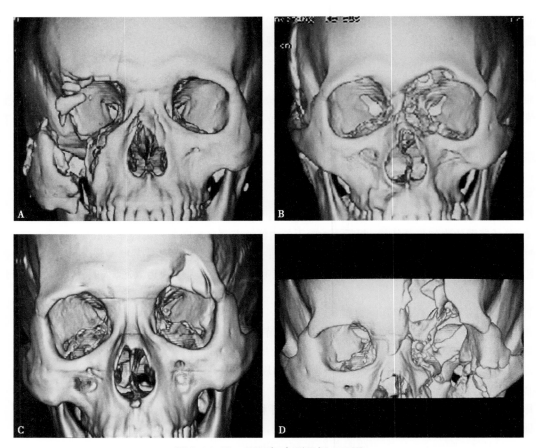

图 2-11-40　眼眶复合型骨折 CT 图

分别为眶颧颌骨折（A）、鼻眶筛骨折（B）、额眶骨折（C）和多发性骨折（D）。

合并特征：

- 视力下降；
- 泪道阻塞；
- 眼球内陷；
- 眼球运动障碍。

临床病例 1

患者，女，6 岁，因"车祸导致左眼外伤 2 周，眼睑畸形，眼球凹陷，流泪，视物双影"来院就诊，门诊检查发现患者内眦角圆钝浮起，泪道阻塞，眼球内陷及运动受限，有复视（图 2-11-41）。无糖尿病，无肾病史，无手术史。

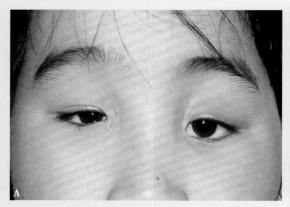
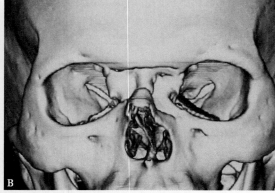

图 2-11-41　鼻眶筛骨折患者外观（A）和 CT 图（B）

【问题1】　通过上述问诊考虑可能的诊断是什么？

根据患者明确的外伤史、临床表现和眼部体征，以及 CT 资料，可以明确诊断为鼻眶筛骨折。临床上，鼻眶筛骨折通常累及鼻骨、上颌骨额突、筛骨、泪骨及内侧眶缘的骨折，这些骨骼位于颅、眶、鼻三者交叉区域，解剖结构复杂，尤其是眼球的毗邻，而且周围软组织中内眦韧带及泪道系统恰位于此复合区域，往往在骨折时受到损伤。因此 NOE 骨折的临床表现主要包括以下 5 个方面：①内眦圆钝等畸形、内眦移位、内眦间距增宽；②眼球内陷、运动障碍和复视；③眶内缘隆起或塌陷；④内眦处眼睑组织瘢痕畸形；⑤损伤泪道形态和功能，表现为泪道不完整、泪道阻塞或形成泪囊炎。

【问题2】　首次就诊时需要询问哪些病史？

1. 眼部专科检查结果，包括视力、矫正视力，眼球凹陷及移位情况，同视机复视检查，眼球运动情况，泪道冲洗及泪道造影。

2. 眼眶 CT。

3. 眼部和全身其他部位外伤、手术史。

【问题3】　患者应如何处理？

针对 NOE 骨折的临床表现，其整复依次包括以下 3 个方面：重建眼眶；矫正内眦畸形；修复损伤的泪道，恢复其功能。

临床病例 2

患者，男，38 岁，因"外伤导致右眼部及颧面部畸形 1 个月，伴视力下降、眼球下移，视物双影"来院就诊，门诊检查发现其右眼眶外侧凹陷、眼眶向外下移位。张口轻度受限。右眼球运动受限，有复视。其眼部照片和三维 CT 图像见图 2-11-42。无糖尿病，无肾病史，无手术史。

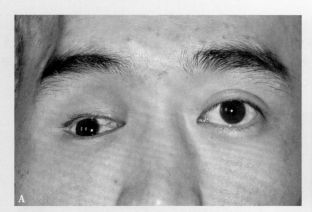
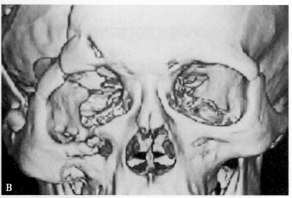
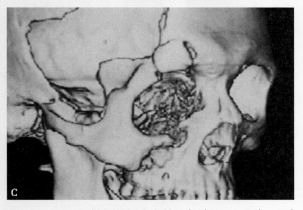

图 2-11-42　眶颧颌骨折患者外观（A）和 CT 图（B、C）

【问题1】　通过上述问诊考虑可能的诊断是什么？

根据患者明确的外伤史、临床表现和眼部体征，以及 CT 资料，可以明确诊断为眶颧颌骨折。临床上，眶颧颌骨折是同时涉及眼眶、上颌骨和颧骨的复合性骨折，其核心为构成眶外壁前 1/3 的颧骨骨折和移位。颧骨体厚而坚实，可承受较大的外力作用，因此眶颧颌骨折多发生于耐力较差的颧额缝和颧颌缝等位置，其次为眶下孔附近、颧骨体与颧弓连接部等相对薄弱处。眶颧颌骨折患者多表现为眶外侧凹陷、眼眶向外下移位。离断错位的骨折段可向前或向外侧突出，表现为患侧面部的异常突起。骨折一旦波及咬颌关节，患者咬合功能将不同程度受损。另外，构成眶底大部的上颌骨顶壁和耐受力很小的内侧壁也可同时受累，患者出现眼球内陷、眼球运动受限和复视等表现。若同时合并颧骨体骨折，则患侧面部塌陷更为明显，颧骨体移位牵拉甚至可引起下睑外翻畸形。亦有相当比例的患者因眶下神经受损，可导致其支配的相应皮肤区域感觉障碍。

【问题2】　首次就诊时需要询问哪些病史？

1．眼部专科检查结果，包括视力、矫正视力，眼球凹陷及移位情况，同视机复视检查，眼球运动情况。

2．眼眶 CT。

3．上颌骨 CT，咬合关节检查。

4．眼部和全身其他部位外伤、手术史。

【问题3】　患者应如何处理？

对于骨缝连接处线性骨折，无颧骨离断移位和功能障碍的患者，骨折多可自行愈合，不必手术治疗。但大部分眶颧颌骨折患者往往存在颧骨移位塌陷畸形、眼球运动受限、复视，甚至张口受限等功能障碍，必须接受手术治疗。

成功的眶颧颌骨折复位术应当达到：颧骨、上颌骨等解剖复位；颧额缝、颧颌缝等薄弱处紧密固定；眶壁骨折修复；眼眶塌陷畸形矫正或改善；眼球凹陷、移位矫正；切口尽可能隐蔽、损伤小，尽量利用原有伤口进入。

临床病例3

患者，男，28 岁，被硬物击伤头部致右眼部及额部畸形 3 周，外伤初期伴脑脊液漏。现因"眼球移位，复视，额部凹陷"来院就诊，门诊检查见其右眶上缘及额部凹陷。右眼球轻度下移，运动受限，有复视。其眼部照片和三维 CT 图像见图 2-11-43。无糖尿病，无肾病史，无手术史。

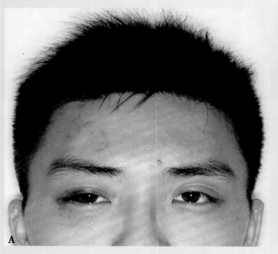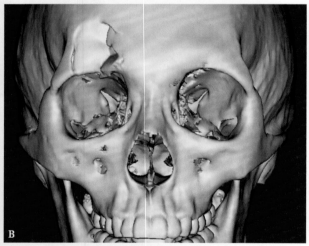

图 2-11-43　额眶骨折患者外观（A）和三维 CT 图（B）

【问题1】　通过上述问诊考虑可能的诊断是什么？

根据患者明确的外伤史、临床表现和眼部体征，以及 CT 资料，可以明确诊断为额眶骨折。

临床上，额眶骨折早期的典型表现为眶周软组织水肿和淤血，水肿消退以后，额眶骨折导致的眶顶塌陷、眼球内陷、眼球运动障碍和复视方逐渐表现出来。眶上缘额骨骨折断端可能反常隆起，表现为眶上缘相应部位突起畸形。额眶骨折直接损伤提上睑肌，或眶上缘附近骨折塌陷后支撑作用下降，可导致上睑下垂。

眶上神经损伤后常有额部感觉障碍。严重颅眶损伤也常引起脑脊液漏，多数外伤性脑脊液漏 2 周左右可自行愈合，不需手术修补。但是严重的额眶骨折患者额窦常开放，骨折后硬脑膜撕裂范围较大，常有大量血性脑脊液流出，难以自行愈合，且颅眶沟通易引起颅内感染，加重视力和其他脑神经损害，应在骨折修复术中即期行硬脑膜修补。

【问题2】 首次就诊时需要询问哪些病史?

1．眼部专科检查结果，包括视力、矫正视力，眼球凹陷及移位情况，同视机复视检查，眼球运动情况。

2．眼眶 CT。

3．头颅 CT。

4．眼部和全身其他部位外伤、手术史。

【问题3】 患者应如何处理?

额眶骨折如果没有合并脑组织损伤，则手术重点在于恢复额骨的解剖对位，矫正眶顶塌陷畸形。额眶骨折时的眶顶塌陷可能影响眼球运动，尤其是当有碎骨片向下扦插时，术中应尽量去除碎骨片，解除阻滞因素，改善眼球运动。常规采用眉弓切口或额部半冠状切口，术中也可根据额眶骨折部位，选择其他切口，如眉上切口等，目的是在尽量减少手术瘢痕的前提下接近骨折部位，便于术中修复重建。

（三）眼眶异物

眼眶异物（orbital foreign body）的致伤原因包括枪弹伤、爆炸伤、工业伤和车祸伤等。根据异物的性质可分为金属性异物和非金属性异物。前者如弹头、弹片、雷管碎片；后者又分为非刺激性异物如石块、玻璃、塑料、砂石，以及植物性异物，如树枝、竹片、芦苇、铅笔等。

定义和关键特征

定义：外界物体在外力作用下进入眶内形成眼眶异物。

关键特征：

● 外观或影像学上可见眶内异物。

合并特征：

● 机械性损伤；

● 感染；

● 化学性损伤；

● 异物反应。

临床病例

患者，男，34 岁，车祸后一玻璃碎片插入右侧眼眶。至院急诊，检查该玻璃碎片自右眼上睑眉下水平插入眼眶，一端位于眼睑外（图 2-11-44）。予眼眶 CT 检查，异物边界清楚，无伪影，位于眼环外，眼球完整，未见明显眶内出血。右眼球轻度下移，运动受限。

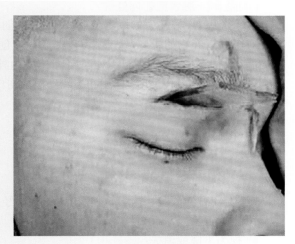

图 2-11-44 眼眶异物患者外观

【问题1】 通过上述问诊考虑可能的诊断是什么?

根据患者明确的外伤史、临床表现和眼部体征，以及 CT 资料，可以明确诊断为眼眶异物。

知识点

眼眶异物的诊断依据

（1）外伤史：大多数患者均有明确的头面部或眼部外伤史，伴有伤口、出血、水肿、视力下降等表现。应注意的是部分年龄小的患者，或表达不清，或害怕家长责骂而隐瞒病史；还有部分患者因异物小，创面小，很快愈合未引起重视，一段时间后出现感染、瘘管、视功能障碍才就诊，对于这类患者应仔细询问病史。

（2）体检：仔细检查眼睑和眶周皮肤面，有无伤口存在。如异物小、伤口已愈合，应检查有无感染。眶周瘘管、反复发生的蜂窝织炎、眶内脓肿等应高度怀疑眶内植物性异物。

【问题2】 眼眶异物会造成的损伤有哪些？

1. 机械性损伤 异物在行经过程中本身对眼组织造成的损伤。

2. 感染 异物本身带菌或致伤时眼睑、结膜囊内细菌带入伤道引起原发性感染。

3. 化学性损伤 是指不同化学成分的异物所造成的眶内组织的特殊效应。眶组织对金属异物中铜的耐受性最差，纯度高的铜（>85%）常引起无菌性化脓性炎症，造成周围组织液化、坏死，异物排出或移位；玻璃、砂石、塑料等异物更易被组织耐受，化学性反应较轻。

4. 异物反应 任何性质的眶内异物均可引起周围组织的肉芽肿性反应，最终被纤维组织包裹。

【问题3】 首次就诊时需要询问哪些病史？

1. 眼部和全身外伤病史。

2. 眼部专科检查结果，包括视力、矫正视力，眼球运动情况。

3. 眼眶CT。

【问题4】 对于眼眶异物的患者可以选择做什么影像学检查？

1. X线检查 对金属性异物、石块、玻璃等高密度异物显示良好。但塑料等异物不显影，不能显示异物与眼球、视神经、眼外肌的关系。

2. 眼眶CT 眼眶水平位和冠状位扫描，能较好地显示异物并准确定位。

3. B超 由于眶内脂肪和结构复杂，B超很难作出明确的诊断，在眶内异物诊断中一般不单独应用。

4. MRI 磁性异物禁用。对植物性、塑料、有机玻璃优于CT，故当X线或CT不能明确有无眶内异物而临床高度怀疑者可行MRI检查。

【问题5】 患者应如何处理？

对于该患者，需要手术取出玻璃片，彻底清创和止血。

对于眼眶异物的患者，处理原则是：首先清创及预防感染，抗生素生理盐水冲洗伤口，剪除脱垂污染严重的脂肪，彻底止血，各种组织如肌肉、肌腱、内外眦韧带、结膜、皮肤均应分层对合缝合。合并眼球伤口应同期处理。24小时内注射破伤风抗毒素，根据伤口污染程度局部或全身应用抗生素。合并颅脑、鼻腔、鼻窦等外伤时，请相关专科医师会诊处理。

二、外伤性视神经病变

定义和关键特征

定义：闭合性颅脑、颌面部外伤所致的视神经损伤，可导致视力丧失。

关键特征：

- 视力下降或消失；
- 瞳孔对光反射异常。

合并特征：

- 视神经管骨折；
- 视神经水肿增粗；

- 眼底早期无明显异常，3 周左右出现视神经萎缩的眼底表现。

临床病例

患者，女，50 岁，车祸后右眼视物不清数小时。专科检查右眼屈光间质无混浊，眼底无明显异常。右眼瞳孔散大，直接对光反射消失，间接对光反射存在。

【问题 1】　通过上述问诊考虑可能的诊断是什么？

患者有明确的眼部外伤史，以及瞳孔对光反射异常，考虑可能为外伤性视神经病变。

> 知识点
>
> **外伤性视神经病变的临床表现**
>
> （1）外伤史：患者均有明确的外伤史，需注意的是头部外伤多伴有颅脑或其他脏器损伤，应首先明确生命体征，综合分析病情，以挽救生命为前提，与创伤外科、急诊科、神经外科合作。
>
> （2）视力下降或消失：大多数患者伤后即出现明显的视力下降，少数则伤后数小时至数日才出现。
>
> （3）瞳孔对光反射：对于单侧视神经受损患者，相对性瞳孔传入障碍是眼部仅见的体征，表现为患眼直接对光反射迟钝或消失而间接对光反射存在。双侧视神经损伤时，可无相对性瞳孔传入障碍，但表现为瞳孔光反射与近反射不一致，近反射比光反射灵敏。对于意识不清患者，瞳孔对光反射检查尤为重要，为早期诊断提供信息。
>
> （4）眼底：早期无明显异常，3 周左右出现视神经萎缩的眼底表现。

【问题 2】　为明确诊断还需要做什么检查？

1. 影像学检查　怀疑视神经损伤者应立即行眼眶 CT、MRI 检查。

2. 视觉诱发电位检查　外伤性视神经损伤患者 VEP 改变以 P100 潜伏期延长、振幅减低为特点。

【问题 3】　如何对该患者进行治疗？

对外伤性视神经损伤患者的治疗包括药物治疗、手术治疗两类。

1. 药物治疗　药物治疗的适应证包括：外伤后立即失明者；CT 扫描视神经管无骨折，视神经无受压迫征象；无颅脑损伤的手术指征或不能耐受手术者。临床报道的药物治疗方案有：

（1）冲击疗法：外伤后 8 小时内大剂量甲泼尼龙能明显改善感觉、运动神经功能。治疗开始的时间越早越好，一般认为伤后 48 小时后才开始治疗基本无效。

（2）综合治疗：包括糖皮质激素、脱水剂、改善微循环和扩血管剂、能量合剂和维生素类以及神经营养药。

2. 手术治疗　手术的目的是去除视神经管及其附近的骨折碎片，解除视神经的压迫和刺伤，缓解视神经管内压力，改善局部微循环。由于患者致伤原因、损伤程度不同，对手术指征的选择也有不同意见，鉴于手术时机是影响术后视力恢复的重要因素，以下情况应尽早手术：①CT 扫描视显示神经管骨折、血肿、视神经受压征象；②大剂量激素冲击治疗 48 小时无效者，或伤后有一定视力随即出现视力恶化者。

（范先群）

第十二章　常见儿童眼病

　　儿童，特别是婴幼儿，由于其全身处于生理发育的特殊阶段，同时无法用语言表达自己的不适，也无法配合医生进行常规的眼科检查，其眼球结构异常是造成终身视力损害的严重原因之一。解剖学发现，人的眼睛在足月出生时并没有完全发育成熟，出生时眼前节只达成人的 75%～80%，眼后节仅为成人的 50%，出生后眼球和视功能的发育到 12 岁左右才基本完全。及时发现幼儿早期的眼部异常极其重要，因为影响视觉质量的疾病将导致中心视力永久丧失或视力完全丧失。儿童眼底病是非常特殊而又复杂的疾病，无论其病因、临床表现、辅助检查、药物及手术治疗及其预后等都具有特殊性。常见的儿童眼底病，如早产儿视网膜病变、视网膜母细胞瘤以及先天性眼球发育异常等均会导致视力不同程度损害，轻者多表现为斜视、弱视和屈光不正等，严重者表现为白瞳征，其中视网膜母细胞瘤甚至危及生命。

　　因此，早期发现至关重要，正确的诊断以及合理的干预治疗，可以挽救一些儿童的视功能发育，而且这些视功能的改善将有益于患儿的一生。本章主要介绍了一些常见的对视力有严重危害的儿童眼病，其中早产儿视网膜病变是我国法律规定必须进行眼科筛查的疾病，目前在北京上海广州及东部沿海经济发达地区已正规开展，其发病率明显下降，但是内地和经济欠发达地区发病率还是居高不下。其次随着治疗技术的进步，对于严重威胁生命的疾病如视网膜母细胞瘤，如能及时治疗可以挽救患者的视力和生命。对于在儿童期发病的视网膜病变如家族性渗出性玻璃体视网膜病变、牵牛花综合征等先天性视网膜疾病，其中部分具有遗传性，及时发现其遗传特征很重要，因为其家庭成员也存在患病的危险性。部分先天性眼部发育异常疾病常伴有全身系统性异常，严重者影响其生长发育。儿童眼病的诊断需要眼科医生综合患儿眼部及全身各个相关方面的因素，根据疾病的风险程度以及对视力的威胁情况等来确定适当的治疗方案，治疗和随诊措施具有个体化差异，医生应详细向患儿父母以及监护人告知病情及视力预后，对于诊断和治疗有困难的疑难杂症需要眼科专家或其他科室医生一起会诊。儿童眼底病是目前眼科学发展的难点和重点之一。

第一节　早产儿视网膜病变

　　早产儿视网膜病变（retinopathy of prematurity，ROP）是目前导致婴幼儿视功能受损或盲的主要原因之一。ROP 多双眼发病，出生体重越低或胎龄越小的早产儿，ROP 发生率越高。20 世纪 80 年代欧美国家的流行病学调查结果显示，由于呼吸机和肺表面活性物质的广泛应用，早产儿存活率明显提高，ROP 的发生率随之显著增加，体重<1 500g 的早产儿 ROP 发生率高达 20%，体重<1 000g 的早产儿 ROP 发生率超过 80%。20 世纪 90 年代以后，随着发展中国家新生儿医护水平的提高，早产儿存活率的不断上升，使得发展中国家迎来 ROP 在全球的第三次大流行。世界卫生组织（WHO）估计全世界已有 5 万多名儿童因 ROP 导致失明。因此 ROP 是 WHO 全球性防盲行动——"视觉 2020，享有看见的权利"中的一项重要内容。

　　正常视网膜血管是在妊娠后半期以视盘为中心，向视网膜周边部发育；约在胚胎 36 周视网膜血管发育至鼻侧锯齿缘，胚胎 40 周时发育至颞侧锯齿缘。早产儿未血管化的视网膜组织过早暴露于高浓度氧中，可引起毛细血管内皮细胞损伤，血管闭塞，进而刺激纤维血管组织增生产生增殖性病变。约 90% 的轻度患者病变可自行消退，10% 患者病变进一步进展至中重度病变需要接受激光或手术治疗，因此本病处理的关键是及时筛查，对需要接受治疗的患儿做到早发现早治疗。

定义和关键特征

定义：发生于早产儿或低出生体重儿的增殖性视网膜病变（图2-12-1）。

关键特征：

- 视网膜存在无血管区，血管区与无血管区交界处病变呈线样或嵴样改变。

合并特征：

- 后极部血管迂曲和扩张，瞳孔僵直，虹膜新生血管，玻璃体混浊或出血，视网膜脱离。

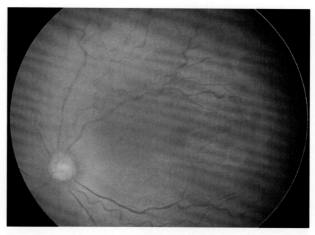

图2-12-1　早产儿视网膜血管发育不完全，血管末梢分界处有特殊病变

临床病例

早产儿家长经新生儿科医生告知后，于生后40天抱患儿至眼科门诊检查视网膜。患儿出生孕周为30周，出生体重为1 000g。曾有持续气道正压（continuous positive airway pressure，CPAP）和面罩吸氧史。

【问题1】　新生儿科医生为何告知早产儿家长至眼科门诊检查视网膜？

思路　患儿为早产儿，孕周小，出生体重低，且合并有吸氧病史，满足我国早产儿视网膜病变筛查标准，存在发生早产儿视网膜病变的危险因素，故需告知眼科筛查视网膜血管发育情况。

知识点

我国早产儿视网膜病变（ROP）的筛查标准：出生体重低于2 000g的早产儿或出生胎龄小于32周的早产儿；对于患有严重疾病的早产儿筛查范围可适当扩大；首次筛查时间为生后4～6周或矫正胎龄31～32周开始。

由于各个国家新生儿医护水平的差异，世界各地ROP筛查标准和初筛时间有一定的差异（表2-12-1）。

表2-12-1　世界各地早产儿视网膜病变筛查标准和初筛时间

国家、地区或组织（制定的时间）	筛查标准			初筛时间/周
	出生体重/g	孕周/周	其他	
中国卫生部（2004）	<2 000 或	≤32	患严重疾病	4～6PNA/31～32PMA
中国台湾（2002）	≤1 500 或	≤31	高危因素	4PNA/33PMA
美国（2006）	<1 500 或	≤32	1 500～2 000g 或>32 周，有临床不稳定过程	4PNA/33PMA
英国（1995）	≤1 500 和/或	≤31	/	6～7PNA
加拿大（2000）	≤1 500 或	≤30	/	4～6PNA
日本（1994）	<1 251 或	<30	/	3PNA
德国（1995）	≤1 500 或	≤32	<2 000g 和用氧>30 天	6PNA/31PMA
澳大利亚（NM）	<1 500 或	<32	/	6～7PNA
巴西（2001）	<1 750 或	/	<37 周，用氧>30 天	6～7PNA
VISON 2020	<1 250 或	<32	/	4～6PNA
CRYO-ROP	<1 250 和/或	<31	/	4PNA/31PCA

注：PNA（postnatal age），出生后周龄；PCA（postconceptional age），矫正胎龄；PMA（postmenstrual age），矫正孕龄；NM（not mentioned），未提及。

知识点

发生 ROP 的危险因素：包括早产、低出生体重、多胎、吸氧史等。研究表明，出生体重越低，胎龄越小，ROP 的发病率越高。

图 2-12-2 为患儿右眼和左眼的眼底彩照。

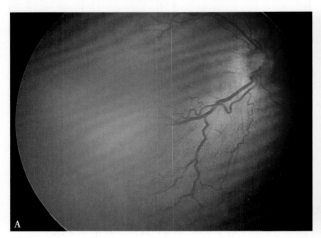 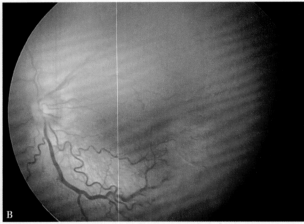

图 2-12-2　眼底彩照
A. 右眼；B. 左眼。

【问题 2】 该早产儿眼底诊断是什么？

该早产儿眼底诊断为双眼 ROP Ⅰ区 3 期 +（阈值期 ROP）。

思路　国际 ROP 分期标准以及附加病变的定义是诊断和治疗 ROP 的基础。

知识点

根据 ROP 的国际分类法（international classification of retinopathy of prematurity，ICROP），本病分类分期有 3 个基本概念：按区域定位，按时钟钟点记录病变范围，按疾病轻重分为 1～5 期。将视网膜分为 3 区（图 2-12-3），Ⅰ区：以视盘为中心，以视盘到黄斑中心凹距离的 2 倍为半径的圆内区域，ROP 发生在该区者最严重。Ⅱ区：以视盘为中心，以视盘至鼻侧锯齿缘距离为半径，Ⅰ区以外的圆内区域。Ⅲ区：Ⅱ区以外的颞侧半月形区域，是 ROP 最高发的区域。

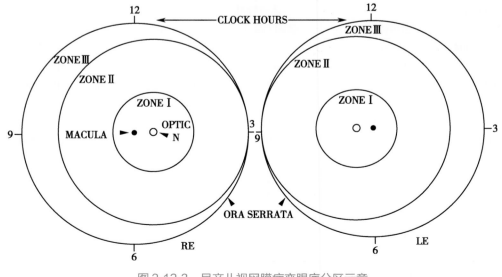

图 2-12-3　早产儿视网膜病变眼底分区示意

知识点

早产儿视网膜病变国际标准分为 5 期：

1 期：视网膜后极部有血管区与周边无血管区之间出现一条白色平坦的细分界线（图 2-12-4A）。

2 期：白色分界线进一步变宽且增高，形成高于视网膜表面的嵴形隆起（图 2-12-4B）。

3 期：嵴形隆起愈加显著，并呈粉红色，说明新生血管不仅长入嵴内且发展到嵴上（图 2-12-4C）。

4 期：部分视网膜脱离，又分为 A 与 B 两级。4A 为周边视网膜脱离未累及黄斑（图 2-12-4D），4B 为视网膜脱离累及黄斑（图 2-12-4E）。

5 期：视网膜全脱离（图 2-12-4F），常呈漏斗型，可分为宽漏斗、窄漏斗、前宽后窄、前窄后宽四种。此期有广泛结缔组织增生和机化膜形成，导致晶状体后纤维增生，形成白瞳。

知识点

附加病变（plus disease）

包括眼底后极部视网膜血管出现怒张、扭曲；前部虹膜血管高度扩张；瞳孔僵直难散大；玻璃体混浊（图 2-12-4G）。附加病变是 ROP 活动期指征，一旦出现常意味预后不良。

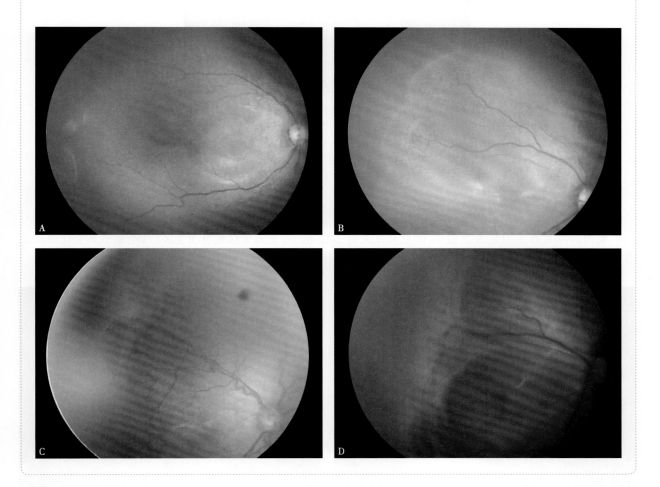

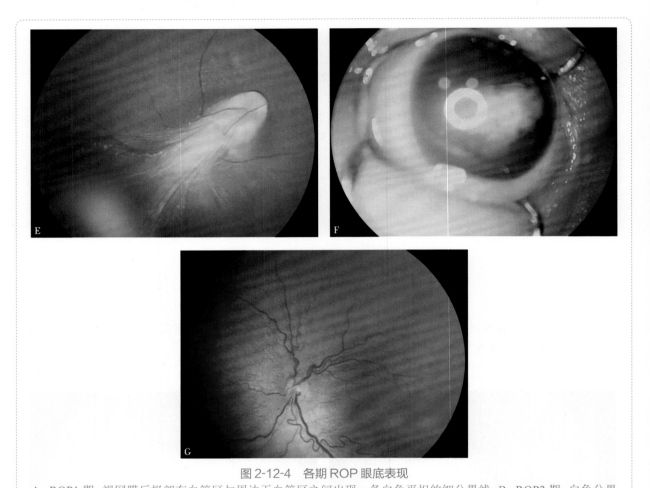

图 2-12-4　各期 ROP 眼底表现

A. ROP1 期：视网膜后极部有血管区与周边无血管区之间出现一条白色平坦的细分界线；B. ROP2 期：白色分界线进一步变宽且增高，形成高于视网膜表面的嵴形隆起；C. ROP3 期：嵴形隆起愈加显著，并呈粉红色，说明新生血管不仅长入嵴内且发展到嵴上；D. ROP4A 期：部分视网膜脱离未累及黄斑；E. ROP4B 期：部分视网膜脱离累及黄斑；F. ROP5 期：视网膜全脱离；G. ROP 附加病变：后极部血管怒张迂曲明显。

前附加病变眼底图见图 2-12-5，眼底彩照见图 2-12-6。可见血管仅发育至 I 区，四个象限血管迂曲扩张显著，并伴有异常的动静脉吻合。

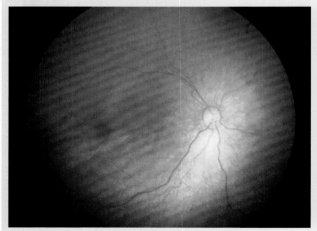

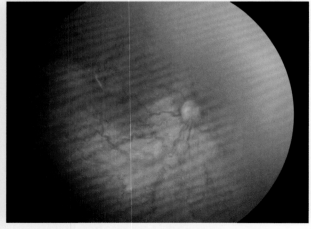

图 2-12-5　前附加病变眼底图　　　　　图 2-12-6　急进性后部型 ROP 的眼底彩照

【问题3】　患儿如何治疗?

思路　ROP 治疗的时间窗概念非常重要,如果错过最佳治疗时间,将导致患儿失明。此患儿需在 72 小时内进行激光光凝治疗。对于没有激光设备的单位,可以选择进行冷凝治疗。

知识点

CRYO-ROP(早产儿视网膜病变多中心冷凝研究)是 ROP 治疗方面最早进行的多中心临床研究,它的突出贡献就是提出了阈值期 ROP(threshold ROP)的概念,主要是指:ROP3 期,病变位于 I区或 II区,新生血管连续占据 5 个时钟范围,或病变虽不连续,但累及达 8 个时钟范围,同时伴附加病变。根据 CRYO-ROP 研究结果显示对阈值期 ROP 及时进行冷凝治疗可有效降低远期不良预后的发生率。

知识点

随着诊疗技术的不断进步,以及激光技术的发展,激光被引入 ROP 治疗且具有更好的治疗效果。ETROP(early treatment of ROP)就是一项研究早期激光治疗 ROP 的疗效的多中心临床研究。ETROP 则提出阈值前期 ROP(pre-threshold ROP)的概念,主要是指:发生在 I区的任何分期早产儿视网膜病变;或 II区 2 期病变合并附加病变;或 II区的尚未达到阈值病变的 3 期病变。其中,阈值前期 ROP 又分为 I型和 II型。

I型是指:I区,伴有附加病变的各期早产儿视网膜病变,或不伴附加病变的 3 期早产儿视网膜病变;II区,伴有附加病变的 2 期或 3 期病变。

II型是指:I区,不伴附加病变的 1 期或 2 期早产儿视网膜病变;II区,不伴附加病变的 3 期早产儿视网膜病变。

ETROP 研究结果显示,I型阈值前病变也称高危性阈值前病变,其不良预后结局的比例≥15%;II型阈值前病变也称低危性阈值前病变,其不良预后结局的比例<15%。因此,阈值期和阈值前期 I型 ROP,必须及时按规定施行治疗。

近年来,随着抗 VEGF 药物的出现,较多文献报道玻璃体腔注射抗 VEGF 药物可有效治疗阈值前 I型 ROP 和 APROP。但目前激光光凝治疗仍是 ROP 治疗的金标准。

【问题4】　没有发现 ROP 病变的未足月患儿该如何随访?

思路　接受激光或冷凝治疗的患者,在接受治疗后 1～2 周随访,直至病变消退。

知识点

筛查后无病变患者,每 2～3 周随访一次直至视网膜完全血管化;有病变但尚未达到阈值前期者,每 1～2 周随访一次直至视网膜完全血管化或病变退化(图 2-12-7)。

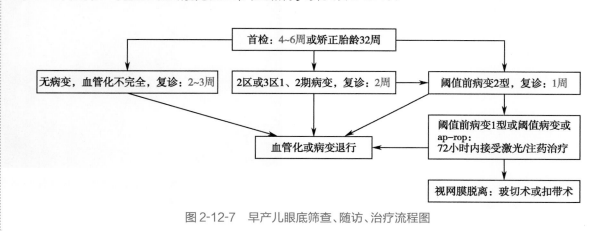

图 2-12-7　早产儿眼底筛查、随访、治疗流程图

患儿经过激光治疗后2周随访,可见病变进一步加重,后极部附加病变持续不消退,嵴进一步增宽,给予补充激光治疗。补充激光治疗后一周随访,病变持续加重,左眼进展至4A期(图2-12-8)。

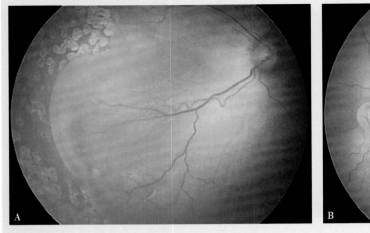
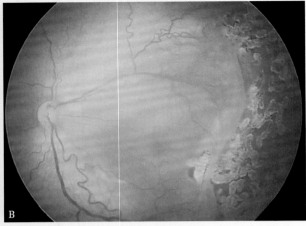

图2-12-8 患儿双眼接受激光和补充激光治疗后两周眼底彩照
A.右眼;B.左眼,颞侧有牵拉性视网膜脱离。

【问题5】 激光治疗仍不能控制病情进展,该如何治疗?

知识点

对于进展至视网膜脱离的患者,目前的观点一致认为尽早手术使视网膜获得复位可提高远期视功能的恢复。对于4A期和部分4B期的患者可以选择巩膜扣带术,对于大部分4B和5期患者需行玻璃体切割术。随着玻璃体手术技术及器械的不断进步,对4A期及部分4B期患者进行保留晶状体的玻璃体切割术(lens-sparing vitrectomy,LSV)可获得较高的视网膜复位率。

知识点

对处于血管活动期的ROP进行玻璃体手术是相对禁忌的,术中容易出血,影响手术视野,易发生医源性裂孔,视网膜复位率下降。因此对于血管活动性强且急需进行玻璃体手术的患眼,文献报道玻璃体腔注射抗血管内皮生长因子(VEGF)的抗体能成功降低血管活动性。

待患儿视网膜血管活动性降低后左眼行保留晶状体的玻璃体切割术,术后1个月随访视网膜平,后极部血管弓走行略直(图2-12-9);术后一年随访晶状体透明,视网膜平。

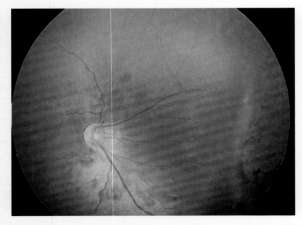

图2-12-9 患儿左眼接受保留晶状体的玻璃体切割术治疗后1个月眼底彩照

【问题6】 接受过治疗的 ROP 患儿远期随访需要哪些项目的观察?

1. 眼压　定期监测眼压,及时发现继发性青光眼;一旦发生,立即进行降眼压治疗。
2. 视网膜　定期检查视网膜是否复位,可选择 RetCam 或眼底彩照联合 B 超检查。
3. 屈光度　定期验光,及早发现屈光不正;一旦发现屈光不正,及时戴镜矫正。
4. 眼位　是否存在斜视,或者注视功能差,偏心注视等。

(赵培泉)

第二节　视网膜母细胞瘤

视网膜母细胞瘤(retinoblastoma,RB)是婴幼儿最常见的眼内恶性肿瘤,约占儿童肿瘤的 3%。其发病率约为 1/18 000 活产儿。85%～90% 患儿在 5 岁内发病。2/3 患儿单眼发病,1/3 患儿双眼发病。男女发病无差异。RB 源于原始视网膜细胞的恶性转化。可分遗传型和非遗传型。与该肿瘤发病有关的 RB1 基因位于 13q14。RB 治疗主要是采取以化疗为基础的综合治疗。综合治疗的目标依次是保生命、保眼球和保视力(图 2-12-10)。

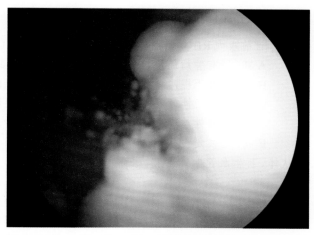

图 2-12-10　右眼较大瘤体,突向玻璃体腔,伴广泛玻璃体种植

定义和关键特征

定义:视网膜母细胞瘤(retinoblastoma,RB)属于神经外胚层肿瘤,是 RB1 抑癌基因变异导致的视网膜恶性肿瘤。

关键特征:

- 视网膜一个或多个占位性病变;
- 瘤体内钙化灶;
- 视网膜下种植灶;
- 玻璃体腔种植灶。

临床病例

患儿,男,23 月龄。家长主诉“发现患儿右眼瞳仁发白 1 周”,无眼红,无眼痛,无斜视,左眼无异常发现。无早产史。

【问题1】 根据上述病史考虑可能的诊断是什么?
思路　婴幼儿,白瞳征。应考虑 RB 可能,并需要和其他白瞳征鉴别。

知识点

婴幼儿白瞳征主要鉴别诊断

先天性白内障、原始玻璃体血管增生症、家族性渗出性玻璃体视网膜病变、Coats 病以及视网膜母细胞瘤等。其中 RB 是婴幼儿最常见的眼内恶性肿瘤,绝大部分在 5 岁以内发病,首先需要鉴别诊断。60% RB 患儿首诊表现为白瞳征,20% 首诊表现为斜视,20% 首诊表现为眼红、肿等严重症状。

【问题2】 为明确诊断应当做哪些检查?
全麻下双眼扩瞳眼底检查,应该在双目间接检眼镜下进行。如条件允许,采用广域眼底成像系统行眼底检查并摄像。测量眼压。眼部 B 超、MRI 检查。必要时行眼眶 CT 检查。

【问题 3】　请描述该患者分期。

思路　患者右眼较大瘤体伴广泛玻璃体种植，属于 IIRC 分期　D 期。

【问题 4】　患者下一步如何处理？

常见的 RB 保眼综合治疗方法有：静脉化疗、眼动脉介入化疗、玻璃体腔化疗、经瞳孔温热疗法、激光光凝、冷冻、巩膜敷贴放疗等。该患者右眼 D 期瘤体，伴有广泛玻璃体种植。首选右眼眼动脉介入化疗联合玻璃体腔化疗。必要时追加经瞳孔温热疗法、激光光凝、冷冻、巩膜敷贴放疗等治疗。治疗期间密切观察患眼对治疗的反应情况。如无明显疗效，需及早行眼球摘除术。

【问题 5】　眼球摘除术后，还需要做化疗吗？

眼球摘除术后，如果病理提示有任一高危因素，需要行预防性静脉化疗。高危因素如下：瘤体突破筛板、侵犯房角和虹膜、大范围侵犯脉络膜（≥3mm）、侵犯巩膜。

【问题 6】　RB 病理有哪些特点？

细胞呈深染小圆形，高核质比。通常可见有丝分裂细胞和坏死灶，时有钙化灶。肿瘤细胞排列成菊形团或假菊形团结构。

【问题 7】　RB 保眼治疗的随访

治疗期间，每月行全麻下眼底检查。如有条件，采用广域眼底成像系统行眼底检查并摄像，便于观察疗效。瘤体稳定后的第 1 年内，每 1～2 个月行全麻下眼底检查。之后，随访时间间隔逐渐延长。健眼也需同时检查。

【问题 8】　该患儿的家长计划再生一胎，下一胎患 RB 的概率有多少？

RB 分为遗传型和非遗传型。遗传型 RB，突变的 *RB1* 基因会有 50% 的机会向下一代传递。但因为不完全外显率（80%～90%）的关系，其子代患 RB 的概率为 40%～45%。家长如计划再生一胎。在怀孕之前，需要行基因检测。如父母 *RB1* 基因无突变，可以正常生育。如一方 *RB1* 基因存在突变，下一胎得 RB 的概率为 40%～45%。

（赵培泉）

第三节　先天性脉络膜缺损

脉络膜缺损（choroidal coloboma）是较为常见的先天性的眼底组织缺损，实际上是脉络膜及视网膜色素上皮层的缺失。脉络膜缺损的发生与胚胎裂的发育异常密切相关。胚胎 7～8mm 时（胎龄 4 周），视杯（第二视泡）下方停止生长和内陷，形成胎裂，至 17mm 时（胎龄 6 周），除视杯与视茎交界处外，胚裂完全封闭，不留痕迹。胚裂后端的闭合过程比较复杂，如果在此过程中受到某种因素干扰，闭合过程发生延迟或中断，引起脉络膜及视网膜色素上皮层缺失，或其他眼部组织异常。

定义和关键特征

定义：与胚胎裂发育异常相关的脉络膜及视网膜色素上皮层的缺失。

关键特征（图 2-12-11）：
- 多双眼发病，缺损部位常位于视盘下方胚裂处；
- 缺损区的范围和形态差异较大，通过菲薄的视网膜神经上皮层可见灰白色的巩膜；
- 累及黄斑者视力差，常伴有眼球震颤及斜视。

合并特征：
- 可伴有小角膜和虹膜缺损等其他眼部发育异常。

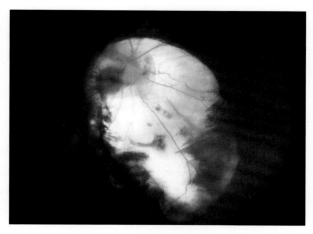

图 2-12-11　脉络膜缺损眼底图

临床病例

患儿，女，2 岁，出生孕周 36 周，出生体重 2 650g，家长发现从小双眼瞳孔偏下呈梨形，眼球震颤，视物不能，否认外伤史及眼部手术史。

【问题 1】　通过上述问诊考虑可能的诊断是什么？

思路　双眼从小发病，视力差，眼球震颤，双眼瞳孔偏下呈梨形，首先需要考虑虹膜缺损和脉络膜缺损等先天性异常。

知识点

脉络膜缺损的发生与胚胎裂发育异常有关。胚胎 7～8mm 时，视杯下方停止生长和内陷，形成胎裂，至 17mm 时，除视杯与视茎交界处外，胚裂完全封闭，如果胚裂封闭过程受干扰，则引起脉络膜和视网膜上皮层缺损或其他眼部组织异常，如虹膜缺损等。

【问题 2】　为明确诊断需要哪些检查？

思路　眼科基本检查包括眼位、矫正视力、眼压、裂隙灯和眼底检查。眼底检查一般在散瞳下进行。

知识点

典型的脉络膜缺损多为双眼，常位于视盘下方胚裂处，病灶处因脉络膜和视网膜色素上皮层缺失，透过菲薄的视网膜神经上皮层可见白色的巩膜。缺损区大小不一，小的 1～2PD，大的缺损可超过一个象限。缺损区内有时可见脉络膜大血管，但表面视网膜血管走行大致正常。

非典型的脉络膜缺损少见，可单眼发病，缺损范围小，可单独位于眼底任何区域，不涉及视盘。

知识点

典型的脉络膜缺损是否有遗传倾向还有待进一步研究，非典型缺损与宫内脉络膜炎症有关，常伴有小眼球、白内障、眼球震颤、弱视、畏光、屈光异常、视力低下、继发性青光眼等其他并发症。典型的脉络膜缺损合并黄斑发育不良者，视力一般较差。如黄斑正常，视力还可维持大致正常。

【问题 3】　非典型脉络膜缺损需要和那些疾病进行鉴别诊断？

思路　非典型脉络膜缺损应与陈旧性脉络膜视网膜炎、外伤后视网膜脉络膜萎缩等鉴别。

【问题4】 脉络膜缺损最主要的合并症和并发症?

思路1 脉络膜缺损常合并有小眼球、小角膜、虹膜缺损、黄斑发育不良和视盘发育不良等眼组织异常。临床上出现眼球震颤、弱视、畏光、屈光异常、视力低下等。典型的脉络膜缺损合并黄斑发育不良者,视力一般较差。如黄斑正常,视力还可维持大致正常。

思路2 脉络膜缺损最常见的并发症是由于缺损区内视网膜菲薄、萎缩和变性,导致视网膜裂孔,并发视网膜脱离。

【问题5】 脉络膜缺损有治疗方法吗?

思路 本病无特殊治疗。为减轻患者畏光,可戴墨镜或变色镜,或小孔黑色角膜接触镜。因其较易合并视网膜脱离,检查时应详查周边视网膜及缺损区边缘,在视网膜未脱离或脱离尚低平时,可用激光光凝,形成堤坝式色素性激光瘢痕,将裂孔限制在缺损区内。

> **知识点**
>
> 脉络膜缺损合并视网膜脱离时采用玻璃体切除联合眼内光凝和硅油填充手术有利于提高视网膜解剖复位率和术后视功能的恢复,是目前比较有效的治疗手段。

【问题6】 患者复诊时应进行哪些项目的观察?

1. 视功能、眼压。
2. 眼底检查,观察缺损范围以及是否存在视网膜脱离。

【问题7】 首次就诊病史采集要点有哪些?

1. 怀孕史、出生史,出生孕周以及出生体重,家族史,发现患眼异常时间和程度。
2. 眼部是否合并其他先天异常。
3. 眼部感染史、外伤及手术史。
4. 眼部用药和全身用药史。

【问题8】 患者教育要点是什么?

1. 病程观察的长期性。
2. 预防和及时治疗视网膜脱离。

(赵培泉)

第四节 牵牛花综合征

牵牛花综合征(morning glory syndrome,MGS)是先天性视乳头发育不全的一种表现,视神经入口处的缺损伴有退缩的神经胶质增殖,巩膜开口处的边缘组织也不正常。视网膜血管系统可能为变异的睫状后短血管所供应。发病机制不明,可能与胚胎裂上部未闭合,使视盘和其周围区域的组织向后脱出所致,也可能与视盘中心凹胶质发育异常相关。患者无明显性别差异,多为单眼发病,患眼视力较差,常伴有斜视。

定义和关键特征

定义:一种特殊类型的视神经缺损,视盘形态犹如一朵盛开的牵牛花,包括视盘深凹有视神经缺损、特有的视网膜血管异常、神经胶质增生和转化。

关键特征:

● 视盘异常扩大(正常的2~6倍)底部深凹陷,有绒毛状或白色胶质填充,边缘环状嵴样隆起,可有色素沉着,嵴环外环形视网膜脉络膜萎缩区;

● 放射状发出较多支血管(一般20~30支左右),管径较细,不易分辨动静脉;

● 眼部B超显示视盘后方漏斗样暗区,与玻璃体相连续。

合并特征:

● 可发生视盘深凹陷周围视网膜脱离;

● 最常见合并的眼部发育异常为永存胚胎血管,包括经典的永存原始玻璃体增生症、永存瞳孔膜、

Mittendorf 点以及残存玻璃体血管条索。

● 脑部影像学检查常伴有经蝶骨的脑底部膨出异常。

见图 2-12-12。

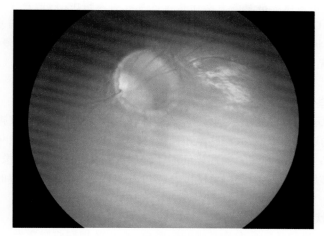

图 2-12-12　右眼牵牛花综合征眼底彩图

临床病例

患儿，女，4 岁，出生孕周 40 周，出生体重 3 450g，家长发现右眼斜视，当地医院扩瞳验光发现右眼底反光异常，B 超提示视盘后暗区，否认外伤史及眼部手术史。

【问题1】　通过上述问诊考虑可能的诊断是什么？

思路　患儿年龄小，出现单眼斜视，眼底反光异常，B 超提示视盘后暗区，首先需要考虑眼底疾病，特别是牵牛花综合征的可能。

知识点

牵牛花综合征多为单眼，发病机制不明，可能由于胚胎裂最上部分未闭合，使视盘和其周围区域的组织向后脱出所致，也可能与视盘中心凹胶质发育异常有关。因此眼部 B 超检查可以发现视盘部位的后方有不同大小的暗区，与玻璃体相连续，内回声少或无，视神经前段增粗。

【问题2】　为明确诊断需要哪些检查？

思路 1　眼科基本检查包括眼位、视力（扩瞳验光）、眼压、裂隙灯和眼底检查。眼底检查一般在散瞳下进行。

知识点

牵牛花综合征眼底检查有特征性表现：视盘呈粉红色漏斗状凹陷，视盘扩大，相当于 4～6 个正常视盘大小，漏斗凹陷深，中心致密而无明显结构的白色质快，如花蕊状，遮蔽深部血管走行。视盘凹陷的边缘为一隆起的环形色素紊乱嵴，色素嵴外的脉络膜视网膜环形萎缩，或可透见巩膜。视盘及其周围异常血管，由凹陷边缘呈车辐样放射爬出（20～30 支），这些血管较细，一般无分支，直径走向周边，外形上难以分清动静脉。最常见的并发症是视网膜脱离，典型的视网膜脱离发生在深凹陷的视盘周围。

思路 2　本病可合并其他先天性眼部异常。例如斜视、先天性小眼球、白内障、永存玻璃体动脉、永存原始玻璃体增生症、视网膜色素变性、脉络膜缺损、Coats 病、视网膜动静脉交通吻合等其他眼底异常，其中以永存胚胎血管最为常见，包括经典的永存原始玻璃体增生症、永存瞳孔膜、Mittendorf 点以及残存玻璃体血管条索。本病可合并其他先天性神经系统疾病，例如：基底脑膨出、胼胝体发育不全、颅内血管异常、神经纤维瘤病Ⅱ型、癫痫、脑积水、脑萎缩、精神运动发育迟滞等。

> 知识点
>
> 　眼部 B 超检查多提示为眼球后极部有漏斗状暗区与玻璃体相连,内回声少或无,视神经前端增粗,可伴有眼轴缩短。眼眶 CT 检查一般提示视神经明显增粗,内部为低密度区,与玻璃体相连。眼底荧光血管造影显示视盘漏斗状凹陷中心的白色组织遮蔽荧光,或弱荧光,周围呈弥漫性强荧光,脉络膜萎缩环随脉络膜显影,一般无荧光渗漏。

【问题 3】 需要和那些疾病进行鉴别诊断?

思路 需要鉴别的疾病主要是:视盘缺损。视盘缺损患者多为双侧性,可有家族史,常伴有虹膜睫状体和视网膜缺损,全身多系统的遗传异常,眼底深凹陷在视盘内,无中央胶质组织,但视网膜血管组织表现正常。

需要鉴别的疾病还有:视神经肿瘤。当屈光间质不清,眼底朦胧时,眼科影像学检查 B 超以及眼眶 CT需要更仔细读片,一般可以发现视神经膨大增粗,高密度软组织影,当肿瘤完整时有时可见视乳头隆起等表现。

【问题 4】 牵牛花症状最主要的并发症?

思路 1 牵牛花综合征最常见的并发症是视网膜脱离,典型的视网膜脱离发生在视盘周围,多局限在后极部。

思路 2 目前没有特殊治疗方法。眼底后极部有时可以出现视网膜脱离。据 Kindler(1970 年)推测,脱离由视网膜异常血管渗漏引起。但近来不少学者发现有裂孔,裂孔大多位于视乳头内或视乳头边缘,采取玻璃体手术联合眼内激光可使视网膜复位。此外,有学者研究发现,预防性盘周 360° 视网膜激光术对于预防视网膜脱离存在短期内有疗效,长期疗效尚未明确,有待进一步观察。

【问题 5】 患者复诊时应进行哪些项目的观察?

1. 视功能、眼压。

2. 眼底检查,是否合并视网膜脱离,可以 OCT 或 B 超观察。

【问题 6】 首次就诊病史采集要点是什么?

1. 出生史,出生孕周以及出生体重,家族史,发现患眼异常时间和程度。

2. 全身是否合并其他遗传异常。

3. 眼部外伤及手术史。

4. 眼部用药和全身用药史。

【问题 7】 患者教育的要点有哪些?

1. 病程观察的长期性,本病病因不明,遗传性特性不明确,暂无病因预防措施。

2. 确诊眼部病变后,应尽早行头颅 MRI 与 MRA,排除大脑发育和颅内血管等其他异常。

3. 伴有屈光不正者,应尽早验光配镜,可提高患儿的部分视力。

4. 合并视网膜脱离者,可试行视网膜复位术,尽可能保存有用视力。

(赵培泉)

第五节　Coats 病

Coats 病由 George Coats 于 1908 年首次报道。病因尚不明确。好发于儿童和青少年,男女比例约为3∶1。90% 患者为单眼发病。典型的临床表现为视网膜毛细血管的异常扩张伴有视网膜层间 / 下的脂质渗出。Coats 病进展快,晚期可出现视网膜脱离、白内障、新生血管性青光眼、眼球萎缩等严重并发症,视力预后不佳。

定义和关键特征

定义:特发性视网膜毛细血管异常扩张,伴有视网膜层间 / 下脂质渗出及渗出性视网膜脱离。

关键特征:视网膜毛细血管异常扩张,视网膜层间 / 下黄白色脂质渗出(图 2-12-13)。

合并特征：渗出性视网膜脱离、新生血管性青光眼、白内障、眼球萎缩。

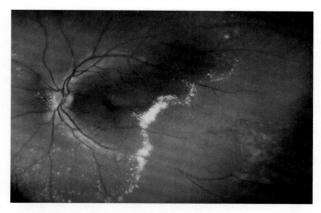

图 2-12-13　Coats 病眼底可见视网膜毛细血管异常扩张及渗出病变

临床病例

患者，男，13 岁，因"家长发现左眼视力下降半年，瞳孔发白"而就诊。足月顺产，无手术外伤史，无家族史。

【问题 1】　通过上述问诊首先考虑的诊断为何？

思路 1　患者年龄小，无诱发外在因素，瞳孔发白，可考虑白瞳征。

知识点

白瞳征为患者瞳孔区非正常黑色而呈现白色的外观。表现为不能注视目标或不能追物，影响其视力发育。晶状体、玻璃体和眼底白色或黄白色病灶或肿块反射光线皆可使瞳孔区呈白色外观，如白内障、视网膜母细胞瘤、Coats 病、永存原始玻璃体增生症、家族性渗出性玻璃体视网膜病变、早产儿视网膜病变、视网膜脱离都可引起白瞳征。

思路 2　根据患者出生史、家族病史，初步排除家族性渗出性玻璃体视网膜病变及早产儿视网膜病变。

知识点

各个疾病的主要临床特征与初步鉴别

Coats 病、永存原始玻璃体增生症一般无家族史；家族性渗出性玻璃体视网膜病变一般有家族史；早产儿视网膜病变有明确早产史；视网膜脱离可以是前述几种疾病的并发症，也可以由外伤引起；白内障通过裂隙灯检查以鉴别，但白内障也可是 Coats 病并发症之一。

【问题 2】　首次就诊时需要询问哪些病史？

1．视力下降的时间，下降的严重程度。

2．出生史、家族史、手术外伤史。

3．全身情况（免疫系统疾病）。

4．眼部用药和全身用药（曾用药与现用药）。

5．发病以来的诊疗经过。

【问题 3】　为明确诊断应当做哪些检查？

思路　包括视力、眼压、裂隙灯检查和散瞳下眼底检查，必要时行荧光血管造影检查。

知识点

Coats 病的临床检查特征

视力下降；眼压：当合并有继发性青光眼时，可有眼压升高和虹膜新生血管；裂隙灯：前节检查是否有白内障；眼底检查：主要诊断方法，散瞳下全面查眼底，分清眼底病灶分布情况，如视网膜下渗出范围以及是否累及后极部、视网膜脱离范围与方位、眼底异常血管分布等。如果患儿配合，可行眼底荧光造影术，以明确 Coats 病病变范围及无血管区，利于激光治疗。

散瞳下检查见图 2-12-14。

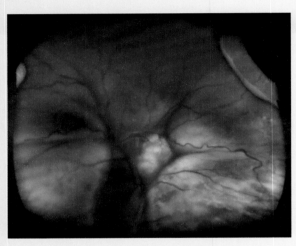

图 2-12-14　散瞳下检查示：眼底广泛黄色渗出，渗出性视网膜脱离，可见视网膜毛细血管异常扩张

【问题 4】 经过检查后，患者的初步诊断及鉴别诊断？

思路 Coats 病要与视网膜母细胞瘤相鉴别，部分患者均为眼底黄白色渗出病变及渗出性视网膜脱离（表 2-12-2）。

表 2-12-2　Coats 病与视网膜母细胞瘤的鉴别诊断

鉴别点	Coats 病	视网膜母细胞瘤
年龄	发病多在 5 岁左右	发病多在 1.5 岁左右
家族史	无	10%
性别	多为男性	无性别差异
眼别	多为单眼	约 40% 为双眼
眼底	视网膜毛细血管异常扩张及黄白色渗出	灰白色隆起，可有卫星灶，钙化病灶
B 超	可有视网膜下均匀点状回声	"钙斑样" 回声伴声影
CT	可有视网膜脱离	球内实性占位病灶

【问题 5】 患者下一步应如何处理？

思路 根据患者病情选择治疗方案。该名患者治疗上应该以控制 Coats 病严重的活动性病变为主，同时使渗出性视网膜脱离复位，恢复正常眼球结构。治疗时可先采用巩膜外放液，视网膜复位后即行视网膜激光或冷冻封闭异常扩张的血管，术毕可联合抗 VEGF 治疗促进视网膜下液的吸收并减轻血管渗漏。伴有牵拉性视网膜脱离、玻璃体积血等并发症的患者可行玻璃体切除 + 视网膜复位 + 眼内激光光凝 + 硅油注入术。

知识点

Coats 病的治疗

1. 视网膜激光术
2. 冷冻治疗
3. 玻璃体切割术
4. 抗 VEGF 及抗炎治疗
5. 眼球摘除

【问题6】 根据上述知识点,如何和患者沟通?

1. 病程观察为终身(具自限性病程发展的患者为极少数)。
2. 视力预后差的原因和应对措施。
3. 治疗方案选择。
4. 治疗后复诊时间(初次复诊:激光光凝术术后 1 周,抗 VEGF 药物术后 1 周及 4 周,手术治疗术后 4 周复诊,随访复诊间期 3～6 个月)。

【问题7】 患者复诊时应进行哪些观察项目?

1. 视力、眼压。
2. 裂隙灯检查　观察重点为晶状体混浊与虹膜新生血管。
3. 玻璃体。
4. 眼底检查　观察重点为渗出病灶、视网膜异常血管。
5. 黄斑区　必要时可行 OCT。

患者复查见图 2-12-15

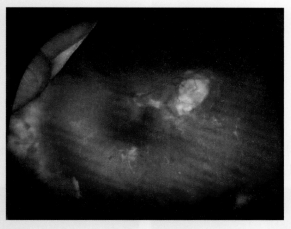

图 2-12-15　该患者眼底复查显示视网膜复位,异常血管及视网膜渗出消退,黄斑区网膜下有增殖病变

（赵培泉）

第六节　家族性渗出性玻璃体视网膜病变

家族性渗出性玻璃体视网膜病变(familial exudative vitreoretinopathy,FEVR)由 Criswick 和 Schepens 于 1969 年首次报道,是一种遗传性视网膜血管发育异常造成的玻璃体视网膜疾病,主要基础病变是视网膜血管发育不完全,是儿童致盲性眼病之一,占 13%～20%。目前发现的 4 个致病基因为 *FZD4*、*LRP5*、*NDP* 和 *TSPAN12*。遗传方式包括常染色体显性遗传,常染色体隐性遗传和 X 性连锁隐性遗传。大部分患者双眼患病,病变可以不对称,疾病晚期和许多疾病相似,临床上很难鉴别诊断,容易漏诊和误诊。眼底荧光血管造

影是临床诊断的金标准。家族遗传史可以辅助诊断。临床上需要全面认识 FEVR 的各种临床表现和了解有关基础研究，及早明确诊断和适时合理治疗，挽救患者视力，降低婴幼儿致盲率。

定义和关键特征

定义：周边部视网膜血管发育异常导致的遗传性眼病，通常为双侧性。

关键特征：

- 周边视网膜毛细血管无灌注，眼底荧光血管造影（FFA）可提供重要依据；
- 视盘颞侧牵引、出现视网膜镰状皱襞或渗出性视网膜脱离；
- 已知的 FEVR 相关基因突变包括 *FZD4*、*LRP5*、*NDP* 和 *TSPAN12*。

合并特征：

- 足月儿；
- 多伴有阳性家族史；
- 双眼发病为主，可轻重不一；
- 晚期可并发白内障、角膜变性、新生血管性青光眼或眼球痨等。

临床病例

患者，女，7 岁，因"双眼视力自幼差，眼斜，左眼瞳孔区发白"就诊。外院诊断"双眼视网膜脱离"，未治疗。患者足月顺产，否认眼外伤史。

【问题 1】 通过上述问诊考虑可能的诊断是什么？

思路 患者双眼视力自幼差，左眼为"白瞳征"，外院诊断"双眼视网膜脱离"。患者为足月儿，可排除早产儿视网膜病变。需要考虑 FEVR 可能。

知识点

FEVR 多为双眼发病，可表现为视网膜脱离。临床可出现为"白瞳征"。

知识点

FEVR 患者非早产儿，需与早产儿视网膜病变鉴别。

【问题 2】 为明确诊断，临床上需进一步做哪些检查？

思路 眼科基本检查包括视力、眼压、裂隙灯和眼底检查，眼底检查可在散瞳后行眼底照相（婴幼儿行 RetCam 照相）（图 2-12-16）以及眼底荧光血管造影（婴幼儿在全麻下进行）。

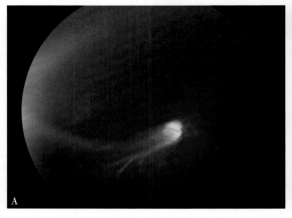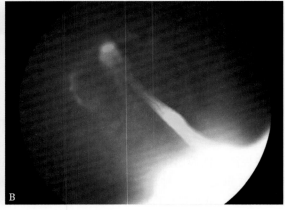

图 2-12-16 患儿眼底彩照，均为镰状皱襞
A. 右眼；B. 左眼。

> 知识点
>
> FEVR 患者视力差。眼底检查轻重不一，可表现为仅有视网膜周边部无血管区、周边部视网膜异常血管渗漏、视乳头牵引、视网膜镰状皱襞或全视网膜脱离。晚期可并发白内障、继发性青光眼以及角膜变性等。眼底荧光血管造影可显示周边部视网膜无血管区或异常血管。

【问题3】 如何明确有无家族史?

思路 FEVR 是遗传性疾病，我们需要详细追问家族史，进一步明确患者家族成员有无类似疾病发生，建议父母以及兄弟姐妹等进行眼底检查和眼底荧光血管造影。

追问家族史，该患儿母亲有白瞳征，既往未予明确诊断，详细检查后，发现其母为 FEVR 患者(图 2-12-17)。该患儿有一姐姐，否认眼病史，散瞳后详查眼底并行眼底荧光血管造影，显示双眼周边部视网膜无血管区(图 2-12-18～图 2-12-20)。

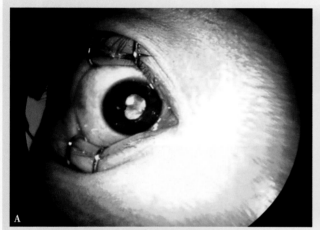
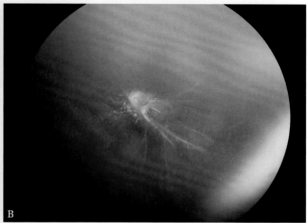

图 2-12-17 患儿母亲眼部照片
A. 右眼白瞳征，眼底窥不清；B. 左眼为视乳头牵引。

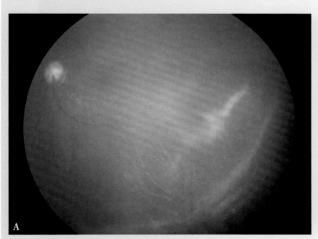
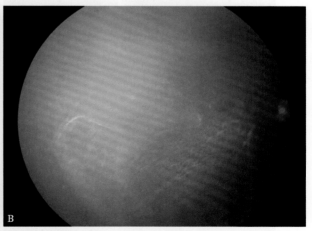

图 2-12-18 患儿姐姐眼底照片
A. 右眼；B. 左眼。示双眼周边部无血管区，左眼可见周边部视网膜前增殖性改变。

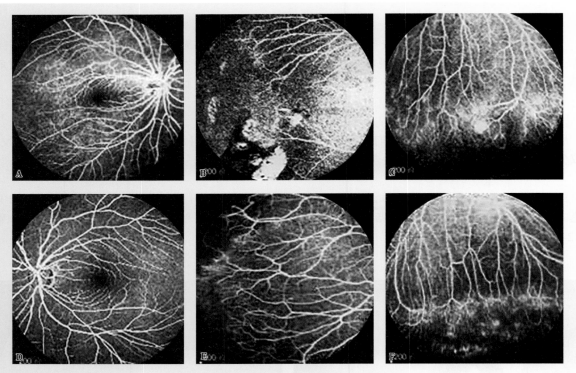

图 2-12-19　患儿姐姐眼底荧光造影图片

A、B、C 为右眼，D、E、F 为左眼。示双眼血管分支增加，周边部见无视网膜血管区和异常血管渗漏。

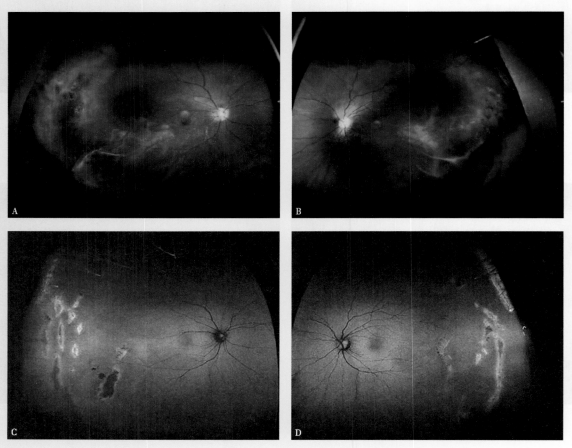

图 2-12-20　患儿姐姐欧堡全景 200 激光扫描检眼镜照片

A、C 为右眼，B、D 为左眼。

知识点

FEVR 是遗传性疾病，往往有阳性家族史。部分无临床症状的 FEVR 患者家属行眼底荧光血管造影，可显示双眼周边部视网膜无血管区。但是无家族史者不能排除 FEVR 诊断。

【首次就诊病史采集】

1．眼部视力下降的情况（婴幼儿是否追物）或者眼部外观的异常情况（包括有无白瞳、斜视、眼球震颤等）。

2．出现症状的时间、有无加重。

3．有无早产史、低出生体重史和吸氧史，以排除早产儿视网膜病变。

4．排除眼外伤等眼部其他病史。

5．眼部疾病的家族史情况。

【问题 4】　除临床诊断外，还可以进一步做什么检查以确诊？

思路　FEVR 是遗传性疾病，可以进一步采集血样，进行基因检测。

知识点

目前报道 40%～50% 的 FEVR 患者与 *FZD4*、*LRP5*、*NDP*、*TSPAN12* 和 *KIF11* 的基因突变有关。其中，部分 *LRP5* 突变患者可伴有骨密度异常。

【问题 5】　通过检查，还需要与哪些疾病鉴别？如何鉴别？

思路 1　与永存原始玻璃体增生症（PHPV）鉴别

知识点

PHPV 是胚胎发育阶段原始玻璃体未退化，形成晶状体后方纤维增殖。临床上根据病变的部位分为前部型、后部型和混合型，晚期表现可与 FEVR 相似。本病患儿多单眼发病，眼底无 FEVR 的周边无灌注区表现，晶体后残存的原始玻璃体增生呈灰白色，无家族史，这些是其鉴别要点。

思路 2　与早产儿视网膜病变（ROP）鉴别

知识点

早产儿视网膜病变患儿有早产和吸氧史，临床表现为特征性的 5 期改变或急进型后部型早产儿视网膜病变表现。无家族史。

思路 3　有渗出性视网膜脱离者与外层渗出性视网膜病变（Coats 病）鉴别

知识点

Coats 病以单眼发病为主，好发于 5 岁以上的男孩。典型的眼底表现为病变区视网膜血管的异常，呈现扭曲、囊样扩张或串珠状，并可伴新生血管形成。视网膜下黄白色渗出甚至渗出性视网膜脱离。可根据眼别，发病年龄，典型的眼底表现以及有无家族史进行鉴别。

【问题 6】　患者下一步如何处理？

思路 1　仅有周边部视网膜血管异常如何处理？

知识点

仅有周边部视网膜无血管区者无需处理，定期随访；若眼底荧光血管造影显示异常血管有渗漏，则行激光光凝，并定期随访。有严重新生血管增生者，可行抗 VEGF 治疗。

思路 2 视乳头牵引、视网膜镰状皱襞如何处理?

> **知识点**
>
> 视乳头牵引、视网膜镰状皱襞者,若病情稳定,定期随访。

思路 3 有视网膜脱离、并发性白内障、前房消失继发性青光眼如何处理?

> **知识点**
>
> 有视网膜脱离者行玻璃体切除视网膜复位术,若有并发性白内障或继发青光眼前房消失者行晶状体切除术。

【问题 7】 根据上述知识点,如何和患者沟通?

患者教育:

1. FEVR 是终身性疾病,需要长期随访(婴幼儿阶段病情进展快,尤须重视)。
2. 需要进行低视力康复。
3. 遗传学检查,有利于优生优育。

【问题 8】 患者复诊时应进行哪些项目的观察?

1. 视功能、眼压。
2. 眼底病变是否稳定。
3. 是否有角膜水肿、前房消失、晶体混浊等体征出现,提示患儿出现继发性青光眼、并发性白内障等并发症,需要及时处理。

(赵培泉)

第七节 Leber 先天性黑矇

Leber 先天性黑矇(Leber's congenital amaurosis,LCA)由 Theodor Leber 医生于 1869 年首次描述。1954 年 Franceschetti 和 Dieterle 阐述了 LCA 的 ERG 表现,将其与其他视网膜萎缩疾病区分开来。LCA 发病率大约在 1/81 000,可占到盲校儿童致盲原因的 20%,在遗传性视网膜变性疾病中占到 5%。目前已确定 25 种 LCA 的致病基因(RetNet: http://www.sph.uth.tmc.edu),它们大都特异地表达在视网膜色素上皮层或者感光细胞内。这些基因的异常会干扰视网膜光信号向电信号的传导、视网膜内维生素 A 在光信号中的代谢循环、感光细胞的分化和发育、感光细胞内蛋白转运和正常分布等。正确认识 LCA 有助于与其他视网膜变性类疾病相鉴别,从而为患者提供正确的治疗选择、预后评估和遗传咨询。

定义和关键特征

定义:严重的先天性遗传性视网膜变性类疾病

关键特征:

- 发病年龄早(大部分出生时或 1 岁内视力已受损明显);
- 视力损害严重;
- ERG 通常记录不到波形或仅有极小 b 波振幅。

合并特征:

- 严重夜盲;
- 眼底表现多样,可呈骨细胞样、钱币样、椒盐状色素改变,也可无改变;
- 血管变细僵硬,视乳头色淡;
- 患儿指压征阳性。

临床病例

患儿，男，1 岁。父母主诉发现患儿从小视力差经常按压眼球，夜晚看不见东西，出生 3 个月时便发现眼球震颤。患儿的哥哥有相似病史，现已失明。患儿为足月产儿，无其他疾病史。

【问题 1】　通过上述问诊考虑可能诊断是什么？

思路　患儿有严重夜盲，按压眼球说明视力严重受损，且发病年龄早，出生 3 个月即已出现症状。有家族史。考虑 LCA 可能性较大。

知识点

LCA 通常为常染色体隐性遗传，但也有常染色体显性遗传报道。目前确定导致 LCA 的突变基因有 25 个，分别为 *AIPL1*、*CRB1*、*CRX*、*GUCY2D*、*LRAT*、*TULP1*、*RPE65*、*RPGRIP1*、*CEP290*、*RDH12*、*LCA5*、*RD3*、*IMPDH1*、*SPATA7*、*OTX2*、*CABP4*、*CCT2*、*CLUAP1*、*GDF6*、*IFT140*、*PRPH2*、*DTHD1*、*IQCB1*、*KCNJ13*、*NMNAT1*。还有许多突变基因尚未发现。

【问题 2】　首次就诊病史采集？

1．发现视力下降的时间，视力下降严重程度。

2．有无夜盲，有无特殊动作（按压眼球）。

3．出生时情况包括是否足月产，出生体重等。

4．父母有无家族史、近亲结婚。

5．全身有无其他疾病，既往病史，外伤史、手术史。

【问题 3】　为明确诊断应该做哪些检查？

思路 1　眼科基本检查包括视力（裸眼＋矫正视力）、眼压、裂隙灯和眼底检查。裂隙灯检查需要注意瞳孔对光反应。眼底检查在扩瞳下使用裂隙灯生物镜和间接眼底检查镜。对于配合患儿可另行 OCT 检查。小儿可以进行 Retcam 检查眼底。

思路 2　对于明确 LCA 还需要补充做全视网膜 ERG。

知识点

LCA 视力严重受损，但眼压和眼前节检查可以都为正常。裂隙灯下可发现瞳孔对光反应迟钝。LCA 具有遗传异质性和临床表现多样性。因此眼底可以有色素性改变包括骨细胞样或钱币样色素沉着或者椒盐状色素改变，严重程度不一，范围也不仅限于周边，经常见于后极部，可伴有黄斑区的萎缩，但也可无任何眼底改变。OCT 可以探及感光细胞层缺失或受损。ERG 是特征性的，可见视锥视杆细胞反应波均呈平坦型或仅有极小 b 波振幅，说明感光细胞受损严重。

患者检查结果见图 2-12-21 及图 2-12-22。

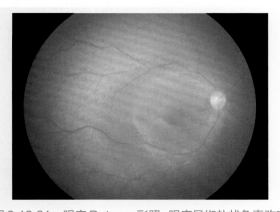

图 2-12-21　眼底 Retcam 彩照：眼底呈椒盐状色素改变

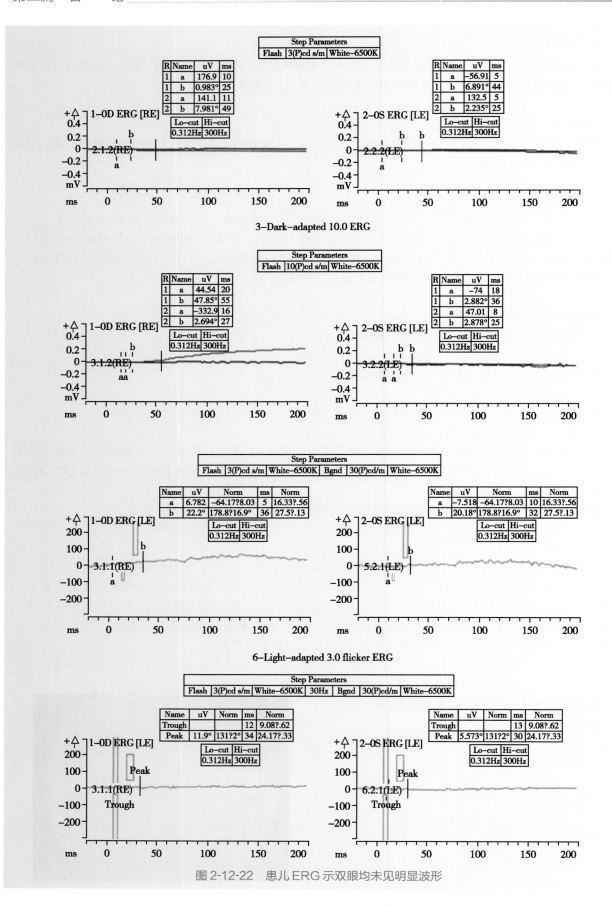

图 2-12-22　患儿 ERG 示双眼均未见明显波形

【问题4】 经过检查还需和哪些遗传类疾病相鉴别?

思路1 有夜盲及眼底色素性改变需要和视网膜色素变性及先天性静止型夜盲相鉴别。

> 知识点
>
> 视网膜色素变性(RP):发病年龄较 LCA 晚很多,且起病时视力受损较轻,病程通常缓慢进展,后期累及中心视力。但较早发病的视网膜色素变性(early-onset RP)与 LCA 较难区别,可借助进一步基因诊断。
>
> 先天性静止型夜盲:ERG 显示仅视杆细胞反应没有,可能与其双极细胞的 on 通路信号受损有关,视锥细胞反应正常。

思路2 小儿视力差,ERG 波峰平坦还需与色盲及视锥视杆营养不良相鉴别。

> 知识点
>
> 色盲(achromatopsia):色盲主要是视锥细胞功能受损,因此 ERG 示视锥细胞反应异常但视杆细胞反应正常。
>
> 锥视杆营养不良(cone-rod dystrophy):发病年龄一般较 LCA 晚,眼底无明显色素性改变,黄斑区可呈"靶心样"改变,视锥细胞先受累,逐步进展至视杆细胞受损,因此 ERG 示视锥细胞反应下降更严重,与 LCA 视杆细胞反应受损更严重相反。

【问题5】 下一步该如何治疗?

思路 LCA 一般病情发展较快,预后极差,最终可能完全失明。有待进一步的基因治疗研究。

> 知识点
>
> LCA 基因治疗已经进入临床试验阶段,报道显示使用腺病毒将 RPE56 替代基因导入相关患者眼内,治疗结果让人倍受鼓舞。但目前治疗对象仅限尚存有感光细胞功能的患者。且对于有免疫缺陷或者免疫抑制剂使用患者进行腺病毒为载体的基因导入风险较大。

【问题6】 根据上述知识点,如何和患者沟通? 即如何进行患者教育?

思路

1. LCA 会进行性发展,需要长期定期随访评估视功能。

2. 可进行低视力康复训练。

3. 基因检测有助于明确诊断,但仍有许多病例无法查明突变基因;基因治疗正在研究试验中,符合条件患者应加以关注。

4. 遗传学检查,有利于优生优育。

5. 有部分全身综合征与 LCA 有相同的眼底表现,因此告知患者家属完善全身检查。

【问题7】 患者复诊时应进行哪些项目的观察?

思路

1. 视功能检查。

2. 眼底检查。

3. 电生理检查。

(赵培泉)

第十三章　眼　科　急　诊

　　急诊患者通常发病较急，就诊时要求医生迅速对病情作出正确的判断并及时处理。思路清晰、有条不紊、忙而有序、规范有效是处理好眼科急诊的关键。临床医生除了应该具备较强的眼科专业技能以外，还应掌握急诊诊疗的流程、规范以及应对原则，对医生的急诊思维及应变能力有很高的要求。

　　本章结合急诊特点，着重介绍眼科急诊的临床思维、急救措施、诊疗流程以及眼科常见急诊的诊疗原则。从实用的角度，介绍急性眼红、急性视力障碍、急性视物遮挡、急性眼痛、眼球穿通伤、破裂伤，以及眼部酸碱烧伤等常见眼科急症的临床特点及处理原则。经过本章节的学习，可使临床医生提高眼科急诊的临床思维及处理能力，为挽救患者视力把好急诊第一关。

第一节　眼科急诊的临床思维

　　眼科急诊学包括眼科急性疾病、急性中毒及眼外伤的病因、发病机制、临床表现及急救处理等一系列问题的研究。眼科急诊的诊断是否正确，处理是否及时，直接影响进一步治疗，甚至关系到最终视力。随着眼科诊断设备以及治疗方法的进步，眼科急诊救治效果得到显著提高。

　　面对眼科急诊患者，为确保得到最佳的预后，应该掌握的原则包括：①立即对患者全身及眼部状况进行全面评估；②迅速作出正确诊断；③制订治疗策略；④正确用药；⑤在有手术指征时如何进行术前准备；⑥手术治疗原则及步骤；⑦请相关科室会诊；⑧相关法律或人文等多方面内容。眼科急诊医师只有熟练掌握眼科急症疾病的诊断和处理，在遇到紧急情况时才不会慌张失措。

一、眼科急诊常见疾病

　　1. 急性眼红　急性眼红常见眼部疾病见图 2-13-1。
　　2. 急性视力障碍　急性视力障碍常见眼部疾病见图 2-13-2。
　　3. 急性视物遮挡　急诊多见于：①血管阻塞性疾病，视网膜分支动脉阻塞、视网膜分支静脉阻塞；②视神经病变；③视网膜脱离；④神经系统疾病，脑血管意外、眼眶损伤或复合损伤累及脑神经。
　　4. 急性眼痛　急诊多见于：①角膜异常、眼睑异常与弥漫性球结膜充血；②眼压急剧升高，闭角型青光眼、外伤性（房角后退）青光眼、色素性青光眼、葡萄膜炎、前房积血、与晶状体相关的解剖位置和炎症因素影响；③睫状充血，巩膜炎、葡萄膜炎、眼内炎。
　　5. 眼外伤　急诊多见于：①机械性眼外伤，包括闭合性眼外伤（钝挫伤、板层裂伤），开放性眼外伤（眼球破裂伤和眼球裂伤）（眼球裂伤包括穿通伤、眼内异物、贯通伤）；②非机械性眼外伤，包括化学伤、热烧伤、辐射伤。

二、建立眼科急诊临床思维

　　在所有眼科急诊中，有两种情况需要立刻（几分钟内）处理——化学烧伤和视网膜动脉阻塞。而另外一些情况则需要在数小时内作出处理，如眼内炎、眼内异物、眶蜂窝织炎等。某些情况下，甚至需要其他专业的医生参与，如放射科、耳鼻喉科、神经内科和神经外科等。

　　眼科急诊医生应根据眼外伤的轻重缓急和患者就诊时的状况，在不延误急救、不增加损伤、尽量减少患者痛苦的前提下，有重点地进行。应避免遗漏重要的伤情（如眼内异物），以免贻误初期处理和挽回视力的时机。伴有全身疾病的情况，尤其在车祸、爆炸伤等有复合伤及多处伤的情况下，注意有无重要脏器及其他

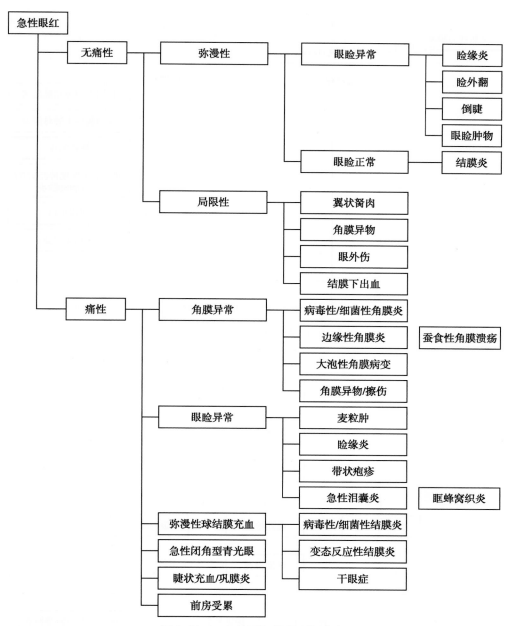

图 2-13-1　急性眼红常见眼部疾病

器官损伤，有无休克及出血等。应首先由相关专科医生检查和处理。

在综合性医院，经常会遇到涉及多个科室的危重病例。在急诊抢救时，需要在统一安排下，各科急诊医师通力合作。眼科急诊会诊涉及所有临床科室，如神经内、外科的视盘水肿、外科的头面部创伤或烧伤、内科的血管性疾病、妇产科的妊娠中毒症等。眼科急诊会诊对于明确临床诊断及指导抢救治疗均具有重要意义。

面对眼科急诊患者，首先要明确怎样对患者的状况进行全面评估，图 2-13-3 为眼科急诊常规检查步骤。对于危重患者应注意生命体征检查。

三、眼科急诊检查要点

（一）病史

在任何情况下，检查眼科急症患者第一步是要获取全面的病史资料，如外伤患者的损伤机制，受伤时间，受伤期间得到的处理／急救措施，伤前的视力状况，有无任何眼部手术史、既往受伤史、是否佩戴眼镜、

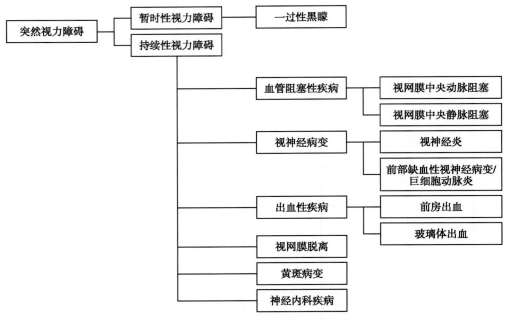

图 2-13-2　急性视力障碍常见眼部疾病

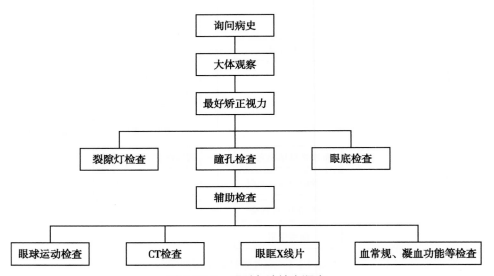

图 2-13-3　眼科急诊检查顺序

受伤前的一般体格状况、有无用药或过敏史、破伤风免疫状况、是否因受伤失去知觉、是否伴有全身其他部位外伤等。

　　对眼外伤患者作出病情评估，了解受伤的细节非常重要。尤其应询问那些对诊断球内或眶内异物有价值的细节，例如破碎的眼镜、爆破或者发射物等。眼部损伤性质属破裂伤还是穿通伤，这一点对预后也很重要。当损伤涉及某种化学物质时，应尽可能弄清其成分，尽量测出其 pH。如果遇到的是不寻常、不为人所熟知的物质，应与当地的有毒物质检测中心取得联系。此外，对于眼科急诊病例，病史中还有一点很重要，应询问最后一次接种破伤风疫苗的时间，以便按计划予以外科干预。

　　【要点】

　　1. 好的病史采集对于疾病诊治非常有益，例如曾经有眼部角膜接触镜佩戴史、眼药水治疗史、眼部手术史等。

　　2. 如果患者只有一只好眼，并且为好眼出现眼科急诊情况，处理应更为谨慎，必要时请上级医生会诊或转诊治疗。

3．不要忽略全身情况及系统疾病与药物应用情况。

4．良好的急诊病历书写是最好的文字证明，不但有利于沟通，同时对医疗法律也是非常重要的文件。

（二）眼部检查

对于复合伤患者，应先对生命体征作细致评估，包括心率、血压、呼吸速率、体温等，再做眼部检查。

为确保全面评价病情，建立起一套检查常规是很重要的。一般来说，应对双眼做全面的眼科检查。对于化学烧伤，应在进一步检查之前作结膜囊冲洗。如果患者眼红但没有外伤，尤其是怀疑感染性结膜炎时，暂不散瞳查眼底。

1．视力 视力检测是急诊患者眼科检查的基础。严重眼外伤、无法活动或是情况不稳定的患者，使用近视力表检查视力。如不能用视力表检查，可查数指、手动、光感等，以便判断视力状态。但对远视眼或无晶状体眼应做适当矫正。只要可能，还是推荐在安静环境下，用标准化视力表按规定的检查距离检查视力。

【要点】

（1）要检查双眼视力，无论是否为双眼受影响。

（2）对于严重视力下降，特别是主诉无光感的患者，医生要仔细检查以确定视力很重要，尤其是那些可能引发法律纠纷的病例。而对于严重眼外伤，就诊时的视力则是评估最终视力预后的最重要指征之一。

（3）对于某些睁眼困难患者，表面麻醉剂眼药水有助于视力检测。

（4）需要注意的是，有些时候即使视力为1.0，仍然不能排除眼部存在严重情况的可能性。

2．外眼检查 很多类型的眼外伤和急症可以通过对面部和眶周区域的外观观察作出诊断。应注意患者有无眼球突出或内陷、皮肤瘀斑、眶周皮下气肿、上睑下垂和眶下感觉减退。在怀疑泪腺有急性感染和炎症时，泪腺可触及或泪腺区压痛是最重要的指征。同样，耳前或颌下触及肿大淋巴结对急性病毒性结膜炎具有重要诊断意义。

对于任何裂伤都要估计伤口深度和组织受累情况，尤其要注意泪器情况。触摸眶缘有无下陷或不规则，以估计是否有骨折。注意有无眼球突出或内陷，眼球内陷提示眼球破裂，或眶骨骨折且组织疝入上颌窦或筛窦。眼球突出则提示可能有眶内出血，或眼眶壁骨折挤压眶腔缩小。了解面部有无感觉方面缺陷，眶下神经分布区域感觉迟钝提示眶底骨折，眶上神经分布区域感觉迟钝提示眶顶骨折。感觉眼睑或其他眼附属器区有无捻发音（皮下气肿），若有则提示眶底或眶内壁骨折。

检查方法：在灯光照明下，记录眼睑、泪器和眼肌等损伤的部位、范围、程度、并发症（如出血、感染、异物存留）等情况，应描述、绘图，涉及整形时应照相记录。

3．瞳孔检查 估计瞳孔大小，确定形状和双侧对称性。受到外伤时，相对传入性瞳孔障碍（RAPD）对于严重眼外伤，尤其是严重的视神经损伤具有重要诊断意义。瞳孔大小是判断有无脑神经受累的重要指标。瞳孔形状可为诊断虹膜损伤、玻璃体脱出或有无存在眼内异物的可能提供线索。

【要点】

（1）瞳孔检查有助于客观评价传入传出视觉通路病患。

（2）行RAPD检查时，应用明亮的手电检查，交替时间尽量缩短，光刺激时间足够长。

4．视野 眼部急症时，面对面视野检测法可快速有效地探查出大体视野缺损。

5．眼球运动 如果已知或可疑有眼眶损伤或脑神经，眼球运动能力检查非常重要。被动牵拉试验有助于鉴别麻痹性和限制性眼球运动受限，但在可疑为眼球开放伤时，应禁止此项检查。

【要点】

眼球运动受限提示可能存在眼球破裂或眼眶骨折。

6．眼前节检查 如果患者一般状况稳定且活动方便，最好用裂隙灯显微镜对眼前节做详细检查。

【要点】

正确使用裂隙灯显微镜，从前到后系统检查眼部情况。检查顺序：睫毛→眼睑→结膜→巩膜→角膜（表面规则性、透明性和泪膜情况）→前房→虹膜/瞳孔→晶状体。

7．眼后节检查 一般原则是尽可能早地对眼后节做细致检查，这一点非常重要。因为以下情况都可能对以后的检查造成影响：角膜失代偿、玻璃体积血、眼内感染、前房积血。对外伤患者如确实需要散瞳检查眼底,应记录所用药物,这一点对于头部外伤者尤为重要。

【要点】

(1)散瞳前应行瞳孔及虹膜检查。

(2)如果怀疑有头部外伤或虹膜外伤则不应用散瞳剂。

8．眼压 眼压异常降低作为重要线索提示很可能存在隐蔽的眼球穿通伤。但眼压升高也不能排除眼球破裂的可能。当睫状体脱离导致外伤性虹膜炎、睫状体功能丧失时,或者发生视网膜脱离时,都会出现低眼压。眼压急剧升高可见于:闭角型青光眼(原发或继发于肿瘤、炎症或者其他病因)、外伤性(房角后退)青光眼、色素性青光眼、葡萄膜炎、前房积血以及各种与晶状体相关的解剖位置和炎症因素的综合影响。

9．辅助检查 如果后节情况窥视不清或眼眶受累,影像学检查就显得尤为重要。CT可作为眼眶骨折和异物首选检查,眶底和眶内壁是最为常见的骨折部位。

四、眼科急诊手术时机及术前准备

眼科急诊手术应具体情况具体分析,但需要手术医生、麻醉师、护士有强烈的责任心,所需设备要齐全。

1．掌握手术时机 立即手术包括任何原因所致眼内炎、引起眼内感染的眼内异物或高危眼内炎,继发于鼻窦炎的眶蜂窝织炎,视神经管骨折伴视神经受压,外眦韧带离断和外眦切开术都无效的外伤性球后出血等。紧急手术(24小时)包括无眼内异物的开放性眼球损伤、眼睑裂伤、眼内异物(若为陈旧者,可在第二个24小时内手术)或低危眼内炎,前房积血伴眼压升高至一定水平等。

2．术前准备及麻醉 需要手术治疗的眼科急症,需做到以下几点:①对病情作彻底评估;②患者在用药上及思想上都要做好准备;③制订麻醉方案,包括诱导、维持、抢救、镇痛及术后处理。

术前评估的目的是改善患者的身体状况,预测潜在问题,评价并减小风险。术前评估的要素包括损伤情况、病程紧急程度、全身状况、末次摄入情况以及实验室检查。

3．医患沟通 通过术前谈话,充分让患者及家属了解病情、手术时机、预后、麻醉风险。谈话有助于协调医患关系,并使患者及家属能够良好地配合治疗,缓解患者的紧张焦虑。

第二节 诊 疗 流 程

在眼科急诊,所接诊的患者包括首诊到眼科的和其他急诊科室首诊后转到眼科急诊的。

对于首诊到眼科急诊的患者,首先询问主诉和病史,检查患者的呼吸、脉搏和血压等生命体征。如果生命体征存在严重问题,即使眼部外伤或疾病很严重,也要首先请相关科室急诊会诊,甚至抢救和治疗。伴有全身外伤者,应请有关科室会诊,并根据病情共同制订下一步治疗方案。经检查确定为生命体征平稳的患者,接下来进行眼科检查,除有明显眼球穿通伤外,应尽可能检查眼底,必要时散瞳检查。如果病情需要,再进行影像学检查或化验检查。最后,根据检查结果做出初步诊断,制订治疗方案,包括收住院诊治、急诊治疗和门诊进一步检查治疗等(图2-13-4)。

在眼科急症就诊的以眼外伤患者居多。要详细询问致伤原因、致伤物种类、方向、速度和距离、致伤时间,从而便于鉴别患者眼外伤为机械性或非机械性外伤。

对于外伤患者应注意有无球内或眶内、眼睑内异物存留。对眼挫伤患者,应详查眼附属器及眼球前后各部。对眼球穿通伤患者,应详查伤口大小、部位、深度,有无眼球内容物脱出、眼球运动障碍或异物存留,必要时绘图说明。凡疑有眼眶骨折或眼内异物者,应做X线、CT或超声检查。发现有异物存留时,应行异物定位。

如为非机械性外伤,应区分为热烧伤、化学性、辐射损伤等。热及化学烧伤应描述其范围和程度。

有外伤伤口的患者一定要进行破伤风抗毒素(TAT)皮试,皮试结果如为阴性,则TAT 1 500U肌内注射;皮试结果如为阳性,行TAT脱敏肌内注射或人破伤风免疫球蛋白肌内注射。

需要住院的患者,应安排急诊人员护送或由病房人员接至病房,以确保安全。对于不需要住院患者,急诊处理后指导其门诊复查。

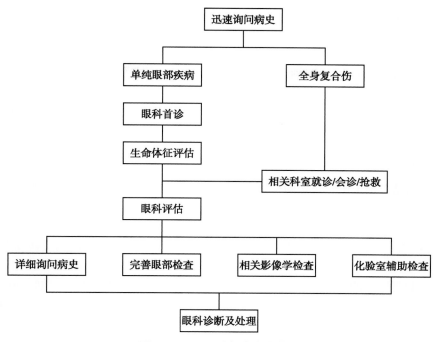

图 2-13-4 眼科急诊诊疗流程

（颜 华）

第三节 急救措施

良好的急诊医疗设备是提高诊疗质量,顺利进行急救诊疗的物质基础。在基层医疗单位虽不能强调大而全的设备,也应因地制宜,合理利用原有设施,创造较好的工作环境。

一、急诊室

目前在较大的综合性医院都有独立的急诊科,在急诊科内设立眼科急诊室。眼科急诊室可分为检查室、暗室与治疗室三部分,并需配备一套眼科设备与器械。

1. 检查室 应选择较安静的房间,室内光线充足、照明良好,房间一侧空出的距离最好在 5m 以上,以便悬挂视力表。室内检查用品包括手电筒(装上聚光灯泡)、视力表(远、近视力表)、挡眼板、镜片箱、检查床、眼压计等。还应准备表面麻醉剂、荧光素钠及散瞳剂。

2. 暗室 暗室与检查室互为相通,若条件不许可,也可以在检查室中隔出一部分。暗室内设施包括裂隙灯显微镜、检眼镜(若为固定式电检眼镜,还应另备 1 个手持式检眼镜,以便急会诊用)、三面镜、眼外肌麻痹检查用具(红绿镜片及蜡烛)等。

3. 治疗室 治疗室用于急诊治疗,应急处置,有条件者可专用一间房,也可以与外科治疗室合用,但必须保持相对无菌。要求光线充足,有活动性或落地照明灯。应备有电源插座及配电盘,供抢救医疗器械用。室内设治疗床、治疗桌椅等。

二、急诊室内物品及器械

1. 消毒物品 75% 酒精、2% 过氧化氢溶液、碘伏皮肤消毒液、安尔碘皮肤消毒剂等。室内每天至少用紫外线灯照射 2 次,每次 30 分钟。

2. 冲洗用品 大量的外用生理盐水、2% 硼酸溶液、2% 碳酸氢钠溶液、洗眼用具、受水器、弯盘及消毒浸泡液。

3. 注射用品 注射器至少要准备 1ml、2ml、5ml 三种。针头应包括 1/4 号针头(结膜下注射用)、普通针头(7 号或 6 号针头)、长 5 号针头(球后注射用)。

4．缝合器械　消毒孔巾、手套、刀片与刀柄、眼科剪（直、弯）、眼科镊（直有齿、直无齿）、蚊式血管钳（直、弯）、缝合针（包括小圆针、三角针），4-0、5-0、10-0 缝线，持针器、开睑器、眼睑拉钩、泪点扩张器、泪道探针、斜视钩等。为了剔除角膜异物，还应准备角膜异物针、永久磁铁等。

5．换药及包扎用品　消毒敷料包内装有无菌纱布、眼垫、棉签，另外还应备绷带、四头带、胶布等。换药后的污物应投入污物桶内。

对于有菌伤口（如脓肿和睑腺炎切开）应与灭菌伤口处置严格分开，分别于不同的治疗床上进行，并明确固定位置，使用的器械也应分开。

三、急诊室常备药物

急诊室常备药物是指用于眼科急诊的检查或诊断用药，某些急重症的应急用药，并不包括全部眼科急救所需的治疗药物。

1．诊断用药　1% 荧光素钠，用于角膜染色。眼科用表面麻醉剂（0.4% 盐酸奥布卡因滴眼液），不仅用于测眼压、查前房角镜、三面镜，也可紧急止疼，角膜、结膜囊麻醉取异物。上述两类药物必须经常更换，绝对避免污染。

2．应急用药　包括眼部冲洗剂（生理盐水、2% 碳酸氢钠溶液、2% 硼酸溶液）、散瞳剂（如复方托吡卡胺滴眼液）、缩瞳剂（2% 或 1% 毛果芸香碱）。散瞳与缩瞳剂应用明显的标志加以区别，分别放在相对固定的地方，以免用错。同时还应准备一定数量的抗生素眼药水、眼膏等。血管扩张剂、麻醉药品（如 2% 利多卡因）、地塞米松等也属于应急用药。

3．其他急救用药　主要用于全身意外情况下，如肾上腺素、50% 葡萄糖注射液、止血药、强心剂及抗休克药等。

四、眼科急诊室操作规范

（一）做好职业预防对于做任何检查都是至关重要的

1．检查患者前后应洗手，或用速消凝胶进行手消毒。

2．有指征时戴手套检查。

3．如有污物或液体飞溅，必要时佩戴保护性眼镜。

4．眼泪为体液，也存在感染风险。

5．应用酒精擦拭裂隙灯。

6．对于红眼患者，应注意每一只眼要使用单独的眼药水、纸巾、棉签、荧光素条等，以减少交叉感染。

（二）急救措施

1．包扎眼

（1）小的角膜或结膜外伤无需包扎。

（2）眼药水通常为首选，其可达到与眼药膏相同的效果。

（3）不可持续应用表面麻醉剂。

（4）对于怀疑眼球穿通伤者，为保护眼球避免进一步挤压，应戴眼盾。

2．眼药

（1）局麻药：表面麻醉药物可帮助检查患者，通常可持续 15～20 分钟。在化学烧伤患者行冲洗时，表面麻醉药物可有助于减轻患者不适感。但绝对不可让患者将表面麻醉剂带回家使用。

（2）荧光素：局部应用于角膜擦伤和角膜异物，应用钴蓝光或手电筒观察。

（3）散瞳剂：扩大瞳孔方便眼底检查，在浅前房患者应用时为相对禁忌，可诱发急性闭角型青光眼发作，虽然发病概率较低，但对于此类患者应叮嘱患者回家后如发生任何眼部不适均应怀疑急性闭角型青光眼急性发作可能。散瞳通常需要 15 分钟左右，如果散瞳效果不显著应重复点药。

五、眼科急诊室急救措施

对伴有创面的眼外伤患者，在进行任何处理前应对创面予以适当遮盖保护。如果存在双眼外伤的危险，还应考虑遮盖双眼。在眼科或其他专科医生对病情作出评价之前，应避免使用任何有散瞳作用的眼药水或药膏。应正确掌握眼科急诊的急救措施,对疾病迅速作出评价及正确处理。

1. 飞溅液体致伤 在没有其他依据时暂诊断为化学烧伤。如有条件,应在事故发生时立即开始冲洗治疗。应分秒必争地用大量水冲洗,至少 15 分钟。如果情况严重,应在几分钟内请示有经验的医生,并在数小时内进行相应救治。

2. 突发性无痛性非外伤性视力下降 注意鉴别诊断,包括视网膜动脉阻塞、视网膜静脉阻塞、巨细胞性动脉炎、非动脉炎性缺血性视神经病变、脑血管意外(卒中)、视网膜脱离、玻璃体积血、脉络膜新生血管伴或不伴视网膜下出血、癔症等。如果没有神经系统体征,若疑诊视网膜中央动脉阻塞,应在眼科立刻急救。如有神经系统体征,应在稳定患者的同时,立即请神经内科、神经外科会诊。

3. 眼开放伤 正确的诊断、初期缝合和后续治疗对挽救伤眼极为重要。眼外伤的紧急处置,应根据不同的外伤类型而定。例如,如果遇到车祸伤员,存在明显的眼球破裂,或有明显的眼球穿通伤,应就地立即用硬纸板一类的物品(如纸杯的 1/3 底部)遮盖固定,以暂时性保护眼球,而不应试图分开眼睑做检查。手术前不宜局部应用睫状肌麻痹剂或抗生素类滴眼液,以避免眼内毒性。穿通性眼外伤患者禁用眼药膏。避免一切影响局部或全身麻醉的举措。

(1)急救原则

1)有休克和重要脏器损伤时,应首先抢救生命。

2)对眼球穿孔伤,切忌挤压,可滴眼用表面麻醉剂,用眼睑拉钩检查。

3)眼球表面的异物和血痂,不应随便清除。

4)对开放性眼外伤,应肌内注射 TAT 或破伤风免疫球蛋白。

(2)处理原则

1)力求解剖复位:眼睑血液循环丰富,组织修复力强,而且一旦缺损或畸形修复会引起严重并发症(如暴露性角膜炎),因此清创缝合时应分层对合复位,不可将组织剪除或丢弃。

2)及时抗感染:由于血眼屏障存在,药物不易透入眼内,需选用适当药物和给药方法。如有眼内感染,可考虑玻璃体内注药、点眼药及结膜下给药,同时全身应用抗生素。

3)重视并发症:眼外伤后的并发症十分复杂,有些难以预料,有些在较晚才表现。对伤情要准确估计和彻底检查,必要时做严密随诊观察是早期发现并发症的有效手段。

4)对眼球破裂伤,眼球壁不规则裂开或伤口很长,眼内容物尤其包括脉络膜、视网膜组织大部分脱出,眼球解剖和功能恢复无望时,可考虑做眼球摘除术。但由于近年玻璃体手术的进步,一些无光感的眼球破裂伤也可以得到挽救,因此一般不宜做初期眼球摘除术。

5)存在视神经损伤时,应及时作视神经管减压术或同时用大剂量类固醇皮质激素治疗。眶内大量出血可引起急性眶内压升高,需要及时作眶减压术。

(颜 华)

第四节 急性眼红

眼红作为眼部的一个体征,可以发生在很多种眼病,包括无痛性眼红和痛性眼红。无痛性眼红临床上常见有睑缘炎、睑外翻、倒睫、眼睑肿物、翼状胬肉、眼外伤、结膜下出血等。痛性眼红临床上常见有角膜炎、角膜异物、角膜上皮擦伤、睑腺炎、带状疱疹病毒性睑皮炎、急性泪囊炎、眶蜂窝织炎等。弥漫性球结膜充血临床上常见于病毒性结膜炎、细菌性结膜炎、免疫性结膜炎、干眼症等。此外引起眼红的疾病还包括急性闭角型青光眼、巩膜炎、虹膜睫状体炎、葡萄膜炎。本节将重点介绍在眼科急诊常见的急性眼红疾病的临床特征及处理。

一、结膜下出血(subconjunctival hemorrhage)

【临床特征】 多无自觉症状,一般多为他人发现而就诊于眼科急诊。检查可见结膜下点状、片状或团状出血。

【处理】 针对病因治疗为主。局部早期冷敷,48 小时后热敷。根据出血量多少,一般 7~12 天内自行吸收。

二、角膜炎（keratitis）

（一）病毒性角膜炎（viral keratitis）

【临床特征】 眼红、疼痛、畏光、流泪、视力下降。结膜充血，伴滤泡形成及耳前淋巴结肿大，角膜上皮病变（浅层点状角膜炎、星状角膜炎、树枝状角膜炎或地图状角膜溃疡），角膜知觉减退，角膜基质病变（盘状角膜炎或坏死性角膜基质炎）。

【处理】 予抗病毒滴眼液点眼。予抗生素滴眼液点眼预防继发细菌感染。建议门诊详查或角膜病专科门诊诊治。

（二）细菌性角膜炎（bacterial keratitis）

【临床特征】 表现为眼红、异物感、刺痛感或烧灼感、畏光、流泪、视力下降、伴分泌物。查体可见睫状充血或混合性充血，角膜可见溃疡，灰白色或黄白色浓密浸润点，周围水肿；溃疡向深层发展形成角膜脓肿，角膜基质变薄，后弹力层膨出，最终导致溃疡穿孔。可伴严重的虹膜睫状体炎，甚至前房积脓。

【处理】 予广谱抗生素滴眼液点眼，建议门诊详查或角膜病专科门诊诊治。

（三）蚕蚀性角膜溃疡（mooren's ulcer）

【临床特征】 剧烈的眼痛、畏光、流泪和视力下降。多于睑裂区角膜周边部溃疡，向心方向浸润缘呈潜掘状，向角膜中央缓慢进展，最终可累及全角膜。溃疡进展的同时，原溃疡面形成浓密的纤维血管膜，导致角膜瘢痕化，通常较正常角膜薄。严重者可出现角膜穿孔。

【处理】 予广谱抗生素滴眼液及糖皮质激素滴眼液点眼，建议门诊详查或角膜病专科门诊诊治。

（四）大泡性角膜病变（bullous keratopathy）

【临床特征】 雾视，轻者晨起最重，午后改善。重者刺激症状明显，疼痛流泪，难以睁眼，特别是角膜上皮水疱破裂时最明显。角膜基质增厚、水肿，上皮呈雾状，或有大小不等的水疱。病程久者，角膜基质新生血管形成，基质层混浊，视力明显减退。

【处理】 局部高渗药物滴患眼，减轻角膜水肿，也可用角膜保护剂或润滑剂滴患眼。

三、角膜异物（foreign bodies of the cornea）

【临床特征】 突然出现的异物感、眼红、流泪、眼睑痉挛等。检查可见结膜充血、角膜异物，或伴有异物周围角膜水肿。

【处理】 裂隙灯显微镜下仔细检查结膜穹窿部、半月皱襞等部位。对于无法确定是否穿透角膜进入眼内的异物，建议急诊医师行影像学检查以明确诊断。尽早取出异物，术后给予抗生素滴眼液预防感染。异物较深或有锈迹沉着者，治疗后需 24 小时内复查。

四、角膜上皮擦伤（corneal epithelial abrasions）

【临床特征】 伴有明显疼痛、畏光、流泪等症状，视力减退。角膜上皮缺损，缺损区荧光素着色。若发生感染，可引起角膜溃疡。

【处理】 予广谱抗生素滴眼液及角膜保护剂或润滑剂点眼。

五、睑腺炎（麦粒肿）（hordeolum）

【临床特征】 典型的急性炎症表现：局部红肿热痛。内睑腺炎：肿胀较局限，有硬结、疼痛和压痛。结膜局限性充血、肿胀，可向结膜面溃破。外睑腺炎：开始红肿范围较弥散，可触及明显压痛的硬结。疼痛剧烈，可伴同侧耳前淋巴结肿大，可自行破溃。炎症进一步扩散可演变为眼睑蜂窝织炎，甚至引起败血症或海绵窦脓毒血栓而危及生命。

【处理】 予广谱抗生素滴眼液点眼，嘱患者局部热敷。如炎症剧烈则建议检查血常规，根据检查结果可适当增加口服广谱抗生素。

六、带状疱疹病毒性睑皮炎（herpes zoster palpebral dermatitis）

【临床特征】 发病前受累神经支配区先有剧烈神经痛，数日后患侧眼睑、额部皮肤及头皮出现成簇的疱疹,疱疹分布不超过鼻中线。可伴耳前淋巴结肿大、发热或全身不适。1～2周后疱疹逐渐干枯、结痂,脱痂后留有永久性瘢痕,皮肤知觉于数月后才能恢复。可同时发生带状疱疹病毒性角膜炎或虹膜炎。

【处理】 嘱适当休息,提高机体抵抗力。结膜囊内滴用抗病毒滴眼液,每天2～3次,防止角膜受累。必要时给予镇痛剂和镇静剂。疱疹未破时,局部无需用药。

七、急性泪囊炎(acute dacryocystitis)

【临床特征】 患眼充血、流泪,有分泌物。泪囊区皮肤红肿、坚硬、疼痛,压痛明显。炎症可扩展至眼睑、鼻根和面额部,甚至引起眶蜂窝织炎,严重时可出现畏寒、发热等全身症状。数日后泪囊区红肿局限,出现脓点,脓肿破溃,脓液排出后炎症减轻。有时可形成泪囊瘘管,经久不愈。

【处理】 查血常规,根据检查结果给予静脉或口服广谱抗生素治疗。结膜囊内滴用抗生素滴眼液。嘱患者局部热敷。若脓肿成熟可切开排脓,并放置引流条。

八、眶蜂窝织炎(orbital cellulitis)

【临床特征】 从解剖部位可分为眶隔前和眶隔后的眶蜂窝织炎,临床上可以是疾病的不同阶段,且可相互扩展。眶隔前蜂窝织炎:眼睑水肿,眼球未受累,瞳孔光反射与视力良好,无眼球运动障碍,眼球运动时无疼痛,无球结膜水肿。眶隔后蜂窝织炎:伴有明显的全身中毒症状,包括发热、神志萎靡,急性重病面容,白细胞增高。眼球明显前突,眼睑红肿,球结膜高度充血水肿,甚至突出于睑裂之外,可因高度眼球突出引起暴露性角膜炎。眼球运动明显受限,转动时疼痛。触诊眼睑紧张且压痛明显。如发现视力减退和瞳孔异常,提示病变累及眶尖部。炎症蔓延至眼内,可引起葡萄膜炎,眼底可见视网膜静脉迂曲,视盘水肿。

【处理】 查血常规,根据检查结果给予静脉或口服广谱抗生素治疗,结膜囊内滴用抗生素滴眼液。

九、病毒性结膜炎(viral conjunctivitis)

(一)流行性角结膜炎(epidemic keratoconjunctivitis)
【临床特征】 双眼发病,起病急,症状重。主要表现为充血、疼痛、畏光、水样分泌物。眼睑红肿,结膜充血水肿,结膜下出血、假膜形成。发病数天后,角膜可出现弥散的斑点状上皮损害;发病7～10天后融合成较大的粗糙的上皮浸润;2周后局部上皮下浸润,主要位于角膜中央;3～4周后上皮下浸润加重;数月后角膜混浊消退。常伴耳前淋巴结肿大和压痛。

【处理】 予抗病毒滴眼液点眼。予抗生素滴眼液点眼预防继发细菌感染。

(二)流行性出血性结膜炎(epidemic hemorrhagic conjunctivitis)
【临床特征】 双眼发病,眼痛、畏光、异物感、流泪等。眼睑红肿,结膜下出血,结膜充血水肿,可出现急性滤泡性结膜炎,耳前淋巴结肿大。

【处理】 予抗病毒滴眼液点眼。予抗生素滴眼液点眼预防继发细菌感染。

十、细菌性结膜炎(bacterial conjunctivitis)

(一)超急性细菌性结膜炎(hyperacute bacterial conjunctivitis)
【临床特征】 单眼或双眼发病,有畏光、流泪、分泌物多。眼睑水肿,球结膜充血、水肿,大量脓性分泌物,耳前淋巴结肿大、压痛。严重者并发角膜溃疡,甚至眼内炎。

【处理】 局部使用广谱抗生素滴眼液,有条件的行结膜囊细菌培养+药物敏感实验,确定致病菌属后给予敏感抗生素。根据病情的轻重可选择结膜囊冲洗、局部用药、全身用药或联合用药。忌包扎患眼。

(二)急性细菌性结膜炎(acute bacterial conjunctivitis)
【临床特征】 表现为眼红、异物感、烧灼感、畏光、流泪、分泌物多。分泌物黏液或脓性,眼睑红肿,结膜充血,病情较重者可伴结膜下出血、假膜、卡他性边缘性角膜溃疡。

【处理】 同超急性细菌性结膜炎的处理。

十一、眼外伤(ocular trauma)

【临床特征】 不同的眼外伤类型可有不同的临床表现。

【处理】 详见第二篇第十章。

十二、急性闭角型青光眼（acute angle-closure glaucoma）

见本章第七节。

十三、睫状充血——巩膜炎（scleritis）、虹膜睫状体炎（iridocyclitis）、葡萄膜炎（uveitis）

见本章第七节。

（颜 华）

第五节 急 性 眼 痛

急性眼痛在眼科急诊就诊的患者中较为常见，可以发生在多种眼病，包括角膜异常、眼压升高、巩膜炎、葡萄膜炎、眼内炎等。本节将重点介绍相关疾病的临床特征和处理。

一、眼压急剧升高引起眼痛

（一）急性闭角型青光眼（acute angle-closure glaucoma）

【临床特征】 急性眼痛、眼胀、畏光、流泪，视力严重障碍，常降到指数或手动，可并伴有同侧偏头痛、恶心和呕吐等症状。检查可见眼睑水肿，球结膜混合充血，角膜上皮水肿，前房浅，房角关闭，瞳孔中度散大，常呈竖椭圆形，光反射消失。

【处理】 进行前房角镜检查和超声生物显微镜检查证实房角关闭。一经确诊，立即进行全身及局部降眼压治疗，包括使用缩瞳剂，局部滴用 β 受体阻滞剂、肾上腺素能受体激动剂、前列腺素衍生物，口服碳酸酐酶抑制剂，除外全身禁忌后静脉输注高渗剂。

（二）外伤性（房角后退）青光眼（angle-recession glaucoma）

【临床特征】 眼球钝挫伤数月或数年后发生眼胀痛，通过前房角镜和 UBM 检查可见前房角加宽、变深，眼压升高。

【处理】 予局部降眼压药物治疗，必要时在除外全身禁忌后静脉输注高渗剂。

（三）色素性青光眼（pigmentary glaucoma）

【临床特征】 可在运动或散瞳后出现视物模糊、眼痛或虹视。裂隙灯显微镜下可见色素性 KP 典型以垂直纺锤样分布，为纵行色素带沉着于角膜内皮，多位于中下部角膜。前房角有明显的深棕色或黑色素沉着。虹膜中周部色素缺失，使虹膜出现放射状裂隙透光区。眼压升高。UBM 检查可揭示虹膜 - 悬韧带接触。

【处理】 予局部降眼压药物治疗，必要时在除外全身禁忌后静脉输注高渗剂。

（四）前房积血（hyphema）

【临床特征】 微量出血仅见房水中出现红细胞。出血较多时，血液积于前房呈一液平面，甚至充满前房。引起眼压升高的原因主要包括红细胞阻塞小梁网、血凝块引起瞳孔阻滞、血影细胞阻塞小梁网。后期可以出现溶血性青光眼。

【处理】 嘱患者休息，予双眼包扎、半坐位以防止继发性出血。局部及全身使用激素能减轻眼内炎症反应。眼压升高时予局部或全身降眼压药物治疗。如眼压过高，控制不满意，需行前房冲洗，排出积血，避免角膜血染和视神经损害。

（五）与晶状体相关的解剖位置和炎症因素影响

【临床特征】 晶状体溶解性青光眼（phacolytic glaucoma）表现为急性眼压升高，房水闪辉，前房内可见灰白色晶状体皮质和颗粒状物质，晶状体完全混浊、皮质液化。晶状体颗粒性青光眼（lens partical glaucoma）表现为前房可见白色、松软的晶状体皮质碎片，眼压升高。晶状体过敏性青光眼（phacoanaphylactic glaucoma）机体对晶状体物质（蛋白）产生过敏性反应所致，表现多样，引起的葡萄膜炎可以轻微，也可很剧烈，大量前房积脓，前房内可见晶状体碎片。

【处理】 予局部降眼压药物治疗，除外全身禁忌后静脉输注高渗剂，通常需要进一步手术治疗。

二、巩膜炎(scleritis)

【临床特征】 巩膜炎发病缓慢。大多数患者的眼部明显不适感或疼痛常在夜间加重,导致患者不能入睡。视力下降、眼压轻度升高并常引起同侧头痛或面部疼痛。眼科检查可见巩膜明显水肿、充血,呈紫红色,巩膜的血管充血并扭曲,不能被棉签移动。

【处理】 局部或全身应用皮质类固醇或免疫抑制剂治疗,必要时考虑手术治疗(巩膜移植),治疗并发症。因为巩膜炎常与全身疾病有关,所以应进行内科或风湿科相关检查。

三、葡萄膜炎(uveitis)

【临床特征】 前葡萄膜炎又称虹膜睫状体炎,症状包括眼部疼痛、畏光、流泪和视力减退,特征包括睫状充血或混合充血、角膜后沉着物、前房闪辉、前房细胞等。中间葡萄膜炎症状包括眼前黑影、视物模糊。体征包括玻璃体雪球样混浊、睫状体扁平部雪堤样改变、周边视网膜静脉周围炎以及炎症病灶。常见并发症有黄斑水肿、视盘水肿和并发性白内障等。后葡萄膜炎症状与炎症的类型和受损害部位有关,早期病变未累及黄斑,多无症状。病变累及黄斑时视力锐减。特征包括玻璃体混浊、视盘及视网膜水肿。

【处理】 葡萄膜炎病因复杂,通常与全身疾病有关,应行内科或风湿科相关检查。根据患者病情予局部或全身激素治疗。

四、眼内炎(endophthalmitis)

【临床特征】 视力模糊、眼痛,严重者视力丧失。内源性病菌来自眼外感染灶或败血症,感染通常从眼后部开始。手术后细菌感染常有眼睑红肿和球结膜混合充血,角膜水肿混浊,前房絮状渗出,并发生前房积脓或玻璃体积脓。

【处理】 应查血常规、结膜囊细菌培养+药物敏感实验,请内科会诊以检查原发病灶。一旦怀疑眼内炎,应及早给予有效治疗,包括药物治疗和玻璃体切除手术治疗。

五、角膜异常

见本章第四节。

(颜　华)

第六节　急性视力障碍

急性视力障碍在眼科急诊就诊的患者中较为常见,可以发生在多种眼病,包括暂时性和持续性。也可分为血管阻塞性疾病、视神经病变、出血性病变、视网膜脱离、黄斑病变、神经系统疾病等。本节将重点介绍相关疾病的临床特征和处理。

一、暂时性视力障碍

一过性黑矇,患者出现急性视力下降甚至视力丧失,持续数秒至数分钟后恢复正常,少数也可持续1～2小时。

【临床特征】 通常眼部检查无明显异常,仅个别情况下可见到视网膜小动脉的栓子。部分患者可出现头痛,可同时伴随脑部缺血导致的神经科体征等。

【处理】 完善相关检查,通常可不处理,关键在于预防血管意外的发生。对发生血管性疾病危险因素进行评价,如血常规、血压、血糖、电解质、颈动脉彩超、超声心动图等。

二、持续性视力障碍

患者出现急性持续性视力下降,不能自行恢复,常见有以下疾病。

(一)血管阻塞性疾病

1.视网膜中央动脉阻塞(central retinal artery occlusion,CRAO)

【临床特征】 单眼突发无痛性视力严重下降,多数在指数至光感之间,出现相对性传入性瞳孔功能障碍

（RAPD），视网膜动、静脉变细，后极部弥漫性水肿，黄斑中心凹呈樱桃红斑，部分病例可见血管栓子。

【处理】　急诊医生应争分夺秒予以抢救性治疗：包括测量血压，除外全身禁忌后予硝酸甘油 5mg 舌下含服，球后注射阿托品 1mg 或妥拉唑林 12.5～25.0mg，以扩张视网膜动脉及解除痉挛，予吸氧，眼球按摩，局部应用降眼压药或口服乙酰唑胺等。急查血常规、凝血功能，为进一步溶栓、扩血管等治疗提供参考依据。

2. 视网膜中央静脉阻塞（central retinal vein occlusion，CRVO）

【临床特征】　多为单眼发病，视力不同程度下降。眼前节可正常，眼底表现为视网膜静脉迂张，视网膜内出血呈火焰状，沿视网膜静脉分布，视盘和视网膜水肿，黄斑区水肿。

【处理】　急诊无特殊处理，可予活血化瘀类药物口服，建议门诊详查或眼底病专科门诊就诊。

（二）视神经病变

1. 视神经炎（optic neuritis）

【临床特征】　视力急剧下降，可在 1～2 天内视力严重下降，甚至无光感。可伴有闪光感、眼眶痛，眼球转动疼等。瞳孔常散大，直接光反射迟钝或消失，间接光反射存在。单眼受累的患者 RAPD（+）。视乳头炎者视盘充血、轻度水肿，视盘表面或其周围可有小的出血点。球后视神经炎者眼底无异常改变。

【处理】　视觉诱发电位、FFA 具有一定的辅助诊断和鉴别诊断价值。请神经内科会诊，行颅脑 MRI 检查以明确是否为多发性硬化。明确诊断后建议入院治疗，包括与相关科室合作针对病因治疗，糖皮质激素冲击治疗，酌情选择免疫抑制剂，扩张血管、改善微循环的治疗，神经营养治疗等。

2. 前部缺血性视神经病变（anterior ischemic optic neuropathy，AION）

【临床特征】　突然发生无痛、非进行性的视力减退。开始为单眼发病，数周至数年可累及另侧眼，发病年龄多在 50 岁以上。视盘多为局限性灰白色水肿，相应处可有视盘周围的线状出血，早期视盘轻度肿胀呈淡红色，后期出现视网膜神经纤维层缺损。

【处理】　进行视野及 FFA 检查。明确诊断后建议入院治疗，包括全身病的处理，全身及局部应用糖皮质激素，扩张血管、改善微循环的治疗，神经营养治疗等。

3. 巨细胞性动脉炎（giant cell arteritis，GCA）

【临床特征】　患者年龄超过 60 岁，有头痛、单眼失明或一过性黑矇，也可有色觉障碍、复视等表现。一过性黑矇是将要发生失明的先兆。非眼部症状可有一侧或双侧头痛、头皮触痛或咀嚼时间歇痛等，也可有乏力、偏瘫、突发性听力丧失、周围神经病变等全身症状。可有传入性瞳孔障碍，眼底检查见动脉炎性AION，表现为苍白性视盘水肿，睫状动脉阻塞和棉絮样渗出。

【处理】　进行视野及 FFA 检查，请风湿免疫科医师会诊。明确诊断后建议风湿免疫科系统治疗。GCA常侵犯多处动脉，易引起失明等严重并发症，因此一旦明确诊断应立即给予糖皮质激素治疗，可用大剂量持续疗法，维持到症状缓解、血沉下降到正常或接近正常时开始逐渐减量。对有糖皮质激素禁忌者，可采用非甾体抗炎药与细胞毒类免疫抑制剂如环磷酰胺、甲氨蝶呤等联合治疗。

（三）出血性疾病

前房积血（hyphema）（见本章第七节）

玻璃体积血（vitreous hemorrhage）

【临床特征】　出血量大时视力明显下降，眼前节可无异常表现，眼底不能窥见。

【处理】　进行眼 B 超检查。予双眼包扎、半坐位，嘱患者休息，少活动。

（四）视网膜脱离（retinal detachment）

【临床特征】　发病初期有眼前漂浮物，闪光感及幕样黑影遮挡，并逐渐变大。累及黄斑时视力明显减退。可见脱离的视网膜呈灰白色隆起，严重者视网膜表面增殖，可见固定皱褶。三面镜检查通常能发现并定位视网膜裂孔。

【处理】　进行眼 B 超检查。嘱患者平卧、休息，确定为孔源性或牵拉性视网膜脱离者应建议入院手术治疗，怀疑渗出性视网膜脱离者建议门诊详查，尽快明确病因。

（五）黄斑病变（maculopathy）

【临床特征】　中心视力明显减退。眼前节检查可无异常表现，眼底可有明显的黄斑区病变，如水肿、出血、渗出、裂孔等。

【处理】　进行黄斑区 OCT 及 FFA 检查。详见第一篇第二章。

（六）神经内科疾病

1. 脑血管意外（卒中）（stroke）

【临床特征】 眼动脉阻塞、视网膜中央动脉阻塞引起的持续性视力丧失可仅有眼部表现而不伴有其他神经科症状，参见前述"视网膜中央动脉阻塞"。其他部位脑血管的阻塞通常伴有相应的神经科症状，如失语、偏盲、偏瘫、偏深感觉障碍等。

【处理】 请神经内科医师会诊并处理。

2. 癔症（hysteria）

【临床特征】 双眼突发视物模糊，多表现为黑矇。常伴有精神症状、躯体运动或感觉功能障碍，也可有恶心、呕吐等自主神经症状。眼前后节检查可无明显异常发现。临床表现与客观检查不一致，且视觉诱发电位（VEP）正常时可高度怀疑癔症。

【处理】 需请神经科医师会诊除外颅内病变。必要时请精神科医师会诊。主要以暗示治疗为主，避免一切不良刺激，可配合理疗、安慰剂以及镇静类药物。请精神科医师协助治疗。

（颜　华）

第七节　开放性眼外伤的一期处理

一、眼球穿通伤（penetrating injury of eyeball）

致伤物使眼球壁全层裂开称为眼球穿通伤。其预后主要取决于损伤的程度和部位，其次是有否感染或其他并发症，治疗是否及时也是重要的影响因素。

（一）分类

1. 角膜穿通伤。

2. 角巩膜穿通伤。

3. 巩膜穿通伤。

（二）临床表现

1. 角膜穿通伤　伤口位于角膜，愈合后遗留角膜瘢痕。

（1）伤口较小时，常自行愈合。

（2）大的角膜伤口伴有虹膜脱出、嵌顿，前房变浅。有眼痛，流泪等刺激征。

（3）伤及晶状体时出现晶状体局限性混浊，甚至晶状体破裂，晶状体皮质嵌顿于伤口或脱出。

2. 角巩膜穿通伤　伤及角膜和巩膜，可引起虹膜、睫状体、晶状体和玻璃体损伤、脱出及眼内出血，伴有明显的眼痛和刺激征，视力明显下降。

3. 巩膜穿通伤　较少见。较小的巩膜伤口容易忽略，穿孔处可能仅见结膜下出血。大的伤口常伴有脉络膜、玻璃体和视网膜损伤及玻璃体积血。损伤黄斑部会造成永久性中心视力丧失。

（三）处理

1. 角膜穿通伤　小于3mm的伤口，如伤口无虹膜嵌顿及伤口渗漏，可行加压包扎或配戴治疗性角膜接触镜即可。大于3mm的伤口，应尽快手术缝合治疗。

脱出虹膜的处理：原则上尽可能还纳，以免术后影响视力和外观。虹膜的剪除不应以脱出的时间来决定，应视其受污染程度及是否坏死。脱出较久的虹膜，表面常有一层纤维素膜，用虹膜复位器和显微镊将其剥除，再用抗生素生理盐水冲洗后还纳；较大的伤口，虹膜脱出较多，需边缝合伤口，边恢复虹膜。恢复虹膜过程中，粘弹剂的应用很有帮助。

伤口的处理：缝合伤口前，前房内先注入粘弹剂以维持一定的前房，使伤口与虹膜分离。缝线一般用10-0的尼龙线，进针应达角膜全层的2/3以上，线结应埋在角膜隧道内，以减轻刺激。若伤口跨越瞳孔区，缝合时尽量避开瞳孔中央区域。有角膜组织缺损的伤口，应视伤口的大小采取荷包式缝合、结膜覆盖、巩膜瓣转移，有条件者可直接行穿透性角膜移植术。

2. 角巩膜穿通伤　伤口一般需要缝合。缝合角巩膜伤口时，对合要整齐，否则将会引起严重的散光。角巩膜缘对合要准确，缝合后再探查巩膜伤口的范围。巩膜伤口的缝合应选用7-0缝线。如有脱出的玻璃体,尽量剪除;嵌顿或脱出的睫状体、脉络膜则应尽量还纳。

3. 巩膜穿通伤 及时修复伤口、恢复眼球结构的完整性和防治并发症,是临床上处理巩膜穿通伤的基本原则。伤口缝合时,一般用 7-0 缝线,边暴露边缝合,但要暴露充分;贯通伤口应先缝合前部入口,再暴露后部出口;直肌下的伤口,要断开直肌充分暴露伤口后再缝合;伤口处脱出的玻璃体应剪除,视网膜和脉络膜组织尽量还纳。

4. 对于眼内异物,原则上应该尽早取出,应根据眼内异物的性质、部位、有无合并症来决定手术时机和手术方式。

5. 对于感染性眼内炎,应用广谱抗生素治疗,严重的眼内炎特别是伴有眼内异物者,尽早行玻璃体切除手术治疗。

二、眼球破裂伤(rupture of the globe)

眼球破裂伤由严重的钝挫伤所致,是最严重的眼外伤之一,诊断需要根据外伤史,综合多种临床表现判定,预后不良。

(一)临床特点

患者有明确的眼部外伤病史,表现为眼痛伴视力严重下降,甚至无光感。

1. 眼压多降低,少数患者也可正常或升高。

2. 部分患者可见角膜和/或巩膜的全层裂口,伤口处可有眼内组织嵌顿或脱出,前房及玻璃体充满积血,严重者可见眼球塌陷。

3. 对于未见明确伤口的患者,查体通常可见严重的球结膜下出血及水肿,尤其是累及全周的浓厚球结膜下出血隆起,角膜变形,前房较对侧眼明显加深或变浅,瞳孔变形移位,在眼球破裂的方向出现眼球运动受限。

4. 除了眼球壁的裂开之外,眼球破裂还常造成脉络膜组织内、脉络膜上腔和视网膜的出血,形成"出血性"视网膜脱离。

5. 眼眶 CT 或 MRI 检查见眼球壁不完整,眼球形态不规则或球内充满积血。

(二)处理

1. 予纱布及眼盾保护伤眼,避免对眼部施加任何压力以减少眼内容物的进一步脱出。

2. 嘱患者平卧,避免弯腰,必要时予止疼药、止吐药以避免腹压增加。

3. 详细询问致伤原因,行头颅及眼眶 CT 检查,除外颅内损伤、眼内异物等情况。

4. 6 小时以内予静脉广谱抗生素控制感染。

5. 破伤风抗毒素(TAT)皮试及注射。

6. 尽早安排手术治疗。

(颜 华)

第八节 眼部酸碱烧伤急救处理

眼部酸碱烧伤(ocular chemical burn)是常见的眼科急症。由于酸碱与眼部的接触时间越长,对眼部的损害越重,因此必须立即处理。

一、眼部酸碱烧伤的病因和损伤特点

眼部酸碱烧伤多发生在化工厂、工地或实验室,主要由酸碱溶液引起。

酸性烧伤(acid burns):常见由硫酸、盐酸或硝酸溶液引起。如果酸性溶液浓度较低,则仅对眼部有刺激作用。由于酸对蛋白质有凝固作用,强酸使眼部组织蛋白质凝固坏死,能阻止酸性物质继续向深部渗透。

碱性烧伤(alkaline burns):常见由氢氧化钠、氧化钙、氨水和氢氧化钾等引起。碱性溶液能够溶解脂肪和蛋白质,接触眼部组织后能够很快渗透到深层或眼内,并使细胞分解坏死。所以碱烧伤比酸烧伤后果严重得多。

有一些酸碱物质(如浓硫酸和氧化钙等),与水接触后产生大量的热量,会同时造成热烧伤,使眼部受到双重损害。

二、临床表现

眼部酸碱烧伤的症状主要包括眼部烧灼疼、异物感、畏光、流泪和视物模糊等。体征因烧伤的严重程度不同而不同，轻者仅有结膜充血、角膜上皮损伤和角膜基质水肿混浊等，重者可表现为角膜全层水肿混浊和结膜全层坏死。

三、急救和治疗原则

1. 冲洗　争分夺秒地在现场彻底冲洗眼部，是处理酸碱烧伤的最重要一步。用大量清水或其他水源反复冲洗，冲洗时应翻转眼睑，转动眼球，暴露穹窿部，将结膜囊内的化学物质彻底洗出，应至少冲洗 30 分钟。送至医院后，根据时间早晚再次冲洗，冲洗时要充分暴露眼球并保证结膜上下穹窿部得到有效的冲洗。

2. 清除异物和创面处理　在眼部彻底冲洗后，如果结膜囊仍存在颗粒样物质或眼表存在坏死组织，就需要行适当的创面处理并清除异物。

3. 如果是长时间、浓度大的碱烧伤，可行前房穿刺或结膜切开，以利于碱性物质的排除。

4. 预防感染治疗　为防止发生严重的感染，可局部和全身应用抗生素。

5. 减轻炎症、促进眼表上皮化　合理地使用糖皮质激素可以抑制炎症反应和新生血管形成。维生素 C 和胶原酶抑制剂可以全身或局部应用。

6. 散瞳　使用 1% 阿托品滴眼液散瞳。

（颜　华）

推荐阅读文献

[1]　葛坚. 眼科学. 2 版. 北京：人民卫生出版社，2010.

[2]　惠延年. 眼科学. 6 版. 北京：人民卫生出版社，2004.

[3]　刘家琦，李凤鸣. 实用眼科学. 北京：人民卫生出版社，2000.

[4]　麦坎伯. 眼外伤与眼科急症处理. 赵明巍，译. 北京：人民卫生出版社，2001.

[5]　徐亮，吴晓，魏文斌. 同仁眼科手册. 2 版. 北京：科学出版社，2011.

[6]　赵堪兴，杨培增. 眼科学. 7 版. 北京：人民卫生出版社，2008.

第十四章 全身疾病的眼部表现

视觉器官是人体十分重要的感觉器官,眼与全身系统性疾病密切相关。许多全身疾病可以引起眼部表现,如糖尿病、高血压、梅毒或艾滋病等;眼部异常又是许多全身综合征的重要组成部分,如干燥综合征和Stevens-Johnson综合征等。一些眼部的临床表现具有特征性,如Kayser-Fleischer(K-F)环和视网膜血管变化等,或可提示全身疾病的诊断,或能反映全身疾病的严重程度和治疗效果。本章介绍几种临床较常见的全身疾病的眼部表现,以强调眼科学临床实践过程中的整体性理念。

第一节 内科疾病的眼部表现

一、慢性肾功能不全

肾小球肾炎分为急性肾小球肾炎(acute glomerulonephritis)和慢性肾小球肾炎(chronic glomerulonephritis)。前者简称急性肾炎,特点为急性起病,患者出现血尿、蛋白尿、水肿和高血压,并可伴有一过性氮质血症,多见于链球菌感染后;后者简称慢性肾炎,是以蛋白尿、血尿、高血压、水肿为基本临床表现的一组肾小球疾病,病变缓慢进展,可有不同程度的肾功能减退,最终发展为慢性肾衰竭。急性肾小球肾炎除表现为眼睑水肿外,常伴有因高血压引起的眼底改变,病变呈可逆性,可随疾病的痊愈而恢复正常。慢性肾炎50%以上、伴有肾功能不全者约75%、尿毒症者几乎100%都有眼底改变,虽眼底病变可随全身病情好转而有所缓解,但多预后较差。

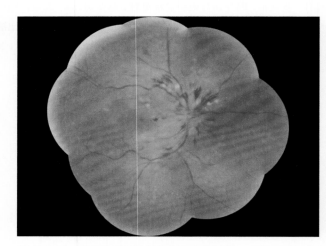

图2-14-1 慢性肾功能不全患者右眼底像。视盘水肿,视网膜动脉细,静脉迂曲扩张,后极部散在片状火焰状出血、硬性渗出及棉绒斑

定义和关键特征

定义:肾功能不全是由多种原因引起的肾小球严重破坏,使机体在排泄代谢产物、调节水电解质和酸碱平衡等方面出现紊乱的临床综合征候群。分为急性肾功能不全和慢性肾功能不全。慢性肾功能不全常是各种进展性肾病的最终结局。

关键特征:

- 全身疾病:肾脏疾病导致的慢性肾功能不全;
- 眼底:主要表现为高血压性视网膜病变,包括视网膜动脉细、静脉迂曲扩张;视网膜出血、水肿、硬性渗出和棉绒斑;视盘水肿(图2-14-1)。

临床病例

患者,男,36岁,因"双眼视力逐渐下降3个月,加重伴视物变形2周"就诊于眼科。患者5年前曾于急性扁桃体炎后出现血尿、蛋白尿,血压一过性升高,当地医院诊断为"急性肾小球肾炎",当时伴有眼睑水肿,视力轻度下降,经抗感染及对症治疗后达"临床痊愈",眼睑水肿消退,视力逐渐恢复。1年后,"肾小球肾炎"多次反复发作,肾功能逐渐恶化。3个月前再次出现血尿,乏力、食欲缺乏,血压波动于130～150/80～

100mmHg，空腹血糖 7.5～9.0mmol/L，经治疗无明显好转。近 2 周症状加重，遂来院肾脏内科治疗，经检查诊断为"慢性肾小球肾炎，慢性肾衰竭（肾功能失代偿期）"。今为明确眼部病情就诊于眼科。否认家族性遗传病史、外伤史和手术史。

【问题 1】　通过上述病史考虑可能眼部诊断是什么？

思路 1　患者既往急性肾小球肾炎病史明确，病情迁延，转为慢性肾小球肾炎，现已明确出现慢性肾功能不全，应考虑慢性肾功能不全所致眼部病变的可能。

> **知识点**
>
> 急性肾小球肾炎多发生于儿童，男性多于女性；慢性肾小球肾炎可发生于任何年龄，但以中青年为主，男性居多。两者均可引起眼部病变。

思路 2　患者 5 年前患急性肾小球肾炎时曾有眼睑水肿和视力下降病史，急性肾小球肾炎临床治愈后眼部症状改善。患者肾脏病变多次发作后，肾功能逐渐恶化，再次出现视力下降的症状。因其眼部症状改变与肾脏病情变化伴行，对慢性肾功能不全所致眼底病变的诊断具有提示作用。

> **知识点**
>
> 急性肾小球肾炎的眼部表现除眼睑水肿外，常伴有因高血压引起的眼底改变，当全身病情好转，眼底可恢复正常。慢性肾炎 50% 以上有眼底改变，伴有肾功能不全者约 75% 出现眼底改变，尿毒症者几乎全部有眼底改变，这些病变在全身病情好转后，可逐渐缓解，但多预后较差，当出现视盘水肿和视网膜棉绒斑时，预后更差。

【问题 2】　首次就诊于眼科时需要询问哪些病史？

1. 视力下降的时间、严重程度，是否反复下降，以及有无眼红、眼痛、眼睑水肿及视物变形等伴随症状。
2. 肾脏病变的诊断、治疗过程，目前病情，尤其是肾功能状况。
3. 眼部和全身其他部位手术史。
4. 眼部用药和全身用药（曾用药和现用药）。

【问题 3】　为明确诊断应当做哪些检查？

思路 1　眼科基本检查应包括视力、眼压、裂隙灯生物显微镜和眼底检查，眼底检查一般在散瞳后进行，可以使用直接检眼镜、间接检眼镜或裂隙灯生物显微镜结合前置镜。

> **知识点**
>
> 患者全身疾病中肾脏疾病导致的肾功能不全是眼部发病的基础。由其所致的眼部改变，主要表现为高血压性视网膜病变：急性肾小球肾炎的眼底改变常表现为视网膜血管痉挛、视网膜出血和渗出等，这些病变通常是可逆的，可随疾病痊愈而恢复正常；慢性肾小球肾炎时，可出现视网膜动脉变细，静脉迂曲扩张，视网膜出血、水肿、硬性渗出和棉绒斑，以及视盘水肿等，这些病变在全身病变好转后可有所缓解。

思路 2　患者双眼视力逐渐下降后出现视物变形 2 周的原因可能是黄斑水肿，可行 OCT 检查。

患者双眼视力逐渐下降 3 个月后，症状加重 2 周，同时伴有视物变形，可能是由于黄斑水肿所致。黄斑区 OCT 检查有助于发现黄斑水肿的位置、范围和程度。因荧光素钠主要经肝脏和肾脏排泄，因此在对于肾功能不全的患者应慎行 FFA 检查。

眼科专科检查结果：视力右眼 0.2，矫正无提高；左眼 0.3，矫正无提高。眼压右眼 13mmHg，左眼 15mmHg。双眼下睑轻度水肿，结膜无明显充血，角膜透明，前房深度可，瞳孔圆，直径约 3mm，对光反射存在，晶状体皮质密度高，玻璃体无明显混浊，双眼底视盘边界不清，色淡，轻度隆起，视网膜动脉细，静脉迂曲扩张，动静脉压迹可见，视网膜平伏，轻度水肿，后极部以视盘为中心呈火焰状出血，硬性渗出及棉绒斑散在，黄斑区水肿，中心凹光反射消失。双眼黄斑区 OCT 检查见黄斑区视网膜呈囊腔样水肿（图 2-14-2）。

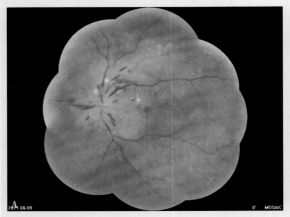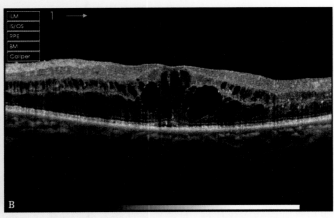

图 2-14-2　患者眼底像及黄斑区 OCT 图

A. 左眼视盘水肿，视网膜动脉细，静脉迂曲，视网膜水肿，硬性渗出及棉绒斑散在；B.OCT 示黄斑区囊样水肿。

【问题 4】　肾脏病变所致眼部病变的机制是什么？

思路 1　肾脏病变时，患者多有水肿，水肿可由眼睑或颜面部开始，也可出现下肢部位开始的水肿。

> 知识点
>
> 　　肾源性水肿的基本病理生理改变为水钠潴留，肾小球病变时水肿可分为肾炎性水肿和肾病性水肿两类。
>
> 　　（1）肾炎性水肿：主要是由于肾小球滤过率下降，而肾小管重吸收功能基本正常，造成"球 - 管失衡"和肾小球滤过分数下降，导致水钠潴留，因组织间隙蛋白含量高，水肿多从眼睑、颜面部开始。
>
> 　　（2）肾病性水肿：主要是由于长期大量蛋白尿造成血浆蛋白过低，血浆胶体渗透压降低，液体从血管内渗入组织间隙，产生水肿，因组织间隙蛋白含量低，水肿多从下肢部位开始。

思路 2　慢性肾功能不全所致的眼底改变可能与高血压、中毒及贫血等因素有关。

1. 高血压　肾脏疾病引起的高血压是症状性高血压中最常见的一类，以水钠潴留使血容量增加以及肾素 - 血管紧张素系统作用增加最为主要，高血压在肾性视网膜病变中起着主要作用，可使血管痉挛、硬化，视盘水肿，视网膜出血、渗出等。

2. 中毒　主要是肾功能不全时，胍类、胺类和酚类等物质增加使神经轴索肿胀、断裂后变性，加重视网膜出血、渗出和视盘改变。

3. 贫血　尿毒症可抑制骨髓对红细胞生成素的敏感性，从而使红细胞生成减少。血肌酐升高也可使红细胞寿命缩短，并抑制红细胞对葡萄糖的利用，导致并加重贫血。严重贫血损伤毛细血管内皮细胞，增加血管壁通透性，加重视网膜渗出及出血。

【问题 5】　经过检查还需要与哪些视网膜出血性疾病鉴别？

思路 1　患者病程中早期出现一过性血压增高，后期出现血压控制不良，需与原发性高血压性视网膜病变相鉴别。

首先要结合患者全身状况和临床检查、化验结果，鉴别原发性高血压和继发于肾脏病变的高血压；其次，一般慢性肾炎性高血压常合并贫血的眼底，病程早期无视网膜动脉硬化，但有较重的视网膜水肿及大片渗出；原发性高血压的视盘颜色一般不淡，渗出不如肾性高血压所致者多，当然晚期肾功能较差时，也可有较多的渗出。

思路 2　患者后期出现血糖控制不良，需与糖尿病视网膜病变相鉴别。

糖尿病视网膜病变分为非增殖型和增殖型两种,后者可引起玻璃体积血、牵拉性视网膜脱离等严重并发症。

【问题6】　患者下一步应如何治疗及眼部病情预后?

患者眼部病变主要为肾脏病变所致肾功能不全等全身状况所引起,因此,对于眼部病变的治疗,主要是通过对原发病的积极有效治疗而控制。通常,急性肾小球肾炎引起的视网膜病变是可逆的,可随疾病痊愈而恢复正常;而慢性肾小球肾炎所致的视网膜病变预后相对较差,可随全身病变的好转而有所缓解,当出现视盘水肿和棉绒斑时,预后更差。另外,慢性肾功能不全者还可以出现角膜带状变性和白内障;肾脏透析者视网膜水肿明显;肾移植患者因糖皮质激素和免疫抑制剂的使用,可发生白内障和巨细胞病毒感染综合征等。

【问题7】　根据上述知识点,如何和患者沟通?

1. 对全身病情的了解及合理、有效、积极治疗的必要性。

2. 病程观察的长期性。

3. 视力预后差的主要原因和应对措施。

4. 治疗后的复诊时间。

【问题8】　患者复诊时应进行哪些项目的观察?

1. 视力(裸眼视力、矫正视力)、眼压。

2. 裂隙灯检查　角膜是否清亮,晶状体是否透明,是否合并玻璃体积血。

3. 眼底检查　视盘、视网膜水肿是否减轻,视网膜出血、渗出是否部分吸收。

4. 黄斑是否有水肿　可以通过 OCT 观察水肿变化情况。

二、高血压

高血压(hypertension)是一种以体循环收缩期和 / 或舒张期血压持续升高为主要特征的全身性疾病,可分为原发性和继发性两大类,即高血压病和症状性高血压。其中原发性高血压约占高血压患者的95%,又可分为缓进型(良性)和急进型(恶性)。原发性高血压患者约 70% 伴有眼底改变,部分患者可出现球结膜血管改变等其他眼部表现。眼底改变与患者年龄、血压升高的程度及病程长短有关。一般来讲,年龄越大、病程越长,眼底改变的发生率越高。

定义和关键特征

定义:高血压是一种以体循环收缩期和 / 或舒张期血压持续升高为主要特征的全身性疾病,可分为原发性和继发性两大类,即高血压病和症状性高血压。长期慢性高血压患者会出现多种眼部病变。

关键特征:

● 全身疾病:慢性高血压;

● 眼底:主要表现为视网膜动脉普遍变窄,血管壁厚度增加,严重时可出现出血、渗出和棉绒斑(图 2-14-3);

● 其他:可有球结膜血管迂曲及结膜下出血。见图 2-14-3。

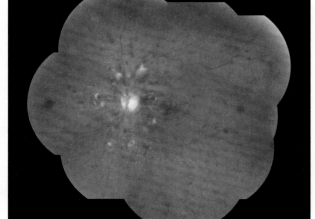

图 2-14-3　慢性高血压患者眼底像。视网膜动脉普遍变窄,静脉血管迂曲、扩张,散在片状出血及棉绒斑

临床病例

患者,男,72 岁,因"双眼视力下降 3 年,左眼'出血'2 天"就诊于眼科。患者 3 年来无明显诱因出现双眼视力逐渐下降,无眼痛,不伴头晕头痛,于当地医院检查诊断为"眼底动脉硬化",建议内科调理全身病情。2 天前咳嗽后发现左眼眼白处"出血",无分泌物及特殊不适,未予处理,今为进一步明确眼部病情就诊于眼科。患者既往高血压病史 15 年,血压曾高达 210/140mmHg,经治疗后血压下降,多年来口服降压药物治疗,

但血压时有波动,控制欠佳,近期经心脏内科检查后,口服缬沙坦胶囊、吲达帕胺片和拜阿司匹林肠溶片,血压平稳控制于 130～140/80～90mmHg。自述近年来较长时间血压控制不良时会有明显视力下降,血压改善后视力有所好转。高血脂病 10 年,未行规律降脂药物治疗。否认糖尿病、家族性遗传病、传染病、外伤史及手术史。

眼科检查:视力右眼 0.6,左眼 0.5;眼压右眼 14mmHg,左眼 13mmHg。左眼颞下方片状结膜下出血,双眼角膜透明,前房深度正常,瞳孔圆,直径约 3mm,对光反射存在,晶状体皮质密度高,双眼底视盘界清,色不淡,视网膜平伏,视网膜动脉普遍变细,略迂曲,反光增强,呈银丝状,动静脉压陷明显,视盘周围散在片状出血,后极部散在棉绒斑,黄斑区硬性渗出可见,中心凹光反射消失。

【问题1】 通过上述病史考虑可能眼部诊断是什么?

思路1 老年男性患者,既往原发性高血压病史 15 年,血压控制不良,否认糖尿病史,出现双眼视力逐渐下降,应考虑慢性高血压所致高血压性视网膜病变(hypertensive retinopathy)的可能性。

> **知识点**
>
> 原发性高血压是以血压升高为主要临床表现,伴或不伴有多种心血管危险因素的综合征,通常简称为高血压。我国成人高血压患病率为 18.8%,约 70% 的高血压患者可伴有眼底改变。

思路2 患者原发性高血压病多年,控制欠佳,12 年后出现双眼视力无痛性渐进性下降,病史中有视力随血压控制情况而改变的现象,对高血压性视网膜病变的诊断具有提示作用。

> **知识点**
>
> 高血压患者多可伴有双眼以视网膜病变为主的眼部改变。高血压性视网膜病变与高血压、高血脂、肾功能异常等密切相关。缓进型高血压性视网膜病变患者眼底病变各期间可相互重叠,可因血压的突然升高控制不良而加重,或在血压控制平稳后减轻。通常由于出血、渗出等多数病变在后极部散在分布,患者视功能受影响并不严重,多在伴发黄斑部渗出、出血、水肿、分支动脉或静脉阻塞时影响中心视力。

【问题2】 首次就诊于眼科时需要询问哪些病史?

1. 视力下降的时间、严重程度,有无眼红、眼痛及视物变形等伴随症状,以及视力好转或加重的相关因素。

2. 高血压的诊断、治疗过程,血压控制情况,有无心、脑、肾等相关脏器功能或器质性损害。

3. 既往眼部和全身其他部位病变及手术史。

4. 眼部用药和全身用药情况(曾用药和现用药)及效果。

【问题3】 为明确诊断应当做哪些检查?

思路1 眼科常规检查应包括视力、眼压、裂隙灯生物显微镜和眼底检查,眼底检查一般在散瞳后进行,可以使用直接检眼镜、间接检眼镜或裂隙灯生物显微镜结合前置镜。

> **知识点**
>
> 全身控制不良的慢性高血压是眼部病变的基础。临床上根据病情进展及严重程度,一般将高血压性视网膜病变分为四级:
>
> Ⅰ级,主要是视网膜动脉收缩、变窄,视网膜动脉普遍轻度狭窄,主要发生在第二分支及以下的分支,动脉反光带增宽,有静脉隐蔽现象,在动静脉交叉处透过动脉看不到其下的静脉血柱。
>
> Ⅱ级,主要为动脉硬化,视网膜动脉普遍和局限性缩窄,反光增强,呈铜丝或银丝状,动静脉交叉处表现为隐匿合并偏移,远端膨胀(静脉斜坡)或被压呈梭形(Gunn 征),并可呈直角偏离。
>
> Ⅲ级,主要为渗出,可见棉绒斑、硬性渗出、出血及广泛微血管改变。

Ⅳ级，Ⅲ级改变的基础上伴有视盘水肿和动脉硬化的各种并发症，如视网膜中央或分支动脉阻塞、视网膜中央或分支静脉阻塞，视网膜前膜或增生性玻璃体视网膜病变。

思路2 患者左眼结膜下出血，提示除高血压性视网膜病变外，还有其他眼部改变，需完善相关检查。

> **知识点**
>
> 长期高血压患者除可发生高血压性视网膜病变外，球结膜小血管常呈迂曲、怒张状，并常见结膜下出血，一般在数日内即可吸收；球结膜小动脉常收缩变细，静脉毛细血管扩张，并出现微动脉瘤，呈红色小圆球状、囊状或梭状，多见于角膜缘外附近部位的球结膜（图2-14-4）。
>
>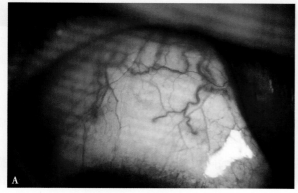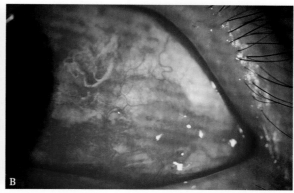
>
> 图2-14-4 慢性高血压患者结膜像
> A. 球结膜小动脉变细，小静脉迂曲、怒张；B. 片状结膜下出血。

【问题4】 高血压性视网膜病变的病理生理机制是什么？

思路1 由高血压病理生理改变角度，分析视网膜病变的损伤机制。

高血压病理生理作用的主要靶器官是心脏和血管。长期高血压可引起全身小动脉病变，主要是壁腔比值增加和管腔内径缩小，导致靶器官缺血。长期高血压可促进动脉粥样硬化的形成和发展，还会出现微循环毛细血管稀疏、扭曲变形，静脉顺应性减退。目前一般认为血管内皮功能障碍是高血压最早和最重要的血管损害。

思路2 结合高血压性视网膜病变的眼底改变，分析其病理生理机制。

高血压患者在血压急剧上升时，经由肌源性自我调节机制，刺激视网膜肌性动脉的血管张力。当血压持续性升高，血管张力更加增强，同时由于视网膜血管的管腔减小，发生血-视网膜屏障破坏，出现视网膜病变的渗出性改变。血管壁破坏的同时还可出现血流降低和缺血，微动脉阻塞导致神经纤维层的微小梗死形成棉绒斑，是视网膜缺血的重要体征。另外，在血压轻度升高时，视网膜动脉中层膜会出现中度增生，若高血压持续一段时间，视网膜血管则发生透明性退变及肌细胞缺失，血管自我调节机制降低，血管壁破坏的患者可形成血栓，加重缺血过程。

【问题5】 经过检查还需要和哪些视网膜病变相鉴别？

思路1 老年患者需与动脉硬化性视网膜病变相鉴别，但动脉硬化和高血压的眼底表现又常相互联系。

动脉硬化是动脉非炎症性、退行性和增生性的病变，通常包括老年性动脉硬化、动脉粥样硬化和小动脉硬化等。老年性动脉硬化多发生在50～60岁以上的患者，呈全身弥漫性动脉中层玻璃样变性和纤维样变性；动脉粥样硬化主要损害大动脉和中动脉，在眼部主要累及视网膜中央动脉视神经内段、筛板区和视盘附近的主干动脉等小动脉；小动脉硬化是对血压缓慢而持续升高的一种反应性改变，常与高血压同时存在。通常眼底所见的动脉硬化为老年性动脉硬化和小动脉硬化，可称为动脉硬化性视网膜病变，在某种程度上反映了脑血管和全身其他血管系统的情况。主要表现为视网膜动脉弥漫性变细、颜色变淡，动脉反光带增宽，血管走行平直；动静脉交叉处可见静脉隐蔽和静脉斜坡现象；严重的动脉硬化眼底与高血压性视网膜病变相似，视网膜特别是后极部可见渗出和出血，一般不伴有水肿（图2-14-5）。

思路2　患者为慢性高血压,但病史中有血压控制不良,高达210/140mmHg的情况,需与急进型高血压性视网膜病变相鉴别。

急进型高血压,又称恶性高血压,是指血压在短期内突然急剧升高至严重程度,使血管受到严重损害,占高血压总数的1%~5%。多见于40岁以下青年,血管多无老化改变;也可见于慢性高血压过程中,血压突然急剧升高者。急进型高血压最主要的眼底改变是视盘水肿和视网膜水肿,可称为高血压性视神经视网膜病变。视盘水肿开始表现鼻侧边界模糊,逐渐扩大到整个视盘,甚至其周围视网膜发生水肿,视盘水肿隆起一般较明显,生理盲点扩大,可有或无高血压脑病伴颅内压升高;视网膜水肿开始于视盘颞侧呈雾样灰白色,然后扩展至整个后极部视网膜,变细的动脉和迂曲的静脉隐没于水肿的视网膜中。同时也可见到视网膜火焰状出血、硬性渗出、棉绒斑以及脉络膜梗死灶(Elschning斑)。

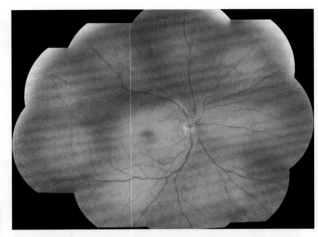

图2-14-5　动脉硬化眼底像。视网膜动脉弥漫性变细,颜色变淡,动脉反光增宽,动静脉交叉可见静脉隐匿和静脉斜坡现象

思路3　患者眼底出血、渗出、棉绒斑,需与视网膜中央静脉阻塞、视网膜静脉周围炎、糖尿病视网膜病变以及慢性肾功能不全所致眼底病变等相鉴别。

(1)视网膜中央静脉阻塞:是由于各种原因所致的视网膜中央静脉在筛板部发生阻塞引起的视网膜损害,多单眼发病,眼底表现的特点为4个象限以静脉扩张、扭曲,视网膜4个象限出血沿视网膜静脉分布,可伴有视盘水肿、弥漫性黄斑水肿和棉绒斑。

(2)视网膜静脉周围炎:一般为年轻人,男性较女性高,出血常发生在周边部,周边血管可以有白鞘、严重者常合并视网膜新生血管、视网膜前出血和玻璃体积血。

(3)糖尿病视网膜病变:患者有糖尿病史,可分为非增殖型和增殖型两种,后者可引起玻璃体积血,牵拉性视网膜脱离等严重并发症。

(4)慢性肾功能不全眼底改变:患者有肾脏病变所致慢性肾功能不全病史,病程早期无视网膜动脉硬化,但有较重的视网膜水肿及大片渗出,原发性高血压的视盘颜色一般不淡,渗出不如肾性高血压所致者多,当然晚期肾脏受损,肾功能较差时,也可有较多的渗出。

思路4　出现视盘水肿者需与前部缺血性视神经病变鉴别。

前部缺血性视神经病变,多为50岁以上患者,多单眼发病,可有相对性瞳孔传入障碍。早期部分或全部视盘颜色变浅,边缘模糊,呈轻、中度水肿,视盘及附近视网膜可有少量出血。疾病晚期视盘水肿消退,遗有部分或全部视盘苍白,视网膜血管变细。FFA早期显示视盘区域性弱荧光或充盈迟缓,其周围脉络膜充盈迟缓或缺损,晚期病变区毛细血管渗漏,呈强荧光。

【问题6】　若血压控制不良,除高血压性视网膜病变外,患者还可能出现哪些眼部病变?

高血压患者除了会出现高血压性视网膜病变外,因长期高血压导致的小动脉改变、血管壁改变、血液流变学及血流动力学的改变,以及高血压所致重要靶器官的病损,在眼部还可以引起视网膜静脉阻塞、缺血性视神经病变、眼运动神经麻痹、视网膜动脉阻塞和渗出性视网膜脱离等病变。

【问题7】　患者下一步应如何治疗及眼部病情预后?

患者眼部改变主要是由于长期血压控制不良的慢性高血压引起,因此,对于眼部病变的治疗,主要是通过对高血压积极有效合理的控制而改变。一般情况下,出血、渗出的患者,随着对血压恰当的调整,眼底病变可控制或好转。患者中心视力的严重影响,主要是由于晚期出现各种累及黄斑的视网膜动脉硬化的并发症而导致。

【问题8】　根据上述知识点,如何和患者沟通?

1.对高血压等全身病情的了解及合理、有效、积极治疗的必要性。

2.病程观察的长期性。

3.视力预后差的主要原因和应对措施。

4．治疗后的复诊时间。

【问题9】　患者复诊时应进行哪些项目的观察？

1．视力（裸眼视力、矫正视力）、眼压。

2．裂隙灯检查　角膜是否清亮，虹膜表面是否有新生血管，晶体是否透明，是否合并玻璃体积血。

3．眼底检查　视盘、视网膜水肿是否减轻，视网膜出血、渗出是否部分吸收。

三、糖尿病

糖尿病（diabetes mellitus）是一组以慢性血糖水平增高为特征的代谢性疾病，是由于胰岛素分泌和／或作用缺陷所引起的常见全身性疾病。2007—2008 年我国 11 省市 4.2 万人的调查发现，20 岁以上人群中糖尿病的患病率高达 9.7%。糖尿病可引起多种眼部并发症，如糖尿病视网膜病变、糖尿病性白内障、晶状体屈光度变化、虹膜睫状体炎、新生血管性青光眼以及眼球运动神经麻痹等，其中糖尿病视网膜病变是糖尿病最严重的并发症之一。

定义和关键特征

定义：糖尿病是一组以慢性血糖水平增高为特征的代谢性疾病，是由于胰岛素分泌和／或作用缺陷所引起的常见全身性疾病。糖尿病可引起多种眼部并发症。

关键特征：

- 全身疾病：糖尿病；
- 糖尿病视网膜病变；
- 糖尿病性白内障：晶状体前囊下乳白色雪片状混浊，且发展迅速；
- 屈光不正：血糖升高，屈光由正视变成近视，或老视症状减轻；
- 虹膜睫状体炎；
- 虹膜新生血管或新生血管性青光眼；
- 眼球运动神经麻痹：展神经或动眼神经麻痹致眼外肌运动障碍和复视；
- 其他：泪膜稳定性降低，球结膜小血管迂曲扩张，并有微动脉瘤，角膜知觉下降，视盘病变和星状玻璃体变性等。

临床病例

患者，女，47 岁，因"双眼视力下降半年"就诊于眼科。患者半年前无明显诱因出现视力下降，无眼红、眼痛，不伴头晕、头痛，未予重视，后症状明显加重，伴右眼胀痛，1 个月前于当地医院诊断为"白内障"，并建议手术治疗，今为进一步检查治疗就诊于眼科。患者既往 2 型糖尿病史 10 年，现注射胰岛素治疗，血糖控制可。自述病史中血糖偶有波动，血糖升高时有时会出现视远模糊，视近反而清晰。否认家族性遗传病史、外伤史及手术史。专科检查：视力右眼 0.15，左眼 0.2，矫正无明显提高；眼压右眼 27mmHg，左眼 18mmHg。双眼结膜小血管迂曲，角膜透明，知觉减退，前房深度可，虹膜纹理清晰，瞳孔圆，对光反射存在，右眼虹膜表面见新生血管，双眼晶状体皮质混浊明显，眼底模糊不清。

【问题1】　通过上述病史考虑可能眼部诊断是什么？

思路 1　患者 2 型糖尿病 10 年，有眼部视力下降、右眼胀痛等症状，应考虑糖尿病相关眼病的可能。

糖尿病是由多种病因引起的以糖代谢紊乱为主的常见全身病。糖尿病可引起包括糖尿病视网膜病变、糖尿病性白内障、晶状体屈光度变化以及新生血管性青光眼等多种眼部并发症。其中糖尿病视网膜病变是严重的眼部并发症，10% 的糖尿病患者在发病 5～9 年发生眼底病变。

思路 2　患者眼部症状明显，有"白内障"诊断史，且病史中有随血糖波动出现的屈光变化情况，对患者有与糖尿病相关的屈光不正和白内障有提示作用。

糖尿病患者在血糖升高时，血液内无机盐含量降低，房水渗透压降低，房水渗入晶状体，使晶状体凸度增加，屈光度增加，而产生近视效应；当血糖降低时，房水渗透压升高，晶状体内水分外渗，形成相对远视。这种短期内屈光度的迅速变化，是糖尿病引起晶状体屈光度改变的特征性变化，可达 3～4 个屈光度。

【问题2】 首次就诊于眼科时需要询问哪些病史?

1. 视力(远、近视力)下降的时间、严重程度,是否反复下降,屈光度的变化,以及有无眼红、眼痛及视物变形等伴随症状。

2. 糖尿病的诊断、治疗过程,目前病情,有无肾脏、心脏、眼部、神经系统及皮肤等组织器官并发症及其治疗情况。

3. 眼部和全身其他部位手术史。

4. 眼部用药和全身用药(曾用药和现用药)。

【问题3】 为明确诊断应当做哪些检查?

思路1　眼科基本检查应包括常规视力、屈光度、眼压、裂隙灯生物显微镜和眼底检查,眼底检查一般在散瞳后进行,可以使用直接检眼镜、间接检眼镜或裂隙灯生物显微镜结合前置镜。

糖尿病引起的眼部并发症较多,且与病程长短密切相关,糖尿病20年后几乎所有患者都有眼部并发症,其中以晶状体和视网膜病变最为常见。

1. 糖尿病相关的晶状体病变主要是白内障,以及晶状体屈光度改变引起的屈光不正。高血糖可引起晶状体纤维肿胀、变性混浊,发生白内障,典型者为晶状体前囊下乳白色雪片状混浊,且发展迅速。

2. 糖尿病视网膜病变,最先出现的视网膜病变是微动脉瘤,以后逐渐出现视网膜静脉和动脉等较大血管的病变,并有出血、渗出等视网膜病损。

思路2　患者视力下降过程中,出现右眼胀痛的原因可能是什么?

患者右眼胀痛,眼压高,虹膜表面可见新生血管,考虑新生血管性青光眼的可能。糖尿病患者虹膜新生血管的发生率为1%～7%,增殖型糖尿病视网膜病变中约22%发生新生血管性青光眼,成人双眼新生血管性青光眼或虹膜新生血管化几乎均为糖尿病视网膜病变所致。原因是广泛的视网膜缺血,诱发血管内皮生长因子,刺激虹膜和房角产生新生血管。虹膜表面出现一些不规则细小弯曲的新生血管,多位于瞳孔缘,并发展到周边部虹膜,又称"虹膜红变"。当房角的新生血管阻塞或牵拉小梁网,产生粘连,引起继发性青光眼。另外,有研究认为糖尿病患者是发生开角型青光眼的高危人群,认为由于糖尿病累及小血管,使得视神经对压力相关的损害更加敏感,以致糖尿病患者高眼压和开角型青光眼的发病率升高。

思路3　患者双眼白内障,无法窥清眼底病变,须行眼A/B超检查及视觉电生理检查,以进一步评估眼底病变和视功能。

糖尿病患者,出现新生血管性青光眼,应考虑到糖尿病视网膜病变,尤其是增殖型糖尿病视网膜病变的存在。若散瞳后眼底可见,需行眼底照相、FFA和OCT检查,以评估视网膜病变及黄斑水肿的程度;若眼底无法窥清,则需通过眼部A/B超了解有无玻璃体积血、视网膜牵拉甚至视网膜脱离等问题,并通过视觉电生理检查进一步评估视功能。

思路4　糖尿病患者中,除本例患者所出现的眼部表现外,还可能有哪些眼部相关并发症?

本例患者表现出比较典型的结膜、角膜、晶状体屈光度变化、白内障、新生血管性青光眼以及有待进一步明确的糖尿病视网膜病变等糖尿病相关眼部并发症。其中糖尿病患者角膜改变主要表现为知觉减退,可先于糖尿病视网膜病变发生,与糖尿病病程及血糖的控制程度相关。此外,糖尿病患者还可出现眼球运动神经(如展神经或动眼神经)麻痹和视神经病变,主要表现为缺血性视神经病变、眼外肌运动障碍、复视和视神经萎缩。眼球运动神经麻痹常突然发生,可伴有呕吐,但瞳孔多不受累,一般可自愈。另外,部分患者也可有泪液膜稳定性下降表现出干眼症状,或是伴有玻璃体星状变性。

【问题4】 患者糖尿病性白内障如何鉴别?

思路　结合患者糖尿病病情,白内障类型,加以分析。

白内障是糖尿病的重要并发症之一,由于糖尿病时血糖升高,进入晶状体内的葡萄糖增多,己糖激酶被饱和醛糖还原酶激化,将葡萄糖转化为山梨醇在晶状体内积聚,使细胞内渗透压升高,晶状体纤维吸水肿胀而混浊,形成白内障。糖尿病性白内障可分为真性糖尿病性白内障和糖尿病患者的年龄相关性白内障。前者多见于1型青少年糖尿病患者,多为双眼发病,常伴有屈光变化,发展迅速,可于短时间内发展为完全性白内障;后者较多见,临床表现与年龄相关性白内障类似,只是发病更早,发展更快。

【问题5】 患者新生血管性青光眼需要与哪些相关疾病鉴别?

思路　多种缺血性眼部血管性疾病,尤其是眼底病变可导致新生血管性青光眼,需加以鉴别。

新生血管性青光眼是一组最终以虹膜和房角新生血管为特征表现的难治性青光眼，主要继发于眼部缺氧的血管性疾病，有 40 余种不同的疾病均可导致，主要有视网膜中央静脉阻塞、糖尿病视网膜病变及其他疾病，各占约 1/3。缺血型视网膜中央静脉阻塞中有 18%～60% 出现新生血管性青光眼，多在发病后 2～3 个月时发现，80% 的病例在 6 个月内发生；成人双眼新生血管性青光眼几乎全由糖尿病视网膜病变所致；白内障手术、玻璃体视网膜手术后亦可出现新生血管性青光眼；视网膜中央动脉阻塞以及眼内肿瘤也可引起新生血管性青光眼。因此，针对原发病相应的鉴别诊断，对于新生血管性青光眼的病因诊断及治疗起着十分重要的作用。

【问题 6】　患者下一步应如何治疗及眼部病情预后？

首先患者应积极治疗糖尿病，控制全身病情，减少或减轻各器官和组织相关并发症。

1. 糖尿病性白内障的早期，在积极治疗糖尿病后晶状体混浊可能会部分消退，视力有一定程度的改善；当白内障明显影响视力，妨碍患者工作和生活时，可在血糖控制下进行白内障摘除，若无增殖型糖尿病视网膜病变，可考虑植入后房型人工晶状体，若合并明显的玻璃体积血或牵拉性视网膜脱离时，则需考虑联合行玻璃体视网膜手术治疗。围手术期应积极预防感染和出血。

2. 视网膜缺血缺氧和毛细血管无灌注是新生血管性青光眼的根源，一旦发现视网膜有缺血现象时，应考虑做全视网膜光凝术，本例患者可酌情在白内障手术后，或玻璃体视网膜手术中行必要的视网膜激光光凝治疗；另外，玻璃体腔注射抗 VEGF 药物可单独或联合手术治疗新生血管性青光眼，能有效地减少新生血管的活动性，降低其渗透性，从而促进虹膜和房角新生血管的消退，达到有效控制眼压的目的。

【问题 7】　根据上述知识点，如何与患者沟通？

1. 对糖尿病等全身病情的了解及合理、有效、积极治疗的必要性。

2. 病程观察的长期性。

3. 视力预后差以及眼压难以控制的主要原因和应对措施。

4. 治疗后的复诊时间。

【问题 8】　患者复诊时应进行哪些项目的观察？

1. 视力（裸眼视力、矫正视力）、眼压。

2. 裂隙灯检查　结膜血管变化，泪膜稳定性，角膜是否清亮，虹膜表面是否有新生血管，晶状体是否透明，是否合并玻璃体积血。

3. 眼底检查　视网膜出血、渗出是否吸收，视网膜无灌注区是否存在，以及黄斑水肿是否消退。

四、血液病

定义和关键特征

定义：血液病是原发于造血系统的疾病，或影响造血系统伴发血液异常改变，以贫血、出血、发热为特征的疾病。造血系统包括血液、骨髓单核 - 吞噬细胞系统和淋巴组织。凡涉及造血系统生理和病理改变，并以其为主要表现的疾病，都属于血液病范畴。多种血液病均可伴发眼部病变。

关键特征：

● 全身疾病：血液系统疾病；

● 眼底：多有不同形状的视网膜出血、可有视盘水肿，部分疾病伴有棉绒斑和硬性渗出；

● 其他：可伴有结膜下出血。

临床病例

患者，女，27 岁，因"感冒后双眼视力下降 3 天"就诊于眼科。患者 3 天前感冒、发热（38.6℃）后突然出现双眼视力下降，无眼红、眼痛，伴头晕，于当地诊所给予抗感染及对症治疗，体温恢复，感冒症状好转，但视力无明显改善。患者既往贫血半年，常感乏力、出血后难止，予以中药调理，病情反复。今于院就诊后，血液内科抽血、骨髓穿刺行血象及骨髓象检查，并建议眼科检查，明确眼部病情。眼科检查：患者贫血貌，视力右眼 0.1，左眼 0.05；眼压右眼 12mmHg，左眼 11mmHg。双眼结膜色苍白，角膜透明，前房深度正常，瞳孔圆,对光反射存在,晶状体透明,双眼底视盘界清,色不淡,视网膜平伏,血管走行尚可,后极部散在片状视网膜出血,Roth斑可见,黄斑区可见视网膜前出血(图2-14-6)。

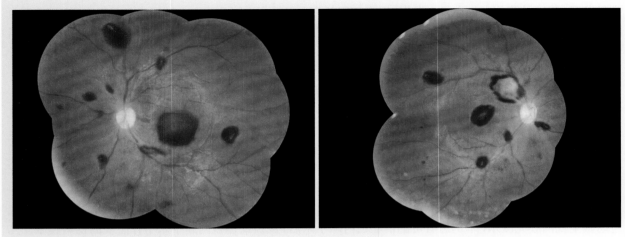

图2-14-6　患者眼底像

双眼底散在片状视网膜出血,部分出血斑带有白色中心(即Roth斑),左眼黄斑区出血上方液平面可见,为明显的视网膜前出血。

【问题1】　通过上述病史考虑可能眼部病变是什么?

思路1　患者感冒发热后突然出现眼部视力下降,不除外全身感染性炎症性疾病所致眼部病变。

全身或局部感染性病变,如扁桃体炎、中耳炎、感染性心内膜炎、脑炎、脑膜炎,甚至龋齿等均可在感染、发热等表现后导致相关的眼部病变。也不除外血液系统疾病在有发热、感染等临床表现后出现视力下降。

思路2　患者既往贫血史,常感乏力,且出血后难止,提示血液系统病变可能性。

贫血、白血病等血液系统疾病,随病情进展,均可出现结膜、视网膜、脉络膜和视神经等眼部病变,从而影响患者视力,出现眼部症状。

【问题2】　患者眼部检查眼底发现Roth斑,可能有此眼部体征的眼部病变主要有哪些?

思路1　Roth斑是具有白色中心的出血斑,常见于白血病等血液病的眼底。

白血病是一类造血干细胞的克隆性恶性疾病。临床表现为贫血、出血、感染和浸润等征象。白血病引起的眼部病变多发生于血液循环丰富的组织,如视网膜、脉络膜和视神经等。可引起视力下降或失明,偶有视野缺损、夜盲和眼球突出等症状。

1. 眼前段改变　各种类型的白血病均可出现结膜下出血。急性淋巴细胞白血病还可见前房积血、假性前房积脓、虹膜浸润肥厚等类似急性虹膜睫状体炎的眼前段改变。

2. 眼底改变　在急性期约占70%,慢性期约占63%。早期的改变为视网膜静脉迂曲扩张,动脉变化不大,视网膜出血,典型的为Roth斑,与不成熟的白细胞、成纤维蛋白及血小板聚集有关。也可见视网膜深层点状出血和视网膜浅层火焰状出血,甚至视网膜前出血。视网膜渗出较少见,视网膜结节状浸润是预后不良的指征,多见于白细胞大量增加并有不成熟白细胞者。急性白血病患者因视盘浸润、水肿、出血而发生视神经病变。慢性白血病患者周边视网膜可见微动脉瘤,少数有周边血管闭塞和新生血管。

3. 眼眶浸润　多发生于幼儿,急性粒细胞白血病,因白细胞浸润眶内组织,造成眼球突出,眼球运动障碍、上睑下垂、结膜充血等,在眶缘可触及坚硬的肿物,称为"绿色瘤"或"粒细胞肉瘤"。眼眶浸润的出现提示病情严重,预后不良。

思路2　Roth斑作为典型的眼底改变,也可见于出现脓毒性视网膜炎的感染性心内膜炎患者。

感染性心内膜炎是在原有心脏瓣膜疾病的基础上,继发了绿色链球菌等细菌性感染而引起。偶有严重眼部并发症,与心脏瓣膜炎症性赘生物脱落发生病灶转移,并形成机械性血管阻塞有关。眼睑和皮下可见小出血点或出血斑,其中心部常呈灰白色;球结膜下点状、线状或火焰状出血;虹膜睫状体炎或伴有前房积脓；眼底可表现为视网膜中央动脉阻塞等。当出现脓毒性视网膜炎时，可有视盘充血、水肿，视盘附近有视网膜出血、渗出，出血灶大小、形状不一，渗出多为圆形或椭圆形白点状，单独存在或位于出血斑中央，形成Roth 斑。

【问题3】 患者全身病变诊治过程中，血液内科考虑血液病的可能性，针对患者的眼部改变还有哪些血液病需鉴别?

思路1 患者全身及眼部检查呈贫血外观，需与贫血所致的眼部改变相鉴别。

贫血是指外周血中单位容积内血红蛋白浓度、红细胞计数和血细胞比容低于相同年龄、性别和地区的正常标准。贫血在眼部可表现为视力下降、视疲劳或视野缺损等症状。贫血的眼部表现可因病情的轻重缓急而不同。患者可出现结膜苍白、结膜下出血、眼球运动障碍、眼球震颤、瞳孔对光反射迟钝等。轻度贫血眼底可正常，当红细胞计数或血红蛋白降至正常的30%～50%，则可出现眼底变化。最常见的体征是视网膜出血，多位于后极部，通常呈火焰状或圆点状，也可呈线状或不规则状。视网膜前出血或玻璃体积血罕见。视网膜可有棉绒斑，偶尔可见点状硬性渗出。视网膜血管色淡，动脉管径正常或稍细，静脉迂曲扩张。视网膜水肿表现为眼底色淡或视网膜呈雾状混浊。视盘可出现色淡、水肿，恶性贫血可呈缺血性视神经病变或视神经炎外观，或表现为视神经萎缩。

思路2 患者眼底检查见后极部散在片状出血，还需与真性红细胞增多症等血液病所致的眼部改变相鉴别。

真性红细胞增多症是指各种原因导致红细胞数目显著增加。当红细胞数超过 6×10^{12}/L，或血红蛋白超过 170g/L 时，即可出现眼部表现。患者可有短暂性视力模糊、夜视力障碍、视野缺损、飞蚊症、闪光感、视疲劳及复视等症状。患者可表现为眼睑皮肤及结膜血管充血扩张，视网膜血管呈青紫色，管壁反光带增宽，严重缺氧时可见毛细血管扩张、微动脉瘤及新生血管，以及视网膜出血、视盘水肿等。视网膜出血、渗出少见，出血多为浅层，是由于血液黏度增高，引起循环障碍所致，可表现为视网膜静脉阻塞。

【问题4】 首次就诊于眼科时需要询问哪些病史?

1. 视力下降的时间、严重程度、伴随症状，以及视力好转或加重的相关因素。
2. 全身病的诊断、治疗过程，有无其他脏器的相关改变。
3. 既往眼部和全身其他部位病变及手术史。
4. 眼部用药和全身用药情况（曾用药和现用药）及效果。

【问题5】 为明确诊断应当做哪些检查?

思路 为明确患者全身病的诊断，需完善血象及骨髓象检查，必要时可行细胞化学、免疫学检查，以及染色体和基因改变检测等；眼科常规检查应包括视力、眼压、裂隙灯生物显微镜和眼底检查，眼底检查一般在散瞳后进行，可以使用直接检眼镜、间接检眼镜或裂隙灯生物显微镜结合前置镜。

抽血、骨髓穿刺等血象和骨髓象的检查对于全身病及眼病的进一步明确诊断十分重要；眼底改变对于各种血液疾病的诊断、预后也有一定的临床参考价值。

患者血液内科检查结果回报，血象：白细胞 12×10^9/L，血小板 47×10^9/L，血涂片中见原始和幼稚细胞；骨髓象：有核细胞增生显著，以原始细胞为主，残留少量成熟粒细胞，白血病细胞可见。诊断为：急性髓细胞白血病。

【问题6】 患者下一步应如何治疗及眼部病情预后?

经血液内科检查患者全身急性髓细胞白血病诊断明确，眼部改变主要是由白血病引起，因此，对于该患者眼病的治疗，主要通过全身抗白血病治疗来改善，同时注意纠正贫血、预防感染和肾病、维持营养。急性白血病不经特殊治疗，平均生存期仅 3 个月左右，经现代治疗，可使不少患者获得病情缓解，甚至长期存活。

【问题7】 根据上述知识点，如何和患者沟通?

1. 对全身急性髓细胞白血病病情的了解及合理、有效、积极治疗的必要性。
2. 病程观察的长期性。
3. 视力预后差的主要原因和应对措施。
4. 治疗后的复诊时间。

【问题8】 患者复诊时应进行哪些项目的观察?

1. 视力（裸眼视力、矫正视力）、眼压。

2. 裂隙灯检查　结膜血管情况,有无结膜下出血,角膜是否清亮,虹膜表面是否有新生血管,晶体是否透明,是否合并玻璃体积血。

3. 眼底检查　视盘、视网膜水肿是否减轻,视网膜出血、渗出吸收情况。

（王雨生）

第二节　外科疾病的眼部表现

器官移植术后

随着器官移植技术和围手术期治疗水平不断提高,新型免疫抑制药物不断涌现并应用于临床,肾、肝、心脏、肺、小肠和子宫移植等相继成功,器官移植患者的生存率和生活质量显著提高。然而,多数器官移植患者不但要承担免疫排斥的风险,还需要终身服用免疫抑制剂,同时合并用药较多,因药物相关的不良反应常有发生,如环孢霉素导致的血压升高、血脂异常、色素沉着以及糖皮质激素所致的糖耐量下降、骨质疏松等。器官移植术后发生的眼部病变也时有报道,因此移植术后患者需定期眼科随访,以早期发现和治疗各种并发症,最大限度提高生活质量。

定义和关键特征

定义:器官移植术是将一个人健康的器官移植到患者体内的复杂手术,目的是替换患者因疾病丧失功能的器官。器官移植患者由于急性免疫排斥、长期使用免疫抑制剂、合并用药较多而可造成眼部病变。

关键特征:
- 器官移植术后;
- 免疫排斥和免疫抑制;
- 激素性青光眼、白内障;
- 巨细胞病毒性视网膜炎;
- 病毒性角膜炎。

> **临床病例**
>
> 患者,女,37岁。因"慢性肾小球肾炎、尿毒症"行同种异体肾移植术。术后以环孢素 A(CsA)、泼尼松、硫唑嘌呤三联免疫抑制治疗。术后第 2 个月因急性排斥反应,以地塞米松 40mg 静脉给药冲击治疗 3 天,并继用 ATG(抗胸腺淋巴细胞球蛋白)100mg/d 静脉给药,共 7 天,病情控制。术后第 3 个月,诉左眼视物不清,1 周后视力下降至手动/眼前。患者既往无眼病史。
>
> 眼科检查:视力右眼 0.8,左眼手动/眼前;眼压右眼 12mmHg,左眼 14mmHg。右眼检查未见明显异常。左眼结膜不充血,角膜透明,前房深度可,瞳孔圆,直径约 3mm,对光反射灵敏,晶状体透明,后囊下散在灰白色颗粒,玻璃体混浊(++)。左眼眼底见后极部视网膜局限性泡状隆起,隆起周边界限清晰,黄斑中心凹光反射消失。

【问题1】　通过上述病史考虑可能的诊断是什么?

思路 1　患者有慢性肾小球肾炎、尿毒症病史,行同种异体肾移植术,术后使用 CsA、泼尼松、硫唑嘌呤三联免疫抑制治疗。患者出现视力急性下降可能原因有:

1. 肾病相关眼部并发症状。
2. 肾移植术后急性排斥反应的眼部表现。
3. 免疫抑制治疗导致的眼部并发症。

究竟是何种原因导致上述患者视力下降,需逐一分析。

思路 2　肾病性眼病多见于慢性或亚急性弥漫性肾小球肾炎合并高血压的患者。因为是全身病,故病变多见于双眼,病变为可逆的,可随病情好转而逐渐缓解。患者单眼发病,无既往眼病史,肾移植术前未见严重眼部病变,暂不考虑既往肾病相关眼部并发症。

> **知识点**
>
> 　　慢性肾炎 50% 以上有眼底改变，伴有肾功能不全者约 75%，尿毒症者几乎全部有眼底改变，虽可随全身病变好转而有所缓解，但多预后较差。眼底主要表现为高血压性视网膜病变，表现为视网膜动脉细、静脉迂曲扩张，视网膜出血、水肿、硬性渗出和棉绒斑，以及视盘水肿（详见本章第一节）。

　　思路 3　急性排斥反应（acute rejection）是最常见的一种移植排斥反应，一般发生在移植术后数小时至 6 个月内，临床上表现为发热、全身不适，移植物肿大和疼痛同时伴有移植物功能突然减退。有报道，肾移植术后患者发生急性排斥反应，眼部可发生类远达性视网膜病变综合征。本例患者在术后 2 个月发生急性排斥反应，眼部未出现异常症状，术后 3 个月时的眼部症状暂不能考虑为急性排斥反应引起。

> **知识点**
>
> 　　远达性视网膜病变（Purtscher's retinopathy）是由于严重外伤后，视网膜和脉络膜动脉被脂肪栓子造成微栓塞，以视网膜缺血和出血为特征。类远达性视网膜病变（Purtscher-like retinopathy）可见同样的临床表现，但与其他疾病相关，包括急性胰腺炎、系统性胶原血管疾病、慢性肾衰竭和血栓性血小板减少性紫癜。胰腺炎、急性排斥反应可出现酶类的激活，引起粒细胞聚集和微栓塞。

　　思路 4　患者行同种异体肾移植术后使用 CsA、泼尼松、硫唑嘌呤三联免疫抑制治疗。术后第 2 个月因急性排斥反应，以地塞米松 40mg 静脉给药冲击治疗 3 天，并继用 ATG（抗胸腺淋巴细胞球蛋白）100mg/d 静脉给药，共 7 天。结合既往无眼病病史，有免疫抑制治疗及大剂量激素冲击治疗史，高度怀疑视力下降与免疫抑制治疗相关。

> **知识点**
>
> ### 免疫抑制治疗导致的眼部并发症
>
> 　　移植术后免疫抑制治疗引发的眼部并发症主要与长期服用激素和免疫抑制剂有关，多数发生在术后 5 年内。主要分为 4 类，包括激素性白内障、激素性青光眼、免疫力下降所致病毒性或真菌性感染引起外眼或眼底病变、药物毒性引起的视网膜色素上皮变性相关疾病等。

　　结合本例患者发病特点，在排除肾病相关眼部并发症及肾移植术后急性排斥反应的眼部并发症后，高度怀疑患者眼部症状由免疫抑制药物的使用导致。免疫抑制药物的使用可引发多种眼部疾病，此例患者属于何种需进一步分析。

　　【问题 2】　经过检查需要和哪些免疫抑制治疗导致的眼部疾病鉴别？

　　思路 1　患者左眼视力在 1 周内急剧下降至手动 / 眼前，眼压 14mmHg，眼部检查见晶状体透明后囊下散在灰白色颗粒。由于糖皮质激素所致的白内障、糖皮质激素所致的青光眼引起视力下降较隐匿且缓慢，而患者眼压正常，晶状体仅为后囊下散在灰白色颗粒，不足以致患者视力突然急剧下降，尚不支持这两种并发症的诊断。

> **知识点**
>
> ### 糖皮质激素所致的青光眼
>
> 　　全身长期使用糖皮质激素可引起继发性开角型青光眼，其临床表现与原发性开角型青光眼相似，主要病理基础是房水流出通道阻力增加。糖皮质激素能稳定溶酶体膜，使黏多糖堆积于房角；还可抑制小梁网内皮细胞吞噬功能，使房水碎屑沉积于小梁，房水流出阻力增加。对器官移植术后患者，应定期复查眼压，一旦眼压升高，应立即使用降眼压药物治疗，若眼压仍不能控制，则可考虑滤过性手术。

糖皮质激素所致的白内障

白内障是器官移植术后最常见的眼部并发症,随着激素用量的增加而发展,其发病率及发病时间与患者对激素敏感性有关。大量使用糖皮质激素后白内障的发病率达22%,其中5%需手术治疗。激素性白内障发病机制主要有氧化损伤学说、蛋白加合物学说、激素通过受体途径而发挥作用的受体学说、离子转运障碍学说、晶状体结构蛋白和酶功能损害学说、细胞黏附分子异常学说等。糖皮质激素所致的白内障以后囊下混浊为特征,病灶边界一般较清楚,有时边界周边环绕有云雾状混浊。

思路2 患者无眼红、眼痛等不适症状,结膜不充血,角膜透明,暂不考虑角结膜病。

知识点

病毒性角结膜炎

移植术后,患者长期使用针对细胞免疫的免疫抑制剂CsA,术后的病毒感染尤其需要重视。外眼的病毒感染主要由单纯疱疹病毒和水痘带状疱疹病毒引起,这类病毒在人群中有很高的感染率。移植术后激素及免疫抑制剂的应用,易使潜伏的病毒激活,引起角结膜炎。

对病毒性角膜炎的诊断主要依据病史和典型临床表现。反复发作史是重要诊断依据,单纯疱疹性角膜炎表现为树枝状或地图状角膜炎,带状疱疹性角膜炎除眼部表现外,还伴有同侧面部疼痛性皮疹。

思路3 患者左眼后极部视网膜可见局限性泡状隆起,隆起周边边界清晰,累及黄斑,考虑眼底病变的发生。

肾移植术后眼底并发症比白内障和青光眼要少见。目前报道的眼底疾病包括中心性浆液性脉络膜视网膜病变、大泡性视网膜脱离、急性后极部多发性鳞状色素上皮病变、巨细胞性视网膜炎和急性视网膜坏死等。

【问题3】 患者左眼底后极部视网膜局限性泡状隆起,隆起周边边界清晰,黄斑中心凹光反消失。从患者的眼部检查考虑有局限性视网膜脱离(图2-14-7),还需要做哪些检查以明确诊断?

思路

1．黄斑受累,可以用OCT观察。

2．眼部A/B超检查视网膜情况。

3．在确定患者移植术后肾功能正常,获得患者知情同意后,为了解视网膜微循环情况,可慎行FFA检查。

4．间接检眼镜和三面镜检查,明确视网膜是否存在裂孔或变性区。

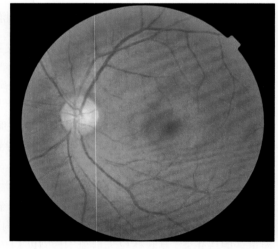

图2-14-7 左眼眼底彩色像。显示黄斑中心凹的浆液性视网膜脱离

通过进一步检查,患者FFA显示左眼黄斑中心针尖样强荧光,晚期呈典型的炊烟状。OCT显示左眼相应处局限性浆液性神经感觉层脱离,波及黄斑;脱离区内合并一小范围的视网膜色素上皮脱离。诊断:左眼中心性浆液性脉络膜视网膜病变。

【问题4】 患者发生中心性浆液性脉络膜视网膜病变的可能发病机制是什么?经过检查还需要和哪些视网膜疾病鉴别?

思路1 中心性浆液性脉络膜视网膜病变是一种相对多见的移植术后视网膜病变,发病时出现视力下降、视物变形。结合患者有长期应用免疫抑制剂病史，病情急剧变化，考虑两个原因：一为激素使用后血-视网膜屏障的破坏；二为免疫抑制剂引起的药物毒性反应。

> **知识点**
>
> 　　移植手术后中心性浆液性脉络膜视网膜病变的发病与使用大剂量糖皮质激素、情绪紧张、高血压等有关。糖皮质激素大剂量应用后，导致视网膜色素上皮屏障功能破坏，使神经上皮层下浆液性漏出加剧，诱发中心性浆液性脉络膜视网膜病变。其机制可能是激素使色素上皮细胞间封闭小带松解，脉络膜毛细血管缺血导致视网膜色素上皮改变而引起。中心性浆液性脉络膜视网膜病变患者视力预后通常较好，对病情较重、反复发作的病例可以进行激光光凝或光动力疗法治疗。
>
> 　　移植术后长期使用 CsA 等免疫抑制剂，除发挥免疫抑制作用外，还具有细胞毒性。其可能毒性作用机制为：
>
> 　　（1）引发细胞外电解质紊乱，致浆液性神经上皮视网膜脱离；通过抑制细胞外基质成分合成及抑制成纤维细胞活性，直接破坏视网膜色素上皮细胞或其紧密连接。
>
> 　　（2）使脉络膜毛细血管的脆性增加，通透性增高，引起脉络膜微循环障碍。
>
> 　　（3）抑制 T、B 淋巴细胞的增殖及白细胞、巨噬细胞的迁移，使机体处于免疫抑制状态，亚临床获得性感染机会增加，使视网膜色素上皮屏障破坏。
>
> 　　（4）直接影响视网膜色素上皮细胞离子转运系统，使其极性逆转，离子分泌入视网膜下腔，引起局部渗透压增高和液体增加。

　　思路 2　巨细胞病毒性视网膜炎是一种移植术后严重损害视力的感染性视网膜病变，结合患者长期应用免疫抑制剂病史，具有发生巨细胞病毒性视网膜炎的可能，需做出鉴别诊断。

> **知识点**
>
> ### 巨细胞病毒（cytomegalovims，CMV）
>
> 　　是一种嗜神经病毒，感染脉络膜和视网膜组织，导致全层视网膜坏死和出血。在正常人群中，巨细胞病毒的感染率高达 50%，但多为无症状感染，在免疫系统受到抑制的情况下（如器官移植术后长期使用免疫抑制治疗、获得性免疫缺陷综合征患者）病毒激活形成复发感染。CMV 感染是导致移植失败的一个重要原因，而 CMV 性视网膜炎是 CMV 全身感染的一个部分，血 CMV-IgG、CMV-IgM 和聚合酶链反应技术（PCR）检测 DNA 有助于 CMV 性视网膜炎的诊断。近些年，PCR 检测房水中 CMV 抗原 DNA 已广泛用于巨细胞病毒性视网膜炎的病原学检查，可以早期快速诊断 CMV 感染。此外，通过 PCR 技术可定量房水中 CMV 的 DNA 拷贝数，在指导治疗方案的制订中可以作为重要的依据。
>
> 　　轻微的玻璃体炎是 CMV 视网膜炎的典型表现，也是与其他病原体感染作鉴别诊断的一项有用因素。CMV 视网膜炎的眼底改变也是非特异性的。可表现为周边视网膜炎，也可表现为眼底后极部视网膜炎。常可见眼底有大片乳白色渗出、视网膜水肿。视网膜出血较常见，常出现"奶酪加番茄酱"眼底，严重者视网膜变性、坏死和脱离。

　　思路 3　患者免疫力低下，可能机会性感染疱疹病毒或真菌，还需与急性视网膜坏死及真菌性眼内炎作出鉴别诊断。

> **知识点**
>
> 　　急性视网膜坏死综合征可能是由水痘-带状疱疹病毒和单纯疱疹病毒引起的，患者免疫功能正常或低下，典型的表现为以显著的视网膜动脉炎为主的视网膜血管炎，灶状视网膜坏死，坏死灶起始于周边部或赤道部，并呈环状进展和向后极部推进，中度以上的玻璃体混浊，通常伴有轻度至中度的前葡萄膜炎。房水 PCR 检测病毒种类有助于明确诊断。

真菌性眼内炎也常发生于免疫功能低下者,但是眼底病变多呈绒毛状,伴有显著的玻璃体炎症反应和雪球状玻璃体混浊,眼前节反应不一。念珠菌属感染通常起病隐匿,进展缓慢,初期症状相对较轻,眼前节反应不重,偶尔有睫状充血、虹膜Busacca结节等;曲霉素感染通常较急,睫状充血,眼前节反应重,有虹膜后粘连、前房积脓等。

【问题5】 通过以上病例,对于器官移植术后出现眼部症状的患者,需行哪些检查?

思路 详细询问病史,记录患者的年龄、性别、移植手术的日期、全身免疫抑制剂使用情况、眼部病变表现与病程关系、全身及眼部症状与体征、治疗情况。进行眼部检查包括视力(矫正视力)、眼压、眼前节、眼底,必要时进行视野、A/B超声、OCT、FFA等检查。

【问题6】 通过以上病例,眼科医生应如何对待器官移植术后的患者?

思路 应知晓在移植手术后早期眼部症状不被患者重视,尤其是当眼部症状为一过性时,可能被患者忽视。建议外科医生对患者进行眼部健康教育,一旦发觉有眼部不适,就要及时到眼科诊治,最大限度保护视功能,提高生活质量。眼科医师在诊治眼部疾病时,应与外科医师共同决定激素和免疫抑制剂的用量,综合治疗眼部与全身疾病。

(王雨生)

第三节 性传播疾病的眼部表现

一、梅毒

梅毒是由苍白(梅毒)螺旋体引起的慢性、系统性性传播疾病。主要通过性途径传播,临床上可表现为一期梅毒、二期梅毒、三期梅毒、潜伏梅毒和先天梅毒(胎传梅毒)等。是《中华人民共和国传染病防治法》中列为乙类防治管理的病种。随着病情的发展,梅毒可引起各种系统病变。梅毒的眼部表现是广泛多样的,包括结膜、角膜、眼附属器病变及葡萄膜炎、视网膜炎、视神经束膜炎、视盘炎、球后视神经炎、视神经萎缩和视神经梅毒瘤等。

定义和关键特征

定义:梅毒是由苍白(梅毒)螺旋体引起的慢性、系统性性传播疾病。眼部任何一个结构都可以被梅毒侵犯,导致相应的疾病,称为梅毒性眼病。

关键特征:
- 梅毒性角膜基质炎;
- 梅毒性葡萄膜炎;
- 梅毒性视网膜炎和视网膜血管炎;
- 梅毒性视神经病变;
- Argyll Robertson瞳孔;
- 梅毒性巩膜炎和浅层巩膜炎。

临床病例

患者,男,65岁,因"右眼发红、视物模糊10天余"就诊。2天前于外院给予阿昔洛韦(0.5g/d,静脉滴注)抗病毒治疗,局部使用糖皮质激素滴眼液及散瞳治疗。效果欠佳。近期有"感冒和牙痛"病史。

眼科检查:右眼视力0.4,眼压23mmHg。结膜混合充血(+),角膜后大量羊脂状KP,前房深度正常,房水细胞(+),虹膜纹理清晰,瞳孔药物性散大,晶状体透明,玻璃体透明;眼底视盘色红,边界清楚,C/D=0.3,周边部视网膜小血管白鞘,散在小片状灰白色病灶及出血斑,黄斑中心凹光反射不见(图2-14-8)。左眼检查未见明显异常。

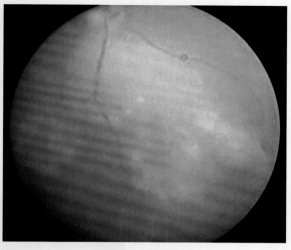

图 2-14-8　右眼眼底像。示右眼底周边部视网膜血管白鞘，视网膜平伏，散在小片状灰白色病灶及出血斑

【问题1】　通过上述病史考虑可能的诊断是什么？

思路1　患者眼科检查见右眼结膜混合充血（+），角膜后大量羊脂状 KP，前房深度正常，房水细胞（+）。根据临床表现考虑患者"右眼葡萄膜炎"的可能诊断。

知识点

前葡萄膜炎

患者可出现眼痛、畏光、流泪、视物模糊，在前房出现大量纤维蛋白渗出或反应性黄斑水肿、视盘水肿时，可引起视力明显下降。其主要临床体征为：

（1）睫状充血或混合充血。

（2）角膜后沉着物：尘状 KP 主要见于非肉芽肿性前葡萄膜炎，也可见于肉芽肿性葡萄膜炎的某一个时期；中等大小 KP 主要见于 Fuchs 综合征和单纯疱疹病毒性角膜炎伴发的前葡萄膜炎；羊脂状 KP 主要见于肉芽肿性前葡萄膜炎。

（3）前房闪辉。

（4）前房细胞。

（5）虹膜改变。

（6）瞳孔改变。

（7）晶状体改变。

（8）玻璃体及眼后段改变。

思路2　患者右眼周边部视网膜小血管白鞘，散在小片状灰白色病灶及出血斑，黄斑中心凹光反不见。患者近期有"牙痛"病史，结合眼底改变，不排除葡萄膜炎并发急性视网膜坏死综合征的可能。

知识点

急性视网膜坏死综合征（acute retinal necrosis syndrome，ARN）

早期可表现为浅层巩膜炎、巩膜炎、前段肉芽肿性葡萄膜炎。随后出现玻璃体混浊、坏死性视网膜炎造成的视力下降。视网膜炎表现为深层的多灶性黄白色斑块，首先出现在周边部视网膜，向心性融合，并向后极部发展。视网膜病变同时伴有活动性的血管炎，表现为血管周围出血、血管鞘和终末细动脉的栓塞。

思路3 患者近期有"感冒"病史,需除外结核感染可能。

知识点

葡萄膜结核因患者的不同免疫反应,按病变性质可以分为两种主要类型。

第一型是单纯的结核菌感染,由结核分枝杆菌直接侵犯眼组织所致。葡萄膜血管丰富,血流比较缓慢,有利于细菌的停留,所以葡萄膜结核在眼结核中比较多见。

第二型为过敏反应所致,病变不是由结核分枝杆菌的直接侵害,而是组织对结核菌蛋白的变态反应性炎症,其特点为急性病变伴有明显的炎性渗出。

患者入院后右眼视网膜灰白色病灶逐渐扩大,出血斑增多,玻璃体混浊数天内进行性加重呈絮状(图2-14-9)。其间实验室检查回报:血细菌、厌氧菌培养、病毒系列、自身抗体系列等均为阴性;梅毒螺旋体抗体阳性。追问病史,患者有冶游史,反复发作生殖器梅毒,未行驱梅治疗。

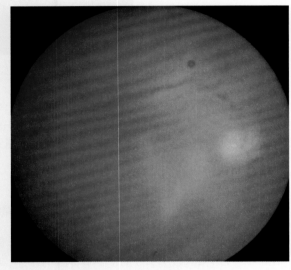

图2-14-9 与图2-14-8同一患者治疗期间右眼眼底像
显示右眼玻璃体混浊进行性加重,呈絮状,眼底较前模糊。

【问题2】 结合患者病史、眼科检查及实验室检查,患者诊断和治疗需作哪些调整?

思路 患者梅毒螺旋体抗体阳性,有冶游史,反复发作生殖器梅毒,未行驱梅治疗,眼部表现符合梅毒性视网膜脉络膜炎,治疗上应停用抗病毒药物,使用青霉素G行驱梅治疗。同时口服醋酸泼尼松片减轻炎症反应。

知识点

梅毒是由苍白密螺旋体感染导致的一种性传染或血源性传染性疾病,可分为先天性和获得性梅毒。随着病情的发展,可引起各种系统病变。梅毒的眼部表现是广泛的,包括结膜、角膜、眼附属器病变及葡萄膜炎、视网膜炎、视神经束膜炎、视盘炎、球后视神经炎、视神经萎缩和视神经梅毒瘤等。

梅毒性葡萄膜炎可有前、中、后及全葡萄膜炎等多种表现,其中后葡萄膜炎可表现为局灶性脉络膜视网膜炎、脉络膜炎、视网膜炎、视神经视网膜炎、后部鳞状脉络膜视网膜炎、视网膜血管炎等。其中,梅毒性脉络膜视网膜炎的临床表现是广泛的,包括伴有或不伴有动脉阻塞的血管炎、黄斑水肿、星状黄斑病变、黄斑盘状脱离、假性视网膜色素变性、视网膜脱离、脉络膜渗出、视网膜中央静脉阻塞、视网膜下新生血管膜形成、视网膜坏死、视神经视网膜炎等。

【问题3】 梅毒在眼部的其他表现可能还有哪些?

思路1 梅毒还可见于结膜组织。

结膜炎是二期梅毒比较常见的症状,可出现球结膜水肿、血管充血,并伴有巩膜炎。组织学上,可出现完全像结节病的肉芽肿性结膜炎。在这种情况下,只要组织活检证实有银染的螺旋体存在即可确立诊断。

思路2　神经梅毒可出现 Argyll Robertson 瞳孔。

Argyll Robertson 瞳孔在早期神经梅毒可见，但在晚期更常见。脊髓痨患者约有10%会出现瞳孔大小不规则，极度缩小，对光反射消失而近反射正常。

思路3　梅毒可引发巩膜及角膜炎。

巩膜炎或巩膜浅层炎与皮肤黏膜损害同时出现或在其后出现，多伴有结膜病变。梅毒性角膜炎通常是由于先天性感染，偶尔也有后天感染的。角膜炎症是由于直接感染抑或是超敏反应，目前尚不清楚。发病初期可有眼痛、流泪、畏光及视力下降。病变局限于角膜的上半部，轻度内皮水肿呈小的基质混浊。感染后5个月～10年，病变由周边向中央扩散发生角膜基质深层混浊，并互相融合，影响局部或整个角膜。病变角膜增厚，后弹力层皱褶，产生破碎镜片样现象，最后血管侵入达深层基质，形成暗红色毛刷状的角膜深层新生血管。炎症持续数周和数月后，角膜浸润和水肿逐渐吸收，炎症消退，侵入角膜的血管内血流消失，萎缩的角膜深层的新生血管在角膜基层内留下幻影微小血管网，表现为灰白色纤细丝状结构。

思路4　梅毒可引发视神经病变。

梅毒性视神经病变可为单眼或双眼，表现为前部或后部的视神经炎、视盘水肿，可伴有玻璃体炎或视网膜炎。梅毒性前部视神经炎表现为视盘水肿、可伴有玻璃体炎，局限性视网膜炎和片状出血。后部视神经炎无视盘水肿，但可有相对性传入性瞳孔阻滞和色觉障碍，提示视神经功能受损。

治疗期间：确诊患者为梅毒性葡萄膜炎，遂改治疗为青霉素 G 静脉输液，联用苄星青霉素 240 万 U 肌内注射，1次/周，行驱梅治疗；并口服醋酸泼尼松片 80mg/d，每10天减量 5mg。后玻璃体混浊减轻，但视网膜坏死未能显著控制，遂行玻璃体视网膜手术。术后一周矫正视力达 1.0，视网膜复位良好。出院诊断：①右眼梅毒性葡萄膜炎；②右眼梅毒性坏死性视网膜炎；③梅毒。

【问题4】　梅毒在其他系统的表现有哪些，可有助于梅毒感染的诊断？

思路　梅毒感染分为三期，各期均有其特殊表现。

1. 一期梅毒，标志性临床特征是硬下疳。好发部位为生殖器官，如阴茎、龟头、冠状沟、包皮、尿道口；大小阴唇、阴蒂、宫颈；肛门、肛管等。也可见于唇、舌、乳房等处。

（1）硬下疳，特点为感染梅毒后7～60天出现，大多数患者硬下疳为单发、无痛无痒、圆形或椭圆形、边界清晰的溃疡，高出皮面，疮面较清洁，有继发感染者分泌物多。触之有软骨样硬度。持续时间为4～6周，可自愈。

（2）淋巴结肿大，出现硬下疳后1～2周，部分患者出现腹股沟淋巴结肿大，可单个也可多个，肿大的淋巴结大小不等、质硬、不粘连、不破溃、无痛。

2. 二期梅毒，由于梅毒螺旋体随血液循环播散，可侵犯皮肤、黏膜、骨骼、内脏、心血管、神经系统等。

（1）皮肤梅毒疹，80%～95%的患者发生。特点为疹型多样和反复发生、广泛而对称、不痛不痒、愈后多不留瘢痕、驱梅治疗迅速消退。

（2）复发性梅毒疹，初期的梅毒疹自行消退后，约20%的二期梅毒患者于一年内复发，以环状丘疹最为多见。

（3）黏膜损害，约50%的患者出现黏膜损害。发生在唇、口腔、扁桃体及咽喉，为黏膜斑或黏膜炎，有渗出物，或有灰白膜，黏膜红肿。

（4）梅毒性脱发，约占患者的10%。多为稀疏性，边界不清，如虫蚀样；少数为弥漫样。

（5）骨关节损害，骨膜炎、骨炎、骨髓炎及关节炎，伴疼痛。

（6）二期眼梅毒，梅毒性虹膜炎、虹膜睫状体炎、脉络膜视网膜炎等。

（7）二期神经梅毒，多无明显症状，脑脊液异常，脑脊液快速血浆反应素试验阳性。可有脑膜炎或脑膜血管症状。

（8）全身浅表淋巴结肿大。此外，二期梅毒血清学试验几乎100%阳性。

知识点

1/3 的未经治疗的显性梅毒螺旋体感染发生三期梅毒。其中，15% 为良性晚期梅毒，15%～20% 为严重的晚期梅毒。

（1）皮肤黏膜损害出现在头皮、肩胛、背部及四肢伸侧的结节性梅毒疹、小腿部的树胶样肿、马鞍鼻等。

（2）近关节梅毒性纤维瘤。

（3）侵犯主动脉弓部位，可发生主动脉瓣闭锁不全，引起梅毒性心脏病。

（4）神经梅毒如梅毒性脑膜炎、脑血管梅毒、脑膜树胶样肿、麻痹性痴呆等。

【问题5】　对于梅毒性葡萄膜炎的治疗原则是什么？

对于梅毒性葡萄膜炎应尽早治疗，青霉素是一线治疗药物。青霉素240万U每天肌内注射，10天为1个疗程，对于多数一期或二期梅毒的治疗已足够；严重者青霉素960万U，加入5%葡萄糖溶液500ml静脉滴注，在神经梅毒患者加用苄星青霉素，对青霉素过敏者可换用大环内酯类抗生素治疗。青霉素治疗前或治疗中可以短期口服皮质类固醇以防止青霉素致螺旋体突然死亡引起的中毒性发热寒战。在药物治疗不能控制病情发展时，可考虑行玻璃体视网膜手术，挽救患眼及视功能。

二、艾滋病

获得性免疫缺陷综合征（acquired immune deficiency syndrome，AIDS）又称艾滋病，是由人类免疫缺陷病毒（human immunodeficiency virus，HIV）感染后引起的最严重的免疫抑制性综合征，HIV主要破坏CD4$^+$T细胞，当CD4$^+$T细胞降低到200个/μl以下，就会因免疫功能缺陷而发生各种机会性感染，常见感染包括肺部感染、神经系统障碍、视网膜炎等。HIV相关眼病是艾滋病常见并发症，在世界范围内影响50%～75%的HIV感染者。HIV相关眼病可影响眼部各组织，通常产生视物模糊、视力下降、眼前漂浮物，甚至失明。

定义和关键特征

定义：艾滋病是由HIV感染后引起的最严重的免疫抑制性临床综合征。HIV相关眼病包括非感染性视网膜炎，如HIV微血管病变，即棉绒斑；还包括感染因素所致的视网膜炎，如巨细胞病毒、单纯疱疹病毒、带状疱疹病毒等感染所致的视网膜炎；此外，AIDS患者在接受高效抗反转录病毒治疗（highly active antiretroviral theraphy，HAART）后全身免疫功能重建，CD4$^+$T淋巴细胞计数升高时可能出现一系列眼部炎症反应，称为眼免疫重建炎性综合征（immune reconstitution inflammatory syndrome，IRIS）。

关键特征：

● 棉绒斑；

● 感染性视网膜炎。

临床病例

女，26岁，主诉"左眼视力进行性下降1个月余"。于当地医院诊断为"视网膜血管炎"给予激光光凝治疗。治疗效果不佳，特来就诊。

眼科检查：视力右眼0.8，左眼手动/眼前。眼压右眼14mmHg，左眼15mmHg。左眼结膜充血（+），角膜透明，前房深度正常，房水细胞（+），虹膜纹理清，瞳孔药物性散大，晶状体透明，玻璃体轻混；眼底可见血管白线，沿血管分布有浓厚黄白色病损，其上有片状出血，边缘为不规则的黄白色颗粒。右眼前节未见异常，眼底检查可见视网膜周边散在棉绒斑，余未见明显异常。左、右眼影像见图2-14-10、图2-14-11。

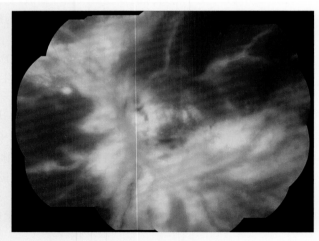

图2-14-10　左眼眼底像。示视盘水肿隆起，边界不清，视盘表面见出血及渗出，血管呈白线，上方及下方视网膜沿血管分布有浓厚黄白色病损，其上有片状出血，边缘为不规则的黄白色颗粒样病灶

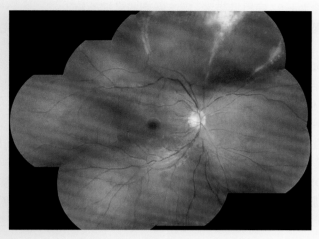

图 2-14-11 右眼眼底像。示视网膜上方周边部沿血管分布的渗出

【问题1】 通过上述病史考虑可能的诊断是什么？

思路1 患者左眼眼底可见血管白线，沿血管分布有浓厚黄白色病损，其上有片状出血，边缘为不规则的黄白色颗粒，提示患者眼底有感染性炎性病灶。CMV 视网膜炎、水痘 - 带状疱疹病毒或单纯疱疹病毒引起的急性视网膜坏死综合征、进展性外层视网膜坏死综合征、梅毒性视网膜炎、弓形体性视网膜脉络膜炎等均属于眼底感染性病变（详见视网膜疾病章节），但各具典型的眼底特点。

1. 急性视网膜坏死综合征 见第十四章第三节知识点"急性视网膜坏死综合征"。

2. 进展性外层视网膜坏死综合征 也是疱疹病毒引起的一种视网膜坏死性疾病，表现为迅速进展的坏死性视网膜炎，但它主要表现于免疫功能低下的个体，并且一般不出现视网膜血管炎和前房炎症反应，玻璃体炎症轻微或无，易于累及后极部视网膜等。

3. 弓形体性脉络膜视网膜病变 典型改变是累及黄斑区的病灶，在陈旧性病灶周围出现多发性新鲜的卫星病灶。房水、玻璃体和血清抗体检测有助于诊断和鉴别诊断。

思路2 患者左眼眼底可见沿血管分布的浓厚黄白色病损，其上有片状出血，边缘为不规则的黄白色颗粒。此种病变可形象描述为"奶酪加番茄酱样改变"，通常提示患者有全身巨细胞病毒性感染，与如此活跃的眼底病变不相符的是玻璃体透明或反应轻微。该患者左眼体征高度怀疑 CMV 视网膜炎。

知识点

巨细胞病毒（CMV）是一种双链 DNA 的疱疹病毒，在人群中被 CMV 感染常见。先天性 CMV 感染发生在子宫内的垂直传播，而后天获得性感染可通过性传播、输血制品、器官移植等传播。初次感染 CMV 对于有免疫力的成人和儿童多数情况是无症状的，病毒潜伏在骨髓前体细胞中。在免疫极度抑制的情况下被激活和播散，引起有临床症状的病变。

后天获得性 CMV 视网膜炎只发生于严重的免疫能力低下的人群。该病最常见于 AIDS 人群，也见于器官移植术后患者或其他接受强免疫抑制药物治疗的患者。

CMV 性视网膜炎为单眼或双眼发病，病变多累及眼底后极部，范围较广。该病发生前均有棉绒状白斑出现，初期为一些白色颗粒状病灶，逐渐互相融合并向周围扩展，形成边缘水肿的炎性斑块，血管附近视网膜常有出血，血管有白鞘。晚期可产生大片视网膜坏死。4～6 周以后，病变逐渐消退，形成广泛而大小不等的色素瘢痕，亦可导致视网膜脱离。

入院期间：患者入院后实验室检查发现 HIV 抗体为阳性，后经疾病控制中心确诊为 HIV 病毒携带者。追问病史，患者有反复口腔溃疡，自发病以来无发热、无体重下降、无腹泻、无咳嗽等表现。否认输血史、否认不洁性行为史，其丈夫静脉吸毒，HIV 感染史不详。既往体健，无药物过敏史，家族中无遗传病和传染病病史记载。

【问题2】 患者经确诊为 HIV 病毒携带者,应该做哪些常规检查?

思路1 患者已发生视网膜炎,根据临床分期该患者已经进入 AIDS 期。应完善:

1. 常规体格检查。

2. 常规实验室检查,如血、尿、生化、肝功能检查。

3. 特殊检查项目,包括弓形体抗体 IgG、EBV 抗体、CMV 抗体、单纯疱疹病毒抗体检测。

4. 患者免疫状况的评估,如 T 细胞亚群的检测。

5. 其他检查,包括胸片、心电图和腹部超声检查等。

思路2 患者左眼发生视网膜炎,右眼出现棉绒斑,提示患者双眼均出现 AIDS 的眼部表现,而右眼为 AIDS 患者非感染性视网膜病变的表现。

尸检所见 89% 的 AIDS 患者都会出现眼部受损,40%~63% 的患者会出现眼部症状。最常见的是棉绒斑和其他非感染性的视网膜病变、CMV 视网膜炎、结膜 Kaposi 肉瘤,部分伴有眼部带状疱疹、视网膜弓形体病等。其中,棉绒斑见于 25%~50% 的 AIDS 患者,15%~40% 的 AIDS 患者发生 CMV 视网膜炎。

> 知识点
>
> AIDS 患者的非感染性视网膜病变指的是棉绒斑、视网膜出血,以及那些不进展、不扩大或不影响视力的微血管病变。棉绒斑并非特异性,是视网膜神经纤维层微小梗死的结果,在 AIDS 患者主要分布在眼底后极部视盘周围血管处或其附近。视网膜出血通常表现为后极部视网膜的火焰状出血、斑片状出血或周边视网膜小斑点状出血,偶见 Roth 斑。FFA 可显示许多 AIDS 患者视网膜微血管改变,包括微动脉瘤、毛细血管扩张、局灶无灌注区以及毛细血管的缺失。
>
> CMV 视网膜炎是 AIDS 患者最常见、最严重的眼部并发症,约 45%AIDS 患者合并 CMV 视网膜炎。与 AIDS 患者的非感染性视网膜病变不同,此类感染性视网膜病变需要积极的治疗,以防范视力丧失。如诊治不及时,对侧眼发病可达 100%,并可出现视网膜脱离,或视神经受累而致失明。当 AIDS 患者 $CD4^+T$ 淋巴细胞计数低于 $100/\mu l$ 时,约 25% 的患者在 1 年内可发生 CMV 视网膜炎。CMV 视网膜炎致盲率高,在全身抗 HIV 病毒治疗,$CD4^+T$ 淋巴细胞计数提高至 $200/\mu l$ 时,眼底病变继续进展,视力亦进行性下降,应及时采用更昔洛韦玻璃体腔注药术,可挽救患者视力,获得良好的治疗效果。

入院期间:结合患者典型的 CMV 视网膜炎眼底表现及 HIV 病毒携带者、反复口腔溃疡的个人史,患者的眼部诊断为"获得性免疫抑制性临床综合征并发巨细胞病毒性视网膜炎"。患者于疾病控制中心接受进一步检查及相关治疗。

【问题3】 对于 CMV 性视网膜炎,目前治疗策略是什么?

CMV 性视网膜炎主要应用更昔洛韦和膦甲酸钠(可耐)。激素或一般抗病毒药物意义不大。更昔洛韦治疗 CMV 视网膜炎有效率 81%。使用更昔洛韦剂量 250mg,每天 2 次,疗程 2 周。以后应口服更昔洛韦作为维持治疗,疗程 2~4 周。膦甲酸钠是通过抑制 DNA 聚合酶和反转录酶而发挥抗 CMV 作用,和更昔洛韦有同等的效果。对更昔洛韦耐药者对膦甲酸钠仍敏感。两者联用效果更好,但不可同时注射。如严重粒细胞减少不宜全身治疗或有威胁患者视力的黄斑或视神经损害,可考虑使用玻璃体内注射,诱导期每次 200μg,每周 2 次,维持剂量为每周 1 次。

【问题4】 患者确诊 HIV 并接受 HAART 治疗,治疗中还需要注意哪些问题?

思路1 除 CMV 性视网膜炎,患者还可能出现的机会感染有:①眼弓形体感染;②眼带状疱疹病毒感染;③梅毒螺旋体感染;④组织胞浆菌感染;⑤卡氏肺孢子虫病;⑥白念珠菌感染;⑦结核分枝杆菌感染。

思路2 患者接受 HAART 治疗后如有效,需要警惕 IRIS 的发生。IRIS 的眼部病变主要是 CMV 视网膜炎患者在接受 HAATR 后免疫功能重建时出现眼前节和后节的炎症反应,其炎症反应强度远远超过典型的 CMV 视网膜炎。目前考虑 IRIS 的诊断可依据以下几点:①HIV 感染者;②接受有效的 HAART 治疗,并有证据显示 HIV-1 RNA 载量由基线下降或 $CD4^+T$ 淋巴细胞由基线升高;③临床表现为炎症过程的体征;

④排除以往确诊的机会感染、新的机会性感染或药物毒性反应。

【问题5】　通过该病例，应得到何启示？

思路1　HIV感染/AIDS已经成为全球性的瘟疫，我国目前HIV感染者、AIDS患者已达100万之多，并逐年增加。临床上对于主诉有眼前漂浮物、视力下降等症状的患者，应散瞳详细检查眼底，详细询问病史及全身伴随症状。对于可疑AIDS相关眼部表现的病例，应进行血清HIV抗体检测，以提高AIDS相关眼病的早期诊断。

思路2　做好诊断和鉴别诊断是非常重要的。本病例患者发病时被诊断为"视网膜血管炎"，并给予了眼底激光治疗。假想患者被误诊为葡萄膜炎等免疫性眼病，进行全身免疫抑制治疗，后果将不堪设想。因此，对于原因不明的眼底棉绒斑、视网膜出血及微动脉瘤，原因不明的视网膜血管炎，原因不明的血管旁大面积黄白色病损，若发现HIV感染的高危因素，应立即进行相关抗体的检测，未经明确诊断，慎用激素及免疫抑制剂，以免加重病情。一旦诊断明确，立即治疗，以免贻误时机而造成不可逆的视力丧失。

（王雨生）

第四节　皮肤疾病的眼部表现

一、干燥综合征

干燥综合征，亦称Sjögren综合征（Sjögren's syndrome）是一个主要累及外分泌腺体的慢性炎症性自身免疫病。由于其免疫性炎症反应主要表现在外分泌腺体的上皮细胞，故又名自身免疫性外分泌腺体上皮细胞炎或自身免疫性外分泌病。疾病主要表现为干燥性角膜结膜炎、口腔干燥症或伴发类风湿性关节炎等其他风湿性疾病，可累及其他系统如呼吸系统、消化系统、泌尿系统、血液系统、神经系统以及肌肉、关节等造成多系统、多器官受损。其血清中存在多种自身抗体和免疫球蛋白升高。

定义和关键特征

定义：一个主要累及外分泌腺体的慢性炎症性自身免疫病，分为原发性和继发性两类，前者指不具另一诊断明确的结缔组织病。后者是指发生于另一诊断明确的结缔组织病，如系统性红斑狼疮、类风湿关节炎等。

关键特征：

- 干燥性角膜结膜炎、口腔干燥症；
- 伴发类风湿性关节炎；
- 抗SS-A，抗SS-B，ANA>1∶20，RF>1∶20。

临床病例

患者，女，54岁，因"双眼发红、异物感半年余"来我科就诊。之前曾多处就医，被诊断为慢性结膜炎或病毒性角膜炎，接受抗细菌和抗病毒治疗无效，且症状加重。

眼科检查：视力右眼0.8，左眼0.6；眼压右眼12mmHg，左眼14mmHg。双眼结膜充血，右眼下方角膜较多点状上皮脱失，余内眼检查未见明显异常（图2-14-12）。

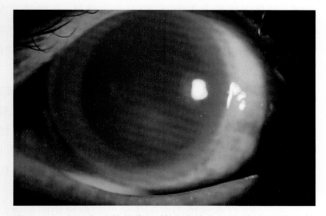

图2-14-12　右眼前节像。荧光素染色后见中央偏下方荧光素着染，提示角膜上皮缺失

【问题1】 通过上述病史,考虑引起患者眼部症状的疾病有哪些?

思路1　慢性结膜炎、病毒性角膜炎、点状角膜炎、流行性角结膜炎、干眼症等眼表疾病都会引起眼红、异物感等临床症状。但各种疾病又有其独特的临床特征和治疗原则,对于主诉长时间眼红、异物感且治疗无效的患者要做好鉴别诊断。

思路2　患者既往被诊断为慢性结膜炎,但治疗效果不佳。

慢性结膜炎是眼科常见病。主要症状为眼部干涩、痒,眼异物感。清晨有眼分泌物。睑结膜轻度充血、粗糙,有滤泡、乳头增生,血管纹理不清,严重时球结膜也有充血。慢性结膜炎按其病因可分为感染性、免疫性、化学物理刺激性、全身疾病相关性、眼部疾病继发性等。

思路3　患者既往被诊断为病毒性角膜炎,但治疗效果不佳。

病毒性角膜炎的临床特征是:在诱因之后的数日之内,眼部出现刺激症状,根据病变的部位可影响视力或对视力影响较少。角膜上皮层出现灰白色的针尖样小疱,此改变持续时间短,患者来就诊时可能已改变,易被误诊为"结膜炎"。

思路4　干眼最常见的症状为刺痛或异物感,可伴有眼部干涩、痒、烧灼感、视物模糊等症状。因此,角结膜干燥症也可能是其病因。

干眼,又称角结膜干燥症。主要症状为干涩感、异物感、烧灼感、痒感、畏光、眼红、视物模糊、视力波动等。有研究报道,71.3%的干眼症患者有视疲劳症状。该病的客观检查的阳性率明显低于干眼症状的发生率。

【问题2】 患者接受抗细菌和抗病毒治疗无效,且症状加重,如考虑患者为干眼症,需行哪些检查?

1. 详细病史的采集,了解疾病的发生、发展及持续时间和用药情况,了解患者全身情况。

2. 完善泪膜稳定指标检查、水液性泪液的生成和泪液分泌的检查、睑板腺功能检查。

3. 根据检查确定干眼诊断及诊断分类。

> **知识点**
>
> 2007年国际干眼研究组将干眼分为三大类:
>
> (1)环境因素性干眼:包括内环境因素如瞬目少、大睑裂、随年龄增加雄激素水平下降,以及各种使泪液产生减少的药物的应用。
>
> (2)泪液生成不足型:主要指水液缺乏性干眼(aqueous tear deficiency),分为干燥综合征型和非干燥综合征型。
>
> (3)蒸发过强型:主要指脂质层异常,如睑板腺功能障碍。

思路1　由于干眼症的病因很复杂,因此,仔细询问病史对病因诊断十分重要,以下几项病史尤为重要。

1. 几种情况下症状加重　眼部感觉异常由于室外气流易使角膜干燥,因此患者户外及空调房间内症状加重;当患者注意力集中时,瞬目频率降低,角膜暴露在空气中的时间超过泪膜破裂时间,所以干燥感明显;睡眠时泪液的分泌量减少从而使患者诉夜间或晨间醒来眼干燥感严重。

2. 是否有皮肤损害或结缔组织病变等　多种皮肤损害的疾病可能伴发干眼症,如银屑病、干皮病、多形性红斑、天疱疮、红斑狼疮。

3. 应用药物史　应用抗焦虑药(地西泮)、抗胆碱能药(阿托品)、抗组胺药(马来酸氯苯)、氯丙嗪、β受体阻滞剂及口服避孕药都可能引起泪膜异常而致干眼症。

思路2　干眼最常见的症状为刺痛或异物感,可伴有眼部干涩、痒、烧灼感、视物模糊等症状。对于此类患者,临床上按照以下步骤进行诊断,不仅可以诊断是否为干眼,同时可以帮助诊断干眼的分类:

第一步:行泪膜破裂时间(BUT)的测定检查,如BUT正常则排除与泪膜相关的疾病;如BUT缩短,即考虑干眼。

第二步:行水液性泪液的生成及泪液分泌的检查,包括泪河线高度、SchirmerⅠ试验、棉丝试验、荧光素清除试验、泪液功能指数及荧光素分光光度检测。

第三步:如果水液性泪液的生成及泪液分泌的检查正常则行睑板腺功能检查。

知识点

干眼的裂隙灯检查

（1）泪河线检查：正常人泪河高度>0.3mm，干眼症一般<0.1mm，而且沿睑缘有不规则边缘。

（2）泪膜检查：干眼症泪膜可见许多细胞碎屑，即使瞬目也不减少。

（3）BUT：可用来评价泪膜的稳定性，正常值为15～45秒，BUT少于10秒考虑为干眼症。

（4）眼表上皮染色检查：荧光素染色显示角膜上皮的缺损，虎红染色显示变性或死亡的细胞。由于荧光素染色特异性较差，现多用虎红染色。其评分方法是将睑裂区分为鼻侧、角膜和颞侧，每区再根据染色疏密程度分为1～3分，三者相加，最高为9分，>4分怀疑为干眼症。

干眼的特殊检查

（1）泪液分泌功能检查：Schirmer Ⅰ试验，所测为基础分泌和反射分泌<10mm/5min应怀疑干眼症，以5.5mm/5min作为干眼症标准。棉线泪液试验克服了Schirmer纸条的刺激问题，湿润长度<9mm/15s提示可能为干眼症。

（2）泪液球面清除功能指数：此方法是对泪液清除率进行定量测定，再乘以泪液产生因素，正常值为8～31，用来评价泪液的更新，从而知道泪膜的质量，这弥补了Schirmmer试验只能测定泪液数量的缺点。

（3）泪液溶菌酶（lysozyme）和泪乳铁蛋白检查：泪液中溶菌酶的多少与泪液分泌是相平行的，可凭溶菌酶测定来了解泪分泌情况。目前常采用溶菌酶琼脂扩散试验，Van Bijsterveld以溶菌区<21.5mm作为角结膜干燥征的诊断标准。由于泪乳铁蛋白和泪溶菌酶高度相关，也可单独用来测定泪腺的分泌功能，现常采用琼脂糖免疫单扩散法测定，<0.92mg/ml可确诊。

（4）泪膜渗透压检查：泪膜渗透压与泪流成反比，角结膜干燥征的泪膜渗透压增高。

（5）结膜印痕细胞检查：用来评价结膜杯状细胞的数量和形态。在干眼症中杯状细胞密度降低，核质比增大，结膜角化增多。

追问病史，患者诉有口干、畏风、关节痛、吸烟室及空调间不能停留等症状，建议患者免疫科就诊。

【问题3】　通过上述病史考虑可能的诊断是什么？

思路1　详细询问病史，发现患者除存在干眼症状外，还有全身症状，需要考虑是否为干燥综合征。

知识点

干燥综合征是一种以侵犯唾液腺和泪腺为主的自身免疫性疾病。其多见于中老年女性。眼部症状符合干眼症的特征。

思路2　干燥综合征除眼部表现外，还合并一些相关的全身症状。

干燥综合征除包括口干、眼干和关节炎外，还可发生于许多自体免疫性疾病和系统性疾病，如肉瘤和Waldenströms巨球蛋白血症。

【问题4】　干燥综合征的诊断依据是什么？

干燥综合征的诊断标准有：①干燥性角膜炎；②口干燥症；③血清中有下列一种抗体阳性：抗SS-A，抗SS-B，ANA>1∶20，RF>1∶20。具备以上3条并除外其他疾病者可以确诊。

当患者被诊断为水液缺乏性干眼后，则需进一步通过刺激鼻腔后的反射性泪液分泌试验、血清自身抗体检查、虎红染色（>3分为阳性）及睑裂暴露区荧光染色，以区分干燥综合征和非干燥综合征。

【问题5】　干燥综合征的治疗有哪些？

目前对原发性干燥综合征的治疗目的主要是缓解患者症状、阻止疾病的发展和延长患者的生存期，尚无可以根治疾病的方法。治疗原则主要为：①替代治疗；②刺激分泌腺的残余功能；③系统治疗。对于眼部症状通常使用人工泪液滴眼，以缓解眼干症状，保护眼结膜和角膜不受损伤。

二、Stevens-Johnson 综合征

Stevens-Johnson 综合征是一种累及皮肤和黏膜的急性水疱病变，可发生在某些感染或某些药物后。多形性红斑是皮肤的轻度水疱性病变，可进一步发展形成毒性表皮坏死溶解，后者是一种急性致命性的病变。该病的眼部表现比较严重，病变可累及角膜、睑结膜、球结膜和眼睑。

定义和关键特征

定义：Stevens-Johnson 综合征是由免疫复合物所致的一种过敏性疾病，主要表现为严重得多形性红斑，可累及皮肤与黏膜，包括口、鼻、眼、阴道、尿道、胃肠道和下呼吸道黏膜，是一种严重的系统性疾病，甚至有导致死亡的潜在危险。死亡率3%～15%。

关键特征：

- 全身皮肤与黏膜病变；
- 急性坏死性炎症；
- 眼表症状。

皮肤科请求会诊：患者，女，20岁，1周前因感冒于当地诊所输液治疗（具体药物不详），3天后出现双眼红、眼痛、流泪、发热，在当地医院用头孢类药物及对乙酰氨基酚治疗，次日出现双眼红肿，面部躯干红斑丘疹水疱，于院诊断为"Stevens-Johnson 综合征"入院，予以甲泼尼龙等药物治疗，患者皮损有所控制，但双眼视力无改善，特请眼科会诊协助诊疗。

眼科会诊记录：专科检查：视力右眼0.6，左眼光感。右眼睑轻度红肿，皮肤粗糙，内外眦部上下睑粘连，上下睑间粘连处呈淡红色膜状，结膜混合性充血(++)，角膜上皮弥漫点状缺损，基质层散在小片白色混浊，前房深度正常，房水清，瞳孔圆，直径约3mm，对光反应灵敏，晶状体透明；左眼睑轻度红肿，皮肤粗糙，内外眦部上下睑粘连，上睑结膜与角膜粘连，遮盖近4/5角膜，余角膜混浊，眼内结构窥不见。建议：①继续皮肤科全身治疗原发病；②眼部可用平衡盐液冲洗清洁囊、局部抗生素眼液滴眼、频用人工泪液，如出现角膜穿孔等并发症，则须手术治疗；③眼科随诊。

【问题】 Stevens Johnson 综合征是一种怎样的疾病，其发病原因是什么？

思路 1　患者发病前因感冒于当地医院给予不明药物的输液治疗，3天后急性发病，病程短，进展凶猛，符合 Stevens-Johnson 综合征的临床病因和特点。

> **知识点**
>
> Stevens-Johnson 综合征是一种累及皮肤和黏膜的急性水疱病变。其病因不明，有人认为是一种变态反应，发生与多种因素有关，如全身用药、局部用药、感染、恶性肿瘤和胶原血管性疾病等。易引起 Stevens-Johnson 综合征的药物主要有磺胺类药物、解热镇痛药及抗惊厥药等。

思路 2　该病病损为全身性的，在眼部，特别是眼表症状极为显著。有文献报道，80% 的 Stevens-Johnson 综合征患者会出现眼部症状及并发症，约有1/3会出现明显的视力改变。

> **知识点**
>
> Stevens-Johnson 综合征在眼部的表现为严重的结膜、角膜炎；眼睑红肿、糜烂；结膜有大量的脓性分泌物或假膜形成。愈合后结膜面呈大片瘢痕而致睑球粘连、眼睑内翻、倒睫等。严重病例可发生角膜溃疡、穿孔或眼内化脓性感染，使视力丧失或眼球萎缩。

思路 3　Stevens-Johnson 综合征眼部并发症发生率高，多遗留视力障碍。此例患者左眼视力已严重下降，因此减轻该病对视力的损害，最重要的是防止并发症的出现，在病变早期需对眼部进行详细的检查，及时采取必要的对症处理。

> 知识点
>
> Stevens-Johnson 综合征病情凶险，可伴高热、肝肾功能损害及继发感染，可导致死亡。其治疗比较困难，关键的是及早足量使用糖皮质激素，预防和治疗感染，加强支持治疗及病变部位的治疗。而对于眼部症状及并发症，在急性期，可用平衡盐液冲洗结膜囊，保持局部清洁，用抗生素眼液滴眼预防感染，频繁滴用人工泪液有利于维持角膜上皮的完整性，局部应用糖皮质激素能够起到减轻炎症的作用，可能会减轻睑球粘连。但对于糖皮质激素的应用，应当慎重，并密切观察其并发症的发生。如果出现角膜穿孔，可考虑进行板层角膜移植或穿透性角膜移植，也可以使用结膜瓣覆盖眼表。出现睑内翻、干眼症和睑球粘连等慢性并发症时，可采取手术方式对症治疗。

（王雨生）

第五节　妇产科疾病的眼部表现

妊娠与子痫前期 - 子痫综合征

妊娠常伴有多系统疾病，如代谢、血液系统、心血管及免疫系统改变及母源性雌激素变化等，这些变化可能使视觉系统受到影响。大多数正常妊娠不伴有明显的视网膜病变。但先兆子痫常伴有浆液性视网膜脱离、糖尿病视网膜病变加重等。这些眼部状况通常短暂，但可能引起永久性视觉障碍。目前"妊娠期高血压"已取代"妊娠高血压综合征"，指发生在妊娠 20 周以后出现的血压升高，不伴有尿蛋白，产后血压恢复正常。约 1/4 妊娠高血压患者出现蛋白尿，即子痫前期。子痫前期是妊娠特发综合征，病情严重者会产生头痛、视力模糊、上腹痛等症状，若没有适当治疗，可能会引起全身性痉挛甚至昏迷。本病的病理变化主要为全身小动脉痉挛。病变可累及多个器官，严重时可导致心、肝、肾、脑等主要器官缺氧、水肿、坏死，甚至功能衰竭。部分患者还会遗留慢性高血压及肾病等后遗症。

定义和关键特征

定义：子痫 - 子痫前期综合征是孕产妇特有的一种全身性疾病，我国的发病率为 10.32%，多发生在妊娠 20 周以后至产后 2 周，临床上主要表现为水肿、高血压和蛋白尿三大症候群，重度患者伴有头痛、眼花，甚至抽搐、昏迷。

关键特征：

- 小动脉痉挛及狭窄；
- 视网膜渗出或出血；
- 渗出性视网膜脱离；
- 中心性浆液性脉络膜视网膜病变。

> 临床病例
>
> 妇产科请求会诊：患者，女，40 岁，妊娠 37 周，初次妊娠。诉双眼视物不清 1 周。入院后查体：神清，血压 170/100mmHg，心电图正常，血生化报告示正常，尿蛋白（+++），血小板计数 $6.2×10^9$/L。既往无眼病史。特请眼科会诊，协助诊疗。
>
> 眼科会诊记录：患者女性，孕 37 周，血压 170/100mmHg，诉双眼视物不清 1 周。专科检查（床旁）：双眼视力＞指数 /1m，指测眼压 Tn。双眼睑轻度水肿，结膜轻度充血，双眼前节正常，眼底检查（小瞳下）：右眼底视盘边界清晰，视网膜小动脉略纤细，颞下象限视网膜水肿、隆起，累及黄斑；左眼底视盘边界清晰，黄斑区中心凹反光未见，眼底小动脉略纤细，颞上象限视网膜水肿、隆起。建议：①继续加强降压解痉等治疗；②监测患者病情，必要时及时终止妊娠；③眼科随诊。

【问题 1】　通过上述问诊考虑患者可能发生何种疾病？

思路 1　患者孕 37 周，入院查体发现血压 170/100mmHg，提示患者妊娠高血压。

> **知识点**
>
> 　　妊娠高血压，是怀孕20周后出现的血压升高，不伴有蛋白尿，产后血压恢复正常。大约1/4妊娠期高血压的患者出现蛋白尿、水肿的症状，发生子痫前期。子痫前期可以在没有任何征兆的情况下迅速进展为抽搐期（子痫）。全身小动脉痉挛是妊娠高血压的基本病理改变。由于广泛的小动脉痉挛，血管腔狭窄，周围血管阻力增加，血管内皮损伤，通透性增高，蛋白质外溢，表现为血压升高，蛋白尿，水肿及血液呈高凝状。脑部受累是引起子痫前期-子痫患者最常见的死亡原因。

　　思路2　此位患者患有妊娠高血压，并诉双眼无痛性视力下降，应首先考虑妊娠高血压导致眼部病变的可能。

> **知识点**
>
> 　　在正常妊娠中可观察到眼睑皮肤及结膜的水肿，球结膜的血管改变也较为常见，首先为结膜小动脉痉挛，以后可发生毛细血管弯曲等，但子痫前期-子痫的血管痉挛更为严重。这些血管的改变往往较视网膜血管改变为早。视网膜小动脉可以反映体内血管痉挛及器官的灌注情况眼底变化，是反映妊娠期高血压严重程度的重要参考指标，因此严重视网膜病变可作为终止妊娠的重要依据。

　　思路3　患者双视力下降，眼底检查见视网膜小动脉略细，视网膜局限性水肿、隆起，提示患者已出现严重的眼底病变。

> **知识点**
>
> 　　子痫前期-子痫综合征视网膜病变最常见的表现是视网膜血管的痉挛及狭窄。早期可出现局部的狭窄，主要出现在后极部，随着病情的加重，可发展为广泛的狭窄。这种血管痉挛的特点是可逆的，产后视网膜血管可迅速恢复正常。子痫前期-子痫综合征视网膜病变改变分为3期。
> 　　第1期：视网膜动脉功能性（痉挛性）狭窄。
> 　　第2期：视网膜动脉硬化（器质性狭窄）。
> 　　第3期：出现视网膜病变，包括：①A级，局部视网膜水肿、棉绒斑和出血；②B级，病变趋向弥漫，有黄斑星芒状渗出，甚至渗出性视网膜脱离，或合并视盘水肿。出现第3期病变，说明心、脑、肾等全身血管系统均受损害，必须及时终止妊娠。

　　根据患者眼底表现（图2-14-13、图2-14-14）及眼科B超检查提示，患者眼科诊断为：双眼渗出性视网膜脱离。

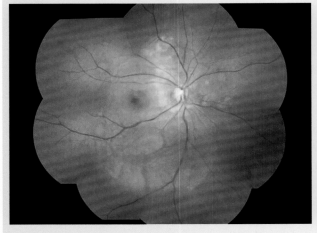
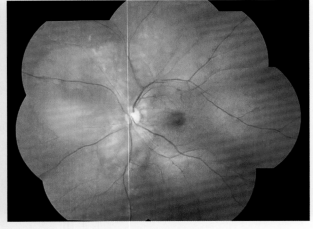

图2-14-13　右眼眼底像。显示右眼后极部视网膜泡状隆起，提示局限性浆液性视网膜脱离　　图2-14-14　左眼眼底像。显示眼鼻侧视网膜泡状隆起，提示局限性浆液性视网膜脱离

【问题2】 尚需与哪些疾病进行鉴别诊断?

思路1 原发性高血压:既往有高血压病史,眼底可出现网膜血管动脉弯曲、变细等改变。

由于妊娠合并原发性高血压时,约30%的患者并发妊娠高血压,故有时很难做出区别。妊娠高血压往往发生孕20周以后,常伴较早出现双下肢水肿及血压升高;常伴不同程度的蛋白尿,一般无管型;眼底多数有动脉痉挛性改变;动静脉比值可由正常2∶3改变为1∶2或1∶4;眼底动脉周围常有絮状渗出,甚至视网膜水肿、视网膜脱离、眼底出血;产后3~6周血压恢复到正常。原发性高血压患者一般年龄较大,35~40岁多见,孕前已有高血压,或早期妊娠出现血压增高,常有高血压家族史,产后3个月血压仍然不降,尿检无蛋白尿,肾功能无异常,眼底检查以动脉硬化为主。

思路2 Vogt-小柳原田病(VKH)合并渗出性视网膜脱离。子痫前期-子痫综合征和VKH的眼底改变均多发生于后极部、黄斑区和视盘周围,均可发生渗出性视网膜脱离,故需结合病史、全身病的询问及眼科检查作好鉴别诊断。

> 知识点
>
> 妊娠高血压所致眼底病变和VKH致眼底病变在FFA上各具特点:VKH合并渗出性视网膜脱离的FFA主要表现为视网膜色素上皮水平的多发性点状强荧光,这些荧光点逐渐扩大,并致使荧光素进入视网膜下腔积存。强荧光点位于脉络膜炎症部位,染料来自脉络膜毛细血管,并进入视网膜下间隙,勾画出多灶性视网膜神经上皮脱离的轮廓。此外,视盘渗漏也是常见的改变,偶尔见到黄斑水肿、局灶性视网膜血管扩张和渗漏。然而,妊娠高血压所致眼底病变可见视网膜血管外渗、脉络膜缺血导致的眼底后极部散在多处斑片状透见荧光及荧光遮蔽,这在VKH中少见。

【问题3】 造成该患者发生双眼视网膜脱离的主要病理生理机制是什么?

思路 先兆子痫和子痫相关的脉络膜病变。

> 知识点
>
> 在子痫前期-子痫综合征患者中,有1%~2%的患者发生渗出性视网膜脱离。导致视网膜脱离的视网膜下积液可以来自脉络膜和视网膜微血管。脉络膜功能障碍是先兆子痫和子痫的常见眼部并发症,其临床表现为浆液性视网膜脱离。浆液性视网膜脱离通常为双侧大疱性,偶有囊性。目前大部分视网膜脱离的子痫前期患者的FFA检查表明,视网膜血管正常而脉络膜血管异常。因此,脉络膜微血管和毛细血管阻塞是引起子痫前期视网膜脱离的主要原因。渗出性视网膜脱离消退后,临床上常出现黄斑及后极部色素上皮的不规则改变。这些局部色素减退或色素沉着,是由脉络膜毛细血管缺血梗死修复形成的。

治疗期间:患者在入院后1天后即阴道出血,B超示胎盘早剥,立刻急诊行宫产手术,产下一男婴。术后给予硫酸镁、硝苯地平、呋塞米等对症处理。住院5天后,血压130/90mmHg,蛋白尿阴性,双眼球结膜水肿消退,眼底视网膜水肿减轻,视网膜大部分复位,产科情况基本正常后出院。患者随后失访。根据患者全程病情发展和检查,可以判定患者为重度妊娠高血压、子痫前期合并渗出性视网膜脱离。

【问题4】 对于妊娠高血压患者,其治疗和视力预后如何?

思路1 对于1~2期眼底改变者,在动脉器质性改变之前,如果经过休息、禁盐、服用镇静和降压药等措施后,血压下降者可继续妊娠,但需要继续检测血压稳定情况。如果一旦出现3期视网膜病变或1~2期视网膜改变经过治疗后视网膜病变继续加重,则说明心、脑、肾等全身血管系统均受损害,必须及时终止妊娠。

思路2 虽然眼部症状在子痫前期-子痫患者中常见,但失明并不常见,而且多数视力下降是暂时和可逆的,视力可以逐渐恢复完全。继发于视网膜脱离的视力丧失通常是暂时的,视力在产后数天通常可以恢复。然而,有文献报道,个别患者特别是合并弥散性血管内凝血紊乱的患者可出现视网膜和脉络膜梗死,造成永久性的视力丧失。

(王雨生)

第六节 遗传代谢性疾病的眼部表现

一、肝豆状核变性

肝豆状核变性（hepatolenticular degeneration）由 Wilson 在 1912 年首先描述，故又称为 Wilson 病（Wilson disease）。此病是一种常染色体隐性遗传的铜代谢障碍性疾病，以铜代谢障碍引起的肝硬化、基底节损害为主的脑变性疾病为特点，对肝豆状核变性发病机制的认识已深入到分子水平。肝豆状核变性在世界范围发病率为 1/100 000～1/30 000，致病基因携带者约为 1/90。本病在中国较多见。好发于青少年，男性比女性稍多，如不恰当治疗将会致残甚至死亡。本病也是至今少数几种可治的神经遗传病之一，关键是早发现、早诊断、早治疗。

定义：肝豆状核变性是一种罕见的进行性遗传疾病，大多为隐性遗传，患者无法正常代谢体内的铜元素，进而堆积产生毒性，以肝脏和大脑基底节受影响最为严重。

定义和关键特征

关键特征：

- 铜代谢异常；
- Kayser-Fleischer（K-F）环；
- 葵花样白内障；
- 神经系统异常及肝硬化。

临床病例

消化内科请求会诊：患者，男，24 岁，主因"反复呕血 6 个月，再发 3 小时"就诊。患者既往有乙肝病史 2 年。患者入院前 6 个月无明显诱因出现呕血，较大量，伴脸色苍白，胸闷，无头痛，无昏迷。当地医院治疗，急诊 CT 诊断为肝硬化，考虑为"上消化道出血，乙肝后肝硬化"。给予止血等对症处理后症状缓解，无再呕血，遂出院。出院后患者一般情况好，可继续工作。此次入院前 3 小时再次呕血，量大，诉头晕，急诊入院，以消化道出血收住消化内科。经三腔二囊管压迫止血后未再出血。待患者病情稍稳定后详细查体，发现患者角膜有明显的色素环。请眼科会诊，协助诊断和治疗。

眼科会诊记录：病史尽悉。专科检查：视力右 0.8，左 0.6。双眼矫正视力 1.0。双眼眼压 12mmHg。双眼球活动无明显受限。裂隙灯显微镜检查：双瞳孔等圆等大，双角膜可见金棕色环，晶体周边呈向日葵样混浊，暗适应能力下降。眼底未见明显异常（图 2-4-15、图 2-14-16）。建议：①完善血清铜蓝蛋白、头颅 CT、腹部 B 超等检查；②神经内科会诊，明确是否为"肝豆状核变性"诊断；③眼科随诊。

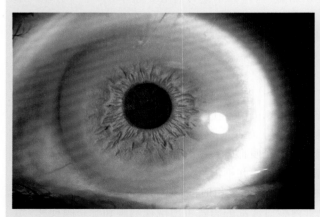

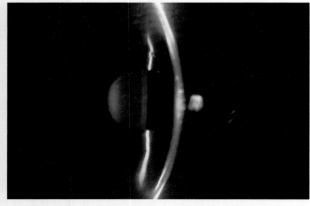

图 2-14-15　左眼前节像。弥散光示左眼角膜周边部后弹力层可见金棕色环

图 2-14-16　左眼前节像。裂隙光示左眼角膜周边部后弹力层可见金棕色环

【问题】　通过上述病史和检查考虑可能的诊断是什么？

思路 1　结合患者年龄轻，乙肝病史不长，却有明显的肝硬化门静脉高压表现，眼科检查发现双角膜周边金棕色环，晶状体周边呈葵花样混浊，考虑"肝豆状核变性"诊断。

知识点

肝豆状核变性

是一种常染色体隐性遗传的铜代谢障碍（P 型通转运 ATP 酶缺陷）所致的肝硬化和以基底节为主的脑部变性疾病。临床上表现为进行性加重的锥体外系症状、肝硬化、精神症状、肾功能损害，伴有血浆铜蓝蛋白缺少和氨基酸尿症。该病的眼部常见表现为角膜色素环（Kayser-Fleischer ring，K-F 环），位于角膜周边部的后弹力层，呈棕色，常周边色深，向中心色淡，环行进展。有时表现为铜沉着于晶状体囊膜形成葵花样白内障。个别病例可有眼外肌麻痹、眼球震颤、夜盲、调节功能不全、暗适应能力下降等。

思路 2　本例患者，因呕血收入消化内科，患者有乙肝病史，不除外乙肝肝硬化，体格检查时发现角膜色素环，眼科会诊后明确为 K-F 环，后经神经内科医师确诊患有肝豆状核变性。K-F 环是肝豆状核变性重要的诊断依据之一，此环的出现很可能提示肝豆状核变性。

知识点

K-F 环也可作为首发症状而早于肝脏与神经症状出现。因此，在肝豆状核变性的早期诊断中起重要作用。K-F 环几乎见于所有出现神经病变的患者，而只有肝脏损害者阳性率为 50%。病变者也可以缺乏 K-F 环，或者在治疗过程中因为铜在体内重新分布而出现此环。虽然 K-F 环被认为是一种有诊断意义的体征，但在无症状患者或只有肝脏损害的患者中常缺乏此体征，因此，K-F 环是确诊本病的重要依据，但不是确诊的绝对指标。

二、白化病

白化病（albinism）是一种由酪氨酸酶基因变异所致的氨基酸代谢异常的遗传病，发病率约为 1/17 000，表现为由黑色素合成相关基因突变所致的眼或眼、皮肤和毛发黑色素缺乏。根据黑色素缺乏受累部位及有无其他异常可分为三种类型，即眼、皮肤和毛发均呈色素缺乏的眼 - 皮肤白化病（oculocutaneous albinism，OCA），仅有眼色素缺乏的眼白化病（ocular albinism，OA），以及既有眼皮肤白化病表现又有其他系统症状的白化病相关综合征。OCA 属常染色体隐性遗传，酶基因定位于 11q14-q21（酶阴性），15q11.2-12（酶阳性）；OA 属性连锁隐性遗传，基因定位于 Xq26.3～27.1。

定义和关键特征

定义：白化病是一种由酪氨酸酶基因变异所致的氨基酸代谢异常的遗传病，表现为由黑色素合成相关基因突变所致的眼或眼、皮肤和毛发黑色素缺乏。

关键特征：

- 全身疾病：酪氨酸酶基因变异；
- 畏光、视力低下、眼球震颤；
- 虹膜透明度增加；
- 眼底色素缺乏；
- 黄斑发育不良；
- 视觉传导通路异常。

临床病例

患儿，女，2月龄。因皮肤科诊断为白化病，要求会诊检查眼部情况。患儿第1胎第1产，足月顺产，出生体重3 450g，出生后无明显窒息，无吸氧史。患儿父母非近亲婚配，家族史不详。查体：患儿发育良好，全身皮肤色淡，微呈粉红，毛发色黄白，心肺腹未见异常。患儿有物体追随视，固视差，畏光。双眼指测眼压Tn。面部皮肤色淡，毛细血管明显，眉毛、睫毛呈黄白色。双眼结膜无明显充血，角膜透明，前房中深，虹膜呈浅灰色，纹理清晰，瞳孔圆，直径约2.5mm，光反射可，晶状体透明，双眼底视盘边界欠清，色不淡，视网膜平伏，血管走行、分化良好，视网膜色素上皮色素缺乏，脉络膜血管各象限均清晰可见，呈网状分布于视网膜血管深层，周边部可见粗大的涡静脉呈回旋状分布，黄斑区脉络膜血管相对丰富，中心凹光反射未见，具体见图2-14-17。

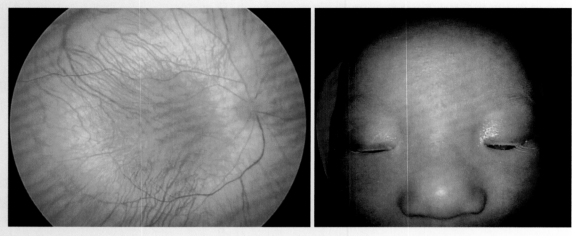

图2-14-17　患儿面部及眼底像

右图面部像示皮肤色淡，毛细血管明显，头发、眉毛、睫毛呈黄白色；左眼底像显示右眼视盘边界欠清，视网膜平伏，血管走行可，视网膜色素上皮色素缺乏，脉络膜血管清晰可见，呈网状分布于视网膜血管深层。

【问题1】　根据患者全身及眼部特征性的表现，考虑为何种疾病？

思路　患者全身及眼部表现，为白化病中常见类型：OCA。

OCA的特征为眼、皮肤和毛发先天性色素沉着不足，尽管不同亚型中皮肤和毛发色素沉着不足的程度不同，但都表现为色素减少。OCA和OA都有类似的眼部表现，包括畏光、眼球震颤、视力低下、虹膜透明度增加、眼底视网膜色素上皮色素缺乏、黄斑中心凹发育不良和视觉传导通路异常。

1. 畏光　白化病患者的突出症状，白天阳光下畏光明显，夜间月光下活动自如，故有"月童"之称。

2. 视力低下　患者视力多介于0.05～0.80，通常为0.1，远视并散光多见。

3. 眼球震颤　患者多有不同程度的眼球震颤，通常出现在出生后2～3个月内，随年龄增长可有所减轻。眼球震颤方式包括水平方向、垂直方向、混合式和周期交替式，以水平性震颤为多。

4. 虹膜透明度增加　患者因虹膜色素沉着不足通常是蓝色或灰色。虹膜的透明度增加使得进入眼内的光线发生散射，引起注视困难，虹膜透明度低者，视力相对较好。虹膜的透明度增加可只发生在虹膜的周边部或中央部，或两者均有。

5. 眼底色素缺乏　视网膜色素上皮色素缺乏，使脉络膜血管清晰可见。根据脉络膜血管在眼底各象限的可见度和清晰度，可对眼底色素缺乏程度进行评分，眼底色素严重缺乏时，四个象限的脉络膜血管均清晰可见。

6. 黄斑发育不良　白化病患者的黄斑在发育过程中分化不成熟，中心凹处压迹消失，界限不清，视网膜增厚，反光点消失，甚至中心凹可见视网膜血管。

7. 视觉传导通路异常　视网膜神经节细胞轴突在视交叉处异常交叉，许多颞侧神经节细胞的轴突投射到了对侧的外侧膝状体，使得白化病患者一侧视皮质不仅接收来自对侧眼鼻侧视网膜神经纤维传入的视觉信息，也接收对侧眼颞侧视网膜神经纤维传入的视觉信息。这是白化病特异性的表现，可用视觉诱发电位检测，几乎各种类型的白化病都有这种异常，因此将其视为白化病的特异性诊断标准。

【问题2】　患者应如何诊断及治疗？

思路　白化病属遗传代谢性疾病，主要通过典型的临床表现进行诊断，必要时可借助一些辅助检查，目前尚无特异性治疗方法。

知识点

白化病的诊断一般是依据临床检查，如果需要，对某些类型的白化病可用 DNA 检测，对可疑 OA 患者行皮肤组织电镜检查有助于诊断。视觉诱发电位检查也有助于新生儿期确诊 OCA。治疗包括矫治屈光不正，如有需要可使用低视力助视器，应转诊至皮肤科进行适当的皮肤处置。必要时可行遗传咨询。

（王雨生　窦国睿　张自峰）

推荐阅读文献

[1]　陈敏章. 中华内科学. 北京：人民卫生出版社，1999.

[2]　崔浩，王宁利. 眼科学. 2 版. 北京：北京大学医学出版社，2009.

[3]　葛坚. 眼科学. 2 版. 北京：人民卫生出版社，2010.

[4]　黎晓新，赵家良. 视网膜. 4 版. 天津：天津科技翻译出版公司，2011.

[5]　李凤鸣. 中华眼科学. 2 版. 北京：人民卫生出版社，2004.

[6]　陶勇. 眼内液病原学检测的研究进展. 中华眼科杂志，2018，54（7）：551-556.

[7]　王雨生. 图说小儿眼底病. 北京：人民卫生出版社，2018.

[8]　王雨生. 小儿视网膜. 西安：第四军医大学出版社，2013.

[9]　杨培增. 葡萄膜炎诊治概要. 北京：人民卫生出版社，2016.

[10]　张承芬. 眼底病学. 北京：人民卫生出版社，1998.

[11]　赵堪兴，杨培增. 眼科学. 8 版. 北京：人民卫生出版社，2013.

第三篇
技　能

第一章　眼科手术总论

第一节　术前准备

一、医师方面的准备

1. **熟悉病史**　手术医师必须十分熟悉患者的病史，不能满足于已提供的病史记录，要善于发现问题，寻根究底，弄清每一个细节。

2. **完成各种必要的检查**　除了作出诊断所必需的各种局部和全身检查外，还要检测、收集各种手术本身或手术前后对比所需的数据和资料。

3. **制订手术方案**　制订手术方案前，一定要明确诊断、手术指征及手术的目的。制订出一个合理而完善的手术方案，需要手术者的渊博学识、逻辑思维、丰富的临床经验，而方案本身又会给手术者以莫大的信心和勇气，为手术的成功奠定良好的思想基础。对较为复杂及疑难的病例应经过集体术前讨论，制订出周密的手术方案，并充分考虑到术中及术后可能发生的问题。

4. **知情告知和签署手术知情同意书**　无论是从取得患者和家属的理解与合作还是出于法律的考虑，手术前必须和患者本人（必要时患者家属）进行一次恳切的谈话，并请患者本人或家属签署手术知情同意书。谈话应本着实事求是、富于同情心，以及表达医师对患者的责任心和对治疗疾病的信心这一精神来进行。通过谈话，一方面要使患者本人（或患者家属）充分了解手术的必要性和可能遇到的并发症，同时要体现医师对患者的责任心和实事求是的科学态度，从而使其打消疑虑，对医师产生高度信任感，主动配合医师做好手术，争取最好的结果。

二、患者方面的准备

1. **精神准备**　每一位即将接受手术治疗的患者，几乎都存在着不同程度的疑虑与精神压力。作为医务人员，特别是担任手术的医师，要理解患者的复杂心情，同情患者肉体和精神上所蒙受的痛苦，要时刻表现出谅解和宽容的态度。

2. **全身准备**　主要针对术中、术后可能产生意外或引起并发症的全身情况，做好必要的处理。如有其他专科病症，通常需要其他临床专科医师的协助。术前一定要控制高血压，必要时实行术中心脏监护；有糖尿病的患者术前控制血糖稳定；有出血倾向的患者，术前要作出凝血时间测定，必要时请血液科专科会诊，使凝血控制在正常范围。伴有剧烈咳嗽者一定要得到有效控制。对精神特别紧张的患者，除给予言语上的安慰和鼓励外，适量的镇静剂也有帮助。

3. **局部准备**　主要目的是清洁局部，尽最大可能消除污染源。

（1）对任何一个将要接受眼部手术的患者，术前应行泪道冲洗（详见本篇第二章治疗部分），常规应用广谱抗生素滴眼液。

（2）在没有无菌粘贴塑料纸的条件下行内眼手术，应事先剪去睫毛。

（3）眼眶手术需剃去眉毛。

（4）有慢性泪囊炎的患者，术前一定要对泪囊先作妥善处理（做泪囊摘除或泪囊鼻腔吻合术）。再经结膜囊细菌培养连续三次阴性方可施行手术，特别是内眼手术。

（5）有睑缘炎、睑腺炎、眼睑过敏性皮炎或感染性炎症者，必须彻底治疗后方可手术。

（6）手术当天早晨，再次核对手术眼别，并对手术眼进行标记，如需扩瞳或缩瞳，则按医嘱滴入相应的药物。

（7）进入手术室前，术眼先用浓度为5%的聚维酮碘溶液10ml冲洗结膜囊，再用100ml生理盐水冲洗结膜囊，用无菌纱布覆盖，等待进入手术室。

（赵桂秋）

第二节 眼科麻醉

要做好一台手术，不仅需要手术者的娴熟技巧、丰富经验，还有赖于理想的麻醉效果。恰当的麻醉方法是手术成功的重要条件。

一、局部麻醉

绝大多数的眼部手术，都可以在局部麻醉下进行。局部麻醉对人体生理功能的扰乱较少，比较安全，不需要特殊设备，费用低廉。患者的意识不丧失，不需要等待苏醒及特殊护理，手术完毕即可离开手术室，并早期活动。

1. 适应证　原则上除了儿童、精神极度紧张或因耳聋、言语不通等原因无法与手术者配合的成年人外，都可在局部麻醉下实行各种眼部手术。但复杂的眼部成形术和视网膜脱离复位手术、眼眶深部的手术，牵拉眼外肌的手术，往往历时较久，在手术的后期阶段可能发生镇痛不全使患者无法坚持，采用全身麻醉可能更为适合。

2. 局部麻醉的选择　局部麻醉可根据不同的麻醉要求，选择各种不同的麻醉药。

某些手术或检查只触及黏膜或表层上皮组织，如角膜异物剔除、拆除球结膜或角膜缝线、测量眼压、剔除结膜结石、冲洗泪道等，只需使用表面麻醉剂。最常用的表面麻醉剂见表3-1-1。

表3-1-1　眼科常用表面麻醉剂

名称	浓度/%	规格	显效时间/s	持续时间/min	注意事项
盐酸奥布卡因（oxybuprocaine hydrochloride）	0.4	20ml:80mg	16	14	①不可单纯作为镇痛剂使用，不可用作注射剂使用；②忌频繁使用（有可能引发角膜损伤等不良反应）；③为了防止药液污染，滴眼时要注意避免容器前部直接接触眼部；④勿将本品交给患者
盐酸丙美卡因（proparacaine hydrochloride）	0.5	15ml:75mg	20	15	①甲状腺功能亢进或心脏病患者使用本品应特别慎重；②表面麻醉剂不宜长期使用，长期使用可能引起角膜损伤，视力减退或伤口愈合延迟；③使用本品时应防止异物进入眼内，禁止揉擦眼睛；④本品应远离儿童

绝大部分局部麻醉下的眼科手术，都需通过神经阻滞或局部浸润来实现，故需选用作用强、毒性低、持续时间不等的可注射麻醉剂（表3-1-2）。

表3-1-2　眼科常用局部注射麻醉剂

名称	浓度/%	最大剂量/mg	开始时间/min	持续时间
利多卡因（lidocaine）	1~2	500	4~6	20~60min
罗哌卡因（ropivacaine）	0.5~1.0	200	5~10	3~4h
丁哌卡因（bupivacaine）	0.25~0.75	400	10~20	5h

丁哌卡因的毒性较利多卡因大4倍，心脏毒性尤应注意，其引起的心脏毒性症状出现较早，往往循环衰竭与惊厥同时发生，一旦心脏停搏，复苏甚为困难。临床上常用利多卡因与丁哌卡因1:1混合球后麻醉。

3. 常用方法

（1）浸润麻醉：是将麻醉药物注入手术切口处的组织内，以此阻断该部位的神经末梢，起到麻醉作用。

常用于表浅组织如眼睑、结膜等的手术。用 5 号注射针直接在手术部位的皮下或结膜下注射麻醉剂 1～3ml，被浸润区应略大于手术所需的范围，但又不能注射太多，使手术区组织过于臃肿。在作眼睑皮下浸润麻醉时，加少量肾上腺素（浓度 2.5～5.0μg/ml）对减少渗血颇为有效（注意：对于青光眼或浅前方患者使用肾上腺素会使瞳孔放大而诱发青光眼，应慎用）。

（2）阻滞麻醉：是将麻醉药物注射到神经干或神经分支的旁边，从而使该神经支配区域的组织起到麻醉作用。根据不同手术部位的需要，阻断供应该区的主要神经分支。一般用 5 号或 7 号针头注射。

1）阻滞眶上神经：紧靠在眶上切迹的外侧，沿眶上壁进入 2.0～2.5cm，注射麻药 1.5～2.5ml，可麻醉除外眦以外的整个上睑及眉上的额部皮肤。

2）阻滞滑车上神经：紧靠滑车（鼻背根部与眉弓部交汇点）的上方，沿眶内侧壁深入约 1cm，注入麻药 1.5～2.0ml，可麻醉上睑内侧 1/3，至同侧鼻背部及同侧额部内 1/3 的皮肤。

3）阻滞鼻睫状神经：在内眦韧带的上缘沿眶内壁进针 2cm，注入麻药 1.5～2.0ml，可同时阻断筛前、筛后分支。麻醉内眦、泪囊及同侧相应平面的鼻背部皮肤。

4）阻滞泪神经：在外眦部稍上方沿上眶缘和外眶缘交界处的眶外侧壁进入约 2cm，注射麻药 1.0～1.5ml，可麻醉泪腺及上睑外侧 1/3。

5）阻滞眶下神经：将麻药直接注射在眶下孔的开口处，该口位于眶下缘中点向下约 1.5cm 的面颊部，可用手指触及一凹陷，也可在眶下缘中点沿眶下壁进入 1.25cm 处注射麻药 2ml，麻醉下睑及同侧面颊部。

6）面神经阻滞：通常有三种方法。

Van Lint 浸润阻滞法：在外眦联合外 1cm 的皮肤上注射 0.2ml 麻药形成皮丘，针头刺到骨膜后稍稍退缩，然后沿着眼眶外上缘靠近骨膜进针 2.5～3.0cm，边注射麻药边后退，直到皮丘下，共注射麻醉剂 3～4ml，此时针头方向下转 90°，沿眼眶外下缘在同一层面进针 2.5～3.0cm，边注射边后退，共约 3ml。如注射部位正确，药液不会很快弥散到眼睑皮下，轻轻按摩数分钟，即可使支配上、下睑眼轮匝肌的面神经分支被阻滞。

O'Brien 法：系阻滞面神经经过颞下颌关节前方供应眼轮匝肌的分支。医师用示指尖放在耳屏前颞颌关节处，令患者张口、闭口，即可触及下颌骨踝突向前后的移动，在踝突和颧弓下缘交界处的隐凹内垂直进针约 1cm，深达骨膜注射麻药 2～3ml。

Spaeth 改良 O'Brien 法：本法用得较多，是将面神经组织在刚出茎乳孔处。在乳突尖与耳垂背面交界处的隐凹内，针头朝向外眦部进入 1.0～1.5cm，注射麻药 3～4ml。

7）球后阻滞：是各种眼内手术的常用麻醉方法，完全的球后麻醉可阻滞动眼、滑车、展神经及睫状神经，使眼球运动几乎完全丧失，角、结膜及葡萄膜的感觉麻痹。令患者眼球向鼻上方注视，针头从下睑外侧皮肤刺入，经眶隔沿下、外直肌之间进入肌椎间隙，然后向眶尖方向缓缓推入共约 3cm，抽吸无回血即可注射麻药 3～4ml。注意不要刺穿眼球。

二、全身麻醉

除年龄因素外，由于眼部手术的特殊要求而必须作全身麻醉的情况并不很多。加之全身麻醉时对人体生理功能的扰动较大，有潜在的生命危险。要在意识丧失的状态下保持呼吸、循环的正常功能，需要有经验的麻醉医师协助及必要的器械设备，费用较高。

1. 全身麻醉的适应证

（1）无法配合手术的婴幼儿及儿童。

（2）由于智力、听力、言语等各方面的障碍，无法与医护人员合作的成人。

（3）有精神疾病的患者。

（4）自我控制能力极差的患者。

（5）精神极度紧张，对手术有极度恐惧心理，虽经解释、劝慰仍无法克服的特殊情况。

（6）对局部麻醉药有过敏反应。

（7）手术时间长、手术量大或体位要求特殊，估计在局部麻醉下患者难以支持的高难度手术。

（8）患者坚持要求作全身麻醉又无全身禁忌证者。

2. 全身麻醉对眼部的影响

（1）在麻醉的兴奋期，当患者有肢体骚动、咳嗽、屏气时，眼压会上升，在深度麻醉时眼压下降，其下降幅度可达 5～7mmHg。

（2）全身麻醉下副交感神经兴奋性增高，可引起瞳孔缩小，同时使调节作用增强，在儿童更为明显。

（3）术前应用阿托品类药物可诱发闭角型青光眼急性发作，对前房很浅的老年人应事先滴用毛果芸香碱缩瞳。

（4）用氧化亚氮麻醉时，该气体将进入人体每一个充气的腔隙中，如玻璃体腔内原已注入空气或六氟化硫等惰性气体，氧化亚氮的再度进入必将使眼压大为升高。

（赵桂秋）

第三节　眼科手术消毒

一、更衣

手术室人员进入手术室时应先在更衣室内更换专用清洁衣裤及鞋子，戴口罩及手术帽，手术帽应遮盖所有头发，并剪短指甲。

二、手消毒、穿无菌手术衣及戴手套

1. 洗手　为了保证洗手时各个部位均能刷洗干净，要求按洗手七步法进行：
第一步，洗手掌：流水湿润双手，涂抹洗手液（或肥皂），掌心相对，手指并拢相互摩擦（20～30秒）。
第二步，洗背侧指缝：手心对手背沿指缝相互搓擦，双手交换进行（20～30秒）。
第三步，洗掌侧指缝：掌心相对，双手交叉沿指缝相互摩擦（20～30秒）。
第四步，洗拇指：一手握另一手大拇指旋转搓擦，双手交换进行（20～30秒）。
第五步，洗指背：弯曲各手指关节，半握拳把指背放在另一手掌心旋转搓擦，双手交换进行（20～30秒）。
第六步，洗指尖：弯曲各手指关节，把指尖合拢在另一手掌心旋转搓擦，双手交换进行（20～30秒）。
第七步，洗手腕、手臂：搓洗手腕、手臂，达肘上6cm（非手术前洗手者达腕关节上5cm即可），双手交换进行（60秒）。

最后用流水冲净手上的洗手液（或肥皂），先用无菌巾擦干双手，注意指间部位，再将无菌巾折成三角形，尖端向下搭于手腕部，用另一手拉住另外两角，从手腕向上至肘上已刷洗部位擦干。

2. 消毒方法　临床上常用浓度为5%的聚维酮碘消毒手臂：用浸有适量聚维酮碘的小纱布涂擦手及前臂2遍，每遍约30秒，让其自然干燥后即可戴手套。也可用氯己定（诗乐氏灭菌王）消毒手臂：取0.5ml诗乐氏灭菌王涂擦手及前臂，待其自然干燥后即可戴手套。

3. 穿无菌手术衣　将无菌手术衣抖开，双手提起衣领两角，将手术衣向空中轻抛，就势将双手及前臂伸入衣袖内，由护士帮助穿上手术衣。然后，两手交叉将腰带后递，由护士系紧。

4. 戴无菌手套　打开手套后，用手分别持套的翻转部分并取出手套。一手持手套的翻转部分，一手伸进手套内带上。接着换手，将已戴上手套的手指插入未戴手套翻转部分的里面，让另一只手也伸进手术套内戴上，最后将手套口翻转部分压住手术衣的袖口，用无菌生理盐水冲洗手套表面的滑石粉。双手活动范围在胸前至身体两侧中线，从肩以下至腰以上范围。

5. 戴上手套后碰到未杀菌的物品时应更换手套。

6. 手术中两位术者更换位置时做到双手置于胸前区，背靠着背更换位置。

三、内眼手术消毒、铺巾

1. 手术区消毒　用蘸有5%聚维酮碘棉球进行皮肤消毒，消毒应从睫毛根部起围绕睑裂由内向外向四周消毒，上至眉毛和上额部，下至鼻尖、上唇，颞侧至发际，鼻侧须达鼻中线。如此重复2次。

2. 铺巾　先铺包头巾，由器械护士将包头巾递给医师。包头巾由两层布巾组成，上层包头用，下层能保证额头部枕在一无菌布上。器械护士接着将皮肤巾递给助手，先铺远离操作者的两块，后铺靠近操作者的一块，三块皮肤巾呈三角状交叉，露出手术区，用布巾钳固定皮肤巾交角处。负责为患者眼部消毒的医师应再次双手涂抹消毒液。医师穿好手术衣及手套后在远离操作者方向加盖一条中单，最后铺上孔巾。

四、外眼手术消毒

1. **手术区消毒**　用蘸有 5% 聚维酮碘的棉球进行术区皮肤消毒，重复 3 次。消毒范围应包括手术切口周围 15cm 区域，围绕手术区中心向四周涂擦，由内向外逐渐扩大消毒范围，上至额部发际线，下至口裂水平线，两侧至颞侧发际线。若为单眼手术则鼻侧须达鼻中线。如为感染伤口则应从术区外周向感染区消毒。

2. **铺巾**　手术铺巾的目的是遮盖除必须暴露的手术区以外的部位，减少和避免手术中的污染。原则上除手术暴露区外必须有至少两层无菌巾遮盖。铺巾方法：术者站在患者头部，先铺包头巾，方法和内眼手术相同，若为单眼手术可用包头巾直接遮盖非手术眼。接着先铺操作者对侧即遮盖患者口唇及胸部的两层铺巾，然后铺两侧，遮盖患者耳朵及头发，最后铺靠近操作者区域的铺巾，并用布巾钳夹住交角处固定铺巾。无菌巾铺好后，不可随便移动，切忌从非手术区向手术区移动。

（赵桂秋）

第二章 眼科治疗法

第一节 电解倒睫

电解倒睫的目的是用电解法破坏睫毛囊，睫毛脱落后不再生长。电解倒睫的原理：利用直流电电解睫毛囊组织中的水和盐，产生氢氧化钠腐蚀毛囊根部，进而破坏毛囊。

【适应证及禁忌证】

少数和分散的倒睫可用电解法治疗。如果倒睫太多或密集一处，则不适于作电解法，因电解的区域太大，易引起广泛瘢痕，后者的收缩可产生新的和更多的倒睫。

【操作步骤及要点】

1. 在睑缘倒睫部位作皮下浸润麻醉。

2. 将电解器的阳极与锌板或手持器相连，用盐水纱布包紧锌板，或浸湿手持器后，放在患者的面颊部或颈部，紧贴皮肤，将电解睫毛针接在阴极。

3. 将电解睫毛针刺入倒睫的根部毛囊处，通电后即有细小泡沫由睫毛根部冒出。

4. 拔出电针，用拔毛镊子将倒睫轻轻取下。

【并发症及防治】

1. 电解不成功　电解通电后，如睫毛根部刺入处无白色泡沫溢出，应检查电路是否接通。

2. 电解不彻底　电解后如睫毛不脱落，表明睫毛毛囊未被破坏，应重复电解，直至轻拔睫毛即能脱落为止。

3. 伤及附近的组织　电解针的方向应紧贴倒睫的根部向毛囊方向刺入，不要与睫毛成一角度，否则不能破坏毛囊，反而会伤及附近的毛囊，引起新的倒睫。

（吴欣怡）

第二节 结膜下注射

结膜下注射的目的是使眼部组织，特别是房水、前葡萄膜、晶状体以及玻璃体的前部获得较高的药物浓度，从而增强药物疗效及延长药物作用时间。结膜下注射的原理：由于球结膜与巩膜之间是松弛的结膜下组织，这里可供注入药物，药液不经角膜与结膜屏障，而是通过巩膜直接透入眼前节段，可以达到眼部快速有效吸收的目的。

【适应证】

治疗眼前部炎症、眼化学性烧伤、角膜炎、角膜溃疡等各种眼病，也可用于眼球手术的局部浸润麻醉。

【操作步骤及要点】

1. 结膜囊内滴入表面麻醉药。

2. 在准备球结膜下注射之前，须询问患者是否有药物过敏史及出血倾向的病史。

3. 患者可采取仰卧位或坐位，固定头部。

4. 用手轻轻拉开注药眼的下睑，嘱患者向上注视，尽量暴露下方近穹窿部的球结膜。

5. 注射针头穿进结膜时应避开结膜血管，针头刺入的方向应与角膜缘平行，或远离角膜方向的穹窿部，禁止进针方向朝向角膜。

6. 确定注射针头已经到达结膜下组织后，可以先注入少许药物，检查针头尖端处是否有泡状隆起。在确定有泡状隆起后再将药物注完。

7. 注药完毕后再向结膜囊内滴入抗菌药物滴眼液。

8. 当球结膜需要多次注射时，需改变注射的部位。当注射引起结膜下出血时应将注意事项告知患者，避免不必要的惊恐。

【并发症及防治】

1. 针头滑脱药物未注入结膜下组织　应在充分的表面麻醉下，尽量获得患者的合作，并在推药时应感受到一定阻力才属正常。若推药时没有看到泡状隆起应立即停止推药，否则药物只能推入结膜囊内。

2. 结膜下出血　进针时伤及结膜小血管，尤其在老年人中可能会造成大片结膜下淤血。预防的方法是进针时一定要避开血管。一旦发生，应当做好解释工作，并让患者在出血后 48 小时热敷，促进积血吸收。

3. 药物误注入眼球内　极为罕见，但初学者对此应当高度警惕，尤其是使用一次性注射针头时，其针尖锐利，刺穿巩膜时阻力小。预防的方法是：①严格掌握进针方向，切忌针尖朝向球壁；②分步注药法：即只有在确认第一次少许注药后可看到针尖处的泡状隆起后，接着再将药物注完。初学者可能在针尖感到有阻力时没有理会，注药时患者主诉眼痛时也没有理会，直到注药后，患者主诉头疼眼痛，这时检查角膜发现有水肿，才发现药物已注入眼内，这是应该坚决杜绝的事件。

4. 注药后眼部有剧烈疼痛　当注药部位准确，但患者主诉眼痛，主要是药物刺激性大的问题。预防方法，可以在注入的药物中加入少许利多卡因。

（吴欣怡）

第三节　球 旁 注 射

球旁注射又称为半球后注射，将药液注射到眼球赤道部，是眼科常见的给药途径，可使药物在晶状体以及虹膜以后的部位达到治疗作用。

【适应证】

用于治疗葡萄膜炎、眼后段以及视神经性疾病。

【操作步骤及要点】

1. 患者仰卧位或头向后微仰半坐位，用蘸有 5% 聚维酮碘的棉签消毒下睑注射区皮肤。

2. 患者向鼻上方注视，于下睑眶缘中外 1/3 交界处，沿眶缘垂直刺入眶内约 1.5cm，回抽无血后即可缓慢推注药液。

3. 推注完毕后再缓慢拔出针头用棉球压迫进针处的皮肤 5 分钟，以防出血。

【并发症及防治】

1. 球后出血　由注射时损伤眶内血管引起，表现为眼球突出，眼睑轻度绷紧，眶压增高，结膜下或下睑皮下淤血。应立即停止推药，拔针后覆盖纱布垫，用手加压防止再出血。加压的方法为加压 1 分钟放开 10 秒，反复 3 次。无活动性出血后，再加绷带包扎，防止再出血。应注意患眼视功能改变。当患者主诉无光感时，应检查眼底，除外是否发生视网膜中央动脉闭塞。一旦确诊，应迅速降低眶压，或施行前房穿刺降低眼压。内眼手术球后麻醉时若发生球后出血，一般应当推迟手术时间。对球后出血严重者，应在 1 周后才能施行内眼手术。

2. 眼心反射　由于注射时对眼球施加压力，牵拉刺激眼肌引起，患者可出现心率减慢、心律失常，并伴有头晕、胸闷、恶心、出汗等异常感觉，临床上称为眼心反射。当出现眼心反射时，首先应终止操作，协助患者平卧，安慰患者，解除其紧张情绪。对有明显呼吸困难、口唇发绀者应吸氧，严密观察呼吸、脉搏变化，肌内注射 0.1% 阿托品 1.5mg，解除迷走神经对心率的抑制。

3. 穿破眼球壁，误将药物注入眼内　由针尖锋利或进针部位、角度不恰当引起。表现为眼球变软，眼压下降，若已注入药物则眼压升高。进针时，针头的斜坡面面对眼球，如针头触及眼球，巩膜可沿针斜面划过，而不会被刺穿。

（吴欣怡）

第四节　球后注射

球后注射是将药液注射到眼眶内眼球后的肌锥内,达到治疗的目的。内眼手术的麻醉也是通过将麻醉药液注射到球后,达到良好的麻醉效果。球后注射必须在熟悉眼眶的解剖后才能施行。球后注射时注射针尖刺入皮肤后,经眶隔、眶内脂肪组织,越过眼球赤道部外或者碰到眶底骨壁,然后向鼻上方进针,直至眼外肌与视神经内之间的肌锥内。球后麻醉时,要求麻醉药注入这一位置,才能阻滞睫状神经与睫状神经节。

【适应证】

眼内手术的麻醉,眼底部的炎症如球后视神经炎、脉络膜炎,以及视网膜炎、视网膜中央动脉栓塞和青光眼剧痛者均可作为局部治疗的给药途径。

【操作步骤及要点】

1．注射药物前再次询问有无药物过敏史及出血倾向。同时告诉患者配合的方法,例如如何转动眼球。

2．对外、下眶缘拟进针部位的皮肤,用蘸有 5% 聚维酮碘的棉签消毒,范围 20mm×20mm。

3．进针的位置　在眶下缘的外 1/3 与中 1/3 的交界处,经皮肤进针或颞下侧穹窿部进针。进针前用手指摸好进针的准确位置,可以感觉到该部位为软组织,距离眼球壁有一定空间。当让患者眼球朝鼻上方转动时,可摸到这一进针空间变窄。

4．嘱患者向鼻上方注视。以 35~45mm 长、针尖较钝的 5 号牙科针头,采取与眼球相切,沿矢状面紧贴眶底缓慢进针,直至针头穿过眶隔有一穿空感。然后改变进针方向,向枕骨大孔方向缓慢进针,至出现第二个穿空感,进入球后肌锥内,回抽注射器,如果无血液回流,即可注入药物。入针总深度不宜超过 35mm。

5．注射完毕时嘱患者闭上眼睑,压迫眼球至少 30 秒。也可以轻轻按摩,让药物充分扩散。通过压迫眼球来预防球后出血。压迫眼球后,再观察 3~5 分钟。如果没有发现球后出血,可以让患者离开。

6．儿童及婴幼儿行球后注射时,进针的深度应相应减少。

【并发症及防治】

1．球后出血　球后注射后发现眼球突出,眼睑轻度绷紧,眶压增高,结膜下或下睑皮下淤血,应考虑为球后注射后引起的球后出血。防范的方法为:注射药物前应注意回抽注射器。若发现有血液回流,应立即拔出注射针头,停止注射。若发现球后出血、眼球突出、眼睑睁开困难,应立即覆盖纱布垫,用手加压防止再出血。加压的方法为加压 1 分钟放开 10 秒,反复 3 次。无活动性出血后,再加绷带包扎,防止再出血。应注意患眼视功能改变。当患者主诉无光感时,应检查眼底,除外是否发生视网膜中央动脉闭塞。一旦确诊,应迅速降低眶压,或施行前房穿刺降低眼压。内眼手术球后麻醉时发生球后出血时,一般应当推迟手术时间。对球后出血严重者,应在 1 周后才能施行内眼手术。

2．穿破眼球壁,误将药物注入眼内　虽然这种情况罕见,但后果严重,对此应当引起高度警惕。当注射针头锐利或太长,注射时患者不合作,或者患眼为高度近视眼伴有眼轴增长时,这种情况更易发生。如果操作者未能发现注射针尖已刺入眼内,注药后会发现眼压增高,角膜水肿,有时还合并眼内出血,造成更严重的后果。防范的方法:对于高度近视伴有眼轴增长的患者,应格外小心。

3．刺伤视神经　也极为罕见。其原因为注射针头锐利,进针太深或进针方向有误。刺伤视神经后,患者可诉说无光感。

（吴欣怡）

第五节　睑结膜结石的去除

结膜结石是在睑结膜表面出现的黄白色凝结物,质硬,可单发或密集成群,常见于慢性结膜炎患者或老年人。结石由脱落的上皮细胞和变性白细胞凝固而成,极少有钙质沉着,故并非真正的结石。

【适应证】

结膜结石突出于结膜表面引起异物感,甚至导致角膜擦伤,在此情况下可在表面麻醉下剔除。如无刺激症状可不必处理。

【操作步骤及要点】

1. 结膜囊内滴入表面麻醉药。

2. 患者可采取仰卧位或坐位,固定头部。

3. 尽量暴露上、下睑结膜,用异物针或尖刀剔除结石。

4. 剔除后应用抗生素滴眼液、抗生素眼膏预防感染。

【并发症及防治】

1. 遗漏结膜结石　应当在表面麻醉后进行全面检查。

2. 剔除结膜结石时无菌观念不强　严格执行无菌操作,严密观察伤口变化,合理应用抗菌药物,防止感染的发生。

3. 结膜下出血　剔除时一定要避开血管。一旦发生,应当做好解释工作,并让患者在出血后 48 小时热敷,促进积血吸收。

（吴欣怡）

第六节　泪道冲洗

泪道冲洗的目的是检查泪道是否通畅,确定阻塞部位,是泪道疾病的诊断、治疗和内眼手术前的常规准备。泪道冲洗的原理:泪道包括泪点、泪小管、泪囊和鼻泪管,如泪道通畅冲洗液自泪点进入泪小管,经泪囊、鼻泪管可从下鼻道流入鼻腔。

【适应证】

流泪或溢泪、慢性泪囊炎冲出泪囊内积存物、治疗泪道及泪囊炎、泪道或内眼手术前应冲洗泪道。急性泪囊炎、伴有严重结膜炎的慢性泪囊炎患者不宜进行泪道冲洗。

【操作步骤及要点】

1. 成年人的泪道冲洗

(1) 表面麻醉和准备注射器:在结膜囊内滴入表面麻醉药,准备冲洗泪道用的注射器,冲洗针头为钝头,略弯曲。注射器内装入生理盐水 5ml。

(2) 寻找下泪点:患者取坐位或卧位,头部微后仰,并嘱患者向上注视,操作者用手将下睑近内眦部轻轻向下牵拉,即可见下泪点。

(3) 进针:先将注射器的钝性针头对准泪点垂直进针 1～2mm,然后改变为水平方向,向鼻侧沿着泪小管进针 4～6mm 即可,如有碰到骨壁的感觉应回退出少许。

(4) 注入生理盐水:将注射器内的生理盐水推入泪道内,边推边询问是否有液体进入咽部。如果没有,应注意液体是否从上泪点反流,或原泪点反流。若有反流应分清是脓性分泌物还是黏液性分泌物。

(5) 冲洗完毕时,在结膜囊内滴入抗菌药物滴眼液。

2. 小儿的泪道冲洗

(1) 尽量在表面麻醉下操作,对于难以合作者可在联合全身镇静药物下进行。

(2) 采用卧位冲洗,必须有助手协助固定患儿头部,防止头部突然摆动,误伤泪道。

(3) 必须有较好的照明,以保证进针准确。

(4) 冲洗泪道的操作要点与成年人一致,但更要注意动作轻巧、准确。

(5) 因小儿不会告诉是否有液体进入咽部,这时全凭操作者的观察,注射的液体是否比较顺畅流出。若出现婴幼儿有吞咽动作,可以协助判断。

(6) 注入液体时,小儿头部应采取侧位,以避免冲洗液误吸入气管,造成肺部炎症。

3. 结果分析

(1) 泪道通畅:冲入泪道的液体全部进入咽部,未见从泪点反流。

(2) 泪道狭窄:冲入泪道的液体部分进入咽部,部分从泪点反流。

(3) 泪小管阻塞:冲入泪道的液体全部从原泪小管反流。

(4) 泪总管阻塞:从下泪点注入的液体全部从上泪点反流,改从上泪点进针时,液体全部从下泪点反流。

(5) 鼻泪管阻塞:进针时,针头进入达 4～6mm 可以碰到骨壁,注入泪道的液体,全部从上或下泪管反流。

（6）慢性泪囊炎：在鼻泪管阻塞的基础上，反流出泪道的冲洗液中带有黏液性或脓性分泌物。

【并发症及防治】

1．泪道机械性损伤　常常由于操作方向错误并强行进针而造成，并可以造成假道。这时患者会有疼痛的感觉，并发现泪道区皮肤隆起或下睑水肿，遇到这种情况时应立刻停止冲洗，必要时使用抗菌药物防止感染。

2．刺伤泪点相应处的睑缘及结膜　由于未发现泪点闭塞或狭窄，反复多次进针，造成误伤周围组织。这时应在裂隙灯下检查泪点的情况，并用泪点扩张器扩张泪点后再进针，通常情况下，泪点的直径为0.3mm，最大可扩张5倍。

3．结果判断错误　由于泪道冲洗前未能充分与患者沟通，说明检查经过及注意事项，取得患者合作，结果造成操作者明明发现推注注射器的阻力，但由于反复多次问患者有无水到达咽部，患者有时会顺应医师的意愿，希望通过答复有水到咽部来结束操作，从而出现结果判断错误。解决的方法是要做好解释工作，说若有水进入咽部，则把水吞下就行；若没有就如实告知没有。

（吴欣怡）

第七节　角、结膜浅层异物取出

结膜与角膜位于眼表，尽管有眼睑保护，但细小异物，如灰尘、煤灰、小铁屑、细沙粒、睫毛等可以进入睑裂区的球结膜或角膜表面。由于眼睑的反射性痉挛、流泪及 Bell 现象，一些可以活动的异物被带入结膜囊的上穹窿部内，或停留在上睑结膜的睑板沟处、下穹窿部、内眦的半月皱襞处及角膜表面。若为爆炸引起的异物，则可以发生多发性异物，位于眼球表面的不同部位。

【适应证】

当眼球表面的异物刺激角膜时，会有强烈的异物感、疼痛、畏光、流泪、眼睑痉挛及结膜充血。患者一般会及时就诊。及时取出异物是减轻患者痛苦、防止伤口感染的有效方法。

【操作步骤及要点】

1．浅层细小的结膜表面异物　常在上睑结膜的睑板沟处发现。这些异物一般在表面麻醉下用湿棉签轻轻一抹即可去除。异物一经取出，患者的所有症状会立刻消失。如果异物伤及角膜上皮，可以将抗菌眼膏涂入结膜后遮盖。

2．多发性结膜囊异物　可以在表面麻醉下，用生理盐水冲洗结膜囊，将细小的异物冲洗掉，然后在裂隙灯显微镜下探查结膜囊异物。若见到嵌入结膜表面的异物，可用无菌的镊子钳出。

3．位于结膜内的异物　一般需要手术切开取出。

4．角膜表面异物　应当在裂隙灯显微镜下，表面麻醉后用生理盐水冲洗清除；或用湿棉签、注射针头轻轻剔除，然后结膜囊内滴入抗菌药物滴眼液。若表面麻醉剂失效后患者仍有异物感，应嘱患者不要揉眼。

5．位于角膜浅层且有锈环的异物　需要在表面麻醉下行角膜异物剔除术，具体操作步骤如下：

（1）在结膜囊内滴入表面麻醉药物后，用生理盐水冲洗结膜囊。

（2）再滴一次表面麻醉药，在裂隙灯显微镜下进行异物剔除术。

（3）用已消毒的异物刀或一次性针头将角膜上的异物剔除。

（4）若异物周围有锈环，必须同时将锈环剔除干净。

（5）结膜囊内涂抗生素眼膏，伤眼遮盖。术后第 1 天换药。伤眼遮盖 1～2 天后打开，改用抗菌药物滴眼液滴眼，直至伤口愈合及炎症消退。

6．角膜深层或部分已进前房的异物　必须在手术室按内眼手术去除异物。

7．角膜上多发性异物　当数目太多时，可以进行多次手术，将异物剔除。

【并发症及防治】

1．漏诊异物　应在裂隙灯显微镜下进行全面仔细的检查。当患者不能充分合作时，应当在表面麻醉后进行全面检查。若仍不能排除有多个异物，可以加用结膜囊冲洗，清除结膜囊内容易漏诊的细小异物。

2．剔除角膜异物时，用刀方向错误　剔除异物的方向应朝向角膜周边部，不能向着角膜中央部扩大。损伤角膜越靠近中央部，影响视力就越大。

3．剔除角、结膜异物时无菌观念不强　严格执行无菌操作，严密观察伤口变化，合理应用抗菌药物，防止感染的发生。

（吴欣怡）

第八节　睑腺炎切开引流

发生于眼睑腺体的急性化脓性炎症称为睑腺炎，通常称为麦粒肿。发生于眼睑皮脂腺（Zeis 腺）或汗腺（Moll 腺）为外睑腺炎，发生于睑板腺者为内睑腺炎。

【适应证及禁忌证】

当睑腺炎发展至可见黄白色脓点时应及时切开排脓。而对于眼睑充血、水肿情况严重伴有明显疼痛且没形成黄白色脓点者禁忌切开。

【操作步骤及要点】

1．结膜囊内滴入表面麻醉药。

2．确定脓点切开位置。同时做好患者的解释工作，争取获得其配合。

3．用蘸有 5% 聚维酮碘的棉签消毒上、下睑皮肤。

4．外睑腺炎的切口应当在与睑缘平行的皮肤上，内睑腺炎的切口则应在与睑缘垂直的睑结膜面上。

5．切开脓点后应当尽量将脓液排除。有时黏稠的脓液不易自动排除，可用小镊子夹取脓头排出脓液。

6．为了保证脓液排出通畅，可以通过扩大切口，或在脓腔内置引流条，保持切口排脓通畅。

7．如果排出的脓液较多，进入结膜囊内，在排脓结束后，冲洗一次结膜囊，保持结膜囊清洁。

8．切开排脓完毕后，结膜囊内涂抗菌眼膏，并用眼垫遮盖患眼。

9．第 2 天换药时观察伤口愈合情况。引流条可在无脓液排出时便取出，不易久留。如果没有引流条，术后第 2 天可以不遮盖患眼。

10．在切开排脓的同时，也可以同时口服抗菌药物。

【并发症及防治】

1．切开睑腺炎的时机不对　睑腺炎为急性炎症，在其炎症期未到脓肿形成时，错误地采用切开排脓，有可能扩散感染。特别是挤压睑腺炎，更易产生眼睑脓肿、眼眶蜂窝织炎，甚至发生败血症或海绵窦血栓，危及生命安全。

2．切口太小　切口要足够大，使脓液彻底排尽。

3．切口方向错误　如果内睑腺炎切开时采用平行睑缘的错误方向，其后果易造成多个睑板腺被切开而受破坏。若外睑腺炎的皮肤切口不与睑缘平行，术后垂直于睑缘的皮肤切口不但形成瘢痕影响美观，还有可能导致睑板位置改变。

（吴欣怡）

第九节　患眼包扎和术后换药

（一）患眼包扎

【适应证】

1．保护患眼，杜绝外界光线进入眼内，减轻患眼的刺激和细菌侵袭，使患者得到充分休息。

2．手术、外伤后保持局部清洁，避免感染，并使伤口平整，促进愈合。

3．加压包扎止血及治疗虹膜脱出。

4．青光眼滤过术后，预防及治疗术后无前房和浅前房。

5．角膜溃疡软化，预防穿孔，角膜知觉麻痹和暴露性角膜炎，避免眼球组织暴露和外伤。

【操作步骤及要点】

1．操作前

（1）操作人员仪表要求：仪表端庄、服装整齐干净，操作前洗手、戴口罩。

（2）患者体位要求：取坐位或仰卧位。

（3）物品准备：无菌眼垫、眼用绷带、眼膏、医用胶带、消毒棉签等。

2．操作程序

（1）评估眼部情况及合作程度。

（2）告知患者眼部绷带包扎的目的、方法，以取得配合。

（3）查对医嘱、患者姓名、眼别。

（4）遵医嘱涂眼膏后覆盖眼垫，胶布固定。

（5）单眼包扎法：先在眉心布置一条约20cm长绷带，绷带卷从患侧耳上在前额缠绕1～2圈后，拉紧斜经后枕部由患侧耳下经患眼斜至健侧前额2～4圈，再经前额水平缠绕，最后结扎眉心部的短绷带。

双眼包扎法：绷带从右侧耳上开始，在前额缠绕1～2圈，然后由前额向下过左眼，由左耳下经过枕骨粗隆下方绕至右耳下方，经右眼绕至左耳上方，由左耳上方经过枕骨粗隆及右耳上部，成"8"字形状，如此连续数周后再绕头2周固定。

加压包扎法：遵医嘱涂眼药后，覆盖双层眼垫，使略高于眶缘，用胶布固定。然后依绷带包扎法包扎。缠绕时适当将绷带拉紧。

（6）告知患者注意事项，整理用物，洗手、记录。

【并发症及防治】

1．包扎过紧：包扎时不可过紧，以免局部循环障碍，引起患者头痛，头晕和不适。

2．压迫耳朵：绷带勿加压于耳。

3．绷带脱落：层次要分明，绕后头部一定要固定在枕骨结节之上，以免滑脱。如系儿童，应嘱其注意保持头部相对稳定，防止绷带脱落。

（二）术后换药

【适应证】

旨在清洁手术部位，预防及控制感染，检查组织术后反应情况，随时给予必要的药物治疗和相应处理。

【操作步骤及要点】

1．揭开创面敷料，有粘连时，应用生理盐水湿敷后再揭。

2．观察伤口，以棉签或纱布擦净伤口分泌物。眼睑及颜面部手术后用蘸有5%聚维酮碘的棉签由内向外擦拭伤口三遍。

3．检查眼内手术后局部情况时，不能满足于手电筒照明和肉眼观察，应在裂隙灯下仔细检查眼前段情况，包括伤口、前房深度、虹膜反应、瞳孔大小、有无前后粘连、滤过泡功能、晶状体透明度、人工晶状体的位置，必要时辅以眼底及眼压检查，并评估视功能的恢复程度。

4．检查完毕后滴眼药水（膏）治疗。

（1）滴眼药水：

1）嘱患者头稍后仰，眼向上看，左手将下睑向下方牵引，暴露下结膜囊，右手持眼水瓶，滴入药水1～2滴于下穹窿内，轻提上睑使药液均匀充满整个结膜囊，以棉签拭干溢出的眼药水，嘱患者轻轻闭眼2～3分钟。

2）滴药时，瓶口离眼至少1～2cm，勿使瓶口触及睫毛或眼睑，以防污染。

3）滴阿托品及磷酰胆碱等药后，应压迫泪囊部位数分钟。

4）同时滴两种或两种以上眼药水者，每种药应间隔5分钟以上。

5）角膜裂伤、角膜溃疡者，滴药时勿给眼球施加压力。

（2）涂眼药膏：

1）以消毒玻璃棒挑取少量眼药膏，嘱患者向上看，将玻璃棒与睑裂平行自颞侧放入下穹窿部，嘱患者轻闭眼，然后由外眦轻缓抽出玻璃棒，轻轻按摩眼睑，使眼膏布满结膜囊内。

2）注意玻璃棒的完整、光滑及无菌。

3）双眼涂用时，应分别使用玻璃棒之两端。

【并发症及防治】

换药时无菌观念不强：严格执行无菌操作，严密观察伤口变化，合理应用抗菌药物，若为传染性眼病患者，需要实行药物隔离，用过的敷料应焚烧，用物要浸泡消毒。

（吴欣怡）

第十节　眼睑伤口的清创缝合

【适应证及禁忌证】

眼睑伤口的清创缝合适用于眼睑开放性伤口的处理。眼睑开放性伤口可分为清洁伤口、沾染伤口和感染伤口。清洁伤口通常指无菌手术的切口。眼睑外伤多属于沾染伤口，是指沾有细菌但尚未感染的伤口。眼睑及头面部由于血液循环良好，外伤后 12 小时内或更长时间仍然可按沾染伤口处理，通过清创处理使沾染伤口接近或转变为清洁伤口，缝合后可一期愈合。感染伤口则需清创、切开引流脓液，感染控制后方可缝合，达到二期愈合。清创术前应对患者的全身状况作评估，原则上先治疗危及生命的创伤如颅脑外伤和休克等。

【操作步骤及要点】

眼睑开放性伤口根据损伤部位和深度，可分为眼睑前层伤口和全层伤口，全层伤口通常累及睑缘，对缝合技巧要求较高。

1. 眼睑前层伤口　仅累及眼睑皮肤、皮下组织和肌层，不累及睑板和结膜的伤口。

（1）清洗伤口：用无菌肥皂水清洗伤口周围皮肤油垢后用无菌生理盐水冲洗周围皮肤至清洁；然后用无菌生理盐水冲洗伤口，较深的伤口用 3% 过氧化氢溶液冲洗后再用无菌生理盐水冲洗。

（2）消毒伤口：用蘸有 5% 聚维酮碘或苯扎溴铵的棉球消毒伤口及周围皮肤。

（3）常规手术铺巾。

（4）2% 利多卡因局部浸润麻醉。

（5）清理伤口：仔细检查伤口，取出伤口内的异物，清除血凝块，切除失活组织，但应尽量保留正常组织。眼睑局部血供丰富，即使是完全脱离的组织，如脱离时间短、污染不严重也应尽量在消毒后缝合至原位。

（6）缝合伤口：彻底止血后逐层缝合伤口创缘，若深至骨膜用 5-0 可吸收线间断缝合骨膜，5-0 或 6-0 可吸收线间断缝合皮下组织，5-0 或 6-0 丝线或尼龙线缝合皮肤。

（7）术后处理：伤口处涂以抗生素眼药膏后覆盖无菌纱布加压包扎。术后给予全身抗感染治疗。

2. 眼睑全层伤口　累及眼睑全层，包括皮肤、皮下组织、肌层、睑板和结膜的伤口。

（1）清洗消毒伤口、消毒铺巾和局部浸润麻醉同前。

（2）清理伤口：仔细检查眼睑前层伤口即眼睑皮肤、皮下组织和肌层伤口；翻转眼睑，检查结膜和睑板伤口，清理异物、血凝块后用无菌盐水冲洗。

（3）缝合伤口：彻底止血后首先用 5-0 丝线自睑缘裂口外 2～3mm 灰线处进针，从对侧灰线相应部位出针，不打结，牵引睑缘，拉直伤口，使两侧创缘对齐；用 6-0 可吸收线间断对位缝合睑板，不穿透睑板，进针深度为 2/3 睑板深度，以免穿透的缝线摩擦角膜；待缝合完睑板后，翻转眼睑，检查结膜面伤口是否对合整齐，结膜可不缝合或仅间断缝合穹窿结膜；然后将睑缘牵引线打结，切实对合睑缘两侧灰线，牵引线可留长，避免短的缝线导向角结膜；最后逐层缝合肌层、皮下组织和皮肤。

（4）术后处理：结膜囊内和伤口处涂以抗生素眼药膏后覆盖无菌纱布加压包扎。也可给患者佩戴角膜绷带镜保护角膜，减少眼睑内层伤口对角膜的摩擦。术后给予全身抗感染治疗。

【并发症及防治】

1. 瘢痕　伤口缝合后瘢痕不可避免，但清创手术彻底、分层缝合减少皮肤张力有助于减少瘢痕增生。

2. 感染　伤口彻底清洗、消毒和清理极其重要，可有效防止伤口感染的发生。一旦发现伤口红、肿、痛及脓肿形成应及时拆除缝线，引流脓液和给予抗感染治疗。

3. 伤口延迟愈合或不愈合　伤口感染、慢性炎症或患者体弱、营养不良等情况均可导致伤口愈合缓慢，应针对性治疗，同时可给予成纤维细胞或表皮生长因子等促进伤口愈合。

4. 异物残留　清创手术时必须彻底检查伤口，去除所有可见的异物。若有异物残留，细小的惰性异物（如玻璃等）可随访观察，金属或植物等异物应尽早手术取出。

5. 眼睑畸形　眼睑伤口缝合后所形成的瘢痕增生、收缩易导致眼睑闭合不全、眼睑成角畸形等，特别是垂直于睑缘的眼睑全层伤口。清创手术必须确切缝合睑缘、睑板，减少眼睑畸形的发生。

6. 上睑下垂　上睑横行较深的伤口常常累及提上睑肌，清创术中可寻找提上睑肌断端并给予复位缝合，减少上睑下垂的发生。但在眼睑伤口清创时往往很难寻找到其断端，可在外伤后半年行二期上睑下垂矫正术。

7. 眉畸形　眼睑伤口往往累及眉部，因此在清创缝合时应注意对眉部伤口的处理，以眉上下缘边界为标志对位缝合，恢复眉毛的外形。

（吴欣怡）

第三章 眼睑、泪器和眼眶手术

第一部分 眼睑手术

【概述】

眼睑是重要的眼附属器之一,覆盖于眼球表面,具有保护眼球和维持眼位的作用。眼睑有5层组织,由表及内分别是皮肤、皮下组织、肌层、纤维层和睑结膜层。眼睑手术不仅具有治疗意义,如外伤、畸形和肿瘤等,人们对美的追求也极大促进了眼睑美容手术的发展。由于眼睑位置和功能的特殊性,眼睑手术除遵循一般手术的基本原则外,尚具有自身的特点:①功能和外观的统一,在改善或维持眼睑的结构形态的同时,应注重对视功能的保护。②原则性和灵活性的统一,眼睑手术很难有固定不变的模式,应在遵循基本原则的基础上,结合患者的条件,灵活选择对患者损伤最小、效果最好的手术方式。近年来,随着科学技术的发展,新技术、新仪器的出现,如激光的应用促进了眼睑手术向微创化、精准化的方向发展。

第一节 眼睑手术的术前评估

【术前评估】

完善的术前检查是制订合理的手术方案、预防手术风险、减少并发症的必要前提。术前检查既要全面,又要结合具体患者有所侧重。

一、全身情况的总体评估

除婴幼儿患者,大多数眼睑手术均可在局部麻醉下进行,手术相对安全度较高。尽管如此,仍需进行一些必要的全身检查。

> 要点:术前患者均需常规检查血常规、出凝血时间、心电图;合并的基础疾病,如高血压、糖尿病应在术前控制在正常水平;值得注意的是,随着糖尿病发病率的增高和发病年龄的提前,即使对于没有糖尿病病史的患者,也应检查血糖;部分血糖长期不能控制的糖尿病患者,如手术为必需,血糖最高不能超过8.3mmol/L。

二、眼部情况的评估

虽然眼睑手术不会直接涉及眼球,但眼睑是眼球重要的附属器官,起着支持保护的功能。眼睑位置和功能异常也会导致视功能下降,因而手术前应详细地评估眼部情况。

> 要点一:视力检查是眼科最基本的检查,应包含裸眼视力,验光和最佳矫正视力。如矫正视力不能达到5.0的患者,应明确病因,是否与眼睑疾病有关以及术后是否会改善。
> 要点二:泪液分泌功能检查(BUT和Schimer's实验),眼睑的结构功能与泪膜的质和量密切相关。如术前已经存在泪液分泌异常,则在手术方式的选择、术后的用药护理等方面具有指导作用。
> 要点三:眼压应为常规检查,排除是否有手术禁忌证。

三、心理准备

眼睑手术属于整形、美容手术的范畴，不仅涉及医学，还涉及心理学、美学和社会学等多个领域。术前医患双方均应对手术的风险和疗效有充分的心理准备。

> 要点一：术者应对患者的病情进行全面评估，结合患者的具体条件、要求，合理设计手术方案。
> 要点二：加强患者对疾病本身和手术风险的认识；降低患者不切实际的期望值；进行必要的心理指导，消除患者的顾虑，取得患者的信任和配合；对于有明显心理异常的患者，应延期手术或取消手术。

四、医学摄影

医学摄影不仅单纯记录了医疗过程的形象信息，真实地反映出手术效果，在医学研究、学术交流、临床示教中起着重要作用，也是医师保留临床资料、设计手术方案和评判手术疗效的重要依据和手段。

> 要点：医学摄影不完全等同于艺术摄影，应注意以下原则：全面性（术前、术中和术后随访的对比），规范性（视野清晰、重点突出、多角度拍摄和局部特写），统一性（相同的相机、拍摄者、背景和拍摄条件），真实性。

【医患沟通】

1. 告知手术的风险及术后并发症，尤其对于美容性手术患者，应就患者的期望值和实际手术效果进行充分的交流沟通。

2. 术后应严格遵守医嘱护理、用药及随诊。

3. 尽管比较少见，眼睑手术依然可能造成视功能的损伤。一旦出现刺痛、畏光、视力下降应立即就诊。

第二节　睑板腺囊肿切除术

【适应证】

较大且不能自行消退的睑板腺囊肿均应手术切除。

【术前检查】

常规检查血常规和出凝血时间。

【手术过程】

1. 含有庆大霉素的生理盐水冲洗结膜囊。

2. 盐酸奥布卡因滴眼液结膜囊内表面麻醉，2%利多卡因局部皮下及穹窿部结膜下浸润麻醉。

3. 放置睑板腺囊肿夹，使囊肿的结膜面位于囊肿夹环形孔内，旋紧囊肿夹并翻转使囊肿的结膜面向上。

4. 从结膜面囊肿顶端做与睑缘垂直的切口，将小刮匙伸入切口内，沿囊肿内壁刮除所有肉芽组织。

5. 仔细剪除囊壁组织，切口一般不缝合；如囊肿较大，切口较长，可缝合1针。

6. 取出囊肿夹后压迫止血，结膜囊内涂抗生素眼膏并包扎术眼。

【注意事项】

1. 手术操作应轻柔、细致，切勿损伤正常组织，如角膜、睑缘、泪道、眼睑皮肤和眼轮匝肌。

2. 尽量刮除囊肿内的肉芽组织，并完整地切除囊壁，减少复发。

3. 尽量从睑结膜面入路，如囊肿比较表浅或已从皮肤面溃破，可从皮肤面做切口，切口方向要与睑缘平行，术毕应严密对位缝合减少瘢痕形成。

4. 对于40岁以上的患者或多次复发的患者，应将切除物行病理学检查，排除睑板腺癌。

【术后护理】

抗生素眼药水滴眼，每天换药至伤口愈合；缝针的患者术后1周拆线。

第三节 眼睑内翻矫正术

眼睑内翻是一种比较常见的眼睑位置异常,可由多种病因引起。不仅会导致眼部刺激症状,还有可能损伤角膜进而影响视力,大多需要手术矫正。

【适应证】

眼睑内翻造成睫毛与结膜、角膜相接触,引起异物感、刺痛、畏光流泪等症状;严重者损伤角膜上皮甚至角膜溃疡者均应手术矫正。

【禁忌证】

急性结膜炎、青光眼发作期;严重的眼睑闭合不全;慢性泪囊炎。

【手术方式的选择】

引起眼睑内翻的病因和发病机制各不相同,程度亦有所差异,故手术方式因人而异,手术的目的是保持眼睑适当的水平张力以及眼睑前后两层之间的力量平衡,从而恢复眼睑的正常位置。根据病情可以采用轮匝肌缩短术、Fox 法;对于严重的瘢痕性睑内翻,伴有睑板、睑结膜缩短、缺失的患者,则需要行睑板、睑结膜游离移植术。

【手术过程】

1．下睑穹窿皮肤缝线法 适用于轻度先天性或痉挛性睑内翻患者。

(1)局部浸润麻醉,幼儿可行静脉或全身麻醉。

(2)于下睑中央、内 1/3、外 1/3 处用 1-0 丝线做三对褥式缝线。从下穹窿部结膜面进针,经睑板前面距下睑缘 1～2mm 处皮肤面出针,两线间距 3～4mm。

(3)缝线固定在小棉垫或硅胶管上,结扎缝线使睑缘处于轻度外翻状态。

2．皮肤轮匝肌切除术 适用于保守治疗无效的先天性睑内翻和轻度的退行性睑内翻患者。

(1)眼科镊子夹持松弛的皮肤,估计去除的皮肤量;切口设计为新月形,并用亚甲蓝标记。

(2)局部浸润麻醉或全麻。

(3)按照设计的切口切开皮肤面,去除多余的皮肤及下方的睑板前轮匝肌。

(4)5-0 丝线间断缝合伤口,内翻严重者缝合时可在下睑板处挂一些睑板前组织。

3．轮匝肌缩短术 适用于退行性睑内翻。

(1)局部浸润麻醉或全麻。

(2)在距睑缘 2mm 处做一与睑缘平行的皮肤切口。

(3)向下分离至距睑缘 4～5mm 处,暴露出约 8mm 宽的眼轮匝肌。

(4)6-0 可吸收缝线预制两针穿过眼轮匝肌,两针距离 6～8mm,将轮匝肌从缝线中间剪断去除 4～5mm,与睑板固定缝合。

(5)皮肤松弛者可一并去除多余的皮肤,5-0 丝线间断缝合皮肤切口。

4．Fox 法 适用于退行性睑内翻。

(1)局部浸润麻醉或全麻。

(2)沿下睑灰线劈开眼睑前后两层,充分暴露睑板。

(3)在下睑板中央切除一个三角形睑板结膜瓣,三角形尖向睑缘底朝下,瓣的大小依据内翻的程度而定,但基底部不能超过 5mm。

(4)在切口外眦缘下方垂直切去一块梭形的皮肌层组织,梭形创口的大小视下睑皮肤的松弛程度而定,一般为长 15mm,宽 10mm。

(5)6-0 可吸收线缝合睑板,结扎于睑板面,5-0 丝线缝合眼睑和外眦的皮肤切口。

5．Hotz 法 主要治疗瘢痕性上睑内翻。

(1)局部浸润麻醉或全麻。

(2)距上睑缘 2～3mm 与睑缘平行切开眼睑皮肤,皮肤松弛者去除多余的皮肤。

(3)沿切口上下分离,切除一窄条睑板前眼轮匝肌,暴露睑板和提上睑肌腱膜。

（4）提上睑肌腱膜附着处以刀刃反复刮除、削薄变厚的睑板部分，在皮肤切口相对应部位将睑板楔形切除，尖端朝向结膜面，厚度达睑板的 2/3。

（5）5-0 丝线缝合，进针顺序：切口下缘皮肤 - 睑板楔形切口上缘 - 切口上缘皮肤，先缝合切口中央，然后向两侧移动。

6. 睑板、睑结膜游离移植术　适用于严重的瘢痕性睑内翻，伴有睑板、睑结膜缩短、缺失的患者。

（1）局部浸润麻醉或全麻。

（2）翻转并固定下睑。

（3）距睑缘 2mm 做平行于睑缘的结膜、睑板切口。

（4）暴露眼轮匝肌后，将睑板和轮匝肌分离。

（5）彻底松解去除瘢痕组织，使缺损区形成新月形的睑板、结膜植床区。

（6）在同侧或对侧上睑切取宽 2～3mm 的新月形睑板结膜移植片移植于下睑的植床区。

（7）上睑的切口可不缝合，植片的上下边缘用 6-0 可吸收线缝合，结扎于皮肤面。

【术后护理】

1. 手术结束抗生素眼膏涂眼，加压包扎，冰袋冷敷至少 4～6 小时。

2. 术后第 2 天换药，抗生素滴眼液清洗伤口，保持伤口干净、干燥。

3. 术后 1 周拆线。

【并发症及处理】

1. 血肿

（1）发生原因：所有患者术后均会有不同程度的肿胀，大多数都会自行消退；较大的血肿多是术中止血不彻底或是患者具有凝血异常的基础疾病。

（2）处理

1）预防为主，完善术前检查，控制基础疾病，预防性使用止血药物。

2）早期可采取加压包扎、冰敷、肌内注射或静脉使用止血药物；如血肿巨大，有波动感，可拆开缝线引流。

2. 感染

（1）发生原因

术中污染；患者合并全身或眼附近组织感染性疾病，如慢性泪囊炎、鼻窦炎等；全身抵抗力低下或免疫力低下患者，如糖尿病。

（2）处理

1）预防为主：术中严格遵循无菌观念；选好手术适应证；对于高危患者可预防性使用抗生素。

2）一旦感染，伤口需每天换药清洗，忌包扎；有脓肿形成需切开引流；抵抗力低下或合并全身反应，如发热、白细胞升高者需全身应用抗生素。

3. 瘢痕形成

（1）发生原因：手术切口均会形成瘢痕，一般 6 个月后颜色变淡而不明显；明显的瘢痕多是由于手术操作粗暴，损伤较多正常组织；术后感染等并发症出现；个体差异，如瘢痕体质。

（2）处理：从美容的角度选择切口的位置和走行；操作仔细，减少不必要的损伤；无损伤缝合；避免出血、感染等并发症的产生；可酌情使用瘢痕抑制剂；局部热敷、按摩；如 6 个月后，瘢痕明显影响外观或功能，可再次手术。

4. 矫正不足

（1）发生原因：主要是手术方式选择不当或原发疾病未控制。

（2）处理：观察，6 个月后内翻严重者再次手术。

5. 矫正过度　常表现为眼睑外翻和眼睑退缩。

（1）发生原因：手术方式选择不当；手术中去除的皮肤、组织过多；眼睑瘢痕形成。

（2）处理：为防止复发，术后眼睑会处于轻度外翻的状态，拆线后多能自行恢复；外翻明显者可提前拆线，局部按摩，定期观察随访，如 6 个月仍不能恢复，则要考虑行睑外翻矫正术。

第四节　眼睑外翻矫正术

与眼睑内翻相似,眼睑外翻的病因和表现也各不相同,手术方法的选择也需要因人而异。

【适应证】

1. 瘢痕性睑外翻、老年性睑外翻。

2. 睑外翻引起外观异常或干眼、角膜损伤。

【禁忌证】

1. 急性眼部炎症。

2. 严重的瘢痕体质。

3. 有出血倾向、全身器质性疾病不能耐受手术者。

【手术过程】

根据不同病因引起的睑外翻选择合适的手术方式。

1. V-Y 矫正术　适用于下睑中央轻度外翻而瘢痕不严重者。

(1) 切口设计:"V"字的中央正对外翻最宽处,两臂稍长于外翻的睑缘长度。

(2) 局部浸润麻醉或全麻。

(3) 切开皮肤和皮下组织,去除瘢痕,松解粘连和牵拉后复位眼睑。

(4) 皮下分离,从"V"字的下角开始做"Y"形缝合。

(5) 下睑缘置 Frost 牵拉缝线,展平下睑后固定于额部。

2. "Z"成形术　适用于垂直瘢痕引起的轻度睑外翻。

(1) 切口设计:亚甲蓝标记出垂直瘢痕的主轴线,在两端各做一条相互平行的等长的斜线。注意:斜线与主轴的夹角与矫正量成正比,角度越大矫正量就越大,但一般不超过 70°;皮瓣的中央和基底部不能有瘢痕通过;瘢痕较长者可做数对小的"Z"瓣。

(2) 局部浸润麻醉或全麻。

(3) 按画线切开皮肤,切除瘢痕组织,皮下分离彻底松解垂直方向的牵拉。

(4) 将三角瓣换位后缝合。

3. 游离植皮术　适用于瘢痕组织大,外翻严重的患者;供皮区的选择依次是上睑、耳后、锁骨上窝,面积较大的缺损可考虑上臂内侧和大腿内侧。

(1) 局部浸润麻醉或全麻。

(2) 距睑缘 2~3mm 平行睑缘切开皮肤。

(3) 分离、切除皮肤及皮下瘢痕,恢复眼睑的位置。

(4) 如瘢痕广泛,松解后眼睑仍不能复位者,需行眼睑水平缩短(沿灰线切开睑缘,分离睑板与轮匝肌,外侧切除三角形睑板结膜瓣,基底向睑缘;皮肤切口向外延伸超过外眦,在外眦部去除基底向上的三角形皮肤)。

(5) 上、下睑缘中外和中内 1/3 处前后唇切除小片组织,0 号丝线褥式缝合融合睑缘以对抗皮片的收缩。

(6) 测量皮肤缺损区的大小和形状(湿纱布印取)。

(7) 供皮区消毒后,按照模型放大 1/4 比例取全厚皮片,供区皮肤切口拉拢后间断缝合。

(8) 去除皮片多余的脂肪,修剪大小和形状后移植于眼睑缺损处,5-0 丝线间断缝合,加压包扎。

【并发症及处理】

1. 皮片不成活

(1) 原因:主要是皮下血肿的形成和感染。

(2) 处理:预防为主,术中彻底止血,尤其是植床区;术后加压包扎,如无渗液、异味等,可包扎 5~6 天后首次更换外辅料,再加压 5 天后拆线;术后全身应用抗生素 3~5 天;密切观察皮片的颜色,一旦呈现紫色且有波动感,说明血肿形成,可用针筒将积血抽出,再次加压包扎;如皮片红肿、有脓液提示感染可能,加强抗生素的应用,局部清创、排脓;若皮片完全坏死,则只能行二期再手术。

2. 矫正不足

(1) 产生原因:由于手术方式选择不当或瘢痕增生严重所致。

（2）处理：术前完善检查，综合评估病情，合理设计手术方案；早期无特殊处理，局部按摩，软化瘢痕或局部注射皮质激素；观察 6 个月无好转外翻明显，可再次手术。

第五节 眼睑皮肤松弛矫正术

【适应证】

眼睑皮肤松弛影响外观或遮挡瞳孔造成视野缩小、影响视物的患者。

【手术过程】

1. 亚甲蓝标记切除的范围：一般以上睑皱襞线（重睑线）作为切除皮肤的下缘，画线在外眦上方后略向外上方倾斜，以无齿镊夹持多余的皮肤确定切口的上缘。

2. 局部浸润麻醉或全麻。

3. 沿画线切开皮肤，去除多余的皮肤、皮下组织和部分轮匝肌。

4. 眶脂较多者打开眶隔去除部分脂肪。

5. 间断或连续缝合眼睑皮肤切口。

【术中注意事项】

1. 皮肤切除量不宜过多，避免眼睑闭合不全的发生，并且使术后眼睑重睑弧度较为自然。

2. 手术时采用卧位，由于重力作用导致术前标记的多余皮肤量将少于实际应切除量，因此标记时可夹持皮肤使上睑缘灰线的位置提高 1～2mm。

3. 如果患者年龄较大，面部及其他部位松弛并有多处皱纹时，采用连续缝合使眼睑形态更为自然。

4. 为有利于上睑皱襞的形成，缝合时可带点睑板前组织或提上睑肌腱膜。

【术后并发症及处理】

1. 眼睑外翻和闭合不全

（1）原因：术中去除皮肤过多，主要见于下睑。

（2）处理：观察，局部热敷、按摩，水肿消退后眼睑外翻仍明显或严重的眼睑闭合不全需再次手术矫治。

2. 上睑下垂

（1）原因：术中损伤提上睑肌腱膜；由于眼睑皮肤松弛，术前存在的上睑下垂没有检查出；术后水肿、血肿造成的重力性上睑下垂。

（2）处理：随访，重力性上睑下垂随着水肿的消退自行恢复；3～6 个月仍有明显的下垂需手术矫治。

3. 眼睑形态不自然或重睑过宽、高度不一致

（1）原因：缝合过紧；缝合时位置过高；手术切口过高或术中去皮过多。

（2）处理：关键是术中预防；随访观察为主，3～6 个月后明显的不对称需手术矫正。

第六节 上睑成形术

提上睑肌腱膜在到达上睑板上缘附近时，部分肌纤维会穿越眶隔和轮匝肌到达皮下与皮肤产生联系，造成其附着部位皮肤表面形成重睑沟。多数东方人眶隔与提上睑肌融合部位较低，由于眶脂肪的阻挡，通常形成比较饱满而无重睑的上睑。上睑成形术（双重睑成形术）即利用手术的方法形成上睑皱襞，主要有两大类：缝线法和切开法

一、缝线法双重睑成形术

利用缝线使附着于睑板上缘的提上睑肌腱膜与皮肤、轮匝肌之间形成瘢痕粘连。

【适应证】

眼睑皮肤薄，眶脂少，无眼睑皮肤松弛和内眦赘皮的年轻人。

【优点】

手术损伤小，恢复快，皮肤面没有明显的瘢痕，不需要拆线，重睑比较自然美观。

【缺点】

适应证窄,部分病例会有皮下结节或发生线结反应,效果不持久,重睑经过数年后会变浅,甚至消退。

【手术过程】

1. 埋藏褥式缝线法

(1) 亚甲蓝标记手术切口:根据患者眼睑条件和要求,设计双重睑的高度和弧度,定出内(a、b)、中(c、d)、外(e、f)三组共6点,每组两点之间距离3mm。

(2) 眼睑及皮下组织浸润麻醉,结膜囊内滴表面麻醉药。

(3) 6-0龙尼线由a点进针,穿过眼睑全层组织并钩带上部分睑板上缘的提上睑肌腱膜组织后,穿过眼睑全层从b点出针;再次从皮肤面b点进针,潜行于皮下组织后从a点出针。

(4) 同样的方法完成中、外两组的缝线。

(5) 拉紧缝线,调整重睑的高度和弧度至满意后结扎缝线,将线头埋于皮下。

(6) 酒精棉球消毒皮肤面。

2. 连续埋藏缝线法

(1) 双重睑的设计和标记及麻醉同上。

(2) 第一次连续缝合:6-0从a点进针,穿过眼睑各层组织和睑板或睑板上缘的提上睑肌腱膜后从b点出针;再次从b点进针,经皮下组织后从c点出针;依次顺序是从c点经睑板或提上睑肌腱膜到d,d经皮下到e,e经睑板或提上睑肌腱膜到f,最后从f点穿出皮肤面。

(3) 第二次连续缝合:原针眼由f点进针,经皮下由e点出针;依次由e点经睑板或提上睑肌腱膜至d,由d经皮下至c,由c经睑板或提上睑肌腱膜至b,由b经皮下从a点穿出皮肤面。

(4) 拉紧a点两端的缝线,观察重睑的高度和弧度后,结扎缝线,线头埋于皮下。

(5) 酒精棉球消毒皮肤。

二、切开法双重睑成形术

【适应证】 适应于各种类型的单睑

【优点】 适应范围广,手术效果确切而持久,可同时矫正伴随的内眦赘皮、眼睑皮肤松弛和泪腺脱垂等。

【缺点】 手术反应较大,恢复慢,皮肤面留有瘢痕,手术失败后修复难度大。

【手术过程】

1. 重睑切口的设计和标记、局部麻醉同上。

2. 切开皮肤和皮下组织,向睑缘方向分离,去除一条睑板前轮匝肌。

3. 去除眶脂肪,在眶脂肪膨隆最高处剪开眶隔,轻压眼球,剪除脱出的、肥厚的眶脂肪。

4. 彻底止血。

5. 缝合切口 5-0丝线间断缝合,缝合时可采用皮肤-腱膜-皮肤的方式,即中间横向钩带一点提上睑肌腱膜。

6. 加压包扎1天,局部冰敷1天,每天清洁换药至一周拆线。

【术后并发症及处理】

1. 重睑双侧不对称,包括高低、长短、形状和弧度不一致。

(1) 原因:画线、切开时宽窄不一;去除的轮匝肌多少不一;缝线的松紧和高度不一致;术后反应重,瘢痕明显所致。

(2) 处理:预防为主;明显的不对称可在6个月后手术矫正。

2. 重睑过低或过高

(1) 原因:设计不合理或缝线时挂深部组织过低或过高。

(2) 处理:如术中发现,可进行修改。重睑过低,可去除少量切口上缘的皮肤,缝合时将下睑皮肤拉紧,固定在睑板前组织上;重睑过高,可去除少量切口下缘的皮肤,同时钩挂深部组织的位置放低,缝线亦可适当放松。如术后形成,需稳定半年后再次手术矫正。

3. 上睑下垂

(1) 原因:暂时的上睑下垂可由麻药渗透至提上睑肌腱膜或术后明显的血肿、水肿所致,可自行恢复;永久性上睑下垂多是术中损伤提上睑肌腱膜。

（2）处理：打麻药时，应避免进针太深引起上睑下垂而影响重睑高度和弧度的判断；避免粗暴操作，减少出血，减轻术后的水肿反应；去除眶脂肪时，应在眶隔隆起最高处打开眶隔，剪刀的方向不应垂直向下，以免损伤提上睑肌腱膜，一旦发生，则按照腱膜性上睑下垂的手术方法修补腱膜。

4. 眼睑、睑缘畸形

（1）原因：松弛的皮肤或眶脂肪去除的量不够；缝合的位置高低不一致，松紧度不均匀；切口的长度不一。

（2）处理：早期可观察，如6个月后不能改善需再次手术。

5. 重睑线过浅或消失

（1）原因：睑板前组织保留过多或缝合时钩挂提上睑肌腱膜过少，线结脱落，导致皮肤与提上睑肌腱膜之间不能形成牢固的粘连。

（2）处理：重新手术补救。

6. 皮肤瘢痕

（1）原因：缝合错位、张力过大；术后明显的血肿或感染等并发症；严重瘢痕体质的患者。

（2）处理：严格掌握手术适应证；术中、术后预防为主；局部热敷、瘢痕抑制剂抑制瘢痕形成、促使瘢痕软化；观察半年后瘢痕明显者，手术修复。

第七节 下睑成形术

下睑成形术（眼袋矫正术）是通过手术的方法，去除脱垂的眶脂肪和松弛的下睑皮肤、皮下组织，从而改善外观。目前眼袋矫正术分为经结膜切口（内路法）和经皮肤切口（外路法）两大类。

一、内路法眼袋矫正术

【适应证】

适合于仅有眶脂肪突出而无皮肤松弛的年轻人。

【优点】

手术创伤小，皮肤面无瘢痕，恢复快，术后眼睑外翻等并发症少。

【手术过程】

1. 麻醉，结膜表面麻醉，下穹窿结膜局部浸润麻醉。

2. 下穹窿结膜横行剪开，长度达3/4睑板长度，位置靠近睑板下缘。

3. 在眶隔和轮匝肌之间分离至下方眶缘。

4. 暴露内、中、外三个膨出的脂肪团；剪开眶隔，轻轻压迫眼球促使眶脂肪进一步脱出；钳夹住脂肪基底部，剪除脂肪，烧灼止血。

5. 检查去除的脂肪量是否合适，创面无出血，结膜可直接烧灼闭合或8-0可吸收缝线连续缝合。

6. 加压包扎1天，冰敷1天，抗生素滴眼液滴眼5～7天。

二、外路法眼袋矫正术

【适应证】

适用于眶脂肪膨出伴有眼睑皮肤松弛或眼轮匝肌肥厚者。

【手术过程】

1. 亚甲蓝标记皮肤切口 距睑缘2mm处与睑缘平行画线，从下泪点外侧开始，至外眦部沿鱼尾纹方向转向外下方，切口延长与皮肤松弛程度正相关，一般6～8mm。

2. 眼睑和轮匝肌局部浸润麻醉。

3. 沿画线切开皮肤和皮下组织达轮匝肌，在轮匝肌下和睑板眶隔前平面之间分离直至眶缘。

4. 去除内、中、外三个脂肪球。

5. 去除松弛的皮肤。

6. 7-0丝线连续缝合皮肤切口。

7. 加压包扎 1 天，冰敷 1 天，每天抗生素滴眼液清洁伤口，1 周拆线。

【术中注意事项】

1. 术中去除脂肪量要适中，以轻压眼球无脂肪疝出，拉平皮肤后下睑区无明显的眶下缘凹陷为宜。

2. 止血要彻底，可用血管钳在脱出的脂肪被膜基底部钳夹，沿血管钳表面剪除眶脂肪，血管钳表面烧灼止血。松开血管钳时应缓慢，仔细观察无出血点后将脂肪回纳眼眶内。

3. 剪开眶隔暴露脂肪球后，将眼球向后下方轻压，促使眶脂肪脱出。切忌粗暴地牵拉或向深部掏挖眶脂肪，以免损伤下斜肌。

4. 去除多余的皮肤和眼轮匝肌时，嘱患者眼球尽量向上方注视，张大嘴巴，然后画出睑缘切口上缘与皮瓣的重叠线作为切除的界限。尤其切除垂直方向的皮肤和肌肉时要谨慎，以免术后发生眼睑外翻。

5. 缝合时应将轮匝肌向上收紧固定在外眦部眶骨膜上，以矫正老年人存在的轮匝肌松弛。

【术后并发症及处理】

1. 下睑外翻或退缩 常见于外路法。

(1) 原因：皮肤切除过多；既往存在的轮匝肌，内、外眦韧带松弛没有矫正；眶隔瘢痕收缩、粘连。

(2) 处理：预防为主，根据外翻的原因和程度进行处理。切除皮肤过多者，可在外侧行三角形皮肤切除以增加水平张力或通过外侧眶缘骨膜做一深层缝线支撑下睑皮肤；如皮肤明显缺少者，则必须行皮瓣转移或游离皮肤移植；韧带松弛者可行外眦韧带下支折叠术或将外侧睑板固定于外侧眶骨膜上；下睑退缩术后早期可在下睑缘缝牵引线，将下睑向上牵拉 7～10 天；如无效或晚期瘢痕形成所致，则需二次手术矫正。

2. 视力丧失 少见但却是最严重的并发症。

(1) 原因：球后出血眶压升高引起视网膜中央动脉阻塞或缺血性视神经病变。

(2) 处理：早期发现，嘱患者一旦出现剧烈疼痛、伤口渗血、视力下降应立即就诊；打开敷料检查有无血肿以及眶压的高低，如有血肿形成，应打开伤口或在外眦部切开引流并放置引流条；一旦出现中央动脉阻塞，按照中央动脉阻塞治疗原则治疗，予吸高压氧、降低眼压以及扩张血管。

3. 复视

(1) 原因：短暂的复视是由于麻醉药或术后出血水肿导致的眼外肌麻痹；永久性复视则是术中损伤了下斜肌或下直肌。

(2) 处理：短暂性复视会自行恢复，无须特殊处理；永久性复视如持续存在于功能视野中，则可行手术矫正，下斜肌加强或同侧上斜肌减弱术。

4. 下睑眶区凹陷

(1) 原因：去除脂肪过多。

(2) 处理：轻度的凹陷可不处理；明显凹陷者 6 个月后行游离脂肪或真皮脂肪填充。

5. 眶脂肪切除不足。

(1) 原因：内、外侧脂肪球由于位置的关系，容易被遗漏。

(2) 处理：从结膜面入路，去除残留的多余的脂肪。

第八节 上睑下垂矫正术

【适应证】

1. 先天性上睑下垂。

2. 后天性上睑下垂（腱膜性、外伤性、肌源性、机械性以及全身疾病造成的上睑下垂）均应在原发疾病控制，上睑下垂稳定 6～12 个月才考虑手术治疗。

【术前检查】

除一般手术的常规检查外，上睑下垂术前还需详细的专科检查。完善的术前检查是选择手术时机、手术方式的基础，也是评判预后和手术风险的依据，是提高手术成功率，降低并发症的必不可少的环节。

1. 常规检查 血常规、尿常规、胸透、心电图和出凝血时间等，以及术前医学照相。

2. 眼科检查 远、近裸眼视力和矫正视力、裂隙灯和眼底检查、泪液分泌功能检查。

3. 上睑下垂量的测定 是手术量的重要依据，可采用以下几种方法：

（1）角膜反光点至上睑缘的距离（margin reflex distance，MRD），正常值为 4～5mm。上睑下垂患者，MRD 小于正常。如 MRD 为 1mm，则下垂量为 3～4mm。

（2）上睑缘遮盖角膜缘的距离，正常值为 1.5～2.0mm。如上睑遮盖角膜 5mm，则下垂量为 3.0～3.5mm。

（3）两侧睑裂高度　适用于单眼患者，两侧的差值即为下垂量。

4．提上睑肌肌力检测

方法：在眶上缘眉弓处压住眉部，嘱患者尽量向下注视，用直尺"0"刻度对准上睑缘，然后尽力向上方注视，读出此刻上睑缘位于直尺刻度，两者之间的差即是提上睑肌的肌力。国人提上睑肌的活动度平均为（13.37±2.55）mm。

5．额肌肌力测定

方法：嘱患者向下注视，将直尺"0"刻度放置于眶缘眉弓下缘处，再尽力向上注视，观察眉弓下缘提高的数量，我国正常人平均约（7.92±2.74）mm。

6．眼外肌检查，尤其是上直肌功能检查，有无"Bell"现象。

【手术过程】

1．提上睑肌缩短术　适用于提上睑肌肌力≥4mm 的各类上睑下垂。

（1）亚甲蓝标记上睑重睑线。

（2）局部浸润麻醉，儿童需全麻。

（3）沿画线切开皮肤和皮下组织，去除部分睑板前轮匝肌。

（4）眶脂肪隆起最高处打开眶隔，去除或烧灼突出的脂肪，暴露下方提上睑肌腱膜。

（5）穹窿部结膜下麻醉，在睑板上缘位置横行切断提上睑肌腱膜，两侧分别接近内外眦部。

（6）在腱膜与穹窿部结膜间分离至所需要的高度。

（7）向下牵引腱膜，确定提上睑肌完全松解无牵制。

（8）量出所需要缩短的肌肉量并标记位置。

（9）在标记线的中央及内、外侧，5-0 可吸收线做 3 对褥式缝合缝线，固定于睑板中上 1/3 交界处。

（10）收紧缝线打活结，患者坐位观察眼睑的高度及弧度并予以调整；如全麻患儿，上睑缘一般位于角膜缘下 1mm 左右。

（11）去除多余的提上睑肌，缝合皮肤切口。

（12）下睑做 Frost 牵引线，抗生素眼膏涂眼，下睑牵引闭合睑裂，加压包扎。

（13）加压包扎一天，局部冰敷一天。局部滴抗生素眼药水，晚间眼膏涂眼，术后一周拆线。

2．额肌瓣悬吊术　适用于提上睑肌肌力<4mm 的各类上睑下垂。

（1）亚甲蓝标记重睑皱襞切口。

（2）上睑及眉上方 1mm×2mm 大小区域局部浸润麻醉，儿童需全麻。

（3）按画线切开皮肤与皮下组织，剪除部分睑板前轮匝肌（同双重睑成形术）。

（4）在皮下组织与轮匝肌之间向上方分离，充分暴露轮匝肌和眉部额肌，范围应达眉毛上缘上方 1.5mm×2.0mm。

（5）在轮匝肌和额肌交界处（眶上缘附近）横行全层切开额肌纤维。

（6）在额肌与骨膜前疏松的间隙向上分离至眉上 1.5mm 左右。

（7）横切口两侧相距 2cm 各做一个纵切口，形成宽约 2cm 的额肌筋膜瓣。

（8）牵拉上睑，初步确定额肌瓣的缝合位置并标记。

（9）5-0 可吸收线在标记的中央及两侧各做一对褥式缝线，缝线穿过睑板的中上 1/3 处。

（10）拉紧缝线打活结，观察上睑的高度、弧度满意后，结扎缝线。

（11）减去多余的额肌瓣，缝合皮肤切口（同双重睑成形术）。

（12）下睑做 Frost 牵引线，抗生素眼膏涂眼，下睑牵引闭合睑裂，加压包扎。

（13）额部加压包扎一天，局部冰敷一天。局部滴抗生素眼药水，晚间眼膏涂眼，术后一周拆线。

【术中注意事项】

1．对于提上睑肌缩短术而言，术前的预估缩短量只是参考，还要根据提上睑肌的弹性、眼外肌功能以及患者的要求而不同。成年患者，可以在术中睁眼以及坐起来观察睑缘的高度，从而进行调整。

2．在提上睑肌腱膜两端剪断内外角时应注意，内侧勿靠近眼球，以免损伤上斜肌和滑车神经；外侧勿靠近眶缘，以免损伤泪腺。

3．画重睑线时与双重睑成形术略有不同，位置稍低，一般 5～6mm。双眼患者双侧对称，单眼患者重睑线的高度、弧度和走形可略低于健侧。

4．术中应完全断开提上睑肌腱膜的内外侧角以及节制韧带，使提上睑肌完全松解。

【术后并发症及处理】

1．矫正不足

（1）原因：手术方式选择不当；提上睑肌缩短量不够；额肌瓣固定的位置过低；缝线滑脱。

（2）处理：术后即出现矫正不足，怀疑是缝线结扎过松或滑脱所致，可早期打开伤口重新结扎固定；一般应在术后 3～6 个月水肿消退后，详细检查，选择合适的手术方式再次手术。

2．矫正过度

（1）原因：提上睑肌缩短量过大；额肌瓣切开位置过高或分离不够充分。

（2）处理：①额肌瓣悬吊术，术后睑缘会略有逐渐下降，早期过矫 1～2mm 可观察；如出现角膜损伤，应打开切口，拆除缝线，将额肌瓣向睑板上缘方向移位重新缝合，缝线可不必结扎太紧；晚期过矫明显影响外观，应再次手术调整。②提上睑肌缩短术，术后早期发现过矫 1～2mm，可采用保守治疗，局部向下按摩上睑 2～3 个月或在上睑缘上方做一牵引缝线，向下牵引上睑；过矫 3mm 以上或有角膜损伤，可打开切口将提上睑肌腱膜固定位置向睑板上缘移位，并适当放松缝线；术后 3 个月仍存在的矫正过度需再次手术。

3．暴露性角膜炎

（1）原因：术前存在的泪液分泌功能障碍；术中消毒液或操作不当损伤角膜；术后存在的眼睑闭合不全、眼睑内翻或术后包扎过紧、护理不当等。

（2）处理：术前详细检查，对于术前已存在隐患的患者，矫正量应保守；术后发现角膜上皮脱落或浸润，下睑缝 Frost 缝线，抗生素眼膏涂眼，包扎术眼观察；如不能好转或恶化，应立即将上睑复位，使眼睑闭合，并按照角膜炎原则治疗。待病情控制后，再次手术，手术应选择合适的方式和手术量。

4．球结膜脱垂

（1）原因：提上睑肌缩短术中，因缩短量大，分离时破坏了上穹窿韧带；术后严重的水肿、出血反应。

（2）处理：术中可预防性用 5-0 可吸收缝线在穹窿部做 2～3 对褥式缝线固定于皮肤面；术后出现结膜脱垂，可将脱位的结膜回纳后局部加压包扎或同时做 2～3 对褥式缝线固定于皮肤面；保守治疗无效者应切除多余的球结膜。

5．上睑迟滞 是额肌瓣手术和缩短量较大的提上睑肌缩短术必然的后果，随着时间的推移，迟滞现象会有所缓解但不会消失，患者可通过自我控制，避免向下注视来掩盖。

6．额部或眉部血肿 多发生于额肌瓣悬吊术。

（1）原因：术中损伤大的血管；止血不彻底；术后包扎不当。

（2）处理：①预防，术前、术后应用止血药；操作轻柔，直视下彻底止血；术毕加压包扎。②处理，术后发现血肿，可用 12 号针头抽出积血，加压包扎并予以止血药；如血肿过大，应重新打开切口，取出凝血块，止血后加压包扎。

7．眼睑闭合不全 额肌瓣手术和缩短量较大的提上睑肌缩短术都会出现一定程度的眼睑闭合不全。随时间推移，眼睑闭合不全可减轻或消失，为预防暴露性角膜炎的发生，白天可滴用人工泪液，晚间结膜囊内涂大量药膏或用湿房保护角膜至少 3 个月。

第九节　眼睑外伤缝合术

眼睑外伤是临床常见的急诊，眼睑位于面中部，既是眼球的保护屏障，在美容上也具有举足轻重的地位，因此眼睑外伤的处理和缝合应兼顾外观和功能。

【术前准备】

1．患者全身情况的评估 对于复合伤的患者，在处理眼睑损伤之前应进行全身情况的评估，评估应快速、全面、重点突出。主要检查呼吸、循环情况，注重有无颅脑、胸腹部损伤和骨盆骨折等，并请相关科室协助处理。询问既往病史、手术史及过敏史等。待患者生命体征平稳后再进行眼部外伤的处理。

2．眼部情况的评估

（1）视功能的评估：仔细检查患者的视力、眼压、瞳孔大小和对光反射、裂隙灯和眼底检查。如发现有眼球穿通伤或破裂伤或眶内球后血肿致眶压升高等危急情况，应暂缓眼睑外伤的处理而优先缝合眼球或切开引流。如有眼球钝挫伤，则在眼睑清创缝合后进行进一步治疗。

（2）眼睑损伤程度的评估：主要检查的内容包括有无睑缘的损伤，伤口的大小、深度，有无异物的残留（可参照影像学检查），有无泪道损伤，有无组织的缺损。

3．所有患者均应注射破伤风免疫球蛋白。

4．动物咬伤患者立即注射狂犬病免疫球蛋白。

【手术过程】

1．清创　应彻底，尤其是污染严重、颗粒状细小异物的爆炸伤，用生理盐水反复冲洗；隧道样较深的伤口，还应用过氧化氢溶液清洗。

2．止血　小的出血可压迫止血或电刀烧灼止血；小血管尤其是小动脉破裂则应结扎止血。

3．缝合　应遵循以下原则：有泪道损伤者，先修复泪道；有睑缘损伤者，先解剖复位睑缘和睑板组织；可依据解剖标志，如眉毛来对合伤口并分层缝合；尽量避免垂直方向的组织缺损；除非线性无张力伤口可连续缝合，一般多采用间断缝合；有皮肤缺损者，尽量避免一期植皮，首选直接缝合或用皮瓣来闭合伤口。

【术后处理】

1．术后第一天包扎，冰敷。

2．第2天可敞开创面，抗生素滴眼液清洗伤口，保持伤口干燥。

3．根据受伤的原因、伤口的清洁度、就诊的时间，合理使用抗生素。尤其对于污染严重，植物性异物，组织失活或动物咬伤的伤口，应立即使用抗生素；动物咬伤患者，还应在受伤当天、伤后第3、7、14、28天注射狂犬病疫苗。

4．无张力伤口一周拆线，有张力伤口如睑缘缝线，10天拆线。

5．二期修复　严重的眼外伤，如缺损组织范围较大、感染伤口、提上睑肌损伤，在一期手术伤口闭合，水肿消退出血吸收后，观察数月后行二期修复。

（范先群）

第二部分　泪器手术

【概述】

泪器病是眼科的常见病和疑难病，随着人们生活水平的提高和对生活质量的要求的不断提升，泪器病的治疗也随科学技术变革带来手术设备的不断革新，临床技术、方法和器械持续发展。掌握泪器手术的基本原则，是眼科医师的基本技能。泪器手术的质量不仅与术前检查评估、手术方案选择、手术操作、术后随访和处理的全过程密切相关，也与手术医师的技能水平及诊疗设备条件密切相关。

第一节　泪道手术的术前评估

【术前评估】

完善的术前评估对泪道手术的选择和手术的效果有重要意义，包括患者全身状况的评估、泪道和泪腺功能的评估以及鼻腔状况的评估。

1．全身状况评估

要点一：重点检查患者有无手术禁忌证，比如严重高血压、糖尿病、心脏病等全身重要脏器疾病，排除传染性疾病，以及血液系统疾病和出凝血疾病等手术禁忌证。

要点二：对泪器炎症、肿瘤还需排除全身的原发病可能，比如免疫系统疾病、结核、淋巴瘤等。

---

2. 泪器评估

（1）泪道功能评估：检查方法参见第二篇第十一章第五节。

> 要点一：泪道功能评估手术有效性的前提，通过泪道冲洗、泪液排出试验、泪道内镜检查，可获得最准确的泪道阻塞的部位、性质，直到治疗方式的选择。
>
> 要点二：不能蛮力操作，容易形成假道或导致感染扩散。

（2）泪腺功能评估：检查方法参见泪器病章节。

> 要点一：重点检查泪液分泌功能和泪膜稳定性。
>
> 要点二：泪腺功能检查容易受主客观因素影响，应在特定的、安静的环境下检查。

（3）鼻腔状况评估

> 要点一：术前检查鼻腔情况对泪道手术有重要意义。
>
> 要点二：可用前鼻镜检查患者鼻腔底、下鼻甲、下鼻道、鼻中隔，注意鼻甲有无充血、水肿、肥厚，鼻道有无分泌物，鼻中隔是否偏曲，有无鼻腔出血、肿块、异物等可能导致泪液引流不畅或泪道下端阻塞的原因。

【医患沟通】

1. 泪道手术的目的是再通泪道。
2. 泪道手术后可能需留置支撑管 3～6 个月，期间患者需注意保护支撑管。
3. 泪道为内覆黏膜的细管，手术创伤、组织反应和瘢痕均有可能导致泪道再阻塞。
4. 泪道手术有并发症，最主要的并发症为复发，可能需多次手术。
5. 泪道疾病可能破坏泪道的"泵"功能，及时手术后泪道通畅，患者仍然可能有溢泪症状。
6. 定期随访有助于及时发现术后问题和并发症，及时处理。

第二节　泪道探通术

泪道探通术损伤小，通过探通术可以解决部分泪道阻塞问题，并可明确泪道阻塞部位，是治疗先天性泪道阻塞最为常用和最为有效的方法，目前认为 2～4 月龄是进行手术的最佳时机。术者熟练的探通技术是泪道探通术成功的关键。

【适应证】

1. 泪道冲洗通而不畅或不通。
2. 确定泪道阻塞部位。
3. 先天性泪道阻塞。
4. 膜性泪道阻塞。
5. 慢性泪囊炎经冲洗后脓性分泌物消失后。

【禁忌证】

1. 外伤所致骨性泪道阻塞。
2. 急性泪囊炎。
3. 慢性泪囊炎泪道冲洗有脓性分泌物。
4. 眼部有其他急性炎症，如急性结膜炎。
5. 全身状况差或有出血倾向者。
6. 鼻部畸形。

【术前准备】

1. 常规术前准备　准备不同型号粗细不同的泪道探针。

2. 特殊术前准备　局部点抗生素。泪道冲洗明确阻塞部位。鼻腔局部用血管收缩剂收敛鼻腔黏膜。

3. 麻醉方法选择　多选用黏膜表面麻醉,对婴幼儿无法配合手术或全身状况差的患者应选用全麻下手术。

【手术过程】

1. 患者取仰卧位,常规消毒铺巾。

2. 术前常规行泪道冲洗,确认手术眼,判断泪道阻塞的部位。

3. 一手翻转眼睑内侧,暴露泪点,用泪点扩张器充分扩张泪点。

4. 根据患者年龄选择合适管径型号的空心泪道探针,垂直插入泪点 1～2mm 后,转向水平位平行于睑缘,向前推进,术者另一手轻拉睑皮肤向颞侧展平直泪小管,推行 5～6mm 后,即触及骨壁,然后将探针垂直向下转约 90°,稍向外后倾斜,缓慢轻柔地将针头推进鼻泪管,遇到阻力明显处为阻塞部位。沿鼻泪管走行方向稍用力向下,有落空感时即停止进针。从空心泪道探针内轻推冲洗液,若冲洗液进入鼻腔或患儿有吞咽动作,提示泪道已探通。若冲洗液反流提示泪道阻塞未探通。若推注时有明显阻力或多量出血等,不可强行推注,否则极易形成假道。

5. 确定泪道已探通后滞留探针约 1 分钟后,沿泪道解剖缓慢将探针自泪点退出。

6. 同时可在退出探针时注入庆大霉素、地塞米松冲洗液,减少术后瘢痕形成,防止感染。

【术后处理】

术后常规使用抗生素眼药水点眼,3 天后行泪道冲洗,以后定期冲洗泪道。

【并发症及处理】

1. 假道形成

(1) 发生原因:在手术过程中未遵循泪道解剖走行,蛮力操作,探针进入周围组织,泪道冲洗有阻力仍向前推造成假道形成。

(2) 处理:及时退出泪道探针,可在泪道内镜指导下进行探通,或暂停此次探通术,待手术创伤修复,假道闭合后再行探通术,切不可盲目推注抗生素眼药膏等留置物,导致假道经久不愈甚至局部囊肿形成。

2. 复发

(1) 发生原因

1) 泪道阻塞部位过长,探通部位的泪道无黏膜覆盖。

2) 泪道慢性炎症长期不愈。

3) 瘢痕增生。

(2) 处理

1) 再次行泪道探通术,但复发率高。

2) 留置泪道支撑管,支撑泪道,并引导两端黏膜爬行覆盖。可有效减少复发。

3) 局部应用减少瘢痕形成药物,如激素、糜蛋白酶等。

3. 感染

(1) 发生原因

1) 无菌消毒或操作不严格。

2) 在泪道有明显炎症的情况下进行操作。

(2) 处理

1) 严格无菌消毒和操作。

2) 术前常规泪道冲洗,明确泪道有无脓性分泌物反流,若有脓性分泌物则需待控制炎症后再行探通手术。

3) 发生感染后,及时、足量、全身应用敏感抗生素治疗,联合局部应用抗生物多可及时控制炎症。

第三节　泪小管断裂吻合术

眼睑位于头面部正中,眼睑外伤发生率高,而泪器特别是泪小管位于内侧眼睑浅层,因此泪小管断裂损伤常见。急诊行泪小管断裂吻合术是唯一和有效的治疗方法,陈旧性泪小管断裂手术成功率低。下泪小管在泪液引流中起主要作用,因此下泪小管断裂必须急诊行断裂吻合术,而手术成功的关键在于能找到泪小管的鼻侧断端。

【适应证】

1. 外伤性泪小管断裂。

2. 陈旧性泪小管断裂。

【禁忌证】

外伤严重,全身情况差,生命体征不平稳或存在脑外伤、颈椎外伤等严重威胁生命的外伤,应首先处理全身疾病,二期再行泪小管断裂吻合术。

【术前准备】

1. 常规术前准备　检查血常规、出凝血时间、胸片、心电图等常规术前检查。

2. 特殊术前准备　泪道冲洗,根据泪道冲洗针头穿出泪小管的位置判断断裂的部位,断裂越靠近泪囊,寻找鼻侧断端越困难。鼻腔局部用血管收缩剂收敛鼻腔黏膜。

3. 麻醉方法选择　多选用局部浸润麻醉,联合行滑车下神经、眶下神经阻滞麻醉,对婴幼儿无法配合手术或全身状况差的患者应选用全麻下手术。伤口周围局部浸润麻醉不可注入过多,引起局部肿胀,增加寻找泪小管断端的困难。

【手术过程】

1. 患者取仰卧位,常规消毒铺巾。

2. 术前常规行泪道冲洗,确认手术眼,判断泪小管断裂的部位。

3. 寻找泪小管鼻侧断端是手术成功的关键　在显微镜下顺泪小管解剖方向仔细寻找鼻侧断端。泪小管断端在手术显微镜下呈近似喇叭口样外观,可见管口光滑的黏膜面,略呈白色。沿喇叭口将泪道冲洗针头插入注入冲洗液,有冲洗液进入鼻咽部即可证实。多能通过显微镜下直接找到断端,如果用直视法寻找困难,可从上泪小管注水逆行寻找法或泪囊切开法寻找。术中注意不要过多地用有齿镊盲目夹持组织,可能损伤泪小管黏膜,并使组织肿胀,增加寻找难度。陈旧性泪小管断裂吻合术需先在泪小管阻塞部颞侧垂直切开睑缘,再寻找断端。

4. 将带有硅胶管的泪道探针自下泪点插入,自泪小管颞侧断端传出后,插入鼻侧断端,向内侧水平推进,进入泪囊,抵达骨壁后,旋转90°后向下进入鼻泪管,向下推进30~35mm后至下鼻道后,用配备的拉钩将沿探针圆形的头部牵拉探针自鼻腔钩出。

5. 用6-0可吸收缝线于皮肤面、结膜面和深部的断端管壁外间断缝合3针,使两断端黏膜对位吻合,缝针不穿透管壁,以免损伤黏膜上皮,增加术后管壁内瘢痕的形成。

6. 若内眦韧带断裂需重新固定;逐层缝合皮下组织及皮肤,固定于鼻底或面部。

【术后处理】

1. 术后全身及局部应用抗生素,鼻腔滴1%麻黄碱呋喃西林液,一周后拆去伤口皮肤、结膜缝线。

2. 留置泪道置管3个月到半年后拔管,拔除后需定期冲洗泪道。

【并发症及处理】

1. 泪小管断端无法找到

(1)发生原因

1)断裂部位深,靠近泪囊。

2)组织肿胀,断端隐蔽于肿胀的组织深部。

3)手术中盲目操作,损伤了断端黏膜。

(2)处理

1)术中仔细小心操作。

2)可自上泪点冲洗或注射亚甲蓝,可见液体自断端流出,黏膜可染色。

3)切开泪囊寻找。

2. 无法置管

(1)发生原因

1)外伤致眼眶骨折,骨性鼻泪管骨折。

2）鼻腔畸形、炎症导致泪道置管无法从鼻腔取出。

3）老年患者可能在外伤前即存在泪道阻塞疾病。

（2）处理

1）术前拍摄眼眶 CT 明确外伤骨折情况。

2）鼻腔应用血管收缩剂。

3）鼻内镜下置管可明显提高手术成功率。

3．泪道阻塞

（1）发生原因

1）泪小管没有黏膜断端吻合。

2）瘢痕增生。

3）泪道炎症。

（2）处理

1）泪道探通联合置管术。

2）泪道激光治疗联合置管术。

3）泪道内镜下激光治疗联合置管术。

第四节　泪道置管术

泪道置管术多在泪道探通术、泪道激光成形术等泪道再通后联合行置管术，可有效提高手术成功率，减少泪道再阻塞的发生。

【适应证】

无脓性分泌物的以下病变：

1．泪小管狭窄或阻塞。

2．泪总管狭窄或阻塞。

3．鼻泪管狭窄或阻塞。

【禁忌证】

1．急性泪囊炎。

2．眼部有其他急性炎症，如急性结膜炎。

3．全身状况差或有出血倾向者。

【术前准备】

1．术前准备　局部点抗生素。泪道冲洗明确阻塞部位。鼻腔局部用血管收缩剂收敛鼻腔黏膜，鼻内镜检查鼻腔，排除鼻腔疾病，如息肉、畸形、肿物等；有脓性分泌物者术前 1 周每天用庆大霉素冲洗直至脓液消失。

2．麻醉方法选择　多选用黏膜表面麻醉，下鼻道及上下泪点表面麻醉，对婴幼儿无法配合手术或全身状况差的患者应选用全麻下手术。

【手术过程】

1．患者取仰卧位，常规消毒铺巾。

2．先行泪道探通或激光泪道成形术。

3．分别将引流管自上下泪小点插入泪道，经泪小管、泪总管、泪囊，接触骨壁后向下旋转 90° 后，探针末端向下推进入鼻泪管至鼻腔开口处穿出，进入下鼻道。

4．为减少对鼻腔黏膜的损伤，条件允许下可在鼻内镜指导下用专用拉钩钩住探头针头与探针连接的颈部，顺鼻道取出探针至鼻腔外。

5．去除探针，把引流管两端打结后放回下鼻道，或固定于鼻底或面部，防止术后引流管进入鼻道深部或咽部，增加拔管难度。

【术后处理】

1．术后全身及局部应用抗生素。

2. 鼻腔滴 1% 麻黄碱呋喃西林液。

3. 留置泪道置管 3 个月到半年,术后 1 个月内每周用庆大霉素和地塞米松沿引流管壁冲洗泪道有助炎症消退和减少瘢痕增生。

4. 术后 3 个月到半年后拔管,拔除后需定期冲洗泪道。

【并发症及处理】

1. 泪道再次阻塞

(1) 发生原因:纤维增生使泪道再次阻塞,表现为拔管一段时间后泪道冲洗不通。

(2) 处理

1) 拔管后使用抑制纤维增生的药物可减少再次阻塞的发生,除了激素类药物,还有 2.5% 氟尿嘧啶及 0.1% 丝裂霉素等。

2) 再次手术。

2. 置管脱落或移位

(1) 发生原因

1) 置管固定不牢固。

2) 患者将置管拉出。

(2) 处理

1) 鼻内镜下或泪道内镜下寻找泪道置管明确置管脱出或移位。

2) 复位移位的泪道置管。

3) 置管若脱出需重新置管。

第五节　鼻腔泪囊吻合术

【适应证】

所有慢性泪囊炎。

【禁忌证】

1. 急性泪囊炎。

2. 眼部有其他急性炎症,如急性结膜炎。

3. 全身状况差或有出血倾向者。

【术前准备】

1. 术前准备　局部点抗生素;术前一天,用抗生物液体冲洗泪囊;术前鼻腔填塞:将蘸有 1% 丁卡因和 0.5% 麻黄碱的凡士林纱条填入中鼻道及中鼻甲前端。

2. 麻醉方法选择　泪点部表面麻醉,泪囊区皮下、泪囊顶部及鼻泪管上口处深部浸润麻醉,也可联合行滑车下神经、眶下神经阻滞麻醉。对婴幼儿无法配合手术或全身状况差的患者应选用全麻下手术。

【手术过程】

1. 患者取仰卧位,常规消毒铺巾。

2. 用亚甲蓝在内眦鼻侧 5mm,内眦韧带上方 5mm 处做长约 20mm 弧形切口画线,切口平行于泪前嵴,稍弯向颞侧。

3. 泪点表面麻醉、局部浸润麻醉和神经阻滞麻醉。

4. 沿画线切开皮肤,分离皮下组织和肌肉,置入泪囊撑开器,暴露泪前嵴和内眦韧带附着处。在泪前嵴前切开骨膜。

5. 用骨膜剥离器将骨膜自眶内侧壁的泪腺窝骨壁分离至泪后嵴,向上到达泪囊顶部,向下至鼻泪管上端。

6. 用弯曲管钳在泪囊窝前下部泪骨处顶破骨壁后用咬骨钳伸入骨孔上下前后咬除周围骨壁,形成一大小约为 10mm×12mm 的卵圆形的骨孔,前方超过泪前嵴约 2mm,咬除骨壁过程中防止咬破鼻黏膜。

7. 将泪道探针自泪小管插入,从鼻侧泪囊壁顶起后,用刀片在相应部位做"工"形切口,并在鼻黏膜相应位置上同样做一"工"形切口,可见到填塞的凡士林纱条。

8. 翻转泪囊和鼻黏膜后瓣,使之对位后用 6-0 可吸收缝线间断缝合 3 针。

9. 将堵塞于鼻腔内的凡士林纱条取出,自泪点置入硅胶管,固定于鼻底,并可置入小号导尿管支撑泪囊,将导尿管的头部置于泪囊内,用丝线固定于皮肤面。

10. 用6-0可吸收缝线间断缝合泪囊和鼻黏膜前瓣3针。

11. 用5-0可吸收线缝合骨膜、肌肉和皮下组织,5-0丝线缝合皮肤。

【术后处理】

1. 全身使用抗生素3～5天,2天后用抗生素和激素液体冲洗泪道。

2. 结膜囊内滴抗生素眼液2～4周。

3. 鼻腔内滴麻黄碱呋喃西林滴鼻液,滴4周。

4. 5～7天拆除皮肤缝线。

【术后并发症及处理】

1. 手术失败

(1) 发生原因

1) 骨孔过小,不光滑,骨壁碎裂,鼻黏膜破损。

2) 泪囊和鼻腔黏膜缝合松脱。

3) 出血、组织反应和水肿。

(2) 处理

1) 使用抗生素和激素等药物冲洗泪道促进组织水肿吸收消退。

2) 可再次手术,重新缝合黏膜瓣或扩大骨孔。

2. 出血

(1) 发生原因

1) 内眦动静脉损伤。

2) 骨孔边缘出血。

(2) 处理

1) 手术切口位置设计避开内眦动静脉,术中注意保护内眦动静脉,血管若破裂应结扎止血。

2) 骨孔边缘出血可用肾上腺素棉片压迫止血。

3. 内眦韧带断裂和内眦畸形

(1) 发生原因:术中切断内眦韧带,手术后没有复位牢固缝合重新固定。

(2) 处理:重新缝合固定内眦韧带。

4. 复发

(1) 发生原因

1) 骨孔过小,不光滑。

2) 纤维增生使吻合口阻塞。

(2) 处理

1) 术后使用抗生素、激素等药物液体冲洗泪道,减少纤维增生和瘢痕形成。

2) 使用抑制纤维增生的药物可减少瘢痕形成,如2.5%氟尿嘧啶及0.1%丝裂霉素等。

3) 鼻内镜下再通吻合口,扩大骨孔。

4) 再次手术。

(范先群)

第三部分　眼眶手术

【概述】

眼眶手术各不相同,每种肿瘤手术方法不同,眼眶骨性减压手术和眼眶骨折修复手术也不同。因此,眼眶手术取决于手术者对各种眼眶病的理解和认识。所以眼眶手术的个性化不只是在口头上,而是在实际手术中。手术前对肿瘤的估计与术中所见并不一样,所以面对各种肿瘤的切除方法也要随之而变。综上所述,眼眶手术的变数很多,手术者要根据术中所见采取相应的方法,以达到较好效果。

第一节　眼眶手术的术前评估

一、全身评估

系统全面地评估患者的全身情况，外伤患者应在内外科、神经科、骨科等医师的协作下评估包括呼吸系统、循环系统、神经系统等情况，排除危及生命的疾病。肿瘤等眼眶疾病患者应排除影响手术的系统性疾病。甲状腺相关眼病行眶减压手术以前应行甲状腺相关实验室检查，如促甲状腺素（TSH）、血清游离三碘甲状腺原氨酸（FT_3）、血清游离四碘甲状腺原氨酸（FT_4）、促甲状腺激素受体抗体（thyrotropin receptor antibody，TRAb）等。

二、颅面部评估

主要用于眼眶外伤手术。应在系统评估确定患者无生命危险后进行。初步确定患者是否存在相应部位损伤导致的外形和功能异常，是否需要相关学科协同处理。颅部评估指标主要包括有无水肿、淤血、撕裂伤、挫伤、血肿、出血、骨折等，是否存在相应部位的形状或感觉异常。还应检查颞颌关节功能等。

三、眼部评估

1．视力　视力是眼部检查的第一步。外伤、炎症、肿瘤、血管畸形等均可造成视力下降，应详细记录患者视力。

2．视野　眼眶骨折患者的周边视野直接通过肉眼检查：患者在 1m 外闭左眼注视检查者右眼，检查者以自己的视野为标准，手指在各个象限移动连续检查患者数指情况，若患者不能数指或看不见手指，则考虑其视野缺损。一侧视野缺损提示存在中枢性损伤，局限性视野往往由眼底出血性损害引起。

3．眼压　眼压与眶压存在线性正相关关系。眼眶骨折患者往往因为眶内出血、组织水肿等导致眶内容增大、眶压升高，并通过眼压升高表现出来。眼眶骨折患者眼压一般仅轻中度升高，不致对视力造成严重损害。眼眶静脉畸形出血可导致眶压明显升高，甚至引起视网膜动脉阻塞，必须积极处理。

4．眼球情况

（1）眼球结构：应重点检查眼球的完整性，是否有萎缩，角膜的透明性、前房或玻璃体内是否出现大量积血，视网膜有否出血或脱离，因为这些损伤会明显影响视力，且处理起来相当棘手，是影响患者视力恢复的重要因素。

（2）眼球运动：眼眶肿瘤、眼外肌炎症、眼眶骨折等均可影响眼球运动。应在检查患者眼球运动受限的同时初步检查患者的眼位和复视情况，可辅助判断眼外肌或其支配神经的损伤情况。牵拉试验有助于估计眼眶骨折眼外肌嵌顿的程度，为手术治疗提供参考。

（3）突眼度：眼眶占位多表现为眼球突出，二眼眶骨折患者多表现为眼球内陷，但在部分外眶壁骨折患者，早期因为眶内出血或组织水肿，患者反而表现为眼球突出，扩张型静脉畸形患者晚期可表现为眼球内陷。外伤若患者早期即出现眼球内陷，则说明眼眶骨折十分严重，眶内组织大量疝出于邻近的鼻窦内。明显的眼球突出或内陷可通过肉眼检查发现，若患者可配合检查，最好用 Hertel 突眼计精确测定眼球的突出程度。

（4）眼球搏动：观察眼球搏动也很重要，如有搏动则提示有动静脉畸形或创伤后动静脉瘘，进一步听诊可闻及血管杂音。

（5）眼睑：应仔细检查眼睑、睑缘、内外眦的情况，眼睑是否有肿大、肥厚、局限性隆起、变色变形等改变，是否有淤血、撕裂、断裂、缺损等，提上睑肌损伤患者，上睑可出现不同程度的下垂。

（6）泪道：鼻眶筛骨折往往伴有泪道系统的损伤，如泪小管断裂和移位、鼻泪管骨折、泪囊撕裂等，此时泪道系统的损伤多与内眦韧带断裂和内眦畸形、移位同时存在。泪道肿瘤也可造成泪道阻塞。

（7）影像学检查：CT 和 MRI 检查可评估眼眶疾病的大小、范围、血流情况、骨质侵犯情况等，有助于明确术前诊断并规划手术方案。早期影像学检查可评估眼眶骨折部位及范围、眼外肌和眶内组织嵌顿疝出情况以及眶内出血状况。视神经管骨折必须依赖影像学检查确诊后方可考虑手术治疗。

【医患沟通】

1．告知手术的必要性、预期效果、风险、并发症和局限性。

2．手术后应按医嘱及时复诊。

3．术后病情仍可能持续发展，需长期随访，必要时进一步治疗。

4．手术可产生并发症，如影响明显，需要进一步治疗。

5．随访注意事项。定期随访有助于及时发现术后问题，如发现问题有些需要及时处理，有些需要进一步随访以了解发展趋势。

第二节　眼球摘除和义眼座植入术

因外伤、肿瘤或发育异常导致的眼球形态、结构和体积异常，常常需要摘除眼球进行治疗，为维持患者外观的完整，术中需要同期植入义眼座。

【适应证】

1．外伤性眼球萎缩

2．青光眼绝对期

3．眼内肿瘤需要摘除眼球治疗

4．先天性小眼球，患者眼眶发育期已结束

【禁忌证】

1．患者有眼部活动性感染，如眼内炎或泪囊炎

2．眼内肿瘤已突破眼球进入眼眶或向颅内转移

3．先天性小眼球，在眼眶发育期结束以前

【术前准备】

1．术前用药：术前三天点抗生素眼药水，术前用抗生素眼药水冲洗结膜囊腔。

2．麻醉方法：可全麻或局麻，局部麻醉采取球后麻醉结合结膜下浸润麻醉。

【手术过程】

1．沿角巩膜缘环形剪开结膜、筋膜组织。

2．筋膜下顿性分离，暴露四条直肌的巩膜附着点。在直肌附着点附近预置 5-0 可吸收缝线，沿附着点剪断，游离肌肉。在筋膜下进一步分离，扩大筋膜腔。

3．向颞侧牵拉眼球，扩大鼻侧球后间隙。用蚊式钳夹住视神经，用视神经剪刀沿蚊式钳后方剪断视神经。电凝止血后松开蚊式钳。

4．筋膜腔内放入一定尺寸的钢球，判断植入义眼座大小。

5．在义眼座中上三分之一附近穿两个水平孔道，孔道间距离约 1cm。孔道中各穿入一条 5-0 可吸收线。

6．将预制两条缝线的义眼座植入筋膜腔。义眼座缝线与四条直肌缝线互相打结固定。

7．用 5-0 可吸收线间断缝合筋膜，确保眼座被完整紧密包埋在筋膜腔内。再用 5-0 可吸收线连续缝合结膜。

8．涂抗生素眼膏，结膜囊内植入薄壳眼模，加压包扎。

【术后处理】

术后加压 24～48 小时，冰敷 8 小时，全身给予糖皮质激素，局部给予抗生素和激素复合眼药水，控制手术反应，预防局部感染。

【常见并发症及处理】

1．眼座暴露、感染　多由筋膜缝合不够严密引起，需再次手术彻底分离筋膜组织，充分对位缝合覆盖眼座。长期暴露可并发感染，严重感染需要将眼座取出，待炎症完全消退以后再重新植入义眼座。

2．息肉增生　因为眼座材料与患者不相容，或者因为缝线刺激，眼座表面可有息肉形成。息肉组织质脆，容易破溃、出血，并导致眼座暴露。应彻底清除息肉，对位缝合创面。

3．眼窝凹陷　眼座位置如果过于靠后，或者术中植入眼座体积过小，患者会出现眼窝凹陷。可首先通过改变义眼片大小和弧度调整，必要时需要重新手术，调整眼座位置或更换眼座。

4．眼座前突　眼座如果放置过于靠前，则会出现眼座前突，患者相对结膜囊狭窄，义眼片容易松脱。可通过磨除眼座前表面部分材料解决。

5．结膜囊狭窄　先天性小眼球患者一般存在一定程度的眼眶和结膜囊发育不足，眼座植入以后可出现结膜囊狭窄，需要行二期结膜囊成形术治疗。

第三节　眼眶爆裂性骨折修复术

眼眶爆裂性骨折是指眼眶壁在外力作用下的断裂或移位，眶缘结构完整。

【适应证】

眼眶爆裂性骨折的手术治疗提倡早期手术，指骨折后 3 周以内施行手术。

1．早期手术适应证　①视觉障碍性复视持续存在，无明显改善。②被动牵拉试验阳性，CT 扫描显示眼外肌嵌顿或陷入骨折处。③美容上难以接受的眼球内陷，一般为大于等于 3mm 的眼球内陷。④大于 3mm 的眼球移位。⑤大于 $2cm^2$ 的眶壁缺损，它将引起晚期眼球内陷。

2．晚期手术适应证　①大于 3mm 的眼球内陷或眼球移位；②视觉障碍性复视；③眼外肌运动障碍。

【手术过程】

1．患者取仰卧位，全身麻醉，常规消毒铺巾。

2．根据骨折的部位和范围来选择手术切口，眶底骨折主要选择下穹窿结膜切口或者下睑睫毛下切口；眶内壁骨折可选用下穹窿结膜切口和泪阜切口。

3．软组织复位和骨折暴露。暴露眶壁缺损的所有边缘，并将嵌顿在骨折缝处或疝出到鼻旁窦内的眶内软组织和眼外肌完全复位到眶内。复位过程中用镊子轻轻牵拉嵌顿的软组织，必要时可压迫骨折的一边以利于软组织松解。软组织复位后进行被动牵拉试验，以验证眼外肌运动的情况。

4．眶壁缺损修复和眶腔容积重建。为了预防复位的软组织再一次疝出，修补眶壁骨折缺损，矫正扩大的眶腔容积，必须采用眼眶修复材料进行眼眶重建。采用 CAD/CAM 技术可以在术前测量眼眶容积，确定植入物的大小、形状和部位。目前常用的眼眶修复材料包括钛网、高密度多孔聚乙烯和羟基磷灰石人工骨片等。植入材料的形状与眶壁缺损相似、略大于缺损区，植入后完全覆盖在眶壁缺损之上。注意眼球赤道以后眶底内侧隆起结构的修复，它对眼球内陷的矫正非常重要。为预防眶内植入物的继发性移位，根据植入物的种类选择固定方式，例如：高密度多孔聚乙烯材料使用生物胶水固定、钛网可采用钛钉固定等。

5．5-0 可吸收缝线间断缝合骨膜、皮下组织，6-0 尼龙线或 5-0 丝线连续缝合皮肤切口。

【术后处理】

1．术眼加压包扎 1～2 天。静脉滴注抗生素和激素 2～3 天。

2．术后定时观察术眼的光感变化，及时发现术后眶内出血和血肿。

3．手术后 1 周开始进行眼肌运动锻炼，以防止术后组织瘢痕粘连。

4．术后一周行 CT 检查，显示充填材料的位置。

【手术并发症及处理】

1．出血　术后 3 天是眶内出血的危险期，过了这段时间再发生出血的可能性大大降低。手术后一旦发生眶内出血和血肿，可能引起眶内压的急剧升高，最终导致患者视力损害和丧失。因此，眼眶骨折术后要密切观察术眼的光感情况，给予物理降温以减少伤口的渗出，适当加压包扎预防眶内出血，给予患者通便的药物减少排便引起的眶压升高。

2．眼球凹陷的过矫或欠矫　由于术中植入材料时候估计不足，当植入材料的体积不够补充丢失的眼眶容积时，会发生术后眼球凹陷矫正不足；当植入材料的体积多于丢失的眼眶容积时，会发生术后眼球凹陷矫正过度，即较健眼突出。预防这一问题的关键是手术前对患者的眼眶骨性及软组织结构充分评估测量，例如采用 CAD/CAM 技术测量眼眶容积和模拟手术过程。

3．复视　眼眶骨折手术后部分患者仍然残留复视或者复视较术前加重，原因很多，主要是由于术后眶内组织水肿、眼外肌水肿造成的。处理的原则是：术眼加压包扎、冰敷，全身使用糖皮质激素减轻眶内组织水肿，术后 1 周开始眼肌运动训练。观察 3～6 个月后，如果仍然存在复视，考虑进行眼肌手术。

4. 植入材料带来的并发症　植入人工材料可能会发生感染、排异、囊肿形成及移位等并发症。一旦发生这些并发症，必须通过再次手术，取出植入材料。

第四节　眼眶常见手术入路

根据眼眶疾患所在的部位，累及范围，病变性质，与周边组织结构关系，制订相应手术方案后，选择合适的手术入路。眼眶手术常见的手术入路包括双重睑皮肤入路，下睑睫毛下皮肤入路和结膜入路等。

一、双重睑皮肤入路

【适应证】

1. 眼眶中上 2/3 深度的病变。

2. 泪腺部位病变。

3. 联合外侧眶缘移除，适用于眶上裂或眶尖的病变。

【手术过程】

1. 沿上睑重睑皮肤纹理划线，如果没有天然重睑，可沿上睑缘 5～8mm 划线。根据病变范围，可向外侧延长至外眦上外方。

2. 沿划线切开皮肤及下方的眼轮匝肌。

3. 在眼轮匝肌及眶隔交界层面潜行分离至眶缘。根据病变部位位置，选择切开骨膜或沿眶隔继续深入分离。

4. 病变切除后，充分止血，5-0 可吸收缝线缝合骨膜。眶隔不需要缝合。

5. 6-0 尼龙线间断或连续缝合皮肤。

6. 涂抗生素眼膏，加压包扎。

【术后处理】

术后加压 12～24 小时，绷带打开后抗生素滴眼液清洗伤口，保持伤口干燥。

【常见并发症及处理】

1. 上睑下垂　术后肿胀或钝性分离提上睑肌造成提上睑肌水肿，可引成暂时性的上睑下垂，术后 3～6 个月可以自行恢复。如果术中损伤提上睑肌或者动眼神经，可造成永久性的上睑下垂，术后一年根据眼球运动情况，选择是否行上睑下垂修复术。

2. 眼球运动障碍或复视　与手术中分离眼外肌有关，可造成暂时或永久性的眼球运动障碍。术后眼外肌功能锻炼有助于眼球运动的恢复，对于不能恢复的眼球运动障碍，应进行眼外肌手术，减轻复视。

二、下睑睫毛下皮肤入路

【适应证】

1. 眶底骨折或病变。

2. 下方眶尖病变。

3. 泪囊病变。

【手术过程】

1. 沿下睑睫毛下 2mm 皮肤划线，根据病变范围，可向外侧延长至外眦外下方或内眦下方。

2. 沿划线切开皮肤及下方的眼轮匝肌。

3. 在眼轮匝肌及眶隔交界层面潜行分离至眶缘。根据病变部位位置，选择切开骨膜或沿眶隔继续深入分离。

4. 病变切除后，充分止血，5-0 可吸收缝线缝合骨膜。眶隔不需要缝合。

5. 6-0 尼龙线连续缝合皮肤。

6. 涂抗生素眼膏，加压包扎。

【术后处理】

术后加压 12～24 小时，绷带打开后抗生素滴眼液清洗伤口，保持伤口干燥。

【常见并发症及处理】

1. 下睑退缩或外翻 下睑眼轮匝肌及眶隔的瘢痕增生粘连,睑囊筋膜的损伤等可引起下睑的位置异常。完全分离瘢痕粘连,修复下睑水平及垂直向的松弛可解决下睑的位置异常。

2. 眼球运动障碍或复视 与手术中分离眼外肌有关,可造成暂时或永久性的眼球运动障碍。术后眼外肌功能锻炼有助于眼球运动的恢复,对于不能恢复的眼球运动障碍,应进行眼外肌手术,减轻复视。

三、结膜入路

【适应证】

1. 眼球周围或球结膜下的病变。

2. 球后肌锥内病变。

3. 经泪阜结膜、下睑结膜或外侧穹窿结膜,适用于肌锥外或眶壁处的病变。

【手术过程】

1. 根据病变部位切开结膜及结膜下筋膜结缔组织。下睑结膜切口可联合外眦切开或外侧眶缘去除。

2. 穹窿结膜切口应沿眼球壁及筋膜钝性分离至肌锥内,根据病变部位再次打开球后筋膜,暴露球后脂肪,寻找病变。泪阜结膜、下睑结膜或外侧穹窿结膜切口,应沿眶隔与骨膜间隙分离,切开骨膜暴露骨膜下间隙。

3. 病变处理后,充分止血,5-0 可吸收缝线缝合骨膜。眶隔不需要缝合。

4. 8-0 可吸收线连续缝合结膜。

5. 涂抗生素眼膏,加压包扎。

【术后处理】

术后加压 24~72 小时,绷带打开后抗生素和激素滴眼液点眼。

【常见并发症及处理】

1. 上睑下垂 术后肿胀或钝性分离提上睑肌造成提上睑肌水肿,可引成暂时性的上睑下垂,术后 3~6 个月可以自行恢复。如果术中损伤提上睑肌或者动眼神经,可造成永久性的上睑下垂,术后一年根据眼球运动情况,选择是否行上睑下垂修复术。

2. 下睑退缩或外翻 结膜入路的眼睑并发症相对于皮肤入路少见。产生原因类似,完全分离瘢痕粘连,修复下睑水平及垂直向的松弛可解决下睑的位置异常。

3. 眼球运动障碍或复视 与手术中分离眼外肌有关,可造成暂时或永久性的眼球运动障碍。术后眼外肌功能锻炼有助于眼球运动的恢复,对于不能恢复的眼球运动障碍,应进行眼外肌手术,减轻复视。

第五节 眼眶减压手术

眼眶减压手术是指通过外科手术的方式对眼眶壁进行人为的有限破坏,从而使眼眶内容物膨出,目的是降低眶内压,使眼球后退。我国目前大部分眼眶减压术的目的是治疗严重的甲状腺相关性眼病导致的一系列眼部并发症。

【适应证】

1. 压迫性视神经病变导致视力下降、视野损害或角膜暴露而保守治疗无效。

2. 眼球突出,合并充血性病变,眼压升高,激素治疗效果差或者不能耐受者。

3. 不能接受眼球突出所导致的外观变化,要求改善外观者。

【术前准备】

1. 控制甲状腺功能 实验室检查包括促甲状腺素(TSH),血清游离三碘甲状腺原氨酸(FT$_3$),血清游离四碘甲状腺原氨酸(FT$_4$)等。手术通常在甲状腺功能稳定半年后施行,但是当患者发生压迫性视神经病变或暴露性角膜炎,需要尽快手术挽救视功能。

2. 眼科检查 包括视力、眼球突出度、眼压和眶压、眼球运动、复视、眼底。

3. 影像学检查 包括 B 超、CT 及 MRI。充分了解和评估眼眶骨、眼球、肌肉及脂肪等软组织情况。

【手术过程】

眼眶减压术包括一、二、三、四壁减压术,以及眶脂减压术。根据眼球突出度,综合考虑眼外肌、眶内脂肪及鼻窦情况，个性化设计眶减压手术方案及减压范围，并选择微创手术入路。这里介绍常用的眼眶外侧壁减压手术。

1．患者取仰卧位，全身麻醉，常规消毒铺巾。

2．外眦部用 2% 的利多卡因（含 1:100 000 肾上腺素）浸润麻醉。

3．通过外眦向颞侧水平切开，长约 35mm，切开皮肤、皮下组织。用直剪切开外眦，直达外眦韧带的骨膜止点，切开浅筋膜、颞筋膜，暴露眶外壁及颞窝。沿颞肌筋膜及骨膜面上下分离，至眶上下缘水平，暴露骨膜面。

4．沿眶外缘切开骨膜，做"工"形骨膜瓣。剥离骨膜，充分暴露眶外侧缘。脑压板保护眶内容及颞肌筋膜。

5．电锯锯开眶外侧缘，上至颧额缝上 1cm，下至颧弓水平。取下眶外侧缘，用湿纱布保护。咬骨钳咬掉眶外侧壁的后部，直到蝶骨大翼增厚处。为增强减压效果，可进一步切除蝶骨大翼至颅中窝骨壁，暴露颅中凹硬脑膜。

6．咬骨钳咬除切下的眶外缘的后部，保留眶外缘的全部，并使用钛钉将其复位固定在眶缘的缺损部位。关闭骨膜，将颞肌止端附着眶外缘上，以免引起术后咀嚼困难。分层缝合皮下组织和皮肤。

【术后处理】

1．术眼加压包扎 1～2 天。

2．全身使用抗生素及激素 3 天。结膜囊内滴抗生素眼液 1 周。

3．7 天拆除皮肤缝线。

【手术并发症及处理】

1．视力下降或失明　最严重的并发症是失明，任何眼眶手术都可发生术后失明，但眶减压术后失明很少见，因广泛减压，加上术后引流，术后出血一般不会损伤视神经。

2．术中出血、术后眶内血肿　甲状腺相关眼病的患者由于长期的病变，导致眼球、眼睑充血水肿，眶内组织肿胀，血管扩张，因此术中出血较多。同时手术的创面较大，眼眶结构的复杂也加大了术中出血的可能性。预防及处理：术前检查患者的出、凝血机制，年轻女性应避开月经期；术中仔细操作，避免伤及血管，遇到活动性出血要彻底止血，仔细检查眶内无活动性出血后才能闭合切口。另外，在术后的早期，患者可能发生眼球突然疼痛、视力减退或者出现传入性的瞳孔反射异常，说明可能有眶内出血或血肿。紧急处理包括静脉内应用糖皮质激素或高渗剂，外眦韧带松解或者伤口探查清除眶内血肿。如果处理不及时，有可能发生明显的视力下降，严重的失明。因此一定要救治及时。

3．眼球后退不理想　如果术前评估不够充分，手术方式的选择过于保守，眶骨膜切开不够完全，或骨窗凿开太小，会造成眼球后退不理想。此外，如果患者的病程过长，眶内脂肪大部分已经纤维化，眶脂肪突入周围组织也会相对减少，术后效果欠佳。处理：术前应选择合适的手术方案。根据眼球突出的情况和病程的发展阶段确定切开眼眶壁的数量和范围。

4．眼球活动障碍、复视　复视是手术后常见的并发症，不平衡减压是造成术后眼球运动障碍和复视的主要原因。许多患者在减压术后早期发生复视，主要由于手术后早期眶水肿影响眼肌运动引起，经过 1～6 个月的恢复，复视症状会缓解或消失。术前本来就有活动受限或者眶内壁骨切除范围较大，通常可出现术后的内斜视。复视不能自行恢复者有可能需要手术矫正斜视。

5．落日综合征　在眶底减压手术后，患者如果发生明显的眼球下移，称为落日综合征。预防及处理：眶下壁切除时要保留眶内壁和下壁交界处的骨性组织，这样有助于支撑眼球，防止眼球下移。

6．眼眶感染、上颌窦炎　眶内容物疝入上颌窦、筛窦等鼻旁窦，可能阻塞鼻旁窦的开口从而发生上颌窦炎症。如果处理不及时，可蔓延到眼眶，造成眼眶感染，蜂窝织炎和脓肿形成。

7．眶下部皮肤感觉减退或消失　这是由于手术牵拉或损伤眶下神经及分支和颧面神经的缘故。

8．脑脊液漏　是严重潜在并发症，但少见。手术时切除筛板穿过或撕破前颅凹的硬脑膜，会产生脑脊液漏。

（范先群）

第四章 斜视手术

【概述】

1．斜视手术的目的

（1）将斜视矫正为正位视，使双眼视轴平行，以便获得或恢复双眼单视功能。

（2）外观美容。

（3）眼外肌手术矫正斜视的原理

1）减弱肌肉力量　比如直肌后徙术、直肌悬吊术、下斜肌部分切除术或上斜肌断腱术等。

2）加强肌肉力量　比如直肌缩短术、上斜肌折叠术或前徙术。

3）缩短肌肉的力臂　比如直肌后固定术（Faden 术）。

4）通过移动肌肉的止点来改变肌肉作用力的向量　比如直肌移位术。

2．斜视手术的设计和手术量

（1）斜视手术设计的原则

1）先行减弱术，后选加强术，再行邻近肌肉转位术。

2）如有弱视应尽量先治疗弱视，待双眼视力平衡后再行手术。

3）近视患者，先行近视激光手术，再行斜视手术。

4）双眼视力相同或相近的共同性斜视，应行对称性手术；如一眼视力差，可行单眼手术。

5）水平偏斜伴有垂直偏斜时，应首先解决斜视度大的方向。

6）一次手术尽量不超过两条直肌，防止眼前节缺血。

7）正前方和正下方是斜视手术设计要考虑的主要方位，特别是麻痹性和限制性斜视手术。

（2）手术量的问题

1）理论上来讲，眼外肌后徙 1mm 和截除 1mm 能矫正 5°。

2）手术结果主要根据术者的技巧、肌肉暴露的方法、肌肉与周围组织和节制韧带之间的联系是否完全离断、安置缝线的位置而定。此外还有一些未知的机械因素，感觉因素和神经支配因素都能影响手术的成效。

3）同一术者用同样方法为同样的病例手术，所产生的结果可能不同，但凭经验得出的规律可以作为一般的手术指导方针。

4）一般情况下，眼外肌对减弱或加强术所能承受的负荷量是有限度的。一条肌肉过多的切除可以引起眼球运动障碍使眼球内陷与睑裂变窄，而过多的后徙可影响眼球运动，使眼球突出及睑裂加宽。

【适应证】

1．斜视的程度　水平斜视 15△以上，垂直斜视 10△以上，斜视角稳定。

2．早期手术适应证　①斜视角大而恒定；②非调节性斜视；③婴幼儿内斜视；④双眼视力良好；⑤先天性上斜肌麻痹导致明显头位者。

3．待相应时机成熟后再施行手术　①间歇性外斜视；②调节性内斜视。

4．无全麻禁忌证和药物过敏史。

【禁忌证】

1．从未进行睫状肌麻痹验光和屈光矫正的患者。

2．单眼或双眼弱视未经正规戴镜和遮盖治疗者。

3．有全身性疾病，局麻或全麻禁忌者。

【并发症及处理】

1．过矫或欠矫

（1）发生的原因：术前未戴镜治疗的调节性内斜视；未查到最大度数的间歇性外斜视；患儿年龄小造成检查度数的不准确；术前未治疗的弱视或一眼视力太差；手术操作不规范造成手术量的误差等。

（2）处理：<10$^{\triangle}$的欠矫可以不处理；但过矫造成复视者必须手术处理。再次手术的时机应选择在斜视角稳定以后。一般欠矫的再次手术建议在术后 2～6 周，过矫的再次手术建议在术后 6 个月。

2．复视

（1）原因：异常视网膜对应是术后复视的原因之一，另外手术过矫容易产生复视。

（2）处理：对于术后的轻度复视，一般不需处理，数周后可消失，症状持续存在度数小可采用棱镜片治疗，若过矫出现的复视 6 个月后可再行斜视矫正手术。

3．眼心反射

（1）原因：加压眼球或牵拉眼外肌可引起心率减慢，心律异常，伴有胸闷等异常感觉。多见于儿童，全身麻醉多于局部麻醉。

（2）处理：发生心搏徐缓时应立即停止所有的眼肌操作直到恢复正常为止。如果眼肌操作又引起心搏徐缓，则可静脉注射阿托品。严重时心搏停止终止手术，积极抢救。

（3）预防：①术前应仔细询问患者有无心血管系统疾病，常规行心电图检查，有异常者行超声心动图检查，必要时请心内科会诊；②对局麻患者术前作好解释工作，减少患者的恐惧心理，使其情绪稳定；③手术全过程中行心电监护，牵拉肌肉时观察心率变化；④手术时注意牵拉肌肉要轻柔。

4．眼球壁损伤（巩膜穿孔、巩膜破裂）

（1）原因：较多见的是巩膜被缝针穿通，多发生在肌肉后徙术缝针穿过巩膜或截除术缝针穿过肌附着处时，常常由于进针角度过于垂直或因用力过大所致，术者突然有一种失控感或落空感。巩膜剪破很少见，一般出现在离断肌肉时过于用力牵引肌腱或因剪刀贴近巩膜太紧而误将巩膜剪破。

（2）处理：立即停止进针，退回缝针，仔细检查入口处有无出血或玻璃体脱出，检查眼底有无破孔或出血，如证实为穿孔或可疑穿孔，应在术后对进针区行激光光凝术，以防止视网膜脱离。密切观察病情并行远期追踪。巩膜破裂的处理原则同巩膜穿孔，但要进行巩膜缝合，缺损太大不能直接缝合时，可用异体巩膜修补。

（3）预防：固定肌肉于巩膜时，应平行进针，以缝针在巩膜板层行进时仍能看清其走行的深度为宜。如巩膜很薄可行直肌悬吊手术。

5．眼前节缺血

（1）原因：由于同时切断 3 或 4 条直肌，致使供给眼前节血流的前睫状动脉血流中断而引起。

（2）症状：术后 24 小时即发生角膜上皮水肿，角膜混浊、增厚，有后弹力膜皱褶，角膜后壁沉着物及房水闪光。后出现虹膜部分萎缩，瞳孔不规则和晶状体混浊。病情严重时可导致视力极度减退甚至眼球痨。

（3）处理：全身和局部抗炎治疗并散瞳。

（4）预防：每眼每次手术只动两条直肌，第二次手术最早应在第一次手术后 6～8 周，待手术肌血管形成侧支循环后再施行。或者行保留睫状血管的肌肉手术。

6．结膜囊肿 是由于缝合结膜切口时误将结膜上皮植入所引起。如囊肿影响外观或致卡痛症状可行手术切除。注意斜视手术结束时应仔细对位缝合结膜伤口，特别是不要将泪阜部结膜皱襞误缝入结膜切口。

7．肌肉滑动或脱失

（1）原因：常见的原因是缝线松脱或在离断眼外肌时误将缝线剪断。①常见内直肌脱失，其他肌肉少见；②滑动可逐渐发展，几周几月，甚至 1 年，使手术效果呈过矫或欠矫。

（2）处理：手术中仔细寻找（术中脱失）后重新缝合；如果寻找不到肌肉可将肌肉附近的筋膜缝合在肌止端上，择期肌肉移位术。

（3）预防：①缝肌肉时，尽量距肌上端 0.5～1.0mm，结扎两侧缝线环；②至少在巩膜上缝 1.5mm 长，0.2mm 深；③做肌肉套环时要打外科结，不要打滑结。

8．术中和术后出血

（1）原因：手术时剪断结膜血管或在暴露眼外肌时剪到肌肉，可引起出血，或在离断肌肉时，附着在巩膜的肌肉短蒂出血,形成结膜内或肌肉内血肿。

(2)处理:术中电凝止血和术后加压包扎。

(3)预防:术中分离肌肉时注意勿打开肌鞘,以免损伤肌肉。在离断肌肉前先行电凝止血。

9. 肉芽肿增生 是由于缝合结膜切口时误将筋膜缝在切口上所造成的。影响外观时可行手术切除。因此,注意仔细对位缝合结膜伤口,特别是不要把筋膜当成结膜误缝。

10. 术中和术后恶心呕吐 较常见,多由于术中牵拉眼外肌和较深的麻醉造成,因此局麻手术前应嘱患者少食,术后可使用甲氧氯普胺等药物治疗。

11. 睑裂异常 双眼非对称型手术后容易发生睑裂不对称。因此,对于双眼视力相近的共同性斜视尽量行双眼对称手术。

12. 粘连综合征

(1)原因:手术损伤前 Tenon 膜,使下方的脂肪突入眼眶致脂肪纤维组织增生形成瘢痕,牵拉眼球向下。多见于下斜肌部分切除术后,眼球逐渐处于下斜位,被动牵拉试验显示下方有牵制。

(2)处理:可行松解瘢痕,但治疗极度困难,因此重在预防。手术时要操作轻柔,避免损伤前 Tenon 膜。

13. 下斜肌持续性亢进 下斜肌断腱或部分切除时有部分下斜肌纤维未被剪断所导致。因此,在将下斜肌切断后需常规将下斜肌后缘暴露,仔细检查是否残留下斜肌纤维。

14. 医源性 Brown 综合征 做上斜肌折叠时因折叠量过大,造成上斜肌肌腱过紧,致患眼向鼻上方运动不能的现象。因此,在做上斜肌折叠后,需常规行上斜肌被动牵拉试验,检查患眼是否能向鼻上方转动,如出现限制,就将折叠量减少。

15. 角膜上皮剥脱 一般为手术过程中角膜暴露时间过长所致,患者术后有眼痛、异物感。术后可给予促进角膜上皮修复药物。在手术中应用生理盐水经常湿润保护术眼角膜或者在全麻手术中注意用眼膏保护非手术眼。

第一节 斜视手术的术前评估

一、视力及屈光状态的检查

意义:尽早检查视力和散瞳检影,及时配戴眼镜。如果有弱视,应先治疗弱视,以利于恢复双眼视觉及防止继发性斜视。

检查方法参见视光学章节。

要点一:婴幼儿视力的估计,可以看其是否追光或追随眼前移动目标。有条件的可以做视动性眼球震颤。对学龄前及学龄儿童,可以检测图形匹配视力表、E 视力表,必要时检查对比敏感度和视觉诱发电位(VEP)(图 3-4-1)。

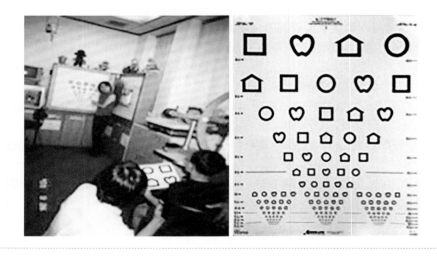

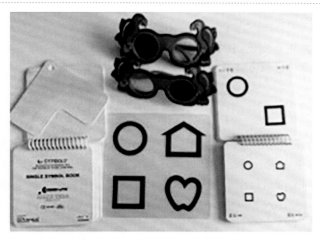

图 3-4-1 图形匹配视力表检测

要点二：斜视患者屈光状态的检查强调客观检查法，需使用睫状肌麻痹剂。7 岁以下儿童或首次就诊的内斜视患者因调节能力强，须用 1% 阿托品眼药水 / 膏。

二、眼球运动检查

意义：包括单眼（眼球左转和右转、上转和下转、内旋和外旋）的和双眼的六个诊断眼位（左、右、左上、左下、右上、右下）的运动，了解各条眼外肌的功能状况。

检查方法：黑斯屏（Hess screen）检查的图形可判断肌肉功能的亢进或不足，可作为诊断和选择手术肌肉的根据之一。Parks 三步法即利用遮盖法及歪头试验（Bielschowsky 试验）可逐步排除不相关的肌肉而找出麻痹肌。

眼球被动牵拉试验

表面麻醉下或全麻下用镊子镊住角膜缘旁的球结膜或肌附着处，牵拉眼球向麻痹肌及其拮抗肌作用方向转动，了解是否有阻力，借以判断是否有眼外肌挛缩或其他限制因素存在，对诊断和手术肌肉的选择有参考意义。

三、斜视度检查

检查方法：角膜映光法、棱镜片角膜映光法、弧度视野计法、棱镜片加遮盖法、棱镜片加马氏杆法、同视机等（见检查章节）。其中棱镜片加遮盖法是手术前最常用最准确的定量检查方法。

要点一：应检查视远（6m）与视近（33cm）的斜视角，以及九个诊断眼位的斜视角，对于手术设计具有重要的指导意义。

左上方	正上方	右上方
左方	原在位	右方
左下方	正下方	右下方

要点二：部分调节性斜视者，应增加检查戴镜下的视远和视近的斜视角。

四、双眼视功能检查

意义：斜视患者存在双眼单视功能障碍，术前需仔细评估双眼视功能，并作为斜视手术疗效的评估指标。

检查方法：主要有同视机检查、Worth 四点试验、线状镜检查法、立体视锐度检查、4$^\triangle$三棱镜试验、三棱镜片融合储备力检查、立体视检查。

> 要点一：双眼单视功能分为三级：同时知觉、融合功能和立体视。
> 要点二：不建议用同视机进行立体视检查。

五、麻醉

麻醉方式取决于医师的经验和偏好、患者的要求和耐受程度。成年人一般能够配合，所以斜视手术可以在局部麻醉或者表面麻醉下完成。婴幼儿和青少年不能合作，为确保安全及手术顺利进行，手术必须在全身麻醉下施行，术前麻醉师必须进行全面评估，除外全身麻醉可能存在的风险和并发症。

六、医患沟通

1. 斜视手术的目的 矫正眼位，改善外观；提供发展双眼同时视的机会。因此，斜视手术不仅是改善外观，更重要的是矫正眼位，使双眼视轴平行，建立正常的视网膜对应关系以便获得舒适的双眼单视功能。成年患者一般情况下手术前双眼视功能已经破坏，多数只能达到外观美容的目的，重新建立双眼视功能的可能性甚小。而位于视觉发育可塑期内的儿童，多数术后可以改善视功能。

2. 欠矫或者过矫 斜视手术后可能出现欠矫或者过矫，有需要进一步手术治疗的可能。

3. 复视 斜视手术恢复期，少数患者可能出现复视，但大多数患者复视在术后数日或数周内可自行消失，儿童较成人更易克服。

4. 部分调节性内斜视患者，手术后留有部分内斜视，需要戴眼镜才能完全矫正。

5. 眼心反射 加压眼球或牵拉眼外肌可引起心率减慢，心律异常，伴有胸闷等异常感觉。局部／表面麻醉的成人，术中要尽量放松。

（李俊红）

第二节 斜视手术常用切口

一、斜视手术常用器械

见图 3-4-2。

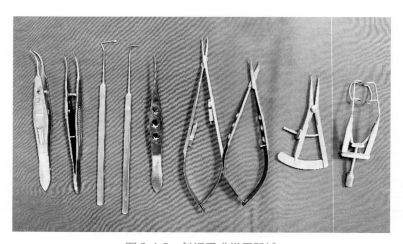

图 3-4-2 斜视手术常用器械

二、斜视手术常用结膜切口

（一）角巩膜缘梯形结膜切口

以水平直肌为例，介绍梯形切口的制作方法：

1．在手术侧沿角膜缘，距角膜缘约 1mm 处，平行角膜缘切开球结膜 6～8mm。

2．于此切口的两端垂直角膜缘，放射状切开球结膜约 10mm。

3．分离结膜下组织，切断节制韧带。

4．向后分离眼外肌表面的 Tenon 囊及其背面的 Tenon 囊下间隙。

（二）直肌止点处弧形结膜切口

1．在直肌止点处，平行角膜缘，弧形切开球结膜长 10～12mm。

2．分离结膜下组织，暴露眼外肌。

（三）垂直角膜缘的放射状结膜切口

多用于水平肌肉手术。

1．距角膜缘 5～6mm 处，垂直角膜缘放射状切开球结膜和 Tenon 囊，直至暴露巩膜。

2．用斜视钩插入切口，至肌腱与巩膜之间，钩起肌肉。

（四）穹窿结膜切口

结膜切口可选择在水平直肌下方，上斜肌手术切口选择在上直肌颞侧的颞上穹窿处，为目前显微斜视手术采用最多的手术方法，结膜瘢痕小，不易发现，更美观。以外直肌为例介绍穹窿结膜切口的制作方法。

1．将眼球转向内上方，确定外直肌和下直肌的轮廓和边缘，颞下象限角巩膜缘后 6～8mm 处做长 4～6mm 的切口，同时剪开球结膜和 Tenon 囊，并打开 Tenon 囊下间隙，分离至暴露巩膜壁。

2．将斜视钩小心伸入 Tenon 囊下间隙，并沿眼外肌背面来回滑动。

3．一旦斜视钩勾住眼外肌，则眼球相对固定，将肌肉表面的结膜和 Tenon 囊提起并在直视下分离眼外肌。

（李俊红）

第三节　直肌减弱术

一、概述

直肌减弱术常见术式：肌肉后徙术（包括肌止端后徙术、肌肉悬吊后徙术）、肌腱切断术、腱切除术及肌延伸术等，其中以肌肉后徙术为最常见。直肌后徙是把肌肉的附着点移向赤道的方向，以减弱该肌肉的力量。

二、适应证

（一）共同性水平斜视

（二）非共同性斜视

1．颅神经麻痹：展神经麻痹、动眼神经麻痹。

2．先天发育异常：Duane 眼球后退综合征。

3．垂直斜视。

4．眼球震颤。

三、手术方法（以外直肌为例）

（一）外直肌肌止端后徙术

1．开睑器撑开眼睑。

2．将眼球转向内上方，确定外直肌和下直肌的轮廓和边缘，颞下象限角巩膜缘后 4～6mm 处做穹窿部结膜切口，同时剪开球结膜和 Tenon's 囊，分离至暴露巩膜壁。

3．斜视钩伸入 Tenon's 囊下间隙，钩取外直肌，仔细分离肌间膜，用 6-0 可吸收线在肌肉附着点处做从外向内的双套环缝线。

4．用显微肌肉剪沿肌肉附着点处剪断肌肉。

5. 按手术设计的方案,将外直肌附着点后徙至预定位置,缝合固定于浅层巩膜。

6. 8-0可吸收缝线缝合结膜切口/对合球结膜切口(若切口平整,整复后可不需缝合)。

（二）外直肌悬吊后徙术

1. 同肌止端后徙术（1）～（4）。

2. 按手术设计的方案,将外直肌断端后徙至预定位置,将双套环缝线缝于原附着处的浅层巩膜,检查外直肌断端的位置,如有移动,调整至所需后退的位置,缝线打结。

四、手术注意事项

1. 做结膜切口时,应避免切口太靠后而导致眶周脂肪脱出,从而造成术后粘连。

2. 用斜视钩钩取肌肉时应紧贴巩膜面,否则斜视钩可能滑至肌肉表面或撕裂肌肉;斜视钩不宜伸入过深,应保持紧贴巩膜面。

3. 分离眼外肌时应注意避免伤及睫状前血管及过度向后分离。

4. 缝合肌肉时既要有板层缝合,也要有全层缝合,否则肌肉容易撕裂或滑脱。

5. 将肌肉固定于巩膜浅层时要注意防止穿透眼球壁,若不小心穿过巩膜壁,带出眼球血管膜,可从原巩膜针道中退出,必要时局部冷冻防止视网膜脱离。

6. 缝合结膜切口时,需避免切口处有结膜下组织嵌顿导致术后明显的瘢痕形成。

7. 因为斜视的影响因素较多,包括屈光度、精神、心理等因素,为提高手术成功率,术中可以留置调整缝线。

（李俊红）

第四节　直肌加强术

一、概述

直肌加强术常见术式:直肌缩短术、直肌前徙术、直肌折叠等,其中直肌缩短术是常规术式。直肌缩短手术是剪除眼外肌的一部分,再将肌肉重新缝合于原肌肉的附着点,使该条眼外肌力量加强。

二、适应证

1. 共同性水平斜视。

2. 非共同性水平斜视。

3. 垂直斜视。

4. 眼球震颤。

三、手术方法（以内直肌缩短术为例）

1. 开睑器撑开眼睑。

2. 将眼球转向外上方,确定内直肌和下直肌的轮廓和边缘,鼻下象限角巩膜缘后4～6mm处做穹窿部结膜切口,同时剪开球结膜和Tenon囊,分离至暴露巩膜壁。

3. 斜视钩伸入Tenon囊下间隙,钩取外内直肌,仔细分离肌间膜,根据手术设计方案,在附着点后拟缩短量处用6-0可吸收线做双套环缝线。

4. 用显微肌肉剪沿肌肉附着点处剪断肌肉并剪除多余的肌肉,将肌肉缝合固定于原肌肉附着点处。

5. 8-0可吸收缝线缝合结膜切口/对合球结膜切口。

四、手术注意事项

1. 拉开肌肉行双套环缝合时应避免过度拉伸导致手术量不准确。

2. 行直肌缩短手术时因过度牵拉易导致眼心反射,非全麻患者手术时尽量心电监护。

（李俊红）

第五节 下斜肌减弱手术

一、概述

下斜肌起源于眼眶前内侧壁泪囊下，向颞侧走行于下直肌下方，在外直肌下方附着于巩膜壁。其附着点自外直肌附着点后 9mm 向黄斑部扇形展开 9~14mm。下斜肌亢进是斜视患者比较常见的类型，通常需行下斜肌减弱手术。

下斜肌减弱手术方法很多，目前临床常用方法包括：

- 下斜肌后徙术
- 下斜肌部分切除术
- 下斜肌前转位术
- 下斜肌去神经支配术（少用）

下斜肌后徙术是相对定量的手术方法，可以根据下斜肌亢进程度决定手术量，但是临床观察结果显示，下斜肌后徙术与下斜肌部分切除术的远期结果几无差异，因此，多数采取下斜肌部分切除术。

二、适应证

1. 下斜肌亢进，合并内斜视或者外斜视，不伴有 V 征。
2. V 征伴有下斜肌亢进。
3. DVD 通常行下斜肌前转位术。

三、手术方法

（一）暴露下斜肌

1. Moody 锁定镊夹住角巩膜缘（左眼 5：00、右眼 7：00 处），向鼻上方牵拉眼球。
2. 在颞下象限距角巩膜缘 8mm 处作一平行于角巩膜缘的结膜切口（5~6mm）。
3. 垂直向下扩大切口剪开 Tenon 囊直达巩膜面。
4. 用斜视钩拉起远端切口，两把 Moorfields 镊交替将 Tenon 囊向前拉，直到看见粉红色、水平走行于 Tenon 囊内的下斜肌。此时，轻压巩膜壁，可以发现下斜肌下缘，通常也可看到颞下方涡静脉。
5. 直视下，将一把小斜视钩伸至下斜肌下方紧贴下斜肌下缘，勾住全部下斜肌，使斜视钩的尖端从下斜肌上缘 Tenon 囊穿出，用无齿镊清除所有斜视钩尖端附着的 Tenon 囊组织，不建议使用有齿镊，后者易致脂肪溢出。
6. 同法用第二把小斜视钩勾住下斜肌。
7. 将两把斜视钩分开，向两侧拉开钝性分离下斜肌和周围组织。检查下斜肌后方的眼球和 Tenon 囊，如果还有下斜肌纤维未被勾到，则应在直视下再次勾全肌肉组织，否则，术后会残余下斜肌功能亢进。

（二）下斜肌部分切除术

如上所述，暴露下斜肌。

1. 显微镜下电凝烧灼下斜肌附着点及其鼻侧 8~10mm 处（通常此处有较大血管）。也有术者先用两把血管钳夹住此段下斜肌，然后电凝烧灼。
2. 用 Westcott 剪在近鼻侧端断离下斜肌，然后将附着点端残留的下斜肌剪除。另一端残留的下斜肌回缩至下直肌下 Tenon 囊内。
3. 对合结膜切口，也可用 8-0 可吸收缝线缝合切口。

（三）下斜肌后徙术

如前所述，暴露下斜肌。

1. 斜视钩尽可能拉至下斜肌附着点，贴着斜视钩用 6-0 可吸收线预置肌肉缝线。
2. 缝线与肌肉附着点间放置两把小止血钳，在两个血管钳间剪断肌肉，电凝烧灼两端断离。
3. 斜视钩钩住下直肌颞侧缘。

4. 有齿镊夹住下直肌颞侧缘，将下斜肌缝合于浅层巩膜适当位置（下斜肌经典后徙位置为下直肌颞侧附着点外 2mm 后 4mm，根据下斜肌亢进程度不同，后徙位置也不同）。

5. 对合结膜切口，也可用 8-0 可吸收缝线缝合切口。

（四）下斜肌前转位术

如前所述，暴露下斜肌。

1. 方法同下斜肌后徙术的前三个步骤。

2. 齿镊夹住下直肌颞侧缘，将下斜肌缝合于下直肌颞侧附着点外 1mm 浅层巩膜处，使下斜肌变成"J"形，增加其下转功能。

3. 对合结膜切口，也可用 8-0 可吸收缝线缝合切口。

四、手术注意事项

1. 一定要勾住下斜肌全部肌肉组织：有的下斜肌的附着点可能会分叉，术中如果未能发现这种异常情况，会导致术后下斜肌仍然亢进。

2. 避免损伤涡静脉：颞下方涡静脉位于下直肌颞侧，与下斜肌紧邻，如果下斜肌手术靠近下直肌，则可能会损伤涡静脉，引起眶内大出血。

3. 避免眶内脂肪溢出：勾起下斜肌时，避免损伤眶膈组织，否则导致眶脂溢出，易引起脂肪粘连综合征。

4. 避免损伤黄斑：下斜肌后附着点距离黄斑仅 2mm，术中操作应避免损伤黄斑。

5. 断肌肉时尽量靠近肌肉附着点侧，否则将减弱手术效果。

（李俊红）

第六节 上斜肌减弱手术

一、概述

上斜肌手术是六条眼外肌中难度最大的手术，通常勾取肌肉比较困难，而且由于上斜肌本身的解剖位置，手术中暴露肌肉也比较困难。包括上斜肌断腱术、上斜肌肌腱延长术。

二、适应证

1. A 征伴明显上斜肌亢进。

2. Brown 综合征。

三、手术方法

（一）上斜肌断腱术

1. 做颞上方的穹窿部结膜切口，长约 5mm，与角膜缘平行，贯通结膜、眼球筋膜及肌间膜，直达巩膜。

2. 勾住上直肌的附着点，再用第二个斜视钩将切口后缘的结膜、眼球筋膜及肌间膜勾起。

3. 将上直肌向鼻侧牵拉，在上直肌下方切口深处可见一带白色的条带，即在肌鞘内的上斜肌肌腱。

4. 将斜视钩伸入切口深处，在上直肌的颞侧勾起上斜肌肌腱及极少量附带的眼球筋膜和肌间膜，剪开斜视钩尖端上的组织，使钩由上斜肌后伸出。

5. 沿肌腱的长轴剪开肌腱鞘膜，再用一小钩仅勾起肌腱并在拟定的位置剪断肌腱。肌腱切除术所起的减弱作用不取决于肌腱切除的多少而在于肌腱离断的位置。离断肌腱的位置越靠近滑车，上斜肌减弱作用越大。断腱完毕后，肌腱自动退缩，缝合切口。

（二）上斜肌肌腱延长术

1. 勾取上斜肌，方法同上斜肌断腱术 1～4。

2. 沿肌腱的长轴剪开肌腱鞘膜，再用一小钩仅勾起肌腱并剪断。断腱完毕后，将两个断端用硅胶带 / 不可吸收的丝线进行缝合连接。硅胶带的长度取决于上斜肌亢进的程度。

四、手术注意事项

上斜肌减弱手术的结膜切口都做在上直肌的颞侧，而肌腱的剪断部位是在上直肌的鼻侧，这样操作的目的是保护上斜肌鼻侧腱鞘的完整，以减少或避免术后粘连。

（李俊红）

第七节　上斜肌增强手术

一、概述

上斜肌的肌腱按功能可以分为两部分：前 1/3 负责内旋和后 2/3 负责下转和外转。上斜肌增强手术包括上斜肌折叠术、上斜肌前部前徙术（Harada-Ito 术）。

上斜肌折叠术是将上斜肌全部肌腱进行折叠缝合，使上斜肌的全部功能增强手术。上斜肌前部前徙术（Harada-Ito 术）是将上斜肌肌腱的前 1/3 向前移位 8mm，可以加强上斜肌的内旋作用而不影响上斜肌的其他功能。

二、适应证

1．先天性上斜肌麻痹或明显上斜肌松弛患者。

2．后天性上斜肌麻痹，有明显眼球外旋而不伴垂直斜视的患者。

三、手术方法

（一）上斜肌折叠术

1．勾取上斜肌，方法同上斜肌断腱术 1～4。

2．将折叠器代替斜视钩勾起上斜肌，一般折叠 12mm。折叠一定数量的上斜肌后，在折叠肌肉的两侧，安置并结扎缝线；将折叠器撤出。将折叠肌的尖端，顺着肌肉走行的方向，缝在浅层巩膜上。

（二）上斜肌前部前徙术（Harada-Ito 术）

1．勾取上斜肌，方法同上斜肌断腱术 1～4。

2．用斜视钩将上斜肌肌腱分为前、后两部，在前部肌腱上，离附着点 2～3mm 处，安置 6-0 可吸收缝线。由附着点剪断前部肌腱，并将其缝在外直肌颞侧附着点止点上缘向后 8mm 处的浅层巩膜上。

四、手术注意事项

1．上斜肌手术前必须做牵拉试验，了解上斜肌的功能状态。

2．术中也要常规行被动牵拉试验，了解手术后上斜肌的状态，避免出现由于上斜肌肌腱过紧造成的医源性 Brown 综合征。

（李俊红）

第八节　调整缝线术

一、概述

为了使用最小的干扰取得最佳的斜视手术效果，提高手术成功率，调整缝线手术应运而生。短滑结调整缝线技术是近年兴起的新调整缝线技术，缝线短可以全部埋在结膜下，所以术后无任何不适，而且如果术后眼位正位，无须任何处理，所以特别适用于儿童患者。因为手术后无不适感，可以延长缝线调整时间，所以该方法也适合于后期调整，甚至可以推迟到术后一周进行调整。

二、适应证

1．术前检查结果不准确。

2．术者的手术经验对于部分患者不适合。

3．视近、视远斜视度相差大。

4．限制性斜视：如 Grave's 眼病、巩膜环扎术后、眶壁骨折引起的斜视。

5．非共同性斜视：如 Duane's 综合征，Moebius 综合征，麻痹性斜视。

6．外伤或既往手术瘢痕、肌肉滑脱。

7．同时存在垂直、旋转、水平方向的斜视。

三、手术方法

后徙或截除的肌肉均可进行调整缝线，以后徙肌肉居多，本文以肌肉后徙调整缝线为例介绍手术方法。

1．放射状或穹隆部球结膜切口，于后徙的肌肉近附着点处作肌肉缝线，紧靠附着点剪断肌肉。

2．将肌肉缝线重新缝合至肌肉附着点（类似吊桥缝线）。

3．将两条缝线拉直为轴线，从肌肉附着点向上量出欲后徙的量（如后徙 7mm），此处用另外 1 条 6-0 可吸收线绑紧打结，该结松紧度必须适宜（既不能太紧需保证可以上下拉动，又不能太松使缝线随意移动），留置 4～5mm 为辅线，以便术后调整时牵拉该线（图 3-4-3）。

4．将轴线放松，使肌肉后徙至需要的位置，距离辅线 5mm 处剪断轴线打结（图 3-4-4）。

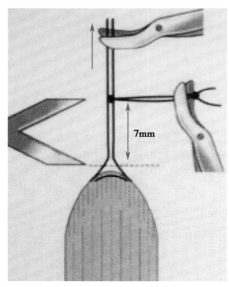

图 3-4-3　调整缝线放置辅线

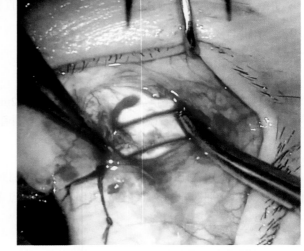

图 3-4-4　调整缝线留置好，将肌肉后徙至需要的位置

5．把轴线和辅线全部埋在结膜下（图 3-4-5）。

6．用 8-0 可吸收线缝合结膜切口。

四、调整缝线前准备工作

（一）成人

1．患者清醒、舒适状态。

2．清洁眼睑。

3．点表面麻醉眼药水。

4．戴矫正眼镜。

5．评估眼位：有远、近视标。

6．每次调整检查眼球运动。

（二）儿童

1．术后 1～2 小时调整。

2．患儿坐复苏室床上，尽量使患儿配合。

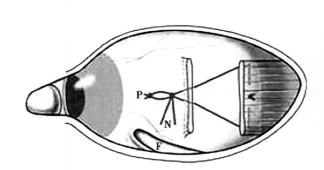

图 3-4-5　把轴线和辅线全部埋在结膜下

3．眼位评估。通过玩具吸引孩子注意，或者通过家长帮助，捕捉眼位情况。

4．麻醉。短效麻醉剂镇静。

五、调整缝线方法。

见图 3-4-6、图 3-4-7。

拉紧缝线（减少后徙量）

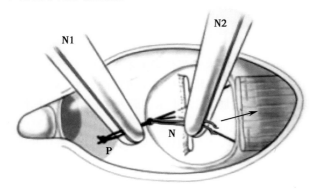

图 3-4-6 拉紧缝线 （减少后徙量）

放松缝线（增加后徙量）

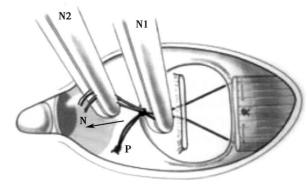

图 3-4-7 放松缝线 （增加后徙量）

六、调整缝线目标

1．内斜视、垂直斜视 调整到正位或者轻度欠矫。

2．外斜视 轻度过矫。

3．融合功能好 看远应该复视 1 尺（内斜视 10△），看近正位。

4．无融合功能 过矫略大些。

七、手术注意事项

1．记录初始的手术量。

2．除非限制性斜视不好评估，一般调整量<3mm。

3．适时停止调整，若儿童一次调整仍不满意，停止，不能多次反复调整。

4．调整同时观察眼球运动情况。

（李俊红）

推荐阅读文献

[1] 费里斯．斜视手术操作与技巧．龚宇，刘虎，译．南京：江苏科学技术出版社，2010．

[2] 葛坚．眼科学．2 版．北京：人民卫生出版社，2010．

[3] 李绍珍．眼科手术学．北京：人民卫生出版社，2005．

[4] 魏文斌．眼科手术操作与技巧．北京：人民卫生出版社，2011．

[5] 杨培增，范先群．眼科学．9 版．北京：人民卫生出版社，2016．

[6] TAYLOR D，HOYT C S.Pediatric Ophthalmology and Strabismus.3rd ed.Amsterdam：Elsevier，2005．

第五章 屈光手术

屈光手术（refractive surgery）是屈光矫正的方法之一，随着科学技术变革带来手术设备的不断更新，以及对眼球组织生理和功能研究的不断深入，屈光手术的方案也在不断更新。对视觉质量的追求、对手术安全性的探究，推动着手术原理和方法研究不断深入，临床技术持续发展，屈光手术已成为眼科最多的手术种类。掌握屈光手术的基本原则，是眼科医师的基本技能。

屈光手术的质量不仅与术前检查评估、手术方案选择、手术操作、术后随访和处理的全过程密切相关，也与手术医师的技能水平、诊疗设备条件和患者个体因素密切相关。

第一节　屈光手术的分类与适应证

一、根据手术部位分类

（一）角膜屈光手术

以手术方法改变角膜前表面屈光度从而改变眼的屈光状态。

角膜屈光手术已有一百多年的发展历史，随着科技的不断进步，对角膜组织生理和生物力学认识的不断深入，以及对术后视觉质量的要求不断提高，角膜屈光手术的术式设计和设备都发生了根本的变化。

1. 非激光角膜屈光手术　用角膜组织切开、切除、基质填充，或角膜组织凝固的方法，改变角膜的屈光度或改变一定子午线上的角膜屈光度。如放射状角膜切开术、角膜表面镜片术、角膜基质环植入术、散光性角膜切开术、角膜楔形切除术、传导性角膜成形术等。

2. 激光角膜屈光手术　以激光能量对角膜组织进行微米级的切削，从而改变角膜表面曲率。所用的激光有准分子激光、飞秒激光、皮秒激光、钬激光。按切削的组织层次分，临床常用：

（1）表层切削术，包括准分子激光屈光性角膜切削术、药物法准分子激光上皮瓣下角膜磨削术、机械法准分子激光上皮瓣下角膜磨削术；

（2）基质层切削术，包括准分子激光原位角膜磨削术、前弹力层下角膜磨削术、飞秒制瓣的准分子激光角膜磨削术、飞秒激光角膜层间透镜切除术。

（二）眼内屈光手术

通过植入人工晶状体改变眼屈光状态达到预期屈光度。

又分为无晶状体眼人工晶状体植入术和有晶状体眼人工晶状体植入术，根据人工晶状体固定部位分为前房型和后房型两大类。

（三）巩膜屈光手术

通过手术改变巩膜张力从而延缓眼轴延长，改变前节空间容积从而改变眼调节力，同时可以改善屈光度。

二、根据手术作用分类

可分为近视矫正手术、远视矫正手术、散光矫正手术和老视矫正手术。

【适应证】

1. 患者有手术矫正屈光度的愿望和改善生活、工作便利性的需求，且了解手术目的和相应的局限性。

2. 年龄18周岁以上，有决定和选择手术的能力。

3. 两年内屈光度稳定，屈光度变化≤0.5D。

4. 双眼屈光参差，屈光度较高眼的矫正视力接近正常。

5. 排除功能性和器质性眼病。

6. 眼球生物测量参数符合手术设计矫正屈光度范围的要求。

【禁忌证】

1. 不符合适应证。

2. 存在损害视神经功能的眼病，如青光眼；存在眼部活动性炎症，如单纯疱疹性角膜炎、葡萄膜炎。

3. 存在眼球壁组织生物张力异常和 / 或变性，如圆锥角膜、角膜变性疾病。

4. 眼球发育异常，难以保证手术安全性，如先天性小睑裂、小角膜。

5. 存在可能影响手术愈合反应的全身疾病，如自身免疫性疾病、瘢痕体质。

6, 患有身心健康疾病。

第二节　屈光手术的术前评估

【术前评估】

一、屈光度

检查方法参见视光学章节。

要点一：屈光度检查的准确性是手术有效性的前提，小瞳孔验光、试镜、双眼平衡、红绿平衡，获得最清晰舒适的屈光度。如矫正视力不能达到 5.0，应采用接触镜矫正，以获得真实可靠的最佳矫正视力。

要点二：散光轴向的识别是屈光手术医师的重要技能，与各类手术角膜切口位置选择有关。

二、眼压

检查方法参见眼科检查章节。

要点一：眼压是能否接受屈光手术的重要依据，青光眼不能手术，可疑高眼压患者应排除视神经损害。

要点二：高度近视患者的球壁弹性下降，后巩膜葡萄肿对高眼压有缓冲作用。所以高度近视患者的正常眼压上限降低，眼压达到 16～18mmHg 时应排除青光眼。

三、眼底

检查方法参见眼科检查章节。

要点一：重点查杯盘比，黄斑区新生血管、Fuch's 斑，周边网膜裂孔、变性，玻璃体液化、混浊等。

要点二：眼底检查时必须散瞳，采用直接检眼镜、间接检眼镜、前置镜或者三面镜仔细全面检查后极部和周边眼底状况。

要点三：对于眼底检查有视网膜变性、裂孔、玻璃体牵拉等异常情况，应该进行相应治疗并等待病情稳定后再考虑角膜屈光手术。

四、角膜横径

意义：角膜横径的测量对设计合适的角膜屈光手术方案有重要意义。角膜横径测量数据是选择正确的有晶状体眼人工晶状体大小的关键依据，而在角膜屈光手术，则与选择角膜瓣的大小有关。

检查方法：

1. 直接测量法，表面麻醉后，用两脚规直接测量水平方向白 - 白角膜横径，该方法简单易行，关键在于准确识别角巩膜缘后界。

2．角膜地形图测量，用 OBSCANⅡ测量眼球白 - 白距离，这是目前公认准确可靠的方法。其他类型的角膜地形图也可以提供角膜白 - 白的距离，但仍需要摸索其准确性和可靠性。

3．IOLMaster 法，新一代 IOL Master 可以测量角膜横径，操作简单易学，但所测数值较实际角膜直径大 0.3～0.5mm。

4．UBM 法，能精确反映睫状体沟横断面的距离，但操作较为复杂，且只能显示其中一条子午线方向的解剖距离。

五、角膜曲率与角膜地形图

意义：角膜曲率与角膜地形图是反映角膜屈光性状的基本检查手段，对系统、精确地评估屈光手术前后角膜屈光状态具有重要意义。

角膜曲率计是角膜曲率的标准测量方法，也是目前临床经常采用的测量方法，但存在测量数据不全面，对复杂角膜表面测量能力有限的缺点。计算机辅助的角膜地形图分析系统：将 PLACIDO 环和计算机辅助分析技术结合起来，是角膜屈光测量的革命性技术，能全面、系统地定量分析角膜前表面各区域形态，具有信息量大、精确度高、直观性强、易于深入数学建模分析等优点。眼前节分析系统是近年来出现的新型光学测量方法，通过增加 schiferly 相机图像利用计算机分析技术测得角膜前、后表面屈光状态、角膜前后地形图和角膜像差等数据。

> 要点一：角膜屈光手术前利用角膜地形图分析角膜前后表面的曲率半径、高度图及其规则性，排除圆锥角膜。手术前后地形图的检查还可以辅助干眼诊断，分析角膜切削的有效性和并发症。
> 要点二：分析角膜像差，为屈光性人工晶状体非球面矫正方案提供依据。
> 要点三：角膜中央区曲率半径小屈光度高，周边区曲率半径大屈光度较弱。
> 要点四：注意角膜散光和总散光程度、轴向的一致性，分析散光与泪膜、角膜前表面、晶状体形态和位置的关系。

六、角膜厚度

意义：对准分子激光矫正手术等需要切除部分角膜组织的手术而言，术前角膜厚度是至关重要的数据，决定了手术取舍和具体手术方式的选择。正常角膜的组织形态具有中央较薄，周边逐渐增厚的特点。

检查方法：目前临床上主要包括以下内容。

1．基于光学的角膜测厚仪　包括 OBSCANⅡ、PENTACAM 以及角膜内皮镜等某些测量仪，但存在测量区域范围有限等缺点。

2．基于 A 型超声的角膜测厚仪　目前临床主要采用的角膜测厚方法，具有结果可靠、可测量任意角膜区域的特点。可以在术中测量角膜厚度，指导角膜切口深度设计。

> 要点一：了解角膜厚度的生理意义，角膜过薄切削深度受限，可矫正屈光度小；角膜过厚要考虑角膜内皮功能和基质含水量的异常。
> 要点二：屈光手术后角膜中心（瓣下）基质厚度要保留 280μm 以上。

七、波阵面像差

意义：波阵面像差（wavefront aberration）是描述屈光系统光学质量的一种方法，是光学系统光程差（optical path difference，OPD）的函数表达方式之一，可用以测量并反映人眼球屈光系统存在的光学缺陷，是视觉质量评价的重要参数。

波阵面像差的检查可分为主观和客观两大类，两者的区别是患者的参与度，后者不需要患者主观应答。两种检查法都是对通过瞳孔反射的光线波阵面和理想的波阵面进行比较，通过 Zernike 函数模型来表达眼球光学系统和理想光学系统的光程差。

> 要点一：和波阵面像差关系最密切的屈光介质是角膜和晶状体，结合角膜地形图作综合分析非常重要。
>
> 要点二：角膜像差和晶状体像差都有各自的生理变化规律，选择像差引导手术方案时应兼顾。

八、前房深度

意义：前房深度反映了前房空间容积的大小，与周边前房深度和房角开放程度相关，和屈光不正性质也有一定关系，如轴性近视前房较深；远视患者的前房较浅。

检查方法：A 超测量前房深度是角膜前表面到晶状体前表面的距离总和，实际前房深度应减去角膜厚度值。ORBSCAN、IOL Master、Pentacam、UBM、OCT 都可以测量前房深度，可重复性较好。应注意检查所得的数据应该是最深前房深度。

> 要点：有晶体眼屈光晶体植入术对前房深度有严格要求。

九、眼轴长度

意义：眼轴长度与屈光不正性质和程度相关，是临床诊断、分析预后、选择手术方案、人工晶状体计算的重要参数，意义重要。

检查方法：A 超、IOL Master。

> 要点：避免两类患者眼球轴长的测量误差，即眼球稳定性差、高度近视后巩膜葡萄肿。

【医患沟通】

为提高屈光手术的有效性和满意度，充分的医患交流很重要。结合患者术前检查资料，个性化定制和沟通手术方案，增进患者对屈光手术及其有效性和安全性的了解，以获得最佳手术配合，沟通内容应作适当记录。

沟通要点：

1. 患者手术前检查的各项结果与屈光不正的性质、程度，是否适合屈光手术？选择哪一种手术方案最佳？

2. 屈光手术的目的是矫正屈光不正，绝大多数患者可以获得满意的疗效。但手术有风险、组织有创伤，术后恢复期视觉功能恢复可以是渐进的过程。屈光手术后应按医嘱及时复诊，有助于及时了解术后恢复过程；术后使用的药物主要作用有减轻组织反应、预防感染、促进创面愈合，但药物可能有不良反应，包括眼表药物毒性、青光眼、过敏等。也可能发生感染，角膜扩张等极少概率的严重并发症。

3. 屈光手术后恢复有一定的规律，视力恢复和视觉质量恢复是不一致的。不论角膜屈光手术还是眼内屈光手术都可能有眩光、夜间视力下降等情况，一般 6 个月内可以恢复，但也有长期存在的可能。告知手术可能发生的其他并发症，应对的方案和常见的结果，手术者的相关经验。

4. 部分患者手术后可能出现屈光回退，眼球轴长继续延长。角膜组织生物力学特性的变化与手术后屈光度稳定性有关。

（邓应平）

第三节　角膜屈光手术

【概述】

人眼球角膜的平均屈光度为 43D，占眼球总屈光度的 70%，且角膜的屈光度主要来源于空气和角膜组织的折射曲面即角膜前表面。眼球屈光度与角膜前表面曲率密切相关，因此角膜成为屈光手术的首选部位。

角膜屈光手术是通过手术的方法改变角膜前表面的形态，以矫正屈光不正，包括近视、远视和散光。

根据改变角膜前表面曲率的方法可分为激光与非激光手术。

根据角膜曲率改变的组织切削所在层次分为表层手术和基质手术。

角膜屈光手术的光学原理可用以下公式表示：

$$D=(n-1)(1/R1-1/R2)$$

式中，n 为角膜折射率，$R1$ 为原始角膜曲率，$R2$ 为术后角膜曲率。

近视矫正手术通过角膜中央区组织切削，使得角膜中央曲率半径变大，屈光度减低。矫正的屈光度与切削角膜组织深度呈线性关系，公式如下：

$$T≈-S2D/8(n-1)$$

式中，S 为切削区直径，D 为屈光度，n 为角膜折射率。

一、非激光手术

1. 放射状角膜切开术（radial keratotomy，RK）　其原理是通过角膜的非穿透性放射状切口使其周边组织扩张从而对角膜中央光学区产生张力，使角膜中央光学区变平，屈光度降低，达到矫正近视的目的。该手术曾在 20 世纪 80 年代流行，但由于可预测性和精确度均较差，且有视力波动、眩光、屈光回退、角膜瘢痕、外伤易致眼破裂等缺陷，目前临床极少采用，已被激光角膜屈光手术取代。

2. 角膜基质环植入术（intrastromal corneal ring segment，ICRS）　先在角膜周边部制作两个环状的切口，将两片环状 PMMA 材料的片段插入角膜基质内，从而改变角膜中央曲率，具有可逆性和可调换性的优点。这是一种矫正低、中度近视和圆锥角膜的办法，但可预测性和准确性较差，临床并未广泛应用。

二、激光手术

激光波长的单一性及其能量的稳定性决定了它可以产生组织切割融化作用，而且切削精确度高、损伤小，已在临床广泛应用。计算机控制的激光系统，对角膜组织进行程序化切削，从而改变角膜前表面曲率，具有有效稳定安全的特点，是现代屈光手术的最主要方法（表 3-5-1）。

表 3-5-1　准分子激光和飞秒激光比较

项目	准分子激光	飞秒激光
激光性质	氟氩混合物产生的 193nm 波长超紫外冷激光	脉冲时间非常短（$1×10^{-15}$s）的红外激光，可释放极高能量
组织效应	准分子电子跃迁产生的紫外激光光子能量高于维持组织分子共价键的能量，导致产生组织分子断键，组织汽化，每次切削深度约 0.25μm	极低的脉冲时间在极小的空间产生极高的能量密度，光裂解爆破产生 CO_2 和微水泡，在组织层间产生分离作用
特点	穿透力弱 邻近组织损伤轻 光斑均匀，切削面光滑 组织切削形状可变	能量高 聚焦准确，切割均匀 切割方向可变，可实现 3D 角膜组织切削
适用范围	近视、远视、散光的矫正切削	角膜制瓣，近视矫正切削，角膜层间切开，角膜基质深层切开
发展趋势	角膜屈光手术	角膜屈光手术，角膜基质切开，角膜隧道切口，角膜移植

目前主要手术方式：早期的准分子激光表面切削术如 PRK（photorefractive keratectomy）的原理为，应用准分子激光切削角膜中央前表面，使角膜前表面屈光度减低，达到矫正近视的效果。因前弹力层损失、术后角膜上皮生理愈合时间长、不适感明显、需较长期用药及易回退等原因已逐渐被基质切削手术替代。

准分子激光角膜原位磨削术（laser assisted in-situ keratomileusis）的原理：先在角膜上用特制的显微角膜板层刀作一个带蒂的角膜瓣，掀开后在暴露的角膜基质上进行准分子激光切削，以矫正近视、远视及散光。由于手术不破坏角膜上皮及前弹力层，可以明显避免或减少 PRK 术后的一些并发症，如角膜上皮下雾状混浊（Haze）、屈光回退、术后眼部疼痛等，术后视力恢复快、屈光状态稳定，因此目前已经成为准分子激光矫正手术中最为广泛采用的术式。

在常规准分子激光原位角膜磨削术（laser-assisted in situ keratomileusis，LASIK）的基础上，根据具体特定病例的不同情况,又有一些衍生的改良手术方式。

1. 前弹力层下激光角膜磨削术(sub-bowman-Keratomileusis,SBK),即采用超薄角膜瓣制作技术,较普通 LASIK 保留了更多的角膜基质层,适用于某些高度数、薄角膜、常规 LASIK 不能手术的患者。

2. 个性化切削 LASIK,可分为 Q 值引导、地形图引导、波阵面像差引导、虹膜定位矫正等 LASIK 手术。

3. 飞秒制瓣 LASIK 和飞秒角膜基质透镜取出术,是近年来出现的新型激光手术方式,采用一种极短脉冲的激光进行更为精确的角膜切削。飞秒激光既可辅助制作角膜瓣,使得角膜瓣厚度更均匀更安全;也可以采用角膜基质透镜切除模式的全飞秒激光手术。飞秒激光角膜基质切除术(femtosecond lenticule extraction,FLEx)和小切口飞秒激光角膜基质透镜切除术(small incision lenticule extraction,SMILE)以其更好的预测性、安全性,得到广泛认可(表 3-5-2、表 3-5-3)。

表 3-5-2 角膜表层切削术

手术方式	PRK(phtorefractive keratotomy)	LASEK(alcohol-assisted laser epithelial keratomileusis)	Trans-PRK(trans epithelial keratomileusis)
上皮处理模式	机械刮除	乙醇浸润制瓣	准分子激光
上皮是否复位	不复位	复位	不复位
最佳适应证范围	近视≤-6.0D	近视≤-6.0D	近视≤-6.0D
	远视≤+6.0D	远视≤+6.0D	远视≤+6.0D
	散光≤5.0D	散光≤5.0D	散光≤5.0D
激光种类	准分子	准分子	准分子
角膜上皮下浅层浑浊(Haze)可能性	高	较高	低

注:PRK,准分子激光屈光性角膜切削术;LASEK,准分子激光上皮下角膜磨削术(乙醇辅助下);Trans-PRK,经角膜上皮的准分子激光屈光性角膜切削术。

表 3-5-3 角膜基质切削术

项目	LASIK	飞秒制瓣 LASIK	SMILE
制瓣方式	显微角膜板层刀	飞秒激光	飞秒激光
层间切削模式	准分子光斑叠加	准分子光斑叠加	飞秒角膜透镜切除
瓣厚度均匀性	较好	完美	完美
瓣复位稳定性	较好	好	无瓣
瓣并发症可能性	早期有	较少	无
适用范围	近视≤-12.0D	近视≤-12.0D	近视≤-12.0D
	远视≤+6.0D	远视≤+6.0D	远视≤+6.0D
	散光≤5.0D	散光≤5.0D	散光≤5.0D
二次手术可能性	较容易	较容易	可以

注:LASIK,准分子激光原位角膜磨削术;SMILE,小切口飞秒激光角膜基质透镜切除术。

临床病例 1

患者,男,25 岁,原有近视 -2.50D,近 2 年来屈光度无加深,因工作需要希望手术矫正。无眼部自觉症状。患者从事文字编辑工作,要开车上下班。

【术前检查及准备】

1. 了解病史包括了解屈光度是否稳定,角膜接触镜佩戴史,眼部及全身疾病史等,同时应了解患者的手术动机及目的。

2. 软性角膜接触镜停戴 7 天以上(硬性角膜接触镜停戴 2 周以上,OK 镜停戴 3 个月以上),角膜地形图无明显异常。

3．术前检查

（1）包括常规眼科检查：眼压测量；屈光状态检查，包括客观及主觉验光并确定主视眼。

（2）角膜厚度测量；眼轴长测量。角膜地形图检查；瞳孔直径测量：包括暗光下瞳孔直径测量。

（3）如有条件可进行检查：角膜前、后表面及眼前节分析；κ角测定；角膜知觉；对比敏感度及眩光检查；角膜内皮检查；双眼融合功能、立体视觉；眼调节幅度检查；眼底照相；波阵面像差检查。

> 该患者术前检查结果：
>
> 屈光度：右眼　−2.75DS−0.50DC×180 矫正视力 1.2
>
> 　　　　左眼　−2.50DS−0.75DC×175 矫正视力 1.2
>
> 眼压：右眼 14mmHg，左眼 15mmHg
>
> 眼轴长：右眼 25.12mm，左眼 25.14mm
>
> 角膜厚度：右眼 508μm，左眼 506μm
>
> 前房深度：右眼 3.10mm，左眼 3.08mm
>
> 角膜水平子午线直径：右眼 11.65mm，左眼 11.60mm
>
> 角膜地形图：右眼 K1=43.50D×90°，K2=42.88D×0°
>
> 　　　　　　左眼 K1=43.75×85°，K2=43.00D×175°
>
> 散光对称，角膜规则性正常
>
> 波前像差：总像差右眼 0.18μm，左眼 0.21μm

【手术步骤】

1．术前应认真核对输入电脑的手术参数，包括患者姓名、眼别、屈光度参数、切削量、切削区大小等，并做好设备能量校准和确认工作正常。

2．按内眼手术常规清洁眼周皮肤及清洗结膜囊；手术应在无菌条件下进行；进入手术准备室后患者需穿手术衣、鞋，戴手术帽，保持手术时头枕部平整舒适稳定。

3．表麻剂表面麻醉 2～3 次。

4．手术者着洗手衣后洗手消毒，按常规铺手术巾，暴露手术眼范围，粘贴保护睫毛睑缘，开睑器开睑。

5．和患者交谈，引导患者注视指示光，稳定眼位。

6．激光切削　嘱患者在激光切削过程中注视指示光，启动自动跟踪系统，脚踏板启动激光，全程显微镜关注切削过程，应注意保持切削面含水量。

7．预冷眼内冲洗灌注液冲洗。

8．局部点滴激素抗生素眼药水，戴治疗性绷带镜。

【术后处理】

术后 3～5 天观察角膜上皮修复情况，上皮修复后取出绷带镜。术眼滴广谱抗生素滴眼液每天 4 次，共 10～14 天；滴糖皮质激素滴眼液 1～3 个月；术后早期滴人工泪液；术后需定期复查。

临床病例2

患者，男，25 岁，原有近视 −8.50D，戴软性角膜接触镜 6 年，近 2 年来屈光度无明显加深，因工作需要希望手术矫正。平时有时感觉双眼干涩，偶尔发痒。无异物感，无眼刺痛流泪病史，无明显分泌物。患者从事文字编辑工作。手术后可能要开车上下班，经常加班。

【术前检查及准备】

1．了解病史包括了解屈光度是否稳定，角膜接触镜佩戴史，眼部及全身疾病史等，同时应了解患者的手术动机及目的。

2．软性角膜接触镜停戴 7 天以上（硬性角膜接触镜停戴 2 周以上，OK 镜停戴 3 个月以上），角膜地形图无明显异常。

3．术前检查

（1）包括常规眼科检查：眼压测量；屈光状态检查，包括客观及主觉验光并确定主视眼。

（2）角膜厚度测量；眼轴长测量。角膜地形图检查；瞳孔直径测量：包括暗光下瞳孔直径测量。泪液检查：泪膜破裂时间（BUT），泪液分泌试验（Shirmer's test），泪河高度测量、角膜荧光素或者虎红染色等。

（3）如有条件可进行检查：角膜前、后表面及眼前节分析；κ角测定；角膜知觉；对比敏感度及眩光检查；角膜内皮检查；双眼融合功能、立体视觉；眼调节幅度检查；眼底照相；波阵面像差检查。

> 该患者术前检查结果：
> 屈光度：右眼　−6.75DS−0.50DC×180 矫正视力 1.0
> 　　　　左眼　−6.50DS−0.75DC×175 矫正视力 1.0
> 眼压：右眼 14mmHg，左眼 15mmHg
> 眼轴长：右眼 26.12mm，左眼 26.14mm
> 角膜厚度：右眼 528μm，左眼 526μm
> 前房深度：右眼 3.10mm，左眼 3.08mm
> 角膜水平子午线直径：右眼 11.65mm，左眼 11.60mm
> 角膜地形图：右眼 K1=43.50D×90°，K2=42.88D×0°
> 　　　　　　左眼 K1=43.75×85°，K2=43.00D×175°
> 散光对称，角膜规则性正常
> 波前像差：总像差右眼 0.18μm，左眼 0.21μm

【手术步骤】

1．术前应认真核对输入电脑的手术参数，包括患者姓名、眼别、屈光度参数、切削量、切削区大小等，并做好能量校准和确认显微板层角膜刀工作正常。

2．按内眼手术常规清洁眼周皮肤及清洗结膜囊；手术应在无菌条件下进行；进入手术准备室后患者需穿手术衣、鞋，戴手术帽，保持手术时头枕部平整舒适稳定。

3．表麻剂表面麻醉 2～3 次。

4．手术者着洗手衣后洗手消毒，按常规铺手术巾，暴露手术眼范围，粘贴保护睫毛睑缘，开睑器开睑。

5．和患者交谈，引导患者注视指示光，稳定眼位。

6．安放负压吸引环，通过设备自检。

7．移动手术床让角膜对位负压环，确认中心位置正确，启动负压吸引。

8．开启飞秒激光切削　嘱患者在激光切削过程中注视指示光，全程显微镜关注切削过程，嘱咐患者注视和保持眼球稳定，完成角膜层间飞秒扫描。

9．准分子设备显微镜下用钝性分离器掀开角膜瓣，保持瓣下基质表面合适湿度。

10．激光切削　嘱患者在激光切削过程中注视指示光，启动自动跟踪系统，脚踏板启动激光，全程显微镜关注切削过程，应注意保持切削面含水量。

11．角膜层间眼内冲洗灌注液冲洗，角膜瓣复位对合严密。

12．局部点滴激素抗生素眼药水，术眼遮盖。

【术后处理】

术眼滴广谱抗生素滴眼液每天 4 次，共 7 天；滴糖皮质激素滴眼液 1～4 周；术后早期滴人工泪液；术后需定期复查。

临床病例 3

患者，女，25 岁，原有近视 −7.50D，戴软性角膜接触镜 6 年，近 2 年来屈光度无明显加深，不愿意到眼镜，希望手术矫正。偶有眼干涩不适。患者从事电脑文字编辑工作。手术后可能要开车上下班。

【术前检查及准备】

1．了解病史包括了解屈光度是否稳定，角膜接触镜佩戴史，眼部及全身疾病史等，同时应了解患者的手术动机及目的。

2．软性角膜接触镜停戴 7 天以上（硬性角膜接触镜停戴 2 周以上，OK 镜停戴 3 个月以上），角膜地形图无明显异常。

3．术前检查

（1）包括常规眼科检查：眼压测量；屈光状态检查，包括客观及主觉验光并确定主视眼。

（2）角膜厚度测量；眼轴长测量。角膜地形图检查；瞳孔直径测量：包括暗光下瞳孔直径测量。泪液检查：泪膜破裂时间（BUT），泪液分泌试验（Shirmer's test），泪河高度测量、角膜荧光素或者虎红染色等。

（3）如有条件可进行检查：角膜前、后表面及眼前节分析；κ 角测定；角膜知觉；对比敏感度及眩光检查；角膜内皮检查；双眼融合功能、立体视觉；眼调节幅度检查；眼底照相；波阵面像差检查。

该患者术前检查结果：

屈光度：右眼　　−7.75DS−0.50DC×180 矫正视力 1.0

　　　　左眼　　−7.50DS−0.75DC×175 矫正视力 1.0

眼压：右眼 14mmHg，左眼 15mmHg

眼轴长：右眼 26.52mm，左眼 26.54mm

角膜厚度：右眼 538μm，左眼 536μm

前房深度：右眼 3.10mm，左眼 3.08mm

角膜水平子午线直径：右眼 11.55mm，左眼 11.62mm

角膜地形图：右眼 K1=44.50D×90°，K2=44.88D×0°

　　　　　　左眼 K1=44.75×85°，K2=44.00D×175°

散光对称，角膜规则性正常

波前像差：总像差右眼 0.16μm，左眼 0.20μm

【手术步骤】

1．术前应认真核对输入电脑的手术参数，包括患者姓名、眼别、屈光度参数、切削量、切削区大小等，并做好设备能量校准和确认工作正常。

2．按内眼手术常规清洁眼周皮肤及清洗结膜囊；手术应在无菌条件下进行；进入手术准备室后患者需穿手术衣、鞋，戴手术帽，保持手术时头枕部平整舒适稳定。

3．表麻剂表面麻醉 2～3 次。

4．手术者穿洗手衣后洗手消毒，按常规铺手术巾，暴露手术眼范围，粘贴保护睫毛睑缘，开睑器开睑。

5．和患者交谈，引导患者注视指示光，稳定眼位。

6．安放负压吸引环，通过设备自检。

7．移动手术床让角膜对位负压环，确认中心位置正确，启动负压吸引。

8．开启飞秒激光切削　嘱患者在激光切削过程中注视指示光，全程显微镜关注切削过程，嘱咐患者注视和保持眼球稳定，完成角膜层间飞秒扫描。

9．从角膜边切口用钝性分离器做角膜层间透镜分离，并取出透镜。角膜层间眼内冲洗灌注液冲洗，平复。

10．局部点滴激素抗生素眼药水。

【术后处理】

术眼滴广谱抗生素滴眼液每天 4 次，共 7 天；滴糖皮质激素滴眼液 1～4 周；术后早期滴人工泪液；术后需定期复查。

【并发症及处理】

1．术中并发症

（1）微型角膜板层刀相关并发症：角膜瓣过薄或破损，常由于负压吸引不充分或者刀片质量不佳，制瓣不均匀引起。角膜曲率较大（>48D）或者选择的负压吸引环过大，角膜瓣中央区变薄形成圆形或条状破孔，称为"纽扣孔"。应暂停手术,复位角膜瓣,戴治疗性角膜接触镜,择期(3个月后)再次手术。

(2)角膜瓣并发症

1)角膜瓣过小:由于负压吸引力不足、角膜曲率过小者(<40D)或者选择负压吸引环过小。当角膜直径小于激光切削直径时则为角膜瓣过小,放弃手术,复位角膜瓣,3个月后再次手术。

2)不完全角膜瓣:由于刀具质量问题造成卡刀所致。如暴露基质床区域已超过手术光学区,可以继续手术;如未超过,应复位角膜瓣,放弃手术,1~3个月后再次手术。

3)角膜瓣蒂断离(游离角膜瓣):见于角膜较小或曲率较小者,以及负压吸引力不足或者刀头停止器安装错误所致。处理:将角膜瓣保存于湿房内,激光切削完毕后,将角膜瓣仔细对位复位,一般无须缝合。

4)角膜瓣边缘出血:见于长期戴隐形眼镜致角膜新生血管或者小角膜者。处理:止血棉止血,防止血液进入激光区域,术毕将角膜瓣下出血冲洗干净。

5)角膜瓣偏中心:负压环放置偏位所致。处理:如偏心严重,影响激光切削,应放弃手术,3个月后再次手术。

6)角膜上皮损伤:损伤范围较大者,术后应戴治疗性接触镜。

(3)准分子激光切削相关并发症:激光治疗参数错误,应避免此类错误发生,术前、术中要仔细核对患者信息和手术相关参数。

光学切削区偏中心:大κ角,患者注视不良等是主要原因。处理:如严重切削偏心造成最佳矫正视力下降2行以上者,应等待角膜地形图稳定以后(多数需要等待半年到一年以上)重新掀开角膜瓣,在地形图引导下再次行激光切削。

不规则切削:激光能量分布不均匀、角膜基质床含水量不均匀、切削时挥发的组织烟雾和碎屑遮挡所致。处理:术前按规范检测激光能量,术中擦干角膜基质床,使用激光机的抽吸装置。

2. 术后并发症

(1)角膜瓣移位:角膜瓣过薄,角膜瓣贴附不紧密、术后患者用力挤眼、揉眼、外伤所致。轻者角膜瓣褶皱,重者可发生瓣移位,甚至撕脱。处理:移位者应及时重新复位,伴脱落者应10-0线缝合,4周后拆线,角膜瓣丢失者可佩戴治疗性绷带镜,等待上皮细胞自然形成覆盖基质床面。

(2)角膜瓣下异物残留:术中布巾纤维残留较常见,可导致炎症反应。重在预防,防止术中各类异物存留。建议术后即刻进行裂隙灯检查,一旦发现瓣下异物残留,立即进行瓣下冲洗。如果术后复诊发现,也应掀瓣冲洗异物。

(3)弥漫性层间角膜炎,又称为非特异性弥漫性层间角膜炎或撒哈拉综合征:可能与滑石粉、金属碎屑、睑腺分泌物、细菌内毒素、激光切削组织碎屑等过敏或毒性反应有关,轻度者加强激素抗炎,严重者应掀瓣用含激素的平衡液冲洗处理。

(4)感染性角膜炎:严重的角膜屈光手术术后并发症,与结膜囊、睑板腺病原体有关。处理:掀瓣抗生素冲洗,联合广谱抗生素频繁点眼,培养明确病原体,选择敏感抗感染药物,难以控制者应弃瓣或作PKP。

(5)角膜瓣下上皮细胞内生或植入:多见于术前或术中角膜上皮损伤、再次掀瓣手术操作、术后瓣下炎症反应、角膜瓣过薄者。范围局限无进展者可不做处理,进行性者应及早掀瓣刮除处理,严重者考虑PTK(phototherapeutic keratectomy)。

(6)干眼症:原因包括手术切断角膜神经纤维、损伤结膜杯状细胞和角膜上皮微绒毛、术后眼表曲率改变、药物毒副作用等。处理:重在预防,术前、术中均注意保护眼表,术后应用人工泪液并注意休息、合理用眼。神经损伤也可以引起神经营养性上皮病变,治疗同干眼症。

(7)屈光回退、过矫和欠矫:与角膜激光效应、角膜愈合反应、角膜组织张力改变、术后抗炎药物敏感性,屈光不正的稳定性等多种因素有关。处理:一般6~12个月后,可再次手术矫正,如角膜厚度受限可行表层激光手术或者眼内屈光手术。

(8)视觉质量相关并发症:眩光、光晕及单眼多视症,常见于高近视度数、大瞳孔、过小光学切削区者。术前应筛查瞳孔过大者,优化手术切削方案等可减少此类症状发生。

(9)不规则散光:除角膜上皮内生、切削不均匀等因素,应注意可能由于角膜后圆锥所致。处理:佩戴RGP,严重者需PKP。

(10)视网膜并发症:包括视网膜脱离、视网膜下出血及黄斑裂孔等,可能与LASIK负压吸引有关,但尚无确切循证依据。术前检查眼底,预防性处理视网膜变性灶,术后严密随访观察,及时作相应处理。

3. 飞秒激光相关并发症

(1)负压吸引环移位或脱环:飞秒激光扫描时需要负压吸引眼球,压平或者吸附角膜,使得激光切削能够保持在同一层面,患者眼球转动、强力挤眼,甚至头位变化,会导致吸引环脱落,根据移位或脱环发生时间段不同,采用不同的处理方法。如在启动负压至激光扫描前,可再次试行吸引,如3次未成功,则暂停手术,仔细查找分析原因。在激光层间扫描过程中发生,排除移位原因后可重新启动负压;也可以重新设计,厚度不变,直径稍缩小0.2mm。侧切未完成时松脱,也可以使用原锥镜重新置术启动负压,直径可以缩小。SMILE(small-incision lenticule extraction)术中透镜切除扫描时脱环重在防范,一旦发生,根据提示,对能量、直径、切削深度和侧切按预案操作。

(2)气泡

1)前房气泡:飞秒激光切削产生的微小气泡可汇集成大气泡,经 Schlemmm 管进入前房,不影响眼内安全性,不损伤角膜内皮,但影响眼球跟踪。可在15~30分钟消失,然后开始准分子切削。

2)角膜内不透明气泡:可致眼球跟踪困难,待吸收后再行准分子切削。

3)上皮下气泡:较少见,掀瓣时应注意,避免瓣破裂。

(3)扫描黑斑:在飞秒激光扫描过程中出现黑斑,如果黑斑较大并且位于瞳孔区,应该暂时放弃手术,两周后在重新完成激光治疗。如果较小的黑斑并且不再瞳孔区,可以仔细分离透镜,完成手术。

(4)透镜残留:全飞秒透镜取出过程中由于手法不当导致部分透镜残留,应该及时发现,及时取出残留透镜,以免影响视力和视觉质量。

三、散光矫正手术

角膜松解切开术(corneal relaxing incision),又称为散光性角膜切开术(astigmatism keratotomy, AK),在角膜前表面作弧形或直线切口,可使得角膜松解,较陡子午线上的角膜曲率变平,起到矫正散光的作用,临床上可以用来矫正3.0D以内的角膜散光。

飞秒角膜松解切口用飞秒激光替代角膜刀更精确更安全,在直径7mm的位置上,对称行角膜基质95%厚度3mm飞秒激光松解切口,可以矫正1D的角膜散光;切口长度每增加1mm可增加1D的矫正量,单侧切口最长不超过6mm。切口位置靠近角膜中心,矫正散光的作用增强,但易产生术后视觉干扰;切口靠近角膜缘,视觉干扰可能性下降,但散光矫正效率降低。可根据临床实际情况,作相应调整。该手术可以单独进行,也可以和白内障飞秒激光手术同期进行。

(邓应平)

第四节　眼内屈光手术

一、有晶状体眼人工晶状体植入术(phakic intraocular lens implantation)

【概述】

1. 手术选择依据　综合国内外文献,有晶状体眼后房型人工晶状体植入有显著优势:角膜光学区损伤不明显、角膜生物力学特点无影响、人工晶状体生物相容性好、术后视觉质量更佳。具有以下临床特点患者:屈光度高于 −12.0D 或屈光度虽低于 −12.0D,但角膜厚度较薄,角膜屈光术后预期残留角膜基质厚度低于250μm;患者因高度近视影响生活工作质量,有明确的手术需求,经综合评估术后预期裸眼视力有显著提高,患者了解手术可能的并发症;有中轻度干眼症等眼表疾病,不适合角膜屈光手术;同时,患者眼前节结构正常,角膜内皮细胞数量、形态正常,前房深度≥2.8mm,房角开放,玻璃体无明显混浊、增殖,黄斑区无明显萎缩、出血、黄斑前膜等,有晶体眼人工晶状体植入术是目前最佳临床矫正方式。

2. 类型

(1)房角固定型:与无晶状体眼人工晶状体相似,位于前房,弹性开放襻,PMMA 材料制作。光学区直径为5.0mm(有效光学直径4.5mm),房角固定,稳定性较好。用于矫正 −7.0~−24.0D 的近视。但经临床研究显示,手术后患者可出现角膜内皮数量持续下降、虹膜萎缩、眼压升高、瞳孔散大、白内障房角固定型人工晶状体的经验也印证了该手术的长期安全性不适合用于矫正年轻患者的屈光不正,因此已退出临床使用。

(2)虹膜夹持型:一种位于前房、固定于虹膜中周部组织的人工晶状体,PMMA 材料制作,光学直径达 5.0~6.0mm,长度只有 8.5mm 一个型号,适应面广,便于批量生产。这种人工晶状体夹持部位虹膜可能萎缩,导致人工晶状体脱位;术前需要虹膜激光打孔预防瞳孔阻滞;手术后角膜内皮细胞数可能减少;可逆性较差,临床应用逐渐减少。

两种前房型有晶状体眼人工晶状体的临床使用经验说明,手术安全性是有晶状体眼人工晶状体的核心标准。

(3)后房型

1)睫状沟固定型:人工生物材料(水凝胶及 0.5% 胶原蛋白)制作,单片设计,可折叠,使用推注器植入。矫正屈光度范围:−0.5D 以上近视,远视 +1D(国内未注册),散光 0.5~6.0D;人工晶状体长度 11.5~14.2mm 可选;光学区直径 4.65~5.5mm。如在前表面联合复曲面(Toric),可以矫正 5.0D 的总散光(图 3-5-1)。

2)后房悬浮型:硅凝胶材料制作,单片设计,推注器植入。矫正屈光度范围:近视 −3.0~−30D,长度有 10.8mm 和 11.3mm 两个型号可供选择。光学区直径 4.5~5.0mm(图 3-5-2)。

目前,有晶状体眼后房型人工晶状体已成为主流眼内屈光手术。

【适应证和禁忌证】

年龄 20 岁以上,屈光度稳定,近视≥−0.5D,远视≥+3.0D,患者有手术矫正意愿。散光≥1.5D 可选用 Toric 有晶状体眼后房型人工晶状体。前房深度≥3.0mm(ICL)、2.5mm(PRL),房角开放。瞳孔功能正常,晶状体透明无畸形。玻璃体无增殖性病变,视网膜无明显变性,无裂孔,无黄斑活动性病变。

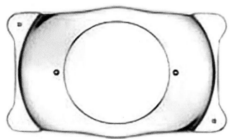

图 3-5-1 有晶状体眼后房型人工晶状体 - 睫状沟固定型

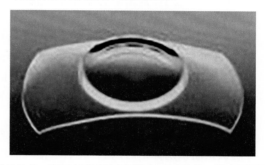

图 3-5-2 有晶状体眼后房型人工晶状体 - 后房悬浮型

超高度近视框架眼镜矫正视力不好时,使用硬性角膜接触镜矫正结果更准确。

高度近视患者眼球壁张力异常,非接触眼压计眼压值有误差,应用压平眼压计。对于高于 18mmHg 的眼压,应检查视网膜神经纤维层厚度。

临床病例

患者,女,24 岁,原有近视 −14.50D,戴软性角膜接触镜 6 年,近两年来屈光度无明显加深,因工作需要希望手术矫正。平时有时感觉双眼干涩,偶尔发痒。无异物感,无眼刺痛流泪病史,无明显分泌物。

患者从事文字编辑工作。手术后可能要开车上下班,经常加班。

如何选择手术方案?

近视屈光度高于 −12.0D,行角膜激光手术保留足够的角膜基质厚度,则可能有屈光度残留;若减少角膜基质损失而缩小切削光学区直径,术后视觉质量明显减低。因此这类患者不能选择角膜手术。

年轻患者,自身晶状体的调节功能对生活工作意义重要。

选择有晶状体眼人工晶状体植入矫正角膜形态结构无影响,可以保留自身调节功能,一次完全矫正屈光度,是合理的选择。

该患者术前检查结果:

屈光度:右眼 −15.0DS/−0.75DC×180° 框架眼镜矫正视力 0.6

左眼 −15.75DS/−0.75DC×180° 框架眼镜矫正视力 0.6

眼压：右眼 14mmHg，左眼 15mmHg

眼轴长：右眼 28.30mm，左眼 28.26mm

角膜厚度：右眼 508μm，左眼 506μm

前房深度：右眼 3.10mm，左眼 3.08mm

角膜水平子午线直径：右眼 11.65mm，左眼 11.60mm

角膜地形图：角膜规则散光对称

波前像差：无明显异常

RGP 矫正视力双眼 1.0

【术前准备】

1. 常规眼内术前准备　作为眼内屈光手术，术前准备遵循严格的手术管理规范，术眼结膜囊冲洗、泪道冲洗。后房型人工晶状体植入术前应充分散瞳，考虑到术中要缩瞳，散瞳不宜过度。

2. 特殊术前准备　不带中央孔的人工晶状体术前 1 天至 2 周，术眼上方 10∶30～11∶00 和 1∶00～1∶30 钟点位，激光虹膜打孔，以保证术后房水引流通畅，并避免被人工晶状体襻遮挡堵塞。带中央孔的人工晶状体不需要虹膜周切。

3. 麻醉方法选择　术前检查及术前医患沟通过程中，都要注意有无影响手术的不利的解剖和患者心理因素。对于睑裂较小、紧张型的患者，应选用局麻，以确保手术。绝大多数患者可以接受表面麻醉。

【手术过程】

1. 术者穿洗手衣，按规范洗手，进入手术室后穿手术衣并戴手套。

2. 患者平卧位，常规术眼消毒铺巾，术眼手术贴膜，保护睫毛和睑缘，开睑器开睑。

3. 将人工晶状体 ICL（implantable collamer lens）安装到专用推注器内。

4. 采用颞侧透明角膜切口，隧道长 2.0mm，宽 2.6～3.0mm。

5. 前房填充粘弹剂。

6. 用推注器插入切口外口，但不进入前房，缓慢地将人工晶状体注入前房，在前房内人工晶状体前端展开，并确认正面识别标记后，再将其后端推入前房。

7. 人工晶状体前表面加注少量粘弹剂，待人工晶状体展平。

8. 用专用器械将人工晶状体襻植入虹膜后，调整 ICL 光学中心居中。

9. 缩瞳并确认虹膜周切孔开放通畅。

10. 注吸清除前房粘弹剂。

11. 切口水密。

熟练的手术者再使用特殊品种人工晶状体时，推注前不注入粘弹剂或选用前房持续灌注以维持前房，临床证实不会增加手术风险，初学者不推荐（图 3-5-3）。

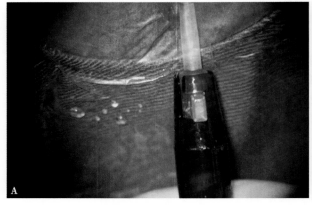 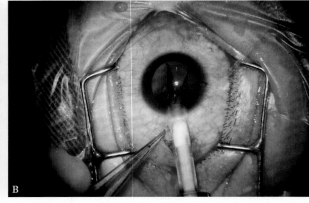

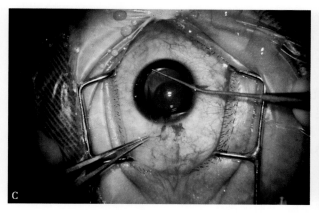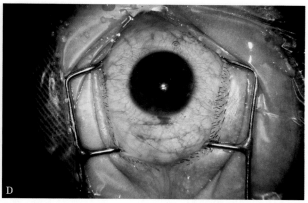

图 3-5-3 手术过程

A. 将 ICL 安装到推注器；B. 推注器卡住角膜隧道切口外口，渐进缓慢向前房推入 ICL，边推边观察 ICL 展开；C. 将 ICL 袢植入到虹膜后；D. 冲洗眼内粘弹剂，缩瞳，观察上方虹膜周切口，确保开放。

【术后处理】

眼前节手术常规术后用药，术后 2 小时常规观察眼压，4 小时后眼压正常可以出院门诊随访。如有眼压升高，需鉴别原因，及时控制眼压。参见并发症及处理。

【并发症及处理】

1. 白内障

（1）发生原因

1）手术创伤：在手术过程中，作角膜切口、前房注入粘弹剂、人工晶状体植入时经过瞳孔区及人工晶状体植入虹膜后都有可能损伤自身晶状体导致白内障。

2）人工晶状体与自身晶状体接触：后房型人工晶状体长度太短、瞳孔过度收缩、自身晶状体的调节状态、明适应和暗适应频繁交替，均可使人工晶状体与自身晶状体接触，导致晶状体前囊膜或前囊下混浊，一般在术后 6 个月至 1 年发生。

3）慢性炎症反应的代谢因素：人工晶状体导致的慢性炎症反应，可使房水成分发生改变，从而引起晶状体代谢紊乱，继发混浊，一般发生时间较晚，取决于炎症反应和代谢紊乱的程度。

4）其他原因：术前虹膜激光周边切除时能量过强或焦点靠后，可以击中晶状体前囊，引起晶状体前囊下混浊，常在术前散瞳后发现，此时可见虹膜周切孔相应位置晶状体前囊混浊。

（2）处理：矫正视力≤0.3，或患者自觉视力影响生活时，可以取出人工晶状体，同期行白内障摘除及人工晶状体植入术。建议术后预留 −3.0D 屈光度。

2. 青光眼

（1）发生原因

1）瞳孔阻滞：有晶状体眼后房型人工晶状体植入在后房，使后房空间缩小，虹膜周切孔太小、粘弹剂堵塞或人工晶状体袢紧贴周切口、术中缩瞳不充分使虹膜周切口未能呈功能性开放、人工晶状体太长前拱紧贴虹膜等，均可以引起瞳孔阻滞，眼压升高。

2）房角关闭：人工晶状体袢固定于睫状沟内，可以将虹膜前推，引起虹膜周边前粘连，房角关闭，而导致青光眼。多发生于人工晶状体过大。

3）色素播散：由于人工晶状体和虹膜表面的接触可以在超声生物显微镜检查时发现，明暗适应、调节时瞳孔活动会带来两者之间的摩擦，使色素脱落而沉积于房角。

4）激素：术后激素使用应注意随访眼压，高度近视患者并发开角型青光眼的比例较高，使用类固醇皮质激素眼药水易导致眼压升高。

（2）处理：定期及时随访非常重要。瞳孔阻滞应及时从手术切口放出部分房水，加强缩瞳，保证虹膜周切口开放；继发性闭角型青光眼应去除人工晶状体；色素播散性青光眼取出人工晶状体并行小梁切除术；激素性青光眼应停用激素，并局部使用降眼压药物。

3. 虹膜睫状体炎 前房反应与其他眼内手术一样，有晶状体眼人工晶状体植入术也导致血 - 房水屏障的损伤。按前部葡萄膜炎处理，同时需要与感染性眼内炎鉴别。

4. 人工晶状体偏中心　人工晶状体支撑力不足，常表现为"日落"现象，典型者人工晶状体上缘降至瞳孔区，可导致单眼复视。这一现象在虹膜夹型的人工晶状体较多见。处理：取出人工晶状体，如悬韧带正常，可更换较大型号人工晶状体。

5. 眩光　有晶状体眼人工晶状体植入术后的眩光（glare）和光晕（halo）因人工晶状体光学区边缘暴露引起，常见于暗环境，与高度近视状态下调节功能不足，瞳孔直径较大有关。处理：无特殊处理，通过交流沟通，获得理解。大部分患者半年左右可以恢复或减轻，改善速度与年龄和调节减弱程度有关。

6. 视近困难　高度近视患者由于术前常处于欠矫状态，调节废用，术后常有视近困难。处理：参见眩光部分处理。

7. 视网膜脱离　与高度近视眼周边视网膜变性、视网膜干性裂孔存在有关。术后及时复诊随访，关注玻璃体和视网膜情况，预防为主。如有视力下降、视野缺损，及时就诊。

8. 睫状肌痉挛　术中使用缩瞳剂导致，术后半小时至术后一天常见，可有恶心、呕吐、眼部和同侧偏头痛，要注意和瞳孔阻滞性青光眼鉴别。症状明显，但角膜透明，前房深度正常，虹膜无明显膨隆，瞳孔缩小呈针尖样，眼压正常。同时可有较明显的近视屈光度，逐日降低。处理：散瞳剂拮抗效果明显。

二、无晶状体眼屈光性人工晶状体植入术（aphakia refractive intraocular lens implantation）

【概述】

晶状体摘除后无晶状体屈光状态的特点是，角膜屈光状态成为全眼屈光状态的决定性因素；调节力丧失使得术后难以恢复全程视力。通过人工晶状体光学设计来矫正角膜的屈光缺陷（散光、球面像差等）；通过人工晶状体多焦点设计获得全程视力；同时通过人工晶状体襻设计的改进获得一定的伪调节而改善近视力，成为无晶状体眼屈光矫正的新概念。

1. 手术选择依据　眼前节结构形态功能正常的白内障患者，接受白内障手术或透明晶状体置换术后，角膜有明显散光，预期术后裸眼视力受影响；术后希望获得远近视力能够满足日常生活需求，减少对眼镜的依赖。术前检查评估预计手术顺利，能够保证人工晶状体囊袋内完美居中，黄斑功能正常，可以选择这类人工晶状体。

2. 类型

（1）单焦非球面人工晶状体：在单焦人工晶状体前表面或后表面联合非球面设计，抵消角膜球面像差以提高屈光系统光学质量。与单焦球面人工晶状体差异主要在非球面设计，目前有完全中和角膜球面像差、部分抵消角膜球面相差、0球差三类非球面方案。

（2）复曲面（Toric）人工晶状体：适合于规则性角膜散光的矫正，人工晶状体前表面为非球面，后表面则为环曲面设计，以矫正角膜散光，减少术后对散光矫正镜的依赖。人工晶状体周边有 Toric 面子午线标记，手术时将该标记与目标位置标记调整到一条直线上（图3-5-4）。

（3）双焦点人工晶状体：有折射型多焦和衍射型多焦人工晶状体，人工晶状体前表面为非球面，后表面为多焦设计，将一定比例的光线分配在远焦点和近焦点，可以减少术后老视镜的依赖（图3-5-5）。

（4）可调节人工晶状体：利用人工晶状体襻角度设计的改良，使得人工晶状体在调节时，产生一定的前后位移而补偿看近需要的屈光度。优点是不会发生多焦人工晶状体的光晕效应，缺点是焦深有限，有时不足以补偿看近屈光度，而且随着囊袋硬化，调节力逐渐下降。

（5）三焦点人工晶状体：蔡司公司三焦点人工晶体 AT LISA tri 839MP 是衍射型三焦点人工晶状体的代表，前表面全光学区衍射设计，光学直径 6.0mm，中

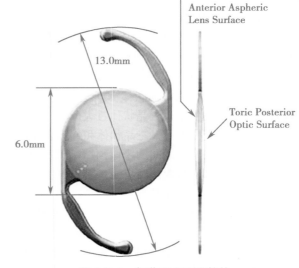

图 3-5-4　复曲面人工晶状体

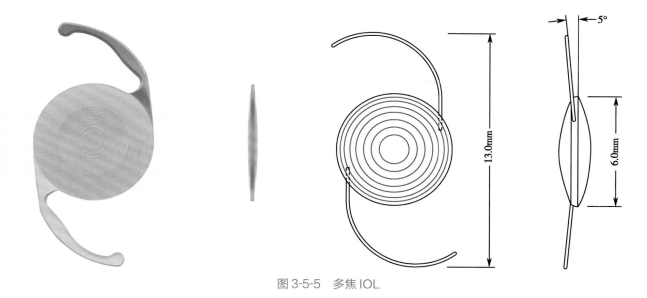

图 3-5-5 多焦 IOL

间 4.34mm 直径范围内为三焦区，周边 4.34～6.00mm 直径范围为双焦区，附加 +3.33D 视近，附加 +1.66D 视中。该人工晶状体远中近光线为 50%、20%、30% 不对称分布，有效减少光晕；衍射 - 折射的微结构覆盖整个光学直径，其远近聚焦不依赖瞳孔大小而发挥作用；平滑微相位技术，衍射环之间没有齿牙状阶梯，减少光线散射，从而减少眩光，真正实现自然舒适的远中近全程，全天候优质视力（图 3-5-6）。

（6）连续视程人工晶状体：眼力健公司的 TECNIS Symfony 新无级连续视程人工晶状体（型号 ZXR00）为单件式可折叠后房型人工晶状体，其外径为 13.0mm，光学区直径为 6.0mm。该人工晶状体采用专利的 Echelette 衍射光栅技术，实现了从远、中、近分离的高清视力到连续视程的优化；专利消色差技术不仅减少了色差，并且可矫正自然眼的角膜色差，它将这两种优异的技术融合互补。1.6mm 宽大的中心环设计，可耐受最高 0.75mm 的晶体偏心。因为连续视程人工晶体设计延长焦点，拓展景深，所以，连续视程人工晶体产生的光晕和眩光发生率与单焦点人工晶状体相似，并可以耐受 1.5D 的散光（图 3-5-7）。

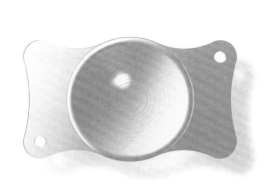

图 3-5-6　三焦点人工晶状体

图 3-5-7　连续视程人工晶状体

【适应证和禁忌证】

白内障患者或≥55 岁的高度屈光不正患者，角膜透明，虹膜形态正常，瞳孔功能正常，无明显玻璃体视网膜疾患，预期视功能恢复较好。原有较明显的球面像差、角膜散光，或者希望人工晶状体植入后可以减少对老视镜的依赖等，可以通过植入相应的人工晶状体予以矫正，获得更好的术后视觉质量。

角膜光学中心和晶状体光学中心明显偏离的、晶状体脱位、瞳孔散大或过小、对视觉质量期望过高、老年性心理障碍者，不适合植入屈光性的人工晶状体。

【术前准备】

1．常规术前准备同白内障手术。

2．特殊术前准备

（1）检查角膜曲率和角膜地形图，评估角膜屈光状态和角膜像差。

（2）检查晶状体状况，评估人工晶状体囊袋内的稳定性，合理选择人工晶状体。

（3）重视矫正患者的术前散光，有目的地设计切口位置、形状、大小、切口与角膜缘距离等以达到术后最佳的视觉效果。

（4）确定植入的人工晶状体度数时，既考虑双眼视功能，又兼顾原有生活习惯和舒适的术后近视力。

（5）根据患者屈光状态和视觉需求，决定选择何种特殊设计的人工晶状体，如 Toric 人工晶状体、多焦点人工晶状体、非球面人工晶状体、可调节人工晶状体等，以期达到更理想的术后视觉效果。

（6）有目的地通过角膜切口的位置和宽度控制术源性散光，于手术前正常瞳孔下，表面麻醉后，在裂隙灯下进行切口位置和 Toric 人工晶状体固定轴向的标记。

3．麻醉方法选择 根据患者的眼部情况、全身状况及心理因素决定麻醉方式。

【手术过程】

1．同白内障手术步骤。

2．根据术前设计并标记的手术切口位置做角膜隧道切口。

3．撕囊要保证居中性，撕囊口直径较人工晶状体光学面直径略小 0.5～1mm。

4．调整人工晶状体位置使其居中，Toric 人工晶状体标记与角膜标记基本一致。

5．注吸前房和囊袋内黏弹剂，同时调整 Toric 人工晶状体标记与角膜标记完全一致。

6．切口水密。

【术后处理】

眼前节手术常规医嘱，术后 2 周内点抗生素眼药水，可联合使用皮质类固醇眼药水。术后第 1 天、1 周、1 个月、3 个月、6 个月和 1 年复诊，重点关注人工晶状体位置、患者视觉质量。患者的日常活动不受限制，避免剧烈活动。

【并发症及处理】

白内障手术有关并发症参见相关章节。

人工晶状体的视光学并发症有：

1．眩光和光晕 普通人工晶状体也有部分患者在特定环境下出现眩光和光晕，屈光人工晶状体引起眩光和光晕的原因有：①患者夜间瞳孔较大，人工晶状体光学区边缘暴露；②非球面人工晶状体与患者角膜非球面特性不适应；③人工晶状体中心偏移引入彗差；④多焦人工晶状体的视网膜投影现象。

处理：置换单焦大直径人工晶状体。

2．Toric 人工晶状体旋转 Toric 人工晶状体术后的视力下降主要原因是人工晶状体位置旋转，发生旋转的原因有：①囊袋直径过大，人工晶状体支撑力不足；②撕囊不规则，人工晶状体囊袋内固定力量不均匀；③外伤或揉眼；④粘弹剂清除不彻底。

处理：手术中清除囊袋内粘弹剂后，将人工晶状体下压与后囊贴附，增加人工晶状体与囊袋附着力；手术调整位置；囊袋过大需要置换人工晶状体，改用其他方法矫正散光。

3．双眼视觉差异 多发生于一眼正常或单焦人工晶状体植入术后，另一眼植入多焦人工晶状体；也可以发生在高度屈光不正患者，一眼植入人工晶状体后屈光度降低，产生术后屈光参差。少见于两眼植入不同型号人工晶状体。因为双眼视觉质量差异，患者多表现为焦虑烦躁，遮盖一眼明显好转。

处理：选择双眼一致的屈光矫正方案，并选择同类人工晶状体。

（沈 晔）

第五节 巩膜屈光手术

【概述】

巩膜占眼球外壁 5/6，本身没有屈光功能，但眼球的形态和轴长与屈光状态密切相关，而且近视和远视也或多或少存在巩膜的异常,巩膜手术可以起到稳定屈光度,或改变眼内屈光间质的空间位置关系,从而影响屈光功能。

【后巩膜加固术】

高度近视的进展过程和巩膜变薄扩张有关,形成后巩膜葡萄肿,视网膜脉络膜随之被动扩张,继而产生视网膜脉络膜病变,导致中心视力的损害,严重者可能致盲。

采用健康的异体巩膜或硬脑膜等胶原材料,植入到变薄扩张区巩膜的表面,组织机化融合,厚度增厚,组织张力增强,可以起到限制后巩膜持续扩张,阻止脉络膜视网膜病变功能损害加重的趋势,稳定视功能,起到一定的作用。但这种巩膜变厚增强的机制,对于脉络膜视网膜病变改善或稳定的意义和价值,需要更多的循证医学依据。

【手术适应证】

高度近视(高于 -6.0D),眼轴 28mm 以上,眼底呈豹纹状,近视弧存在;近视度进行性加深≥1.0D/ 年;检查确认有后巩膜葡萄肿,荧光造影显示眼底退行性病变;高度近视合并视网膜脱离,在视网膜复位手术同时行巩膜加固术可以考虑手术。

【术前评估】

除了常规视光学检查,眼轴、B 超、OCT 和眼底检查既是手术评估的重要依据,也是术后随访比较的重要内容。

【手术步骤】

1. 眶内巩膜手术常规。

2. 角膜缘切开球结膜200°,暴露颞上、颞下、鼻下象限巩膜,作外直肌和下直肌牵引线。

3. 应用眼外肌牵引缝线,从颞下置入巩膜加固片,深达颞下窝静脉下,穿过下斜肌,下直肌,在鼻下象限,避开(或穿过)鼻下窝静脉,缝线将加固片缝在鼻下巩膜赤道前巩膜,然后保证加固片绕过眼球后极部,避开(或穿过)颞下窝静脉,缝线固定在颞上象限赤道前巩膜。

4. 检查加固片松紧,保证包覆葡萄肿区域,涡静脉未受压。

5. 复位缝合球结膜。

【手术并发症】

常见并发症有涡静脉受压、断肌迷失、肌肉分离不全、肌鞘出血或血肿、眼压升高、巩膜穿破、复视及眼球运动障碍、植入物排斥等,对症处理,必要时取出加压条带。

（沈　晔）

第六章 结膜、角膜手术

第一节 结膜、角膜手术的术前评估

一、结膜、角膜的检查和评估

泪功能检查法

1. 泪河检查法

（1）正常情况裂隙灯下可见，泪液沿着睑缘蓄积成一泪河，其宽度为 0.2μm，表面为凹状。看泪河时裂隙灯的光带要窄，如仍不清楚可在结膜囊滴用荧光素后易于观察（图 3-6-1）。

（2）泪液条呈现不规则及短缺现象，则可说明泪液分泌不足或脂质异常。

2. Schirmer 试验

（1）Schirmer 试验 1（测泪液分泌总量实验）方法是：用宽 5mm、长 35mm 的滤纸条，一端在 5mm 处作折痕后，将其放入下穹窿中外 1/3 处，余部绕睑缘垂下。受检者轻轻闭眼，5 分钟后取下滤纸条。正常滤纸条湿润长度在 10mm 及以上为正常，小于10mm 表示基础分泌和反射分泌减退，水性泪液不足，它须与泪膜破裂时间（BUT）结合，才具有临床参考价值。

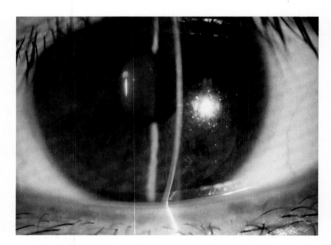

图 3-6-1 结膜囊滴用荧光素后的泪河

（2）基础 Schirmer 试验受检者坐在暗室，被检眼结膜囊滴表面麻醉剂一次，30 秒后进行 Schirmer 试验 1。排除光和滤纸刺激因素而测得基础泪液分泌量。正常不低于 10mm，如果原来表麻前流泪，则为反射分泌亢进。

（3）Schirmer 试验 2 检查反射性分泌有无缺陷。方法：被检眼结膜囊滴表面麻醉剂一次，30 秒后放置滤纸。用棉签或毛笔刺激鼻中甲，2 分钟后测量滤纸湿润长度。滤纸湿润长度大于 10mm，反射性泪液分泌正常，反之，则为周围反射分泌消失。如 Sjogren 综合征患者，因泪腺被破坏，刺激后泪液不增加。

3. 泪膜破裂时间（BUT） BUT 是指用荧光素钠滴入结膜囊后一次瞬目至泪膜出现干斑所需的时间来判断泪膜的稳定性。受检查结膜囊内滴荧光素钠 1 滴，行裂隙灯检查，用窄光钴蓝光观察角膜前泪液膜。荧光素染色的泪膜表面出现黑洞或干斑，表示泪膜破裂。瞬目至出现干斑的时间为泪膜破裂时间。正常人为15～45 秒，小于 10 秒为泪膜不稳定，当瞬目后泪液膜不能完整遮满角膜，此种情况 BUT 为零。

4. 虎红染色 虎红染色是活体染色诊断干眼症的一种重要方法。角膜、结膜上皮的一些细微变化能在染色后被看见，虎红主要着染已死亡、失去活性、变性的细胞和那些表面缺乏黏蛋白覆盖的细胞，而荧光素只着染上皮破损处。

检查方法：1% 虎红滴入结膜囊，瞬目 3～5 分钟后做裂隙灯，检查。角、结膜出现 4 个以上染红点为阳性。干燥性角、结膜炎，被染红点多见于下穹窿部。各种疾病如，Sjogren 综合征（图 3-6-2）、Stevens-Johnson综合征，随病情的程度致结膜杯状细胞功能下降，角膜表面黏蛋白缺乏，均可使全结膜或全角膜虎红着染。

因此，虎红对检查泪黏蛋白的完整性是优越的。另外，虎红还可在角膜基质扩散，只要有细胞与细胞之间连接的破坏，即可着染。虎红染色时，要注意染色液量要适中和不要应用表面麻醉药物，如染色液过少，停留结膜中时间短，不能充分达到与眼表死亡细胞的结合。

虎红染色的评分，依次为鼻侧球结膜、角膜和颞侧球结膜，每一个区域的评分为0~3，零为无染色，3为这个区域全染色。

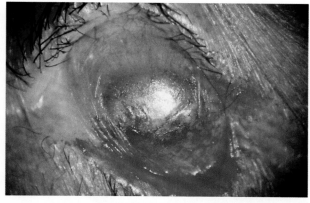

图 3-6-2　Sjogren 综合征，全角膜干燥，上方角膜和结膜严重干燥，下方结膜深度红染阳性

（1）角结膜干燥的特点早期常局限在鼻侧结膜面，中期可发展到颞侧，晚期除球结膜外，还在下方角膜暴露带，随着病情的加重，角膜下方暴露带向中央上移。

（2）睑板腺炎和睑板腺变性初期虎红不着染或在上、下方球结膜，随着炎症的发展，染色带向上、下方角膜内扩展，到晚期可出现与角结膜干燥症一样的表现。

（3）睑闭合不全虎红染色常表现为下方角膜及角膜缘等暴露处着色。

二、角膜的裂隙灯照相术

角膜的许多疾病能用裂隙灯照相的方法很好的记录并保存，但一幅成功的角膜裂隙灯照片的获得，是要充分了解裂隙灯检查与裂隙灯照相之间的关系，以及其不同角膜病应用不同的取景方式和曝光指数，而不是裂隙灯观察到的临床体征，都能在照片上很好反映出来。

裂隙灯的特别功能是能做一个边缘分明的光切面，对角膜表面弧的观察，可判断角膜表面上皮的完整性，很小异物等。裂隙灯的直接、间接照射法，角膜后镜面反光法，巩膜缘散射法等的运用，为不同角膜的病变提出不同的裂隙灯观察和照相方法。

裂隙灯显微镜检查和照相的基本方法　裂隙灯显微镜检查是利用光在眼各种组织中传播时的差异来发现病变，并按照其各自的特点给予定性的，因此，应用裂隙灯的照相技术，实际上就是一个用光的方法，可分为以下几种：

1. 弥漫光照明法　用来检查角膜、结膜、泪阜、泪点、眼睑皮肤、睑缘和睫毛，可对整个眼部的表面有一个粗略但较全面的印象（图 3-6-3）。将光斑开至最大，将灯柱反射镜下的毛玻璃移入光路，使照明光更加均匀柔和。为了避免角膜上的反光点影响观察，可将裂隙灯的灯架左右移动。在照相时，用低倍镜取景时，注意使角膜上的反光斑离开要观察的区域。

2. 直接焦点照明法　裂隙灯光源发出的光束与目镜在所观察的角膜或结膜病灶在同一个焦点上。裂隙宽度在 1.0~1.5mm 称为宽光带，<0.2mm 称为窄光带，切割在透明的角膜、晶状体和前玻璃体上即形成一个"光学切面"，裂隙灯与显微镜光轴

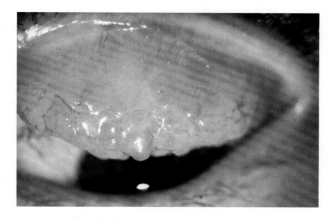

图 3-6-3　春季卡他性角结膜炎睑结膜乳头呈"铺路石"改变

之间的交角越大，则此切面的层次关系显示越清。在观察角膜切面时，可将裂隙光对准眼轴，而将显微镜向两侧转动至 45°角，这样角膜光带仍保持原有曲率而层次显示较好。由于裂隙光的焦深和显微镜的景深的限制，在作光学切面时，需前后调节才能得到晶状体和前玻璃体等有一定厚度的组织的图像。窄光带映照的范围极小，常不能显示出病变与周围组织的关系，故需加上背景光照明。但过亮的背景光必然要降低裂隙光照明部位的对比度，故应选择适当的背景（图 3-6-4~图 3-6-7）。

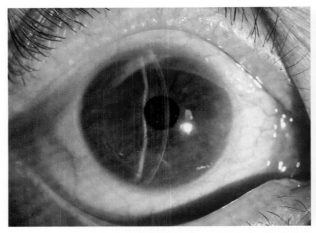

图 3-6-4　窄光带法直接焦点照明,显示正常角膜

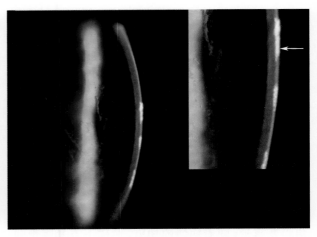

图 3-6-5　角膜表层混浊(箭头所示)

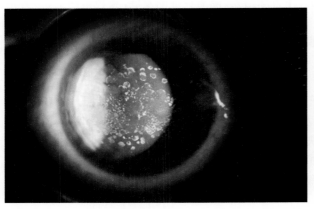

图 3-6-6　宽光带法直接焦点照明,显示颗粒状角膜营养不良的病变特点

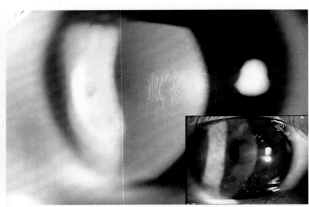

图 3-6-7　宽光带法直接焦点照明,显示圆锥角膜患者特有的 Vogt 线

3. 间接光照明法　或称近侧照明法,常用来检查虹膜组织有无萎缩,判断隆起物是实质性还是囊性,还能映出在角膜缘后的异物等。将光带投照在要观察的目标近侧的组织上,利用这些组织发出的弥射光去间接照明所要观察的目标。照相时应注意间接照明的亮度要比直接照明处低得多,应按间接照明处的亮度选择曝光量,否则必将产生曝光不足的结果。

4. 角膜缘分光照明法　将光线集合于角巩膜缘上,由于光线在通过角膜时被角膜组织分散和屈折,正常的角膜本身将无所见,而角膜的病变可以清晰地查见。

5. 后部反光照射法　将光线的焦点照射于被检查组织后方的不透明组织上,而显微镜的焦点调整在被检查组织上。如观察角膜时将光线照射在虹膜或发生白内障改变的晶状体上,利用后方反射的光线观察角膜的病变,如角膜上皮水肿、空泡,细小角膜后沉着物及角膜内细小异物等。

6. 镜面反光照射法　利用照射光线在角膜后面或晶状体表面上形成的表面反光区,与直接焦点照射法的光学平行六面体相重合,利用该区增强的光度来检查病变的组织,如角膜内皮,晶状体前、后囊及核的情况(图 3-6-8)。

7. 裂隙灯检查方法联合应用的范例　裂隙灯显微镜的 6 种检查方法各有优势和各自的不足。因此,临床上若要对眼科疾病更好地进行观察,往往需要将不同的检查方法联合应用,动态进行。同一患者可以用多种检查照相方法来表现不同的临床效果。

三、角膜内皮显微镜

设计原理及组成:角膜内皮显微镜是根据裂隙灯镜面反射原理设计制造的。

目前在临床上应用的角膜内皮显微镜主要是接触型和非接触型两种,两者各有优缺点。非接触型内皮

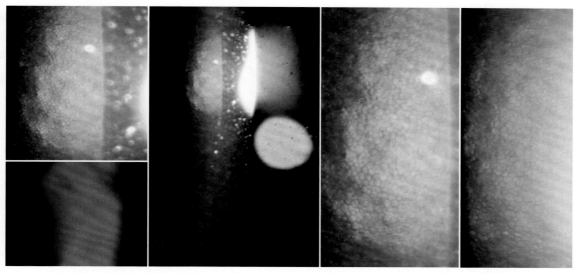

图 3-6-8　镜面反光照明法，显示正常人角膜内皮细胞排列规则，均匀，并呈六边形

显微镜容易获得被检查者的合作，但照相放大率只有 10 倍，观察的放大率为 60 倍。而接触式内皮显微镜照相的放大率为 50～100 倍，观察的放大率为 300 倍，使角膜内皮细胞形态容易清楚地显示出来，还可自行选定需要检查部位的角膜内皮进行取相和分析。缺点是检查前需要行眼部的表麻，年龄小或对检查过度敏感的人不易合作，而后者的功能目前已被临床共焦显微镜所替代。

　　主要观察指标：①角膜内皮细胞总数；②最大和最小内皮细胞面积；③平均内皮细胞面积和细胞密度；④六边形内皮细胞所占的百分率；⑤内皮细胞的边界；⑥角膜后表面及黑区等情况。

　　角膜内皮细胞密度和形态的变化：正常人平均内皮密度为（2 899±410.06）个 /mm²。但随年龄的变化，内皮细胞数和形态也有改变。婴幼儿细胞密集，呈圆形和立方形。青年时期呈六角形，大小形态相当一致，40～50 岁以后细胞逐渐呈多形性，细胞变大。50 岁以后，内皮细胞密度与年龄呈负相关的趋势明显。

四、角膜的真菌学检查和诊断

　　刮片检查结膜囊滴表面麻药 2 次，3～5 分钟后，分开上、下睑。

　　（1）10%～20% 氢氧化钾湿片法：角膜刮取物或活检组织，放在清洁的载玻片上；10%～20% 氢氧化钾 1～2 滴于标本上，覆以盖玻片，先用低倍镜找到标本位置，再用高倍镜观察菌丝和孢子。如标本过厚或密度过大，可在弱火焰上微微加温，使杂质溶化后再检。此法简单、快速，阳性率为 65%～90%，能在镜下见到不同种菌丝形态，有的能见到孢子。加亮绿、亚甲蓝或优质蓝黑墨水混合染色更易看到菌丝的形态。丝状真菌因菌龄不同，其内容物不同，着色为紫蓝色、红色（图 3-6-9）。

　　（2）真菌培养和鉴定：常用培养基为沙氏培养基、土豆葡萄糖培养基、巧克力琼脂平板培养基；培养温度：22～30℃，湿度 40%～50%；时间：20 天左右（图 3-6-10、图 3-6-11）。

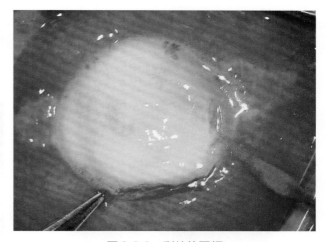

图 3-6-9　刮片的要领

在刮片时应擦去表面角膜坏死组织，刮取真正的病变组织，一般在病变边缘处刮片的见菌率高。要避免在同一病变处反复刮取，造成角膜的穿孔。

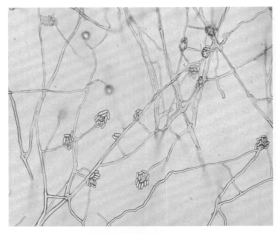

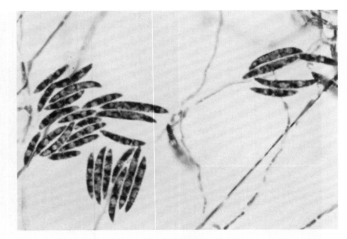

图 3-6-10 镰刀菌 　　　　　　　　　　　图 3-6-11 棉蓝染色的镰刀菌

五、前段 OCT 在角膜病和角膜手术中的应用

常见的眼前段成像方法：裂隙灯检查为主观、半定量、透明性的要求。UBM 能显示角膜，但分辨率较低，需要与眼球水浴接触和无法精确定位病灶测量的位置；且角膜有溃疡和感染者，这项接触式的检查是禁忌的。

前段 OCT 更快、更容易、更精确表现角膜的疾病特征，是非接触式，方便和快捷，对儿童尤为适合，且没有检查的禁忌证。目前应用于临床的前段 OCT 有全眼前节成像和眼前段模块两种设备，后者的技术比后节光源 840nm（频域 OCT）更佳，后节光源图像分辨率小于 5μm，而眼前节成像分辨率为 17μm，对不透明组织穿透力更佳，成像质量好。临床上对巩膜、虹膜、房角和角膜疾病的完整的扫描宽度和深度最大为 16mm（宽）和 6mm（深），其缺点是眼前段模块一次得到的图像的宽度为 4～6mm，但分辨率比全角膜图像要高。眼前段 OCT 对角膜病的诊断和指导药物治疗及指导角膜手术，特别是对手术适应证的选择和避免手术并发症有重要的意义（图 3-6-12）。

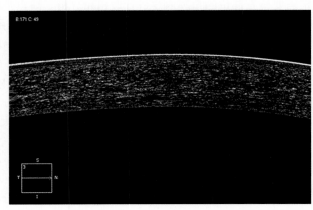

图 3-6-12 正常角膜 OCT，能清晰看到角膜全层的结构

六、感染性角膜病的应用（病毒、真菌、细菌和棘阿米巴角膜炎）

病毒性角膜炎见图 3-6-13、图 3-6-14。

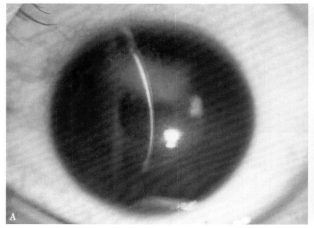

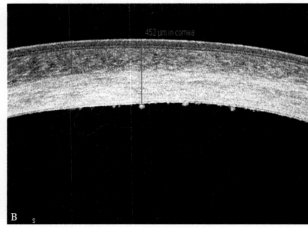

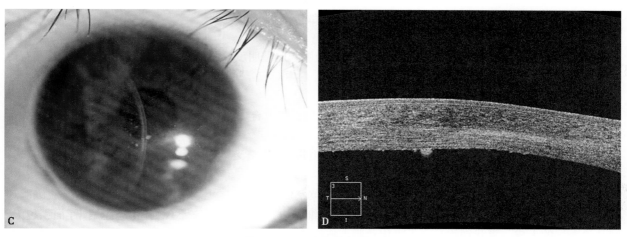

图 3-6-13　病毒性角膜炎

A. HSK（内皮型），角膜深基质层混浊；B. OCT 见角膜深基质层直到内皮层均水肿；C. 药物治疗 7 天后角膜水肿减轻，内皮面仍可见明显的 KP；D. OCT 显示角膜内皮面有几个大小不同 KP 的形态，角膜基本恢复正常的厚度。

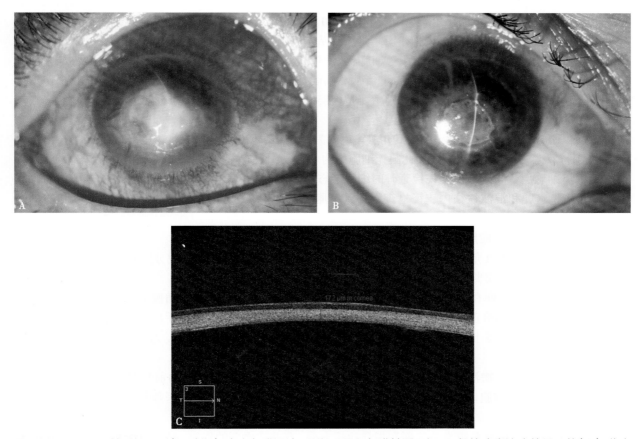

图 3-6-14　HSK 基质坏死型（活动期），中央角膜混浊、浸润明显和角膜基质已坏死，经抗病毒治疗效果不佳（A）；此患者行角膜坏死病灶切除联合双层羊膜移植术术后 1 个月，角膜感染已完全控制，羊膜仍在角膜原溃疡面上（B）；OCT 显示，此患者病变处角膜基质明显变薄，但角膜上皮已完全愈合（C）

七、共焦显微镜

共焦显微镜是一种能观察到角膜各层及结膜表层实时变化的三维立体图形工具，其具有快速、正确和无创伤性的特点，被认为是目前临床对角膜病诊断和治疗中最具价值的检测方法。眼科用共焦显微镜主要有两种，一种是以卤灯光为光源，另一种是以激光为光源。

（一）功能

1．观察泪液膜、角膜各层细胞的变化。尤其对角膜基质透明度较差的患者进行内皮细胞的检查具有比角膜内皮镜更大的优越性。

2．对一些感染性角膜病的诊断。

3．观察角膜各层细胞组织结构、细胞数量及神经的创伤愈合。

4．对角膜缘和结膜结构的观察。

一般检测至少为2个点，以提高阳性率。镜头要消毒，避免交叉感染。

（二）正常角膜的应用

1．角膜上皮层　正常人的角膜上皮的三层细胞均清晰可见，表层上皮细胞为扁平细胞，与基底细胞连接。在共焦显微镜下角膜上皮细胞表现为大的胞体，细胞边界清楚，但形态不规则，形态越扁平，面积越大，则是最表层的上皮。翼状细胞是介于表层角膜上皮细胞和上皮基底细胞之间的过渡细胞，图像上仅偶尔发现，这可能与细胞数量较少或形态不典型有关。上皮基底细胞因细胞密度大，以及有很明显发亮的细胞边界，细胞形态似内皮细胞，形态规则，排列整齐，其细胞密度比正常内皮细胞高约一倍。上皮基底细胞下有细小珠状的神经丛，在前弹力层处呈一条白线状。

2．Bowman膜　在共焦显微镜下无形态及结构，Bowman膜是由胶原纤维构成，所以在共焦显微镜下没有特殊的显示标志。三叉神经在角膜周围发出60～80根末梢纤维并脱去髓鞘，先浅层行走达Bowman膜下形成致密神经丛，所以检查时见到图像中有多量神经丛出现则代表Bowman膜的部位。

3．基质细胞层　细胞核的形态为成骨细胞状、纺锤状及椭圆形，窥不清细胞质、细胞边缘及板层胶原。基质细胞的密度从前到后部角膜基质细胞密度从高到低。角膜前基质对各种致病因素造成的角膜损伤具有强劲抵抗力，而后基质的细胞密度减低，则主要是板层间的间隔变大，板层排列疏松所致，这种解剖特点使角膜质量变轻，并更具有弹性。

4．Descement膜　共焦显微镜扫描到角膜厚度约为480μm，即焦距一半在后角膜基质细胞，另一半在内皮细胞层时，两者之间即为后弹力层，此膜无细胞结构。

5．内皮细胞层　与角膜内皮镜检查时的细胞形态相同，细胞密度越大者，六边形形态的规则占的比例越大。因角膜水肿和混浊往往内皮镜检查看不到细胞时，共焦显微镜是进一步检查角膜内皮细胞的良好工具。

（三）角膜病的诊断应用

共焦显微镜在感染性角膜病的诊断和指导治疗方面，有非常重要的作用，现分别介绍其在病毒、真菌、细菌和棘阿米巴感染角膜炎的应用。

真菌性角膜炎的诊断和治疗中的应用共焦显微镜在临床的应用，为真菌性角膜炎的诊断提供了一个简便、无创伤、准确率高的检查手段。阳性率达93%以上，这是目前其他任何诊断手段无可比拟的。

检查的图像可在动态下对真菌菌丝的直径、长度、分支的角度进行综合分析，为临床的治疗提供可靠有用的资料。

对真菌性角膜炎药物治疗的临床转归的判断：对真菌性角膜炎药物治疗的前后对角膜感染灶及周围3～5个检查点的炎症细胞、菌丝数量及角膜基质细胞的形态进行分析，来帮助医师判断应用抗真菌药物的疗效及转归。

共焦显微镜在真菌性角膜炎的诊断和指导治疗方面，有非常重要的作用，是目前诊断本病最快速的手段。由于在临床上感染角膜的真菌不同，临床体征也不同，故在共焦显微镜真菌的菌丝特点各异，共焦显微镜对真菌在角膜内菌丝的密度和深度是可以监测的，但不能判别真菌的菌种。

1．真菌角膜炎　不同的临床体征及共焦显微镜下的菌丝情况（图3-6-15、图3-6-16）。

2．细菌感染性角膜炎　共焦显微镜下细菌感染性角膜炎的诊断方面没有特异性，在共焦显微镜下不能区别是什么细菌感染，但可见上皮、基质层感染灶内有大量的炎性细胞集聚，同时可帮助排除真菌和棘阿米巴的感染。共焦显微镜在细菌性角膜炎的诊断和指导治疗方面，远没有像真菌性角膜炎那么重要，但共焦显微镜对细菌在角膜内感染程度和深度是可以监测的（图3-6-17）。

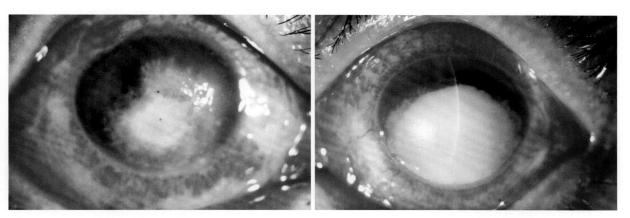

图 3-6-15 伪足，主要为感染灶外树枝状的浸润（箭头）

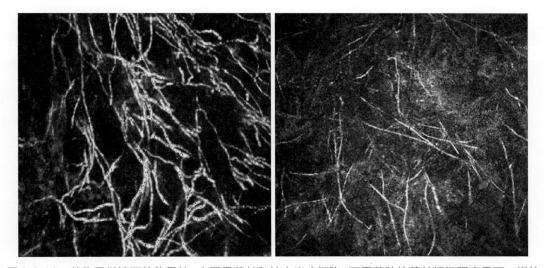

图 3-6-16 共焦显微镜下的伪足处，主要是菌丝和较少炎症细胞，不同菌种的菌丝粗细程度是不一样的

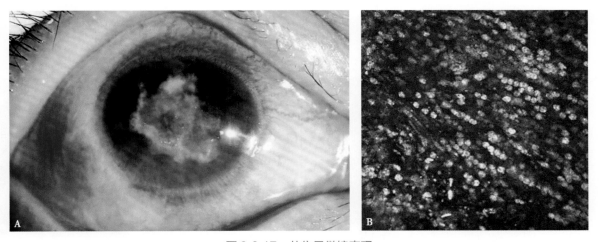

图 3-6-17 共焦显微镜表现

A. 表皮葡萄球菌角膜炎；B. 共焦显微镜见角膜内大量的炎症细胞。

3. 棘阿米巴角膜炎　在临床上对棘阿米巴角膜炎的诊断较困难，往往造成误诊。共焦显微镜在棘阿米巴角膜炎的诊断和指导治疗方面，由于临床医师对本病认识的提高，其重要性越来越受到临床的重视，共焦显微镜对棘阿米巴角膜炎诊断的阳性率也不断提高，是目前临床上诊断棘阿米巴角膜炎的重要检测手段。共焦显微镜下典型的包囊为 12μm 大小，呈串珠状排列，其形态与同期在琼脂培养皿中见到的一样，为大的圆形的类似浸润的巨噬细胞状（图 3-6-18、图 3-6-19）。

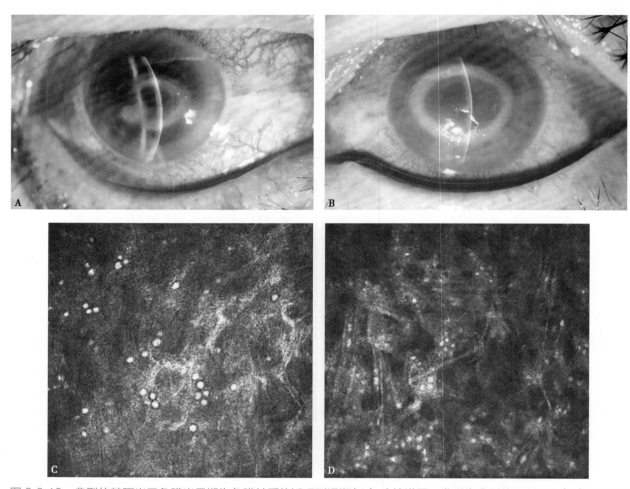

图 3-6-18　典型的棘阿米巴角膜炎早期为角膜基质的近环形浸润（A），病情进展可发展为典型的环形浸润（B），在上皮下和浅基质层发现的棘阿米巴包囊（C、D）

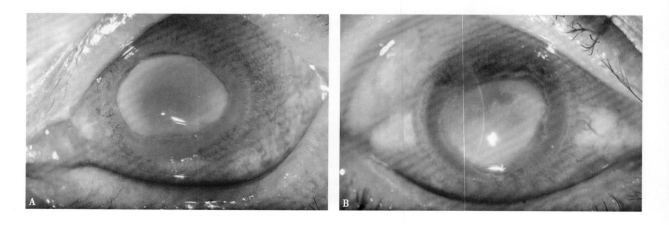

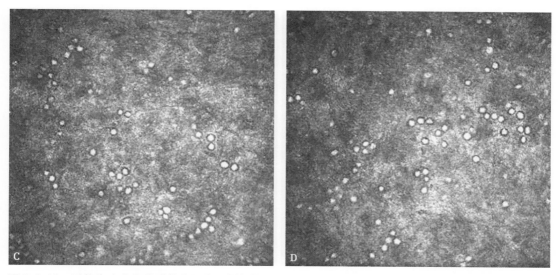

图 3-6-19　最终为中央角膜感染和浸润，病情进展较慢，同时可伴有大量新生血管的长入（A、B），共焦显微镜下可呈串珠状排列的包囊数量增多（C、D）

4. Fuchs 角膜内皮营养不良（图 3-6-20、图 3-6-21）

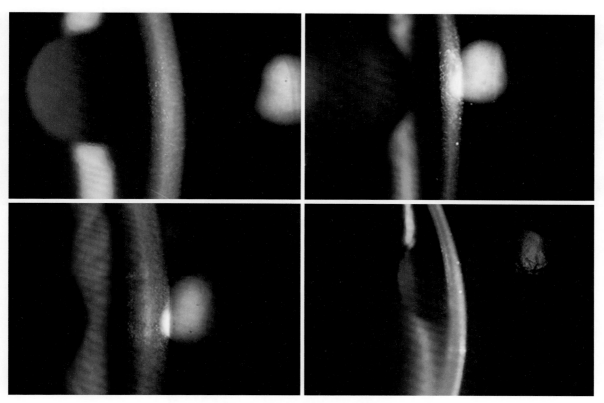

图 3-6-20　Fuchs 角膜内皮营养不良

裂隙灯下见角膜内皮面有一层金箔样的沉淀物，有的可见内皮面为蜂窝状；有的可同时见金箔样的沉淀物和部分角膜水肿，右下角图显示下方角膜水肿，提示此处已发生角膜内皮细胞功能失代偿。

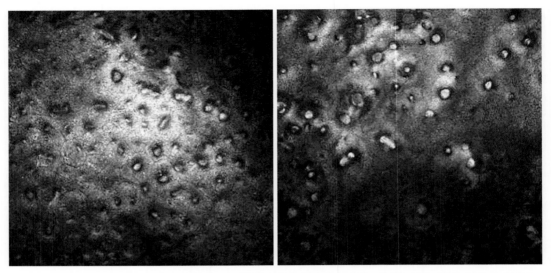

图 3-6-21 典型 Fuchs 角膜内皮营养不良的蜂窝状角膜内皮细胞像,已看不到正常的角膜内皮形态

（四）免疫相关的角膜病的诊断和指导治疗

共焦显微镜在免疫相关的角膜病中的应用,主要是排除合并感染,同时观察角膜溃疡周围的免疫相关细胞的变化。

1. Mooren 角膜溃疡（图 3-6-22）

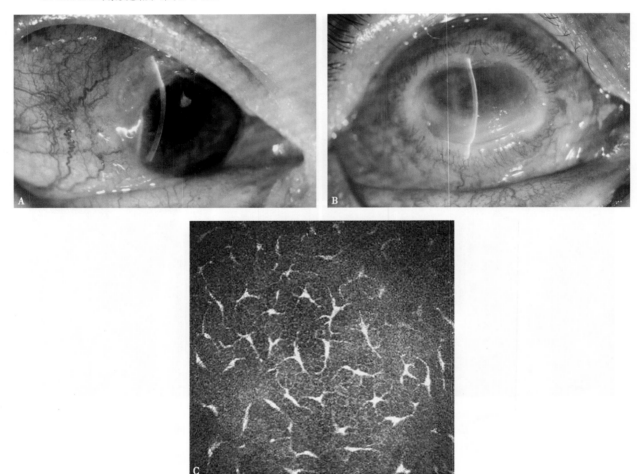

图 3-6-22 Mooren 角膜溃疡

A. 溃疡区浸润明显;B. 溃疡全周有大量新生血管长入;C. 结膜侧有大量树突状细胞。

2. 春季角结膜炎（图 3-6-23、图 3-6-24）

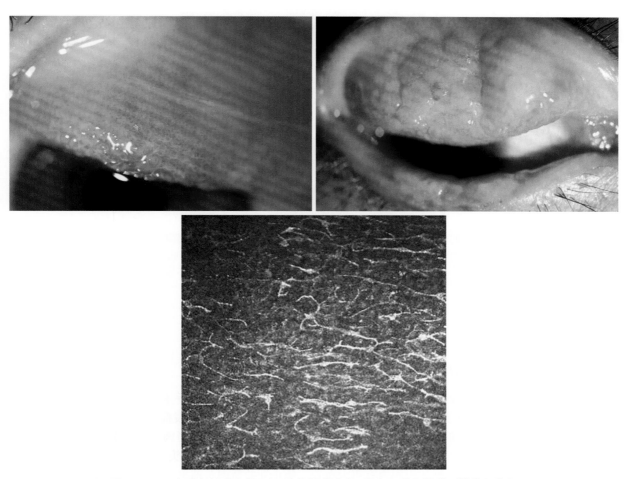

图 3-6-23　春季角结膜炎（混合型）的结膜改变，具有角膜和结膜型的共同体征

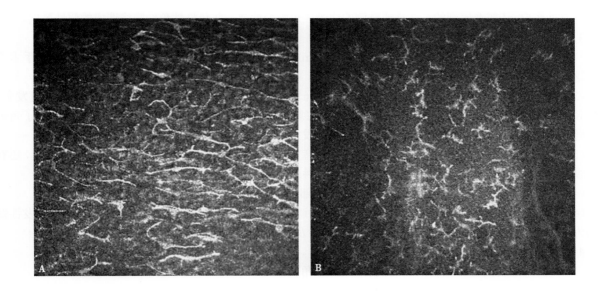

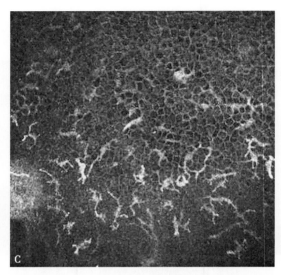

图 3-6-24 春季角结膜炎的共焦显微镜下，主要是角膜和结膜中有大量树突状细胞出现

A 为角膜缘附近结膜侧的树突状细胞，B、C 为角膜缘附近的角膜侧上皮基底膜处的树突状细胞。

（史伟云）

第二节 翼状胬肉切除术

一、翼状胬肉切除联合角膜缘及球结膜移植术

翼状胬肉在我国的发病率较高，治疗以手术为主，是临床上常见的眼表手术。目前，翼状胬肉手术的最主要问题是术后复发，故了解翼状胬肉组织病理特点对手术的操作和减少并发症有重要意义。

1. 临床表现临床上常见的为鼻侧的翼状胬肉，也可见鼻颞同时生长的胬肉。常把胬肉分为头、颈及体三部分。按胬肉的体形情况，又把翼状胬肉分为进展期和静止期。进展期常头部厚肥，周围灰色浸润明显，胬肉体也明显肥厚、充血，常见增生组织内有粗大血管。静止期的胬肉头部平坦、体部不充血、血管少，有的为薄膜状（图 3-6-25）。

2. 诊断与鉴别诊断根据临床表现很容易明确诊断，但最主要与假性胬肉鉴别。原发性胬肉是结膜组织的异常增生向角膜发展的结果，而假性胬肉往往由角膜缘和附近角膜的外伤、炎症及变性等原因造成，要特别询问是否有外伤史，还需要鉴别的是在鼻或颞侧的边缘性角膜变性或一些免疫性角结膜病造成的假性胬肉。

3. 手术治疗

（1）单纯胬肉切除术：将胬肉切除后留下约 3mm×4mm 的巩膜裸露区，这是治疗胬肉最基本的手术方法。这种手术方法复发率高，目前已几乎摒弃。

（2）胬肉切除联合局部应用丝裂霉素（mitomycin C，MMC）：局部应用 MMC 可降低胬肉术后复发率。术后使用 MMC 滴眼液的浓度应尽量低；但是值得注意的是仍有不少研究报道局部滴用 MMC 引起了角巩膜溶解、白内障、继发性青光眼和睑球粘连等严重并发症。

（3）自体结膜瓣移植带/不带角膜缘：结膜瓣覆盖巩膜裸露区可以阻挡结膜下纤维组织侵入角膜，还有助于恢复正常眼表外观，符合眼表解剖和生理，是一种理想的修复材料。

（4）自体角巩膜缘及结膜移植：笔者建议采用带部分角巩膜缘结膜瓣移植。

（5）羊膜移植：羊膜移植治疗胬肉复发有不同报道，原发性胬肉复发率较低为 3.8%～10.9%，复发性胬肉则为 25.0%～37.5% 不等，与胬肉的性质、患者年龄及手术技巧有关。

4. 手术的适应证

（1）胬肉向瞳孔区伸长或遮挡影响视力，或造成角膜散光。

（2）白内障手术前，为精确行人工晶状体植入度数的计算。

（3）患者需要戴角膜接触镜。

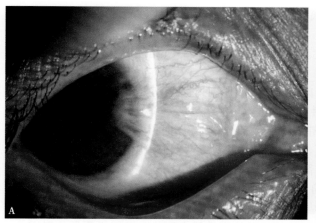
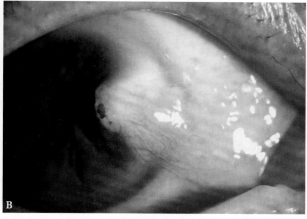
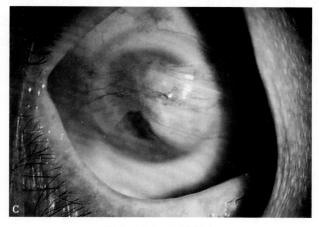

图 3-6-25　翼状胬肉

A. 鼻侧翼状胬肉（进展期）；B. 胬肉头部发生角膜钙化；C. 鼻侧翼状胬肉进展并覆盖瞳孔区；D. 双侧进展的翼状胬肉，已完全覆盖瞳孔。

　　（4）角膜屈光手术前。

　　（5）美容的要求。

　　5. 术前准备及检查术　前要尽可能确定患者经常眼红、痒、热灼感等是否与胬肉有关，要排除睑缘炎、干眼症、过敏性结膜炎等眼病，否则患者接受胬肉切除术有些症状仍存在，造成不必要的纠纷。术前一定要告知患者术后的并发症，术后眼红、瘢痕及复发问题。

　　6. 胬肉切除术前检查

　　（1）Schirmer 试验和 BUT，如 BUT<5mm/5 分钟，Schirmer 检查<5mm，要注意干眼症造成的假性胬肉，有干眼的患者术后很容易造成胬肉的复发。

　　（2）角膜曲率。

　　（3）术前视力。

　　（4）有条件做眼前段 OCT 判断胬肉与下方角膜的关系，排除假性胬肉或复发性胬肉与下方角膜的关系。另要区别是真性翼状胬肉，还是由于 Mooren 溃疡或边缘变性致的假性胬肉。

　　7. 胬肉切除前要考虑的几个手术问题

　　（1）胬肉切除的范围。

　　（2）是先从头部切除还是从根部切除。

　　（3）能否彻底清除根部增生的组织。

　　（4）巩膜暴露的范围及大小。

　　（5）结膜移植还是羊膜移植。

　　（6）什么情况下需要联合部分板层角膜移植。

（7）对复发性胬肉术前要进一步考虑：①粘连分离困难、出血多；②角膜变薄；③睑球粘连的处理；④直肌的损伤。

8. 手术中需要注意的问题　术中是否要用抗代谢药物、选择何种麻醉方式、结膜切多大为好、如何止血好（肾上腺素、烧灼及压迫）、用锐还是钝刀剖切。

9. 手术方法　要求在手术显微镜下进行，从胬肉头部，或从胬肉体两侧切开，开始剥离，从泪阜前1.5mm处剪断胬肉根部，再逆行分离胬肉头部，以钝性分离为主，剪除胬肉头颈部及其肥厚增生的结膜下组织，把角膜上的胬肉头部组织清除干净。取同眼上方带角膜缘及部分球结膜，面积略大于植床的结膜植片，用10-0尼龙线间断缝合于结膜创缘，覆盖巩膜裸露区，缝合时要注意对位，即角膜缘侧缝于角膜缘处，取植片处常规对口吻合。笔者习惯于在切胬肉时，先切开胬肉体的两侧，再切断胬肉近根部，逆行向头部分离，主要是应用一种钝性撕离的方式，可大大避免正常的角膜组织被切除，并可在分离头部时有更好的视野。一眼双侧均长的胬肉，手术方法相同。只是取自体球结膜可从上和下方同时取。

对复发性胬肉，手术方法相同。但有一条非常重要就是复发的变性胬肉切除时不同于原发的胬肉，一般应从头部分离，当从角膜上分离开胬肉及下方的巩膜面后，会发现复发的胬肉会自行退回，而留下一个较大的裸露巩膜面。如果按原发性胬肉从复发的胬肉体进行切除，留下的裸露区会很大，上方的自体结膜难以完全覆盖，造成手术的被动或术后再次复发。

总之，胬肉切除＋自体角膜缘及结膜移植术，对临床医师来说是一个很好的锻炼自身显微手术技巧的术式。一定要手术轻盈，且做到只切胬肉，与胬肉无关的部位不要去骚扰，这样术后炎症反应轻，复发率低。目前，院均采用此手术方法治疗翼状胬肉，长期随诊的手术复发率不超过5%。

临床病例1

鼻侧胬肉切除＋自体角膜缘及球结膜移植术（作为常规手术，图3-6-26）。

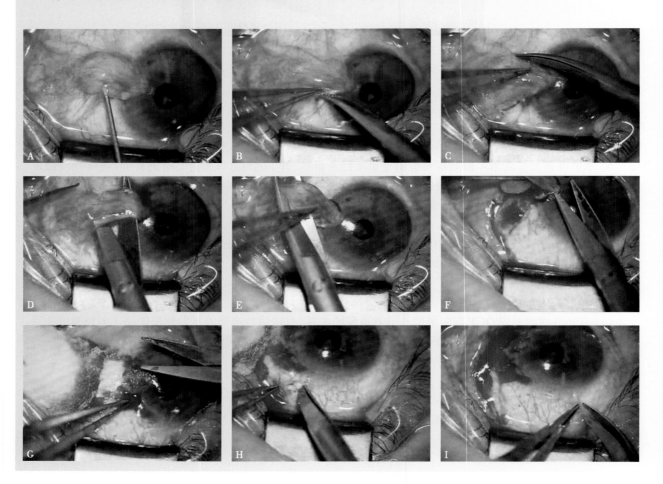

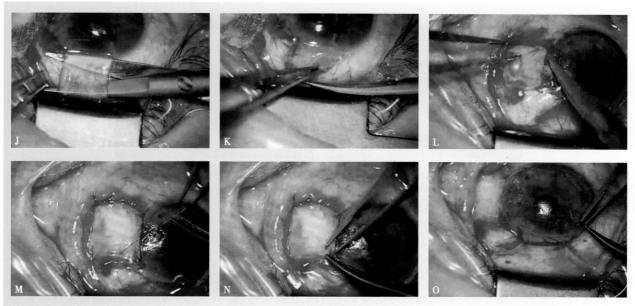

图 3-6-26 手术过程

A. 表面麻醉后，开睑器开睑，在胬肉下方注射利多卡因；B. 角巩膜剪沿胬肉体上方剪开球结膜，到泪阜前 1.5mm；C. 下方剪开球结膜；D. 剪刀伸入胬肉体的下方，钝性分离胬肉体和下方的巩膜；E. 在离半月皱襞前 1.5mm 处剪断胬肉体；F. 有齿镊拉住胬肉体钝性分离；G. 用有齿镊和角巩膜剪钝性撕除角膜表面残留的胬肉组织（注意在分离和切除胬肉时尽可能不要伤及正常的角膜基质，出血多时有必要适当烧灼止血，利于很好暴露巩膜面，以利于确定要移植球结膜的大小）；H、I. 测量切除的胬肉角膜缘的大小，嘱患者向下看，在上方角膜缘做同等大小的标记，角巩膜剪沿标记剪开两侧球结膜；J. 角巩膜剪由侧面深入结膜下方，钝性分离结膜与下方的组织；K. 先剪断穹窿侧的结膜；L. 首先缝合固定角膜缘的两端；M. 缝合固定在巩膜面上；N. 先完成固定结膜瓣四角，再加固缝合 3～4 针；O. 缝合上方取结膜处于角膜缘。

临床病例 2

胬肉切除＋自体角膜缘及球结膜移植术的临床转归（图 3-6-27）。

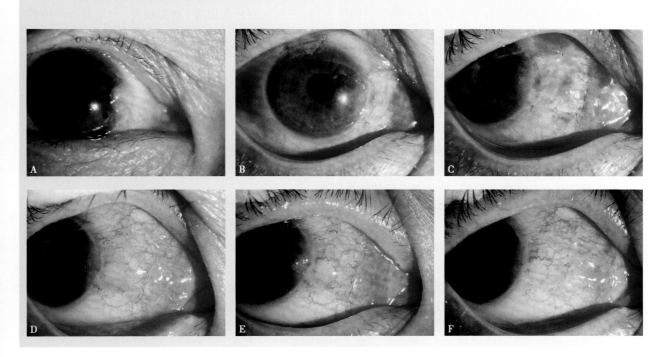

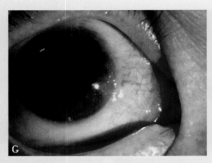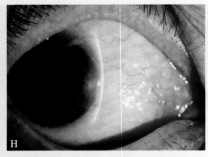

图 3-6-27 手术过程

A. 翼状胬肉术前；B. 胬肉切除＋自体角膜缘及球结膜移植术后 1 天；C. 术后 3 天，移植的结膜充血和水肿，缝线在位；D. 术后 5 天移植的结膜充血减轻，但水肿明显；E. 术后 7 天，移植的球结膜仍水肿并增厚；F. 术后 9 天，拆除缝线后充血和水肿迅速消退；G. 术后 20 天，结膜水肿基本消退（提示：在行胬肉切除＋自体角膜缘及球结膜移植术后，应密切随诊，特别是在术后）H. 随诊 1 年，未见复发，角膜未留斑翳。

10. 术后处理　第 2 天开始滴用糖皮质激素类眼药，2 周可停药。一般 7～9 天拆线。通常术后 3 天角膜上皮恢复，结膜植片轻度水肿，7 天左右植片血管充盈，移植结膜水肿，但愈合良好，一般在 10 天开始水肿快速消退，1 个月后边界分辨不清。取结膜植片处 3～5 天上皮愈合，角膜缘部少量新生血管增生，半个月后血管消退，局部恢复原状。

11. 手术要领和技巧

（1）术前要训练患者在平躺位时，控制眼球转动方向。

（2）应以表面麻醉为主，只在胬肉体部用很少的浸润麻醉。

（3）只要切除胬肉体 2/3 的变性组织，一般不要清除内眦下的增生组织，注意保护泪阜和半月皱襞。

（4）胬肉头部尽可能用钝性分离和剥离的方法，减少正常角膜组织的损伤。但同时还要对角膜上的胬肉组织清理干净，以免术后角膜混浊。

（5）不要骚扰胬肉下方的巩膜组织，尽可能不用烧灼等止血。

（6）取上方角巩膜及结膜组织可略小于胬肉切除的范围，在取结膜组织时一定不要应用浸润麻醉，这样容易取出较薄又带有部分 Tenon 囊的组织。

（7）注意取下的组织的正反面和含干细胞结膜的方向，干细胞对应角膜缘，切勿放反，一定要所移植的角膜缘对切除胬肉处的角膜缘缝合。

（8）移植组织的 4 个角的缝线一定要固定在浅层巩膜上，这样能确保移植组织的平整、不挛缩、完整贴附在裸露的巩膜面上，没有层间积液和积血。

12. 术后并发症处理

（1）最严重的是角膜变薄、角膜溃疡、穿孔。

（2）巩膜溶解、坏死。

（3）胬肉复发，包括早期（2 周复发）。晚期睑球粘连，常见 1 个月后出现，眼球运动受限，复发者轻度增厚，睑球粘连轻。重度造成眼球运动受限。

（4）早期还有结膜伤口裂开；严重者出现移植片脱落。

（5）移植的结膜组织水肿，不需要处理，一般 7～10 天可消退。

（6）角膜上皮持续不愈合。

（7）手术区结膜出现结节或囊肿。

（8）结膜瘢痕及纤维增生。

翼状胬肉术后最常见的并发症是复发。应用胬肉切除联合自体角膜缘干细胞移植的方法可以降低胬肉复发的概率，术后应用少量的含糖皮质激素滴眼液消炎，也可减少胬肉复发。此外，应当注意患者是否合并全身的疾病，如类风湿、自身免疫性疾病等。对于复发的患者可以再次行胬肉切除＋CP 术治疗。复发性胬肉往往会出现胬肉下方的睑球粘连，手术较初次胬肉切除复杂。

胬肉术后出现的结膜息肉，由于结膜对合欠佳，下方组织暴露，炎症刺激引起息肉增生。可行息肉切除联合自体干细胞移植术治疗。由于翼状胬肉手术中不适当应用了丝裂霉素，造成的胬肉体部的巩膜坏死。对巩膜坏死的处理，要清除巩膜表面的坏死组织，改用带蒂的球结膜遮盖术是很好的治疗方法。对胬肉附着切除部的角膜深层溃疡，应行部分板层角膜移植术，同时行自体角膜缘干细胞＋自体球结膜移植术。

（史伟云）

第三节 结膜肿物切除术

按临床表现，结膜肿物常见为结膜色素痣和乳头状瘤。以下以结膜乳头状瘤的手术为例进行叙述。

一、临床表现

结膜乳头状瘤分为有蒂和无蒂两种。有蒂的乳头状瘤为肉红色，有一血管为核心的分生长的肿瘤，常见在下穹窿，以内侧部多见。肿瘤表面光滑，为鸡冠花样，为多发性，在下穹窿部大小不等、多个并存。也可见在内眦部球结膜有一个孤立、大的鸡冠花样肿瘤，活动度好。

无蒂型乳头状瘤更常见于角巩膜缘，较扁平，为表面有光泽的大量红点状聚集的桑葚状。随病情向角膜内生长，一般生长较快。

二、治疗原则

有蒂的乳头状瘤，切除要彻底。包括单个瘤的清除和在显微镜下能发现的很微小的瘤，并要联合冷冻治疗。

无蒂的乳头状瘤切除时，同样要求清除瘤的基底部和联合冷冻治疗。无蒂的乳头状瘤相对孤立的发生较多，故手术时一般不会遗漏未切的肿瘤。单纯结膜乳头状瘤，特别是带蒂的乳头状瘤，临床上切除比较简单，而困难的是无蒂型，特别在角巩膜缘或角膜表现的无蒂型乳头状瘤，如何做到彻底清除肿瘤和术后更少的复发。

三、手术技巧

无蒂的乳头状瘤一般其根部在角巩膜缘，无论肿瘤生长多大，覆盖角膜上多少，肿瘤一般不侵犯角膜的前弹力层，因此，对这类肿瘤只要细心剥离，很容易把肿瘤从角膜上剥下，只要做角膜缘处的根部分离就可。肿瘤可侵犯结膜，在显微镜下很易区分肿瘤与正常组织，肿瘤清除一般没大的困难，但在彻底清除肿瘤后，会发现角膜缘后的裸露区较大，因此，手术有几条要点要掌握：对角膜缘处的肿瘤根部，一定要行冷冻术，冷冻 −196℃，约 30～40 秒，裸露面行羊膜覆盖，如面积大，也可行结膜移植，这样术后复发率小。

无蒂型常难与角膜鳞状上皮细胞癌进行鉴别，角膜鳞状上皮癌是一种眼表的原发性恶性肿瘤，常发生在 50～70 岁年龄患者的眼睑处角膜缘，以颞侧较多见。早期有些像结膜斑或睑裂斑的形状。病灶发生在上皮基质膜，随着病程进展，肿瘤表面出现疣状或菜花状。血管丰富，触之易出血，生长较快，往往可以穿透全层巩膜和角膜后弹力层。有报道把角膜鳞状上皮细胞癌归纳为三种蔓延形式：①向外生长方式，表现为眼表面突出明显，向下浸润浅；②向角膜及结膜蔓延形式，呈扁平生长，在角巩膜表面扩大为主；③向角膜及巩膜深层发展，早期即穿透深层全层巩膜或角膜。

早期诊断，尽早切除。包括板层角膜、巩膜及球结膜组织，并结合冷冻处理，效果较好。

四、手术过程

手术示例：角结膜乳头状瘤切除联合冷冻联合结膜移植术（图 3-6-28）。

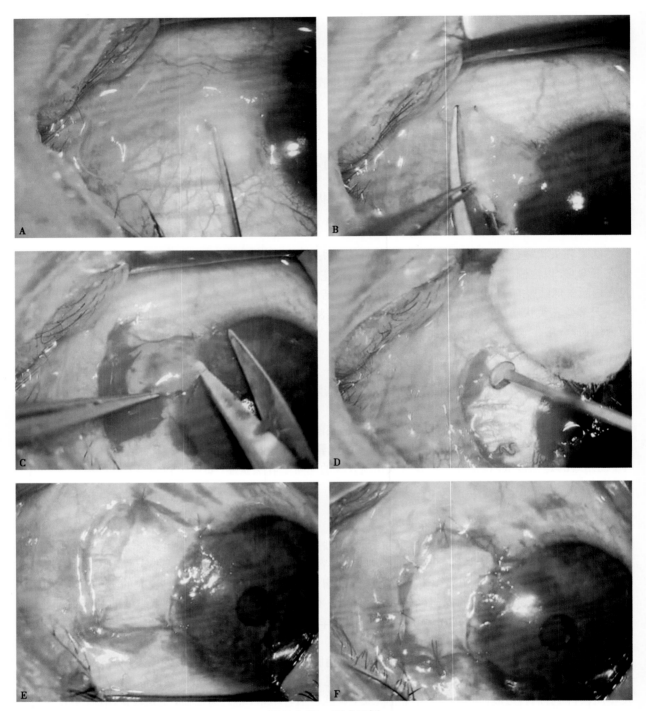

图 3-6-28　手术示例

A．右眼内眦部角结膜无蒂型乳头状瘤，先行结膜下浸润麻醉；B．再从穹窿侧剪断肿瘤内侧；C．钝性分离角膜侧的瘤体；D．裸露的巩膜面行烧灼止血；E．移植到肿瘤切除处，先固定缝合 4 针在巩膜上；F．最后完成余部分的间断缝合。

（史伟云）

第四节　结膜瓣遮盖术

应用结膜瓣来治疗眼表疾病已有 100 多年的历史了，1958 年，Gundersen 介绍了用不含 Tenon 囊的结膜瓣治疗慢性角膜溃疡的技术，这一技术得到了广泛的应用，成为结膜瓣遮盖术的标准。然而该手术有其缺点,如最初影响美容、影响眼内观察、影响视力。但此手术仍不失为一简单有效的治疗角膜溃疡的方法。

结膜瓣遮盖术的优点:

1. 手术如果适应证选择恰当,操作细致,是非常有效的治疗手段。首先,带蒂的结膜瓣含有丰富的血管和淋巴管,可通过与病变角膜的密切接触将结膜固有营养物质,包括细胞和生长因子运到角膜表面,提高了局部抗感染能力,以利于炎症消退和角膜溃疡愈合,较羊膜组织更具修复能力。

2. 结膜瓣遮盖起到机械性保护创面的作用,可以保护角膜不受胶原酶、铁蛋白酶和其他溶解酶的侵犯,免除炎性分泌物的刺激,加速了修复过程,从而促进了溃疡面与结膜瓣的愈合。

3. 结膜瓣遮盖手术不受材料的限制,比角膜移植更易施行、经济、操作简便。对于角膜溃疡直径大或靠近角膜缘的活动期患者,暂行结膜瓣遮盖术以稳定病情,待溃疡缩小、炎症消退后再行角膜移植术治疗,可提高角膜移植的成功率;合并角膜穿孔的患者,在缺乏合适角膜材料的情况下可作为有效的应急方法保存眼球。

一、手术适应证

1. 药物治疗效果不佳持续不愈合的无菌性角膜溃疡,特别是偏中心,达基质层的溃疡,如营养不良性角膜病变、神经麻痹性角膜病变、化学烧伤、干眼、暴露性角膜溃疡、持续性细菌感染、真菌性角膜溃疡(周边的小溃疡)、单纯疱疹和带状疱疹病毒性角膜炎(基质坏死)等。

2. 结膜瓣转位治疗巩膜缺血坏死。

3. 结膜瓣转位治疗睑球粘连等。

4. 角膜移植术后的植片溃疡。

5. 周边部小的角膜穿孔。

6. 中央的角膜溃疡或小穿孔,在没有角膜供体的情况下,结膜瓣也是控制感染和保存眼球的手段。

二、结膜瓣手术的种类

1. 全结膜瓣遮盖适用于大面积的角膜溃疡或全角膜溃疡,且这些角膜溃疡不适合角膜移植手术,如伴有严重的干眼症。

2. 部分结膜瓣遮盖适用于角膜病损未累及全角膜的情况。部分结膜瓣主要包括袋状结膜瓣、双蒂结膜瓣、单蒂结膜瓣和游离结膜瓣以及多层结膜瓣等。双层结膜瓣对角膜溃疡有小的穿孔,先用结膜囊组织进行封闭穿孔口,再在上方行结膜瓣。

三、常用的手术方法

(一)全角膜瓣覆盖

适应于全角膜溃疡。手术方法为:上下结膜荷包瓣的制作,先彻底清除角膜坏死灶及尽可能使角膜表面平整,再取上下方的结膜瓣,即以睑裂处沿角膜缘剪开球结膜,上穹窿侧结膜宽约 6~7mm,下穹窿侧结膜宽约 5~6mm 的结膜瓣,充分游离后,在角膜中央端端缝合,余与角膜缘缝合(图 3-6-29)。

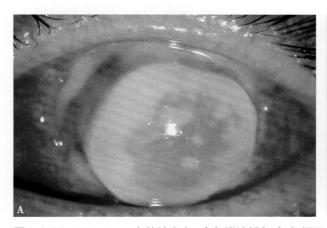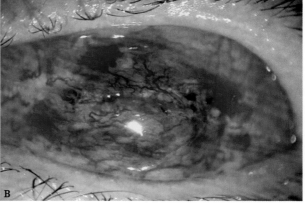

图 3-6-29　Wegener 肉芽肿患者,全角膜溶解(A),行坏死病灶切除联合全结膜瓣遮盖术后 1 个月,病情得到控制(B)

（二）双蒂结膜瓣移植（桥状结膜瓣）

适应于角膜溃疡在 5mm 及以下，且需要良好血运的结膜来促进溃疡的修复

1. 单纯双蒂结膜瓣（桥状结膜瓣）治疗神经麻痹性角膜溃疡（图 3-6-30）。

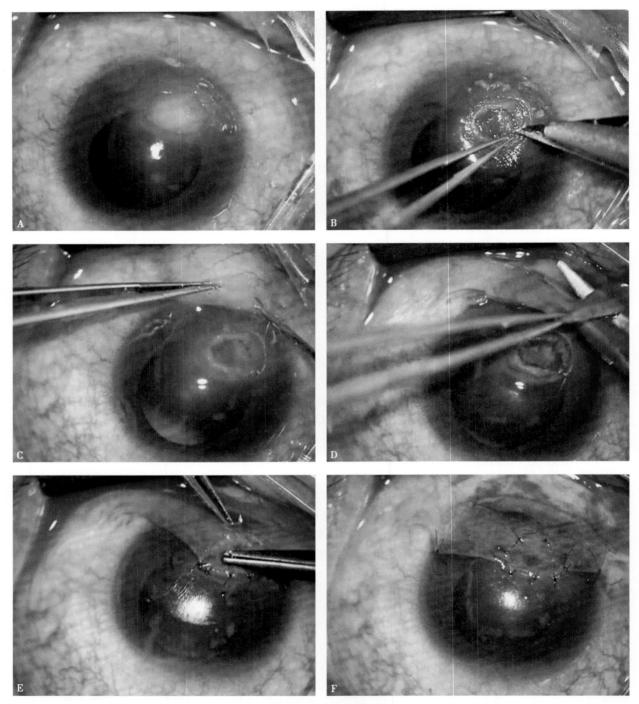

图 3-6-30　单纯双蒂结膜瓣

A. 鼻下方无菌性角膜溃疡，伴新生血管；B. 逐层剥除溃疡部坏死角膜组织；C. 2% 利多卡因在溃疡相对应的结膜下注射，麻醉的同时起到分离结膜的效果；D. 如溃疡未达 1/2 角膜深度，结膜瓣应当薄，少含 Tenon 囊组织；长度适中，以充分覆盖溃疡面并无明显张力为佳；E. 结膜瓣边缘固定于溃疡边缘，溃疡全周均缝合，注意使结膜瓣与溃疡贴附紧密，勿使溃疡面暴露；F. 松解结膜瓣后，桥状瓣的两端缝合固定于角膜缘（以免结膜瓣对溃疡面拉力过大，引起结膜瓣的回退）。

2. 双重结膜瓣遮盖术治疗角膜溃疡伴小穿孔

方法：对角膜溃疡合并角膜小穿孔的患者，行双重结膜瓣遮盖术，首先彻底清除病灶表面的坏死组织，制备结膜瓣，在结膜瓣下方剪取小块 Tenon 囊缝合于溃疡表面，封闭穿口孔，缝合上层结膜瓣（图 3-6-31）。

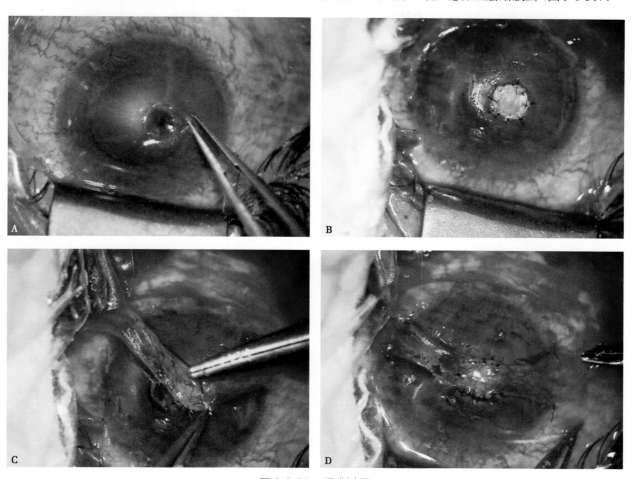

图 3-6-31 手术过程

A. 采用平镊将溃疡周边的上皮分离，暴露溃疡的全貌；B. 10-0 尼龙线间断缝合 6～8 针，达到封闭穿孔口的目的；C. 从下方制作 2mm 宽的双蒂结膜瓣，使结膜瓣遮盖于角膜溃疡穿孔修补处；D. 采用间断缝合固定结膜瓣。

3. 双蒂结膜瓣治疗单纯疱疹病毒性角膜溃疡临床疗效示例（图 3-6-32～图 3-6-34）

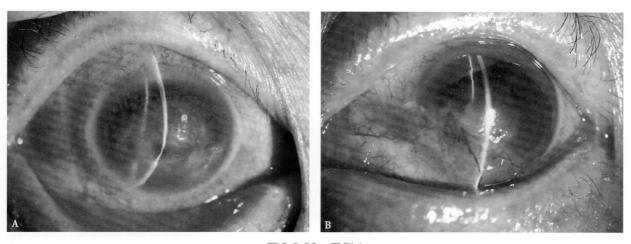

图 3-6-32 示例 1

A. 单纯疱疹病毒性角膜溃疡后弹力层膨出；B. 行结膜瓣遮盖术治疗术后 2 个月，结膜瓣已开始变薄。

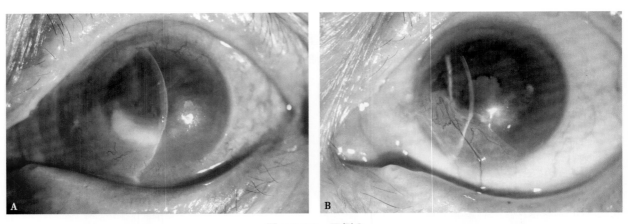

图 3-6-33 示例 2

A. 单纯疱疹病毒性角膜溃疡（基质坏死型）；B. 结膜瓣遮盖术治疗 1 年，结膜瓣已明显萎缩变薄。

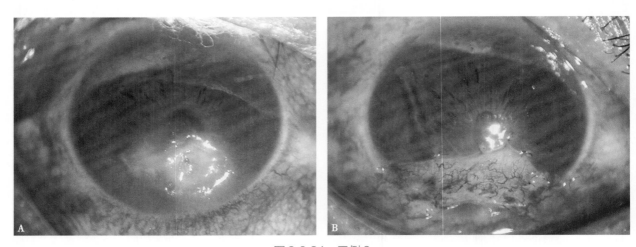

图 3-6-34 示例 3

A. 单纯疱疹病毒性角膜溃疡，角膜穿孔，虹膜前粘连；B. 行双蒂结膜瓣治疗后 10 天，结膜瓣愈合良好。

（三）单蒂结膜瓣

适用于各种角膜周边的浅层溃疡。单蒂结膜瓣治疗真菌角膜周边溃疡见图 3-6-35。

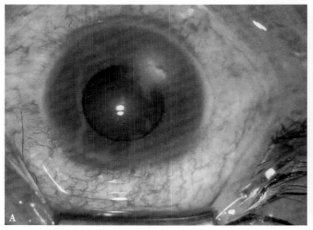
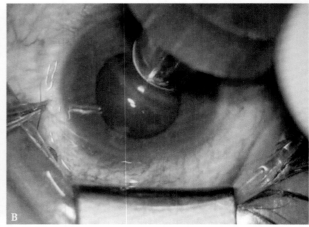

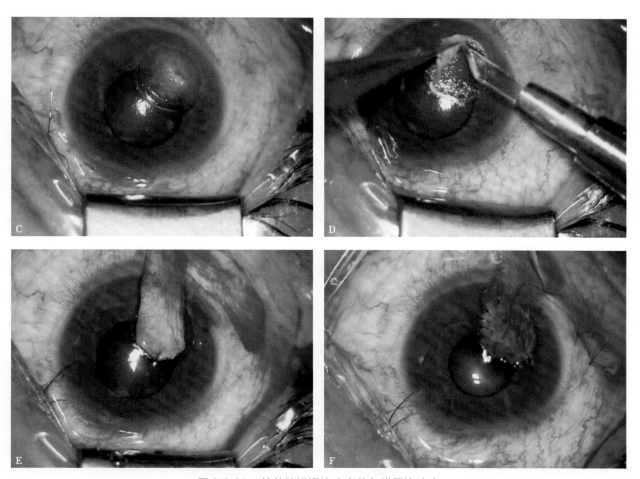

图 3-6-35　单蒂结膜瓣治疗真菌角膜周边溃疡

A. 真菌性角膜溃疡患者，溃疡位于角膜下方边缘（手术显微镜下的倒像），累及小部分瞳孔，边缘欠清晰，有伪足；B. 应用环钻利于确定感染的边界，环钻范围应包括伪足在内全部病灶；C. 可见清楚环钻的切迹；D. 可反复剥切角膜病灶组织；E. 植床制备完毕，与病灶附近的结膜侧制作单蒂结膜瓣，大小足够覆盖溃疡面，要求不能有张力；F. 缝合固定结膜瓣。

（四）袋状结膜瓣

适应于周边或与角膜缘相连的角膜溃疡，是一个袋状的瓣，这样结构的结膜瓣血液供应好，更利于溃疡的修复（图 3-6-36）。

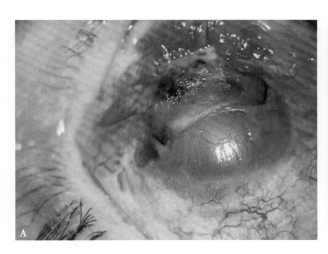

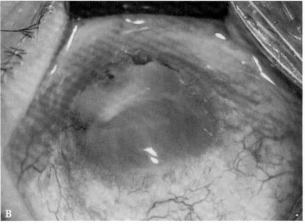

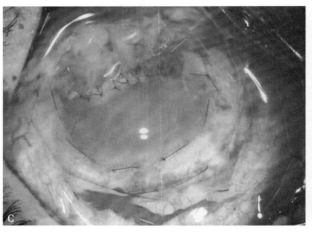
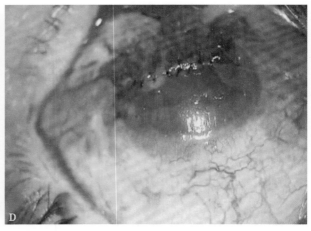

图 3-6-36 袋状结膜瓣

A. 碱烧伤,角膜内皮功能失代偿、角膜下方基质坏死、溃疡;B. 充分暴露角膜溃疡灶的大小;C. 覆盖并缝合于溃疡表面;D. 再在眼表覆盖羊膜,以利于溃疡周围角膜上皮的愈合。

(五)游离结膜瓣

适用于较小和较深溃疡不适合多层羊膜移植手术的患者,为的是结膜瓣永久覆盖在角膜溃疡上,达到治愈的目的,优点是对结膜的损伤较小(图 3-6-37)。

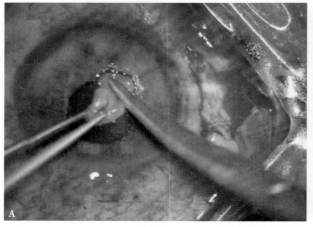
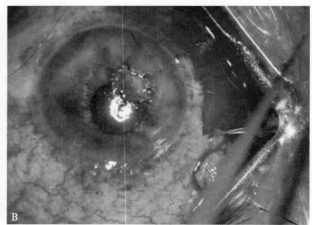
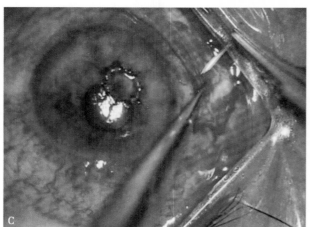

图 3-6-37 游离结膜瓣

A. 于结膜面剪取适当大小的游离结膜瓣,覆于溃疡灶表面;B. 间断缝合,以与溃疡边缘对合好为目的;C. 缝合取材处的球结膜。

四、手术技巧

精细的手术操作是手术成功的关键之一。经验丰富、技术熟练的医师可以使手术成功率大大提高。

1. 表面麻醉结合结膜下少量注射利多卡因，后者可起到帮助游离球结膜的作用。

2. 结膜瓣应制作的薄而均匀，带下方部分 Tenon 囊。

3. 结膜瓣应充分松解，避免缝合后结膜瓣张力过大，易造成结膜瓣回缩或缝线处结膜瓣撕裂。

4. 结膜瓣的完整性，不能在覆盖的溃疡处有纽扣孔。

5. 结膜瓣足够大，一般大于所覆盖的溃疡面。

6. 必须彻底清除角膜溃疡面的坏死或感染组织，直到健康的角膜组织为止，否则结膜瓣不与角膜溃疡愈合或出现结膜瓣感染和坏死。

7. 清除病灶时要格外谨慎，避免人为造成后弹力层膨出或角膜穿孔，导致前房消失、虹膜脱出或感染扩散等并发症。

8. 对于已穿孔的角膜溃疡，可先用 Tenon 囊组织缝合，堵住小的穿孔后再行结膜瓣覆盖。

9. 角膜移植片溃疡穿孔，在缝堵裂口后，形成前房再行结膜瓣覆盖术。

五、手术常见并发症及处理

1. 角膜瓣愈合不良　原因主要为手术适应证掌握不准确：如角膜穿孔未行穿孔修补单层行结膜瓣覆盖，致结膜瓣长期水肿；角膜溃疡面的坏死或感染组织清除不彻底，致结膜瓣无法与角膜愈合（图3-6-38）。

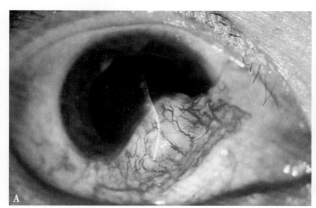
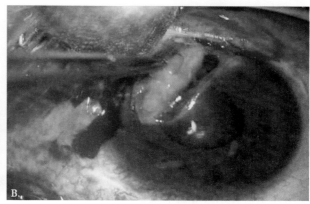
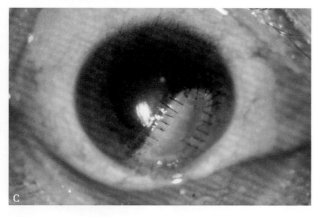

图 3-6-38　角膜瓣愈合不良

A. 角膜外伤患者，当地医院行结膜瓣遮盖 3 周，结膜瓣膨隆，眼压低，结膜瓣周围浸润和前房内炎症反应明显；B. 手术中将结膜瓣掀起后发现原裂口没有缝合，已经发生糜烂坏死，角膜有 3mm×2mm 大小裂孔没有修复；C. 对该患者给予坏死组织清除，角膜裂口修补联合部分板层角膜移植术后 2 个月，眼表稳定，角膜水肿消失（从手术适应证分析此患者是不适合行结膜瓣覆盖术的）。

2. 结膜瓣缺血　发生的原因为结膜瓣的蒂太窄，或者发生于单蒂或游离的结膜瓣，结膜的血供差。预防的方法手术中尽量采用双蒂结膜瓣，结膜瓣的蒂部要比溃疡面宽，不能太窄。

3. 结膜瓣过早脱落　发生的原因为结膜瓣未彻底愈合前过早拆线，或者结膜瓣的血运差和不良，结膜瓣的张力过大等。预防的方法是手术时尽量充分游离结膜瓣，使结膜瓣的张力减少。手术后拆线时间适当延迟。

4. 美容问题　有些结膜瓣在原发病复发时出现充血，影响美观（图3-6-39）。

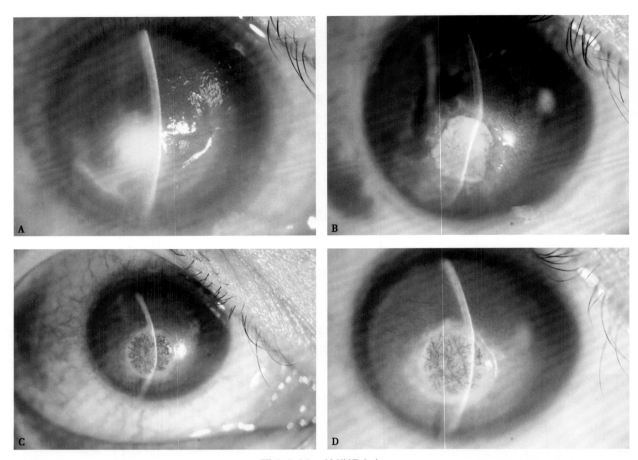

图 3-6-39　结膜瓣充血

A. 单纯疱疹病毒性角膜溃疡（基质坏死型），全角膜水肿混浊，下方 3mm 坏死灶；B. 行结膜瓣覆盖术后，炎症控制，结膜瓣萎缩变薄；C. 术后半年出现病毒复发，又现明显结膜瓣充血；D. 在结膜瓣处形成大量新生血管网（对结膜瓣治疗单纯疱疹病毒性角膜炎的长期疗效，还需进一步观察）。

5. 结膜瓣下角膜溃疡穿孔　主要原因为角膜溃疡坏死组织或感染灶未彻底清除，这样易导致结膜瓣与下方角膜愈合不良或瓣下感染复发。

处理的方法是：彻底清除角膜坏死组织到正常角膜组织，穿孔较大，应行小的穿透性角膜移植术联合结膜瓣遮盖术（图 3-6-40）。

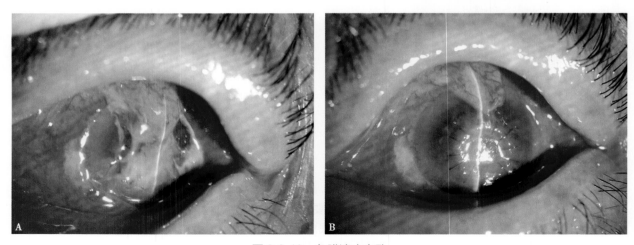

图 3-6-40　角膜溃疡穿孔

A. 真菌性角膜溃疡，结膜瓣溶解（因结膜瓣下继续感染）；B. 行 PKP 联合结膜瓣遮盖术后 2 周，角膜植片存活。

6. 结膜瓣下角膜感染加重　主要原因为角膜感染灶未彻底清除,特别是真菌感染,这样易导致结膜瓣下方角膜真菌感染蔓延(图 3-6-41)。

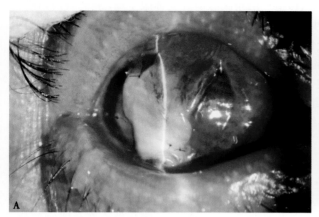
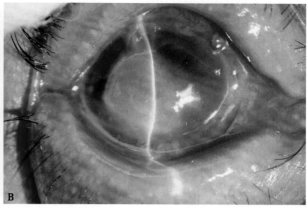

图 3-6-41　角膜感染

A. 真菌性角膜溃疡结膜瓣遮盖术,术后出现结膜瓣溶解;B. 拆除结膜瓣后,见角膜感染明显加重。

(史伟云)

第五节　角膜缘干细胞移植术

板层角膜移植联合角膜缘干细胞移植术

一、概论

角膜缘干细胞缺损后常导致角膜新生血管化、持续上皮缺损、瘢痕、溃疡,甚至角膜穿孔。传统的治疗方法包括单纯浅表角膜血管膜部分切除,板层角膜移植,但常因角膜重新血管化而失败。随着角膜缘干细胞理论的完善,新的治疗 OSD 的方法——带有角膜缘组织的角膜板层移植方法被逐渐采用。单纯自体角膜缘干细胞的移植重建眼表已经公认获得成功,如翼状胬肉切除联合自体干细胞移植术。

但合并有角膜损伤和角膜新生血管化的病例,即是健眼能提供自体干细胞,异体角膜板层移植也是必需的。

角膜化学伤或全身病所致的眼表疾病,如 Steven-Johnson 综合征患者,缺乏自体角膜缘干细胞,此时就需要异体板层角膜移植联合异体干细胞移植。异体干细胞可以来自眼库提供的尸眼,或是来自患者家属的健眼,也可以来自实验室培养在羊膜上的自体或异体干细胞。

异体板层角膜植联合异体干细胞的移植,术后仍然有免疫排斥反应,排斥往往导致眼表再次新生血管化,但也有人仍然保持稳定的眼表,可此时的 PCR 检查结果,角膜上皮组织基因配型已是受眼的表达,印迹细胞学检查,也发现上皮中已含有杯状细胞,这些现象还需要进一步研究,才能得出进一步的结论。

二、手术适应证

1. 复发性翼状胬肉,1/4 象限假性胬肉形成的热灼伤或爆炸伤,均可采用单纯的自体角膜缘和结膜移植术。

2. 单眼的角膜和结膜化学伤,可以采用带新鲜上皮的异体板层角膜移植联合自体角膜缘组织移植。

3. 双眼化学伤,可以采用带新鲜上皮的角膜板层移植联合异体角膜缘组织移植。也可以联合培养的自、异体角膜缘干细胞移植。

4. 合并有结膜严重外伤、结膜表囊狭窄患者,可以在上述基础上再联合羊膜移植。

三、手术方法和围手术期处理

1. 自体角膜缘、结膜移植　剪除病变组织,包括刮除累及角膜的病变组织,于术眼或对侧健眼上方切取

1/3 圆周,宽度为 3～5mm 的角膜缘、结膜组织片,复发性胬肉患者取相应大的组织片,10-0 尼龙线间断缝合于病变处,角膜缘一侧朝向角膜。

2．带新鲜上皮的异体板层角膜联合自体角膜缘组织移植　沿角膜缘剪开受体眼全周,剥离表浅角膜及被覆的纤维血管组织,取眼库提供的湿房保存死亡 6 小时内的新鲜尸眼,剥离板层角膜片,尽量保持角膜上皮免受损伤。将带有角膜上皮的板层角膜组织置于受体眼球,10-0 尼龙线缝合固定。在健眼上方角膜缘处取 1/3 圆周宽 3mm(包括透明角膜内 0.5mm)角膜缘组织,均分为三份,分别置患眼上方、鼻下、颞下角膜缘处,10-0 尼龙线缝合固定。恢复周围球结膜,缝合固定。

3．带新鲜上皮的异体板层角膜联合异体角膜缘组织移植　眼库提供保留 2mm 角膜缘组织的新鲜眼球,10-0 尼龙线将供体板层角膜缝合固定于受体角膜缘外巩膜表层,恢复球结膜与供体角膜缘对合。余同手术方法 2。

4．异体板层角巩膜缘和干细胞环形移植术

指环式板层角膜缘的制作:为了手术操作的方便,在拟进行该手术前,应采用保存眼球的方法,术中很容易做成带角膜缘的全板层,再根据所需指环的大小,选用环钻把中间角膜板层切除。

如果使用的为培养在羊膜上的异体或自体干细胞,应当把带干细胞的环形羊膜片缝合在角膜缘部位,前缘覆盖角膜板层 2mm,后面在角膜缘后 2mm,总宽度为 5～6mm,然后再把受体眼结膜复位缝合到角膜缘区位,使部分干细胞在角膜缘前方暴露,部分在结膜下覆盖。

5．如果结膜囊狭窄不能复位对合到角膜缘,就用羊膜组织代替结膜,缝合在巩膜表面,边缘要与结膜对位缝合,或结膜组织覆盖羊膜 1～2mm 缝合固定在巩膜上。

6．围手术期处理

(1)如果使用自体健眼角膜缘移植,必须同时做手术前准备。

(2)如果用自体角膜缘组织培养干细胞在羊膜上移植,必须在患者住院前 2～3 周取材培养,待细胞生长完好可以应用对患者再做手术。

(3)羊膜必须是来自眼库提供的符合应用标准要求方能使用,包括制备和生物学检测符合要求。

(4)术后处理:除自体移植外,所有患者术后均口服泼尼松 1mg/(kg·d),1%CsA 滴眼,糖皮质激素眼药滴眼。眼表破坏严重者加入人工泪液滴眼。自体角膜缘、结膜组织移植多在 1 个月内酌情停药。另两种手术则需长期用药,泼尼松逐渐减量,3 个月左右停药。糖皮质激素眼药 1 个月左右停药,1%CsA 滴眼液用至术后 1 年以上。若发现充血、视力下降等免疫排斥征象,则采用糖皮质激素冲击疗法预防或治疗,一般用氢化可的松 0.1g 静脉滴注,同时加大糖皮质激素眼药和 1%CsA 滴眼液的频度。移植失败的主要问题仍然是免疫排斥反应,故进行全角膜缘干细胞移植的患者,术后应长期口服 CsA,才能有望获得较满意的疗效。具体见图 3-6-42、图 3-6-43。

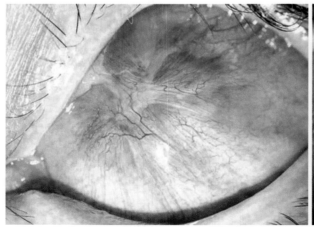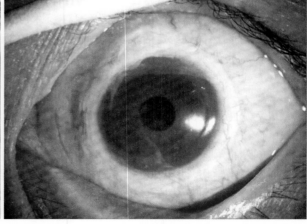

图 3-6-42　眼部酸烧伤,角膜缘干细胞功能失代偿,角膜表层假性胬肉,新生血管化;行单纯角膜环形干细胞移植术,眼表正常

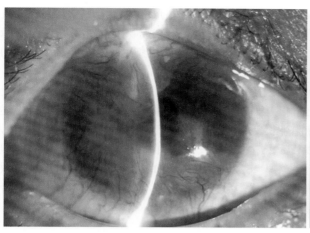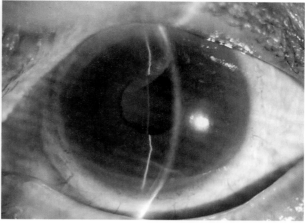

图 3-6-43　眼部严重酸烧伤,角膜缘干细胞功能失代偿,角膜前基质混浊,眼表大量新生血管伸入;行新鲜供体的全板层角膜联合角膜缘干细胞移植术后,角膜透明

穿透性角膜移植联合角膜缘干细胞移植术

一、概论

在角膜板层移植联合角膜缘干细胞移植术中已较详细阐述了自、异体角膜缘干细胞移植的适应证和手术方法及技巧,但临床上常常遇到在已行自或异体角膜缘干细胞移植重建术,不同程度恢复眼表稳定后,部分患者由于受体角膜内皮细胞已发生功能失代偿,致使移植后的角膜植片长期处于水肿状态,而诱发免疫排斥,植片新生血管重新长入,再次失去眼表的稳定性。因此,研究在行自体或异体干细胞移植术后的穿透性角膜移植的手术最佳时机,有望达到对植床内皮细胞功能失代偿患者长期稳定眼表功能又能恢复有用视力的功效。另一方面,对角膜缘干细胞缺乏和角膜全层混浊和白斑患者,行一期穿透性角膜移植联合自体或异体干细胞移植,以在短时间内达到稳定眼表和提高视力的目的。

二、手术适应证

1. 一期穿透性角膜移植联合自体或异体角膜缘干细胞移植

（1）单眼的角膜和结膜化学伤、热烧伤,在清除角膜血管翳后,角膜中央为≥5mm 直径全层混浊或白斑,但角膜边缘厚度基本正常,则行穿透性角膜移植联合自体角膜缘干细胞移植术。

（2）双眼的角膜和结膜化学伤、热烧伤、爆炸伤,在清除角膜血管翳和假性胬肉后,如角膜中央≥5mm 全层混浊或白斑,则行穿透性角膜移植联合亲属异体角膜缘干细胞移植或培养在羊膜上的异体干细胞移植术。如周边植床较薄者,则联合异体指环状异体干细胞移植术。

2. 自、异体角膜缘干细胞移植后联合穿透性角膜移植术

（1）单眼角膜和结膜化学伤、热烧伤行自体角膜缘干细胞移植联合板层角膜移植术后,2～3 个月眼表基本稳定,但植床内皮细胞功能失代偿者。

（2）双眼角膜和结膜化学伤、热烧伤,行亲属异体角膜缘干细胞移植或培养在羊膜上的异体干细胞移植术后 2～3 个月,眼表基本稳定,但有植床内皮细胞功能失代偿者。

三、手术方法和围手术期处理

1. 一期联合手术技巧　在去除角膜表层新生血管或假性胬肉,充分暴露角膜、角膜缘及上下穹窿部,耐心压迫止血,尽可能减少烧灼的次数,但用带付肾素棉球止血也应避免,因付肾素致瞳孔散大,给穿透移植术时带来不便。

穿透性角膜移植按常规方法进行,在完成穿透性角膜移植后,再行自体或异体角膜缘干细胞移植,方法同板层角膜移植联合自体或异体角膜缘干细胞移植相同。如需要同时行穹窿成形,可再联合羊膜移植。如

术前估计植床较薄的患者,可以取新鲜湿房眼球,从角膜缘后 2～3mm 处行环形板层剖切,中间为 9mm 直径范围,根据穿透性移植的植片直径设计,用环钻取下中央植片后,进行穿透移植,剩下的角膜环从角膜缘后 3mm 取下,放在切割枕上用 8.5～9.0mm 直径环钻切除剩余部分角膜组织,最后把这环行带角巩缘组织的供体移植在植床相应位置,完成穿透性角膜移植联合指环式角巩缘干细胞移植术。

2. 二期手术的选择和技巧　单眼伤患者采用自体健眼角膜缘干细胞联合带新鲜上皮的异体全板层角膜移植,双眼伤患者采用亲属或子女的异体角膜缘干细胞联合带新鲜上皮的异体全板层角膜移植。经上述手术后 2～4 个月内对角膜上皮完整,移植的角膜缘细胞生长良好,层间新生血管明显减退,角膜厚度正常,视力 >0.1 的患者继续临床观察,排除本手术之外。如术后 2～4 个月内,虽移植角膜缘干细胞存活良好,但角膜上皮水肿,易剥脱,层间新生血管有增生趋势,角膜测厚 >620μm,视力<0.1,角膜内皮镜检查,内皮数均<800 个 /mm² 或不能查出内皮细胞者,应行穿透性角膜移植术。手术常规进行,但应注意角膜植片要缝合到深层自身角膜植床板层上,缝合的跨度比常规手术要大。

3. 术后处理

(1)同本院常规。对异体角膜缘干细胞联合异体全板层角膜移植者,糖皮质激素局部和全身用量要适当加大和延长。10 天左右开始局部应用环孢素滴眼液滴眼,对有经济能力的患者要口服 CsA 胶囊,至术后 6 个月以上。尤需注意的是对于碱烧伤、Stevens-Johnson 综合征等术后常规加用人工泪液。注意发现内皮功能失代偿时择期行穿透性角膜移植治疗。

(2)PKP 术后仍以本院常规处理。但应注意随访,以便发现有早期免疫排斥征象,及时抗排斥处理,如植床新生血管多,最好在前房植入 CsA 缓释系统。

具体见图 3-6-44。

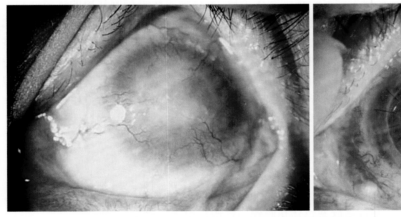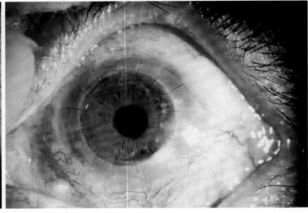

图 3-6-44　眼部严重碱烧伤,全层角膜混浊,角膜缘干细胞功能失代偿,大量新生血管伸入;行穿透性角膜移植联合角膜缘环形干细胞移植术后,植片透明,眼前节稳定

对严重影响视力的眼表疾病,以往传统手术方式为全板层角膜移植。但由于大量的角膜新生血管的存在,术后这类患者无一例外会反复发生排斥反应,最终角膜植片混浊,手术失败。目前对这类患者的手术有两种方法,一是行穿透性角膜移植的同时,行异体或自体干细胞移植,这样可以节省时间和患者的花费。另一种则为先行自体或异体角膜缘干细胞移植联合板层移植后,对出现移植术内皮功能失代偿的患者再行穿透性移植,该手术的优点是一部分患者经眼表重建后,既能获得成功,避免了穿透性移植术后的免疫排斥反应致手术失败,但存在植床内皮功能失代偿者,需行第二次手术。

而角膜缘干细胞移植术后,二期什么时间行穿透性角膜移植术也是值得探讨的问题。由于这类患者内皮功能下降或失代偿,不能维持正常的角膜厚度和透明性,角膜水肿,上皮营养不良,易于脱落,使重建的角膜缘干细胞面临排斥或死亡,故要求早期穿透性角膜移植术。但是,这些患者大都联合板层角膜移植,层间愈合需要一定时间,过早手术层间愈合欠佳,术中要求手术技巧高,且易术后出现双前房,这种情况下延后手术较安全。有报道术后 3 个月可在角膜中央检测到移植的异体上皮细胞。这说明移植的干细胞 3 个月左右即延展平铺于角膜表面,此时穿透性角膜移植手术即可避免术后双前房,也不会因角膜上皮问题致首次手术失败。从本研究中可得出:干细胞移植后 2～4 个月就可行穿透性角膜移植术,并注意术中的手术技巧,未发生术后的层间分离现象,手术是安全的。

值得注意的是,如何对这些复杂的眼表患者选择一期还是二期联合手术,除了在术前要认真分析病情外,还需经验丰富的角膜病科专业医师施术,以便根据术中情况临时改变手术方式。另外,重建角膜缘的成功是穿透性角膜移植的较为可靠的条件。由于异体角膜缘干细胞移植后的穿透性角膜移植术面临诸多并发症,应慎行手术治疗。自体角膜缘移植后穿透性角膜移植术预后好,术后需要规律用药和长期密切随访观察,以便早期发现排斥等并发症并予以及时有力的治疗,才能获得较长期良好的预后。同时眼表疾病的治疗是一项较为复杂的眼前节重建工程,涉及诸多方面,尚待进一步深入和复杂的研究。

（史伟云）

第六节　角膜移植术

一、角膜移植手术的分类

1. 按手术方式分类

(1) 带巩膜环的全角膜移植(眼前段重建)。

(2) 部分穿透性角膜移植(PKP)。

(3) 全板层角膜移植(全 LKP)。

(4) 部分板层角膜移植(部分 LKP)。

(5) 角膜内皮移植和其他非常规的异型角膜移植。

2. 按手术目的分类

(1) 治疗性角膜移植术:是用角膜移植的方法,即切除感染和溃疡的病变角膜,移植上正常的供体角膜,以达到控制角膜感染、治愈角膜溃疡目的的。

(2) 光学性角膜移植术:即用新鲜和透明的角膜供体把混浊、变性、不透明和变形的角膜更换。而临床上遇到的患者常是治疗 + 光学的角膜移植。

(3) 美容性角膜移植术:这些患者有角膜白斑同时还有视网膜或视神经的病变,已无视功能,角膜移植手术仅仅为改善外观,达到美容的目的。

目前,我国角膜移植面临的主要问题是:供体角膜材料十分短缺,同时角膜病的专科医师缺乏;还有晚期角膜患者比例高,很多严重感染的患者常常是药物不能控制,只能靠角膜移植才能控制感染。因此,临床上常常需行大直径的穿透角膜移植术,但术后近期和远期的并发症多,特别是术后的免疫排斥反应率高达50% 以上,故如何从手术学的角度来减少正常的角膜切除,减少术后近、远期的并发症,并能达到最佳的光学效果,这是每位角膜病的专科医师所要重视和追求的。

要做好角膜手术,首先在硬件方面,要有角膜移植专用的手术器械,符合标准的眼库及专业的技术人员。同时,要有角膜病专用的团队,一个人要独自开展角膜移植手术是十分困难的。在手术的全过程中,术前良好的球后及眼轮匝肌的麻醉,充分的软化眼球是手术必需的,手术助手的配合远比其他手术重要,故花时间和精力打造团队是保障角膜移植手术良好和持久开展的决定性因素。

二、手术原则

1. 局部阻滞麻醉的原则和注意事项　局部阻滞麻醉是关系到角膜移植手术成败的关键因素之一,麻醉不充分,术中眼球转动和眼轮匝肌的活动易导致手术时损伤眼内组织或造成眼内容脱出。如麻醉时眶内出血或组织严重水肿,增高的眶内压会使眼压增高,钻切角膜后易出现晶状体前突,严重者会造成眼内容脱出,在这种情况下,可先暂停手术。如眶内压和眼压轻度增高,术中易发生虹膜组织嵌顿在缝合切口处,增加手术的难度,处理不当术后的虹膜发生前粘连,会增加继发青光眼及免疫排斥的发生率。

2. 降低眼压和眶压　应用 Honan 气囊加压或应用两块纱布垫放在眼睑上对眼球外加压,用手掌的鱼际肌部位对眼球方向均匀施加压力,压力控制在 40～50mmHg,2～3 分钟放松加压 5～10 秒,总加压时间控制在 15～20 分钟,可使眼球充分软化。特别是对于要行角膜移植联合白内障人工晶状体植入术者来说,这一步非常重要。

三、部分穿透性角膜移植

1. 手术过程

（1）眼球固定：常规角膜移植术时仅缝上、下直肌牵引固定缝线即可（图3-6-45），利于固定角膜的位置和便于环钻钻切植床时控制眼球的转动，以免影响植床的制作。对缺乏手术经验的手术者、儿童患者、无晶体眼，建议缝合 Flieringa 环固定眼球（图3-6-46）。

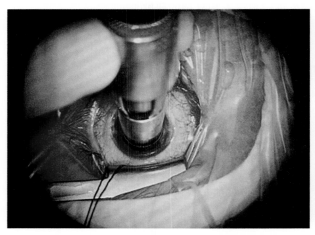

图3-6-45 上、下直肌牵引缝线固定眼球

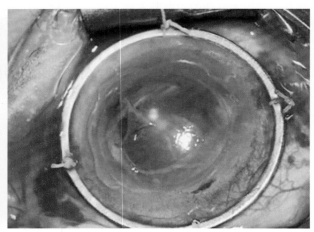

图3-6-46 Flieringa 环固定眼球

（2）制备植床

1）植床直径选择：植床直径大小应根据角膜病变的性质及大小来决定，一般的原则是，单纯角膜瘢痕，植床直径应与病变大小同径，最好在 7.5～8.0mm 之间。对感染角膜灶，原则是要彻底清除感染角膜组织，对于真菌和棘阿米巴角膜炎，切除的范围则要大于角膜病灶。

2）植床的中心定位：植床的中心力求在角膜光学中心。植片偏位移植，除了增视效果会受影响外，也增加免疫排斥率；但此要求不适用于感染性角膜病的患者。

3）环钻种类选择：一般选择手动环钻，如果以增视性移植为主，如圆锥角膜患者等，可选择负压环钻。

植床的钻切：使用手动的环钻钻切时，对角膜植床必须施加均匀的压力（图3-6-47）。应用负压环钻（图3-6-48）可以达到控制钻切均匀深度的目的，一般切割深度达 3/4 以上角膜厚度时，停止钻切。

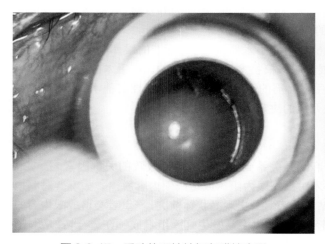

图3-6-47 手动的环钻钻切角膜植床图

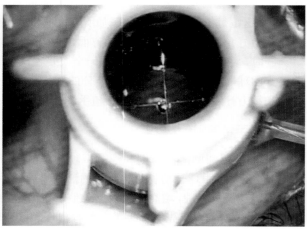

图3-6-48 负压环钻钻切角膜植床

4）植床的剪切：用锋利的刀尖在颞下或鼻下穿透进入前房（图3-6-49），经穿透处向前房内注入卡米可林缩瞳后，注入粘弹剂维持一定的前房深度；再从穿孔处分别进入，左右角膜剪剪除病变角膜（图3-6-50），使其形成完整的圆形孔，植床的制备即算完成。

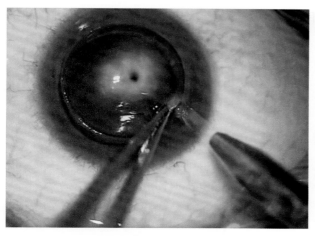

图 3-6-49　提倡应用刀尖在颞下或鼻下穿透进入前房

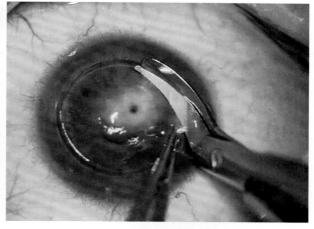

图 3-6-50　角膜剪剪除病变角膜

（3）植片的植备

1）常用的方法是用眼库提供的全角膜片，使内皮面向上，放置在角膜切割枕（cutting block）上，制备植片。

2）湿房保存的供体眼球植片的植备，则从上皮面钻切制备植片。

（4）缝合植片：把粘弹剂滴到植孔上，用托盘把制备好的植片放置在植孔上。第一针缝合是在 12 点钟位，在随后缝合 6 点位时，轻轻拉植片，可看到植片上有如上图的拉痕（图 3-6-51），以此痕的位置来判别植片缝合是否居中（图 3-6-52、图 3-6-53）。

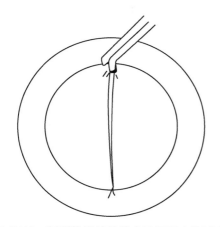

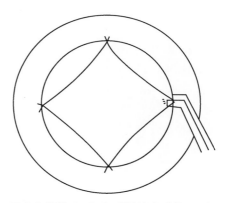

图 3-6-51　判别位置植片缝合是否居中的示意图　　图 3-6-52　四个象限缝合后，角膜植片应该能看到一个正四方形

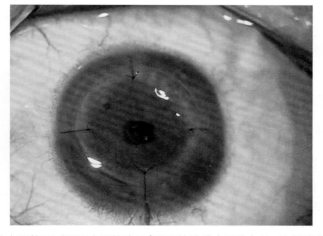

图 3-6-53　粘干植片上的水后能见到正四方形的边界（说明植片缝合是均匀的，这样缝合会减少术后角膜的散光）

常用的缝合有：间断、连续和间断联合连续缝线相结合的方法。缝合完毕后形成前房应达到水密和正常深度（图3-6-54、图3-6-55）。

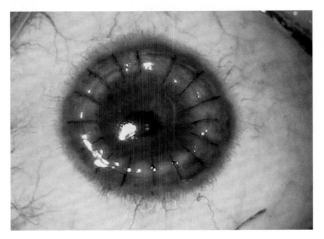

图 3-6-54　最常用的间断缝线法

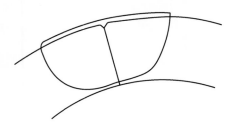

图 3-6-55　缝合要求到达的缝线在角膜植片和植床内深度的示意图

间断连续缝线相结合的缝合方法（图3-6-56、图3-6-57），一般用于屈光性角膜移植术中。先用10-0尼龙缝线完成间断缝合，水密形成前房后，再应用11-0聚丙烯缝线完成连续缝合，后者可在角膜上存留更长时间，利于术后散光的调整。

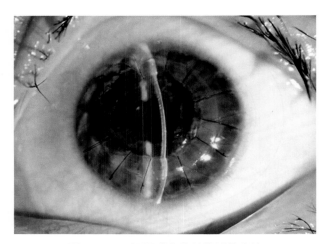

图 3-6-56　间断联合连续缝线缝合法

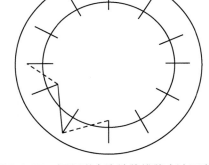

图 3-6-57　间断联合连续缝线缝合法示意图

双连续缝线的缝合方法（图3-6-58），先用10-0尼龙缝线完成缝合，水密形成前房后，再用11-0聚丙烯缝线缝合一圈。

四、手术技巧和注意点

1. 麻醉后要达到眼球充分软化和眼轮匝肌完全麻痹。

2. 剪切角膜植床的关键是剪刀与角膜面垂直，使其刀刃和钻切的植孔缘完全一致，减少缝合后手术性散光。另外，剪刀头每次插入向前剪切时，一定看清是否有虹膜组织嵌入剪刀头和角膜间，以防剪切时虹膜被损伤。

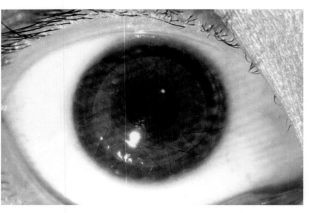

图 3-6-58　双连续缝线的缝合方法术后

3．对于穿透性角膜移植手术过程，快速完成 4 针的固定缝线对降低暴发性脉络膜出血和眼内容脱出的风险是非常关键的步骤。

4．关于角膜移植缝合深度及密度，有经验的医师缝合深度会均匀地控制在角膜厚度的 4/5 以上，接近后弹力层，均匀的缝合深度不仅有利于创口愈合，而且可以减少手术性散光。植床和植片每针的缝合宽度或称为跨度，应当在 3mm 左右（植床侧约 2mm，植片侧 1mm），太短或太长均不易控制均匀的拉力。

五、术中并发症及其处理

1．眶内压过高　穿透性角膜移植术的局麻效果如何是很重要的，绝不像白内障手术可以在表麻下进行，要求局麻后眼外肌不能有任何动感，同时眼轮匝肌也要充分麻醉。当麻醉不当时，注入眶内的麻药液过多或眶内出血，均会导致眶内压过高，使眼压相应升高。遇到这种情况应较长时间的间歇加压，使眶内压下降。如果眶压解决不好，眼压持续过高，宁肯改日手术，也不应强行在眼部麻醉不好的情况下进行手术操作。因为眶压高，在制备植床开天窗的环境下，虹膜和晶状体均会前突，增加术中缝合的难度、虹膜前粘连及眼内组织脱出的风险。

2．植床出血　常见于角膜有新生血管的患者，钻切植床时常常遇到出血现象。因为肾上腺素能使瞳孔散大，故不宜应用肾上腺素类药物止血；也不要灼烙止血，以防组织灼伤，影响切口的对合。可以试用透明质酸钠注入出血部位，等待 2～3 分钟后可以血止。

3．植孔偏位　对初学者来说易发生。预防的方法是钻切前用环钻在角膜上压痕，确定准确的穿透部位后，轻轻做钻切，再次确认位置是否正确，最后进行深部钻切。固定上下直肌，对避免钻切时植床偏位和在植床上钻多个切痕很重要。

4．虹膜损伤　常见原因是环钻直接钻透角膜而损伤下方的虹膜，轻者在术后发现虹膜组织表面有环形或半环形虹膜损伤的痕迹（图 3-6-59），和发生虹膜损伤处萎缩。重者钻透虹膜，使部分虹膜环形断裂。更严重的损伤就是晶状体也被钻破，形成外伤性白内障。一旦出现上述问题，应用 11-0 尼龙线缝合虹膜，并根据病情做晶状体囊外摘除，二期再考虑植入人工晶状体。另一种原因是剪切角膜片时，剪刀头把嵌入虹膜组织剪破形成一个破洞，也应用 11-0 尼龙线缝合。以上并发症处理得当，仍然可以保持圆瞳孔而不影响手术结果。

5．植孔边缘不规则　制备植孔时，环钻在植床上钻切的深度不一致，故剪切时常不容易在原钻切的部位剪切整齐，有时因经验不足，剪切时剪刀没

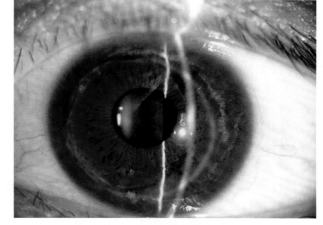

图 3-6-59　环钻直接钻透角膜而损伤下方的虹膜，可见虹膜组织表面有几乎环形虹膜损伤的痕迹

有与角膜切口垂直，形成内外口的直径不同，这种情况不容易形成水密状态或易造成手术性散光。另外，未使用角膜剪制作植床也是导致植孔边缘不规则的原因。

6．眼内出血　因为突然穿透角膜后房水溢出，眼压快速降低，视网膜片状出血现象会有发生，如不在黄斑区，术后不容易发现，也不影响视力。比较严重的并发症是脉络膜上腔出血，此时应立即缝合关闭切口，中止手术，回病房应用降压和脱水药物，这种情况还有恢复视力和二次手术机会，但如果没有经验或未发现而继续手术，或在剪切植床后发生，以及遇上是暴发性脉络膜出血，后果就非常险恶，但不要立即决定行眼内容摘除术，应当力争重新关闭原植片切口，回病房处理，再做恢复视功能和保存眼球的手术。

7．供体内皮细胞损伤　第一种情况发生在制备植片时，由于角膜环钻不锋利或冲切时用力过猛，均会使植片靠边缘部位的内皮细胞受到挤压而死亡，可以在上皮面看到一个灰白色的混浊环，这种情况在治疗性移植时仍可以应用，但术后植片内皮细胞密度会受到影响。第二种情况是手术技术不熟练，缝合植片时操作粗暴，使植片在术中多次推拉移位，或缝合时夹持不当均会导致内皮细胞严重损伤。第三种情况是重建前房时不顺利，反复向前房内注气或注水，会影响植片的内皮细胞。

从以上术后的大体像分析，可能与以下几个手术的基本要点没有把握好有一定关系：

（1）选择的植片直径较大，为 8.5mm，同时为偏鼻侧移植，即便是这样设计，鼻侧植床的混浊病灶仍未完全清除，但大直径和偏中心 2 个高危免疫排斥因素的同时具备，是造成术后早期发生免疫排斥的重要因素。对这位患者可以采用 8.0mm 直径和居中的移植，可能鼻侧能留下较大的混浊的角膜，但带状疱疹病毒性角膜炎发作后较少会出现复发；再者，只要中央角膜植片长期透明，不发生免疫排斥，一般周边植床混浊的角膜会逐渐变透明。

（2）植床和植片每针的缝合宽度（跨度），应当在 3mm 左右（植床侧约 2mm，植片侧 1mm），本例未掌握好，从 9～12 点植片侧缝合的组织太少，尤其 9 和 11 点明显。这种缝合不利于创口愈合，而且增加手术性散光。

（3）7 点虹膜前粘连，也是促进免疫排斥发生的因素之一。①虹膜损伤：在 1～3 点切口下面有环钻直接损伤下面的虹膜，表现为半环形虹膜损伤的痕迹。②利用眼前段 OCT 对植床和植片对合情况的检查十分有帮助，显示上述患者植片内层对合不齐，部分植片边缘在前房；而有的部分为植片与植床对合的边缘不清，为斜形对合，这与剪切角膜植床没有与角膜面垂直、缝合深度、密度及跨度有关。

简而言之，术者要注重手术基本技巧的训练，减少并发症的发生。

六、术后处理常规

1. 常规检查

（1）视力、眼压。

（2）定期检查曲率、验光。

（3）裂隙灯检查注意植床有无睫状充血、新生血管长入、免疫排斥线和缝线情况等。

2. 常规用药

（1）口服泼尼松。

（2）糖皮质激素局部应用（眼药水／膏）。

（3）原发病治疗，根据原发病继续抗细菌、真菌或抗病毒治疗。

3. 术后拆线常规

（1）必须立即拆线，缝线周围有感染，应拆除并使用抗感染药物。术后 1～2 个月内发现缝线松动，应拆除松线并根据术后角膜曲率及验光结果，考虑是否重新缝合。

（2）发现沿缝线处及缝线周围有新生血管者。

4. 术后并发症的处理原则

（1）感染：角膜溃疡行涂片、培养，进行病原学检查及共焦显微镜检查。

（2）切口愈合不良：重新缝合或羊膜覆盖等。

（3）继发性青光眼：先应用降眼压药物治疗，疗效不佳时再考虑手术。

（4）免疫排斥反应的防治。

（史伟云）

第七章 白内障手术

【概述】

　　白内障手术目的是去除混浊的晶状体对视力的影响，同时通过植入人工晶状体（intraocular lens，IOL）或者佩戴眼镜帮助患者恢复视力。手术的成功可以通过良好的术前准备、合适的手术方式和规范的手术操作来达到。现代白内障手术主要分为白内障囊外摘除术和超声乳化白内障吸除术。白内障术后通常通过植入 IOL 来矫正无晶状体眼，选择合适的 IOL 度数、类型以及适当的植入时机是白内障手术获得良好效果的关键。在植入 IOL 后，后囊膜混浊是导致术后视力下降的重要原因，因此对后囊膜混浊的及时发现和处理也非常关键。

【适应证】

　　1. 晶状体混浊引起视功能下降，使得患者日常生活感到不便的各种类型白内障。

　　2. 显著的屈光参差合并晶状体混浊。

　　3. 晶状体混浊影响眼后节疾病的诊断和治疗。

　　4. 存在晶状体源性炎症或继发性青光眼。

　　5. 晶状体膨胀导致房角关闭，或增加了房角关闭的风险。

　　6. 白内障影响外观。

【禁忌证】

　　1. 患者不愿意手术，不能获得患者本人或其代理人的知情同意。

　　2. 患者通过眼镜或其他视觉辅助措施能够提高视力并满意。

　　3. 白内障没有影响患者的生活方式。

　　4. 患者全身情况导致的手术风险大于白内障手术可能的收益。

　　5. 眼部疾病　眼部有活动性炎症，如泪囊炎、急性结膜炎、葡萄膜炎急性期、活动性角膜炎等。

【手术方式选择】

　　绝大部分白内障患者可以行超声乳化白内障吸除术。对于合并其他情况的患者，如有严重的角膜斑翳、晶状体核较硬、角膜内皮细胞数量少的患者，白内障囊外摘除术具有更好的安全性。

第一节　白内障手术的术前评估

【术前评估】

一、视力及屈光度

检查方法参见第一篇第二章第二节。

> 　　要点一：判断视力与白内障的程度是否相符，可根据裂隙灯检查或检眼镜下观察视网膜的清晰度来判断。
>
> 　　要点二：当晶状体混浊程度不高而视力较差时，应在排除眼底病变后，予以验光检查。

二、晶状体

裂隙灯进行检查，方法参见眼科检查章节。

要点一：观察晶状体前囊膜，如发生钙化会使撕囊困难，通常需要使用囊膜剪的辅助。
要点二：观察晶状体核的硬度，见年龄相关性白内障节。
要点三：观察晶状体混浊的部位，后极性白内障在术中易发生后囊膜破裂。
要点四：观察晶状体的位置，排除晶状体的脱位和半脱位。

三、前房深度

裂隙灯进行前房深度检查，方法参见第一篇第二章第五节。

要点一：注意中央及周边前房深度，周边前房浅的患者术前散瞳检查应谨慎，避免诱发青光眼急性发作。
要点二：双眼前房深度不对称，尤其有青光眼急性发作、高度近视及眼外伤史患者，应警惕晶状体悬韧带异常及晶状体半脱位，在计划手术方式及预测手术困难时应予以充分考虑，如囊袋张力环的准备。同时注意术前与患者的沟通告知。

四、眼底检查

眼底检查在晶状体混浊与视力不符时更显重要，以排除眼底病变造成的视力下降，合理评估术后视力，并做好术前知情告知。

五、光学相干断层扫描仪检查

光学相干断层扫描（optic coherence tomography，OCT）对于黄斑部疾病的诊断具有一定临床意义，对白内障术后视功能恢复的预估具有参考意义。

六、角膜内皮细胞检查

了解角膜内皮细胞密度和六边形的比例。角膜内皮低于 1 000 个 /mm²，在计划手术方式及预判术后角膜反应时予以充分考虑，术前做好准备，如弥散型粘弹剂准备，以便术中最大可能保护角膜内皮。

七、角膜曲率

检查方法参见眼科检查章节。

要点一：当角膜曲率高过 46D 时或者 K1 与 K2 差值较大时应进一步行角膜地形图等检查，以排除圆锥角膜。
要点二：角膜屈光手术后的角膜曲率常低于 40D，应注意采用相应的人工晶状体计算方法。
要点三：注意干眼患者对角膜曲率结果的影响，多次检查结果差异较大时，应治疗干眼后再重新检查，直到检查结果可信。
要点四：与人工晶状体优选相关的眼前节测量分析检查，为人工晶状体个性化选择提供指导。见第三篇第五章第一节、第三节

八、眼轴长度

检查方法参见眼科检查章节。

要点一：眼轴长度可以通过 A 超、B 超、生物测量仪等获取。
要点二：对于眼轴过长或者过短的患者，应注意 IOL 度数计算公式的选择。

九、人工晶状体度数测定

IOL 度数的测定需要角膜曲率、眼轴或前房深度等参数,检查方法见相关眼科检查法。

要点一:角膜曲率可以通过角膜曲率计(自动或者手动)、角膜地形图、生物测量仪、眼前节分析仪、波前像差仪等获得。

要点二:眼轴长度是 IOL 度数产生较大偏差的原因。使用接触性 A 超测量时,在晶状体膨胀期、无晶状体眼、硅油填充眼,需进行超声速率的矫正。单次测量时,眼轴的标准差应控制在 0.2 以内。双眼的眼轴相差如果超过 0.5mm 时,应重新测量以进行确认。如果屈光介质不是很混浊,可以使用 IOL Master 或者 Lenstar LS 900 进行测量。

要点三:在进行 IOL 度数确定时,应根据 IOL 的 A 常数进行度数调整。

要点四:IOL 度数计算公式的选择:眼轴<19mm 时,选择 Holladay II 公式;眼轴为 19.0～22.0mm 时,选择 Hoffer Q 公式或者 Holladay II 公式;22.0～24.5mm 时,大部分公式都可选;24.5～26.0mm 时,选择 Holladay I 公式;22.5～26.0mm 选择 SRK/T 公式;眼轴更长时建议使用 Haigis 公式,或者在使用 SRK/T 公式的计算结果基础上增加 3.00D。

要点五:特殊情况下 IOL 度数的确定。

(1) 硅油填充眼:硅油眼在使用 A 超测量时,应调整声波速率为在硅油内的传播速度,在使用 IOL Master 测量时,应选择硅油眼模式。

(2) 高度近视:建议使用 IOL Master 或者 Lenstar LS 900 测量。A、B 超结合使用有助于获取准确的眼轴长度。计算公式参考要点四所述,建议术后保留 −3.00D,保留视近功能的同时可避免术后远视。

(3) 角膜屈光手术后眼:建议登录美国角膜白内障屈光学会(ASCRS)主页:www.ascrs.org/ 找到 "IOL Calculator"进行计算。

(4) 儿童患者 IOL 度数的测量及确定:详见第二篇第三章第二节。

十、目标屈光度

术后拟定的屈光状态,应根据患者具体情况决定。

要点一:需要与患者进行充分沟通,特别是在面对有疑虑的患者和较年轻的患者时,告知其植入单焦点 IOL 后可能存在的调节力缺失的问题。

要点二:建议年轻患者、高度近视患者预留轻度近视,单眼手术的患者根据另眼的屈光状态进行度数调整,尽量减少屈光参差。

要点三:年龄较小的先天性白内障患者应考虑随年龄的增加,眼轴增长导致的近视漂移,并根据年龄预留 +1.00～+4.00D。详见第二篇第三章第二节。

十一、人工晶状体优选

结合患者术前眼前节测量分析系统检查,并与患者充分沟通其需求后,合理选择非球面 IOL、多焦点 IOL、散光矫正型 IOL,以达到 IOL 的最优选择。见第三篇第五章第三节。

临床病例

患者,男,63 岁,右眼视物模糊半年余。患者否认有近视。既往室性心律失常史 20 年,未予以特殊治疗。否认高血压、糖尿病等其他全身病史。

患者术前检查汇总:

视力:右眼 0.1,左眼 0.5。

眼压：右眼17mmHg，左眼16mmHg。

双眼结膜无充血，角膜透明，前房深度正常，瞳孔等大等圆，晶状体右眼C2N3P3，左眼C1N2P0。右眼眼底窥入欠清，左眼眼底未见异常。

黄斑OCT：右眼信号部分遮蔽，左眼正常。

验光：右眼 −5.00DS=0.15，左眼 −0.75DC×95°=0.8。

角膜内皮细胞计数：右眼2 358/mm²，左眼2 074/mm²。

右眼Pentacam检查：全角膜散光：−0.6D@79.2°，全角膜球差：0.143μm，全角膜不规则散光：0.150μm，角膜前后表面曲率半径比（B/F Ratio）：78.6%，Kappa角：0.29mm（240.0°），瞳孔直径2.21mm。

角膜曲率：右眼K1：44.12D，K2：44.35D；左眼K1：43.77D，K2：43.53D。

眼轴长：右眼23.33mm，左眼23.43mm。

右眼IOL选择：患者散光小于1D，不考虑植入散光矫正型IOL；全角膜球差接近0.1μm，可选择零球差非球面IOL；全角膜不规则散光小于0.3μm，B/F Ratio在正常范围，Kappa角小于0.3mm，瞳孔直径2.21mm，可考虑植入多焦点IOL。患者接受术后戴镜并意愿植入单焦点IOL，最终选择零球差非球面单焦点IOL。

右眼IOL度数测量：选用SRK/T公式。

目标屈光状态为正视（0），当选择A常数为118.0的IOL时，IOL度数为20D。

【医患沟通】

白内障手术目的是解除混浊的晶状体对视力的影响，不能够解决其他原因引起的视力下降。

1. 同其他手术一样，白内障手术存在着潜在并发症，包括角膜内皮失代偿、感染、晶状体悬韧带断裂、晶状体后囊膜破裂、暴发性脉络膜出血等。出现并发症后需要进一步治疗。

2. 白内障术后植入的人工晶状体没有调节能力，因此在手术后患者需要佩戴合适的眼镜以更好地看远或者看近。如果有特殊的要求如想看近时更清楚，应在术前告知医师。

3. 手术后眼部的异物感很常见，需要一定的恢复时间。

4. 手术后需要用药和复诊，有任何眼部不适都应及时就诊。

（韩　琪）

第二节　白内障囊外摘除术

【概述】

白内障囊外摘除术（extracapsular cataract extraction，ECCE）是将晶状体前囊膜截开，通过一个弦长约6～7mm切口，娩出晶状体核，清除皮质而保留后囊膜的术式，是白内障手术最基本的技术。这种手术几乎适应所有的白内障患者，但由于手术切口较大，存在着术后散光大、恢复时间长、术后炎症反应重等问题，对于有出血疾病或体质的患者需慎重考虑。

【术前准备】

1. 术前用药　术前充分散瞳，当患者术前有高眼压状况，或眼轴较短、前房浅者，可于术前应用碳酸酐酶抑制剂或高渗剂降低眼压，使术中眼压平稳，减少手术并发症。

2. 麻醉方法　一般采用局部麻醉方法，主要是球后麻醉或球周麻醉。

3. 软化眼球　注射麻药后嘱患者闭眼，垫1～2块纱布，用手指或手掌压迫眼球至麻醉满意为止，其间每25秒放松一下，充分软化眼球。

4. 塑料贴膜　上下睑缘睫毛被塑料贴膜完全覆盖包裹，以减少感染风险。

5. 消毒结膜囊　聚维酮碘消毒结膜囊可以减少感染风险。

【手术过程】

1. 上直肌固定缝线　开睑器开睑后，用6-0丝线行上直肌固定缝线。

2. 结膜瓣　做以穹窿部为基底的结膜瓣，从10：30至1：30，烧灼或电凝止血。

3. 切口　用15°穿刺刀在角巩膜缘做一平行或反弧形隧道外切口，宽度6～7mm，隧道刀制作隧道后，做2～3mm隧道内切口，完成截囊术后用隧道刀扩大隧道内切口，宽度等于隧道外切口。

4. 前房内注入粘弹剂。

5. 前囊膜切开

（1）开罐式截囊：用截囊针做约6mm大小的前囊膜环形截开。方法是轻轻向下呈密集点状环形刺破前囊膜，连接刺破点后，轻轻划动前囊膜，将其完整撕下。

（2）连续环形撕囊：方法同超声乳化术中的撕囊，撕囊口6～7mm。

6. 晶状体核娩出

（1）加压娩核法：术者一手用有齿镊夹住12：00切口后唇向眼球中心方向下轻压，同时另一手用显微持针器轻压6：00角膜缘后（晶状体赤道部位置），使晶状体核脱出切口；待晶状体核娩出后，应及时停止对眼球的施压。

（2）圈匙娩核法：先做水分层，旋动晶状体核脱出囊袋口，用晶状体圈匙伸入晶状体核与后皮质之间，向上轻托起晶状体核，轻压切口后唇，使晶状体核随圈匙娩出。

7. 切口初步缝合　使用10-0尼龙线进行间断缝合。需预留一个2.5mm的开口以备灌注抽吸器械通过。

8. 抽吸皮质　使用手动注吸器或超乳机的灌注和抽吸（irrigation and aspiration，I/A）头抽吸皮质。

9. 植入IOL　前房及囊袋内注入粘弹剂后，植入IOL，方法详见本章第三节（人工晶状体植入术）。

10. 使用注吸头抽吸前房及囊袋内的粘弹剂。

11. 缝合切口　用10-0尼龙线间断缝合切口及形成前房。

12. 将结膜瓣覆盖于角巩膜外切口上。对合结膜切口可选择烧灼、电凝、机械镊夹固定或缝合均可（图3-7-1）。

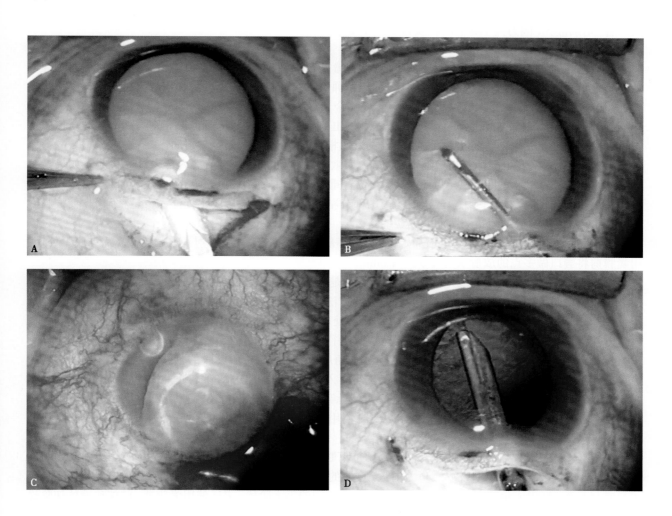

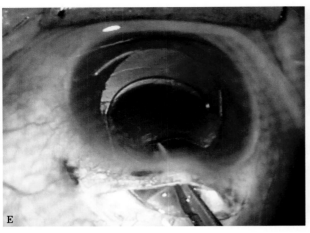 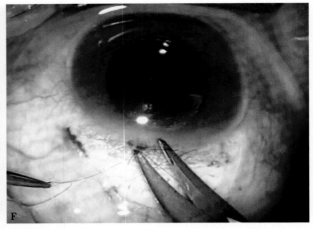

图 3-7-1　ECCE 手术示意图

A. 主切口及巩膜隧道；B. 截囊；C. 娩核；D. 抽吸残余皮质；E. 植入人工晶状体；F. 缝合切口。

【术后处理】

术后使用糖皮质激素及抗生素滴眼液预防感染与减少炎症反应；角巩膜缝线一般不需拆除，但如果患者出现因切口缝合引起的大散光，可在术后 6 周左右视散光轴选择性拆线，包括手工或激光断线。

【并发症及处理】

（一）术中并发症及处理

1. 切口并发症　切口过小引起娩核不顺畅，易导致悬韧带离断，需及时扩大切口；切口不整齐：影响术后愈合，增加散光，因刀具不锋利时需及时更换器械。

2. 虹膜并发症

（1）瞳孔过小：与术前散瞳不充分、患者对散瞳药物不敏感、术中器械刺激虹膜等有关。术中可以 1∶1 000 的肾上腺素平衡盐溶液做前房灌注，使用粘弹剂进行瞳孔的顶压散大、使用虹膜拉钩或虹膜扩张器辅助，必要时先行虹膜切开，待手术完成后再予以缝合。

（2）虹膜根部离断：常发生于扩大切口或器械进出前房时，如果离断范围小于 1 钟点，可不予处理；若范围较大，需用 10-0 尼龙线或聚丙烯线穿过离断的虹膜根部，间断缝合在切口的后唇。

（3）虹膜脱出：多由于手术切口过短、切口内口太靠周边、虹膜松弛、前房内压力过高引起。如果是由切口隧道过短引起，应先将切口予以缝合，换一位置重新做切口。眼压过高时，应去除增加眼压的因素，必要时应用降眼压药物，或从侧切口放出前房内的部分粘弹剂，然后在虹膜脱出处注入少量粘弹剂，使虹膜回纳，植入 IOL 后也可应用缩瞳药帮助虹膜还纳。

3. 截囊并发症　截囊不完全可增加娩核的困难，易导致悬韧带离断，特别是上方的截囊需彻底。处理：用囊膜剪将囊口做多点的放射状剪开 0.5～1.0mm。

4. 悬韧带离断　常见原因是：撕囊口过小，特别是连续环形撕囊采用压迫法娩核；游离核时对核的旋转或者牵拉力量过大；抽吸皮质时误吸前囊膜。处理方法是：用粘弹剂注入悬韧带离断区域阻止玻璃体脱出，用粘弹剂托起晶状体核，用圈匙娩出晶状体核，皮质处理同后囊膜破裂。

5. 后囊膜破裂　常见的原因是：游离核块时动作粗暴；抽吸皮质或粘弹剂时对后囊膜的误吸；也可发生在植入 IOL 时，粘弹剂不够，或植入的力量与角度不合适，襻对后囊膜的损伤。处理：降低灌注瓶的高度，减少灌注压力，或使用手动注吸，避免皮质落入玻璃体腔；使用粘弹剂通过破裂口压住玻璃体；尽量抽吸残余的皮质，先清除远离破口的皮质，再清除破口附近的皮质；如果发生玻璃体溢出，应使用囊膜剪剪掉溢出到前房及手术切口的玻璃体，必要时使用前部玻璃体切除设备，切除玻璃体与抽吸皮质交替进行。

6. 玻璃体脱出　发生于后囊膜破裂及悬韧带离断后。关键是对脱出的玻璃体进行分辨识别，判断的指征包括前房的突然加深、抽吸皮质阻力增大、皮质的自发移位、皮质的皱褶卷曲、后囊膜出现梨形反光环等异常反光带、虹膜成角畸形等。处理原则需要结合不同的手术阶段，灵活使用囊膜剪、前部玻璃体切除设备，避免玻璃体在前房和手术切口的嵌顿。

7．眼内出血　前房积血见于虹膜血管的损伤，使用含肾上腺素的灌注液进行前房冲洗，或者使用粘弹剂顶压出血点。暴发性脉络膜上腔出血多见于年龄大、高度近视、出血性疾病、眼压突然波动的患者。表现为后房压力升高、虹膜脱出不易还纳、眼底红光反射消失、眼底见后极部球形突起，患者多有烦躁情绪。应该尽快缝合切口；大量出血时，可采取后巩膜切开引流，同时提高眼压以止血和排除瘀血；术后早期予以止血药物；对于大量残留的积血，可考虑行二期玻璃体手术，以防引起继发性视网膜脱离。

（二）术后并发症及处理

1．术后浅前房及低眼压　切口渗漏：可予加压包扎，观察 1～3 天，如果切口仍然渗漏，或眼内组织嵌顿者，需要重新手术。睫状体脱离或脉络膜脱离：一般因炎症反应严重导致。可先行保守治疗：局部或全身使用糖皮质激素，或给予睫状肌麻痹剂和高渗剂。保守治疗 1 周无效者可考虑手术复位。

2．术后高眼压与继发性青光眼

（1）短暂性高眼压：多见于眼内粘弹剂残留过多、晶状体皮质残留、眼内注水过多等。可予降眼压药处理，如眼压过高保守治疗效果不明显，可行前房穿刺术。

（2）恶性青光眼：由于大量房水进入玻璃体腔并囤积其内，引起眼压升高、前房变浅、房角关闭。可予阿托品散瞳，或行巩膜穿刺、前部玻璃体切割术。

3．角膜水肿及失代偿　可见于术前角膜内皮功能较差、术中角膜内皮受损明显、术后高眼压、角膜后弹力层脱离、严重炎症反应者。判断原因后予以局部使用高渗剂、降低眼压、后弹力层脱离复位、抗炎处理。对于发生角膜大泡性病变的患者需要行角膜内皮移植或穿透性角膜移植手术。

4．术后炎症反应　可由于手术的刺激、晶状体核与皮质的残留引起。表现为房水混浊、IOL 表面有沉着物、瞳孔区渗出膜、虹膜后粘连等。需予局部或全身抗炎，必要时予散瞳药活动瞳孔，如渗出膜厚而致密，待炎症稳定后可行手术或激光切除。

5．感染性眼内炎　多为细菌或真菌感染。表现为术后眼球疼痛、视力急剧下降、眼睑水肿、结膜充血水肿、角膜水肿、房水混浊、前房积脓、严重时伴玻璃体混浊。应立即予前房冲洗、前房或玻璃体腔取材送检并注药，全身使用抗生素有助于感染的控制。必要时予以玻璃体切除手术。

6．黄斑囊样水肿　可发生在术后 1 天至数周。其原因不明。出现视力低于预期或者升高后又降低时应予以眼底检查，黄斑区反光减弱高度提示黄斑囊样水肿，典型体征为以黄斑中心凹为中心的花瓣状或者星芒状渗出，黄斑 OCT 或者 FFA 检查能够予以确诊。通过泼尼松 30mg 每天晨服、非甾体抗炎药口服及局部滴眼液应用有助于水肿消退。

7．视网膜脱离　多发生于囊袋不完整，或术前有潜在视网膜病变者。一旦发现视网膜脱离，应即予手术处理。

8．后发性白内障　后囊膜出现混浊，当影响视力时可予手术或激光治疗（详见本章第五节）。

（韩　琪）

第三节　超声乳化白内障吸除术

【概述】

超声乳化白内障吸除术是一种改良的白内障囊外摘除术。应用超声波振动通过一个弦长为 1.8～3.0mm 的切口将混浊的晶状体乳化，通过灌注抽吸系统，将乳化的物质从眼内吸出，达到白内障摘除的目的。与传统的白内障囊外摘除术相比，超声乳化白内障吸除术手术切口小，手术对角膜的损伤小，手术源性角膜散光大大降低，术后视力恢复加快，减少了术后相关的一系列切口并发症。

【术前准备】

1．术前用药　术前用药与 ECCE 基本相同，但应更注重术前的瞳孔散大。

2．麻醉方法　一般采用表面麻醉。若患者感觉眼球疼痛或转动频繁，可行局部浸润麻醉。

3．塑料贴膜及消毒结膜囊　同 ECCE。

【手术过程】

1．切口　切口的宽度根据使用的 IOL 及超乳针头直径决定。切口类型根据外口位置分为：①巩膜隧道切口，长度 2.5～3.0mm；②透明角膜隧道切口，长度为 1.8～3.0mm。根据切口的深度和构筑分为：单平面、双平面和三平面切口。

2．前房内注入粘弹剂。

3．撕囊 以做连续环形撕囊术为宜，直径为 5.0～5.5mm。分为撕囊针头和撕囊镊撕囊。①撕囊针头撕囊：将撕囊针头做 90° 弯曲，针尖端长 1mm。在距晶状体前囊膜中央旁 1～2mm 的部位做一穿刺口，将前囊膜向外侧撕开 2～3mm 的弧形囊膜瓣并翻转，用针头轻轻推拉此瓣膜，连续环形撕开囊膜；②撕囊镊撕囊：使用镊尖在前囊膜中央垂直划开 3～4mm，用撕囊镊尖抓住瓣膜根部，呈弧形向逆时针或顺时针方向撕开，直至完成撕囊。晶状体混浊重且缺乏眼底红光反射时，可借助染色剂（台盼蓝或吲哚菁绿等）染色前囊膜，增加前囊膜的可视性，助力前囊膜环形撕囊的顺利完成。

4．水分离与水分层 用冲洗针头轻挑前囊膜，在其下方注入平衡盐液，使晶状体囊与皮质分离，形成在前囊下围着的一个流动的液体腔。然后向晶状体内推注平衡盐液，使晶状体核与核壳，核壳与皮质逐层分开。

5．晶状体超声乳化 常用双手法，即一手控制通过旁切口进入的拨核针或钩，另一手控制超声头。对晶状体核进行雕刻分核或劈核、乳化和吸除，一般常用的方法有拦截劈核法和乳化劈核法。

6．皮质抽吸及后囊膜抛光 用抽吸头吸取前皮质的最近端部分，随着真空负压的增加，使残留皮质与后囊膜剥离并吸除。吸除残留皮质后，可用抽吸头在低真空下对后囊膜抛光。

7．植入人工晶状体 详见本章第四节。

8．粘弹剂抽吸和切口检查 使用抽吸头清除前房和囊袋内残留的粘弹剂，棉棒检查切口的水密性，如果漏水，切口侧面角膜基质层注入少量灌注液，使其水肿密闭或缝线闭合（图 3-7-2）。

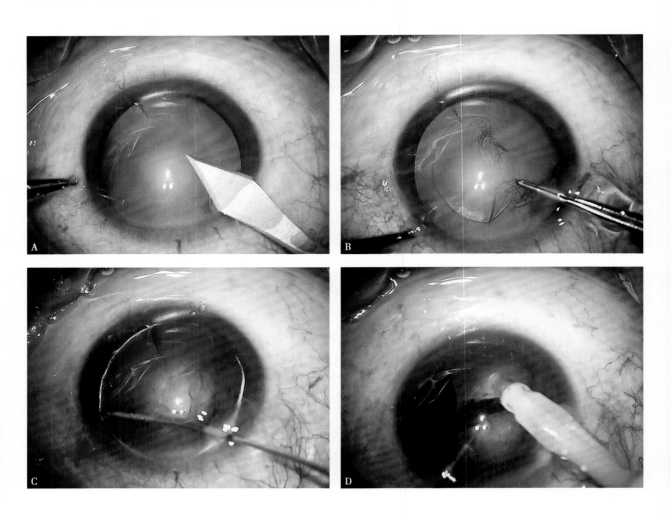

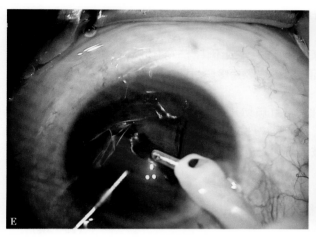
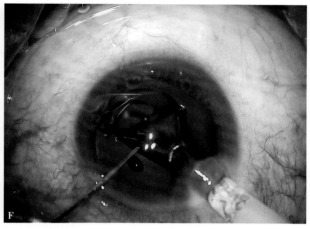

图 3-7-2　超声乳化白内障吸除术示意图

A. 主切口；B. 撕囊；C. 水分层；D. 劈核；E. I/A 抽吸残留皮质；F. 植入人工晶状体。

【术后处理】

参见 ECCE 相关内容。

【并发症及处理】

（一）术中并发症及处理

晶状体超声乳化吸除术术中并发症与 ECCE 基本相同，也有一些是超声乳化吸除术特有的。

1. 与超声乳化仪相关的并发症

（1）能量设置不当：能量设置过低，乳化晶状体核过程困难，能量设置过高，易烧灼角膜切口，造成角膜内皮损伤。

（2）前房深度控制不良：前房过深，晶状体核下沉，增加操作难度；前房过浅或浪涌，易引起角膜、晶状体悬韧带和后囊膜损伤。

处理：应适时调整相关参数。

2. 与切口相关的并发症

（1）切口太小：导致乳化针头进入前房时造成角膜后弹力层撕脱；硅胶套管受压使灌注不足；伤口热灼伤，导致术后切口渗漏。处理：扩大切口至合适尺寸。

（2）切口太大：易引起术中浅前房。处理：可缝合切口至合适尺寸，或缝合后另做切口。

3. 与撕囊相关的并发症

（1）环形撕囊过小：使针头活动范围受限，操作困难；易损伤前囊膜和引起悬韧带离断。处理方法：可行二次撕囊。

（2）环形撕囊过大：易合并放射状撕裂，损伤悬韧带、后囊膜；易导致术后 IOL 位置发生改变，影响视觉质量，特别是植入散光矫正型 IOL 或多焦点 IOL 时。原因是填充粘弹剂不足、撕囊用力或方向不当。处理方法：停止该方向撕囊，在对侧重做囊瓣后行反向撕囊，再在放射状撕裂处汇合。

4. 与超声乳化碎核相关的并发症　主要是后囊膜破裂、悬韧带离断和核下坠。

原因是：

（1）前囊膜撕囊不完整，放射撕裂到后囊膜。

（2）超乳针头或辅助器械误伤后囊膜。

（3）雕刻、旋转、劈核技术不熟练，对囊袋施压过大，或尖锐核块划破后囊膜。

处理方法：

（1）后囊膜破裂：用粘弹剂托起核块，根据核块大小和囊膜破口情况选择安全方法清除核块，如超声乳化、镊子夹出、扩大切口用圈匙娩出。

（2）悬韧带离断：可用虹膜拉钩或囊袋拉钩、张力环固定囊袋后完成超乳碎核，也可扩大切口改为囊外摘除术。

（3）核下坠：位于前段玻璃体时可行前段玻璃体切除，用粘弹剂托起核块圈出；如位于后段玻璃体，应关闭切口转后段医师处理。

5．与灌注抽吸有关的并发症　主要有皮质残留、后囊膜破裂伴或不伴有玻璃体脱出。

原因是：可因瞳孔过小、玻璃体压力过高、前房浪涌、器械误吸后囊膜引起。

处理方法：

（1）术中应用散瞳药、粘弹剂、虹膜拉钩、虹膜扩张器或虹膜切开扩大瞳孔以便观察。

（2）若后囊膜破口较小，将粘弹剂注入破孔表面，尽可能把玻璃体压住，在低负压灌注下或应用手动注吸器，小心细致地吸出其他部位的皮质，最后再处理破损处的皮质。如后囊膜破损较大，有较多玻璃体溢入前房，无法弥补，则必须行前段玻璃体切割术。

（二）术后并发症及处理

超声乳化白内障吸除术术后并发症基本与 ECCE 相同。

（韩　琪）

第四节　人工晶状体植入术

【概述】

人工晶状体（intraocular lens，IOL）是目前无晶状体眼屈光矫正最有效的方法。IOL 按植入眼内的位置主要分为前房型和后房型两种，按制造材料及功能分为硬质和软性（可折叠）、亲水性丙烯酸酯或疏水性丙烯酸酯和硅凝胶、球面和非球面、单焦点和多焦点或三焦点或连续视程或可调节 IOL、有晶状体眼 IOL、散光矫正型 IOL 等。它在解剖上和光学上最大限度模拟了原来的晶状体，具有良好的光学物理性能和组织相容性，植入后可迅速恢复视力，易建立双眼单视和立体视觉。临床上常采用后房型 IOL 植入，它有原位植入和并发症少的特点。

【术前准备】

1．常规术前准备　为保证 IOL 囊袋内植入，术前应充分散瞳。

2．特殊术前准备　根据术前眼前节测量分析系统检查、屈光度计算、患者年龄、职业、患者需求等实际情况准备好合适的 IOL，并做好备用，以防术中 IOL 污染、损伤或固定方式改变而需更换。见第三篇第五章第一节、第三节。

3．高端 IOL 植入的患者，术前需要和患者及家属做好充分沟通。见第三篇第五章第三节。

【手术步骤】

（一）囊袋内植入术

1．非折叠 IOL 植入

（1）向前房和囊袋内注入粘弹剂。

（2）用植入镊将 IOL 前襻及光学部送入囊袋内。

（3）用植入镊或调位钩将 IOL 后襻顺时针旋入囊袋。

（4）调整 IOL 位置使其居中固定。

（5）清除粘弹剂。

（6）10-0 尼龙线间断缝合切口。

2．折叠式 IOL 植入

（1）向前房和囊袋内注入足量粘弹剂，使囊袋充分张开。

（2）将 IOL 放入专用推注器。

（3）将含此 IOL 的推注器斜面向下轻轻插入隧道切口，将 IOL 推进到前房内。

（4）以 45°角将 IOL 前襻和光学部送入囊袋内，退出推注器。

后面步骤同非折叠 IOL 植入（3）～（5）。切口两侧注水密闭形成前房。

3．散光矫正型 IOL 植入　见第三篇第五章第一节、第三节。

（二）睫状沟植入术

1．紧贴虹膜后注入粘弹剂形成睫状沟空间。

2. 以晶状体镊或推助器将 IOL 前襻经切口进入前房，紧贴虹膜后面与晶状体前囊膜之间伸入，继续推送 IOL 使其光学部分达到瞳孔中央。

3. 植入 IOL 后襻，要求 IOL 后襻经过瞳孔后，准确插入虹膜与残留的晶状体前囊膜之间。

后面步骤同囊袋内植入术。

【术后处理】

术后用药及随访同本章第二节，注意观察 IOL 位置。

【并发症及处理】

（一）术中并发症及处理

1. 人工晶状体襻折断

（1）原因：当切口过小或 IOL 未被正确安装于推注器内，或用植入镊夹住 IOL 后襻欲强行将其植入时，往往会发生襻折断现象。

（2）处理：需扩大切口或将光学部剪开取出 IOL，再重新植入新的 IOL。

2. 人工晶状体脱位

（1）原因：术中后囊膜出现破口，而残留囊膜不能支撑 IOL。

（2）处理：如后囊膜破裂而前囊膜足够支撑时，可把囊袋内的 IOL 改做睫状沟固定。如残留囊膜少，应根据其方位做 IOL 悬吊术。若 IOL 落入前、中部玻璃体腔，直接用镊子夹住 IOL 可视的襻将其取出，再选择固定方式。若 IOL 已落入后部玻璃体腔，宜改用平坦部玻璃体切割术取出。

3. 人工晶状体反转　术中一旦发现 IOL 反转，可在注入足量粘弹剂后，以辅助器械下压一侧光学部，使其翘起反转。必要时可扩大切口取出重新植入。

（二）术后并发症及处理

1. 人工晶状体位置异常

（1）瞳孔夹持

1）原因：常发生在截囊、睫状沟固定 IOL 或环形撕囊过大者。在术后早期发生者多由于伤口渗漏、浅前房，玻璃体脱出导致瞳孔上移，过度散瞳或 IOL 位置异常所致。

2）处理：早期发生者多不伴瞳孔粘连，可使患者仰卧，先散瞳，待 IOL 光学部恢复到正常位置后再缩瞳。如不奏效，则需手术复位。

（2）人工晶状体偏心或偏位：包括日落综合征、日出综合征、刮雨刷综合征等。

1）常见原因：IOL 襻不对称性植入；前囊膜瓣残留或玻璃体脱出牵拉 IOL；侧面的囊袋或悬韧带受损以及 IOL 襻未充分弹开。

2）处理：轻度偏心，IOL 光学直径大，没有症状，不需处理；如光学部偏离中心明显且视功能有障碍者需手术矫正，行复位或置换术。

2. 人工晶状体屈光度误差

（1）原因：与术前测量误差及计算公式选择不当及术后近视或远视的漂移等有关。

（2）处理：可通过佩戴框架眼镜或角膜接触镜矫正；如为术后屈光不正严重者，需要更换正确度数的 IOL。

3. 人工晶状体产生的眩光和混浊

（1）原因：术后眩光多由高阶像差的存在、IOL 位置异常、光学部边缘设计及材料等有关。而 IOL 混浊与 IOL 材料有关。

（2）处理：一旦发生 IOL 混浊，需行 IOL 置换术。

（韩　琪）

第五节　Nd:YAG 激光后囊膜切开术

【概述】

后发性白内障是指白内障囊外摘除（包括超声乳化摘除）术后或者晶状体外伤后，残留的皮质或晶状体上皮细胞增生形成混浊。白内障术后发生的又称后囊膜混浊（posterior capsular opacification, PCO）。临床症状是术后视力下降和视物变形，其程度与后囊膜混浊程度和厚度有关。后囊膜混浊的形态有多种，包括

Soemmering 环、Elschnig 珠、后囊膜纤维化及混合型。当发生 PCO 时,可以用 Nd：YAG 激光将瞳孔区的晶状体后囊膜切开。如无激光设备或者后囊膜混浊较厚时,可以通过手术切开。

【适应证】

适应于导致患者视力下降或视觉减退的 PCO。

【禁忌证】

1. 绝对禁忌证　角膜瘢痕、水肿、形状不规则,不能固视者。

2. 相对禁忌证　有活动性眼部炎症,玻璃材料的 IOL,视网膜脱离高危人群,黄斑囊样水肿。

【术前准备】

1. 检查患者视力,行裂隙灯、眼底、眼压及全身情况检查。

2. 告知患者手术目的和程序,征得患者同意后签署手术同意书。告知患者术中会听到微小爆破声,但患者必须保持固视状态。

3. 散瞳　经验丰富者及虹膜夹型 IOL 除外。散瞳后使后囊膜可见范围增大,利于操作。最好在散瞳前记录后囊膜的光学中心,以确保后囊切开的位置在视轴上。

4. 麻醉　一般不需要,使用接触镜可采用表面麻醉。儿童可采用全麻。

5. 调整好患者的座位、手术台、下颌托的高度和双脚的放置位置。可以使用头带将患者头部固定于头架。如需患者非手术眼固视,应使用照明视标。

【具体操作】

1. 人工晶状体眼激光后囊膜切开

（1）能量：尽量使用最小能量,一般 1～2MJ 能量即可切开后囊膜。

（2）位置：一般从 12：00 处开始,然后向鼻、颞侧方向切开,形成底在下方的三角形切口,可以避免损伤 IOL 的中央视轴区。

（3）大小：后囊膜切开口的大小应与正常状态的瞳孔等大,一般要求达到 4mm 左右。

2. 无晶状体眼激光后囊膜切开

（1）有张力的晶状体后囊膜激光切开：激光切开位置应与张力线垂直,切口在后囊膜张力作用下将会自行裂开。通常采用十字形切开,将 12：00 处作为突破口,按 12：00～6：00 及 3：00～9：00 依次切开后囊膜。

（2）无明显张力的晶状体后囊膜激光切开：可以采用十字形切开,也可以采用三角形切开方法,即从 12：00 开始分别向 4：00 和 8：00 方向做两条切开线,形成三角形晶状体后囊膜切开,使后囊膜残留片的基底部位于瞳孔下方周边部,以免产生游离囊膜碎片而影响视功能。

【术后处理】

术后常规局部使用糖皮质激素（或非甾体抗炎药）,以减轻局部反应。部分病例术后可有一过性眼压升高,因此术后需要监测眼压。

【并发症及处理】

1. 眼压升高　眼压升高通常为一过性,一般激光术后眼压即开始升高,3～4 小时达到最高峰,24 小时后开始下降。处理：大多数病例只需要局部应用降眼压滴眼液即可,少数病例,尤其是前房炎症重或者原来合并有青光眼的病例,除了应用糖皮质激素和降眼压滴眼液外,需要根据情况决定全身应用降眼压药物。

2. 前房炎症反应　激光术后予以局部应用糖皮质激素或非甾体抗炎药类滴眼液,反应较重有渗出的病例应加用 1% 阿托品凝胶,或全身应用糖皮质激素。

3. 人工晶状体损伤　原因是对焦不准或能量不当。处理：当 IOL 光学面严重激光损伤,尤其在中心区时,会引起严重眩光和成像质量下降,可以考虑行 IOL 置换术。

4. 视网膜脱离　其危险因素包括高度近视、对侧眼视网膜脱离病史和年轻男性等。处理同常规视网膜脱离处理原则。

5. 黄斑囊样水肿　发生率比较低,建议拉长白内障手术和激光后囊膜切开的间隔时间。

6. 角膜内皮损伤　主要见于厚机化膜,尤其是无晶状体眼。严重的角膜内皮损伤常合并角膜后弹力层皱褶,一般 1～2 周即可恢复正常。

（韩　琪）

推荐阅读文献

[1] 黎晓新,王宁利.国家卫生和计划生育委员会住院医师规范化培训规划教材眼科学.北京:人民卫生出版社,2016.

[2] 姚克.复杂病例白内障手术学.北京:北京科学技术出版社,2004:21-25.

[3] 张振平.晶状体病学.广州:广东科技出版社,2005:253-254.

[4] 张振平.人工晶状体屈光手术学.北京:人民卫生出版社,2009:105-253.

[5] 赵堪兴,杨培增.眼科学.北京:人民卫生出版社,2013.

[6] 郑天玉,卢奕.从新版美国眼科临床指南(PPP)看成人白内障手术的意义与指征.中国眼耳鼻喉科杂志,2018,18(5):301-304.

[7] CHU C J,JOHNSTON R L,BUSCOMBE C,et al.Risk factors and incidence of macular edema after cataract surgery adatabase study of 81984 eyes.Ophthalmology,2016,123(2):316-323.

[8] CLARKE C,ALI S F,MURRI M,et al.Outcomes and complication rates of primary resident-performed cataract surgeries at a large tertiary-care county hospital.J Cataract Refract Surg,2017,43(12):1563-1570.

[9] NIKEGHBALI A.Scleral-flap incision for cataract surgery.Ophthalmic Surg,1994,25(4):222-225.

[10] OLSON R J,BRAGA-MELE R,CHEN S H,et al.Cataract in the adult eye preferred practice pattern.Ophthalmology,2017,124(2):1-119.

[11] STEIN J D.Serious adverse events after cataract surgery.Curr Opin Ophthalmol,2012,23(3):219-225.

第八章 抗青光眼手术

【概述】

抗青光眼手术是青光眼治疗的重要方式,通过引流房水达到控制眼压的目的。从1830年Mackenzie报道巩膜切开术及穿刺放液术以来,抗青光眼手术历经180余年,目前青光眼滤过手术,如小梁切除术,已成为临床最常使用的手术方式。随着研究手段的发展和研究视角的变迁,房水流出通路不再是孤立的静态管道,而是具有功能分区、自主调节能力的引流"器官"。二十世纪末,手术材料、设备和工艺的迅猛发展,实现在房水流出通路这一微小区域的精细操作,设计并开展了一系列摆脱经典"造瘘"引流理念、以恢复房水生理引流功能为目标的新型青光眼微创手术(micro-invasive glaucoma surgery,MIGS)。

目前临床常见的青光眼手术根据手术作用机制,可分为以下几类:

(一)改善房水内引流的手术

解除机械性阻塞,疏通生理性房水循环途径。

1. 钇铝石榴石(yttrium aluminum garnet,YAG) 激光周边虹膜切除术通过激光在虹膜打孔,平衡前后房压力,解除虹膜阻滞,开放狭窄的前房角,避免和阻止前房角的关闭粘连,使房水顺利进入房水引流系统,排出眼外,以达到维持眼压稳定的目的。激光周边虹膜切除术适用于原发性闭角型青光眼中急性闭角型青光眼的临床前期、间歇期和慢性闭角型青光眼的早期、继发性闭角型青光眼早期(有瞳孔阻滞机制)。但如果房角已有大面积的粘连,或小梁网功能已发生不可逆转的病理损害,仅通过此类手术无法达到控制眼压的效果。

2. 周边虹膜成形术 周边虹膜成形术通过激光烧灼极周边部的虹膜,促使其瘢痕收缩,减少房角入口处虹膜厚度,解除因虹膜根部肥厚导致的房角入口狭窄的问题。避免或阻止周边虹膜前粘连,使房水能够顺利进入房水引流通路,排出体外,维持眼压稳定。周边虹膜成形术适用于高褶虹膜型闭角型青光眼或解除瞳孔阻滞因素后的混合机制型闭角型青光眼。

3. 小梁成形术 小梁成形术的作用机制目前尚未完全明确,目前较为公认的机制是利用激光烧灼功能小梁网,激活小梁网细胞的同时,引起激光作用部位及周围小梁网组织中胶原纤维的皱缩,牵拉周围组织,增加小梁网基质孔隙从而增加房水流出易度,发挥降低眼压的作用。小梁成形术适用于原发性开角型青光眼患者,可作为原发性开角型青光眼患者的初始治疗或药物替代治疗。

(二)建立房水外引流途径的手术

是临床上使用最广泛的抗青光眼手术方式。手术制作一条沟通前房和结膜下的通路,将房水直接引流至结膜下,发挥降低眼压的作用。此类手术适用于初次接受青光眼手术治疗的中晚期的各类青光眼患者和部分再次手术的患者。

1. 小梁切除术 作用机制是通过切除周边虹膜和小梁网组织,建立沟通前房和结膜下的房水引流通路。房水从前房角处的滤过内口(小梁切除口)穿过薄薄的巩膜板层瓣外流,沿巩膜瓣缘进入球结膜下间隙直接由结膜下结缔组织中的毛细血管和巩膜表层血管或结膜的淋巴系统吸收,或者由手术床毛细血管断端形成的解剖通道直接与巩膜深部静脉丛交通引流,或穿透球结膜进入泪液。此手术已广泛应用于各类青光眼的治疗,是目前最经典的一种抗青光眼手术方式。

2. 房水引流物植入术 作用机制是通过植入物装置直接沟通前房和结膜下间隙,将房水引流至赤道部,通过局部血循环或淋巴循环使房水排出眼外。大而宽阔的植入物硅胶盘可以直接形成经典的功能性滤过泡,房水可经过滤过泡囊壁排出或通过眼周围组织微血管或淋巴管排出。适合用于各种难治性青光眼。

（三）减少房水分泌类手术

睫状突是产生房水的重要部位，此类手术通过破坏睫状突达到减少房水生成、平衡房水循环、降低眼压的目的。此类手术适用于滤过性手术反复施行仍失败、近绝对期或绝对期的顽固性青光眼，作为一种补充治疗手段。

此类手术中，临床上最常采用的手术方式是睫状体光凝术，包括经巩膜睫状体光凝术和眼内睫状体光凝术。此手术术后炎症反应较强烈，并发症多，多应用于绝对期青光眼患者。

（四）联合手术

随着白内障手术技术的发展，白内障手术越来越多地单独或作为补充治疗广泛应用于青光眼的治疗中。一些手术后并发症如恶性青光眼及继发性青光眼患者需要接受联合手术治疗。联合手术可以一次解决多种导致青光眼的因素，提高了手术的成功率，已成为难治性青光眼的重要治疗方法。

（五）现代微创青光眼手术

除了上述常用的抗青光眼手术方式外，自二十世纪末，一类新型的抗青光眼手术出现并蓬勃发展，即MIGS。此类手术突破传统手术对外滤过通道的依赖，在不损伤结膜的前提下，通过疏通病变的房水引流通路，增加房水外流，达到控制眼压的目的。术式种类繁多，以并发症少，创口微小，安全性高、愈合快的特点，在临床上迅速得到推广。2010年，MIGS手术被引进中国，取得较好的临床疗效我国学者也根据国人的特点，对MIGS手术操作进行改进，形成多种改良术式，如房水流出通道重建术、跨越式房水内引流手术等。目前根据MIGS的作用机制进行分类，具体分类见图3-8-1。

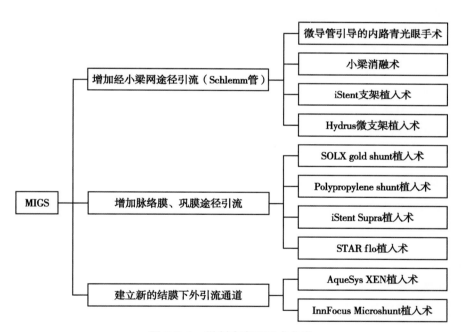

图 3-8-1　微创青光眼手术分类

【适应证】

1．各种类型的青光眼。

2．原发性闭角型青光眼的预防性治疗。

3．药物依从性差、随访困难或其他原因导致不适合药物治疗的青光眼。

4．应用药物、激光及手术治疗后眼压仍不能控制的青光眼。

5．无严重的全身性或心理疾病。

【禁忌证】

1．眼部有急性感染性炎症。

2．有严重的全身性疾病不适合手术。

3．有严重的心理疾病不适合手术。

第一节 抗青光眼手术的术前评估

【术前评估】

一、视力

检查方法参见第一篇第二章的眼科检查内容。

> 要点一：视力检查包括生活视力、矫正视力及光感、光定位检查（视力低于 0.02 时进行），青光眼和白内障同时并存时，视力检查对于决定是否采取联合手术有很重要的作用，并且因青光眼导致的视功能损害是不可逆的，术前评估患者视功能情况有助于患者及家属对于手术目的及术后视力预后的理解。
>
> 要点二：视力检查对于麻醉方式和手术方式的选择也非常重要，患眼视力较好或单眼患者一般不考虑行睫状体破坏性手术，单眼患者应尽量采取全麻的麻醉方式较为安全。

二、眼压

检查方法参见眼科检查章节。

> 要点一：了解患者的眼压水平以及确定期望达到的眼压下降程度（目标眼压或靶眼压范围）。
>
> 要点二：必要时可行 24 小时眼压测量了解眼压的峰值和谷值以及昼夜眼压波动情况，有助于个体化治疗方案的确定。
>
> 要点三：抗青光眼手术前尽可能把眼压控制到正常范围内再进行手术以免术中发生出血、玻璃体脱出、术后脉络膜脱离、浅前房及无前房等并发症。

三、裂隙灯显微镜眼前段检查

检查方法参见眼科检查章节。

> 要点一：观察眼睑有无倒睫、炎症，结膜有无炎症，结膜囊的深浅、有无瘢痕、粘连等情况，有助于手术位置的选择。
>
> 要点二：观察角膜内皮情况，有无虹膜睫状体炎，前房深浅等。
>
> 要点三：观察虹膜和瞳孔情况，是否有虹膜前或后粘连，是否需要术中处理。
>
> 要点四：观察晶状体情况，已混浊到应行白内障摘除者可在做青光眼滤过手术同时行白内障联合手术。

四、眼底检查

检查方法参见眼科检查章节。

> 要点一：通过直接检眼镜即可完成，主要观察视盘和神经纤维层变化，青光眼特征性视神经损害主要有盘沿丢失［正常盘沿宽窄度具有规律性，下极（inferior, I）最宽，其次为上极（superior, S），再次为鼻侧（nasal, N），颞侧（temporal, T）最窄，即符合"ISNT"法则］、视神经纤维层缺损和视盘线状出血。
>
> 要点二：视神经损害的严重程度对于治疗方式的选择有重要的参考作用。
>
> 要点三：在青光眼治疗后的随访中，眼底检查也是判断病情是否进展的重要指标。

五、中央角膜厚度测量

意义：角膜厚度是判断眼压数值真实及正确与否时比较重要的一个参数，通常需要根据角膜厚度对所测量的眼压值进行校正，得到最接近真实的眼压值，以指导治疗。

检查方法：可用旋转 Scheimpflug 图像系统（Pentacam Scheimpflug）、前节光学相干断层扫描仪（anterior segment optical coherence tomography，AS-OCT）、OrbscanⅡ角膜地形图分析系统（Orbscan scanning slit topography）等非接触方法进行测量，如无上述设备，也可采用 A 超进行测量（接触性）。

六、前房角镜检查

意义：确切了解前房角组织形态、解剖关系，对青光眼的诊断、鉴别诊断、制订治疗方案及随访都是非常重要的。观察前房角宽窄，如为窄角，房角有无关闭，周边虹膜有无前粘连及其范围，如为宽角，观察是否有大量色素沉着、新生血管等位于小梁网。对于原发性闭角型青光眼患者，动态下房角关闭范围有助于决定抗青光眼手术的方式，此外如果手术区房角关闭或有虹膜前粘连则在做小梁切除手术时应比常规位置更靠前一些，避开睫状体和虹膜根部，并且应该避开有新生血管的部位进行手术。

检查方法：多采用间接房角镜检查方法，需借助裂隙灯显微镜，要静态检查和动态检查相结合。

七、超声生物显微镜检查（ultrasound biomicroscopy，UBM）

意义：UBM 利用高频超声（50～100MHz）作为探测源，可以实时反映房角、睫状体情况。相较传统 UBM，全景 UBM 具有宽视野、线性全景、眼前段高频成像等特点，可同时显示双侧前房角及睫状体的情况，实现直接自动测量睫状沟距离、前房直径（两侧房角隐窝的距离）和瞳孔阻滞力的功能，且具有很好的精确度和可重复性，更有利于临床中对房角、虹膜和睫状体整体形态的观察。UBM 为青光眼的发病机制研究、疾病诊断、术前评估、手术后疗效的动态观察等提供了准确的客观依据。但 UBM 需要通过眼杯和水浴与眼球接触，当角膜上皮损伤时则无法进行 UBM 检查，且 UBM 不能确定房角是否有新生血管、色素、出血等改变，不能代替房角镜检查，两种检测方法各有优缺点，可互为补充。

检查方法：一般在弱光下进行暗室房角检查，患者需要采取卧位接受检查。UBM 还可用于暗室激发试验，用以确定窄房角者是否有发生房角关闭的可能及是否应对其进行预防性治疗，研究发现其敏感性高于传统方法。

八、AS-OCT

意义：AS-OCT 采用红外光作为探测源，不受屈光间质透明度影响（可用于角膜混浊患者的房角检查），并且为非接触性检查，即使刚做完手术或有角膜损伤、有薄壁滤过泡的患者也能进行检查。检查者能够得到房角的横截面图像并可进行定量测量和评估，但无法观察到后房情况。与 UBM 相似，AS-OCT 不能确定房角是否有新生血管、色素、出血等改变，因此也不能够替代房角镜检查。

检查方法：一般在弱光下进行暗室房角检查，患者采取坐位接受检查。AS-OCT 也可用于暗室激发试验，研究发现利用 AS-OCT 进行的 3 分钟暗室激发试验的敏感性远高于传统方法。

九、视盘和视网膜神经纤维层评估

意义：青光眼是一组特征性视神经损害的眼病，主要的病理特征为视网膜神经节细胞凋亡和视网膜神经纤维层进行性丢失，进而导致视功能的损害。客观的青光眼性视神经改变早于主观的视野检测改变。眼底视盘和视网膜神经纤维层检查是诊断、随访及预后评估必不可少的指标。

检查方法：眼底立体照相、光学相干断层扫描仪（optical coherence tomography，OCT）、海德堡视网膜断层扫描仪（Heidelberg retina tomography，HRT）、GDx 神经纤维层厚度分析仪等。

十、视野检查

意义：视野检查是目前评价青光眼视功能损害的最基本、最主要的检测指标。视野损害程度是决定是否行抗青光眼手术的重要参考指标之一，且抗青光眼治疗是否有效，不能仅凭眼压的数值，而应定期检查视盘损害及视野缺损是否继续进展。

检查方法：静态视野检查常用 Humphrey 视野计和 Octopus 视野计检查，青光眼晚期患者视野损害严重者可采用动态视野检查。

临床病例

患者，女，44 岁，偶然发现右眼视物时有部分遮挡感 3 个月。既往史：近两年偶尔疲劳或用眼过度后双眼有眼胀、眼痛感，右眼较重，休息后可缓解。无高血压、糖尿病、心脏病等全身病史。无青光眼家族史。

患者术前检查汇总：

屈光度及视力：右眼 −1.75DS/−0.50DC×180°，矫正视力 1.0；左眼 −1.50DS/−0.75DC×175°，矫正视力 1.0

随机眼压：右眼 16mmHg，左眼 13mmHg

24 小时眼压：右眼谷值 16mmHg，峰值 22mmHg，左眼谷值 16mmHg，峰值 23mmHg

裂隙灯检查：眼前节未见明显异常

眼底检查：杯盘比（cup disc ratio, C/D）：右 C/D=0.7，左 C/D=0.6，右眼上、下方盘沿变窄，相应处可见视网膜神经纤维层缺损，左眼下方盘沿变窄，相应处可见视网膜神经纤维层缺损

中央角膜厚度：右眼 548μm，左眼 556μm

房角镜检查：双眼房角为宽角，无房角关闭，小梁网未见色素或其他异常

OCT 检查：右眼平均神经纤维层厚度 79.63μm，左眼 100.91μm

Humphrey 视野检查：右眼下方弓形缺损及上方鼻侧缺损，左眼上方鼻侧小缺损，平均偏差（mean deviation, MD）：右眼 MD=−13.87，左眼 MD=−5.22

【医患沟通】

1. 抗青光眼手术的目的是降低眼压，避免高眼压对视神经的损害，术后恢复及眼压能否控制很大程度上与自身条件有关。

2. 青光眼的一些病理损害是不可逆的，故术后视力可能不提高，甚至可能下降或丧失，视野已有丢失者术后不会扩大。

3. 抗青光眼手术可能发生出血、感染、眼内炎，术后可能有伤口愈合困难、浅前房、角膜失代偿、白内障进一步发展、滤过泡瘘、持续性低眼压等并发症，可能需要进一步治疗。

4. 抗青光眼手术后应按医嘱及时复诊。

5. 随访注意事项　定期随访有助于及时发现术后问题，如发现问题有些需要及时处理，且青光眼患者术后需要进一步长期随访，调整用药，甚至多次手术。

（王宁利　辛　晨）

第二节　小梁切除术

【概述】

小梁切除术是一种代表性的防护性外滤过手术，从最初的巩膜造瘘滤过术起，经历了多次改良，最终形成经典的小梁切除术，板层巩膜瓣在一定程度上限制房水的外流，大幅降低减滤过过强相关并发症以及眼内感染的风险。在经典小梁切除术的基础上，为进一步降低滤过过强相关严重并发症的发生和滤过通道瘢痕化的概率，我国学者对经典小梁切除术进行进一步完善，提出复合式小梁切除术的概念，即在经典小梁切除术的基础上结合巩膜瓣暂时牢固缝合及可拆除缝线技术，术中或术后联合应用使用抗代谢药物，进一步提高了手术成功率和安全性。

【适用范围】

小梁切除术适用于眼前段球结膜健康的各种类型青光眼。

【术前准备】

1. 常规消毒。

2. 麻醉　局部麻醉包括表面麻醉和浸润麻醉，前者多用 0.5% 盐酸丙美卡因，后者球后阻滞麻醉常用

2% 利多卡因。全身麻醉仅用于儿童或不能配合者。

3. 手术位置　上方略偏鼻侧。

4. 眼球固定　分为上直肌牵引缝线和角膜缘牵引缝线,后者可避免引起直肌出血等并发症。

【手术过程】

1. 球结膜 - 筋膜囊瓣制作　分为角膜缘为基底和穹窿部为基底的结膜瓣。前者在应用巩膜瓣可拆除缝合或抗代谢药物时为优选,位于角膜缘后 8～10mm,宽度 12～15mm,切口两端离角膜缘后 5mm,分别剪开球结膜、筋膜囊,两层切口前后错开,不在同一线上。随后钝性分离,直至角膜缘区及球结膜附着处清晰暴露。

2. 巩膜瓣制作　以角膜缘为基底作 4mm×3mm 长宽,1/2～2/3 厚的巩膜板层剖切,直至剖入透明角膜内 1～2mm。

3. 抗代谢药物的辅助应用　若采用复合式小梁切除术,在此步骤中辅以抗代谢药物 0.40～0.67mg/ml 丝裂霉素或 25～50mg/ml 的 5- 氟尿嘧啶溶液。即在前房穿刺前把浸润过上述药物的棉片或海绵置于巩膜瓣上下,回复结膜瓣并覆盖棉片 1～3 分钟,勿让结膜瓣边缘与丝裂霉素棉片接触。

4. 前房穿刺　颞侧周边透明角膜处作与虹膜面平行,目的是防止切除小梁时眼压骤降,虹膜脱出。

5. 小梁切除　在巩膜瓣下作离巩膜床两个侧边 1.0mm 处,宽 1mm 的两个垂直向侧切口,随后两个侧切口之间做前后两个水平切口,前界位于角巩膜缘前的透明角膜内,后界位于前界后 1mm 相当于巩膜突的位置。若此过程有虹膜脱出,应立即把隆起的虹膜剪一小口使房水流出缓解虹膜脱出。

6. 周边虹膜切除　若虹膜自动脱出,使用虹膜剪平行角膜缘剪除 1.5～2.0mm 大小的周边虹膜组织,保证周边虹膜切除宽度大于内滤口宽度。若虹膜未自动脱出,可轻压切口后唇使其脱出利于操作。

7. 巩膜瓣缝合　在巩膜瓣和巩膜床的两个后角上,用 10-0 尼龙线缝针适度张力固定缝合各一针;如果需要,随后在巩膜瓣两侧的垂直切口上,做一对张力较大的外置可拆除缝线。

8. 前房注液　从前房穿刺口注入平衡盐溶液,判断滤过合适后,再缝合结膜瓣。

9. 结膜缝合　用 8-0 可吸收缝线间断或连续缝合球结膜,通过角膜的前房穿刺口注入平衡盐溶检查结膜瓣是否渗漏。

【术后处理】

术后使用类固醇皮质激素及抗生素眼药水约 2 周,若留置可调节缝线应在术后 1～2 周根据患者前房深度、眼压及滤过泡形态拆除,必要时可按摩滤过泡。

【并发症及处理】

1. 术中并发症

(1) 球后麻醉时可发生球后出血、眼球突出、球结膜下出血、黑矇:若出血不大且不继续出血,可继续手术,若出血大或黑矇时应暂停手术,再次手术时避免球后麻醉。

(2) 前房积血:少量出血一般不必处理,如果持续出血可将粘弹剂或平衡盐液注入前房关闭巩膜瓣,提高眼压阻止出血。

(3) 玻璃体脱出:术中玻璃体脱出,需将玻璃体切除,切口处不能残留玻璃体。

(4) 驱逐性出血:发生驱逐性出血时应采取紧急措施,立即放松上直肌牵引线,用有齿镊夹住巩膜切口观察,若出血继续,争取立即缝合切口。

(5) 其他:上直肌损伤、结膜损伤、巩膜损伤。

2. 术后早期并发症

(1) 浅前房及无前房:浅前房包括 I 级周边虹膜与角膜接触,IIa 级虹膜小环以内与角膜接触,IIb 级仅瞳孔区有极浅前房,III 级虹膜及晶状体前囊与角膜接触,前房完全消失。原因分为低眼压性和高眼压所致。通常 I 级浅前房用药后可自行恢复,II 级可包扎、用药部分恢复,处理后无好转需作前房成形术,III 级应立即处理,包括药物及前房成形术。根据并发症发生的原因处理:

1) 低眼压所致:①结膜瓣伤口漏,先保守治疗必要时手术修复;②滤过过强,可先观察,局部短时间加压限制滤过泡;③睫状体脉络膜脱离,一般保守治疗,若发生晶状体前囊与角膜内皮相接触者,应立即行前房重建术同时脉络膜上腔放液。

2) 高眼压所致(睫状环阻滞型青光眼),术前发现危险因素存在,术后立即用睫状肌麻痹剂。若已发生,应用阿托品点眼、散瞳同时用甘露醇静脉滴注，局部和全身用皮质类固醇减轻炎症反应，在治疗期间注意电解质平衡。经上述药物治疗 2～3 天无效，立即手术治疗。

（2）滤过泡不形成或形成囊状泡：形成不良的滤过泡，检查巩膜瓣缝合是否过紧及有无伤口渗漏或加强按摩，必要时术后早期结膜下追加丝裂霉素或 5- 氟尿嘧啶注射促进滤过泡的形成。

（3）其他：虹膜睫状体炎、白内障、眼内炎、迟发型脉络膜出血。

3．术后晚期并发症及处理

（1）滤过瘢痕导致的手术失败：小梁切除术后最常见并发症，可发生于术后数月至数年。巩膜瓣或结膜瓣与下方组织瘢痕增生愈合导致滤过泡瘢痕化。通常需要根据结膜的状态决定是否在新的位置重新做小梁切除术或是其他抗青光眼类手术。

（2）滤过泡漏：晚期滤过泡呈囊样或薄壁样，房水不断引流至结膜下刺激结膜，滤过泡越来越薄，在此过程中可发生自发破裂和外伤性破裂。轻者表现低眼压前房无任何改变，重者前房消失、滤过泡感染，甚至眼内感染。用荧光素染色可以发现渗漏部位。治疗方案根据渗漏范围的大小以及病情的严重程度决定。小的渗漏可通过绷带加压包扎、细胞生长因子等方法促进其自然愈合。对滤过泡渗漏较重者，可从滤过泡上方制作新的结膜瓣或移植一块游离结膜覆盖加固渗漏的滤过泡；对有感染倾向者，应及时做巩膜伤口探查、巩膜瓣覆盖修复手术（异体巩膜修复术、自体巩膜修复术）。

（3）其他：眼内炎、低眼压性黄斑病变。

（王宁利）

第三节　房水引流物植入术

【概述】

房水引流物植入术适用于眼前部结膜无条件行常规滤过性手术或常规滤过性手术效果差而前房或后房有足够空间植入引流管的难治性青光眼，如新生血管性青光眼；继发于葡萄膜炎、外伤、无晶状体或人工晶状体眼、角膜移植术后、视网膜玻璃体手术后的青光眼；多次手术失败的原发性或先天性青光眼；ICE 综合征；以及伴 360° 结膜下纤维化的青光眼。通过在前房与结膜 - 筋膜下安置人工引流装置，通过植入物装置保持沟通，将房水引流至赤道部，以望获得永久性房水外引流通道而降低眼压。大而宽阔的引流盘可以直接形成经典的功能性滤过泡，房水可经滤过泡囊壁排出或渗透及通过眼周围组织微血管或淋巴管排出。确定手术适应证后，应根据患者病情，术后拟得到的靶眼压水平；眼部条件，包括前房深度、可利用的结膜范围、角膜内皮细胞数量及形态排除手术禁忌，选择合适的房水引流物，并确定手术部位和适当的联合手术。

现代青光眼引流物装置具有各自的结构造型和特点，总结其共同特点如下：

1．植入前房的引流管多为硅胶制品，或 PMMA 材料，内径 0.30～0.38mm，外径 0.58～0.76mm。

2．植入赤道部后的巩膜外附着物为 PMMA、硅胶、聚丙烯或硅橡胶制品，但其大小、表面积及形状可不同。

3．引流管末端可有或无限制房水引流成分，如阀门、瓣膜或裂隙等，开放压力为 4～20mmHg。

目前常见的有如下几种，见表 3-8-1。

表 3-8-1　房水引流物的类型及大小

引流物（年）	引流盘材料	形态	表面积 /mm²	引流管材料	引流管外 / 内直径 /mm
非限制性					
Molteno（1969）	聚丙烯	圆形	136（单盘）	硅橡胶	0.63/0.3
Schocket（1982）	硅橡胶	环带形	300	硅胶	0.64/0.3
Baerveldt（1990）	硅橡胶（含钡）	弯曲形	250、350、425、500	硅胶	0.64/0.3
HAD（1992）	硅橡胶	扇形	180	硅橡胶	0.63/0.3
限制性					
Joseph（1987）	硅橡胶	长带形	340～2 060	硅胶	0.63/0.3
Krupin（1990）	硅胶	环带形或椭圆形	184	硅胶	0.58/0.38

续表

引流物(年)	引流盘材料	形态	表面积/mm²	引流管材料	引流管外/内直径/mm
White（1992）	硅橡胶	圆形	280	硅橡胶	0.64/0.3
Ahmed（1994）	聚丙烯	梨形	184	硅胶	0.64/0.3
OptiMed（1994）	聚丙烯	矩形	18	PMMA	0.76/0.38

【术前准备】

1. 全身及眼部准备　调整血压、血糖等全身状况，重视原发病的治疗，如 NVG 可先行抗 VEGF 及或全视网膜光凝治疗，葡萄膜炎患者应术前给予局部或全身皮质激素和非甾体抗炎药治疗。术前尽量采用联合用药控制眼压，但全身用药时间不宜过长，必要时作前房穿刺放出部分房水以降低眼压，如虹膜膨隆明显，可先用 Nd∶YAG 激光做虹膜打孔以加深前房。

2. 房水引流物的选择　应根据患者病情，术后拟得到的靶眼压水平；眼部条件，包括前房深度、可利用的结膜范围以及是否需行视网膜脱离复位手术或玻璃体切割术及引流装置的特点选择合适的房水引流物，确定手术部位和适当的联合手术。如术后拟得到较低靶眼压，可选择表面积较大的双盘 Molteno 或大面积的 Baervelt，但要求可利用手术区域较大。Schocket、Joseph 或 Krupin（环带形）由于引流管和环形硅胶带相连，手术范围大，可用于同时需行视网膜复位或玻璃体手术者。对于有可能发生术后浅前房及其并发症的病例及有晶状体眼最好选择限制性房水引流物，如 Ahmed。当然，临床实际工作中，有时可获得的房水引流物的种类有限，所以只能根据现有条件和手术者经验酌情而定。

3. 手术部位选择　术前根据结膜情况、前后房深度以及房角是否有新生血管，考虑引流盘与引流管植入的位置。最好选择颞上象限，操作空间大，离视神经最远；其次是鼻上和颞下象限。尽量避开前次手术结膜瘢痕处再手术。如前房甚浅或无前房，但后房较深者，亦可将引流管植入后房内。

4. 手术方式的选择　对于难治性青光眼，不能单靠一次手术就能治愈，而要根据不同的眼部情况，设计不同的手术方案，包括多种手术的联合。

（1）根据前房深度及房角状态设计术式：对于前房较浅、房角偏窄合并影响视力的白内障者，可同时联合白内障手术。

（2）根据眼部情况设计术式：对于后囊膜缺损的无晶状体眼的青光眼，应行玻璃体切割联合房水引流物植入术。

（3）MMC 的应用：对于预后极差和筋膜较厚的年轻患者，可术中加用 MMC。

总之，复杂术式的设计，应根据患者的眼部情况、术者的手术操作技术熟练程度及处理术中并发症的应变能力来决定。

【手术过程】

1. 麻醉及置牵引线　同青光眼手术。

2. 结膜切口　根据选择植入物的大小做相应大小不同的结膜瓣。在两条直肌间选择放置引流物的部位，作具有达 90° 范围的以穹窿为基底的结膜瓣。

3. 赤道部巩膜暴露　于球结膜-筋膜囊切口下方，相邻两条直肌之间，沿巩膜表面向后潜行分离直到距角膜缘约 20mm 处。如果考虑应用抗代谢药物，可于赤道部巩膜表面浸浴 MMC 棉片后生理盐水充分冲洗。

4. 外植体植入和固定　前房引流物植入前，首先采用平衡盐溶液冲洗引流管和测试引流物是否通畅。这一步骤也是保证活瓣性植入物阀门打开的关键，否则术后植入物起不到分流作用。用平镊夹持外植体，另一只手用镊子向后掀起结膜瓣，将外植物插入已分离好的赤道部巩膜表面上，使引流管置于相邻两直肌中间并与角膜缘呈垂直向伸展。外植体前缘应离角膜缘 8～10mm，离肌止端后 1～2mm，用 6-0 丝线或可吸收线穿过外植体前缘上的两侧固定孔并缝扎固定在巩膜表面上。

5. 植入引流管　根据引流管放入前房的长度，将其剪一向上 45° 的斜面，以防管口被虹膜组织或玻璃体阻塞。在引流管植入之前，可先在颞侧透明角膜上行前房穿刺，前房较浅者可注入少许粘弹剂，如果前房内有玻璃体存在，亦可经此穿刺口先行玻璃体切除。制作引流管进入前房的穿刺通道是整个手术过程的关键步骤，它可置于 4mm×6mm 大小和 1/2 巩膜厚度的板层巩膜下，也可直接做全厚层角膜缘穿刺道。采用 23

号口径或国产一次性 7 号注射针头连接粘弹剂,在距角膜缘后 0.5mm(有晶状体眼)或 0.75mm(无晶状体眼或人工晶状体眼)处平行虹膜面穿刺进入前房并可注入少许粘弹剂以稳定前房,这将为引流管插入提供一个较为牢固的进口,可减少因管周围房水渗漏所致的低眼压和浅前房发生,亦可防止管的移动。刺穿后用显微无齿镊将引流管顺切口伸入前房内 2.5~3.0mm(NVG 和儿童应稍长一点,3.0~4.0mm),保持前房内引流管位置稍接近虹膜面但远离角膜内皮面。若为非限制性房水引流物植入时,可采用暂时性阻塞房水流动技术如置引流管腔内阻塞线或做引流管腔外结扎线以限制术后早期房水引流量,术后再通过调整以使引流管开放。或者分两期植入,待引流盘周围已形成纤维囊膜对房水流出可产生一定阻力后再植入引流管。

6. 巩膜瓣覆盖 将自体巩膜瓣覆盖引流管表面缝合。或取异体板层巩膜约 5mm×5mm 覆盖于引流管表面并缝合,以防引流物暴露。

7. 缝合结膜瓣 10-0 尼龙线或 8-0 可吸收缝线间断缝合结膜。

【术后处理】

常规局部用药包括滴用抗生素及激素类眼药水 2 周,根据术后炎症反应程度可调整激素用量及用法。出院后每周或每 2 周复查并逐渐延长至 12 个月随访一次。重点观察视功能、眼压、前房深度、引流管在前房的位置及管口情况以及后滤过泡形成情况。对眼压升高者必要时需加用降眼压药物。

【并发症及处理】

1. 术中并发症

(1)引流管植入的穿刺口过大:易引起管周渗漏和前房变浅,应采用 10-0 尼龙线关闭过大切口。采用 23G 针头穿刺切口制作切口会更合适。

(2)巩膜穿破:固定植入物及剥离巩膜瓣时,特别是在已行过数次手术的眼球上再次手术,其巩膜变薄,表面不规则,有可能发生眼球壁穿孔或玻璃体脱出,应在穿破位置上行视网膜冷冻治疗。

(3)进入前房的引流管位置不当:做角膜缘区穿刺或引流管植入位置不适当,可能损伤角膜内皮、虹膜或晶状体,甚至管口被虹膜组织阻塞。如此情况发生应更改新的切口。

2. 术后早期并发症(3 个月内)

(1)低眼压、浅前房:原因是大量房水畅通无阻的引流至外植物周围较大的赤道部潜在间隙,或房水经角膜缘管周围渗漏所致浅前房、低眼压和脉络膜上腔渗出或出血。使用限制性房水引流物或非限制性引流物采用暂时性阻塞技术或分期植入能减少其发生率,但不能完全避免。对于前房消失,引流管接触虹膜、晶状体和角膜,脉络膜渗出或出血脱离较严重者多需做脉络膜液体引流和前房成形术。

(2)炎症:由于患眼为难治性青光眼类型,术后通常炎症反应较严重。处理:局部频点滴糖皮质激素眼药水,阿托品眼用凝胶,每天 2 次。而对于罕见的眼内炎,应区分是无菌性还是感染性,使用抗生素和糖皮质激素治疗,严重者可能需取出引流物。

(3)引流管阻塞:前房引流管可被虹膜、纤维渗出膜、血液、硅油或玻璃体堵塞。处理:采用氩激光或 Nd:YAG 激光打开阻塞的引流管;前房注入组织纤维溶酶原激活剂(t-PA)溶解血液和纤维素凝块,但有加重出血的风险;插管冲洗管腔;玻璃体堵塞需行玻璃体切除。

(4)眼压升高:术后早期眼压升高可能与房水激惹滤过泡的炎症反应有关,应用缩瞳剂会加重这种情况,随着时间推移,滤过泡的功能将得到改善,可能与滤过泡的胶原组织重新塑形而渗透性增加有关。此外,短暂性眼压升高可能与糖皮质激素的适用有关。处理:应用房水生成抑制剂以暂时辅助降低眼压。

(5)前房积血:多见于新生血管性青光眼,或术中损伤虹膜所致。处理:无高眼压的前房积血可用药物保守治疗或无须特殊处理。出血严重伴眼压高者部分需行前房冲洗。

3. 术后并发症(3 个月以上)

(1)眼压升高:原因为前房引流管口阻塞,包括引流管向后移出前房;在前房与外植体之间的引流管阻塞;没有功能的包裹囊状泡。处理:引流管口可见的阻塞,可按上面提到的方法处理;管腔内的阻塞可做前房穿刺切口,将附在 2ml 注射器(内含平衡盐溶液)的 27 号针头经前房管口插入并推注液体,或者用一金属丝(如 25 号脊髓穿刺针的管芯线)插入管内并朝外植体方向行进,经过反复冲洗管腔恢复通畅后可见纤维包裹囊壁从外植体分离并隆起;若上述方法失败,说明阻塞位置在外植体表面或增厚的纤维包裹囊壁与外植体粘连,则需要进行滤过泡修复术。最后若均失败,可能需要植入另一个新的引流物,甚至采用由含肝素聚合物材料制成的引流物。

（2）低眼压：由于术后引流过畅的低眼压，如引起低眼压性黄斑病变、脉络膜脱离、前房显著变浅和严重眼内炎症，应进行手术修复，如管结扎，对顽固性低眼压则需取出引流物。

（3）引流管移动：如果引流管不适当固定在巩膜表面，由于术后纤维组织牵拉，将使引流管退缩和退出前房；或外植体固定不牢滑动导致引流管进入前房过深。处理：从外部切开分离牵拉包裹组织，再固定外植体及引流管至合适位置。

（4）植入物侵蚀与外露：引流管侵蚀结膜及外露常发生在巩膜植片溶解时，单纯结膜缝合多难以修复，通常需要应用异体的人巩膜组织植片、脱水硬脑膜或自体筋膜组织覆盖在引流管上，大的结膜缺损可能需要结膜移植。外植体的侵蚀和外露原因有：植入时后部 Tenon 囊腔分离不够充分；术中外植体周围组织应用过 MMC。一旦外露或脱出，应撤除引流物。

（5）角膜内皮失代偿：持续的引流管 - 角膜接触，开始仅引起内皮细胞数量减少和管与角膜牢固附着，其后细胞数没有进行性丧失；间歇性引流管 - 角膜接触（如患者经常揉眼），则可引起角膜内皮反复损伤、内皮细胞移行、进行性细胞丧失和角膜内皮失代偿。处理：前房引流管重新定位或取出，严重的角膜内皮失代偿可能需行角膜移植术。

（6）白内障：引流管与晶状体的接触可引起白内障形成，通常晶状体混浊仅局限在与管接触的区域。如果白内障严重，需行白内障手术。

（7）眼外肌功能失调：由于引流盘影响眼外肌运动导致术后出现复视、斜视和眼球运动受限，轻者可戴棱镜矫正，严重者需取出房水引流物。

（王宁利）

第四节　青光眼激光手术

一、YAG 激光周边虹膜切除术

【概述】
虹膜激光切除术治疗青光眼的原理是通过沟通前后房缓解瞳孔阻滞。

【适应证】
虹膜激光切除术适用于发病机制为瞳孔阻滞的早期闭角型青光眼，包括以下情况：

1. 急性闭角型青光眼的临床前期、前驱期、缓解期。

2. 慢性闭角型青光眼往往存在多种房角关闭机制，包括瞳孔阻滞与非瞳孔阻滞机制。当慢性闭角型青光眼患者存在瞳孔阻滞因素，且房角粘连性关闭范围小于 180°，可选择激光虹膜切除术。

3. 混合性青光眼。

4. 瞳孔闭锁导致的房角关闭。

5. 解剖学上窄房角，激发试验阳性。

【术前准备】

1. 术前检查视力、眼压、裂隙灯显微镜、房角镜、眼底、UBM 等。

2. 术前用药　术前 1 小时滴毛果芸香碱滴眼液 2～3 次，使瞳孔缩小，有利于激光穿透。

3. 角膜表面麻醉后放入激光用接触镜，放大作用、缩小光斑加大能量，并能限制眼球转动、帮助止血。

【具体操作】

1. 器械设备　Q 开关 Nd：YAG 眼用激光器，波长为 1 064nm，曝光时间 11 纳秒，光斑 30μm。

2. 选择激光部位　应选择眼睑能遮挡的部位，一般在鼻上或颞上中周部，寻找隐窝、淡色素区、萎缩区等较薄处。避开角膜老年环和血管翳，以利于聚焦。避免在 12：00 处击射，因术中形成气泡会在此处停留，影响操作。不宜选睑裂部的虹膜，会造成激光后的眩光、复视等不适。

3. YAG 激光击射　根据虹膜色素密度及厚度选择能量，通常每脉冲能量为 2.7～10.0MJ，可连续多次击射。治疗过程中如暴露虹膜基质内血管应避开，以免出血。

4. 虹膜穿透　看见房水由后房涌入前房是虹膜穿透的标志。继续扩大激光孔，一般激光孔径直径应大于 200μm。

5．术后处理 可短期给予皮质类固醇滴眼液。术后观察眼压 2 小时，若术后眼压高则酌情给予降眼压处理。继续使用术前的抗青光眼药物。

【并发症及处理】

1．术后一过性高眼压 术后 1～2 小时及术后 24～48 小时要监测眼压，要及时处理可能发生的急性眼压升高。

2．前葡萄膜炎 一般仅有轻微房水闪光，可局部应用皮质类固醇眼液。

3．虹膜出血 激光治疗过程中可能有少量虹膜出血，用接触镜直接压迫片刻即可止血，出血一般在 24 小时内完全吸收。若出血影响激光操作，可更换激光部位。

4．角膜损伤 若虹膜与角膜内皮距离太近，激光可能损伤角膜内皮，表现为角膜局限性变白，个别会引起后弹力层的局部撕裂，一般可自愈，不留痕迹。

5．晶状体损伤 一般表现为晶状体前囊下点状局限混浊，多数为静止无发展。

6．视网膜损伤 有文献报道，激光虹膜切除术引起黄斑光损伤和周边视网膜损伤。因此最佳激光部位是鼻上象限，远离后极部。

7．眩光和复视 当激光孔位于非眼睑遮盖区或眼睑遮盖区和非眼睑遮盖区的交界处，可能会出现眩光和复视，经过一段时间后大部分患者会适应。选择激光孔位置时尽量选择眼睑完全遮盖部位。

二、激光周边虹膜成形术

【概述】

通过低能量、较大光斑、较长的曝光时间引起周边虹膜收缩，机械性的开放贴附性关闭的房角，并可能拉开新鲜形成的周边前粘连，达到增宽房角或开放房角的作用。

【适应证】

1．适用于单纯激光周边虹膜切除术不能起效的非瞳孔阻滞的房角关闭，尤其适用于高褶虹膜型青光眼。

2．作为伴有窄房角的原发性开角型青光眼的辅助治疗。

3．作为真性小眼球患者眼压升高之前的治疗，使其房角在一段时间内维持开放状态。

4．对于急性闭角型青光眼发作后短期内小范围的虹膜前粘连，可试行周边虹膜成形术，通过周边虹膜收缩把粘连分开，加宽房角。

【术前准备】

1．术前检查视力、眼压、裂隙灯显微镜、房角镜、眼底、UBM 等。

2．术前用药 术前 1 小时滴毛果芸香碱滴眼液 2～3 次，使瞳孔缩小，虹膜伸展。

3．角膜表面麻醉后放入激光用房角镜或 Goldmann 三面镜。

【具体操作】

1．器械设备 氩激光机。

2．激光治疗方法及参数 氩激光初始能量为 150～200mW，根据虹膜反应调节能量，曝光时间 0.5 秒，光斑 250～500μm，嘱患者向治疗方向注视，瞄准光斑尽可能靠近虹膜最周部，间隔 1～2 个光斑距离，做全周虹膜根部光凝。最佳的虹膜反应为出现明显的虹膜收缩，但不形成气泡、色素释放或爆破。治疗后周边虹膜表面形成圆形孤立的暗棕色斑，虹膜根部拉平，周边前房加深。

3．术后处理 可短期给予皮质类固醇滴眼液。术后观察眼压 2 小时，若术后眼压高则酌情给予降眼压处理。

【并发症及处理】

1．术后一过性高眼压 眼压升高多发生在术后 1～2 小时，发生率较激光周边虹膜切除术低，可给予降眼压药物。

2．前葡萄膜炎 一般仅有轻微房水闪光，可局部应用皮质类固醇眼液。

3．角膜损伤 可发生于周边前房极浅的患者，表现为圆形局限性内皮混浊，一般可消退。如遇周边前房极浅患者，可先在虹膜中周部进行照射，加深周边前房后再降低能量在远周边部照射。

三、激光小梁成形术

【概述】

激光小梁成形术治疗青光眼的主要优点是疗效好,组织损伤更小。

1. 手术选择依据

(1) 原发性开角型青光眼(包括正常眼压性青光眼)。

(2) 继发性开角型青光眼,如假性晶状体囊膜剥脱性青光眼、色素性青光眼、激素性青光眼。

(3) 人工晶状体植入术后的开角型青光眼。

(4) 高眼压症。

手术禁忌:①各种眼内炎症或继发于葡萄膜炎的青光眼;②角膜水肿混浊影响房角镜下观察;③房角关闭、房角畸形,如角膜虹膜内皮综合征;④先天性青光眼、青少年性青光眼。

2. 类型　氩激光、氪离子、二极管激光小梁成形术是通过光凝处瘢痕形成牵拉关闭的小梁网,扩大小梁间隙,增加引流功能。选择性激光小梁成形术激光能量选择性作用于含黑色素的小梁网细胞,通过组织牵拉和细胞外基质重建等机制降低眼压,和前几种方法相比对周围组织不产生热损伤和凝固性破坏,是目前最常用的激光小梁成形术方法。

【术前准备】

1. 同患者及其家属解释并签订知情同意书。

2. 检查视力、眼压、眼前节、眼底、前房深度及房角。

3. 继续使用原有的降眼压药物。

4. 调节激光器参数。

【手术过程】

1. 术前 1 小时术眼缩瞳,可点 1% 毛果芸香碱每 15 分钟 1 次 ×4 次。

2. 术前点表面麻醉药每 5 分钟 1 次 ×3 次。

3. 裂隙灯显微镜高倍放大镜(×12 或 ×25)下放置房角镜,64° 角的倾斜面放在上方,激光通过斜面击射对侧的小梁网。

4. 氪离子(氩离子、半导体等)激光小梁成形术　参数设置:光斑直径 50μm,功率 500～1 200mW,曝光时间 0.1 秒。击射下方 180°,瞄准光斑在色素和无色素交界的非功能小梁。光斑均匀分布,共约 50 个点(射击点间隔 4°～5°)。良好的组织反应标志是光斑反应为白色,小气泡形成,或轻度的组织收缩、脱色素。

5. 选择性激光小梁成形术　参数设置:光斑直径 400μm,能量 0.6～1.8MJ,单脉冲时间 3 纳秒,击射下方 180° 色素小梁区域,光斑点数约 50 点,各光斑相邻但不重叠。终末反应如击射部位气泡形成或小梁网被打散,说明激光能量过大,则降低能量,直至上述现象消失。

【术后处理】

1. 术毕滴抗生素眼药水。

2. 术后测量眼压。

3. 术后糖皮质激素滴眼液(如地塞米松)滴眼液和 / 或非甾体抗炎药(如双氯酚酸钠)滴眼液点眼,每天 4 次,减轻前房炎性反应。

【并发症及处理】

1. 术后眼压升高　与术后小梁水肿有关,可视眼压升高程度加用局部或口服降眼压药物,必要时可临时输注甘露醇 1 次。

2. 术中或术后前房积血　激光损伤 Schlemm 管可引起少量前房积血,以接触镜轻压眼球即可止血,必要时术后可口服止血药物。

3. 角膜损伤　一过性角膜水肿,多在几天内消退。

4. 虹膜周边前粘连　在巩膜突及少数小梁网上出现丝状粘连,多不影响手术结果。

5. 前葡萄膜炎　局部激素及非甾体抗炎药治疗,密切观察。

四、睫状体光凝术

睫状体光凝术是睫状体破坏性手术，降眼压机制主要是通过不同途径减弱睫状突功能，减少房水生成，同时可间接引起葡萄膜炎使房水生成减少，并且睫状体组织收缩促使葡萄膜‐巩膜途径房水外流增加，但通常因其降眼压效果很难预料，且眼组织损伤严重，并不作为青光眼首选治疗，但随着手术方式不断改进，特别是内镜下直视睫状体光凝术的出现，其在临床实践中有着较好降压效果，并发症少的特点，可少量多次治疗各种晚期青光眼。睫状体光凝术的类型包括经巩膜睫状体光凝术、经瞳孔睫状体光凝术、眼内睫状体光凝术。

五、经巩膜睫状体光凝术

【概述】

手术选择依据：适用于各种终末期，药物治疗无效、传统的手术方法难以控制眼压的青光眼。包括新生血管性青光眼、伴有角膜炎、虹膜炎、虹膜角膜内皮综合征的青光眼、穿透性角膜移植术后青光眼、无晶状体眼或人工晶状体植入术后青光眼、滤过手术或引流管植入手术失败的青光眼。

【术前准备】

1．同患者及其家属解释并签订知情同意书。

2．常规检查视力、眼压、眼前节、眼底。

3．继续使用原有的降眼压药物。

4．调节半导体二极管激光机参数。

【手术过程】

1．患眼术前点表面麻醉药每5分钟1次×3次。

2．患者平卧位，全身麻醉或球后麻醉，放置开睑器，术者戴激光防护镜。

3．半导体二极管激光器参数设置：激光能量1 600～2 200MJ，脉冲时间2 000毫秒。

4．激光光纤头垂直贴在角膜缘后1.2～1.5mm。范围180°或270°或360°。照射点数可根据术前眼压及治疗者经验进行，通常12～36点。以能听到轻微的爆破声的最低能量为治疗能量，同时可见气泡及色素颗粒从睫状体光凝处进入前房。

【术后处理】

1．抗生素及糖皮质激素滴眼液及非甾体抗炎药滴眼每天4次。

2．非甾体抗炎镇痛药口服。

3．睫状肌麻痹剂（阿托品眼药水）点眼，每天2次。

4．继续应用原降眼压药物，根据术后眼压是否控制决定是否停用降眼压药。

【并发症及处理】

1．疼痛　常见，可口服止疼药物。

2．前房积血　多见于新生血管性青光眼患者，可止血药物治疗。

3．前葡萄膜炎　严重者前方内可见纤维素渗出，局部应用阿托品，前列腺素抑制剂及糖皮质激素药物。

4．术后一过性眼压升高　对晚期青光眼视功能造成极大威胁，应及时药物治疗，必要时甘露醇输注。

5．术后眼压失控　可再次行睫状体光凝手术治疗。

6．低眼压及眼球萎缩　是该手术最严重并发症，不可逆转，为避免发生，应严格掌握手术适应证，避免一次治疗过量。

六、经瞳孔睫状体光凝术

【概述】

手术选择依据：同经巩膜睫状体光凝术，注意角膜混浊及瞳孔不能散大患者不适宜。

【术前准备】

1．同患者及其家属解释并签订知情同意书。

2．常规检查视力、眼压、眼前节、眼底。

3. 继续使用原有的降眼压药物。

4. 调节激光器参数。

【手术过程】

1. 患眼术眼散瞳，点表面麻醉药每 5 分钟 1 次 ×3 次。

2. 术眼放置房角镜。

3. 氩激光光束聚焦于巩膜突上，激光参数设置：激光功率 600～1 000mW，光斑直径 50～100μm，曝光时间 0.1～0.2 秒。每个睫状突 2～3 个光斑，每次至少光凝 16 个睫状突。合适的组织反应是光斑处睫状突变白，色素脱落、气泡形成。

【术后处理】

同经巩膜睫状体光凝术。

【并发症处理】

同经巩膜睫状体光凝术。

七、眼内睫状体光凝术

（一）经睫状体平部内镜下睫状突光凝术

【概述】　手术选择依据：具有明确房角损伤的各类型青光眼，无晶状体眼或同时合并晶状体病变需摘除晶状体者，合并明显结膜损伤或联合其他手术需大范围打开结膜者，存在其他难治性因素、联合手术或并发症而不适合滤过性手术者。

【术前准备】

1. 同患者及其家属解释并签订知情同意书。

2. 常规检查视力、眼压、眼前节、眼底。

3. 继续使用原有的降眼压药物，术前眼压尽可能控制于正常水平。

4. 如合并其他眼部病变，应用适当药物，抗生素眼药水预防感染。

5. 手术设备　眼科用显微内镜，810nm 二极管半导体激光。

【手术过程】

1. 手术入路同常规玻璃体切割术，有晶状体患者首先行晶状体摘除术，再行前部玻璃体切除。

2. 睫状突光凝　经巩膜操作通道分别入内镜及激光头，于监视器观察下利用二极管半导体激光破坏睫状突。一般激光参数设定为能量 400mW、持续时间 400 毫秒，并根据光凝效果调整能量大小，以睫状突明显漂白、皱缩，而又不发生爆破为宜。尽量使睫状突全长光凝。光凝范围视术前眼压等情况决定，一般为 90°～270°。

3. 如合并玻璃体视网膜病变则行玻璃体切割术及视网膜手术治疗，视网膜无明显病变者可考虑同时行人工晶状体植入术。

【术后处理】

同经巩膜睫状体光凝术。

【并发症及处理】

同经巩膜睫状体光凝术。

（二）经角膜缘入路睫状突光凝术

此方式先经角膜缘切口行晶状体摘除术，而后经角膜缘切口入内镜行睫状突光凝。

【概述】

手术选择依据：具有明确房角损伤的各类型青光眼，未合并玻璃体病变的无晶状体眼或同时合并晶状体病变需摘除晶状体者。

【术前准备】

同经睫状体平坦部入路睫状体光凝术。

【手术过程】

1. 多采用经角膜缘隧道切口，因此手术眼内操作较多，操作幅度大，手术时间长，一般不建议使用透明角膜切口。

2．合并晶状体混浊者行晶状体摘除术。

3．内镜睫状突光凝　大量粘弹剂充分充填晶状体囊袋。内镜探头经角膜缘切口伸入晶状体囊内，透过晶状体囊膜进行睫状突光凝。光凝范围、参数等同经睫状体平部睫状突光凝术。

4．光凝结束后如眼底条件良好则可行人工晶状体植入，如已存在视神经萎缩或存在其他视网膜病变者则不考虑植入人工晶状体。

5．注吸前房内粘弹剂，如角膜缘切口自闭良好则无须缝合，否则可予以 10-0 线间断缝合。结膜切口 6-0 可吸收线埋藏式缝合。

【术后处理】

同经巩膜睫状体光凝术。

【并发症及处理】

1．晶状体后囊破裂　破口不大者可继续完成手术及植入人工晶状体，破口较大者需行前玻璃体切除，而后继续完成睫状突光凝，可行人工晶状体睫状沟固定术。

2．角膜损伤　多为角膜内皮损伤，表现为术后角膜基质水肿、皱褶等。术前注意检查角膜内皮，减少前房操作对角膜内皮的影响。轻者可药物治疗，如发生角膜失代偿需行穿透性角膜移植手术。

3．虹膜损伤　光凝时光纤头可造成虹膜损伤，对此，术中应黏弹剂充分充填晶状体囊以增大工作间隙，有助于减少此类并发症的发生，必要时可手术治疗虹膜损伤。

4．余并发症及处理同经巩膜睫状体光凝术。

（王宁利）

第五节　内路黏小管成形术

【概述】

内路黏小管成形术（ab interno canaloplasty，ABiC）是一种 MIGS 代表术式，它由黏小管成形术（canaloplasty）发展而来。黏小管成形术是 Stegmann 医师在黏小管造瘘术（viscocanalostomy，VCO）的基础上，设计和创造的一种新型非滤过泡依赖性抗青光眼手术方式，术中制作巩膜瓣，用粘弹剂全周扩张 Schlemm 管，并在 Schlemm 管内留置张力性缝线，以期通过开放塌陷 Schlemm 管，疏通小梁网通路结构达到降低眼压的目的。随着手术器械和设备的发展，为进一步减少手术创伤，实现真正的微创，在黏小管成形术的基础上，发展形成 ABiC，保留完整的结膜和巩膜组织，在前房内操作，实现对 Schlemm 管的疏通和扩张，重建青光眼患者房水流出通道，达到降低眼压的目的。ABiC 因其创伤小，风险低，得到越来越多青光眼医师的青睐。

【适用范围】　各类型开角型青光眼。

【术前准备】

1．常规消毒。

2．麻醉　局部麻醉包括表面麻醉和浸润麻醉，前者多用 0.5% 盐酸丙美卡因，后者球后阻滞麻醉常用 2% 利多卡因。

3．手术位置　颞侧。

【手术过程】

1．角膜缘内 1mm 做角膜主切口，避开角膜缘血管，以防出血影响术中房角镜观察，前房内注入卡巴胆碱液进行缩瞳，并注入粘弹剂加深和维持前房。

2．辅助切口位于主切口的逆时针方向（左利手可做在顺时针方向）距离120°～150°的位置，带导光纤维的微导管沿"弧形轨迹"经辅助切口进入前房，预置于主切口对侧房角的功能小梁网处。

3．在角膜表面涂布粘弹剂，房角镜辅助下用内界膜钩于鼻侧功能小梁网处切开小梁网及其后 Schlemm 管内壁，切开长度为 1～2mm。

4．眼内颞夹取导光光纤，将其从开口处穿入 Schlemm 管中，顺沿管腔行进行 360°，直到在入口处看到发光的尖端。

5．导光光纤走行全周后，一边沿 Schlemm 管腔退出导光光纤，一边同时通过导光光纤向 Schlemm 管内推注 Healon 粘弹剂，1 个钟点位推注 2～3 格粘弹剂，直至导光光纤完全退出 Schlemm 管。

6. 恢复、冲洗前房，水密角膜切口。

【术后处理】　抗炎、收缩瞳孔。

【并发症及处理】

1. 术中前房出血　在术后 2～3 天内即可完全吸收，不影响术后效果。

2. 术后一过性高眼压　检测眼压，必要时予前房穿刺放液、药物及手术治疗。

3. 术后睫状体脱离　密切观察病情。

4. 术后后弹力层脱离　密切观察病情。

5. 术后前房出血　一般可自行吸收，重者予制动、止血治疗，必要时行前方冲洗术。

（王宁利　辛　晨）

推荐阅读文献

[1] 葛坚. 眼科学. 北京：人民卫生出版社，2005.

[2] 李凤鸣. 中华眼科学. 2 版. 北京：人民卫生出版社，2004.

[3] 李美玉. 青光眼学. 北京：人民卫生出版社，2004.

[4] 叶天才，王宁利. 临床青光眼图谱. 北京：人民卫生出版社，2007.

[5] 张舒心，唐炘，刘磊. 青光眼治疗学. 北京：人民卫生出版社，2005.

[6] 张秀兰，王宁利. 图解青光眼手术操作与技巧. 北京：人民卫生出版社，2016.

[7] 周炳文，彭大伟，叶天才. 临床青光眼. 2 版. 北京：人民卫生出版社，2000.

[8] XIN C，CHEN X，SHI Y，et al.Modified canaloplasty: a new, effective, and safe option for glaucoma patients with a disrupted schlemm canal wall.J Glaucoma，2016，25：798-801.

[9] XIN C，CHEN X，SHI Y，et al.One-year interim comparison of canaloplasty in primary open-angle glaucoma following failed filtering surgery with primary canaloplasty.Br J Ophthalmol，2016，100（12）：308219.

第九章　视网膜光凝手术

【概述】

激光来源于激发的光辐射（light amplification by stimulated emission of radiation，LASER），激光输出平行伸展呈束状，单色性好，方向性好，已广泛用于眼科临床治疗。视网膜激光光凝术是利用激光的光致热生物学效应，对视网膜、脉络膜组织进行凝固，以达到抑制或延迟视网膜、脉络膜疾病进展的目的。人的可见光范围为 400～780nm，图 3-9-1 显示了波长和颜色，有助于理解下面的描述。不同波长激光有特异性靶组织反应。

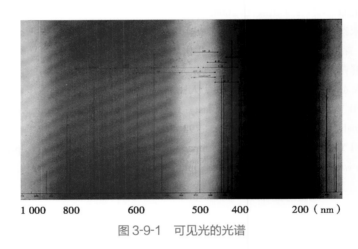

| 1 000 | 800 | 600 | 500 | 400 | 200（nm） |

图 3-9-1　可见光的光谱

一、眼底病激光治疗的原理

眼科临床用于治疗的激光大致可以分为光热效应激光治疗机，光电离效应激光治疗机和光化学效应激光治疗机。其中光热效应激光特指靶组织在吸收了激光能量后局部升温，使组织的蛋白质变性凝固，称为光凝固效应，主要用于治疗眼底病。视网膜脉络膜疾病的光凝固治疗的主要目的是通过凝固效应，使视网膜缺血的区域变成瘢痕组织，已出现的新生血管由于得不到足够的氧而消退；使视网膜神经上皮，视网膜色素上皮和 Bruch 膜产生粘连，增强视网膜色素上皮液体转运功能，促进视网膜下液的吸收维持黄斑区的结构、功能、血流动力学和流体动力学保持相对正常；破坏有病变的视网膜血管，减少这些病变血管引起的渗漏。光电离效应激光治疗机和光化学效应激光治疗机的应用在相应章节介绍，这里不详细展开。

产生光热效应治疗眼底病的激光从发射激光的工作物质有气态，如氩离子（Ar⁺），氪红（krypton）激光，He-Ne 激光；固体，如红宝石晶状体；半导体，如 810 眼科激光、532 眼科激光等。半导体激光由于体积小，不需要制冷，造价低，近几年的市场占有率越来越高。

二、眼底病激光的发展史

临床眼科激光的诞生起源于视网膜的阳光烁伤，1949 年 Meyer-Schwickerath 使用各种仪器利用阳光在视网膜上产生治疗性的凝固斑。1950 年 Moran-Salas 论证了 Meyer-Schwickerath 的发明。1956 年 Meyer-Schwickerath 和 Zeiss 公司合作，制作了高压氙光（Xenon 光）的光凝固机，氙光通过直接检眼镜发射到眼内需要治疗的部位（图 3-9-2）。

1960年 Maiman 制作了光学的微波发射器，使用红宝石（ruby laser）产生 200μsec 脉冲的红光能量，波长 649.3nm，光斑很小，光强可变，这是第一台激光器，成为光凝史上的一个重要的里程碑。1961年 Zeiss 公司生产了红宝石光凝机并用于动物眼，第二年用于人眼。

1965年纽约哥伦比亚大学 L'Esperance 开始考虑用氩离子激光（argon laser）作为光源，1968年用于人眼试验，1971年进入市场销售（图3-9-3）。

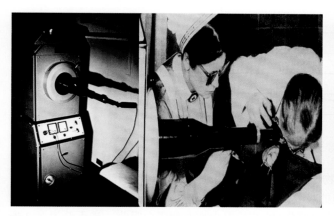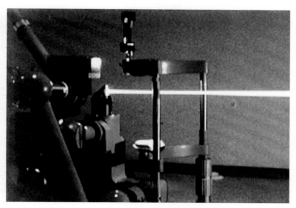

图3-9-2　左图是 Zeiss 公司生产的第一台眼底氙光光凝固治疗机，右图是发明者 Meyer-Schwickrath 在使用这台设备治疗患者

图3-9-3　氩离子激光机，发射出的激光呈束状，方向性好

1971年哥伦比亚大学研制了 YAG 倍频（frequency-doubled neodymium yttrium-aluminium-garnet）激光，次年又研制了氪红（krypton）激光。以后又出现了氪氩组合激光。

1973年 Hager 使用氩激光进行小梁网的治疗，1979年发展为激光小梁成形术。那时氩激光和红宝石激光还分别用于进行激光虹膜切除术。但是上述两种激光均为热效应激光，只能在小光斑和高能量下产生的微小穿通孔达到治疗目的，由于孔小加上热效应，孔很容易闭合。

多波长激光是一种波长连续可调的激光，1975年 Burlamacch 开始从事有关的研究，最初的染料激光性能不稳定，直到20世纪90年代初科医人公司（Koherent）生产了目前各医院普遍使用的多波长激光治疗仪。

20世纪90年代初，利用半导体将波长1 064nm 的 Nd：YAG 激光倍频后制成热效应的 532nm 激光和810激光。同时各种热效应激光适合玻璃体手术的发展增加了眼内激光光导纤维，通过玻璃体手术的巩膜切口，引入眼内进行光凝。半导体810激光还增加了透巩膜的睫状体激光和视网膜激光光纤。810激光的光纤还可以通过眼内镜从眼内对睫状体进行光凝。

三、影响光凝效应的基本因素

从上述眼用激光的发展史上看出激光在眼科的应用是从眼底病的治疗开始的。用于眼底病治疗的激光主要是光热效应激光，包括氩激光（488nm，514nm），红宝石激光，氪激光（647nm），多波长激光（560～640nm），半导体532激光和810激光等。

激光治疗视网膜脉络膜疾病是通过在视网膜脉络膜造成光凝固反应达到的。光凝固就是将激光的光能转化为热能，组织加热超过65℃就会发生蛋白的变性，这一过程称为凝固。组织加热超过100℃，就会发生组织收缩，继发脱水和碳化，继续升高温度就会发生组织的气化。要获得理想的光凝效果，激光必须能够通过角膜至视网膜前的非靶组织，到达眼底特定的光凝部位，并很好地被靶组织吸收。视网膜光凝效应与下列因素有关：

1．瞳孔和屈光状态。

2．屈光介质的透明度　可见光和近红外光波长范围的激光（如氩离子、氪离子、倍频 Nd：YAG 和半导体激光）都能很好地透过正常人眼屈光介质。一旦屈光介质发生改变，如晶状体混浊、玻璃体积血或混浊，将会造成光散射和光吸收，不但影响视网膜光凝的效果，还会造成眼内非治疗区的损伤。

3．不同波长光在眼内组织的穿透性和视网膜色素上皮的吸收性　激光治疗视网膜脉络膜的病变，重要的是选择能够很好穿透眼部屈光组织、同时又能被靶组织很好吸收的激光波长。图 3-9-4 是激光在眼组织的穿透和视网膜色素上皮与脉络膜的吸收曲线。图中显示激光波长从 400nm 到 950nm 在眼内的穿透性可以达 95%。色素上皮和脉络膜在波长 450～630nm 时吸收率可达 70%,随着波长增加,吸收率很快下降。加热色素上皮最有效的光谱部分是在光谱的黄蓝色部分。因而氩(蓝绿)激光和 532 激光是眼内最常使用的激光光谱。

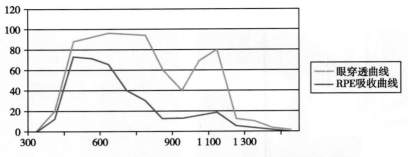

图 3-9-4 光的眼组织的穿透和视网膜色素上皮吸收曲线

4. 血红蛋白的光吸收特性 另一个重要的生物学效应是血细胞内血红蛋白对不同波长激光的吸收特性。图 3-9-5 显示 100μm 厚的血液对不同波长激光的吸收曲线。在波长 400～600nm(蓝到黄的部分),血红蛋白有较高的吸收率,而 600nm 以上(红和接近红外的部分)的波长很少被血红蛋白吸收。当不希望血红蛋白吸收或消耗激光的光能量时,可以选择 600nm 以上的激光。

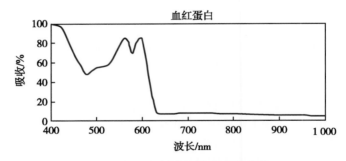

图 3-9-5 血红蛋白的光谱吸收曲线

5. 叶黄素的吸收特性 叶黄素是视锥细胞的感光色素,对 480nm 以下的波长有较高的吸收峰,容易造成叶黄素的破坏,为了避免造成视锥细胞的损伤不主张使用蓝光进行全视网膜光凝。而绿光以上的波长对视锥细胞安全性较好,其中 810 激光看起来对各种视网膜脉络膜疾病的治疗都是可行的,而对叶黄素的损伤最小(图 3-9-6)。

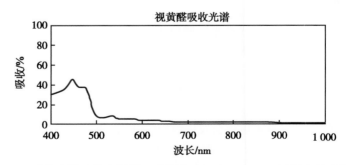

图 3-9-6 叶黄素的吸收光谱显示叶黄素对 400～480nm 波长有较高的吸收

6. 视网膜脉络膜对不同波长的吸收特性 能够很好地穿透眼内透明屈光间质的各种不同波长激光分别被视网膜和脉络膜吸收,吸收的组织对不同波长的反应不同。绿色波长的激光约 57% 被 RPE 吸收,47% 被脉络膜吸收,黄色激光 RPE 和脉络膜的吸收各占 50%,红色激光随着波长的增加被脉络膜吸收逐渐增加(图 3-9-7)。

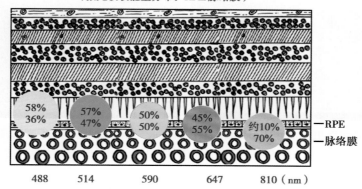

图 3-9-7　显示不同波长激光到达视网膜和脉络膜的部位，以及分别被视网膜色素上皮和脉络膜组织吸收的比例

【眼底病激光治疗的波长和操作参数选择】

一、眼底病激光治疗波长选择有下述原则

1. 眼内色素对激光的吸收情况

（1）黑色素：主要存在于脉络膜和视网膜色素上皮层，可吸收各种波长的可见光，最宜吸收的光波长为 400～600nm。对蓝、绿、黄和红色素的吸收率随着波长增加而减少。

（2）叶黄素：主要存在于黄斑区视网膜内层和老年人晶体核内，对蓝光有较强的吸收作用，不吸收黄光。在治疗黄斑疾病，或对有晶体混浊的患者进行治疗，黄光较为适宜。

（3）血色素：主要位于血管内和眼内出血病变区，不吸收红光和红外光，绿光处于其吸收高峰。因此眼底血管病变宜选用绿光。

2. 病变部位

（1）视网膜的血管性疾病，如糖尿病视网膜病变，静脉阻塞，视网膜静脉周围炎，视网膜裂孔等选择绿色以上的波长，临床多使用绿光或黄光。

（2）黄斑区的视网膜水肿多选择黄色波长，以减少锥细胞的损伤。如果没有黄色波长也可以选择绿光。

（3）脉络膜病变如：新生血管膜，或脉络膜血管瘤、黑色素瘤宜选择穿透性较深的红色波长。

3. 病变性质

（1）全视网膜光凝时，黑色素对绿光吸收最好，应首选绿光，但白内障影响绿光穿透时可选择黄光。

（2）玻璃体少量出血进行视网膜光凝治疗时应选择红色波长，原理同上。

（3）脉络膜血管瘤瘤体有一定深度，应选择作用深，又以血红蛋白吸收为主的黄光。总之，各种波长均有优缺点，需根据屈光介质、血红蛋白、部位、病变性质等合理选择，灵活应用，随时转换。

二、光凝治疗的参数设置

1. 光斑大小（spot size）　黄斑区的光凝光斑大小一般设置在 100～200μm，除非接近中心凹可以考虑使用 50μm。需要注意的是，光斑改变时，激光的能量密度随之改变，光斑太小能量高度集中，容易造成玻璃膜穿孔。黄斑区外的光斑可以设置在 200～600μm，也可以更大。脉络膜新生血管膜的光凝要超过新生血管膜的边界。肿瘤的光凝也要使用大光斑，范围超过肿瘤的边界。

2. 曝光时间（exposure time）　曝光时间一般在黄斑区内选择 0.1 秒，黄斑区外选择 0.2 秒。光动力激光和温热激光的曝光时间较长，前者达 83 秒，后者达 60 秒，治疗肿瘤时曝光时间甚至达 120 秒。如果固定光斑大小和激光的功率，长的曝光时间比短曝光时间产生较大的容积（图 3-9-8），因此在治疗肿瘤时应选择长的曝光时间。

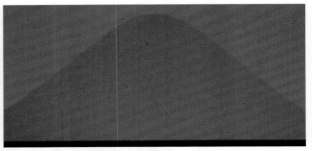

图 3-9-8　左图和右图分别采用 100μm 和 1 000μm 的曝光时间,显示不同大小的组织容积,曝光时间越长,组织反应的容积越大

当功率高、曝光时间短,容易发生爆破效应或穿孔效应,导致视网膜裂孔或玻璃膜孔形成(图 3-9-9),这是在眼底病激光治疗中避免发生的。因此曝光时间也称为"安全常数"。脉络膜新生血管膜动物模型的制作就是利用这种"穿孔效应"。

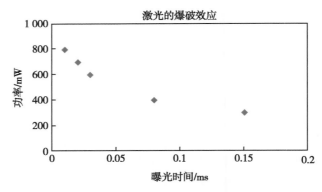

图 3-9-9　激光的爆破效应,使用激光为氩激光,曝光时间越短,功率越大,越容易发生爆破效应

3. 激光功率(power of laser)　当固定光斑大小和曝光时间,随着激光功率的增大,反应容积随着增大。光凝时先确定光斑大小和曝光时间,将起始激光功率先放到较小的位置,如 50mW,如果光凝无反应,逐渐上调功率,如 100mW、150mW、200mW,直至视网膜出现白色的反应灶。

【光凝治疗中的反应分级和眼底标识的测量】

1. 光斑反应分级(gradation)　光斑反应分级是基于激光后视网膜脉络膜可见的组织反应。国际上没有统一的分类,国内外临床上大多分为四级(图 3-9-10)。Ⅰ级,激光斑呈淡灰色,光斑明显小于光束直径,依稀可辨,仅仅是视网膜色素上皮的变白。主要使用于黄斑病变治疗;Ⅱ级是光斑与光束直径一致,中心为白色,外围有一淡灰色环。主要使用于视网膜血管病所致水肿、渗出、新生血管等;Ⅲ级是灰白色,中央部较白的反应,外围有两个淡灰环;Ⅳ级是致密的熟蛋白样白色反应。全视网膜光凝和视网膜裂孔的光斑反应一般用Ⅲ级光斑,经瞳孔温热治疗术(transpupillary thermotherapy, TTT)一般使用Ⅰ级光斑,黄斑区内的视网膜微动脉瘤激光一般选择Ⅱ级光斑。Ⅳ级光斑应当避免,容易发生局部视网膜坏死和视网膜裂孔。临床最常使用的全视网膜光凝和封闭裂孔使用的是Ⅲ级光斑(图 3-9-11)。

2. 眼底标识的测量　视盘直径一般为 1 500μm,荧光造影下的中心凹无血管区为 500μm。黄斑区的条栅激光要求中心凹让出 750μm,检眼镜或生物显微镜下能够看到的黄斑区毛细血管愈向中心愈细,中心凹直径 750μ 范围时毛细血管已不能识别。激光斑不要越过生物镜下可以见到黄斑毛细血管无血管区或超越毛细血管末端。

3. 相关的接触镜　进行眼底激光治疗要借助接触镜,接触镜的类型有进行黄斑区光凝的中央镜和全视网膜光凝的镜子。用于全视网膜光凝的接触镜有三面镜、赤道镜和全视网膜镜,赤道镜是一种广角度镜,范围大约 90°;后者是一种广角度的全视野镜,目前普遍用于临床。应注意:除三面镜中央镜外,所有的影像均为倒像。切记这点,避免误伤黄斑。

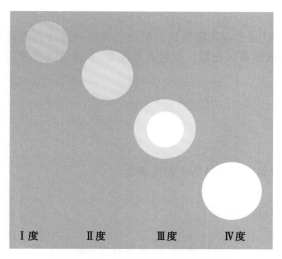

图 3-9-10 光斑反应分级的示意图

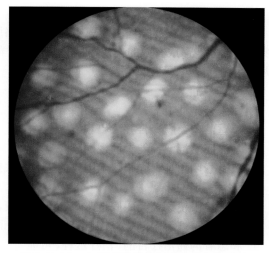

图 3-9-11 全视网膜光凝的光斑为Ⅲ级光斑

【光凝固治疗模式】

常用的治疗模式有:

（一）全视网膜光凝

全视网膜光凝（panretinal photocoagulation，图 3-9-12）是除颞侧血管弓内的黄斑区外的视网膜播散性光斑，直到赤道前，光斑可密可疏，一般要求光斑间的距离为 1.0～1.5 光斑直径。越往周边，光斑的直径可以越大。近黄斑血管弓部的光斑可以为 200μm，远周边部的光斑可达 500μm。全视网膜光凝分 4～5 次完成，每次光凝 400～500 点为宜。两次光凝相隔 7～10 天。全视网膜光凝的适应证包括:

1. 增殖期糖尿病视网膜病变。

2. 视网膜中央静脉阻塞的缺血型合并视网膜新生血管或眼前段新生血管。

3. 严重或广泛的视网膜静脉周围炎。

（二）病变区域的播散光凝

病变区域的光凝指光凝范围局限在血管阻塞的区域或水肿区域，如分支静脉阻塞合并视网膜新生血管、静脉周围炎等。光凝新生血管周围的毛细血管无灌注区（图 3-9-13），或视网膜静脉周围炎的病变血管周围。光凝范围在病变范围，并超过病变范围 1DD 的宽度。

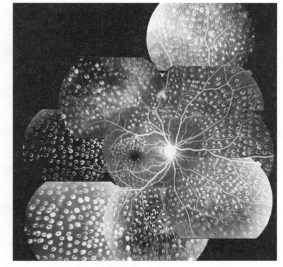

图 3-9-12 全视网膜光凝和"C"字形黄斑光凝

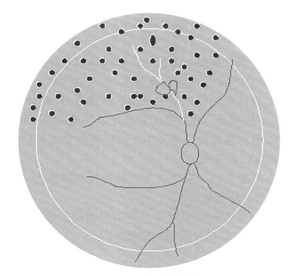

图 3-9-13 颞上分支静脉阻塞合并新生血管的光凝区域

（三）黄斑区疾病的光凝治疗

技术要求较高，需有丰富激光治疗经验的医师完成。通常采用低能量（Ⅰ级光斑）、小光斑、黄光和红光最好。

（四）视网膜裂孔的光凝

光凝的目的是在裂孔周围形成视网膜和脉络膜粘连，以减少视网膜脱离的机会。光斑应该在孔周正常的视网膜上才能形成有效的作用，而不能在格子样变性区或脱离区光凝。在裂孔周做 2～3 排中级反应的中等大小的融合光斑即可。

（五）禁忌证

1. 角膜感染性炎症。

2. 严重的葡萄膜炎合并渗出。

3. 屈光间质混浊不能看清视网膜。

4. 具有患闭角型青光眼危险因素的患者眼底病治疗前需预防处理防止眼压骤高。

（六）术前评估

1. 进行检眼镜和荧光眼底造影（FFA）的检查，确定治疗的适应证。

2. 进行裂隙灯等眼部检查，排除治疗的禁忌证。

3. 和患者沟通治疗目的、治疗过程、可能发生的不适合并发症及其处理，征得患者的理解和配合。

（七）操作过程

1. 填写知情同意书。

2. 散瞳滴剂充分散瞳。

3. 调整设备参数（光斑大小、曝光时间），有阵列模式可预选。

4. 置入角膜接触镜，嘱患者始终注视固视灯。

5. 功率从低开始，无反应时逐渐上调。

6. 光凝结束后检查眼底。

（八）治疗后处理

1. 详细记录治疗所用的激光参数和治疗部位。

2. 对视网膜周边部进行光凝后，为减轻眼内反应性炎症，可使用非甾体抗炎滴眼液点眼 2 周。

3. 观察眼压的变化。

4. 光凝术后 1～2 天随诊检查眼底，排除脉络膜脱离，如果发生可频点激素眼药水或球旁注射甲泼尼龙 40mg，局部散瞳，增加非甾体抗炎滴眼液，一般为 2～3 天。

5. 再次随诊可以 4～6 周，观察作 FFA 时无灌注区是否被激光斑覆盖，视网膜新生血管是否消退，如果光凝前合并黄斑水肿，可以加作 OCT，观察黄斑水肿是否改善。

（九）光凝并发症

光凝固治疗如果波长选择不对，或治疗参数选择不当，不仅不能治愈原发病，还会导致一些并发症的产生，如：

1. 玻璃体积血 常发生在玻璃体已存在少量出血，选用波长短的蓝光或绿光，血细胞内的血红蛋白吸收蓝绿光的能量引起玻璃体收缩，牵拉视网膜新生血管，导致玻璃体积血。

2. 视网膜裂孔 发生在设置常数不当，如曝光时间短于 0.1 秒，功率选择高，产生爆破效应，也可以造成 Bruch 膜破裂。视网膜的裂孔可以导致视网膜脱离。

3. 脉络膜脱离 易发生在视网膜接受大面积光凝，特别是肾功能较差的患者。建议密集的全视网膜光凝分两次以上完成。

4. 虹膜灼伤 发生在使用蓝激光和绿激光，特别是使用三面镜，激光进入眼内时被虹膜的色素吸收导致虹膜的片状萎缩。

5. 牵拉性视网膜脱离 发病原因同玻璃体积血，玻璃体的血细胞吸收蓝色或绿色激光引起玻璃体收缩，也可以引发牵拉性视网膜脱离。

（十）注意事项

1. 激光光凝的部位必须以近期 FFA 为依据。对于黄斑水肿的治疗除依据 FFA 显示的水肿区域外，还应参考 OCT 的视网膜切面图像，以确定治疗部位及参数等。

2. 治疗前反复向患者强调医患合作的重要性，以免患者眼球意外移动而致激光伤及黄斑中心凹。

3. 光凝过度可能伤及视网膜及脉络膜血管，使之破裂出血，故光凝时勿用小光斑、高功率、宜用较大光斑,如反应不满意可延长曝光时间。

4.广泛视网膜光凝需分次完成,先行鼻上(或鼻下)视网膜光凝,1 周后再对颞下(颞上)视网膜进行光凝。

5.光凝后 1 个月,除对患者行散瞳后详细的眼底检查外,还必须行 FFA 及眼底彩照,已明确病灶是否消退或得到有效控制,及时对患眼视网膜补充光凝。

（黎晓新　窦国睿）

推荐阅读文献

[1]　黎晓新,王宁利.眼科学.北京:人民卫生出版社,2016.

[2]　张凤.激光治疗基础和眼底病治疗.西安:中国眼底病论坛,全国眼底病继续医学教育学习班,2014.

[3]　张惠蓉.眼底病激光治疗.北京:人民卫生出版社,2012.

第十章　眼肿瘤的诊断流程

眼肿瘤是眼科较为常见的眼科疾病，随着物质生活的提高，平均寿命的延长，以及生活环境污染加重等多种因素，导致眼部肿瘤的发生率呈上升趋势。眼肿瘤就其病变性质而言，不仅包括良性病变，而且也包括恶性病变；就其破坏程度而言，不仅可以导致视功能及容貌外观受损，严重时还可以危及患者的生命，其中后者是与眼科其他常见疾病最为显著的区别点所在。

因为眼肿瘤累及范围非常广泛，几乎眼球及眼附属器所有的组织结构和部位都可以发生肿瘤；所以，眼肿瘤病种繁多、病情变化多端。眼科肿瘤专业不仅涉及眼科学，还涉及肿瘤学、医学影像学、病理组织学等多个学科，属于一种交叉性学科，这就要求眼科医师在处理眼肿瘤时，不仅要掌握眼科专业的理论知识，同时也应具备其他相关学科的知识，以便形成一个较为完善系统的理论知识体系。只有这样才能更加准确地诊治眼肿瘤，并有助于减少漏诊误诊的发生率。

正确的诊断是正确治疗的先决条件，而且眼肿瘤的预后与其早诊断早治疗密切相关。因此，眼肿瘤的正确诊断极为重要，其中早期正确诊断更是极为关键。

眼肿瘤的诊断依据包括很多方面，如病史采集、体格检查、辅助检查、实验室检查、病理组织学检查等，只有在广泛收集上述资料和结果的基础上，通过专业而细致的分析，才可能得出正确诊断。

一、病史采集

问诊是诊断疾病的首要步骤。主要内容包括主诉、现病史、既往史、个人史、家族史等。

1. 主诉　患者述说本次就诊的主要症状。如眼部肿块的位置、视力下降的程度、复视、斜视、眼球突出等，以及上述症状的持续时间等。

2. 现病史　主要包括年龄、视力下降的诱因、眼别、发病过程及特点、伴随症状、治疗情况及效果等。

（1）年龄　有些眼部肿瘤的发生与患者年龄关系较为密切。如发生于眼睑的睑板腺囊肿和睑板腺癌，二者有时表现相似，但前者以青年人为多见，后者却以老年人为多见。为此，通过询问患者的年龄有时可以为疾病的诊断和鉴别诊断提供参考。

（2）视力下降的诱因：视力是眼部组织结构最基本的生理功能。尽管眼肿瘤与其他眼病如白内障、青光眼等在表现形式上存在较大区别，但许多眼肿瘤仍然可以导致视力的减退或丧失。如眶尖部海绵状血管瘤，有时患者眼球突出并不明显，但此时患者的视力却明显减退，故患者往往因视力减退而就诊。

（3）眼别：是单眼还是双眼发病？双眼同时发病还是先后发病？这些对诊断及鉴别诊断具有重要意义。如甲状腺相关眼病，以双眼发病为多见，而与其相鉴别的眼眶部炎性假瘤，却以单眼发病较常见。

（4）发病过程及特点：可以反映眼病症状的性质与变化。如眶部横纹肌肉瘤，可以表现为眼睑肿胀、眼球突出，并以病情进展迅速为其特点，这从一个侧面提示该病恶性程度较高。又如脉络膜黑色素瘤与脉络膜黑素细胞瘤眼底外观形态有时极为相似，但前者较后者的进展速度明显为快，通过仔细询问病程进展情况，就可以为诊断及鉴别诊断提供有意义的判断依据。

（5）伴随症状：眼部肿瘤的发生有时可以伴随一些其他症状，如眼球突出、疼痛、复视、斜视等，对于这些伴随症状的正确分析，有助于眼肿瘤的诊断。如视网膜母细胞瘤是婴幼儿最常见的眼内恶性肿瘤，多数患儿因白瞳征和斜视被家长发现而就诊，而因视力下降就诊者较少。另外，对疾病伴随症状的仔细分析，可以帮助了解病情进展和分期，如视网膜母细胞瘤患儿，若出现眼红、不愿睁眼等症状，提示疾病可能已导致眼压升高，诱发青光眼，病变分期已达 E 期。

（6）治疗情况及效果：患者发病后的就诊、诊断、治疗经过及其疗效，对其进一步的诊断与治疗具有重要参考价值。如对于较为常见的眼部炎性假瘤而言，一般首选糖皮质激素治疗，用药后，患者病情减轻或消退，提示诊断准确率较高，同时也提示就其病理类型而言属于淋巴细胞增殖型的可能性较大；如对糖皮质激素治疗反应较差，提示疾病的病理类型属于纤维增殖型的可能性较大，此时也提示需要更改治疗方案，同时也提示为明确诊断需要进一步进行检查的必要性。

3．既往史　对于疑诊眼肿瘤病变者，更应该侧重询问相关的既往病史，如过去是否有类似的眼肿瘤疾病史，有无其他全身肿瘤病史，有无外伤、手术等病史。如眼眶淋巴管瘤，有时可因眶内突然出血而导致眼球明显突出和视力下降，询问时就应该关注是否有外伤史，尤其是眼眶部外伤史，以便与外伤性眶内血肿相鉴别。又如怀疑脉络膜转移癌，则应重点询问全身其他脏器是否有肿瘤病史，如肺癌、乳腺癌等，这可以为与原发于脉络膜组织的肿瘤的鉴别诊断提供依据。

4．个人史　了解患者的工作性质与居住情况、生活习惯（如烟酒等不良嗜好）有助于疾病的诊断。如发生于玻璃体腔内的寄生虫性占位性病变，则应询问有无与动物密切接触史，以及有无食用生动物肉类史等。

5．家族史　根据病情需要，了解有关情况，如家族成员中有无类似病例，父母是否近亲结婚等。眼肿瘤中有些疾病具有明显的遗传易感性，如视网膜母细胞瘤患者所生子女患病率极高，通过检查患儿眼部，再结合其父母患病史即可明确诊断。

二、眼部检查

按照眼科检查常规，对患者进行系统、全面的眼部检查。眼部检查一般应遵循由外向内，由前向后，先右后左或先健眼后患眼，两侧对照的原则，有条不紊按序进行检查。在上述原则基础上，对疑似眼肿瘤患者还应该进行针对眼部肿瘤的检查。

1．视力减退或丧失　眼部许多肿瘤可以造成视力的减退或丧失，既包括发生于眼球本身的肿瘤，也包括眼球外发生的肿瘤。前者如视网膜母细胞瘤、脉络膜黑色素瘤，当肿瘤累及黄斑区时，视力就会明显受损或丧失；后者如眶内病变，当肿瘤体积明显增大，对眼球和视神经产生压迫效应或肿瘤本身侵及视神经时，即可对视力产生明显影响。

2．眼压升高或减低　有些眼肿瘤可以通过影响房水的循环途径和眼部静脉系统的引流作用导致继发性眼压升高。如虹膜睫状体黑色素瘤，可以通过脱落的黑色素阻塞小梁网和肿瘤本身的占位压迫效应，导致眼压升高；又如动静脉海绵窦瘘，可以通过影响眼静脉的正常回流作用，引起眼压升高等体征。眼肿瘤也可以导致眼压的降低，如视网膜母细胞瘤引起视网膜广泛脱离时，有时会发生眼压的降低。

3．眼睑形态和位置异常　发生于眼睑的肿瘤病理种类较多，但一般多以肿块和溃疡为其典型临床体征。对于眼睑肿瘤的检查，一般是在自然光线下，通过视诊和触诊来进行。通过视诊，可以观察到肿块的位置、大小，两侧睑裂是否对称，开闭是否自如，是否存在上睑下垂等体征。如睑板腺癌，一般多表现为无痛性眼睑肿块，通过触诊可以评估肿块的大小、肿瘤的侵袭范围及与周围组织的粘连程度；另外，通过触诊结果，也可为与睑板腺囊肿的鉴别提供诊断及鉴别诊断的依据。眼睑基底细胞癌可以导致眼睑溃疡的产生，严重时可以导致整个眼睑及眼睑周围组织均被溃疡所破坏。

4．眼球正常结构破坏　由于肿瘤几乎可以侵及眼球所有的组织结构，根据肿瘤侵及组织结构的范围及程度不同，可以导致不同体征的产生。如角膜皮样瘤，表现为角膜上有圆形或者类圆形黄白色隆起样增殖物，有时可见增殖物上有毛发生长；虹膜囊肿表现为虹膜局限性囊性占位，前房深浅不一，瞳孔形态欠规则；视网膜母细胞瘤，可表现为来源于视网膜的玻璃体内实性黄红色占位，可伴有视网膜隆起脱离以及玻璃体腔内可见散在的灰白色肿瘤细胞种植等。

5．眼球突出　肿瘤导致的眼球突出可以分为眼球自身增大导致的眼球突出和眶内容物增加导致的眼球突出。前者如视网膜母细胞瘤因继发性青光眼导致眼球体积明显增大、眼球前后径明显增长，使得眼球突出；后者如眶内海绵状血管瘤、眶内淋巴瘤等，由于肿瘤自身体积增大，导致推挤性眼球突出等。

6．眼位及眼球运动异常　眼肿瘤根据其发生部位、肿瘤大小及侵犯范围不同，可以导致眼位及眼球运动出现异常。如视网膜母细胞瘤导致患者视功能明显受损，患者可出现废用性斜视；发生于泪腺区的肿瘤可以导致眼球向眼眶鼻下移位；发生在眶尖部的炎性假瘤，不仅可以引起视功能明显受损，也可以导致眼球运动功能受损。为此，通过眼位及眼球运动检查，可为眼肿瘤的诊断和鉴别诊断提供一定的参考依据。

7. 眼眶形态及结构异常 眶骨本身可以发生原发性肿瘤，眼眶周围软组织肿瘤有时也可以累及和侵犯眶骨组织。通过观察两侧眼眶是否对称，触诊眶缘部组织结构，可为眼眶肿瘤的诊断及鉴别诊断提供依据。如发生于构成眶上壁额骨的骨瘤，可以表现为眉弓部隆起，眼球向下移位，触诊可扪及实体占位性肿物，质地极硬，活动度差。发生于眼眶的恶性纤维组织细胞瘤可以导致骨组织严重破坏，此时可借助 CT 扫描以确定病变侵犯程度和侵及范围。

三、全身检查

眼肿瘤的发生可以原发于眼部自身的组织结构，也可以来源于眼眶周围的组织结构，还可以来源于发生在全身其他脏器的恶性肿瘤。为此，在诊断眼肿瘤时，对眶周组织结构和其他全身组织结构的检查也应重视，尽可能减少或避免误诊漏诊的发生。

1. 眶周组织结构的检查 眼眶周围的一些重要结构，如鼻窦、颅腔等，如果这些结构发生肿瘤，有时可以通过直接侵犯或血行转移而累及眶部组织。如发生于鼻窦的黏液囊肿也可以导致眶壁的压迫性吸收而侵入眶内等。有时为了进一步明确诊断和治疗，可请耳鼻喉科、神经外科等相关科室会诊。

2. 全身检查 有时因全身一些组织结构的肿瘤转移眼部，导致患者首诊于眼科，这就提示对于眼部肿瘤诊断而言，应该具有全局观念，在检查诊断时，不仅要关注眼部本身的病变，也应关注全身可能存在的肿瘤性病变。如肺癌、乳腺癌可以发生脉络膜转移等，眼底检查可见脉络膜组织呈局限性隆起样占位，此时需通过全身检查以便与脉络膜原发性肿瘤进行鉴别诊断。

四、辅助检查

1. 医学影像学检查 眼肿瘤可以累及眼睑、眼球、眶内容物及壁眶等全部的组织结构。对于累及眼睑和眼球的肿瘤，可以借助裂隙灯显微镜和检眼镜等眼科常用检查设备直接进行观察；而对于发生于眼眶内组织的肿瘤，只有借助于影像学检查手段对其进行定位和定量检查，有些肿瘤也可进行定性检查。根据各种影像学检查的特性以及应用面的宽窄，可以将其分为常规影像学检查和特殊影像学检查两大类。

（1）常规影像学检查

1）超声检查（ultrasonography）

①A 型超声：是一维的声波成像系统，回声是以垂直于基线的波峰来显示，波峰高度代表回声的强度。波峰之间的距离决定于声束到达一定界面和它的回声返回探头所需要的时间。通过了解接收回声介质的声速，可以将任何两个回声波峰之间的时间转换成距离。A 型超声的优点是测量精确，回声可以量化。主要用于眼部的生物测量和判断病变的性质。

②B 型超声：是屏幕上的垂直维和水平维所产生的二维声切面，可以显示所探查组织的形态和位置。B 型超声通过换能器振动发射声束将探查组织进行"切片"，来显示被检测组织的切面。回声以显示器上的亮点显示，而不是用波峰来显示。回声强度以亮点的亮度来表示。B 型超声的优点是可以直观反映被检测组织的大小、位置以及与周围组织的关系。B 型超声检查主要用于眼球、眼外肌及眼肿瘤等方面的检查。如脉络膜黑色素瘤 B 型超声检查不仅可以确定肿瘤的位置，也可以确定肿瘤的大小，以及肿瘤与周围脱离视网膜之间的关系等。由于 B 型超声检查具有无损伤性和费用低廉等特点，尤其适合于对病变治疗前后病情变化的随访评估。

③彩色多普勒成像（color Doppler imaging，CDI）：多普勒超声可以发射脉冲或连续超声波，通过检测多普勒频移来探测血流情况。多普勒频移是指由移动的反射源（回声源）引起的声波频率的改变。CDI 就是将彩色多普勒和传统 B 型超声成像结合起来的检测方法。可以用二维图像表示眼部和眶部影像的改变，同时可以在超声图中通过改变色彩来显示血流的多普勒测量效果，以红色表示朝向探头发生的频移（代表动脉），以蓝色表示背向探头的频移（代表静脉）。通过频谱分析可以对血流速度进行定量测定。

有效的血管系统对于所有肿瘤的生长是必不可少的，新生血管和原有的血管与肿瘤实体组合成一体。CDI 可以用来评估眼球和眼眶中与肿瘤相关的血流状况。为此，CDI 可主要用于研究眼部和眶部血管性病变和肿瘤的血流特征。

2）CT 检查：参见第一篇第二章第十六节。

3）MRI 检查：参见第一篇第二章第十六节。

（2）特殊影像学检查：由于眼部组织结构复杂，组织结构之间构成差别较大。故对累及特定组织结构的眼肿瘤，因其所发生的位置、累及的范围及程度不同，采用常规影像学检查方法检查，结果有时欠佳，此时可以有针对性采用特殊影像学技术来完成检查。

1）UBM 检查：超声生物显微镜（ultrasound biomicroscopy，UBM）本质上是一种高频率 B 型超声。由于 UBM 换能器的频谱高，故显像更为清晰。但其局限性在于穿透力弱，只能对眼球的前段组织进行检查。主要适应于角膜、前房、虹膜、睫状体等部位肿瘤的检查。不仅可以确定眼肿瘤的发生部位，也可以较为精确地测量眼部肿瘤体积大小，同时也可对肿瘤与其附近组织结构之间的相互关系进行评估。如睫状体黑色素瘤，UBM 扫描可以显示睫状体存在实性占位性新生物，同时可以显示肿瘤的位置、隆起度以及肿瘤周围前房角形态学等方面改变。

2）OCT 检查：相干光断层成像（optical coherence tomography，OCT）利用眼内不同组织对光（830mm 近红外光）的反射性不同，通过低相干性光干涉测量仪，比较反射光波和参照光波来测定反射光波延迟时间和反射强度，分析不同组织的结构及其距离，计算机处理成像，以伪彩形式显示组织的断面结构。轴向分辨率可达 10μm。扫描方式有水平、垂直、环行、放射状以及不同角度的线性扫描，扫描线越长，分辨率越低。对黄斑的扫描，可选择扫描线长度为 4mm 或 4.5mm，间隔 45° 的线性扫描作为基本扫描。OCT 检查对发生或累及黄斑部肿瘤，尤其对于初发期体积较小的肿瘤更能突显其诊断价值。

3）眼底血管造影检查：眼底血管造影是将造影剂注射入人体血管，利用特定滤光片的眼底照相机拍摄眼底视网膜和脉络膜血液循环情况的检查方法。依据所用造影剂的不同，主要分为荧光素钠眼底造影（fundus fluorescence angiography，FFA）和吲哚菁绿血管造影（indocyanine green angiography，ICGA）两种。前者是以荧光素钠为造影剂，侧重于观察视网膜的血液循环情况；后者以吲哚菁绿作为造影剂，侧重于观察脉络膜的血液循环情况。

一般经肘前静脉将造影剂注入体内，染料即可循环至脉络膜和视网膜血管，经装有特殊滤光片组合的眼底照相机，连续拍摄眼底血管中造影剂循环情况并记录时间，可以得到眼底血管血液循环的动态图像。根据眼底血管的灌注情况、组织的着染情况及时间，有助于视网膜脉络膜肿瘤的诊断及鉴别诊断和治疗效果的评估，尤其适用于与血管相关性肿瘤的检查。

4）DSA 检查：数字减影血管造影（digital subtraction angiography，DSA）是通过计算机把血管造影片上的骨与软组织的影像消除，仅在影像片上突出血管的一种摄影检查技术。DSA 不但能清楚地显示颈内动脉、椎基底动脉、颅内大血管及大脑半球的血管图像，还可测定动脉的血流量，所以目前主要应用于脑血管疾病的检查。如硬脑膜动静脉瘘，该病相对较为少见，但有时患者却因眼球突出、眼压升高、眼表血管扩张迂曲等表现，而首诊于眼科。目前 DSA 是确诊硬脑膜动静脉瘘的"金标准"，不仅可以显示病变位置、病变范围，而且也可为治疗方案的确定提供帮助。

（3）眼部功能学检查：眼肿瘤不仅可以导致眼部组织结构的破坏，而且可以影响和损害眼部的各种生理功能。为了评估眼肿瘤本身对眼部功能的影响，可以采用一些检查方法对其进行检查评估，也可为眼肿瘤的诊断和鉴别诊断提供依据，同时也可为治疗方案的制订提供指导。

1）视野检查：视野（visual field）是指眼正视前方一点不动所看到的空间范围。视野分为中心视野和周边视野。视野检查对眼部肿瘤的诊断及鉴别诊断有着重要的价值，同时也为评估和随访患者的治疗效果和预后提供有价值的依据。如发生于眶内的海绵状血管瘤，该病本身是一种良性病变，对视功能的损害主要是因其占位压迫效应所导致的。如果该病体积较小，对视功能未造成影响，眼球突出和移位并不明显，此时可以确诊而不行特殊治疗；但是若视野检查出现缺损，提示视神经已受肿瘤压迫发生损害，此时则考虑手术摘除。

2）视觉电生理检查：视觉电生理检查是一种通过仪器检测视觉器官的生物电活动情况，来评估视觉功能的无损伤的客观检查方法，主要包括眼电图（electrooculogram，EOG）、视网膜电图（electroretinogram，ERG）、视觉诱发电位（visual evoked potential，VEP）。对于眼肿瘤而言，ERG 和 VEP 检查较为常用。

①视网膜电图：记录的是在视网膜接受一定的光刺激或图形刺激时，所产生动作电位的改变情况，通过分析动作电位的振幅和时程，以了解视网膜的功能变化。根据刺激条件和检测范围不同，视网膜电位分为闪光 ERG、图形 ERG 和多焦 ERG。ERG 主要适用于发生在视网膜和脉络膜的眼肿瘤，可以评估肿瘤对视网膜功能的影响。

②视觉诱发电位：是检测大脑皮层枕区对视觉刺激所产生的动作电位，反映了视网膜神经节细胞及其以上视路的功能情况。主要用于发生在视神经、视路和黄斑部肿瘤病变等的检测，以此来提供肿瘤对视功能影响的客观证据。

3）眼肌功能检查：眼外肌作为眼部重要的附属器官，负责眼球的正常运动和维持眼球处于正常眼位。眼肿瘤不仅可以原发于眼外肌，也可以通过局部浸润累及眼外肌。如果眼外肌受累，则可以导致患者出现复视、眼位偏斜和眼球运动障碍等发生。有关眼外肌功能检查主要包括斜视角检查、眼球运动功能检查、牵拉试验和复视像检查等。眼外肌功能的检查结果有助于眼肿瘤的诊断和鉴别诊断。如较为常见的泪腺混合瘤，可以导致眼球向鼻下移位，同时也使眼球向颞上运动受限，这些改变可以为眼部肿瘤的发生部位提供线索。另外，眼外肌功能检查有时也可为眼肿瘤的分型分期及治疗和预后的评估提供依据。

五、实验室检查

眼肿瘤既可原发于眼部自身的组织结构，也可由全身其他疾病引起。眼肿瘤可以导致全身指标发生异常，全身指标的异常也可反映眼肿瘤病情的变化。为此，实验室检查对诊断眼肿瘤具有重要参考价值。如眼部蜂窝组织炎，除在眼部表现为典型的红肿热痛、视力减退外，血常规检查可见白细胞升高；另外，根据白细胞数量的升降，可以提示病变的转归情况。再如甲状腺相关眼病与炎性假瘤在临床表现上具有一定相似性，如眼球突出、眼外肌肥大，若对甲状腺相关功能性指标（FT_3、FT_4、TSH 等）进行检查，则可以为二者的鉴别诊断提供关键性依据。

六、病理组织学检查

眼肿瘤几乎可以发生于眼部所有的组织结构，但就同一组织结构所发生的不同性质和种类的肿瘤，有时它们的临床表现和影像学改变却具有一定的相似性，故仅凭临床表现和影像学检查难以明确诊断。由于病理组织学检查可对病变性质作出最终判断，为此，病理组织学检查是眼肿瘤确诊的金标准。另外，病理组织学检查也有助于确定眼肿瘤的切除范围，判断肿瘤的预后、复发和转移等病情变化。

1．细胞学检查 基于肿瘤细胞较正常细胞容易从原位脱落，故可用各种方法收集瘤细胞和组织颗粒，鉴定其性质。对于一些不典型的视网膜母细胞瘤，当以虹膜睫状体炎表现为首发症状，而其他辅助检查难以提供有利的诊断依据时，可以抽取房水，做肿瘤细胞涂片检查，以明确诊断。在临床工作中，由于细胞学检查的阳性率不高等缺点，不能完全代替病理组织切片检查。

2．冰冻切片病理组织学检查 冰冻切片是一种在低温条件下使组织快速冷却到一定硬度，然后进行切片的方法。因其制作过程较石蜡切片快捷、简便，多应用于手术中的快速病理学诊断。主要目的在于给临床手术医师及时提供病变组织性质的信息，以便决定手术切除方式和范围。如疑似眼睑恶性肿瘤，往往术中需行冰冻切片病理组织学检查，不仅可以明确肿瘤性质，而且可以判断切缘是否有肿瘤细胞残留，从而精确指导肿瘤切除范围，以避免使正常组织结构受到过多不必要的损伤。冰冻切片一般较厚，显微镜下组织学图像较常规石蜡切片的图像差，导致冰冻切片较石蜡切片的病理组织学检查结果准确率为低，所以冰冻切片检查后仍需行石蜡切片的检查。

3．石蜡切片病理组织学检查 石蜡切片是病理组织学检查中常用的经典的病变组织切片。将手术获取的眼肿瘤病变组织，经过 10% 甲醛溶液固定、透明、浸蜡、包埋、切片后制成组织切片。一般病理组织学检查常用苏木素 - 伊红（Hematoxylin-Eosin，HE）对组织切片进行染色，然后封片，在显微镜下观察染色后的组织切片，确定病变种类和性质。石蜡切片制作时间较长为其缺点，但质量好，组织学图像清晰为其优势。一般情况下，通过观察 HE 染色的石蜡切片多数眼肿瘤病变都可以确诊；对于疑难标本，可以进一步行其他特殊染色或检查。

4．免疫组织化学检测 病理组织学诊断主要根据病变组织细胞学图像改变情况来进行诊断。有些肿瘤的病理组织学改变较为典型，诊断较为容易；而对于一些病理组织学改变不典型的病变，常规病理组织学检测方法难以给出准确答案，这就需要进一步对这些疑难病变标本进行免疫组织化学检测。

免疫组织化学检测的原理是利用抗原与抗体特异性反应来检测组织中的未知抗原或抗体，主要是肿瘤相关抗原（肿瘤分化抗原和肿瘤胚胎抗原），借以判断肿瘤的来源和分化程度，协助肿瘤的病理诊断及鉴别诊断。常用的染色方法包括免疫荧光法、酶免疫组织化学法、过氧化物酶 - 抗过氧化物酶法（PAP 法）和卵白

素 - 生物素 - 过氧化物酶复合物法（ABC 法）等。利用免疫组织化学方法已经可以对许多常规病理组织学检查方法难以判断其来源的肿瘤加以鉴别。如 S-100 蛋白有助于神经系统来源肿瘤和黑色素瘤的诊断，尤其对分化程度低，光学显微镜鉴别困难的神经源肿瘤的判断更具有价值。

尽管眼肿瘤种类繁多、病变复杂，但是依据上述步骤，有条不紊地完成所需要的检查，一般都可以明确诊断。

（马建民　柳　睿）

索 引